HISTOIRE
DE LA PENSÉE MÉDICALE

LES CHEMINS D'ESCULAPE

DU MÊME AUTEUR

Essais

Le Refus du réel, Laffont, 1977.
La Lumière dans l'ombre — Le Cancer hier et demain, Odile Jacob, 1991.

Ouvrages médicaux

Les Isotopes radioactifs en médecine et en biologie, Masson et Cie, 1950.
Les Bases physiques de la radiothérapie et de la radiobiologie, en collaboration avec J. Dutreix, A. Dutreix et P. Jockey, Masson et Cie, 1963.
Radiobiologie, en collaboration avec J. Dutreix et A. Wambersie, Hermann, 1986.
Thérapeutique des cancers, Flammarion, 1986.

PROFESSEUR MAURICE TUBIANA

HISTOIRE
DE LA PENSÉE MÉDICALE

Les chemins d'Esculape

FLAMMARION

© Flammarion, 1995.
ISBN 2-08-081384-6
Imprimé en France

AVANT-PROPOS

Après un demi-siècle d'exercice de la médecine, un essai sur la pensée médicale est nécessairement influencé par les souvenirs de cette longue période. Je dois donc remercier ici tous ceux qui ont contribué à ma réflexion. D'abord les malades qui, par leurs réactions et leurs critiques, m'ont appris ce qu'ils attendaient de leur médecin. Puis mes maîtres, dont beaucoup ont été pour moi un exemple prégnant ; mes collègues, mes élèves, au cours de ces interminables discussions qui font la richesse de la vie hospitalière ; enfin, les infirmières et les secrétaires dont le regard lucide m'a souvent aidé à distinguer le faux-semblant de l'efficace.

Au cours de ma carrière, j'ai été, comme beaucoup de mes collègues, un clinicien, un enseignant et un chercheur ; j'ai même fait l'expérience de l'administration pendant la période où j'ai dirigé l'Institut Gustave-Roussy à Villejuif. De plus, j'ai participé en France et au niveau international à de nombreux groupes de travail, commissions chargées de réfléchir sur les problèmes de santé, notamment le Haut Comité de santé publique, dont les débats ont été enrichissants. Cependant, je n'aurais pas eu l'audace de me lancer dans la rédaction de ce livre si je n'avais eu à trois reprises des responsabilités au sein des instances de décision de l'État. D'abord, de juillet 1968 au début 1970, comme conseiller technique du ministre de l'Éducation nationale (Edgar Faure puis Olivier Guichard) chargé de préparer la réforme des études médicales ; puis en 1983, quand j'ai été, à la suite d'une grève des médecins hospitaliers, l'un des médiateurs ayant pour mission de proposer une réforme du système de soins ; enfin, de 1986 à 1994, comme président du comité d'experts sur le cancer de la Communauté européenne, fonction qui m'a conduit à de longs débats, parfois orageux, avec les ministres de la Santé de la Communauté, et quelquefois même avec les chefs de gouvernement. Il faut y ajouter, malgré son caractère officieux, mon appartenance au « groupe des cinq sages » qui s'étaient autodésignés et dont le but était de réformer la politique de santé publique. Dans ces diverses activités, j'ai découvert le gouffre qui sépare le souhaitable du possible, mais aussi la nécessité de l'espérance. Combien ai-je rédigé de projets qualifiés initialement d'utopiques ou d'impossibles et qui ont finalement vu le jour ? Le pessimisme ou le soi-disant réalisme ne sont souvent que les alibis de la paresse et du conservatisme.

Cet essai est le fruit de cette expérience mais aussi de l'analyse d'une abondante bibliographie. Je suis conscient de ses imperfections, j'espère que grâce aux critiques il pourra être amélioré. Il a bénéficié des remarques constructives de nombreux collègues à qui je dois beaucoup, notamment les professeurs J. Bernard, A. Bonnin, P. Carde, C. Delay-Tubiana, G. Dubois, D. Duché, F. Eschwège, F. Grémy, N. Kopp, Y. Pélicier, J.-C. Sournia et R. Tubiana. Je voudrais remercier tout particulièrement Mme Lenoir, bibliothécaire de l'Académie de médecine, dont les conseils m'ont été très précieux. Je dois enfin rendre hommage à ma femme pour sa patience pendant ces soirées studieuses et dire ma gratitude à mes secrétaires, Catherine Riegler, Geneviève Betouret et Mary Hittinger, sans lesquelles cette entreprise eût été impossible.

INTRODUCTION

La médecine est étroitement liée à l'ensemble de la culture, toute transformation dans les conceptions médicales étant conditionnée par des transformations dans les idées de l'époque.

H. E. Sigerist,
Introduction à la médecine, 1932.

L'esprit mène le monde et le monde n'en sait rien.
Pasteur.

Esculape ou, en grec, Asclépios, est le fils d'Apollon et d'une nymphe. Il s'intéresse aux malades et les guérit. Il devient bientôt capable de ressusciter les morts, défiant ainsi les règles qui gouvernent la destinée humaine. Pluton, dieu des enfers, devant la diminution du contingent de nouveaux arrivants, se plaint à Jupiter qui foudroie Esculape. Mais Esculape a eu deux filles qui poursuivent son œuvre : Hygie, de qui naîtra l'hygiène, qui prévient les maladies, et Panacée, qui les guérit. Esculape mort est reconnu comme un dieu par les hommes, et les Asclépiades, secte de prêtres-médecins dont les temples et les rites ont leur équivalent dans les autres médecines antiques, lui consacrent un culte. Au ve siècle avant J.-C., en Grèce, la médecine des Asclépiades est contestée par des médecines laïques fondées sur le raisonnement et la philosophie. Pythagore, le célèbre philosophe-mathématicien, inspire l'école de Crotone qui critique les Asclépiades et refuse de recourir au divin pour rechercher une harmonie, d'essence mathématique, entre l'homme et la nature. Hippocrate, dans le domaine médical, personnifie cette tendance. Ainsi, il y a vingt-cinq siècles, les premiers conflits ont déjà mis en évidence les sentiments qui s'opposeront au cours de l'histoire de la médecine : la rationalité contre l'appel au surnaturel, la prévention contre les soins, la peur de la transgression contre l'espoir d'un miracle. De même dès l'Antiquité deux conceptions s'affrontent : le malade est responsable de sa maladie (violation d'un tabou et/ou non-respect des règles de l'hygiène) ou au contraire il est la victime innocente d'un hasard malheureux.

A partir de l'instant où, au cours de la prime enfance, l'homme comprend le sens de sa destinée, le refus de l'inévitable domine sa vie psychique tout en restant enfoui au plus profond de l'inconscient. Il suffit alors d'une inquiétude concernant sa santé pour faire resurgir cette angoisse. Platon dans le *Gorgias* fait dire à Socrate : « Existe-t-il pour l'homme un bien plus précieux que la santé ? » La réponse est évidemment non, ce qui explique la place de la médecine dans toutes les civilisations.

Depuis la naissance de la médecine moderne, il y a deux siècles seulement, les progrès ont dépassé les plus folles espérances. La durée de vie est passée de 25 ans à la fin du XVIIIe à 45 à la fin du XIXe et, en 1995 en France, à 78 ans. Cette transformation de la condition humaine est le résultat d'une triomphale épopée : expliquer ce qui l'a rendue possible est le premier objectif de ce livre. Mais, rapidement, on bute sur un paradoxe. Alors que le rythme d'accroissement de nos connaissances n'a cessé de s'accélérer, la médecine, le corps médical sont mis en accusation depuis une dizaine d'années. Comprendre les raisons de ce divorce est le second objectif. Pour atteindre ces deux buts, il faut analyser les aspirations des malades et du public, les racines de l'efficacité croissante des soins, les obstacles rencontrés et les causes d'insatisfaction.

Les attentes sont immenses. Rester jeune, recouvrer la santé après une maladie, vivre longtemps constituent, depuis l'aube de l'humanité, des préoccupations lancinantes. Les prêtres-guérisseurs des civilisations primitives et les mages du XXe siècle sont les produits de l'angoisse existentielle, qui, depuis les temps archaïques, unit mal physique et malaise moral, crainte de la souffrance provoquée par la maladie et hantise du néant. Ainsi, depuis ses origines, la médecine a une double mission : soigner le corps et panser l'âme ;

selon les époques et les civilisations l'accent a été mis sur l'une ou l'autre.

Mais l'attachement à la vie et à la santé n'entraîne pas nécessairement un comportement propre à les conserver. Chez les jeunes, la crainte de la mort a toujours cédé le pas à des sentiments plus puissants : l'audace pour affronter les dangers de la chasse et de la guerre, le dévouement aux siens pour les protéger, la parade nuptiale qui dans toutes les races animales pousse le mâle à étaler courage et force pour convaincre sa belle qu'il est digne d'être le père de ses enfants. Cette combativité est liée à la sécrétion d'hormones, les bergers le savent qui, d'un geste, transforment un taureau en bœuf et un coq en chapon. Mais des facteurs sociologiques interviennent aussi dans cette attitude de défi au danger qui s'exprime dans les guerres, les révolutions, les duels, les bagarres, la drogue ou la motocyclette. Le médecin ne peut ignorer son impact sur la santé, impact particulièrement lourd aujourd'hui.

Pour garder jeunesse et santé, l'homme a toujours espéré des interventions surnaturelles : de la fontaine de Jouvence et du Styx dans lequel Thétis plonge Achille nouveau-né pour le rendre invulnérable, aux amulettes et autres porte-bonheur ; des élixirs qui, depuis le Moyen Age, entretiennent l'illusion d'une médecine douce, jusqu'au retour à la nature présenté comme une panacée. La médecine moderne est née quand l'homme a renoncé à ces mirages. Depuis trois siècles, la pensée médicale est sans cesse plus rigoureuse et se cantonne dans le domaine des faits. La première partie de ce livre est consacrée à la naissance de la pensée médicale moderne, le passage du malade à la lésion puis à la maladie. La seconde (à partir du chapitre V) analyse ses triomphes récents, mais aussi l'émergence des problèmes qui assaillent la médecine contemporaine. Cette approche historique repose sur un postulat : la connaissance du passé aide à comprendre le présent et à prévoir le futur. Au XIXe, Magendie, Claude Bernard et les physiopathologistes allemands pensaient qu'il fallait se débarrasser du souvenir des erreurs passées et, à cette époque en Allemagne, les chaires d'histoire de la médecine étaient bannies des universités. Mais d'autres, tel Darwin, croyaient au contraire qu'il fallait chercher dans l'histoire les racines de l'évolution des idées et que même les erreurs peuvent être instructives. Alain disait : « Il faut que le passé éclaire le présent. » C'est cet espoir qui m'a motivé.

Les chemins d'Esculape

Il existe d'excellentes histoires de la médecine. Je m'en suis inspiré, mais mon propos est différent : j'ai voulu mener une réflexion sur la médecine contemporaine en suivant les étapes du raisonnement médical, donc partir d'études historiques mais en schématisant les faits afin d'en dégager le sens. L'histoire des civilisations peut être scindée en deux périodes : avant et après la naissance de la science. Il ne faut ensuite que trois siècles pour que la raison s'impose dans tous les domaines. A partir du XVIe siècle, la pensée médicale évolue vers une rationalité croissante, même si son parcours est parfois sinueux et chaotique. Le raisonnement médical moderne, celui qui est à l'origine de la prodigieuse amélioration de la condition humaine, apparaît à la fin du XVIIIe et au début du XIXe siècle, en rupture avec les pensées médicales antérieures. Cet événement, unique dans l'histoire des civilisations, marque une discontinuité par rapport aux médecines précédentes ; il est conditionné par deux faits gigantesques : la naissance de l'esprit scientifique aux XVIe et XVIIe siècles et le triomphe de la rationalité dans tous les domaines au XVIIIe. Pour acquérir la capacité d'appliquer un raisonnement logique aux dysfonctionnements du corps humain, la médecine devait s'être libérée d'innombrables tabous, mais elle devait aussi disposer d'une épistémologie. Celle-ci, inspirée par la science, apparaît au début du XIXe. Très vite au cours de la rédaction de ce livre, il apparut que l'événement capital de l'histoire de la médecine avait été la naissance de la méthode scientifique. Les débuts de la médecine ne peuvent se comprendre qu'en les reliant à ceux de la physique qui ont servi de modèle.

A l'origine de cette épopée, il y a les questions que l'on se pose sur le monde qui nous entoure et que nous connaissons uniquement par l'intermédiaire de nos sens, lesquels peuvent être trompeurs. Cette prise de conscience suscite la volonté d'aller chercher les faits derrière les apparences. Cette quête, au cours de l'Antiquité, marque un tournant décisif. En voici un exemple : un navire s'éloigne du rivage. L'observateur resté à terre voit d'abord disparaître la coque, puis la voile et enfin le sommet du mât. Mais si, à cet instant, il monte rapidement sur la falaise, il voit réapparaître successivement la voile puis la coque. En réfléchissant à partir de cette observation banale, les Grecs en avaient déduit que, contrairement aux apparences, la terre n'est pas plate comme une assiette mais ronde comme une boule. Mieux, à Alexandrie, Érathostène (273-192), sous les Ptolémées, mesure le rayon de cette sphère, avec une précision qui nous stupéfie encore aujourd'hui, en comparant la longueur de l'ombre d'un bâton à midi à Alexandrie et dans la haute vallée du Nil. On voit combien cette attitude est novatrice. Si, se fiant aux apparences, on avait accepté l'idée que la terre est plate, on serait allé chercher d'autres explications, plus ou moins farfelues, pour rendre compte de la disparition de la coque du bateau. Il fallait, pour en arriver à l'idée que la terre est ronde, avoir une grande confiance dans le raisonnement logique ; dès lors, en suivant celui-ci, il devenait possible d'aller beaucoup plus loin, de mesurer la taille de la terre et d'établir une géographie du globe. Les conséquences tirées avec rigueur d'une observation simple conduisent à réfuter les données immédiates des sens, voire le sens commun. A Alexandrie déjà, trois siècles avant notre ère, les géographes se moquaient des gens ignares qui ne comprenaient pas qu'on puisse, aux antipodes, marcher « la tête en bas ». Le « bon sens » a longtemps été un frein au raisonnement scientifique puis médical.

Cet exemple montre les étapes d'un raisonnement déjà scientifique : observation attentive, s'affranchissant des impressions fournies par les sens, puis analyse critique des faits significatifs, élaboration d'une thèse ou d'un modèle, et enfin, passage au quantitatif. La rigueur dans l'observation des faits est plus importante que l'hypothèse sous-jacente ; néanmoins celle-ci est indispensable car elle stimule la capacité d'observation afin de trouver des arguments pour ou contre.

La science est ainsi issue d'un long cheminement, qui a permis de se libérer de la vision d'un monde magique et anthropocentrique construit autour de l'homme par des esprits bienveillants ou malveillants mais qui raisonnent comme un homme, pour parvenir à la conception d'un univers régi par des lois existant indépendamment de l'homme. Celui-ci, par son intellect, peut toutefois découvrir certaines d'entre elles. Le succès de cette démarche en astronomie avec Copernic puis en physique avec Galilée et Newton stimule les médecins. « L'art est dans la nature, il faut l'en extraire », disait Dürer ; de même la maladie est dans le malade, mais son extraction requiert un effort d'abstraction, de schématisation, qui a été inspiré par l'exemple de la physique.

Les chemins d'Esculape

Cependant l'évolution des connaissances biologiques et médicales ne suffit pas à tout expliquer. Histoire de la médecine et histoire des idées sont étroitement liées. Le médecin, comme le scientifique, est influencé par les conceptions de son époque. La médecine est rébellion contre la nature. Depuis ses origines elle s'oppose au cours spontané des choses et refuse la dégradation d'un organisme abandonné à la seule influence de la nature. Que ce soit par la magie, la saignée ou, plus tard, par la chirurgie ou les vaccinations, le médecin lutte contre les dérèglements « naturels » survenus dans l'organisme. Quoi de plus naturel que la maladie ou la mort ? La grandeur de la médecine de tous les temps a été de ne pas les accepter, mais cette lutte contre le destin de l'homme apparaît impie ; elle n'a pu se proclamer que quand l'emprise de la religion est devenue moins forte. Religion et médecine ont longtemps été indissociables. La maladie est d'abord un esprit démoniaque, qui envahit l'organisme. Plus tard, elle devient une punition, la conséquence d'une malédiction ou d'une souillure. Dans les trois cas il faut agir au niveau surnaturel, lutter contre l'envoûtement, soigner et purifier l'âme. Au Moyen Age, la maladie prend un sens, elle revêt une valeur rédemptrice. L'évolution de la pensée médicale est ainsi conditionnée par celle de la civilisation, à travers l'image du vieillissement et de la mort. On y voit se suivre et parfois cohabiter le mythe, la pensée archaïque, la foi religieuse, la confiance naïve en la raison raisonnante, l'irruption triomphante de la science expérimentale puis la prise de conscience de ses limites.

On ne commence à examiner l'organisme malade qu'après la Renaissance, quand, après la découverte des Anciens et de leur rationalité, la logique spéculative de la scolastique médiévale se complète d'une confrontation avec les faits, comme chez les ingénieurs et les navigateurs des xve et xvie siècles. C'est alors que naît le monde moderne et que cette révolution culturelle génère la démarche scientifique. Sous la pression de ce modèle, le médecin étudie le corps humain et l'anatomie renaît. Dès le milieu du xviie, le respect des Anciens apparaît comme un frein et le ridicule des médecins de Molière indique que les esprits éclairés ont compris qu'il fallait, dans tous les domaines, rejeter les dogmes et se fonder sur des faits. Ce n'est pas un hasard si la médecine est née à Paris, à la fin du siècle des Lumières, dans le sillage de la Révolution, à un moment où l'on recherchait le progrès, non pas en étudiant le passé, mais en en faisant table rase. Jusque-là, l'espoir de survie dans l'au-delà faisait considérer le trépas comme une simple rupture dans le parcours, ce qui empêchait l'intégration de la mort, donc de l'étude du cadavre, dans la réflexion sur la maladie. La dépouille misérable, dont l'âme s'est échappée, paraissait indigne d'attention ; de plus, il était impie d'y toucher car elle avait été longtemps habitée par le divin. La médecine classique est issue de l'usage de l'autopsie, et ce n'est qu'après la Révolution que celle-ci a été institutionnalisée et rationalisée. Ce tournant épistémologique du XIXe siècle permet la naissance de la médecine anatomoclinique. « Il faut, comme le dit Bichat, qu'on comprenne qu'on ne meurt pas parce qu'on est malade, mais qu'on est malade parce qu'on est mortel ». La maladie est inhérente à la finitude de la vie ; la santé, la maladie et la mort forment une triade qu'il faut étudier globalement. C'est alors seulement, grâce à l'étude des lésions sur le cadavre, qu'on peut substituer à l'individu malade se plaignant de troubles divers un concept, la maladie, caractérisée par des anomalies spécifiques.

Un autre aspect de la démarche scientifique a joué un rôle essentiel : le réductionnisme. C'est en se limitant à l'étude d'une planète au lieu de considérer l'ensemble des astres que Copernic a révolutionné l'astronomie. De même, la médecine a progressé uniquement quand, à l'exemple de la science, elle a compris au cours du XVIIIe que l'on ne pouvait pas étudier « la » maladie, mais qu'il fallait se limiter à « une » maladie.

L'influence de la physique comme modèle a été si cruciale que même la démarche du médecin devant un malade s'en est inspirée : à partir du XIXe, l'examen du malade correspond au recueil des données et la pose du diagnostic à la construction d'une hypothèse qui est confirmée, ou non, par les examens complémentaires et les effets du traitement. De nombreux médecins croient que l'origine de leur art remonte à Hippocrate. L'analyse des faits le dément. La clinique moderne est née avec la méthode anatomoclinique de Bichat et Laennec, en réaction contre la tradition hippocratique des médecins de Molière. Au début du XIXe, la philosophie rationaliste et l'esprit empiriste et expérimental issu de la révolution industrielle s'emparent de la médecine ; la médecine scientifique intègre logique et expérimentation, spéculation et confrontation avec le réel. Au XXe, ce mouvement s'accélère. De 1937 à 1995, j'ai vu se succéder, sous l'action de l'accroissement des connaissances et de facteurs économiques et sociaux, trois phases de l'histoire de la médecine : la médecine classique, prolongement de celle du XIXe, la biomédecine après la révolution de la biologie à mi-siècle, et enfin, depuis 1970, l'irruption des préoccupations psychologiques et sociales.

Par rapport au biologiste, l'attitude du médecin a une spécificité liée à sa finalité. Son objet est de soigner et non de connaître. Le médecin est d'abord un homme d'action et son expérience lui a appris qu'il valait mieux s'exposer à commettre une erreur que se réfugier dans l'attentisme. Il vaut mieux opérer à tort un malade d'une appendicite que courir le risque de le laisser mourir d'une péritonite. Au contraire du chercheur qui a besoin de certitudes, le médecin est contraint de faire des paris. Ce qui différencie le grand médecin du médecin médiocre est que le premier a quatre-vingt-dix chances sur cent de prendre la bonne décision alors que le second n'en a que soixante-dix. Cette réduction de la marge d'erreur exige des qualités très diverses, dont la première est certainement l'esprit critique. Dans toute réflexion sur le médecin il faut distinguer celui qui innove de celui qui met en œuvre, mais en réalité, l'attitude du second est, comme nous le verrons tout au long de ce livre, conditionnée par les travaux du premier. Il existe, depuis la recherche fondamentale jusqu'à la prescription des soins une chaîne continue, même si, périodiquement, on tente de dissocier, ou d'opposer, chercheur et praticien.

Le progrès médical se trouve au confluent de deux types de démarches intellectuelles. D'une part la rationalité, la logique, qui déduit l'action sur l'homme malade de la science préalablement instituée. Cette médecine relève de la physiopathologie, la connaissance du fonctionnement normal permettant de comprendre la pathologie. Mais l'observation des malades, l'empirisme, l'induction interviennent également lors de la pose d'un diagnostic ou de l'identification d'une maladie. Au point de départ se trouve alors l'observation du malade, un effort d'analyse des symptômes, sans souci d'interpréter ou d'expliquer. Historiquement, depuis Hippocrate, cet empirisme a joué un rôle moteur, et il garde, assimilé à la clinique, un prestige considérable. Mais dans ce cas aussi, l'efficacité n'est venue que quand on a confronté la spéculation avec des faits pertinents et que l'on a appris à se méfier des intuitions. Dans la première démarche, on cherche une loi dont on déduira les applications à un malade ; dans l'autre, on tente de rapprocher un cas particulier d'un ensemble de cas voisins pour en tirer une règle d'action. Mais il y a entre ces deux approches une interaction permanente, la part de l'empirisme clinique diminuant quand les connaissances scientifiques s'accroissent. Les sciences fondamentales et la clinique ne s'opposent pas, c'est de leur dialogue que viennent les progrès.

Au milieu du XXe siècle, il devient clair qu'à l'aide de la biologie moléculaire et de l'épidémiologie, tous les mécanismes vitaux seront disséqués et les maladies vaincues ou prévenues. Triomphalisme vite battu en brèche, car le vieillissement subsiste. La fin des maladies ne signifie pas la fin de la médecine, mais, au contraire, une médicalisation croissante de la société en raison de l'augmentation de l'âge de la population et de la crainte du vieillissement. Et puis, à quoi bon soigner le corps si l'esprit est malade ! La médecine, inéluctablement, devient de plus en plus psychologique et sociale. Alors que, jusqu'au deuxième tiers du XXe siècle, la pensée médicale a rapidement progressé dans le sens d'une rationalité croissante, elle est aujourd'hui tentée par l'irrationalité, au moment où elle affronte les conséquences médicales du malaise de la civilisation et où elle est remise en cause.

Ce désenchantement a des causes multiples liées les unes à la médecine, les autres au doute qui a saisi notre société. D'abord, le contraste saisissant entre la réalité et la façon dont celle-ci est perçue. Flaubert disait : « On médit de son siècle parce qu'on ignore l'histoire. » Dans nos pays, la durée de vie continue à s'allonger et, contrairement à ce que l'on dit, sa qualité ne cesse de s'améliorer grâce à de multiples progrès, allant de la guérison de maladies auparavant fatales jusqu'à la correction de nombreuses infirmités, petites ou graves, qui, sans mettre la vie en danger, la rendaient souvent insupportable : troubles de la vue (cataracte), de la dentition, de l'ouïe, de la marche (arthrose de la hanche). La maladie et les infirmités n'étant plus omniprésentes, la vie mérite d'être vécue. Aujourd'hui plus que jamais dans la longue histoire de l'homme, vivre le plus longtemps possible devient l'objectif majeur de nos existences. Or, il existe toujours des maladies dont le pronostic est très sombre (sida, cancer du poumon) et que le public reproche à la médecine alors qu'il renâcle devant les efforts capables de les éviter.

La durée de vie qui s'allonge, l'efficacité croissante des traitements, le niveau sanitaire qui s'élève ont rendu l'opinion plus exigeante. Le médecin n'est plus le sauveur ; il est d'autant plus critiqué pour ses échecs que ceux-ci sont devenus rares et paraissent donc le résultat d'une erreur. On le blâme dans les pays industrialisés pour le trop grand nombre de vieillards, dans les pays pauvres pour la surnatalité. Au début du siècle, les progrès de la médecine et surtout de la chirurgie avaient accru son prestige et il était devenu un notable puissant et considéré dont on admirait la générosité car il soignait bénévolement les pauvres et les déshérités. A la fin du siècle, l'augmentation du nombre des médecins banalise leur fonction et l'instauration de la Sécurité sociale les fait percevoir comme des hommes qui, rémunérés par la collectivité, sont à son service. Le malade exige de lui des certificats de convalescence ou des congés de maladie, la prescription des examens ou des médicaments dont il a envie.

De plus, depuis un demi-siècle, le champ de la médecine s'est considérablement étendu. Les notions de santé et de maladie se situent à l'intersection des trois approches : la première est scientifique et physiologique (anomalie d'une fonction ou lésion d'un organe), la seconde est psychologique et individuelle (« je ne me sens pas bien ») ; la troisième est sociale et culturelle (le malade est différent, il n'est pas comme les autres, comme il devrait être) — la maladie est dérangement de l'ordre établi, dit Hippocrate. Il n'est donc pas surprenant que la frontière entre la santé et la maladie se déplace selon les époques et les civilisations et que varient parallèlement le statut social du malade (ou de l'infirme), son droit à l'aide et son devoir de coopérer à la prévention ou au traitement.

Le médecin ne s'occupait autrefois que des troubles graves du comportement, ceux créant un danger pour le malade ou son entourage. Aujourd'hui, avec la disparition du confesseur, il est devenu un directeur de conscience à qui l'on demande conseil pour des troubles psychologiques mineurs touchant à la sexualité (impuissance, frigidité ou, au contraire, tendance à la nymphomanie), au comportement des enfants (trop turbulents ou au contraire un peu passifs), pour un adolescent exalté, un vieillard dont la mémoire est moins bonne... Le médecin se substitue à l'éducateur, au moraliste, aux parents, voire à la nature quand on lui demande de changer la courbe d'un nez ou la forme des seins. On sollicite son avis sur les rythmes scolaires, les repas servis à la cantine, l'éducation des enfants (comment éviter qu'ils ne pleurent, n'aient des complexes, ne se droguent) ou la forme du siège des dactylographes. De nouvelles spécialités médicales naissent chaque année et se subdivisent.

En même temps que baisse son statut social, le médecin a une tâche de plus en plus ardue. La rapide expansion des connaissances rend les actes diagnostiques et thérapeutiques plus diversifiés ; il est plus difficile de se tenir au courant, même dans un domaine limité de la médecine. Tandis qu'à juste titre on proclame la nécessité de valoriser la fonction du médecin généraliste, celui-ci tend à se transformer en poteau indicateur qui oriente vers des spécialistes. Parallèlement, la démarche médicale ne se limite plus à la maladie, mais considère la santé de façon globale. L'Organisation mondiale de la santé (OMS) définit la santé comme « un état de parfait bien-être physique, mental et social et non simplement l'absence d'une maladie ou d'une infirmité physique ». Si l'on prend ce texte à la lettre, la proportion de sujets en bonne santé se réduit cruellement, et le champ de la médecine couvre le territoire très vaste des « mal-être » individuels ou collectifs. De surcroît, cette définition implique que le médecin s'intéresse aux bien-portants, qu'il aille chercher chez eux les premiers indices de ce qui pourrait devenir une maladie, ce qui conduit parfois à des actes lourds et suscite beaucoup d'anxiété.

Tant qu'il suffisait, pour éviter la maladie, de prêcher la propreté corporelle et de vacciner les enfants, la tâche restait d'essence médicale. Mais aujourd'hui, pour éviter la perte de la santé, il faut lutter contre les facteurs de risque : dissuader de trop boire, de trop manger, de fumer, prôner la prudence en matière de relations sexuelles, etc. Le médecin a l'impression qu'on se décharge sur lui d'une fonction de moraliste, de prédicateur, à laquelle il répugne. Et cependant il ne peut s'y soustraire s'il veut s'attaquer aux causes profondes des maladies. On ne mesurait pas, jusqu'à une date récente, l'importance du retentissement du mode de vie sur la santé. Au XIXe siècle, le succès de la lutte contre les maladies infectieuses était fondé sur la généralisation de l'hygiène, entreprise dans laquelle le médecin et l'instituteur ont œuvré côte à côte. Mais ce faisant, on modifiait les habitudes sans remettre en cause les comportements. La lutte contre le tabagisme ou l'alcoolisme oblige à s'interroger sur les raisons pour lesquelles l'adolescent fume ou boit. La lutte contre le sida est plus exigeante encore. Derrière la drogue ou le sida, le médecin trouve le malaise des jeunes, la démission des parents, la dislocation du tissu familial et social. Il apparaît dès lors dérisoire de lutter contre le sida sans s'interroger sur les mœurs. Chacun craint la maladie mais bien peu est fait pour la prévenir, notamment en donnant aux enfants l'armature intellectuelle qui leur permettrait de dominer l'angoisse existentielle qui est à l'origine de ces comportements. La médecine n'a pu naître que quand l'esprit humain s'est affranchi des liens qui entravaient la pensée, mais chez l'homme la connaissance débouche sur l'angoisse. La médecine est fondée sur le rationalisme, mais celui-ci montre ses limites lorsque la hantise de la mort aboutit aux drogues ou aux comportements suicidaires.

Par ailleurs, le mal-être moral entraîne un malaise physique. Au XIXe siècle déjà, de nombreuses maladies étaient attribuées au chagrin, à la mélancolie et, pour Laennec, la phtisie était une maladie de langueur. Les relations entre le psychique et le somatique sont aujourd'hui mieux connues. On est passé, au cours du XXe siècle, de l'époque où prédominaient les « blessures du corps » à celle où les « plaies de l'âme » jouent le rôle essentiel. Les désordres intellectuels reviennent au premier plan de la médecine.

Depuis ses lointaines origines, la médecine répond au besoin non seulement de lutter contre la maladie mais aussi de faire accepter la mort. Jusqu'à la fin du XVIIIe siècle elle n'avait aucune influence sur la durée de la vie humaine ; son rôle était surtout de consolation. A côté de la religion, elle aidait l'homme à affronter son destin, sans changer celui-ci ; elle lui donnait le sentiment, nécessaire dans certaines situations, qu'il n'était pas abandonné, que l'on s'occupait de lui pour l'aider à recouvrer la santé ou à faire reculer l'échéance fatale. Elle avait donc une fonction importante mais essentiellement psychologique. Malgré l'efficacité croissante des soins, celle-ci est redevenue essentielle car les réseaux de solidarité de la société et les liens familiaux sont affaiblis. Or, fasciné par son combat contre la maladie, c'est-à-dire par l'aspect organique, scientifique, de la médecine, le médecin n'accorde souvent plus assez d'attention à son rôle d'écoute, de compassion, laissant la voie ouverte aux charlatans. On le lui reproche d'autant plus que le recul des religions et de la croyance en un au-delà, l'effondrement des utopies et des idéologies qui donnaient à l'homme l'illusion qu'il construisait des lendemains radieux pour lui-même et pour l'humanité ont renforcé la crainte du néant. Celle-ci est un élément constitutif de l'esprit humain, un des ressorts de la civilisation occidentale ; la médecine scientifique l'avait oublié, elle s'aperçoit aujourd'hui qu'elle doit la prendre en compte. Toutes les civilisations ont été bâties pour lutter contre elle. Or depuis un siècle, le triomphe de l'individualisme à fait s'effondrer les défenses séculaires et tourné en dérision les vieilles recettes. La médecine, pour dépasser le simple traitement des maladies, est conduite à réintégrer l'angoisse dans la pensée médicale car celle-ci peut déterminer des conduites suicidaires. Dans un livre précédent, *Le Refus du réel* [1], j'avais analysé le courant anti-science, anti-technique, de la société moderne entièrement fondée sur le savoir et la technique. J'y découvrais avec surprise que la racine de cette irrationalité était le refus de la seule certitude inhérente à la condition humaine : la mort, contre laquelle la civilisation occidentale ne nous protège plus. Je constatais ensuite que cette conclusion s'inscrivait dans le droit-fil des réflexions de Freud [2] et, avant lui, de Pascal. Une phrase de ce dernier que je citais en épigraphe aurait pu résumer l'ensemble de l'essai : « Les hommes sont si nécessairement fous, que ce serait être fou par un autre tour de folie, de n'être pas fou. » Besoin de rationalité pour lutter contre la maladie, besoin d'irrationalité pour échapper à l'obsession de la fatalité : l'histoire de la médecine se situe entre ces deux pôles.

Au XIXe siècle, la croyance au progrès guidait la recherche médicale vers ses aspects scientifiques ; aujourd'hui, l'angoisse et les interrogations sur notre civilisation mettent au premier plan les problèmes de société. Par un phénomène de transfert l'anxiété se focalise sur des problèmes sanitaires relativement mineurs, telle la pollution. La vogue des charlatans, des médecines dites douces, de régimes alimentaires dénués de toute justification scientifique et prônés sans vergogne malgré leurs dangers témoignent d'une fuite dans l'irrationnel. Même parmi les médecins, nombreux sont ceux qui, tout en ayant recours aux examens et aux traitements issus des

---

1. M. Tubiana, *Le Refus du réel*, Laffont, 1977.
2. S. Freud, *Malaise dans la civilisation*, PUF, 1929.

progrès scientifiques, méconnaissent la logique scientifique sur laquelle ceux-ci ont été fondés. En réalité, dans le passé, même récent, les progrès ont été le fait de petites minorités et l'irrationalité a prévalu dans la grande majorité de la population.

L'évolution si rapide des mœurs, conséquence de la remise en cause des règles de vie traditionnelles, est reprochée par beaucoup à la science et à la médecine. C'est ce qui explique l'importance, dans l'histoire de la médecine, de la contraception. Quand, sous la pression de facteurs socioculturels, le médecin est intervenu dans la régulation des naissances et les interruptions de grossesse, cette médicalisation de ce qui touche au plus profond de la morale collective et de l'intimité du couple a divisé le corps médical. Dans ce débat de société, le médecin est apparu aux uns comme soulageant les peines et améliorant la condition féminine, mais aux autres comme un intrus démoniaque, s'arrogeant le droit d'agir contre la vie. Cette opposition entre morale et libération sexuelle a suscité une méfiance dont on voit la marque jusque dans les polémiques autour du sang contaminé. Le public ne fait plus systématiquement confiance au médecin et multiplie les organismes chargés de les surveiller. Les remous suscités par ces débats ont ainsi contribué à la remise en cause du pouvoir médical, à un moment, d'ailleurs, où tous les grands corps se voient eux aussi contestés pour des raisons diverses, des prêtres aux magistrats, aux politiciens, aux ingénieurs et aux enseignants. L'extension du rôle de la médecine n'est pas ralentie par les critiques à son encontre mais leur offre une cible plus vaste.

Alors qu'aucun être humain, même dans les régions les plus déshéritées, n'envisage de vivre et de mourir sans les secours du médecin, il n'est pas surprenant que le médecin soit désorienté devant ce nouveau métier qui n'est plus conforme à l'image que lui ont transmise les générations antérieures, celle d'un face à face entre le médecin et le malade dans un dialogue qui exclut toute considération autre que thérapeutique. Nos maîtres en médecine aimaient invoquer ce colloque singulier entre le médecin et le malade qui existe depuis Hippocrate. Or aujourd'hui, un certain nombre de fantômes y assistent et donnent, avec plus ou moins d'insistance, leur point de vue : le psychologue qui s'inquiète de l'impact sur l'équilibre psychique du malade de ce que va dire ou taire le médecin, le système de soins qui paiera la note, l'économiste qui établit le bilan coût-bénéfice de chaque soin, le sociologue qui prend en compte le retentissement des soins sur la société. Il faudrait encore citer le juriste, au nom de l'imposant arsenal juridique qui enserre le médecin, le spécialiste de l'éthique qui rappelle les devoirs du médecin envers les futurs malades et veille à ce que celui-ci n'oublie pas le respect qu'il doit au malade, à la société. Or ces fâcheux ajoutent encore au trouble du médecin ; leur intervention marque en tout cas une évolution capitale de la médecine de la fin du XXe siècle : le passage du duo médecin-malade à un trio avec l'entrée en scène de la société. Cette redistribution des rôles depuis deux décennies a bouleversé la pensée médicale et l'exercice de la médecine.

Le public perçoit ces difficultés mais il cristallise son inquiétude sur ce dont parlent les médias, par exemple les aspects éthiques des prélèvements d'organes sur des cadavres pour greffe, alors que l'on fuit les vrais problèmes qui nous remettraient en cause : l'isolement moral des malades, l'abandon des vieillards et des mourants, l'accroissement de la morbidité due au vieillissement de la population, à son goût immodéré pour les médicaments, le coût des actes médicaux, le tabac, l'alcool, la drogue, l'exclusion sociale, les comportements suicidaires des adolescents... De plus, la qualité des soins en France, quoique dans l'ensemble assez bonne, reste inégale ; beaucoup de Français ne sont pas soignés de façon satisfaisante, beaucoup de médecins cèdent à des modes injustifiées ; inversement, d'autres méthodes dont l'utilité est prouvée ne sont acceptées que très lentement, comme à regret, par le corps médical. Contrairement à ce que l'on dit parfois, il n'y a pas en France une médecine de riches et une médecine de pauvres. La qualité des soins dans les hôpitaux est généralement excellente et elle est accessible à tous. Mais, hélas, il est vrai que tous les Français ne savent pas tirer parti des connaissances médicales et du système de soins. Les Français sont égaux devant les soins, mais très inégaux devant la santé.

Il est devenu impossible de tout faire ; les sommes que les pays, même les plus riches, peuvent consacrer à la santé ne sont pas indéfiniment extensibles. Le coût des soins est devenu un problème crucial. La politique sanitaire d'un pays ou d'un hôpital doit dorénavant être fondée sur des choix. Cela est difficile à admettre pour un médecin. Quelques chiffres aideront à comprendre les enjeux. En France, environ 10 % du produit intérieur brut (PIB) est consacré aux dépenses de santé, qui atteignent environ 600 milliards de francs par an. Le pourcentage aux États-Unis est légèrement supérieur (plus de 11 %) ; on y a calculé que, si une transplantation d'organe était effectuée chez les dizaines de milliers de malades qui pourraient en bénéficier, si tous les malades atteints d'une affection chronique, sida ou autre, étaient soignés sans tenir compte des coûts, on triplerait les dépenses actuelles. Que resterait-il pour les autres dépenses : éducation, nourriture, voyages, transports... On sacrifierait le bien-être de la population, son avenir (éducation, recherche, investissements industriels, emploi, etc.), pour des soins qui ne prolongeraient que peu la durée de vie moyenne. Le médecin doit donc apprendre à intégrer dans son raisonnement les coûts qu'induisent ses décisions.

Le cas des pays les plus pauvres permettra, en poussant le problème à ses limites, de mieux comprendre le dilemme. Dans ces pays, le revenu annuel par habitant est de l'ordre de 100 à 200 dollars par an et les sommes disponibles pour la santé, même en tenant compte de l'aide extérieure, sont d'environ 5 à 15 dollars par an. Avec ces sommes, on ne peut faire que l'essentiel : vacciner les enfants, prescrire des antibiotiques en cas d'infection, pratiquer quelques actes de chirurgie d'urgence. Certains de ces pays, souvent du fait d'une aide extérieure mal conçue (par exemple don d'un hôpital moderne ou d'un appareil de radiologie sophistiqué), voient leur budget déséquilibré par l'entretien d'installations qui ne servent qu'à un petit nombre — ce qui ampute d'autant les sommes consacrées aux besoins essentiels et aux campagnes de vaccination. Malgré leur intérêt, ces installations réduisent la qualité moyenne des soins et augmentent indirectement la mortalité. Or, il est impensable dans ces pays d'augmenter les crédits consacrés aux soins car d'autres actions — l'adduction d'eau potable, l'irrigation, les routes, l'achat d'engrais ou de nourriture, l'éducation — sont encore plus indispensables. Toutes proportions gardées, il en est de même dans tous les pays ; un collègue espagnol faisait récemment remarquer que l'ouverture d'un centre de transplantation cardiaque dans l'hôpital de sa ville avait eu pour effet de réduire les crédits des autres services et par conséquent d'y compromettre la qualité des soins ; au total, ce nouveau service non seulement n'avait pas accru le nombre de vies sauvées mais l'avait peut-être diminué. On ne peut plus raisonner à l'échelle d'un malade ou d'une maladie, une stratégie globale s'impose.

A l'échelle du monde, les disparités d'une région à l'autre soulignent la nécessité d'un effort de solidarité, donc la réduction des dépenses superflues dans les pays riches. Par exemple, les pays de l'OCDE, qui sont les pays les plus riches et les plus industrialisés, comptent environ 750 millions d'habitants et consacrent chaque année environ 1 500 milliards de dollars (soit environ 7 500 milliards de francs) aux soins, soit 10 000 francs par an et par habitant. Les pays du groupe qui, par ordre de richesse décroissant, vient ensuite, pour une population de 1,7 milliard d'habitants, dépensent 500 milliards de francs pour les soins (environ 300 francs par habitant). Pour les pays les plus pauvres, ce montant tombe à environ 30 francs par an. Moins de gaspillage dans nos pays permettrait notamment de consacrer des sommes plus importantes à la recherche sur la vaccination contre le paludisme qui tue plusieurs millions de personnes par an, ce qui améliorerait l'état sanitaire de plusieurs pays du tiers-monde et, en y rendant la vie moins pénible, diminuerait la tentation d'émigrer vers d'autres pays.

Un coût élevé des soins médicaux diminue ainsi les sommes consacrées à d'autres tâches ; mais, inversement, l'amélioration de la santé de la population accroît sa disponibilité, son efficacité et sa productivité, d'où l'impérieuse nécessité d'utiliser au mieux les sommes qui lui sont consacrées, c'est-à-dire de rationaliser les choix.

Aujourd'hui, plusieurs groupes sont moralement impliqués dans toute décision médicale. Par exemple, dans le cas d'un couple stérile qui veut recourir à une procréation artificielle, on doit penser à la communauté et surtout au futur enfant. Dans l'essai d'un nouveau médicament, on doit considérer non seulement le malade que l'on soigne mais les futurs malades dont le traitement dépendra des observations effectuées au cours de ce premier essai. On n'a, certes, pas le droit de faire courir un risque à un malade pour faire avancer les connaissances, mais il serait non moins contraire à l'éthique d'ignorer nos devoirs vis-à-vis des malades de demain.

Enfin, on ne saurait ignorer l'influence sur le raisonnement du médecin de l'arsenal juridique et de l'usage qu'en font juges et avocats. Plus une médecine devient complexe, plus grandit le risque d'une erreur médicale. Jusqu'à une période récente, le médecin se sentait responsable de ses fautes mais il était exceptionnel que celles-ci le conduisent devant les tribunaux ; que l'origine en ait été l'ignorance, la maladresse, la paresse, la cupidité ou une série de circonstances fortuites, le jugement des pairs et de l'opinion publique était considéré comme un châtiment suffisant. Ce n'est plus le cas aujourd'hui et cette évolution a de bons et de mauvais côtés.

L'avantage est que le poids de ses responsabilités devenant tangible, le médecin ne peut plus méconnaître les conséquences d'une imprudence ou d'une inattention. Comme le disait Alan Gregg : « Les fautes en médecine ne sont pas commises par ignorance mais par négligence. » Il y a longtemps, un jeune collaborateur à qui je faisais durement remarquer les suites tragiques qu'aurait pu avoir une erreur qu'il avait commise, me répondit d'un ton désinvolte : « Errare humanum est. » Personne ne ferait aujourd'hui une telle réponse. Le médecin, comme le pilote d'avion ou de train, sait qu'il doit rendre compte à la société de ses actes, et donc tout faire pour réduire les risques d'erreur.

Une démarche préventive, telle l'assurance de qualité, est préférable à la tendance procédurière qui a de gros inconvénients. En effet, celle-ci accroît le coût de la médecine en obligeant le médecin à souscrire des assurances dispendieuses qu'il répercutera sur les malades. De plus, pour se protéger, le médecin peut multiplier les examens inutiles, voire dangereux. Par exemple, j'ai vu aux États-Unis conseiller une opération du sein pour des lésions peu suspectes que dans d'autres pays on se serait contenté de surveiller. Cette décision était dictée par le raisonnement suivant : s'il s'agit d'une lésion bénigne, tout le monde sera soulagé et personne ne critiquera l'intervention ; inversement, s'il s'agit d'un cancer et que l'on ait attendu six mois pour opérer, cela aurait entraîné un procès, risque qu'il ne faut pas courir, même s'il est extrêmement faible. Mais, ce faisant, on multiplie les interventions et, à la limite, on peut perdre plus de vies humaines que l'on n'en gagne. La peur des tribunaux inspire ainsi des attitudes néfastes : examens superflus, prescriptions dictées par le souci de protéger le médecin en fonction non des découvertes médicales mais de la jurisprudence. Pour l'éviter, le médecin doit accepter d'être guidé par les directives de la communauté médicale. L'acte médical reste le fruit du colloque entre le médecin et son malade, mais la communauté médicale, par

Introduction

les diplômes qu'elle délivre et les conférences de consensus [1], doit être le garant de la compétence et de la conscience professionnelle du médecin.

A l'aube de notre civilisation, en Grèce il y a vingt-cinq siècles, quand le médecin s'est distingué du prêtre, le serment d'Hippocrate a énoncé ses devoirs. Il restait d'une actualité totale quand je l'ai prêté, il y a un demi-siècle. Aujourd'hui, il n'aborde pas certains problèmes parmi les plus importants. Facteurs scientifiques, sociaux, économiques, juridiques, éthiques ont modifié l'univers intellectuel du médecin et interviennent dans ses décisions et ses attitudes. C'est pour l'essentiel le résultat de l'avancée des sciences et des techniques. A peine la prévention de la maladie et son traitement sont-il devenus des domaines scientifiques que l'élargissement des responsabilités réintroduit dans l'univers médical des préoccupations qui ne peuvent encore être soumises à une méthodologie scientifique. Les différences de longévité en fonction de l'appartenance sociale, l'augmentation de la mortalité chez les adolescents sont aujourd'hui des problèmes médicaux essentiels, mais ils ne peuvent pas être analysés sans considérer leurs racines profondes, qui sont sociologiques. Sous l'effet de ces problèmes le raisonnement médical a plus changé depuis trente ans qu'il ne l'avait fait dans les siècles précédents. Comme après la Renaissance, la médecine est en pleine mutation et chaque médecin éprouve des difficultés à trouver son équilibre.

Tenter de débrouiller cet écheveau est une tâche délicate. Pourquoi ai-je été tenté de m'y atteler ? Peut-être en raison de l'évolution de ma carrière qui, partie de la biophysique, m'amena à la recherche expérimentale et clinique puis, après la fin de mes fonctions hospitalo-universitaires, à la prévention du cancer, à la lutte contre le tabagisme et à la santé publique. En réalité, ce besoin de comprendre a aussi des sources plus anciennes. Dès ma petite enfance, j'ai eu envie d'identifier les origines de notre savoir et donc de notre civilisation. J'ai déjà dit [2] que le sentiment qui avait le plus marqué ma jeunesse en Algérie était ce contraste entre une Algérie moyen-

---

1. Voir chapitre V, p. 332.
2. Voir *Le Refus du réel, op. cit.*

âgeuse, pauvre, mais surtout ligotée par les craintes et les superstitions, qui était celle où vivaient la majorité des Algériens, et une « Californie » méditerranéenne si entreprenante que, quand nous allions chaque année passer l'été en France, on avait l'impression d'y retrouver un pays raffiné mais aussi étriqué et frileux. Entre ces deux Algérie, il y avait certes une différence de richesse mais, même très jeune, on percevait que là n'était pas l'essentiel. Quand j'interrogeais mes parents, ils me répondaient invariablement : il n'est pas étonnant qu'Untel ait réussi, il a le goût du travail et une bonne éducation.

Que signifiait dans le contexte de l'Algérie de 1930 cette expression : « une bonne éducation » ? D'abord, la capacité d'analyser avec lucidité les éléments d'une situation, d'examiner les raisons pour lesquelles il fallait prendre telle ou telle décision, en se gardant des habitudes, des préjugés et des pièges de la routine. Il s'agissait donc fondamentalement d'une confiance dans la logique et la raison qui provenait de l'instruction. Mais il s'agissait aussi, et peut-être surtout, de la croyance en l'homme, du sentiment que la vie d'un individu n'est pas régie par des forces obscures sur lesquelles il n'a pas de prise, du refus de l'idée d'un destin auquel l'homme ne peut échapper, un *fatum* si puissant que chacun n'a d'autre choix qu'accepter la vie comme elle vient. Très tôt donc je compris que, par-delà les ethnies et les religions, la différence essentielle était que certains disaient *mektoub* (c'est écrit) là où d'autres croyaient que l'homme tient son destin entre ses mains et que le progrès, individuel ou collectif, est possible. Quand, au lycée, je découvris Prométhée dans la mythologie grecque, il m'apparut que l'avantage de l'Occident provenait de son inspiration prométhéenne.

Mais l'action, la confiance en l'action n'ont de sens que si elles sont fondées sur la connaissance. La science apparaissait à la fois comme le symbole et le moteur de cette civilisation. Cette fascination qu'exerça la science sur mon esprit d'adolescent fut telle que je conçus le projet grandiose d'écrire l'histoire de la naissance de l'esprit scientifique. Je m'y colletai courageusement tout un été. Hélas, la lecture de quelques philosophes grecs, même avec l'aide de mon traité de philosophie, ne m'apporta guère de satisfaction. Si je reviens sur ce rêve d'adolescent, c'est qu'au fond l'idée ne m'a jamais quitté : je pense toujours qu'il faut remonter aux sources pour comprendre notre époque. L'âge ayant raboté mes ambitions, je me cantonnerai à la médecine : on n'exerce pas un métier pendant un demi-siècle sans s'interroger sur les mécanismes intellectuels qui le sous-tendent.

Quand j'annonçai à mes parents, en septembre 1936, qu'après de longues hésitations j'avais opté pour des études de médecine, mon père m'emmena chez un de ses amis chirurgiens qu'il admirait. « La médecine, me dit celui-ci, est d'abord un acte manuel. On fait un diagnostic avec ses doigts et ses oreilles. Encore faut-il les éduquer. Un pianiste fait chaque jour ses gammes et perdrait sa virtuosité s'il s'interrompait une semaine. Le toucher est encore plus critique pour un médecin et s'il arrête de palper des ventres, son diagnostic s'en ressent très vite. Le médecin ne peut pas être un dilettante. Aujourd'hui, le médecin est comme un financier qui se laisse guider par son flair ; demain, il deviendra plutôt un ingénieur, et c'est sur des fondations scientifiques qu'il construira ses décisions. Mais celles-ci ne seront jamais entièrement rationnelles, on ne fera jamais le métier de médecin en résolvant des équations, il y a trop d'impondérables. Cependant, demain comme aujourd'hui, le bon médecin ne cédera jamais trop hâtivement à son inspiration, il la pèsera, la mettra en doute, en discutera avec un confrère. Hier soir, j'ai examiné une femme mais je n'étais pas satisfait de mon diagnostic ; j'y ai pensé toute la nuit. Ce matin, à sept heures, j'ai réveillé le mari : amenez-moi votre femme, je veux la revoir. Je l'ai réexaminée et, deux heures plus tard, elle était sur la table d'opération. Je ne sais pas si je l'ai sauvée, mais je suis sûr qu'elle serait morte si l'on avait tardé. Il faut se méfier de tout, en particulier de soi. C'est ce *doute*, cette exigence, qui est le bien le plus précieux que nous ait apporté la science. »

Pourquoi faut-il que soixante ans plus tard, au moment d'entreprendre un livre sur la pensée médicale, cette conversation me revienne à l'esprit ? Sans doute parce qu'elle n'a pas vieilli. Les progrès de la biologie ont été, durant cette période, gigantesques, imprévisibles et presque incroyables, nos moyens diagnostiques et thérapeutiques se sont développés au-delà de toute attente ; mais le médecin et le malade sont restés des hommes. Le malade a ses craintes, ses soucis dont il faut tenir compte, même si on les juge irrationnels. Il est inséré dans une famille, une société dont on ne peut faire abstraction. Les médecins ont appris la pratique des statistiques, ils disposent d'une gamme étendue d'examens qui réduisent les risques d'erreurs, ils connaissent mieux les données sociologiques et le psychisme des malades. Mais en définitive, à l'heure de la décision, sous le regard anxieux du patient, en écoutant ses paroles faussement enjouées, le médecin se sent toujours aussi seul, aussi angoissé par la persistance de vastes zones d'ignorance et par le poids de ses responsabilités vis-à-vis du malade, de sa famille et de la société. Et pourtant, il faut trancher, car rien ne serait pire que l'indécision.

CHAPITRE I

LES PRÉMICES

> *On ne voit pas la nature telle qu'elle est mais à travers ce que nous sommes.*
>
> Talmud.

> *Il arrive parfois que certaines opinions, si fausses soient-elles, obtiennent l'approbation durable des hommes, parce qu'elles offrent à première vue quelque apparence de vérité, et que personne ne se soucie de rechercher attentivement si elles sont dignes de crédit.*
>
> Galilée.

A chacun des stades de la pensée, la médecine a un visage différent. Il y a la médecine des mythes, celle du monde archaïque et magique, anthropomorphique et anthropocentrique, celle employée lors de l'adoration de l'ordre divin, celle du rationalisme naissant, triomphant puis déclinant. La classique loi des trois états de l'intelligence humaine d'Auguste Comte dit : « Chacune des conceptions principales, chaque branche de nos connaissances, passe successivement par trois états théoriques différents : l'état théologique ou fictif, l'état métaphysique ou abstrait, l'état scientifique ou positif. En d'autres termes, l'esprit humain, par sa nature, emploie successivement dans chacune de ses recherches trois méthodes de philosophie, dont le caractère est essentiellement différent et même radicalement opposé [1]. » Cette loi, ou plutôt cette thèse, a été énoncée avant que la médecine n'atteigne le troisième état, mais elle

---

1. A. Comte, *Cours de philosophie positive*, 1830.

s'applique assez bien à elle, encore qu'il y ait dans son cas un large chevauchement entre ces trois phases.

La première période, dominée par la référence au surnaturel, est celle de la médecine de la haute Antiquité et du haut Moyen Age, mais on en trouve des traces nombreuses dans le fétichisme qui reste, même dans nos pays, encore vivace aujourd'hui. Dans la deuxième période, au lieu de se contenter de tout expliquer par l'intervention d'êtres surnaturels plus ou moins nombreux mais toujours anthropomorphes, on remplace les puissances divines par la « nature », c'est-à-dire par des essences, des qualités intrinsèques aux objets ou aux êtres vivants, qui rendent compte de tous les phénomènes par des mots. Ainsi, l'opium endort parce qu'il a une vertu dormitive. C'est la médecine de la théorie des humeurs d'Aristote et d'Hippocrate, ou celle des médecins de Molière, ou encore la médecine chinoise avec le *yin* et le *yang* et les méridiens sur lesquels on pratique l'acupuncture. L'efficacité de cette médecine spéculative n'est pas plus grande que celle de la médecine théologique ; la recherche des causes premières y reste aussi vaine qu'antérieurement, mais néanmoins cette étape métaphysique oblige à réfléchir, à raisonner. Les entités conceptuelles que l'on crée exigent un effort d'abstraction scientifique (par exemple la physique de la scolastique ou la médecine pendant la Renaissance et le XVIIe siècle). Ces constructions théoriques développent l'esprit critique. Pour Comte, cette phase est nécessaire. « Les spéculations y ont conservé le même caractère essentiel de tendance habituelle aux connaissances absolues ; seulement la solution y a subi une transformation notable, propre à faciliter l'essor des conceptions positives [...], le raisonnement se prépare confusément à l'exercice vraiment scientifique. » Pour Auguste Comte cette phase transitoire est courte. En réalité, pour la médecine occidentale, elle a duré pendant toute l'Antiquité gréco-romaine, est réapparue au XIVe siècle pour ne s'achever qu'à la fin du XVIIIe. En Chine elle a persisté dans la médecine traditionnelle jusqu'à la seconde moitié du XXe siècle, et n'en serait jamais sortie sans l'impulsion de l'Occident. D'innombrables tabous et préjugés ont dû être vaincus pour accéder à la troisième phase ; encore n'y est-on parvenu que parce que les physiologistes et les naturalistes ont été confortés dans cette démarche par le prodigieux succès de la physique.

Après l'étape métaphysique, dit Auguste Comte, l'intelligence peut parvenir à l'« état définitif de positivité rationnelle » qui substitue le réel au chimérique, les faits aux sensations, le précis au vague, le relatif capable d'évoluer à l'absolu figé et dogmatique. L'homme formule des questions plus modestes auxquelles il peut répondre par l'observation des faits. « La révolution fondamentale, qui caractérise la virilité de notre intelligence, consiste essentiellement à substituer partout à l'inaccessible détermination des causes proprement dites la simple recherche des lois, c'est-à-dire des relations constantes qui existent entre les phénomènes observés. » Après une gestation qui durera du XVIe jusqu'à la fin du XVIIIe siècle, la médecine parviendra à ce troisième état au XIXe siècle, grâce à la science et à son exemple.

Il y avait déjà des médecins à la cour des pharaons ou des empereurs de Babylone ; mais, alors que les astronomes sumériens, les arpenteurs égyptiens, et surtout les philosophes, mathématiciens et ingénieurs grecs et alexandrins ont fait faire des progrès considérables aux connaissances et ont édifié les soubassements sur lesquels s'est épanouie la Renaissance, très peu de notions utiles sont restées des travaux d'Hippocrate ou de Galien, et les soins que prodiguaient les médecins de Molière n'étaient guère plus efficaces que ceux administrés aux premiers pharaons cinq mille ans auparavant. Néanmoins, l'intérêt des médecines qui ont précédé la médecine moderne est triple. Elles permettent de situer cette dernière dans une perspective historique, afin d'analyser les pesanteurs auxquelles il a fallu échapper pour que la pensée médicale se libère des idées préconçues qui l'enserraient. Plutôt que de considérer toutes les médecines antiques et celles des autres continents (la Chine, les Indes, l'Amérique précolombienne, etc.), nous nous bornerons à quelques exemples. Même si la médecine moderne a d'abord été une rupture avec ces protomédecines, ces dernières ont contribué à sa naissance en apportant une tradition d'étude des maladies et d'observation des malades. On leur doit aussi quelques pratiques médicales efficaces, en chirurgie d'abord, car le traitement des plaies et des fractures est un acte relativement simple dont l'efficacité peut être jugée pragmatiquement ; de plus, comme la cause est évidente, on est débarrassé des spéculations théoriques. Dans toutes les civilisations, et jusqu'à la fin du XVIIIe siècle en Occident, la chirurgie sera très en avance sur la médecine. Pour celle-ci la contribution réelle des médecines anciennes se limite à l'action de quelques plantes.

Un autre intérêt essentiel de ces premières médecines est de montrer la permanence de croyances que l'on retrouve sous des formes diverses à travers toute l'histoire de la médecine. L'étude des médecines primitives aide ainsi à déchiffrer les réactions instinctives, les attentes de l'homme face à la maladie, l'image qu'il s'en fait — assez semblable d'ailleurs, quels que soit l'ethnie ou le milieu culturel auquel il appartient. La parenté entre ces protomédecines et certaines thérapeutiques actuelles (médecines douces, etc.) montre combien ces attitudes restent vivaces sous le mince vernis culturel de l'homme moderne.

Enfin, les médecines qui ont précédé l'éclosion de la véritable médecine illustrent l'existence de relations étroites entre la médecine et les croyances collectives, en particulier la religion, ainsi que, de façon plus générale, la civilisation. On ne peut pas dissocier l'art de soigner de l'environnement socioculturel et du niveau d'éducation. Cette notion, évidente pour les médecines anciennes, reste valable aujourd'hui, non seulement dans les pays du tiers monde mais aussi dans nos pays industrialisés. De plus, l'histoire des pratiques médicales met en évidence le poids des intérêts corporatistes, par exemple ceux du clergé ou des castes de guérisseurs. La crainte de la mort a toujours été si forte que ceux qui exercent l'art de guérir sont investis d'une puissance dont ils ne veulent pas être dessaisis.

LES PROTOMÉDECINES

Les traces les plus anciennes de ce qu'il faut appeler un acte médical s'observent sur des crânes vieux de plusieurs dizaines de milliers d'années en Europe, en Asie ou dans d'autres civilisations.

La trépanation, c'est-à-dire l'ouverture d'un orifice dans la boîte crânienne, était effectuée couramment parmi diverses populations primitives, pour des raisons qui restent mystérieuses et dont certaines pourraient être d'origine religieuse (par exemple, laisser fuir les mauvais esprits). Ce serait un témoignage supplémentaire de l'étroite intrication entre médecine et religion qui marque toutes les civilisations primitives, et la preuve que dès l'aube de l'humanité l'angoisse engendre le besoin de comprendre.

Dans les civilisations primitives, tout phénomène est considéré comme l'effet de forces surnaturelles et invisibles. La foudre, le tonnerre, le vent, la pluie sont dus à des esprits bienveillants ou maléfiques. Une discipline, la psychothérapie comparée, à cheval sur l'ethnologie, l'histoire et la psychiatrie, étudie les méthodes thérapeutiques primitives parce que leur efficacité chez certains malades prouve qu'elles agissent par ce que nous appellerions aujourd'hui une suggestion, ou un effet placebo [1], donc correspondent à une attente de l'esprit humain. Chez les peuples primitifs, on attribue les maladies à quelques grands mécanismes. Le premier est la « perte de l'âme », volée par les esprits ou des sorciers. Le guérisseur se met à sa recherche et la réintègre dans le corps du malade. Ce rituel se rattache à l'idée qu'au cours du sommeil l'âme quitte le corps ; on l'observe en Océanie, en Amérique, en Sibérie et en Afrique. L'origine de cette croyance se trouve peut-être dans certaines formes de maladies mentales, en particulier la schizophrénie, où le moi est détruit ou brisé.

Selon une autre théorie, la maladie est due à la présence dans le corps d'un objet étranger, nocif, qui y a été introduit soit par un sorcier, soit par accident. Au cours d'une cérémonie complexe, et variable d'une région du monde à l'autre, le chaman extrait l'objet coupable (c'est souvent une chenille), généralement par succion, quelquefois par massage, et le montre au malade qui, souvent alors, se déclare guéri. Je me rappelle que, enfant, j'avais été soigné pour un lumbago et que le masseur m'avait fièrement montré le rouleau de graisse qu'il avait fait sourdre de mon dos. L'usage des sangsues si largement utilisées jusqu'en 1939 relève vraisemblablement d'un fantasme voisin. Une autre cause alléguée de maladie dans la plupart des peuplades primitives est la prise de possession du corps du malade par des esprits. D'où le recours à des rituels magiques afin de chasser le démon qui s'est emparé du corps. L'origine de cette théorie peut se trouver dans le somnambulisme ou dans certaines névroses et obsessions. L'Église catholique réservait le terme « pos-

---

1. Voir chapitre V, p. 293-294, et chapitre VI.

session » au somnambulisme. Sur le plan thérapeutique on peut y rattacher l'exorcisme, aujourd'hui encore largement pratiqué en France. Les rites d'exorcisme sont d'ailleurs voisins chez les juifs, les chrétiens et les musulmans. Une autre technique consiste à chasser l'esprit en fouettant le malade ou au moyen d'odeurs nauséabondes. Certains médicaments (ou eaux minérales) utilisés aujourd'hui doivent leur succès à leur odeur fétide ou à leur goût désagréable. Il n'est pas inconcevable que les saignées relèvent de ce même fantasme. Une autre thérapie consiste à transférer cet esprit malin dans le corps d'un animal. On peut à l'inverse incorporer au corps malade un esprit qui lui donnera la capacité de guérir.

On pourrait citer encore d'autres procédés thérapeutiques dont on retrouve l'écho dans les médecines traditionnelles, les recettes de charlatan ou la magie. Mais ces exemples suffisent à montrer l'existence, dans l'esprit humain, d'un fonds commun face à la maladie, qui s'exprime d'une façon différente selon les époques, mais dont les racines sont voisines. Dans toutes les civilisations il existe des esprits mauvais et un intercesseur qui plaide la cause du malade. Cela est particulièrement nécessaire quand la maladie est vécue comme une punition, concept qui a cours dans toutes les civilisations. Dans un univers régi par les fantaisies de nombreuses divinités, il est en effet compréhensible que l'on ait imaginé que tout manquement à l'une d'entre elles entraîne des châtiments, dont le plus manifeste est la maladie. Le prêtre, dont le rôle est d'entrer en communication avec l'au-delà, est de ce fait aussi médecin ou chaman. Dans les religions plus évoluées, la notion de maladie-punition devient prépondérante et le prêtre-guérisseur intercède auprès des divinités, car son autorité ou sa sainteté lui donnent suffisamment de crédit pour être entendu. C'est le cas de toutes les grandes religions, de l'hindouisme au bouddhisme et aux religions monothéistes. Il faut remarquer que la faute qui a causé la punition peut être individuelle ou collective ; il apparaît alors légitime que l'individu soit solidaire de la tribu ou du clan. Le malade, ou les malades en cas d'épidémie, paie pour le groupe, et à la limite il peut être impie de s'opposer au châtiment en tentant de guérir autrement qu'en implorant la clémence divine. Le médecin qui n'est pas prêtre a une odeur de soufre. Le malade lui-même est d'ailleurs « impur », source pestilentielle de contamination. Chez certains peuples primitifs, par exemple les Koulous à Sumatra, le malade est exclu de

Les prémices

la société, ses proches l'abandonnent ; on le fuit car il est déjà mort. On observe, aujourd'hui encore, cette même attitude vis-à-vis des cancéreux et des sidéens.

A côté du châtiment, le mauvais sort, le maléfice, est une autre source de maladie. Tout sorcier peut jeter un sort, c'est même sa fonction principale ; mais les superstitions populaires attribuent ce pouvoir à bien d'autres, par exemple aux femmes, dont le regard peut, pendant la période des règles, porter tort aux petits enfants ; ou encore aux envieux, dont la jalousie peut être à l'origine d'un ensorcellement. La base de la médecine primitive est donc faite de cérémonies, auxquelles participent la famille et la communauté, qui sont entourées d'un grand apparat et ont des traits communs avec les psychodrames utilisés aujourd'hui par les psychiatres pour traiter certaines névroses. Elles comportent selon les cas offrandes expiatoires, exorcismes et manœuvres destinées à déjouer les ruses des démons ou des sorciers. Les textes médicaux, mésopotamiens par exemple, considèrent la maladie comme un châtiment sanctionnant des fautes conscientes ou inconscientes du malade ou d'un membre de sa famille. Les dieux ont retiré leur main protectrice et permis aux démons de s'installer en lui. Ces démons, sans cesse aux aguets, innombrables, sont en général les incarnations des âmes de défunts n'ayant pas été inhumés selon les rites ou auxquels on n'a pas fait d'offrandes suffisantes.

Ainsi la protomédecine est magique, donc divinatoire (on utilise les songes, le vol des oiseaux ou l'astrologie pour poser un diagnostic), incantatoire (prononcer le nom de la maladie est déjà la combattre et permet de faire appel au rite approprié) et expiatoire ou propitiatoire (pour apaiser les mauvais esprits, on substitue au malade un animal que l'on sacrifie). Quand j'étais adolescent, j'ai vu dans des familles algériennes des pratiques médicales qui alliaient ces trois caractères ; dans le sacrifice rituel, l'animal était généralement un coq noir dont le sang devait asperger la tête du malade. Ceci n'empêchait pas d'aller parfois, de surcroît, consulter un médecin.

Au Moyen Age, la maladie est punition divine ou maléfice. Toute épidémie suscite deux réactions : implorer le pardon, chercher le coupable. J'ai décrit, dans un livre précédent [1], les longues processions, réunissant plusieurs dizaines de milliers de pénitents qui se rassemblent pour prier, favorisant ainsi la propagation des épidémies. Les flagellants, eux, vont de ville en ville, nus jusqu'à la ceinture, ils se fouettent le torse trente-trois jours consécutifs pour expier leurs fautes et ils provoquent sur leur passage des scènes d'hystérie collective. On en comptera un million en Europe du Nord, lors de la grande épidémie de peste, en 1349. Parallèlement, on se livre à la chasse aux coupables ou plutôt aux boucs émissaires : d'abord les lépreux (ou ladres), dont la maladie hideuse prouve qu'ils ont déjà été désignés par la Providence comme fautifs ; bien entendu les juifs, surtout dans les villes où ils ont acquis une position dans le négoce. A Strasbourg, en 1349, en une seule nuit, on en brûla un millier, la moitié de la communauté locale. L'autre grand groupe de boucs émissaires est celui des jeteurs de sorts, des sorciers ou prétendus tels.

Les sorciers prennent au XIVe siècle une telle place dans l'inconscient collectif que l'Inquisition est chargée de la répression. En cas de famine ou d'épidémie on en brûle des milliers, généralement de pauvres vieilles femmes un peu faibles d'esprit, après les avoir torturées pour leur faire avouer leurs crimes. On croit encore que ces sorciers peuvent se transformer en chouettes pour venir sucer le sang des enfants. Le pape Innocent VIII écrit en 1484 : « Des sorciers, au moyen d'enchantements, de charmes, de conjurations et autres superstitions infâmes et de procédés de magie répréhensibles, ont fait dépérir, suffoquer et mourir la progéniture des êtres humains, les petits des animaux et les récoltes de la terre. Ils empêchent les hommes de féconder les femmes... » Les procès en sorcellerie se succéderont jusqu'à l'édit de Louis XIV en 1682, mais on continuera à brûler des sorcières pendant tout le XVIIIe siècle. Un procès en sorcellerie à Salem (dans le Massachusetts), en 1692, se termine par dix-huit pendaisons. Au XIXe siècle encore, les stigmates de ces croyances millénaires restent nombreux. L'épidémie de choléra de 1832, qui fait en France une centaine de milliers de morts, est attribuée par certains membres du clergé à l'impiété qui se développe dans les grandes villes ; ailleurs, par exemple en Pologne, on brûle encore, lors des épidémies, médecins et infirmières accusés d'avoir propagé la maladie.

---

1. M. Tubiana, *La Lumière dans l'ombre*, Odile Jacob, 1991.

Au XXe siècle, si on cesse de massacrer des innocents pour lutter contre la maladie, l'irrationnel reste vivace. Les mères méditerranéennes, de peur du mauvais sort, refusent de dire que leur enfant est robuste ; pour le préserver de l'envie, elles se plaignent de sa santé, surtout quand celle-ci est éclatante, couvrent sa tête de cendres pour inspirer pitié et coupent le mauvais œil en ouvrant toute grande la main, les cinq doigts écartés. Le chiffre 5 et la main de Fatma restent des signes conjuratoires, protecteurs de la « Santé ». Il suffit de regarder les réclames dans les journaux pour mesurer le rôle joué, encore aujourd'hui, par les médailles portebonheur et les talismans, qui ont remplacé les amulettes et reliques de saints. Même les religions monothéistes encouragent les cierges, les offrandes expiatoires, les pèlerinages des malades vers des lieux où les eaux sont miraculeuses, traces lointaines d'attitudes primitives devant la maladie.

D'ailleurs, depuis la plus haute Antiquité, on a observé la coexistence de superstitions avec des approches empiriques ou même rationnelles. On trouve côte à côte dans les fouilles de Sumer, datant du IIIe millénaire avant notre ère, des tablettes consacrées aux démons, à la magie, aux exorcismes, aux sacrifices d'animaux offerts aux esprits comme substitut à la place du malade (par exemple : « Prends un porcelet et mets-le sur la tête du malade ; arrache-lui le cœur et pose-le au niveau du cœur du malade, dépèce le porcelet et étends-le sur le corps du malade, offre le porcelet, sa chair au lieu de la chair du patient, les démons s'en empareront... ») et, d'autre part, des tablettes qui exposent une pharmacopée fondée sur l'expérience et la pratique, sans référence à la magie, et qui expriment une approche raisonnée de la maladie, comportant par exemple des essais sur des esclaves. A propos d'un remède, un praticien écrit : « Je l'ai donné à boire à un esclave, plus tard le prince lui-même pourra le boire. » Malgré son côté révoltant, l'expérimentation humaine révèle un raisonnement médical embryonnaire et l'on comprend que les médecins sumériens aient su utiliser l'opium, la belladone et le chanvre indien ou haschich. De la même manière, une chirurgie embryonnaire se développe dès cette époque. Ainsi, déjà à Sumer, il y a cinq mille ans, dans les mêmes lieux et sans doute autour des mêmes malades, les auteurs de ce que l'on a appelé « le plus ancien traité de médecine » voisinent avec des mages, tenants des superstitions les plus sanglantes et les plus brutales.

Les chemins d'Esculape

Souvent, un même texte associe les deux approches. Ainsi dans le papyrus égyptien Ebers, le traitement de la pelade combine un exorcisme à une pommade : « O toi le lumineux qui ne bouges de ta place, qui combats la faute, Aton, prends garde à celui qui s'est rendu maître du sommet de la tête (la pelade). Ces paroles sont à dire sur de l'ocre jaune, de la coloquinte, de l'albâtre, des graines appelées œil-du-ciel, et du miel. Réduire en masse et appliquer sur la tête [1]. » De même, aujourd'hui, certaines pratiques médicales associent l'empirisme le plus grossier à des raisonnements scientifiques, tandis que certains de nos contemporains passent sans transition, au gré de leur humeur ou de leur angoisse, des guérisseurs ou des médecines douces aux équipes de pointe utilisant les dernières découvertes scientifiques et l'équipement le plus sophistiqué. En l'absence d'une solide armature intellectuelle, la crainte de la maladie et du néant entraîne toutes les dérives irrationnelles.

Les tentatives de prévision de l'évolution des maladies constituent un des aspects intéressants de la médecine sumérienne. Frappés de la régularité du mouvement des astres et stimulés par la nécessité d'établir présages et prédictions à l'usage des souverains, les prêtres crurent que les cycles célestes influençaient les événements terrestres comme ils conditionnent les saisons. Ils imaginaient que la conjonction astrale observée lors d'une victoire ou d'une défaite, lors de la naissance d'un prince ou de la mort d'un roi, était la cause de ces événements et que le jour où cette même conjonction se reproduirait il en résulterait des événements similaires. Le désir de lire dans le ciel les intentions des dieux développa l'astronomie et l'astrologie, qui resteront étroitement liées jusqu'au XVIIe siècle. L'astrologie est donc, à l'origine, fondée sur l'hypothèse implicite que les dieux, ayant déterminé le mouvement des astres, laissent ensuite ceux-ci régir les événements terrestres, notamment ceux concernant la santé, aussi bien de la collectivité (épidémies) que des individus. Les symboles du zodiaque et des grandes constellations (Scorpion, Sagittaire...), la division de l'écliptique en douze zones circulaires égales (Bélier, Taureau, etc.) remontent à cette époque. L'approche qui reposait sur la concordance entre les conjonctions astrales et des événements tels que naissance, maladie, guérison devint la base d'un système divinatoire qui utilisait les

---

1. Cité par J.-C. Sournia, *Histoire de la médecine*, éd. de La Découverte, 1992.

astres pour prédire la santé d'un individu, ce qui fut une source de puissance et de richesse pour les prêtres-astrologues. Ce type d'empirisme naïf qui passe de la conjonction de deux événements à une relation de causalité s'observe à toutes les époques, et il faut, même aujourd'hui encore, constamment faire un effort pour éviter de telles erreurs dans les études ayant recours à la statistique médicale.

L'astrologie demeure inchangée depuis des millénaires et, à la Renaissance, les affirmations des mages astrologues chaldéens étaient encore admises sans discussion. Lors de la grande épidémie de peste de 1348, l'université de Paris, solennellement consultée sur ses origines, en discerna deux : la colère divine et une mauvaise conjonction astrale. Les grands astronomes de la Renaissance, Tycho Brahe ou Johannes Kepler, étaient aussi des astrologues qui tiraient leur subsistance de leurs prédictions. Indirectement l'astrologie a contribué à la naissance de l'astronomie.

LES PREMIÈRES MÉDECINES ANTIQUES :
L'ÉGYPTE ET LA MÉSOPOTAMIE

Pour qu'un raisonnement médical puisse être élaboré, il fallait que les médecins se débarrassent d'abord de l'idée que la maladie est due à l'intervention de puissances surnaturelles, dieux ou démons. Mais, contrairement à ce qu'on a souvent cru, les premiers signes d'une approche rationnelle des maladies sont apparus bien avant Hippocrate et le miracle grec. Dans des papyrus égyptiens antérieurs de plus d'un millénaire à Hippocrate, on trouve déjà, au milieu d'un fatras de formules conjuratoires, de conceptions mythiques et de superstitions, une tentative de rationalisation des soins. Le papyrus Smith se divise en vingt-huit chapitres, dont chacun contient la description d'une maladie, les méthodes diagnostiques, le pronostic et le traitement. La pharmacopée comprend, à côté des fientes de mouche et d'autruche, des excréments de lion, de panthère, de crocodile et de gazelle, tous ingrédients destinés à dégoûter les esprits malins et à les faire fuir (certains d'entre eux seront utilisés jusqu'au XVIIIᵉ siècle), des produits dont l'efficacité est encore reconnue, tels la mandragore, la levure de bière, la jusquiame, le pavot et l'opium, et, pour les ophtalmies — si fréquentes aujourd'hui encore en Égypte — l'alun, l'argile, le sel de cuivre.

L'idée que les maladies sont la conséquence du mauvais fonctionnement des organes et non celle de l'intervention d'esprits malins se trouve dans les traités d'Ywti, qui fut le médecin de Ramsès Ier et de Sethi II, soit huit cents ans avant qu'Hippocrate ne la formule. Il semble que les médecins sumériens soient parvenus aux mêmes conclusions.

Comment expliquer que, après cet apogée des connaissances médicales deux mille ans avant notre ère, il y ait eu non seulement stagnation mais encore régression tant en Égypte qu'en Mésopotamie ? Il y a sans doute à cela plusieurs raisons.

La première est que ces tentatives de médecine rationnelle ne débouchent sur aucun progrès dans le traitement des maladies. Les Égyptiens avaient pris conscience du rôle du cœur et des vaisseaux, mais, sans doute obnubilés par le Nil, fleuve d'où naissent des canaux qui irriguent les champs, ils imaginaient que l'organisme humain était doté d'un réseau analogue. Partant du cœur, les vaisseaux irriguent l'organisme et transportent l'air, les humeurs, la nourriture, les excréments. L'accumulation de sang ou d'humeur ainsi que la non-évacuation des excréments sont la cause des maladies. Cette conception aboutit à des traitements qui seront encore ceux des médecins de Molière : le clystère, les saignées, la pose de sangsues étaient couramment utilisés quinze siècles avant notre ère. Une mauvaise compréhension de l'anatomie conduit à des traitements surprenants : pour soigner les ophtalmies on verse un liquide dans l'oreille et pour traiter le cœur on administre le médicament par voie anale. Certes, on essaie les traitements sur des esclaves mais, faute d'hypothèses cohérentes et d'un cadre conceptuel logique, cette expérimentation est vaine.

La seconde raison est que la transmission des connaissances se fait mal. Le médecin égyptien est incapable de lire les tablettes d'argile des médecins chaldéens. La communication s'effectue essentiellement par voie orale, d'autant qu'en Égypte les papyrus médicaux sont rares. Même les connaissances utiles se diffusent mal. Les Égyptiens utilisent des filets de pêche comme moustiquaires, et Varron, Romain ayant combattu en Égypte au IIe siècle avant J.-C., écrit : « C'est une erreur de croire que les fièvres récurrentes ont pour origine une émanation des marais. Les souffrances sont plutôt causées par de petits animaux *(bestiolas)* qui dans cette affection, comme dans d'autres maladies, transportent des substances pernicieuses. » Vision exacte mais sans lendemain. On retrouve la trace des préceptes d'hygiène égyptienne dans l'Ancien Testament, où les prescriptions de Moïse sont sans doute inspirées des traditions égyptiennes. Par exemple : « L'Éternel parla à Moïse : "Ordonne aux enfants d'Israël de renvoyer du camp tout lépreux et quiconque a une gonorrhée ou est souillé par un mort. [...] Celui qui touchera un mort, un corps humain quelconque, sera impur pendant sept jours." » Ces règles édictées pour éviter la propagation des épidémies reflètent celles en vigueur en Égypte, mais il s'y ajoute dans l'Ancien Testament un souffle, une dimension morale ; ainsi, il est écrit : « Ne va pas colportant le mal dans ton peuple, ne reste pas indifférent au sang de ton prochain » (Lévitique). Le terme « mal » englobe mais dépasse le malade : il ne faut pas seulement éviter la contagion physique, mais aussi la contagion morale, l'intention de nuire, la médisance, voire la nuisance involontaire. C'est l'appel à la responsabilisation de l'individu. Et aussi à la responsabilité collective face à celui qui a transgressé un commandement : la société a le devoir de se défendre face à celui qui propage l'épidémie.

Cependant, malgré leur efficacité, ces prescriptions ne se diffusent guère chez d'autres peuples, sans doute parce qu'elles ne s'appuient pas sur un raisonnement séduisant, alors que, par exemple, on utilisera pendant deux millénaires les sangsues et les saignées, car se débarrasser d'un sang « vicié » est une idée simple qui plaît.

La troisième raison, qui a sans doute été déterminante, est que l'essor d'une médecine rationnelle heurtait de plein fouet les intérêts du clergé. Après Akhenaton qui, quatorze siècles avant J.-C., ferme les temples et tente d'imposer une religion monothéiste, le clergé est revenu en force. Or, ce dernier fonde sa puissance et sa richesse sur la peur de la mort et de la maladie. Pour assurer la pérennité de son influence, il réaffirme l'idée que la santé dépend de la bonne volonté des dieux. Sous le règne de Ramsès III le clergé possède cinq cent mille têtes de bétail et plus de cent mille esclaves, il reçoit trente-deux tonnes d'or et mille tonnes d'argent à titre de présent et perçoit directement les impôts versés par cent soixante-neuf

Les chemins d'Esculape

villes. Les offrandes faites aux dieux par les malades parviennent directement aux prêtres et des sanctuaires sont consacrés spécifiquement à chaque type de maladie. La maladie est exploitée systématiquement et sans vergogne.

Une évolution semblable est observée en Mésopotamie, où la baisse du prestige du roi-dieu tout-puissant correspond également à une montée du pouvoir du clergé. Celui-ci impose sa conception de la maladie punition divine, conception qui comporte prières, sacrifices et offrandes. La médecine est étroitement contrôlée par le clergé ; dans les documents du Ier millénaire, tout acte médical est accompagné d'exorcismes et de rites conjuratoires, alors que dans des textes plus anciens il existe une ébauche de médecine affranchie des dieux et des pratiques magiques.

La chirurgie a cependant, dès cette époque, atteint des résultats assez remarquables, comme en témoignent sur les momies les traces de fractures correctement réduites et bien ossifiées. Il en est de même à Sumer. Ainsi, dès l'Antiquité, le traitement des plaies et traumatismes dont l'origine naturelle est évidente bénéficie-t-il d'une attitude différente, car l'expérience empirique apprend qu'on peut agir sur eux de façon efficace. L'acte chirurgical, ou celui des rebouteux, est pragmatique, enrichi par l'expérience ; il s'opposera, jusqu'à la fin du XVIIIe siècle, à celui, d'origine spéculative, du médecin.

LE MIRACLE GREC ET HIPPOCRATE

Dans ces conditions, faut-il à propos de la médecine grecque parler de renaissance, d'une « première Renaissance » ? En fait, malgré ces précédents et des racines qui plongent loin dans l'histoire de l'humanité, il y a bien eu une discontinuité fondamentale au moment du miracle grec.

Au Ve siècle avant J.-C., survient en Grèce un de ces moments bénis de l'histoire où la pensée s'épanouit et s'affranchit de croyances antérieures, où, après des siècles dominés par les guerriers et les tenants des dogmatismes religieux, la prospérité économique qu'a entraînée le négoce avec les pays étrangers stimule non seulement la recherche de nouveaux marchés, mais aussi la curiosité intellectuelle, la capacité de remettre en question les idées reçues ; d'autant que les voyageurs rapportent que dans chaque région du monde existent des dieux et des cultes différents. Il n'y a dans l'histoire qu'une autre période aussi faste, celle de la Renaissance, italienne d'abord, puis européenne.

L'essence de l'enseignement d'Hippocrate peut se résumer en une phrase : « Les maladies ont une cause naturelle et non surnaturelle, cause que l'on peut étudier et comprendre. » Cet aphorisme est voisin de celui du médecin égyptien Ywti, huit siècles auparavant, et déjà des médecins assyriens avaient avancé des idées semblables. Mais ce que l'on avait à peine susurré ou insinué à Memphis ou à Babylone de crainte des foudres du clergé, on le proclame avec éclat à Athènes, au ve siècle. Encore qu'un certain courage ait été nécessaire — souvenons-nous que Socrate, à la même époque, dut boire la ciguë à cause de ses blasphèmes. De plus, et c'est peut-être là le plus important, les esprits sont prêts à l'entendre. Il ne peut pas y avoir de progrès médical dans un monde dominé par la peur et l'obscurantisme, où seuls les médecins penseraient librement. Ce qui caractérise le ve siècle grec est la foi en la raison, la foi en l'homme : « De toutes les merveilles qui existent sur terre, l'homme est assurément la plus admirable. » Dans tous les domaines on innove, la civilisation occidentale naît. A Athènes on bâtit le Parthénon, on joue les tragédies de Sophocle et d'Euripide, les comédies d'Aristophane. Les philosophes (Socrate, Platon, Parménide, Héraclite) repensent le monde ; des géomètres et mathématiciens démontrent la puissance de l'esprit, les historiens et voyageurs (Thucydide et Hérodote) donnent au monde une dimension temporelle et spatiale.

Toute révolution intellectuelle est précédée d'une longue gestation, et les mythes procurent la clé qui permet de les comprendre. Deux mythes sont, du point de vue qui nous occupe, les symboles de cette période : ceux de Prométhée et d'Esculape.

Prométhée, un demi-dieu, personnifie le refus de la fatalité et l'épopée du progrès humain. Il enseigne à l'homme l'utilisation des forces de la nature, il monte sur l'Olympe pour dérober le feu aux dieux et faire de l'homme presque leur égal. Jupiter punit ce défi

Les chemins d'Esculape

sacrilège, Prométhée est enchaîné pour l'éternité sur une montagne où un aigle, chaque jour, déchiquette son foie qui repousse pendant la nuit. Enfin, Hercule le délivre et il est gracié. Le sens de ce mythe est clair : tout progrès résulte d'un refus des idées reçues, comme de l'ordre établi ; toute avancée des connaissances est fondamentalement sacrilège, elle est d'abord refusée ou contestée ; avant d'être acceptée, elle vaut des persécutions à son auteur et provoque des troubles. La foule, qui bénéficie des travaux du héros, ne se reconnaît pas en lui : ce dernier reste solitaire jusqu'à ce que quelques autres viennent se ranger à ses côtés et que la découverte soit banalisée. On retrouvera tout au long du XIXᵉ et du XXᵉ siècle ce même combat pour faire accepter les innovations.

Nous ne reviendrons pas sur celui d'Esculape, qui magnifie la rébellion contre le destin et la nature dans le domaine de la santé [1]. Hippocrate, né à Cos vers 460 avant J.-C, est le fils d'un Asclépiade ; il est formé et éduqué au sein de cette secte de prêtres-médecins qui célèbrent le culte d'Esculape et dont les pratiques sont fondées sur le surnaturel. C'est en réagissant contre elles qu'il apparaît comme le fondateur de la médecine grecque. Tout jeune, il part exercer comme médecin itinérant en Grèce afin de compléter ses connaissances. Il entre ainsi en contact avec les médecins laïques puis bientôt énonce sans ambiguïté sa théorie révolutionnaire : « On n'a pas besoin d'invoquer les dieux pour expliquer la santé et la maladie. » Ainsi, c'est un homme né dans le sérail qui est à l'origine de cette rupture. Ceci est fréquent dans l'histoire. Pour illustrer sa capacité de refus des idées conventionnelles, prenons l'exemple de l'épilepsie. Étant donné la brutalité des crises, les mouvements désordonnés puis l'inconscience qu'elles entraînent, il est compréhensible qu'elles aient pu évoquer une « prise de possession » par un esprit : c'était l'expression de la colère divine, le « mal sacré ». Hippocrate réfute cette théorie. « Elle ne me paraît avoir rien de plus divin ni de plus sacré que les autres maladies, écrit-il ; la nature et la source en sont les mêmes [2]. » Et il ajoute : « Ceux qui ont sanctifié cette maladie furent des mages, des imposteurs [...] en jetant la divinité comme un manteau qui cache leur impuissance [...] afin

---

1. Voir introduction.
2. Cité par N. Kopp dans *Les Mots du cerveau esprit*, sous presse.

que leur ignorance ne devînt pas manifeste[1]. » Les médecins antiques identifieront plus tard la cause traumatique mais, sitôt l'Empire romain disparu, les superstitions resurgissent et l'épilepsie est à nouveau attribuée au démon. Puis elle devient le « mal des prophètes », l'épileptique est la voix du destin ; au XVIe siècle son origine est astrale, au XVIIIe on insiste sur ses relations avec la sexualité et on incrimine la masturbation ; ce n'est qu'au XIXe, après tous ces avatars, qu'elle entre dans le domaine de la neuropsychiatrie. Mais malgré la découverte de ses causes et l'apparition de traitements efficaces, l'épileptique continue à faire peur ; jusqu'en 1969 il lui était interdit de se marier dans plusieurs États des États-Unis et, aujourd'hui encore, il reste mal accepté par une partie de la population et a, par exemple, du mal à trouver un travail.

L'immense progrès que constitue l'œuvre d'Hippocrate ne s'explique que si on la replace dans son contexte culturel. Avant lui, les présocratiques — ceux que l'on désigne sous le nom de « philosophes naturels », depuis Thalès de Milet (624-546) jusqu'à Démocrite — avaient introduit les notions de nature *(physis)*, d'ordre naturel *(cosmos)* et de loi naturelle *(nomos)* ; ils avaient ainsi, en reconnaissant la réalité de l'univers et la constance de phénomènes naturels, créé les conditions nécessaires à l'élaboration de théories scientifiques. Cet ordre naturel est divin, mais alors que, dans le monde primitif, les divinités s'expriment par des caprices ou des colères imprévisibles, contre lesquels il faut se prémunir, à l'âge d'or de la Grèce, au siècle de Périclès, le rôle des dieux devient plus noble, puisque ce sont eux qui imposent des lois à la nature — « ce n'est plus seulement l'unique, le singulier qui est merveilleux mais aussi le régulier[2] ». Les présocratiques, déjà, étendent à l'homme sain ou malade ces concepts de *physis, cosmos, nomos* et *logos.*

En accord avec ce qui fait la grandeur de cette période, Hippocrate pense que l'on peut, grâce à la raison, construire une médecine logique et donner une explication rationnelle aux symptômes des

---

1. *Ibid.*
2. Deichgraber. Cité par C. Lichtenthaeler dans *Histoire de la médecine*, Fayard, 1978.

maladies. Hippocrate prend l'observation du malade comme point de départ, il affirme que rien ne peut se substituer aux données cliniques : « Je dis que le raisonnement est louable, mais qu'il doit toujours être fondé au départ sur un phénomène naturel » ; ou encore : « Il n'y a guère de différence entre la médecine et la philosophie. Cependant mieux vaut l'observation à trop de pensée théorique. »

En se fondant sur l'observation, il tente de construire une doctrine logique de la maladie. Certaines de ces observations ont sans doute eu une influence déterminante sur sa pensée. D'abord l'évolution des plaies où il distingue une phase pendant laquelle la plaie s'approfondit et s'aggrave, puis une phase de cicatrisation, de régénération des tissus sains. Entre les deux se situe une phase critique, qui marque un tournant soit vers la guérison, soit vers l'évolution fatale. Cette idée de crise est confortée par l'étude du paludisme. C'est dans la Grèce antique la maladie la plus fréquente et la plus grave ; son évolution suit une chronologie précise (fièvres tierces et fièvres quartes) et prévisible, on sait, en fonction du type de fièvre, quels seront les jours critiques. « Si les hommes meurent de la fièvre ou s'ils retrouvent la santé se décide pendant les mêmes jours critiques », écrit Hippocrate.

L'étude des abcès, furoncles ou anthrax semble confirmer une évolution en deux phases : celle de l'inflammation diffuse suivie d'une phase où l'abcès mûrit, où une collection purulente se forme qu'il suffit alors d'évacuer. Il paraît en être de même pour le banal rhume de cerveau, le coryza, qui, lui aussi, évolue en deux temps : les sécrétions nasales d'abord fluides, très irritantes (« crues », pour parler comme Hippocrate), s'épaississent au bout de quelques jours, elles « mûrissent » (phase de « coction »), ce qui annonce la guérison.

Ce sont là les points de départ de la théorie hippocratique des humeurs. Les humeurs vicieuses *(materia peccans)* vagabondent dans le corps du malade mais peuvent se fixer en un point quelconque, causant une enflure, une fluxion, puis migrer vers une autre région du corps. Il faut éliminer cette « matière ennemie », comme on incise un abcès. L'expulsion peut s'effectuer soit par les orifices du corps, soit au travers de la peau. Inspirée par cette doctrine, la thérapeutique hippocratique est simple : on fait évacuer les « matières peccantes » avec les urines (diurétiques), les selles (purgatifs), les sueurs (sudorifiques), ou par des saignées. Si un dépôt salutaire se prépare, on le favorise par des cataplasmes et on l'attire vers un lieu favorable. Les prescriptions sont parfois surprenantes (si c'est le côté gauche qui est atteint, on effectue une saignée à droite ; si c'est la partie supérieure du corps, on administre un purgatif), elles peuvent prêter à sourire, mais elles sont restées en vigueur pendant vingt-deux siècles, jusqu'à la fin du XVIIIe.

Comment expliquer cette longue vogue ? D'abord parce que, grâce à une minutieuse observation clinique, Hippocrate et ses successeurs sont capables de porter un pronostic, c'est-à-dire de prévoir la gravité de la maladie et son évolution. Ce sens clinique, dont les médecins du XXe siècle sont encore fiers et qui se fonde sur des observations difficiles à quantifier, remonte à la tradition hippocratique. Ensuite parce que Hippocrate situe la maladie dans un cadre naturel ; il analyse l'influence du climat, des changements de temps, des saisons, du mode de vie, des écarts de régime, de la fatigue, des excès de toutes sortes. Il introduit la notion de terrain et l'idée que la maladie est le résultat d'une dialectique entre les prédispositions de l'individu (le terrain) et les circonstances extérieures. Il rationalise la maladie.

Cependant, au temps d'Hippocrate la méthode scientifique est balbutiante et souffre d'un défaut majeur : la théorie est échafaudée trop vite, sur des données incertaines, elle n'est pas soumise au contrôle des faits. Le monde reste anthropocentrique ; la nature est faite pour l'homme, elle n'existe que pour son agrément ou son profit, elle n'a de sens qu'en relation avec lui. On croit qu'il existe une analogie profonde entre le corps humain (le microcosme) et l'univers (le macrocosme).

De plus, l'esprit humain reste dans une large mesure prisonnier d'un empirisme grossier, il admet sans critique les données fournies par les organes des sens. Tantôt il reste empêtré dans les qualités des objets (forme, couleur, odeur, etc.), sans aller chercher derrière elles une réalité indépendante de nos sens (la masse, la composition chimique, etc.). Tantôt, comme Platon, il refuse toute réalité aux données sensorielles et n'accepte pour « vraies » que les formes géométriques et les mathématiques. Les Grecs ignorent presque tout du fonctionnement de l'organisme. Le rôle du cerveau est totalement méconnu, le siège de l'âme se situe au niveau du diaphragme.

Le cœur n'est même pas mentionné dans les textes hippocratiques, le poumon est le lieu où s'accumulent les humeurs viciées et son rôle est de rafraîchir le diaphragme, l'urine passe directement des entrailles à la vessie. On ne distingue pas les nerfs des tendons et un seul terme désigne les deux. La médecine hippocratique ne fait aucune place à l'expérimentation. Hippocrate et ses disciples sont avant tout des cliniciens, leur seule source d'inspiration est le malade. Le langage même reste d'ailleurs marqué par l'archaïsme : la maladie « saisit » le diaphragme, la fièvre « s'empare » du malade, on « purifie » l'organisme grâce à une cure dépurative.

Lichtenthaeler [1] cite ce passage des *Épidémies* qui illustre les aberrations auxquelles peut conduire une observation clinique qui n'est pas sous-tendue par la rigueur intellectuelle : « Parmi les malades moururent surtout les adolescents, les jeunes, les hommes dans la fleur de l'âge, les glabres, les gens à la peau claire, ceux qui avaient les cheveux noirs et raides, ceux qui avaient le teint bronzé, ceux qui avaient des mœurs légères, ceux qui avaient la voix sèche et rauque, les zézayeurs, les hommes au tempérament excitable. » Mais, à côté de cette naïveté, Hippocrate est sceptique (il se méfie des fraudeurs qui présentent une urine qui n'est pas celle du malade) et prudent. Il sait que tous les problèmes ne sont pas solubles et a conscience de ses limites.

L'œuvre d'Hippocrate et de son école est immense mais il en reste peu de chose. D'abord l'identification de quelques maladies, dont le cancer du sein auquel il donne son nom (dérivé de *cancros*, le crabe, à cause des douleurs qu'il provoque et qui ressemblent à celles provoquées par le pincement d'un crabe). Mais surtout, Hippocrate prône l'examen des malades, il ausculte le poumon, palpe l'abdomen, observe les doigts et les ongles et décrit, entre autres, l'« hippocratisme digital », stigmate d'une infection pulmonaire chronique. L'odorat est mis à contribution — « chez le fiévreux, le nez fournit de belles indications car les odeurs sont très différentes des uns des autres », dit-on dans le *Proreticon*. Jusqu'au XIXe siècle on classera les fièvres en fonction de l'odeur des sueurs. Même le goût intervient car le médecin hippocratique n'hésite pas à goûter les urines. Cependant, quand il tente d'expliquer l'origine des maladies, ses hypothèses sont aussi fragiles que celles de ses devanciers

---

1. *Op. cit.*

égyptiens ou babyloniens. « Le principe vital ou souffle de vie est le *pneuma*. Vie et santé reposent sur l'équilibre de quatre humeurs : le sang, la bile, la pituite qui vient du cerveau et l'atrabile ou bile noire qui vient de la rate. » Toutes les maladies sont expliquées par l'association ou la dissociation des quatre humeurs et l'état des matières peccantes. La théorie des humeurs existait déjà, nous l'avons vu, dans la médecine égyptienne, et on la retrouve avant Hippocrate chez Empédocle (495-435), par analogie avec les quatre éléments (air, eau, feu, terre) qui constituent l'univers. Elle dominera la pensée médicale jusqu'au XVIIIe siècle, sous des formes diverses. Platon [1] discourt sur la médecine et la théorie des humeurs mais, plus encore qu'Hippocrate, il néglige les faits. Aristote, ensuite, par la force de son raisonnement et le prestige que lui donne son savoir encyclopédique, fige la théorie des humeurs, il en fait un dogme qui demeurera inchangé jusqu'aux médecins de Molière, qui constamment se réfèrent à lui.

Malgré la stérilité de cette doctrine, la contribution d'Hippocrate, d'Aristote et de leurs continuateurs a été fondamentale. Ils ont chassé dieux et démons de la médecine et l'ont débarrassée, au moins pour quelques siècles, de la magie. Leur raisonnement était erroné mais il constituait un progrès considérable par rapport à la pensée magique. Leur médecine était devenue spéculative, déterministe.

Il reste de la médecine hippocratique deux autres acquis essentiels. Le premier est la responsabilité de chaque personne devant sa santé. Certes, on trouve déjà des traces de ce sentiment dans la médecine égyptienne et la médecine hébraïque, où la notion de prévention est implicite dans certaines règles de vie. Mais Hippocrate et ses successeurs, en refusant le concept de fatalité et le rôle des esprits surnaturels, rendent l'homme maître de son destin. La liberté implique la responsabilité, Prométhée assume les conséquences de ses actes, et cette notion qui domine la pensée grecque s'impose en médecine.

Le second acquis est la naissance de l'éthique médicale et de la déontologie, codifiée dans le fameux serment d'Hippocrate que tous les médecins récitent au moment où ils passent leur thèse. Il est vrai que ce serment est apocryphe. Néanmoins, il symbolise la prise de

---

1. Dans le *Timée*.

conscience de la responsabilité du médecin envers le malade et sa famille, le souci de probité, bref le respect de l'homme. Il était normal qu'au moment où le médecin n'est plus un prêtre mais un laïc, on lui rappelle ses devoirs ; le serment d'Hippocrate montre le noble esprit d'humanisme qui préside à cette transition. Hippocrate et ses disciples respectent le malade ; en tant que praticiens conscients de leur responsabilité, ils respectent leur art et rejettent avec mépris les charlatans ; ils respectent leurs confrères et tentent de concilier leur doctrine avec leurs actes. Leur pratique est l'aboutissement de leurs spéculations : le pronostic et le traitement sont fondés sur le raisonnement. Dans le droit-fil de la pensée grecque classique, le verbe, la réflexion ont la prééminence sur l'observation.

LA MÉDECINE ALEXANDRINE ET ROMAINE

Après ces débuts éclatants, il y eut quelques continuateurs de plus grand talent encore, notamment à Alexandrie. Alexandre le Grand, sans doute inspiré par Aristote, qui avait été son précepteur, avait voulu qu'Alexandrie, sa ville, soit la capitale culturelle où viennent se fondre les diverses civilisations qui existaient dans son immense empire. Sous Ptolémée, Alexandrie devient — et elle le restera pendant plusieurs siècles — la métropole cosmopolite du commerce, des techniques et des sciences. En médecine son prestige est immense et avoir fait ses études à Alexandrie devient sous l'Empire romain synonyme d'être un bon médecin. C'est à Alexandrie qu'on observe pour la première fois l'alliance entre l'expérimentation animale et l'observation clinique. C'est là aussi que l'esprit d'Hippocrate s'est le mieux et le plus longtemps conservé et l'histoire garde le nom de grands médecins alexandrotes, tels Hérophile ou Érasistrate. L'anatomie naît à Alexandrie où l'esprit de tolérance et l'intérêt pour la connaissance sont tels qu'on y autorise la dissection des animaux et des hommes. Hérophile décrit les méninges et reconnaît le rôle des testicules dans la formation du sperme, il identifie les ovaires, qu'il appelle « les testicules femelles ». Érasistrate distingue les nerfs sensitifs et les nerfs moteurs, les artères et les veines. Pour cette école alexandrine, contrairement à

Hippocrate, anatomie et physiologie constituent les fondements de la médecine. Mais si cette approche est à l'origine de plusieurs découvertes, la médecine se perd en spéculations et bâtit sur des bases incertaines des systèmes rivaux et contradictoires.

Le progrès ne peut être reconnu que s'il existe des critères objectifs pour distinguer ce qui est une avancée véritable d'un verbiage sans conséquence. Depuis Charles Darwin, nous savons par exemple que l'évolution des espèces depuis un milliard d'années s'est effectuée dans le sens du progrès parce que les espèces ou les mutants les moins aptes et les moins féconds sont éliminés par ceux qui sont le mieux adaptés à l'environnement et s'y multiplient le plus vite. C'est ce critère sélectif qui a fait que l'on est passé de la protobactérie et de l'algue bleue à l'*Homo sapiens*. En mathématique, depuis l'Antiquité il est facile de discerner entre deux méthodes laquelle permet d'arriver le plus rapidement au résultat. La science moderne dispose d'un critère puissant grâce à l'observation et à l'expérimentation : c'est la mise en évidence des faits. Les théories sont jugées sur leur capacité à interpréter l'ensemble des faits connus.

La science naturelle et la médecine grecque ne disposaient pas de tels critères. La médecine hellénistique était très liée à la philosophie ; c'est ce qui a fait sa force pour se libérer des superstitions mais c'est ce qui fera ensuite sa faiblesse. En philosophie, comme il n'y a pas d'instrument de mesure, on peut discourir sans fin pour savoir quelle théorie est la meilleure ; le choix repose sur les satisfactions intellectuelles, le sentiment de cohérence qu'elles procurent. Pour les religions, il existe un critère opératoire : celui du degré de cohésion et d'efficacité sociale que donne à une communauté une même foi. Le triomphe des idéologies tient à leur efficacité, au succès des peuples qui les adoptent en raison de la robustesse et du dynamisme que ces croyances confèrent aux sociétés. Or, la médecine ne parviendra que tardivement à comparer l'efficacité des diverses approches médicales possibles.

Les théories post-hippocratiques (empirisme, méthodisme, etc.) sont satisfaisantes pour l'esprit mais leur efficacité reste faible car elles ne se sont pas fondées sur des faits ; au fil des siècles, la façon de soigner ne s'améliore pas. Malgré la prospérité et la paix qu'apporte l'Empire romain, la santé ne progresse pas et l'espérance de vie reste inchangée. Galien (130 à 200 après J.-C.) exerce au moment de l'apogée de l'Empire romain, sept siècles après Hippocrate. Après avoir étudié à Alexandrie, il est le médecin de l'empereur Marc Aurèle. Il reprend avec rigueur la théorie des humeurs d'Hippocrate et d'Aristote, et domine la médecine romaine. Son œuvre est immense (vingt-deux volumes et vingt mille pages), elle nous est parvenue par fragments à travers des manuscrits indéfiniment recopiés et des traductions approximatives. Il aborde tous les domaines : l'anatomie, la physiologie expérimentale, la pathologie, l'éthique médicale. Par exemple il démontre que les trompes chez la femme n'aboutissent pas à la vessie mais à l'utérus, que l'urine se forme dans les reins et non dans les intestins, que le siège de la pensée se trouve dans le cerveau et non dans le cœur, que les artères contiennent du sang et non de l'air, ce qu'il établit en isolant un segment d'artère entre deux ligatures. Il étudie le fonctionnement des muscles après section de la moelle épinière à différents niveaux. Il se montre ainsi expérimentaliste, dans la lignée de la grande tradition alexandrine. Il prône l'observation des malades et admire Hippocrate non pour sa doctrine mais pour sa méthode : « Hippocrate nous a montré le chemin, à nous de le suivre. » Alors qu'Hippocrate s'était attaché à l'histoire personnelle du malade et à la relation humaine qui s'établit entre lui et son médecin, Galien, comme le fait remarquer Jean Delay[1], a une approche plus mécaniste : il se tourne « vers l'organe malade plus que vers l'organisme en général et vers le diagnostic de la lésion locale dont il s'agit de délivrer le malade comme d'un corps étranger ». Ces deux courants de pensée se retrouvent tout au long de l'histoire de la médecine.

Malheureusement, ses raisonnements sont souvent de simples spéculations ; comme ses prédécesseurs, il attache plus d'importance à la rigueur logique qu'à l'expérimentation, à la cohérence d'une théorie qu'aux faits sur lesquels elle s'appuie. En reprenant à son compte la théorie des humeurs, en opérant une synthèse entre toutes les hypothèses de la période post-hippocratique, il amène la médecine gréco-romaine à son apogée. Mais sa capacité de synthèse et son intelligence sont paradoxalement la source de l'échec de la médecine romaine : personne, pendant quatorze siècles, n'osera dis-

---

1. J. Delay, *Introduction à la médecine psychosomatique*, Masson, 1961.

cuter son œuvre monumentale. La pensée médicale est figée, elle reste fondée sur le verbe.

La médecine antique a ainsi été capable d'observer, d'innover, de raisonner, mais elle est restée incapable d'élaborer une méthode permettant de distinguer le vrai du faux, l'efficace de l'inefficace. En définitive, la spéculation tourne au psittacisme.

LA MÉDECINE CHINOISE

La médecine chinoise classique est fondée sur des concepts cosmologiques : l'univers étant composé de cinq éléments (bois, feu, terre, métal et eau), les organes principaux du corps humain sont également au nombre de cinq. Rattaché à l'eau, le rein est antagoniste du cœur, rattaché au feu. Le *tao*, énergie universelle, a deux composantes : le *yin*, principe féminin réceptif et passif, et le *yang*, principe masculin stable et créateur. Le foie est *yang*, l'intestin *yin*. La rupture de l'équilibre entre *yin* et *yang* cause les maladies ; des influences cosmiques sur le *tao* expliquent les grandes épidémies. Le corps est traversé par les douze méridiens et il existe quatorze types de pouls que le spécialiste doit palper pendant des heures. Les fonctions physiologiques reproduisent les phénomènes cosmiques. A chaque organe correspondent une planète et une saison (par exemple le cœur et l'été). Médecine, culture et philosophie sont profondément intégrées, elles forment un ensemble cohérent qui reste immobile pendant des millénaires, car le monde chinois est hautement conservateur.

La médecine chinoise à ses origines est dominée par l'idée que la maladie est envoyée aux hommes par les dieux et les démons. Les chamans luttent contre elles par des exorcismes et des rites conjuratoires qui ont persisté jusqu'à une époque récente. Le rôle des chamans est important et Confucius dit qu'un homme dont le caractère est instable ne peut pas devenir chaman. Il existe aussi des médecins qui utilisent des herbes (il y en a trois cents à la cour, sous les Han). Les annales signalent plusieurs cas de médecins exécutés parce qu'ils n'avaient pas su guérir un patient puissant. Les médecins chinois, jusqu'à l'arrivée des Occidentaux, ignorent presque tout de l'anatomie car le culte des ancêtres interdit la dissection des cadavres. Se dévêtir et se laisser examiner étant contraire aux bonnes mœurs, le malade désigne sur une figurine l'endroit à soigner. La médecine chinoise recherchait d'ailleurs des signes extérieurs permettant de connaître l'état des viscères : l'aspect de la langue et de l'œil revêt une importance considérable (la blancheur de l'œil est signe de maladie pulmonaire), l'oreille est connectée avec le rein, les lèvres avec la rate.

A l'origine, l'acupuncture avait pour objectif de chasser les démons censés habiter le corps du malade. Par la suite son but fut de corriger l'excès, ou la carence, de *yin* ou de *yang,* et l'on compta jusqu'à sept cents points où piquer pour agir sur les différents organes. L'acupuncture postule que chaque organe correspond avec une région de la peau par une communication invisible, seule façon d'expliquer que l'on puisse, par une piqûre de la peau, agir sur les viscères. L'existence de ces liaisons n'a jamais été démontrée et l'anatomie imaginaire ainsi postulée ne repose sur rien. Cependant l'usage continu de l'acupuncture depuis plusieurs millénaires prouve qu'elle satisfait à certaines attentes psychologiques du malade ou améliore certains symptômes. Il n'est pas inconcevable que l'acupuncture puisse provoquer des réflexes et avoir une certaine efficacité sur certaines douleurs, aussi est-il regrettable que les milliers de médecins qui pratiquent l'acupuncture dans le monde occidental n'aient pas utilisé pour prouver son efficacité les méthodes mises au point pour évaluer un médicament. Cette démonstration devrait notamment inclure la comparaison entre les effets d'une aiguille placée en une région spécifique et ceux d'une aiguille placée au hasard, de façon à éliminer tout risque d'effet placebo. En 1962, lors d'un séjour à Pékin, à un moment où en Chine l'acupuncture y était très en faveur et où elle était utilisée même pour des anesthésies, des collègues chinois m'avaient déclaré qu'ils comptaient l'étudier scientifiquement pour définir ses indications et ses limites. Quand, après la longue interruption des contacts due à la Révolution culturelle, je suis retourné les voir en 1979, je leur ai demandé où ils en étaient. Cette question les fit rire. « Maintenant que l'on a accès à la médecine occidentale, me dirent-ils, pourquoi voulez-vous qu'on perde notre temps avec ces pratiques antiques ? » Manifestement, ils n'y croyaient pas.

Le prestige qu'exerce sur certains esprits occidentaux la médecine chinoise me paraît témoigner de l'incapacité où se trouve l'esprit humain quand il n'est pas aidé par une méthode logique et rigoureuse, telle la méthode scientifique, à distinguer les faits des mythes. Sans doute la médecine chinoise a bénéficié de l'admiration que l'on peut avoir pour la philosophie ou l'art de cette civilisation. Mais raisonner par analogie est toujours dangereux. Remarquons qu'en chirurgie, où les pratiques sont faciles à évaluer, les Chinois n'ont jamais été des novateurs, contrairement aux Indiens.

La pharmacopée chinoise utilisait quelques plantes efficaces, en particulier le gingembre, l'éphèdre, qui contient de l'éphédrine. L'usage de ces plantes pouvait donc être utile et il est bon que les médecins perses ou arabes aient permis à l'Occident de les connaître. Cependant j'avoue ne pas partager l'admiration de ces historiens des médecines antiques ou exotiques qui, chaque fois qu'ils parlent d'une plante contenant un principe actif, utilisée en d'autres temps ou lieux, s'extasient sur le fait qu'elle ait déjà été connue. Mes réserves sont dues à deux raisons. D'une part, ces plantes étaient souvent employées pour des affections différentes de celles sur lesquelles le principe actif, quand il a été extrait et étudié, s'est révélé être efficace. D'autre part, il ne faut pas oublier que presque tous les végétaux, des champignons microscopiques aux plantes les plus banales, contiennent des toxiques plus ou moins puissants qui sont dotés d'une action pharmacologique. C'est grâce à ces toxiques que ces plantes ont pu perdurer au cours de l'évolution ; ceux-ci constituent en effet un moyen de défense contre d'autres espèces — par exemple les bactéries ou les champignons microscopiques — ainsi que de dissuasion vis-à-vis des herbivores et des insectes, empêchant ainsi qu'ils soient consommés en trop grande quantité. Nous avons naïvement tendance à considérer aujourd'hui que les plantes sont bénéfiques parce que l'homme a su identifier, sélectionner, cultiver les végétaux comestibles, c'est-à-dire non toxiques même en grande quantité, mais ces derniers ne représentent qu'une infime fraction de l'ensemble des végétaux et même eux, d'ailleurs, contiennent des principes ayant une action physiologique ou pharmacologique. Il n'est donc pas surprenant que des plantes utilisées dans les pharmacopées chinoise, aztèque ou égyptienne en aient contenu. Ce qui est certain c'est que, faute d'une méthodologie appropriée, aucune de ces médecines, avant le XIXe siècle, n'avait été capable de distinguer les plantes utiles de celles qui ne le sont pas et *a fortiori* les maladies sur lesquelles les plantes efficaces peuvent agir.

LE MOYEN ÂGE

A partir du IVe siècle, les Barbares détruisent l'Empire ou plutôt celui-ci, après une longue décadence, s'effondre, incapable de s'opposer aux hordes d'envahisseurs. La fameuse bibliothèque d'Alexandrie, gloire du monde antique, qui, à son apogée, avait renfermé près de neuf cent mille manuscrits, n'en contient plus que quelques milliers lors de la conquête arabe, au moment où le calife Omar donne l'ordre mémorable de la brûler [1]. En Europe occidentale, pendant une dizaine de siècles, la préoccupation majeure devient non plus de réfléchir ou de soigner, mais simplement de vivre ou plutôt de survivre. L'insécurité est générale. Les Barbares dévastent périodiquement l'Europe, les princes se battent entre eux, les bandes de brigands pillent et tuent, la faim est endémique. L'existence est entrecoupée d'épidémies et de famines. Il suffit de deux ou trois années consécutives de sécheresse ou au contraire d'un excès d'humidité pour que la nourriture devienne insuffisante et n'assure plus les besoins vitaux. Les enfants et les personnes âgées meurent alors par dizaines de milliers, et jusqu'au XIVe siècle on rapportera de nombreux cas d'anthropophagie. Les bouleversements sociaux ont entraîné une disparition rapide de la médecine et plus profondément encore de la culture. Il devient de plus en plus difficile d'apprendre à lire. Charlemagne parvient à peine à écrire son nom. Ce n'est que très lentement, à partir du VIIIe siècle, que les conditions de vie s'améliorent dans l'Empire carolingien qui vient d'être fondé. On recommence à enseigner des rudiments de médecine autour des rares manuscrits anciens disponibles. Les pre-

---

[1]. Le calife informé par le général qui vient de prendre Alexandrie lui ordonne : « Si ces manuscrits ne sont pas en accord avec le Coran, ils sont hérétiques, brûle-les. S'ils disent ce qui est dans le Coran, ils sont inutiles, brûle-les. »

miers médecins occidentaux sont des moines qui n'ont à leur disposition que des fragments de textes romains tardifs et des recettes basées sur l'emploi de quelques plantes. Pour l'essentiel, le médecin-prêtre du haut Moyen Age se situe dans la continuité des Asclépiades grecs et est le lointain ancêtre du Lourdes actuel.

Dans ce monde menacé et angoissé, l'Église est la seule force véritable ; tout ce qui pense se regroupe autour de quelques monastères. L'Église est alors beaucoup plus que la plus solide des institutions humaines ; elle est la source de la foi et de l'espérance, qui donnent un sens à la vie ; toute la société est bâtie autour de l'idée de Dieu et celui-ci inspire l'ordre universel. La vie terrestre a pour but de préparer à la vie éternelle. Le mal est un élément constitutif de cette réalité. Depuis la chute des anges et le péché originel, tout homme est déchiré par la lutte entre le bien et le mal, dont la maladie est une manifestation. Dans l'Ancien Testament, elle est essentiellement un châtiment. Toute souffrance est une punition mais aussi une expiation de fautes commises par le malade, ses parents ou ceux de sa tribu ou de son sexe. Il a en quelque sorte mérité sa maladie mais il rend service en payant, éventuellement pour les autres. Le malade est impur, il doit être évité ; cette idée domine le Moyen Age : « il faut isoler les lépreux des autres hommes pour qu'ils ne corrompent pas l'air et rendent lépreux les autres hommes [1] ». S'y associe l'idée que le malade est déjà presque « une charogne que la vermine envahit, qui se gangrène ». Voragine, évêque de Gênes et auteur de la *Légende dorée* au XIIIe siècle, décrit ainsi la guérison de Vespasien : « Aussitôt les vers lui sortirent du nez et il retrouva la santé. » L'analogie est évidente avec les guérisseurs des peuplades d'Amazonie. A la pourriture du malade s'oppose la pureté du sang des vierges. Dans la *Quête du Graal*, une châtelaine est guérie par le sang d'une pucelle qui a été capturée et largement saignée. Le sang virginal efface les plaies par son seul contact ; pureté morale et lutte contre la gangrène se rejoignent par la vertu des analogies.

Cependant le christianisme primitif qui s'adresse aux faibles et aux opprimés ajoute à ce caractère maudit de la maladie une note d'espoir et de charité. Le Christ d'ailleurs a réalisé des guérisons

---

[1]. A. de Villeneuve, *Compendium medicine (XIIIe siècle)*. Cité par G. Vigarello dans *Le Sain et le Malsain*, Le Seuil, 1993.

miraculeuses. La maladie est châtiment ou souillure, mais elle est aussi source de purification, de rédemption. Elle est une *grâce* car la souffrance est amie de l'âme (idée qui subsiste dans les pays catholiques et y freine considérablement la lutte contre la douleur) ; elle est l'occasion d'une méditation salutaire : « Dieu n'habite pas dans les corps bien-portants... Combien ont déjà, pour nous, témoigné qu'à la seule épreuve physique ils doivent d'avoir pris conscience de leur vocation spirituelle » (sainte Hildegarde). La conséquence remarquable de cette conception est que l'homme bien-portant peut avoir sa part de la grâce en partageant la souffrance du malade, selon la parole du Christ : « J'étais malade et vous m'avez rendu visite. Ce que vous avez fait à un de mes frères parmi les plus humbles, vous l'avez fait à moi-même. » La situation du malade se transforme peu à peu. Du paria qu'il fallait fuir, il devient un homme envers qui exercer la charité, source de progrès moral. Les monastères, puis les hôpitaux créés par les ordres religieux, prennent en charge les malades. Mais si ceux-ci ne sont plus rejetés, les soins ne progressent guère. On lutte contre la maladie par la prière, l'exorcisme et les pèlerinages. Dans un monde où la frontière entre le réel et le divin est extrêmement floue, la médecine est tournée vers le surnaturel, mais elle est aussi secourable, charitable, en accord avec la mentalité profondément chrétienne de cette époque terrible où l'on devait pour accepter son destin vivre dans l'attente de la clémence divine.

Pendant cette longue éclipse de l'Occident, l'essentiel des connaissances antiques est récupéré par Byzance. La médecine byzantine a été incapable d'innovation, mais elle a fait l'effort de compiler l'essentiel des œuvres antiques, en particulier celle de Galien. Oribase, le médecin de l'empereur Julien l'Apostat au IVe siècle, rédige une gigantesque somme de soixante-dix volumes, suivie d'un résumé, le synopsis, qui fige les connaissances sans rien y ajouter ; ce seront les ouvrages de base de l'enseignement médical jusqu'au XVIIIe siècle. Byzance, puis la médecine arabe, seront ainsi les maillons qui permettront à la médecine antique de parvenir en Europe occidentale.

Au VIIIe siècle, au moment où l'Europe occidentale vit dans des huttes, la civilisation brille encore d'un vif éclat en Orient, à Byzance ou à Bagdad. Les médecins des califes recueillent l'héritage grec et refusent les explications surnaturelles des maladies. Cette tradition médicale se répand dans tout le monde islamique, de la Perse à l'Espagne.

Le plus illustre médecin et savant de ce monde est Avicenne (Ibn Sina), né à Boukhara, oasis de l'Asie centrale. De culture persane et arabe, il est à la fois astronome, homme politique et médecin. Esprit synthétique et auteur prolifique, il a écrit deux cent soixante-seize traités dont quarante-trois consacrés à la médecine, dans lesquels il a rassemblé les connaissances grecques, perses, chinoises et indiennes puisque l'Asie centrale est le relais obligatoire où se croisent les civilisations sur la route de la soie. Sa pensée a dominé son époque et exercé une influence double. Il y a dans l'œuvre d'Avicenne des phrases d'une modernité impressionnante ; par exemple : « Le cancer est une tumeur qui augmente progressivement de volume. Elle est destructrice et étend ses racines qui s'insinuent parmi les tissus avoisinants » ; ou encore : « La santé de l'homme repose sur l'équilibre entre le corps et l'esprit... » Malheureusement, ses brillantes synthèses apportent peu de faits nouveaux, car les médecines orientales ou indiennes sont, comme la médecine chinoise, dominées par le verbe et d'une extrême indigence structurelle.

La médecine indienne comporte l'usage de nombreuses plantes, dont la plupart du reste étaient déjà utilisées par les Grecs. L'apport le plus original de la médecine indienne réside dans le développement des techniques chirurgicales ; des outils chirurgicaux performants y sont utilisés, dont certains ressemblent de façon surprenante à ceux d'aujourd'hui.

Dans tous les domaines d'ailleurs, la médecine se montre, faute d'une méthodologie appropriée — il faudra attendre pour cela le XVIIe siècle — incapable de distinguer les contributions constructives enfouies dans un fatras d'élucubrations sans fondement. Au XIIIe siècle, Ibn an-Nafis, illustre médecin du Caire, décrit avec une grande précision la circulation pulmonaire : « Quand le sang a été raffiné dans le ventricule droit, il lui faut passer dans la cavité gauche où se forment les esprits vitaux. A ce niveau la substance du cœur est particulièrement solide et contrairement à ce qu'a cru Galien il n'existe ni passage visible ni passage invisible pouvant permettre le transit de ce sang. Donc ce sang, après avoir été raffiné,

Les chemins d'Esculape

doit nécessairement passer dans la veine artérieuse, aller ainsi jusqu'au poumon, se répandre dans sa substance et s'y mélanger avec l'air pour que sa portion la plus subtile soit purifiée et puisse passer dans l'artère veineuse pour arriver dans la cavité gauche du cœur, devenu apte à former les esprits vitaux. » Cette remarquable description, fondée sur des données anatomiques pertinentes, passe totalement inaperçue, malgré la grande renommée de ce médecin, auteur de nombreux ouvrages. La communauté médicale ne sait pas encore discerner le vrai du faux. Elle n'y parviendra que lentement, quand, à l'exemple de la science, elle aura élaboré des critères permettant de juger de la validité d'une hypothèse. L'histoire des médecines anciennes montre à quel point il est difficile d'y parvenir. Le combat de Pasteur au XIXᵉ siècle, la difficulté qu'ont rencontrée les essais thérapeutiques randomisés [1] il y a deux décennies encore montrent que la tendance naturelle de l'esprit humain est de refuser l'innovation, de continuer à croire ce qu'on lui a appris quand il était jeune ou ce qui le satisfait. Il suffit à cet égard de rappeler les attitudes tout aussi dépourvues d'esprit critique de nos contemporains, y compris de nombreux médecins, vis-à-vis de théories sans fondement objectif, qu'il s'agisse des médecines douces ou des aliments dits naturels ou biologiques. La rigueur intellectuelle, qui détruit les belles illusions et les fantasmes, est toujours mal acceptée. Même aujourd'hui, le doute objectif, le raisonnement scientifique ne sont le fait que d'une petite minorité.

De même, quand un médecin byzantin célèbre, Alexandre de Tralles, proclame au VIᵉ siècle qu'il faut fonder la médecine sur la recherche de la vérité, cette belle déclaration d'intention reste sans effet, faute d'une méthode capable de reconnaître la « Vérité ». Il faudra attendre le développement de l'esprit scientifique pour qu'on comprenne qu'en science ou en médecine il n'y a pas de « vérité » mais des faits et des interprétations, donc que la recherche d'une vérité toujours provisoire et relative passe par l'étude du réel.

Grâce aux médecins arabes, la médecine grecque, assortie de compléments byzantins, chinois ou indiens, parvient jusqu'en Italie du Sud et en Espagne. A Salerne, au sud de Naples, existe dès le

---

1. Voir chapitre V, p. 291.

IXe siècle une véritable école de médecine où se côtoient médecins arabes, juifs et byzantins. Il en résulte un bouillonnement intellectuel sans équivalent ailleurs en Europe, que l'on connaît par de nombreux manuscrits conservés à l'abbaye du Mont-Cassin, qui n'est pas loin. L'enseignement s'y donnait en quatre langues (latin, grec, arabe et hébreu). Grâce aux médecins juifs et arabes, de nombreux textes anciens avaient été traduits en latin et l'héritage hellénique était recueilli.

Plus tard c'est en Espagne, à Tolède, à Cordoue, à Grenade, alors sous domination musulmane, que s'établissent les contacts entre les médecines arabe et orientale et l'Occident, grâce notamment aux médecins juifs qui traduisent du grec et de l'arabe en hébreu, puis de l'hébreu en latin. De nombreux traités de médecine sont écrits directement en hébreu, langue dans laquelle le médecin andalou Aboulcassis écrit son traité de chirurgie qui, traduit en latin au XIIIe siècle et imprimé à maintes reprises ultérieurement, servira à l'enseignement de la chirurgie jusqu'à la fin du XVIIIe siècle ; il est abondamment cité par Guy de Chauliac à Montpellier et par Ambroise Paré. L'atmosphère de relative tolérance qui règne alors dans le sud de l'Espagne, aussi bien dans les régions sous domination musulmane que dans celles qui ont été reconquises par les rois chrétiens (le roi Alphonse VII de Castille se proclame lui-même roi des trois religions), favorise la curiosité intellectuelle, ce dont bénéficie la médecine. Par exemple, Ibn an-Khatif, à Grenade reconnaît et décrit au XIIe siècle la contagiosité des maladies infectieuses. Mais Maimonide surtout, médecin juif de Cordoue, aura une influence profonde et durable. D'une haute spiritualité, épris de raison, il recherche une cohérence entre la foi, la Bible, et la tradition d'Hippocrate et de Galien qu'il ose du reste critiquer. Sa pensée inspirera Thomas d'Aquin — qui cherchera, un siècle plus tard, à concilier foi et savoir — puis, plus tard, Spinoza.

Au XIIe siècle encore, Averroès, peut-être le plus génial des aristotéliciens arabes, étonne par sa liberté d'esprit ; il revendique le droit de pensée : « O hommes, je ne dis pas que cette science que vous nommez science divine soit fausse, mais je dis moi que je suis sachant de sciences humaines. »

Dans le reste de l'Europe médiévale les échos des foyers intellectuels du sud de l'Italie et de l'Espagne ne parviennent que lentement. La médecine évolue néanmoins et, à partir du XIIe siècle (au concile de Clermont), l'Église interdit toute activité médicale aux membres des ordres religieux, de façon que ceux-ci ne soient pas tentés par le monde et se consacrent à des tâches contemplatives. Parallèlement, des universités sont créées où clercs et laïcs apprennent la médecine. En France, l'école de médecine de Montpellier, fondée au début du XIIIe siècle, tirera parti de l'éclat de la médecine espagnole et de nombreux médecins juifs y enseigneront. Aux XIIe et XIIIe siècles, pendant la première Renaissance, l'Europe médiévale se couvre d'un réseau d'universités. La vie spirituelle et intellectuelle s'approfondit au moment où se bâtissent les cathédrales. La cosmologie et l'anthropologie chrétiennes atteignent un haut niveau dont témoignent par exemple les écrits d'Honorius d'Autun ou d'Hildegarde de Bingen. Science de la nature et histoire ont pour but de concourir à la sagesse, de glorifier le Créateur tout en s'intéressant à l'homme « qui se tient au centre de l'univers, plus important que toutes les autres créatures [1] ».

Trois approches sont utilisées pour expliquer le monde. D'abord l'étymologie : la signification des noms est fondée sur une correspondance avec l'essence profonde des objets. Pour Honorius, les étoiles *(stella)* sont des lunes immobiles *(stans luna)* car fixées au firmament. L'explication étymologique est jugée suffisante, il est inutile d'aller plus loin.

La deuxième approche est celle de l'analogie, déjà utilisée par les Grecs et les Romains. Une chose est considérée comme « expliquée » quand on a découvert ses analogies avec un autre objet. La recherche des analogies n'est pas un jeu de l'esprit, c'est un moyen de découvrir les secrets de la nature, car les signes déposés à la surface des êtres vivants ou inanimés permettent à l'homme de déchiffrer les intentions du Créateur, de l'intelligence suprême qui a ordonné le monde. « De la similitude des choses on peut déduire les intentions divines », dit Porta [2]. « Grâce aux analogies, l'invisible est visible », dit Paracelse. De plus, l'ordre de l'intérieur d'un être vivant reflète celui qui règne dans l'univers. Ainsi, pour Honorius, « l'homme est un microcosme, un petit univers formé sur le modèle des grands : de la terre il a la chair, de l'eau le sang, de l'air le souffle, du feu la chaleur. Sa tête est ronde comme la voûte céleste,

---

1. Hildegarde de Bingen, *L'Univers*.
2. Cité par F. Jacob dans *La Logique du vivant*, Gallimard, 1976.

sept ouvertures l'ornent comme les sept harmonies dans le ciel ». Ce concept de microcosme, venu de la haute Antiquité, tisse des liens entre chaque individu et l'ensemble du monde. Il aura des conséquences importantes ; par exemple, comme la dissection d'un seul cadavre remet en cause l'ordre universel, l'étude de l'anatomie humaine sera impossible jusqu'au XVIᵉ siècle.

La troisième approche est celle du symbole. Elle joue un rôle important en médecine jusqu'à l'époque de Paracelse (1493-1541). Ainsi, pour celui-ci, les plantes ont une forme qui indique la maladie qu'ils peuvent soigner. Par exemple dans le chardon, les feuilles piquent comme des aiguilles, il n'y a donc pas de meilleur remède pour soigner ce qui pique de l'intérieur. Paracelse écrit : « Dieu n'a rien laissé sans signe extérieur et visible, avec des marques spéciales, tout comme un homme qui a enterré un trésor en marquant l'endroit afin qu'il puisse le retrouver. » Chaque plante porte des signaux indiquant les organes ou les maladies qu'elle peut guérir : le suc de chélidoine a la couleur de la bile, donc il guérit les maladies du foie ; le bulbe de colchique ressemble à un orteil déformé par la goutte, donc il guérit celle-ci. Ce raisonnement simpliste a néanmoins le mérite de postuler l'existence, derrière l'incohérence des apparences, d'une réalité logique accessible à l'esprit humain et de règles, fussent-elles surnaturelles, auxquelles la nature est soumise. Au Moyen Age, c'est un grand progrès. On recherchera donc derrière toute apparence sa signification profonde, symbolique, celle voulue par le Créateur qui, dans sa bonté, guide les esprits humains. Par exemple, pour Hildegarde, au XIIᵉ siècle, « le corps est tissé de veines comme le firmament est unifié par les étoiles pour qu'il ne se disperse ni ne se divise ». Le monde est anthropomorphique, on le croit bâti autour de l'homme, pour l'homme. Cette conception fonde l'astrologie, la magie. Ces idées et ces modes de raisonnement continuent aujourd'hui encore à jouer un rôle important dans les croyances populaires, elles inspirent guérisseurs et tenants des médecines douces.

La médecine commence ainsi lentement à se détacher de la religion pour former une partie de la *physica,* la science du monde. Cependant, après cette avancée, en Espagne comme dans l'ensemble du monde arabe, la décadence est évidente dès le XIIIᵉ siècle ; l'affrontement guerrier de la *Reconquista* s'accompagne d'une reprise en main par les fondamentalistes religieux, musulmans et chrétiens, qui limitent la liberté d'expression.

Pendant cette période, l'essentiel de l'enseignement et de la réflexion dans les universités consiste à commenter les textes anciens pour y chercher une explication globale de l'univers. L'Église tolère Platon ou Aristote, dont les théories sont compatibles avec la Bible car les phénomènes matériels y sont distingués de l'essence des choses, du divin. La vision d'Aristote a, de plus, l'avantage de constituer un ensemble cohérent qui exclut toute interprétation individuelle. L'enseignement est essentiellement conçu pour s'opposer à la tentation d'orgueil, c'est-à-dire à la contestation. Le contenu des textes, les dires des Anciens (Hippocrate, Aristote, Galien, Avicenne) ne sont jamais remis en question. On ne s'occupe guère des faits, mais on discute sans fin, à coups de citations d'auteurs classiques ; dialectique subtile qui rappelle celle des talmudistes consacrant des centaines d'heures à comparer les différentes interprétations que l'on a données d'une phrase de la Bible.

Cette scolastique, cette exégèse permanente des textes anciens ou sacrés répond à un double et impérieux besoin. D'une part, assimiler les connaissances du monde antique qui resurgissent brutalement après avoir été oubliées pendant sept siècles. Le monde logique d'Aristote ou de Galien éblouit les enseignants et les étudiants des universités qui couvrent maintenant l'Europe. Mais, avant de discuter les Anciens, il faut les comprendre, ce qui implique une analyse grammaticale et logique. La « lecture » et le commentaire sont donc les premiers devoirs de ces foules d'étudiants avides de savoir. *Scolastique* vient d'*école*. Malheureusement, cette approche conduit à l'immobilisme intellectuel. Dans les joutes oratoires, qui sont l'exercice quotidien, le raisonnement s'appuie non sur les données de l'observation mais sur des syllogismes tirés des auteurs classiques, ceux qui ont été admis par les autorités ecclésiastiques. L'agilité intellectuelle est privilégiée, mais le moindre soupçon de non-conformité avec le dogme fait risquer le bûcher ; l'originalité, la collecte de faits nouveaux sont suspectes. Cet état d'esprit subsistera dans les universités jusqu'à la fin du XVIIIe siècle.

Concilier la révélation chrétienne avec une philosophie logique ne faisant aucune référence au divin, faire coexister Aristote et la Bible devient donc la grande affaire ; mais l'effort que cela nécessite est purement dialectique. La spéculation constitue l'essentiel de la réflexion.

Au Moyen Age, une triple chape enserre donc la pensée médicale. D'abord les interprétations surnaturelles : la maladie punition et la maladie mauvais sort, les superstitions, la croyance en la magie. Si tout phénomène, toute maladie s'explique par l'intervention d'un esprit, bienveillant ou maléfique, pourquoi aller plus loin ? Trouver une amulette efficace ou une potion miraculeuse suffit. Ce que nous considérons aujourd'hui comme des croyances populaires est présent non seulement dans le peuple et chez les grands, mais même chez les clercs. Jusqu'à la fin du XVIe siècle, la plupart des grands astronomes non seulement vivent de l'astrologie mais y croient. L'université de Paris évoque une conjonction des astres pour expliquer la grande épidémie de peste ; les esprits forts sont magiciens ou alchimistes.

Ensuite, la soumission à la volonté divine dont procède toute chose, en particulier le corps humain ; vouloir percer les secrets de la nature est sacrilège et c'est un péché d'orgueil. Dans les mythes de cette époque, l'apprenti sorcier, le docteur Faust sont très différents de Prométhée, ils sentent le soufre.

Enfin le poids des Anciens ; dans un monde où le respect de l'écrit est prépondérant, s'instruire est d'abord apprendre ce qui a été dit par ceux qui savent, sans le moindre esprit critique. L'irrespect vis-à-vis des auteurs anciens est un délit si grave qu'au début du XVIIe siècle, en Angleterre, on menace encore du bûcher un médecin qui met en doute les affirmations de Galien. Aussi la dissection du corps humain est-elle à la fois inutile puisque tout a été décrit par Galien, et sacrilège puisque toute réalité procède de Dieu et qu'il y a continuité entre le corps d'un homme et l'ensemble de la Création divine, c'est-à-dire l'univers. La science antique a été confisquée par le clergé ; l'appropriation des philosophes anciens, en particulier Aristote, consolide le dogme et lui donne une nouvelle dimension historique. Mais, inversement, au XVIIe siècle, la remise en cause d'Aristote ébranlera l'Église.

Ces trois entraves, d'ailleurs en partie contradictoires, s'observent à des degrés divers dans toutes les médecines antiques, ainsi que dans les médecines chinoise et indienne. Elles expliquent leur stérilité. Seule la médecine grecque, ou plutôt alexandrine, s'en est momentanément affranchie pendant deux siècles, mais pour retomber ensuite dans le verbiage et les spéculations stériles.

L'absence d'esprit critique pendant cette longue période peut sembler surprenante. Je crois, au contraire, que c'est son existence, l'effort intellectuel qu'il nécessite, qui est exceptionnel. Je voudrais pour illustrer ces dires raconter une anecdote qui pourrait sembler étrangère à mon propos. De 1955 à 1990, j'ai souvent été invité dans les pays de l'Est, de la Tchécoslovaquie à l'URSS et à la Chine ; j'ai passé des dizaines d'heures à y faire des conférences, à y discuter avec des étudiants ou des médecins. Presque toutes leurs questions étaient formulées de la même façon : « Vous qui savez, dites-nous ce que vous pensez de... » J'avais soin en répondant de ne jamais dire « je », mais au contraire d'exposer d'abord les faits solidement établis, puis les données plus incertaines, les travaux en cours et enfin les diverses interprétations possibles ; bref, j'essayais de leur faire comprendre ce qui est, ou devrait être, l'essence de l'enseignement supérieur en Occident, à savoir la nécessité du doute, de l'esprit critique, de la prudence devant toute interprétation ou extrapolation. Il n'empêche, alors que j'espérais que l'on me demanderait « Que sait-on ? », la question suivante était à nouveau : « Que pensez-vous... ? » Ce n'est qu'en août 1991, au cours de mon dernier séjour à Moscou, que j'eus enfin le plaisir d'entendre : « Mais quels sont les faits sur lesquels vous vous fondez pour dire cela ? Comment a-t-on prouvé que tel traitement est supérieur à tel autre ? » Cette incapacité d'esprits pourtant instruits et fort intelligents à développer un scepticisme constructif, à discerner les sources potentielles d'erreur dans un raisonnement logique, illustre les difficultés qu'il faut affronter pour remettre en cause ce que l'on a appris. Le respect des auteurs est un réflexe. Plusieurs siècles et un nouveau contexte culturel seront nécessaires avant que les médecins occidentaux en arrivent à se poser des questions en lisant Aristote ou Galien.

Est-ce à dire que la médecine médiévale n'est qu'un obscurantisme dont rien ne subsiste ? Il faut être plus nuancé. D'abord elle a eu l'immense mérite de renouer, au cours de la première Renaissance, celle des xiie et xiiie siècles, avec la médecine antique, laïque, pragmatique et fondée sur l'observation et la spéculation. Ensuite, elle a montré que l'on pouvait aborder l'étude du monde matériel indépendamment de Dieu. La scolastique a été un exercice intellectuel qui a développé le raisonnement, la capacité d'identifier les failles dans une construction rationnelle. De ce point de vue elle a joué un rôle important pour la naissance non seulement de la médecine mais de la science.

Enfin, le Moyen Age, et c'est peut-être là l'essentiel, a introduit dans la médecine une dimension qui en était absente jusqu'aux XIIe et XIIIe siècles : la charité, la compassion. Les hospices et les hôpitaux médiévaux sont certes des mouroirs où l'on entasse les malades, mais l'on s'y dévoue pour les soigner et c'est là un fait nouveau dont on ne saurait trop souligner l'importance. La religieuse en coiffe blanche, venue tout droit du Moyen Age, restera jusqu'au milieu du XXe siècle le symbole de l'aide aux malades, du respect qu'on leur doit.

Sur un plan plus général le survol de ces médecines anciennes montre à quel point la médecine moderne est une rupture avec le passé. Il peut sembler étrange que dans aucune des nombreuses civilisations qui se sont épanouies sur notre planète on n'ait observé l'embryon d'une pensée médicale rationnelle et conceptuelle annonçant la médecine moderne. Certes la science telle que nous la connaissons n'est née qu'une fois, en Europe, aux XVIe et XVIIe siècles. Mais l'astronomie, la physique sont des disciplines qui relèvent de la connaissance pure, d'un exercice intellectuel dont initialement on ne soupçonnait pas les retombées pratiques : il n'est donc pas surprenant qu'elles aient attendu pour naître un ensemble de circonstances exceptionnelles. Au contraire, la médecine, la lutte contre la maladie, est, depuis que l'homme connaît son destin, au centre de ses préoccupations. Or, non seulement elle aussi n'est née qu'une fois, mais elle n'a pu le faire que quand la science lui a fourni un modèle. C'est donc qu'elle se heurtait à de grands obstacles, à des résistances ancrées au plus profond de l'esprit humain. Il faudra, malgré l'exemple de la physique puis de la chimie, plusieurs siècles pour les vaincre.

Les médecines anciennes nous fournissent peu d'indications utiles sur les sources du raisonnement médical. En revanche, elles constituent un outil puissant pour étudier la structure de l'esprit humain et ses réactions face à la maladie. Les concepts de punition, de sacrilège ou de transgression se retrouvent dans toutes les civilisations ; on l'observe aujourd'hui encore chez tous ceux qui attribuent les maladies de civilisation à un environnement non naturel, au fait que l'homme ne respecte plus la nature, alors que, hélas, c'est dans les pays où la vie est la plus « naturelle » et la nature la moins souillée que la santé est la moins bonne. De même les notions de pur et d'impur, de purification par l'expulsion d'un corps étranger, démon ou « humeur vicieuse », sont des invariants dans l'attitude de l'homme face à la maladie.

Pour comprendre les mythes contemporains qui obscurcissent la compréhension des problèmes médicaux, il faut les mettre en perspective. Mais comme ils appartiennent à notre inconscient collectif, il est hélas à craindre qu'ils ne resurgissent sous une autre forme. Les débuts de l'histoire de la médecine nous enseignent ainsi que la lutte pour une approche rationnelle et objective s'oppose aux tendances profondes de notre esprit : elle ne sera jamais terminée. L'homme a besoin de fuir la réalité ; les superstitions, les croyances créent un monde irrationnel mais compréhensible et somme toute confortable. Mieux vaut pour son équilibre intellectuel un univers dominé par des esprits qu'animent la jalousie, l'esprit de vengeance, parfois la charité, sentiments qu'il connaît bien, que l'univers froid et impersonnel que lui impose la science, où s'agitent des myriades d'espèces — parmi lesquelles l'homme —, ni bonnes ni mauvaises, mais simplement mues par la pulsion de croître et de multiplier.

CHAPITRE II

LES ORIGINES DU RAISONNEMENT MÉDICAL : LA RENAISSANCE ET LA GENÈSE DE L'ESPRIT SCIENTIFIQUE

> *Mortels misérables et audacieux, nous mesurons le cours des astres.*
>
> Bossuet.
>
> *La nature souvent révèle d'étonnantes merveilles, même dans les faits les plus simples, mais celles-ci ne peuvent être reconnues que par ceux qui avec sagacité et un esprit tourné vers la recherche prennent conseil de l'expérience, notre maître en toutes choses.*
>
> Athanasius Kircher (1602-1680).

La naissance de la médecine moderne à la fin du XVIIIᵉ siècle, en rupture avec une longue tradition médicale, n'est pas un événement fortuit. Elle est le résultat lointain d'un phénomène plus considérable encore : la naissance de l'esprit scientifique, qui est elle-même le fruit du bouleversement intellectuel et social qu'a constitué la Renaissance, cet extraordinaire tournant de l'histoire où l'homme s'écarte de la vérité révélée pour entreprendre l'exploration du monde. L'homme de la Renaissance s'intéresse à l'homme plus qu'au divin, il redécouvre l'Antiquité, rénove l'art, voyage pour explorer les limites de l'univers, tente de maîtriser par la technique la nature qui l'environne et s'aperçoit que, pour y parvenir, il faut d'abord la comprendre, mesurer l'espace, peser la matière, analyser la chute des corps, bref déchiffrer les lois qui, sous le désordre des apparences, régissent la réalité des phénomènes. C'est le moment où, en Europe, tout bascule, où l'on renonce aux rassurantes certitudes du conformisme pour accepter l'angoisse d'un monde changeant, fondé non plus sur le verbe mais sur des faits.

L'esprit médical moderne est l'aboutissement d'une réflexion qui remonte du singulier (le malade, un ensemble de malades) jusqu'au général : le concept de maladie et de désordre physiopathologique. Cette approche révolutionnaire a été inspirée par le raisonnement scientifique. Le but de ce chapitre est d'analyser la naissance de la science. Parler de Colomb et de Copernic peut paraître s'éloigner de la médecine, mais la science a été le *primum movens,* et les obstacles qu'ont dû vaincre les premiers scientifiques sont ceux auxquels se heurteront les médecins novateurs : l'autorité des Anciens, la crainte du sacrilège, l'incompréhension et le scepticisme. Les débuts de l'astronomie et de la physique permettent de comprendre ceux de la médecine ; la victoire éclatante de la mécanique avec Newton, à la fin du XVIIe siècle, affirme la supériorité de la méthode scientifique et fait basculer l'histoire de la médecine comme elle modifie le cours de la civilisation.

DE L'HUMANISME À LA RENAISSANCE

Depuis l'Antiquité, la recherche des analogies tente d'éclairer les phénomènes les uns par les autres en se fondant sur des ressemblances, souvent fort superficielles. Le monde est construit selon un raisonnement dont l'enchaînement logique se suffit à lui-même ; c'est une voie noble qui satisfait l'esprit, mais a peu de prise sur les faits. La première Renaissance, celle du XIIe et du XIIIe siècle, est marquée par la découverte du monde grec et romain à travers les Arabes et les Byzantins, puis par la scolastique qui, dans les universités, tente de concilier Aristote et la Bible.

L'humanisme apparaît au moment où le système médiéval commence à se lézarder. Au XIVe siècle toutes les malédictions s'abattent simultanément sur l'Europe : la peste, les famines, la guerre, notamment celle de Cent Ans qui oppose la France à l'Angleterre mais aussi une moitié de la France à l'autre, tandis que les bandes de brigands et de pillards dévastent le pays. Le système médiéval s'écroule sous le poids de ces calamités, mais celles-ci sont aussi l'expression de la dégénérescence du système. Le monde médiéval est un univers clos, ordonné, bâti autour de la foi et de l'Église, où chacun a sa place. La première Renaissance introduit le doute, en montrant que d'autres civilisations ont fleuri en dehors de cette *Christianitas* qui depuis le IVe siècle englobe toutes les pensées et tous les actes. Dans les universités on tente laborieusement, à travers l'exégèse des textes, de maintenir une unité de la pensée, mais le système perd de sa vitalité en perdant son inspiration divine. L'universalisme du monde chrétien se disloque, les particularismes s'affirment, les nations naissent. Le temps des croisades est terminé, les princes se battent entre eux et le cas échéant s'allient avec les Turcs ; le pape est exilé à Avignon, les schismes se multiplient. Le monde se sécularise et les violences de l'Inquisition montrent bien que l'on ne tente plus de convaincre mais d'inspirer la terreur.

Dans ce désarroi, l'homme n'est plus protégé par la foi contre la mort. L'humanisme, au début du XIVe siècle, puis la Renaissance traduisent un effort pour redonner un sens à la vie. L'humanisme se caractérise par un retour à la littérature latine, par un effort critique porté sur les textes originaux, en évitant les erreurs et les omissions des copistes qui se sont succédé pendant plus de dix siècles. Ce que l'on cherche chez les auteurs classiques, Virgile, Horace, Ovide, c'est d'abord un art littéraire qui enchante les lettrés comme Pétrarque (1304-1374) et leur fait oublier la dureté des temps. Mais on y découvre aussi une autre façon de penser, un monde où le but de la vie n'est pas de préparer l'au-delà, l'éternité, mais l'épanouissement de l'homme ici-bas. Sans cesser d'être croyant, l'homme revendique sa place à côté du divin.

Cette redécouverte de la sagesse antique semble tourner le dos à l'étude de la nature. On s'intéresse à l'homme et non au monde. Pétrarque écrit, par exemple : « Même si toutes ces choses étaient vraies, elles ne contribuent en aucune manière à une vie heureuse, car en quoi cela nous avantage-t-il d'être familiers avec la nature des animaux, des oiseaux, des poissons alors que nous sommes ignorants de la nature de l'espèce humaine à laquelle nous appartenons et que nous ne savons pas, ou ne nous soucions pas de savoir, d'où nous venons et vers où nous allons ? » Cependant, cet effort pour comprendre l'esprit humain donne au lettré le goût de raisonner par lui-même et, en aiguisant l'esprit critique et la curiosité intel-

Les chemins d'Esculape

lectuelle, débouchera sur une démarche qui rendra possible l'exploration de la nature. De même que la scolastique des universités médiévales a préparé l'avènement de la science sans la préfigurer, l'humanisme fait le lit de l'homme prométhéen de la Renaissance, celui qui va tout remettre en question et grâce à qui la science va naître.

Depuis l'Antiquité, la communauté scientifique et le monde médical vivent en symbiose. Initialement, en Assyrie ou en Égypte, médecine, astrologie et astronomie sont étroitement liées et appartiennent à l'univers religieux. Puis l'astrologie et la médecine s'autonomisent tout en restant très proches l'une de l'autre.

L'influence paralysante des dogmes politiques ou religieux sur la science et la médecine illustre le poids de la société sur les mentalités. Au cours de l'histoire, l'innovation créatrice est venue de régions du monde où plusieurs cultures sont en contact et où la pensée circule librement : Athènes quand elle commerce avec la Perse, l'Italie et la Méditerranée occidentale ; Alexandrie, ville cosmopolite et marchande par excellence. L'astronomie et la physique naissent à la faveur de la Renaissance, mais l'Inquisition puis la Contre-Réforme stérilisent l'esprit scientifique dans les pays mêmes où précédemment il avait brillé d'un vif éclat. Cependant si la liberté intellectuelle est nécessaire, elle n'est pas suffisante. Au cours des sept mille années de l'histoire de l'humanité, la science n'est née qu'une fois, grâce à la conjonction de circonstances favorables ; elle aurait très bien pu ne jamais naître, ou encore, comme à Athènes et Alexandrie vingt siècles auparavant, avorter sitôt conçue. Inversement, malgré le combat des médecins traditionalistes, la médecine n'a pu longtemps rester isolée du contexte scientifique et l'ébranlement provoqué par la naissance de la physique a fini par la toucher.

La première découverte de la médecine scientifique a été celle de la circulation du sang par Harvey, en 1626. La première découverte scientifique avait été due à Copernic environ un siècle auparavant. La découverte d'Harvey et celle de Copernic s'opposaient à une tradition immémoriale. Dans les deux cas, des précurseurs, comme Ibn al-Nefas, au XIIe siècle, pour la circulation sanguine, ou Oresme, au XIVe siècle, à Paris, pour les mouvements des astres, avaient soutenu des thèses voisines. Mais les travaux de Copernic et d'Harvey se distinguent de celles-ci par deux différences essentielles. La première est que les théories de Copernic ou d'Harvey sont le résultat d'une analyse des faits et non pas d'un raisonnement logique. Les contradicteurs sont donc, à leur tour, obligés de se pencher sur ces faits. On ne peut plus se contenter de dire que le raisonnement est faux, il faut procéder à une analyse des données. La seconde différence tient à l'existence d'un nombre suffisant de penseurs assez libérés des idées traditionnelles pour apprécier la découverte, assez libres pour exprimer leur point de vue. Faire une découverte scientifique s'apparente au lancement d'une bouteille à la mer ; l'acte reste sans suite si personne ne trouve la bouteille et ne déchiffre le message. La découverte scientifique implique l'existence d'une communauté capable de la comprendre, aussi les époques et les pays où existent des institutions favorisant les contacts entre scientifiques sont ceux où le progrès des connaissances a été le plus rapide.

Comme le remarque J. Needham, que la science soit née en Europe à la fin de la Renaissance, et non pas dans la Chine antique qui semblerait avoir été plus propice, ne peut s'expliquer que par les caractéristiques de la société de l'époque.

La première constatation est celle d'une remarquable similitude entre les métropoles de la pensée : l'Athènes du Ve siècle avant J.-C., l'Alexandrie du IIIe siècle avant J.-C., la Florence du XVe siècle, celle du *Quattrocento*, d'où est partie la Renaissance. Dans les trois cas il s'agit de villes marchandes avec une oligarchie riche, dégagée des soucis matériels, ayant le goût de l'art, de la culture, de la spéculation intellectuelle. A Athènes ou Florence il n'y a ni idéologie dominante, ni roi ou empereur imposant une façon de penser. Alexandrie est dès sa fondation une ville cosmopolite : un tiers de Grecs, un tiers de juifs, un tiers d'Égyptiens. Dans ces trois métropoles le commerce nécessite les voyages lointains ; les citoyens de ces villes savent d'expérience que d'une région à l'autre du monde la religion, les systèmes de gouvernement varient considérablement sans qu'aucun d'eux paraisse très supérieur aux autres. Dans la cité, la liberté intellectuelle est grande, le pouvoir est le fruit d'intrigues et de joutes oratoires, mais des personnalités puissantes et éclairées

Les chemins d'Esculape

(Périclès, Ptolémée Soter ou les Médicis) assurent une stabilité suffisante. Dans ces villes le clergé est affaibli, corrompu même dans l'Italie du XVe siècle, où les papes Borgia sont plus intéressés par la puissance et l'argent que par le dogme.

Athènes comme Florence ne sont pas isolées ; il existe autour d'elles une galaxie d'autres cités industrieuses et dynamiques, rivales ou clientes. Mais à Florence, grâce à l'imprimerie inventée en 1448, la diffusion des idées est infiniment plus rapide et plus étendue. La découverte de l'imprimerie par Gutenberg à Mayence est à la fois le témoignage de la grande percée technique qui marque le XVe siècle, et le facteur qui contribuera le plus à l'accélérer. Après de terribles pertes humaines survient, à la fin du XIVe siècle, une poussée démographique qui s'accompagne vite d'une reprise économique. Celle-ci permet l'essor, dans le nord de l'Italie, la vallée du Rhin et les Flandres, d'une économie de type libéral, concurrentiel, qui favorise l'innovation dans tous les domaines. L'imprimerie, invention de synthèse, assemblage de plusieurs petites techniques qui viennent de naître (la presse, le moule, la mécanique de précision requise pour l'horlogerie et l'orfèvrerie), bénéficie de ce contexte et accentue cet élan. Si, dans un premier temps, textes sacrés et grammaires latines forment l'essentiel des livres publiés, très vite de nombreux autres titres paraissent. En 1480, on compte déjà une centaine d'imprimeries en Europe. En 1491, cent cinquante presses impriment environ trente mille titres chaque année, dix millions de livres en sont déjà sortis, parmi lesquels de nombreux textes grecs et latins, des ouvrages de philosophie, des récits de voyage. Cinq cent mille Européens lisent couramment et régulièrement. Le savoir se répand, la pensée grecque et latine devient familière aux lettrés. La réflexion philosophique prend son autonomie par rapport à la pensée religieuse, tout en restant respectueuse des Évangiles car la culture du XVe siècle demeure profondément chrétienne.

L'imprimerie joua donc un rôle prédominant dans la naissance et la diffusion du savoir. Ni Christophe Colomb ni Vasco de Gama n'auraient entrepris leurs périples sans la connaissance des géographes anciens et les récits de leurs prédécesseurs immédiats. Sans Gutenberg, l'œuvre de Copernic aurait été ignorée ou détruite. La fécondité de l'imprimerie est due à l'immense corpus d'ouvrages dignes d'être publiés dont elle disposait. Depuis des siècles on avait beaucoup écrit et, par un phénomène de sélection naturelle, étant donné les années de travail requises pour la copie d'un manuscrit, on n'avait gardé que l'essentiel. Brusquement ces trésors devenaient disponibles, il suffisait d'apprendre à lire pour y puiser. L'imprimerie a été le levain du monde moderne en rendant le savoir accessible à un très grand nombre.

L'art et la philosophie bénéficient les premiers du regain d'intérêt pour le monde antique. Au xve siècle l'Italie est fécondée par les Grecs et les Byzantins qui, avant et après la chute de Constantinople (1453), fuient les Turcs. Les Médicis et d'autres mécènes aident les artistes : Léonard de Vinci, Michel-Ange et bien d'autres sont non seulement des architectes, des sculpteurs et des peintres, mais aussi des penseurs. En 1462, Côme de Médicis finance la traduction en latin de l'ensemble de l'œuvre de Platon et certains considèrent que cette date marque le début de la Renaissance. Marsile Ficin, moine et philosophe dont l'influence sera profonde sur la pensée de son temps, dirige cette traduction ; avec des érudits qui se réunissent autour de lui à Florence, il tente de concilier Platon et le christianisme. Il redécouvre l'idée platonicienne selon laquelle les images que nous fournissent nos sens ne sont que les ombres trompeuses d'une réalité à laquelle on ne peut accéder que par la réflexion et qui est régie par des lois mathématiques. Ces érudits sont fascinés par l'humanisme grec qui rejette le fatalisme, met l'homme au centre du monde et le rend maître de son destin. Pic de La Mirandole, élève de Ficin, fait dire par Dieu à l'homme : « Je t'ai placé au centre du monde pour que tu puisses plus facilement le regarder et voir toutes les choses qu'il contient. Je ne t'ai créé ni céleste, ni terrestre, ni mortel, ni immortel, pour que tu puisses être ton seul éducateur et maître de toi-même et que tu puisses te donner à toi-même ta propre forme. » L'homme de la Renaissance se place sous le signe de Prométhée.

La pensée néo-platonicienne, qui fonde la recherche du réel sur l'abstraction mathématique, jouera un rôle essentiel dans la genèse de la révolution scientifique de Copernic et de Galilée. Elle donne un souffle nouveau à l'humanisme et l'oriente vers l'étude de la nature. La Renaissance s'intéresse au monde matériel et tente de le maîtriser. Certes, ça ne suffit pas à expliquer la naissance de la science mais cela la prépare ; d'ailleurs la révolution copernicienne n'est intervenue qu'au milieu du xvie siècle, en 1543, presque un siècle plus tard. Entre-temps, d'autres événements étaient survenus qui ont contribué à la naissance de la science : la découverte du Nouveau Monde, le progrès des techniques et la Réforme.

LA DÉCOUVERTE DU NOUVEAU MONDE

Les grands voyages, la découverte de continents et de civilisations insoupçonnées ont toujours stimulé la pensée. Alexandrie, au IIIe siècle avant J.-C., était à la fois la métropole scientifique et le port d'où partaient les grandes expéditions maritimes. Ptolémée Soter, compagnon et héritier d'Alexandre qui avait eu comme lui Aristote pour précepteur, voulait faire d'Alexandrie la capitale commerciale et intellectuelle du monde. Il lance sa marine à l'ouest vers la Méditerranée occidentale, et à l'est vers les Indes. Ses successeurs poursuivent son œuvre ; pour réussir ils ont besoin d'astronomes et de géographes. Ils attirent les savants de tous les coins du monde antique grâce à deux institutions légendaires : le Musée — c'est-à-dire, à l'intérieur du palais royal, une salle de cours entourée de portiques où les savants prennent ensemble leurs repas — et la Bibliothèque, édifice où sont rassemblés tous les livres connus. Pendant huit siècles ces institutions seront le centre intellectuel du monde antique.

Ces dépenses grandioses ont un but : faire l'analyse des connaissances acquises par l'homme dans tous les domaines. D'Euclide (300 avant J.-C.), qui fonde la géométrie, à Claude Ptolémée (100-178), dont l'œuvre dominera pendant quatorze siècles la pensée des astronomes et des géographes, Alexandrie ne se bornera pas à ce rôle et sera aussi un lieu d'innovation et de recherches. Ptolémée Soter et ses héritiers, tout en favorisant cette réflexion désintéressée, n'oublient cependant pas leur objectif militaire et commercial et tirent profit de ce bouillonnement intellectuel.

Après la décadence d'Alexandrie, bientôt détruite par les Barbares, il faudra attendre la Renaissance pour observer un élan équivalent, à nouveau sous la pression d'une stratégie économique. L'histoire des grands voyages apparaît comme un des actes fondateurs du monde moderne et met en évidence ce que l'on retrouvera constamment ensuite : l'impulsion que le dynamisme économique donne à la capacité d'innovation. Mais elle souligne aussi l'interaction entre l'amélioration des techniques et l'accroissement des connaissances, susceptible d'entraîner une révolution culturelle. L'Occident, pendant tout le Moyen Age, commerce avec l'Orient par l'intermédiaire de Byzance et de Venise. Les épices (poivre, muscade, etc.), l'alun (qui sert à colorer la laine), la soie sont des denrées précieuses. Or, vers la fin du XVe siècle, la création de l'empire de Tamerlan en Asie centrale, l'extension de l'Empire turc et la prise de Constantinople ferment les routes terrestres et maritimes vers l'Orient, au moment même où la prospérité occidentale augmente les besoins. On va donc rechercher d'autres voies, d'autant que le centre de gravité de l'Europe marchande se déplace vers le nord et l'Atlantique.

Deux autres routes sont concevables, celles du sud et de l'ouest, mais leur exploration nécessite un extraordinaire esprit d'entreprise, une grande hardiesse alliée à des moyens matériels importants. Dès le XIVe siècle, des marins commencent à sillonner l'océan. Le projet naît alors de contourner l'Afrique par le sud. Les îles Madère et les Canaries sont découvertes et peuplées au milieu du XIVe siècle ; on commence à descendre les côtes africaines dans l'espoir de découvrir un passage vers les Indes. Il n'est pas surprenant que la péninsule Ibérique ait joué un rôle majeur. Au XVe siècle, grâce à la coexistence de trois cultures (chrétienne, juive et arabe), la vie intellectuelle y est intense. A partir de 1415, le prince Henri le Navigateur, du Portugal, se consacre à l'exploration systématique des côtes africaines avec un objectif : contourner l'Afrique. Pendant quarante ans il organise méthodiquement des expéditions vers le sud tout en développant, avec l'aide de quelques mathématiciens et géographes, pour la plupart juifs ou arabes, qu'il recrute dans tous les coins de l'Espagne, les moyens techniques nécessaires. Les Portugais peuplent Madère et les Açores, atteignent le Sénégal puis le golfe de Guinée en 1447. Une frénésie de découverte gagne alors l'Europe. Portugal et Castille s'affrontent pour contrôler la route africaine. Les caravelles descendent toujours plus bas vers le sud et chaque année est marquée d'une nouvelle avancée. En 1471 on franchit pour la première fois l'équateur ; en 1483 Diego Cão atteint la côte de l'Angola ; en 1487, Bartolomeu Dias est envoyé par le roi du Portugal Jean II vers la pointe de l'Afrique muni d'instructions précises sur la façon d'y parvenir, instructions fondées sur les connaissances accumulées concernant les courants et les vents. En 1488, après une navigation hardie sur des mers difficiles, il double en pleine tempête, sans le voir, le cap de Bonne-Espérance et parvient dans l'océan Indien. La preuve est faite de l'existence d'une route du sud. En 1497, Vasco de Gama, avec des vaisseaux plus robustes que ceux de Dias, part pour les Indes. Il double le cap, remonte le long de la côte est de l'Afrique et atteint l'extrémité sud des Indes en 1498 ; il reviendra à Lisbonne, ouvrant ce qui restera jusqu'au percement du canal de Suez la grande voie commerciale vers l'Orient. C'est le résultat d'une entreprise menée avec logique et persévérance.

Christophe Colomb, dès 1484, est obsédé par la route de l'ouest. On avait publié en 1477 la géographie de Ptolémée, qui faisait la somme des connaissances antiques. On en tirera six éditions avant 1500. On sait donc que la Terre est une sphère dont la circonférence est estimée à trente mille kilomètres. Atteindre les Indes par la mer paraît une exploration risquée mais concevable avec les moyens dont on dispose puisque, si la Terre est ronde, en naviguant vers l'ouest on doit atteindre l'Asie. D'autres avant Colomb avaient eu cette idée. Un Florentin, Toscanelli, en 1474, souligne la possibilité d'une route vers l'ouest et évalue à sept cents lieues la distance entre les Canaries et l'Asie ; Pierre d'Ailly, un Français, s'appuyant sur un texte de Pline, affirme que l'océan entre l'Europe et l'Inde n'est pas si vaste. D'autres, au contraire, se fondant sur une évaluation plus juste de la circonférence terrestre, tout en reconnaissant la possibilité d'une route vers l'ouest, la croient beaucoup plus longue et pensent qu'il serait fou de s'y aventurer.

Colomb brûle de se lancer. Il offre ses services au roi Jean II du Portugal. Celui-ci demande l'avis d'experts qui rejettent le projet, considérant, à juste titre, que Colomb sous-estime les distances. Colomb s'adresse alors à la reine d'Espagne. Une commission est nommée, elle étudie le projet pendant cinq ans et finit par dire non, car elle juge le voyage trop long. De riches marchands proposent alors de financer le voyage de Colomb à condition que la reine Isabelle l'accepte. Celle-ci hésite, mais le Portugal vient d'ouvrir la route du sud et on ne peut lui laisser le monopole des épices. Finalement elle autorise le voyage, en refusant néanmoins tout subside. Colomb quitte avec trois caravelles le port de Palos le 3 août 1492, quelques jours après l'expulsion des juifs d'Espagne. Il emporte six mois de vivres pour les quatre-vingts hommes de l'expédition, bien qu'il évalue la traversée à moins de deux mois. Il parvient dans l'archipel des Bahamas le 12 octobre, deux jours après une tentative de révolte de l'équipage de l'un des navires. Le Nouveau Monde est découvert, mais plusieurs années s'écouleront avant que l'on prenne conscience de l'importance de l'événement. Colomb, jusqu'à sa mort, en 1506, croira qu'il a atteint les Indes.

Amerigo Vespucci, bourgeois florentin, longe dès 1499 les côtes de l'Amérique du Sud sur trois mille huit cents kilomètres. En 1502, dans une lettre qu'il envoie à son protecteur, un Médicis, il écrit : « Nous parvînmes à une terre nouvelle, que pour de multiples raisons exposées ci-après, nous jugeâmes être un continent. » L'exploration de l'Amérique, de l'Afrique et de l'Asie occupera les siècles suivants ; mais, immédiatement, ces découvertes provoquent une révolution intellectuelle. Pour la première fois, de façon tangible, l'homme moderne surpasse les héros de l'Antiquité. Les bornes du monde antique sont dépassées, la preuve est faite que l'on peut oser ce qu'ils n'avaient pu faire, que l'on peut aller plus loin qu'eux. Jusque-là, redécouvrir le monde antique, l'égaler, opérer une synthèse entre le christianisme et la culture grecque constituait un idéal qui semblait déjà difficile à atteindre. La hardiesse des navigateurs puis des conquistadores montre qu'on peut être plus ambitieux. La notion de progrès est née. Face à l'immobilisme, au conservatisme des civilisations anciennes, la foi dans l'avenir va dominer dorénavant l'histoire de l'Europe.

Certes, ces chevaliers de l'inconnu recherchaient l'or, la richesse, la puissance. Mais ils étaient aussi motivés par le goût de l'aventure, le besoin de se dépasser, de connaître. Vespucci écrit : « La gloire est dans la découverte. » Quant à Christophe Colomb, sa devise, *Plus ultra*, qui deviendra celle de Charles Quint, suffit à donner la mesure de cet « orphelin de l'univers » comme l'appelle Claudel. Ce « demi-juif, étranger anonyme qui prétend servir l'Espagne alors qu'il est l'homme des Génois de Lisbonne », comme le décrivent ses ennemis à la cour d'Espagne, ce fils d'un pauvre tisserand de Gênes est assoiffé de gloire et d'absolu. Il doit sa féroce obstination à sa volonté de revanche, à son besoin d'être reconnu : « Ce que je veux, écrit-il dans son journal, c'est voir et découvrir le plus que je pourrai. » Avec lui l'aventurier, l'entrepreneur, ou plus simplement l'homme, redevient le moteur de l'histoire.

Le deuxième acquis est tout aussi important. Jusqu'à la fin du xve siècle les Anciens, Aristote, Ptolémée, possédaient le savoir et ne pouvaient pas s'être trompés. D'ailleurs, si Christophe Colomb cherche la route vers les Indes à l'ouest, c'est parce qu'il se base sur les textes anciens. A côté du respect des Saintes Écritures, celui des auteurs anciens constituait un autre carcan. La pensée était ligotée. Et voici que la preuve est faite que les Anciens peuvent se tromper et qu'il est possible de rectifier leurs erreurs. Vespucci mesure la circonférence de la Terre au niveau de l'équateur et montre que l'estimation de Ptolémée était inexacte. Ou encore, certains géographes anciens pensaient que plus on allait vers le sud, plus le climat devenait chaud, au point que la température excessive y empêchait toute vie. Ces croyances étaient sans doute fondées sur les déserts africains, de Nubie ou du Sahara. Amerigo Vespucci, dans une lettre à Laurent de Médicis, écrit : « Il m'apparaît, très excellent Lorenzo, que par mon voyage se trouve réfutée l'opinion de la plupart des philosophes affirmant qu'aucun homme ne saurait survivre dans la Zone Torride en raison de la forte chaleur, car, au cours de ce voyage, j'ai pu constater tout le contraire... En toute raison, dirai-je à demi-voix, l'expérience vécue vaut assurément plus que la théorie. » Cette primauté du fait sur l'opinion reçue, proclamée encore avec prudence, sonne le glas de la pensée médiévale. Mais il faudra de longues luttes avant que les médecins acceptent cette prééminence.

Vespucci va encore plus loin quand il écrit en 1502, retraçant son voyage sur les côtes américaines : « Que dire de la multitude d'animaux sauvages, de l'abondance des tigres, des panthères, des chats sauvages, de tant de loups, de cerfs, de singes et de félins, d'ouistitis de toutes sortes et de tous ces énormes serpents ? Impossible que tant d'espèces fussent entrées dans l'arche de Noé... » L'ironie ici atteint la Bible et frise le sacrilège.

L'œuvre révolutionnaire de Copernic serait difficilement concevable s'il n'y avait eu Colomb. Écoutons Montaigne : « C'eût été pyrrhoniser, il y a mille ans, que de mettre en doute la science de la cosmographie et les opinions qui en étaient reçues d'un chacun ;

c'était hérésie d'avouer les antipodes : voilà de notre siècle une grandeur infinie de terre ferme, non pas une île ou une contrée particulière, mais une partie à peu près égale en grandeur à celle que nous connaissons, qui vient d'être découverte. »

Le troisième point capital mis en lumière par ces voyages glorieux est l'importance des facteurs techniques. Rien n'aurait été possible sans le perfectionnement des instruments de navigation obtenu en moins d'un siècle. L'aiguille aimantée apparue en Chine vers l'an mil parvient deux siècles plus tard en Europe, mais la boussole ne naît qu'au XIVe siècle et bouleverse rapidement les conditions de la navigation en haute mer. Pour se repérer en mer, il faut déterminer sa position. Au XVe siècle, sous l'impulsion d'Henri le Navigateur, on apprend à mesurer la latitude. Dans l'hémisphère Nord on se base sur la hauteur de l'Étoile polaire, mais ce repère disparaît au-delà de l'équateur. En 1484, un astronome juif, Zacuto (1450-1496), conseille de se baser sur la hauteur du soleil à midi, ce qui exige des tables de déclinaisons solaires. On les compile et, dès lors, on mesure la latitude. Enfin les Portugais introduisent la caravelle, navire muni d'un gouvernail, innovation capitale, capable de remonter le vent, donc d'avancer même par vent contraire. Il devient possible de se lancer sur l'Atlantique.

Cette imbrication entre les progrès techniques, l'astronomie et l'exploration de l'univers bouleverse la façon de penser. Jusque-là l'activité intellectuelle est d'abord spéculation, exégèse des textes anciens. Et voilà que des faits aussi prosaïques que le changement de la forme d'une voile, la fixation d'une planche de bois à l'arrière d'un navire ou d'une aiguille aimantée sur une rose des vents permettent, en quelques décennies, un accroissement des connaissances sur l'univers incommensurablement supérieur à celui obtenu en dix siècles de discussions dans l'enceinte des monastères ou des universités. Galilée écrira un siècle plus tard ce dialogue qui rend hommage au rôle des techniciens dans l'avancée des connaissances :

« SALVIATI : C'est un vaste champ que me paraît ouvrir aux méditations des esprits spéculatifs la fréquentation assidue de votre fameux arsenal, en particulier celle des ateliers dits de mécanique, où toutes sortes d'instruments et de machines sont constamment mis en usage par un grand nombre d'ouvriers dont certains, grâce aux observations de leurs prédécesseurs et à celles que leur suggère une pratique quotidienne, doivent forcément acquérir une expérience remarquable et un jugement des plus subtils.

« SAGEDO : Votre seigneurie ne se trompe. Quant à moi, curieux de nature, je me rends souvent en ce lieu pour mon plaisir. »

Enfin, il faut souligner un dernier point : le raisonnement théorique de Christophe Colomb est faux car il sous-estime grossièrement la circonférence du globe, mais les indices sur lesquels il fonde sa conviction (par exemple les débris de bois apportés par les courants venant de l'ouest, certains récits de navigateurs) méritent considération. Les experts auxquels la reine Isabelle a demandé d'étudier le projet de Colomb donnent une réponse pertinente : « Rien ne peut justifier la faveur de vos altesses pour une affaire qui repose sur des bases aussi fragiles et qui apparaît impossible à réaliser aux yeux de toute personne ayant quelque connaissance, si faible soit-elle. » Mais leur conclusion est fausse : « Après tant de siècles depuis la Création, il semble invraisemblable qu'il reste des terres de quelque étendue à découvrir [1]. » La découverte des Amériques montre que l'observation prime les raisonnements, si logiques soient-ils. Tout au long de l'histoire des sciences et de la médecine, de nombreuses découvertes importantes ont résulté d'idées fausses mais qui avaient conduit à des observations effectuées avec soin.

Croyance au progrès, réapparition de l'homme prométhéen, affranchissement du respect des textes anciens, rôle de la technique comme instrument de savoir, primauté de l'action et de l'observation sur la logique, toutes les conditions paraissent réunies pour la naissance de la science. En fait, il faudra encore beaucoup d'efforts avant d'y parvenir.

---

1. Cité par J. Blamont dans *Le Chiffre et le Songe. Histoire politique de la découverte*, Odile Jacob, 1993.

LE PROGRÈS DES TECHNIQUES

L'imprimerie, le progrès des instruments de navigation ne sont que des exemples de cet essor des techniques qui témoigne de la volonté de domination de la nature. L'ingénieur joue à la Renaissance un rôle essentiel, de l'art militaire aux fêtes des cours princières.

D'Archimède à Rome puis Byzance, il existe une longue tradition d'enseignement des techniques, assez parallèle d'ailleurs à celle de la médecine. Ces sources antiques sont parvenues en Occident par l'Espagne et la Sicile au travers des Arabes et des juifs. La cour de Frédéric II de Hohenstaufen au XIIe siècle accueille par exemple des ingénieurs et des médecins chrétiens, juifs et musulmans ; c'est bien entendu l'art des machines de guerre et des fortifications qui fascine le plus les princes, mais leurs préoccupations ne se limitent pas à ce domaine [1].

L'effondrement du monde médiéval, au XIVe siècle, ouvre la voie au changement. Une société statique n'incite guère aux innovations techniques qui constituent un facteur d'instabilité ; le déclin des deux anciens pouvoirs, la féodalité et l'Église, favorise l'innovation dans tous les secteurs. La bourgeoisie se passionne pour le réel : elle étudie les propriétés des objets et veut agir sur les choses. Cette évolution des mentalités tournées vers l'utilitarisme se traduit par exemple par l'introduction des mathématiques dans l'enseignement scolastique. A la fin du XIVe siècle à Oxford, puis à Paris, les candidats bacheliers doivent prouver qu'ils ont suivi au moins cent leçons de mathématiques, fondement indispensable des « arts mécaniques », comme le dira plus tard Descartes. La géométrie, utile aux architectes et aux arpenteurs, l'arithmétique, base du commerce, font des progrès rapides sous la pression des besoins techniques.

On assiste à une décompartimentalisation du savoir. L'entrée de la perspective dans la peinture de la Renaissance va de pair avec l'usage des lunettes. Dans les cours princières la mode est autant aux réalisations techniques qu'aux jeux de l'esprit. On assiste à une

---

1. B. Gille, *Les Ingénieurs de la Renaissance*, Hermann, 1964.

floraison de grands travaux, grâce à la prospérité économique retrouvée. La construction d'édifices (cathédrales, palais, forts), de canaux d'irrigation et de navigation, de digues, de tunnels (le premier, soixante-douze mètres de long, est percé en 1475) occupe la pensée des grands. Parallèlement, l'invention de la voiture à avant-train mobile rend possible la fabrication de véhicules à quatre roues, tandis que celle des hauts fourneaux permet de produire du fer à moindres frais. L'homme comprend que la technique fait davantage pour le progrès de la civilisation que la spéculation intellectuelle, idée qui cheminera lentement dans le corps médical.

Dans la seconde moitié du XVe siècle apparaissent les pompes aspirantes et refoulantes, le ressort moteur qui permet le passage de l'horloge fixe à la montre transportable, et enfin les métiers à tisser. Toutes ces innovations transforment les relations entre l'homme et la nature. Aussi déclenchent-elles des réactions hostiles : elles remettent en cause l'immobilisme des habitudes. L'invention d'une machine à tisser à Dantzig en 1529 suscite de tels remous que les magistrats de la ville demandent sa suppression et exigent que l'on noie l'inventeur.

Néanmoins les innovateurs ne se découragent pas. En 1421, l'éclusage de la rivière Maas, en Hollande, provoque un désastre sans précédent ; les eaux recouvrent soixante-cinq villages, entraînant la mort d'une centaine de milliers de personnes. On reconstruit dès l'année suivante les digues en les perfectionnant et en utilisant des moulins à vent pour évacuer les eaux. On comprend que tout progrès comporte des risques mais que l'analyse des causes des échecs peut entraîner de nouvelles avancées. Dans toute l'Europe on aménage les fleuves pour les rendre navigables ou se protéger contre les risques de crues, on construit des ports.

Cette audace croissante des ingénieurs précède d'un siècle la naissance de la science. Une question classique consiste à se demander quel rôle ce progrès technique sans précédent a joué dans la naissance de la science. Considérons le cas de Léonard de Vinci. En ingénieur, il pose des questions pratiques auxquelles il apporte des réponses concrètes. Par exemple, le traité d'hydraulique qu'il a esquissé comporte cette tête de chapitre : « Sur la façon de dévier les cours d'eau quand ils causent des dégâts ». Il raisonne en praticien : « J'ai une maison sur la rive du fleuve ; l'eau emporte la terre de ses fondations et s'apprête à la faire crouler ; or, je veux que le fleuve comble la cavité par lui creusée et qu'il consolide ma maison. » Suit une description des digues qu'il faut construire à cette fin, pour que les remous apportent des dépôts d'alluvions là où se trouve la maison. Il procède par une série de recettes empiriques, les unes très générales et assez vagues, les autres chiffrées. On voit le processus : d'abord on fait des observations, puis on en déduit des règles pratiques. Nous sommes loin d'une démarche scientifique dont le but est d'établir des lois générales, si possible quantitatives. Néanmoins l'observation est remarquable par sa précision. Elle est complétée par l'étude de modèles réduits, comme on le fait encore aujourd'hui : Vinci construit des petits canaux de bois dont certains ont des parois de verre pour faciliter l'observation. Il y place des pierres, y dépose du sable dans le fond, puis y envoie une eau chargée de boue et observe les courants, les dépôts. Pour étudier les filets d'eau il colore celle-ci. L'ensemble est ingénieux mais n'aboutit qu'à des règles pratiques, valables pour cette situation. La démarche de Léonard de Vinci a un but pragmatique, mais a le mérite de donner la primauté à l'observation. « Qu'il te souvienne, écrit-il, d'invoquer l'expérience, ensuite le raisonnement. » Cependant, ce raisonnement n'est pas sous-tendu par une tentative de conceptualisation ou la recherche d'une loi générale.

Le handicap que constitue l'absence de lois deviendra manifeste chez ses successeurs au cours du XVe siècle. Donnons-en un exemple : au XVe siècle l'artillerie prend une importance croissante dans la guerre. Les ingénieurs s'intéressent aux trajectoires de boulets et à la précision du tir. Les artilleurs de Charles VII tirent leurs boulets sur des toiles disposées entre des perches pour reconstituer les trajectoires à partir de la position des trous apparus sur les toiles tendues les unes derrière les autres, ce qui montre qu'ils ne se contentent plus d'observations imprécises. On tente d'analyser comment les trois principaux paramètres — le poids du boulet, la quantité de poudre, l'angle de tir — influencent la distance parcourue et la force de percussion. La vitesse a une importance évidente, elle est fonction de la force initiale ; mais pour relier la trajectoire aux paramètres du tir, il aurait fallu une théorie explicative qui manque cruellement. Vinci en reste à la notion d'*impetus* (élan) venue d'Aristote et du Moyen Age (nous y reviendrons) : « Tout mouvement tend à se maintenir ; autrement dit tout corps mû se meut toujours, pour autant que la force de son moteur demeure en lui

Les chemins d'Esculape

tant que durera en lui la nature de la force produite par son moteur. » Mais que signifie « la force qui demeure en lui » ? La notion d'élan est trop vague pour permettre de prévoir une trajectoire. Pour aller plus loin il aurait fallu introduire le concept d'inertie ; jusqu'à Galilée et Newton on tourne autour sans parvenir à s'en approcher.

Un problème analogue se pose pour le tour. L'invention du rouet à pédale et du tour à pédale constitue une nouveauté capitale, puisqu'un mouvement circulaire continu est obtenu grâce à un mouvement alternatif du pied. Cette découverte du système bielle-manivelle est à l'origine de toutes les machines modernes dans lesquelles le va-et-vient d'un piston entraîne une roue ou inversement. On tente de perfectionner le tour, mais il faudrait pour cela comprendre son fonctionnement. En effet, quand la bielle est dans le prolongement de la manivelle, il n'y a plus de force appliquée et le mouvement devrait s'arrêter ; or, la roue ne s'arrête pas.

L'expérience technique montre ainsi la nécessité d'une conceptualisation abstraite, mais ne permet pas d'y parvenir. Ce n'est qu'un siècle plus tard, quand Galilée, pour démontrer que la Terre tourne autour du Soleil, découvre les lois de la mécanique, que celles-ci apporteront une explication théorique au fonctionnement du tour. Le technicien avait aidé à sortir de l'emprise métaphysique ; mais pour aller plus loin il fallait l'apport conceptuel de la science.

La technique a ainsi focalisé l'attention sur l'observation des faits plutôt que, comme le faisait la métaphysique aristotélicienne, sur la nature des choses. Pour améliorer le fonctionnement du tour ou la précision de l'artillerie il faut découvrir les relations qui lient les phénomènes au lieu de discourir sur leur nature. Les concepts rhétoriques de la scolastique médiévale avouent leur impuissance. La technique a le mérite de poser des problèmes en termes opérationnels et surtout d'introduire ce qui va se révéler être l'élément crucial du progrès : le retour d'expérience. Une technique s'améliore en fonction des observations faites lors de son utilisation. Les objectifs sont limités et concrets, ils se prêtent au tâtonnement empirique et ceux-ci permettent un perfectionnement graduel de l'instrument. Cependant, pour aller plus loin, il fallait introduire l'expérimentation scientifique, c'est-à-dire une méthode conçue pour tester la validité d'une hypothèse. Les deux démarches intellectuelles sont donc distinctes, mais la première prépare la seconde ;

les premiers physiciens, tel Galilée, avaient été des ingénieurs. Les préoccupations techniques leur avaient donné le goût de la confrontation avec les faits, et les obstacles qu'ils avaient rencontrés leur avaient donné le sentiment que, pour les vaincre, il fallait aller chercher derrière les apparences des lois plus générales en utilisant le langage mathématique. La physique n'est pas née de la technique mais l'aiguillon constitué par les problèmes techniques a joué un rôle essentiel dans sa naissance. Nous retrouverons dans les débuts de la médecine ces mêmes obstacles et ces mêmes interactions.

LA RÉFORME

Le mouvement général de remise en question engendre une volonté de réforme de l'Église. Le discrédit de la papauté et des autorités religieuses, accusées à la fois de débauche et de corruption, provoque un cyclone qui balaie l'Europe. Martin Luther prend en 1517 la tête des revendications, rejetant la papauté et prônant un christianisme austère fondé sur la seule autorité de la Bible et des Saintes Écritures ; d'autant que celles-ci, grâce à l'imprimerie, sont devenues accessibles à tous. Cette crise spirituelle est exploitée par des princes qui y voient une occasion de séculariser les biens d'Église et de se débarrasser des ingérences de la papauté dans leur État. Les guerres de Religion dévastent l'Europe pendant le XVIᵉ siècle.

Ce séisme intellectuel et politique eut deux conséquences importantes. D'une part la Réforme favorisa la montée d'une pensée laïque distincte de la religion, se tenant à l'écart des querelles théologiques et doctrinales ; d'autre part elle accélèra la généralisation d'un esprit critique.

Les réformistes proclament le droit pour chacun de lire la Bible et de l'interpréter, de s'adresser à Dieu sans recourir à l'intercession intéressée d'un clergé *a priori* suspect. Cette volonté de retour aux sources, de rétablissement d'une discipline intellectuelle librement consentie, déborde du domaine religieux et encourage chacun à se libérer des enseignements fondés sur l'autorité d'une hiérarchie. A terme, les protestants regarderont les phénomènes naturels avec un

Les chemins d'Esculape

esprit libéré du poids des Anciens. En 1561, dans le *Confessio Belgicae* des réformés hollandais, il est écrit : « La nature est devant nos yeux comme un beau livre dans lequel toutes choses créées sont comme une lettre montrant les pensées invisibles de Dieu. » L'esprit critique né de la Renaissance avait débouché sur la Réforme, mais celle-ci amplifie ce mouvement de contestation : directement par la critique des interprétations de la hiérarchie religieuse et des exégèses scolastiques, indirectement à cause des crises qu'elle déclenche.

De plus Luther établit une séparation entre philosophie et théologie, entre ce qui relève de la raison et ce qui relève de la foi. Cette rupture de la vision médiévale uniciste ouvre la porte à l'expérience comme contrepoids à la raison, en même temps qu'elle proclame l'impossibilité de concilier la foi avec la connaissance, le subjectif avec le rationnel, l'humain avec le divin. Au xviiie siècle, au siècle des Lumières, on tentera de rebâtir un monde uniciste gouverné par la raison et l'intérêt. Mais cette tendance ne parviendra pas à s'imposer face à la conception, issue de la Réforme, d'une nature double et contradictoire de l'homme[1]. L'opposition entre, d'une part, la liberté de l'homme et sa responsabilité, et, d'autre part, la grâce qui ne peut provenir que de Dieu annonce celles entre l'individualisme et les exigences de la conscience collective, entre la liberté individuelle et les contraintes de la société. Le dualisme luthérien est ainsi à l'origine d'une des composantes majeures de la pensée moderne.

Cependant la Réforme a aussi des conséquences néfastes : dans certains pays protestants, comme Genève par exemple, les pasteurs étaient encore plus dogmatiques et intolérants que l'Église catholique. Inversement, celle-ci, pour lutter contre l'hérésie, se durcit. A la fin du xvie siècle, le concile de Trente, convoqué pour renforcer le dogme, unit la Bible et Aristote sous la bénédiction de saint Thomas. Les textes de ces auteurs deviennent aussi sacrés que ceux de l'Ancien Testament. Le système du monde, la physique et les mécaniques d'Aristote deviennent des articles de foi. La cohérence de la doctrine écarte tout débat philosophique et fige la pensée. Le contrôle des livres par l'Index, institué en 1543, condamne au bûcher ou interdit les livres qui ne sont pas en accord avec les dires

---

1. Que l'on retrouve dans les théories freudiennes et la psychanalyse.

des Anciens. C'est le retour à un conservatisme total. Copernic restera à l'Index jusqu'à la fin du XVIIIe siècle et Descartes jusqu'au début du XVIIIe siècle. Au regard de cette intolérance, les pays du Nord (Allemagne, Danemark, Hollande) jouissent d'une liberté de pensée plus grande et d'une atmosphère plus propice à la découverte intellectuelle. Descartes, par exemple, publie ses livres en Hollande et y fait de longs séjours. L'Espagne et le Portugal, qui pendant un siècle avaient joué un rôle moteur dans l'innovation, sont exclus du monde scientifique par l'Inquisition. Ainsi, la Réforme — et, par réaction, la Contre-Réforme — a joué un rôle essentiel dans l'histoire de la pensée et donc dans celle de la science et de la médecine. Elle a contribué à déplacer le centre de gravité de la recherche scientifique et médicale vers le nord de l'Europe.

LA RÉVOLUTION COPERNICIENNE ET LA NAISSANCE DE LA MÉTHODE SCIENTIFIQUE

De tous les événements issus du renouvellement des idées lié à la Renaissance, le plus important est la naissance de la science. Sans l'apparition, aux XVIe et XVIIe siècles, du raisonnement scientifique, la médecine serait restée empirique et inefficace ; la durée de vie, la mortalité infantile seraient demeurées inchangées.

De la même façon que l'apparition des mammifères puis de l'homme sur Terre, un milliard d'années après les premiers êtres vivants, n'était nullement le fruit inéluctable de l'évolution des espèces (on peut très bien imaginer des formes de vie plus anciennes que la nôtre sans être pensant), celle de la science, deux mille ans après les grands philosophes grecs, cinq mille ans après l'invention de l'écriture, n'était pas un avatar nécessaire de la pensée humaine. De grandes civilisations, telles celles de la Chine, des Indes et de la Grèce, ont atteint un extrême raffinement ; de grands empires, tels ceux des Romains, des Mongols, des Aztèques ou Incas, ont dominé d'immenses territoires sans que ce que nous appelons aujourd'hui la science soit connu ou même soupçonné.

Les primitifs, pour expliquer les phénomènes que les sens leur révèlent, prêtent à la matière inanimée une autonomie et une capacité de décision. Le monde est anthropomorphique. Le tonnerre est l'expression de la colère de Zeus et, au XVIe siècle, beaucoup écrivent encore que des anges guident la trajectoire des astres. L'univers est interprété à partir d'une vaste analogie avec un être vivant. Le premier pas, franchi dès l'Antiquité, a été de croire que les phénomènes naturels sont soumis à des lois. Dire, comme Aristote, que les pierres tombent vers le centre de la Terre parce que c'est leur nature de corps pesants, c'est déjà énoncer une loi régissant les phénomènes naturels. Certes, cette loi nous paraît aujourd'hui simpliste ; elle n'en constitue pas moins un effort pour conceptualiser une observation brute. Cet effort est justifié par une foi en la capacité de raisonnement de l'esprit humain et en son aptitude à comprendre la nature ; elle exprime aussi la croyance que les faits existent indépendamment de l'observateur et qu'on peut les décrire et les appréhender. Le scientifique va plus loin et cherche, derrière l'incohérence des renseignements fournis par l'observation naïve de la nature, des hypothèses puis des lois correspondant à la réalité des choses, même si celles-ci apparaissent surprenantes. Comme l'écrit Galilée à propos des astronomes ayant découvert le mouvement du globe terrestre : « Par la vivacité de leur intellect ils ont fait violence à leurs propres sens, au point de préférer ce que la raison leur dictait à ce que les expériences sensibles leur montraient très manifestement en sens contraire. »

De nombreux historiens font remonter la naissance de la science moderne ou, mieux, de la Science, à la publication par Copernic, en 1543, quelques semaines avant sa mort, de son ouvrage *De revolutionibus*[1] *orbium coelestium*. Après vingt ans de calculs pour interpréter le mouvement des planètes, Copernic conclut que c'est la Terre qui tourne autour du Soleil et non le Soleil, les étoiles et les planètes qui tournent autour de la Terre. Contrairement à tout ce que suggère un empirisme grossier, la Terre n'est plus au centre du monde mais une planète parmi d'autres, gravitant autour du Soleil.

Pour mesurer la portée de cette œuvre, il faut la replacer dans son contexte historique. La nuit, le marin, le berger depuis plus de

---

1. « Révolution » signifie là retour périodique (des corps célestes) et non rupture brutale, sens qui n'apparaîtra qu'au XVIIe.

cinq mille ans regardent le ciel. Très vite ils ont discerné l'existence de constellations associant entre elles des étoiles voisines, constellations que l'on avait identifiées grâce à leurs positions relatives invariables (par exemple la Grande Ourse). Ces constellations, et les étoiles qui les composent, décrivent pendant la nuit un grand mouvement circulaire analogue à celui du Soleil pendant le jour. Très vite aussi ils s'aperçurent qu'une seule étoile reste fixe, l'Étoile polaire, et que celle-ci peut guider le voyageur. Aucune étoile ne décrit en une nuit un cercle complet autour de l'Étoile polaire, mais à peu près un demi-cercle. Dès l'Antiquité, les astronomes admettent que les étoiles continuent à exister durant le jour et que seule la lumière éblouissante du Soleil les rend invisibles. Elles décrivent donc en un jour un cercle complet autour de l'Étoile polaire et retrouvent au début de chaque nuit la position qu'elles avaient dans le ciel au début de la nuit précédente. La position des étoiles permet de connaître l'heure la nuit, comme celle du Soleil indique l'heure le jour. Puis ils remarquent que quelques astres ne reprennent pas chaque soir une même place parmi les constellations ; on les appelle planètes et on leur donne des noms de dieux : Mars, Mercure, Vénus. Comme ils ont chaque nuit dans le ciel une position différente, on en déduit qu'ils peuvent avoir une influence, faste ou néfaste, sur les humains ; c'est l'origine de l'astrologie. En effet, pour les Anciens, tels les pythagoriciens, puis les platoniciens, l'homme est une image du monde, un microcosme représentatif de l'ensemble de l'univers, le macrocosme. Or comme tout dans la nature est étroitement dépendant, un déplacement dans l'une des parties du monde se communique à l'univers entier. Le mouvement des planètes influence tous les aspects de la vie terrestre.

Initialement au moins, la contemplation des planètes avait pour but de déterminer l'horoscope des rois et des princes. On croyait que la position des astres déterminait le destin des hommes et leur santé, comme celle du Soleil conditionne le cycle des saisons. Jusqu'au XVIIe siècle l'astrologue a une fonction sociale importante et les grands de ce monde le consultent constamment. Les astronomes, y compris Tycho Brahe ou Johannes Kepler, sont rémunérés par les princes pour leurs horoscopes. Hernán Cortés, pendant la conquête du Mexique, démontre son pouvoir surnaturel en annonçant une éclipse de lune.

La deuxième raison de l'importance de l'astronomie à la Renaissance est la mesure du temps. La journée est une unité évidente ; dès la haute Antiquité, on a compris que midi, c'est-à-dire le moment où l'ombre est la plus courte, constitue le repère le plus fiable et que la durée du temps s'écoulant entre les midi successifs est constante. L'année, marquée par le retour des saisons, constitue une autre évidence, mais sa mesure fut difficile. Comme les étoiles deviennent visibles peu après le coucher du soleil, on peut estimer chaque soir la position du Soleil au moment de son coucher par rapport aux étoiles. On constate alors que la position du Soleil couchant se décale chaque soir très légèrement vers l'est, passant ainsi lentement d'une constellation à l'autre, et parcourant en un an un cercle complet, appelé écliptique. Ainsi, le Soleil semble avoir deux mouvements distincts, l'un diurne qui chaque jour lui fait parcourir le ciel d'est en ouest comme le fait une étoile occupant la même position sur la carte du ciel, l'autre annuel, décrivant en un an un cercle au milieu des étoiles, tournant dans le sens des aiguilles d'une montre autour de l'Étoile polaire. Dès l'Antiquité on attribue les saisons à ce mouvement du Soleil au milieu des étoiles ; on divise le cercle de l'écliptique en douze parties égales et on donne à chacune de ces parties le nom du signe du zodiaque correspondant, c'est-à-dire de la constellation dans laquelle le Soleil semble se trouver à cette époque de l'année. Les premiers calendriers de l'Antiquité (Sumer) étaient basés sur les mois lunaires (29,5 jours). Les Égyptiens utilisaient une année solaire de 365 jours, mais le premier jour de l'année ne tombait pas toujours sur la même saison. Jules César réforma le calendrier égyptien et établit un nouveau calendrier sur 365, 25 jours. Au temps de Copernic, on savait que celui-ci était erroné car la date de l'équinoxe du printemps était remontée depuis Jules César du 21 mars au 11 mars ; l'année était donc trop longue et il devenait nécessaire de l'estimer avec plus de précision, ce qui fut une des motivations de Copernic dans ses recherches. L'insuffisance des connaissances astronomiques était également illustrée par la relative imprécision des prédictions concernant les éclipses et le mouvement des planètes.

La troisième raison est que la position des étoiles constitue le moyen le plus fiable pour se guider en mer et dans les déserts, question essentielle à la Renaissance. Il devenait impératif d'accroître les connaissances.

Alors que monter une expérience requiert un processus intellec-

Les origines du raisonnement médical

tuel complexe auquel on ne parviendra qu'au XVIIe siècle, relever la position des étoiles nécessite seulement de la patience et une attention soutenue. Pour interpréter le mouvement des astres on fait appel à des calculs géométriques relativement simples, même s'ils sont longs, et à des concepts issus du raisonnement. C'est ce qui explique que, dès l'Antiquité, l'astronomie ait atteint un haut niveau.

Toutes les civilisations ont été profondément marquées par une constatation : tout semble changer dans l'univers sauf les astres, dont les mouvements sont immuables. En Grèce, au VIe siècle avant J.-C., on tente pour la première fois d'imaginer une structure de l'univers rendant compte de ces observations. Le besoin de logique des Grecs, leur foi en la capacité de la raison à comprendre l'univers se conjuguent avec les connaissances astronomiques et arithmétiques des Babyloniens. Anaximandre (610-547 avant J.-C.) compare ainsi les corps célestes à des jantes de roue en rotation, percées d'un ou plusieurs orifices d'où sort le feu, c'est-à-dire la lumière. Dès cette époque, on admet que la Terre est une sphère. Cette conclusion est imposée par de nombreuses observations, par exemple l'apparition du mât puis de la coque quand un bateau approche du rivage, la forme circulaire de l'ombre de la Terre sur la Lune pendant les éclipses, la variation de la hauteur des étoiles dans le ciel (notamment l'Étoile polaire) quand on voyage dans la direction nord-sud. De plus, elle s'accorde avec une vision géométrique de l'univers : le cercle et la sphère sont des figures géométriques parfaites. Pour Philolaos (450-400 avant J.-C.), disciple de Pythagore, « le ciel tout entier est harmonie et nombre ». Pythagore professait que le nombre mathématique constitue la substance des phénomènes sensibles et le principe de toute chose, et pour Philolaos « la géométrie est le principe et la patrie de toutes les sciences ». Comme les astres décrivent des cercles dans le ciel, l'univers et la Terre doivent être des sphères et Platon (427-348 avant J.-C.) professe que, les données fournies par les sens étant trompeuses, seules les mathématiques permettent d'appréhender la nature des choses [1].

---

1. Xénophon écrit à propos de Socrate (470-399 avant J.-C.) : « En général Socrate défendait de se préoccuper outre mesure des corps célestes et des lois selon lesquelles la divinité les dirige. Il pensait que ces secrets sont impénétrables aux hommes, et qu'on déplairait aux dieux en voulant sonder les mystères qu'ils n'ont

Les chemins d'Esculape

Au Ve siècle avant J.-C., on admet que la Terre est une sphère immobile située au centre de l'univers, et le ciel une autre sphère sur laquelle sont placées les étoiles et qui délimite l'univers.

Pour Aristote la logique est le seul outil qui puisse permettre de décrire le monde, c'est ce qui explique la faiblesse de son astronomie [1]. Un système de sphères transparentes (qu'on appelle alors sphères de cristal) emboîtées les unes dans les autres permet d'expliquer les mouvements du Soleil et de la Lune. Il aurait été peu discuté s'il n'y avait pas eu les planètes. Celles-ci, contrairement aux étoiles, n'occupent pas dans le ciel une position fixe, ce sont des astres errants (*planète* en grec veut dire « vagabond ») et leur mouvement est beaucoup plus complexe que celui du Soleil et de la Lune [2].

Les planètes posent aux astronomes, jusqu'à Copernic, des problèmes qu'ils ne parviennent pas à résoudre. Le système d'Aristote, fondé sur les données immédiates des sens et le sens commun, n'arrive pas à expliquer les mouvements des planètes ni leur changement d'éclat au cours de leur révolution, alors que les distances Terre-planètes sont supposées constantes.

Alors que les Grecs avaient fait peu d'observations précises,

---

pas voulu nous révéler. Il disait qu'on courait le risque de déraisonner en s'enfonçant dans ces spéculations comme déraisonnait Anaxagore avec ses grands raisonnements pour expliquer les procédés des dieux. »

1. Selon celle-ci, au-dessous de la Lune se trouve le cosmos qui comprend la terre, l'eau, l'air, le feu. C'est là que sont les étoiles filantes, les aurores boréales et les comètes. Le cosmos est corruptible et changeant. Au contraire, l'univers, à partir de la Lune, est incorruptible et éternel. Il n'y a rien au-delà de la sphère des étoiles. Le Soleil se meut sur une sphère intermédiaire. L'univers est donc un monde clos, fini.

2. Elles parcourent le zodiaque en des temps variables qui vont de 1 an pour Mercure à 687 jours pour Mars et 29 ans pour Saturne. D'autre part et surtout, leur déplacement par rapport aux étoiles n'a pas une vitesse uniforme et peut même, à intervalles réguliers, s'inverser et devenir rétrograde (leur position étant chaque nuit décalée vers l'ouest au lieu de l'être vers l'est). On ne pouvait donc pas se contenter de les fixer sur une sphère ayant pour centre la Terre et tournant autour d'elle, comme pour le Soleil ou la Lune. Pour Aristote et Eudoxe, chaque planète se déplace sur une sphère, elle-même liée à une deuxième sphère tournant autour d'un axe différent de celui de la première sphère, ce qui permet de rendre compte des mouvements très complexes de la planète, d'autant que cette deuxième sphère peut être liée à une troisième sphère. Chaque planète a ainsi son propre système de sphères, toutes concentriques autour de la Terre. Le vide n'existe pas, toutes les sphères sont donc en contact les unes avec les autres. Pour expliquer le mouvement des astres, y compris des planètes, on est obligé de postuler l'existence de 55 sphères.

l'observation des astres se développe à Alexandrie un siècle après Aristote, en raison des besoins de la navigation. La précision du relevé des astres est accrue grâce à une instrumentation importante : cercles de bronze, gnomon, armilles, horloges hydrauliques pour la mesure du temps. La véritable astronomie commence. Ératosthène mesure la circonférence de la Terre avec une précision surprenante, et la sous-évalue de 5 % seulement ; il parvient à ce résultat en comparant la longueur de l'ombre à midi à Alexandrie et dans une ville située mille kilomètres plus au sud, dans le cadre de ce qui est sans doute la première entreprise scientifique dotée d'énormes moyens. De son côté, Hipparque mesure avec une excellente précision la distance Terre-Lune. Certes il sous-estime la distance Terre-Soleil d'un facteur 20, mais ce résultat reste néanmoins remarquable.

L'astronomie antique culmine avec Claude Ptolémée (100-178), qui vit sous les Antonins. Dès le IIIe siècle avant J.-C., les astronomes alexandrins avaient tenté d'expliquer les variations de la position des planètes par rapport aux étoiles en leur faisant faire des mouvements supplémentaires par rapport à la sphère de cristal, les épicycles. Leurs hypothèses expliquent et prévoient presque toutes les irrégularités des mouvements des planètes, mais des anomalies restent inexpliquées. Le système bâti par Ptolémée élimine la plupart de celles-ci grâce à des mouvements circulaires additionnels des planètes. Mais il devient de plus en plus difficile de concilier l'hypothèse de sphères homocentriques animées d'un mouvement circulaire uniforme, seule compatible avec la physique d'Aristote, avec tous ces mouvements supplémentaires qu'il faut imposer aux planètes pour expliquer les variations de leur position dans le ciel. La réalité physique des enveloppes sphériques et des mécanismes du mouvement devient secondaire par rapport à la nécessité de prévoir le mouvement des planètes. Comme l'écrit Ptolémée, « chacun doit s'efforcer de faire concorder du mieux qu'il le peut les hypothèses les plus simples avec les mouvements célestes ; mais si cela ne réussit point, il faut prendre des hypothèses qui s'adaptent aux faits ». Admirable empirisme que n'auront pas ses successeurs.

Ultérieurement, au fur et à mesure que les observations deviennent plus précises, on ajoute jusqu'à douze épicycles mineurs. On peut ainsi tout expliquer, mais au prix d'un mouvement des planètes de plus en plus tarabiscoté. A la fin du Moyen Age d'ailleurs, on est conduit à supposer que le centre autour duquel tournent les planètes n'est pas la Terre mais un point situé dans l'espace, légèrement à côté d'elle. Les sphères sont excentriques et leur vitesse de rotation est variable. Le divorce est devenu flagrant entre la physique d'Aristote et ces modèles dans lesquels les mouvements supposés parcourus par les planètes sont d'une extrême complexité. De plus, chaque fois que la précision des relevés astronomiques augmente, de nouveaux désaccords apparaissent.

Cependant, au moment où Nicolas Copernic (1473-1543) s'attelle à ce problème, le système construit par Apollinaire, Hipparque et Ptolémée domine depuis dix-huit siècles la pensée des astronomes et des philosophes, et ses capacités de prévision du mouvement des astres sont si impressionnantes que les astronomes se contentent de le perfectionner, sans le remettre en question. D'autant qu'il est compatible avec les Saintes Écritures, comme l'a montré Saint Thomas d'Aquin.

L'œuvre de Copernic a été révolutionnaire et féconde parce que, au lieu de ravauder au moyen de quelques astuces supplémentaires le système ptoléméen, il a eu le courage de repartir de zéro, contre toute la tradition astronomique. Ce que Copernic rejette, ce n'est pas la conception d'ensemble — en particulier les sphères homocentriques tournant autour de la Terre, issues des cosmogonies d'Aristote et de Ptolémée —, c'est, beaucoup plus modestement et plus efficacement aussi, le lourd et complexe appareil mathématique et les hypothèses alambiquées qui étaient nécessaires pour rendre compte du mouvement des planètes. C'est en cela que son attitude est moderne. Il ne prétend pas reconstruire l'univers, il recherche une solution simple capable de résoudre les difficultés auxquelles se heurte le système de Ptolémée, comme Christophe Colomb cherchait une route des Indes. Le voyage de Colomb était d'abord un acte de foi dans le raisonnement humain : il avait en lui une confiance suffisante pour se lancer sur l'océan, allant au-devant d'une mort quasi certaine en cas d'erreur. Copernic, pas plus que Colomb, ne se voulait révolutionnaire, mais tous deux savaient que, s'ils réussissaient, le monde après eux ne serait plus tout à fait le même. Copernic n'ignorait pas que, si la conception d'une Terre centrale et immobile autour de laquelle tourne l'univers était abandonnée, toute la physique et la religion seraient durement secouées ;

aussi son livre fut-il imprimé alors qu'il était déjà sur son lit de mort ; suprême malice, il le dédia au pape.

D'autres, avant Copernic, avaient déjà supposé que le mouvement du ciel était dû à la rotation de la Terre sur elle-même [1] et avaient même imaginé un univers dont le centre était le Soleil et autour duquel tournaient la Terre [2] et les autres astres. Oresme, un siècle avant Copernic, montre qu'aucun argument logique, physique ou biblique ne peut réfuter l'hypothèse d'une rotation diurne de la Terre, mais il ne va pas plus loin. En réalité, aucun des prédécesseurs de Copernic n'apporte d'arguments solides en faveur de la théorie d'une Terre mobile. Ce qui fait la force et la modernité de Copernic c'est qu'il démontre à l'aide de calculs astronomiques que son hypothèse explique plus simplement le mouvement des planètes et les prévoit avec plus de précision et de commodité.

Son livre, *De revolutionibus*, était apparemment modeste. Son langage mathématique, la longueur des calculs le rendaient illisible pour ceux qui n'étaient pas des astronomes confirmés. L'auteur était décédé quelques semaines après sa parution, aussi fit-il au début très peu de bruit et rencontra-t-il peu d'opposition, d'autant que Copernic était chanoine, et neveu d'un évêque puissant.

La lettre qui préface l'ouvrage explique l'ambition de Copernic et ses limites [3]. Le bilan sévère qu'y fait Copernic de l'astronomie

---

1. Héraclide du Pont.
2. Aristarque de Samos.
3. En voici quelques extraits : « Au Très Saint-Père, le pape Paul III. Je puis fort bien m'imaginer, Très Saint-Père, que dès que certaines gens sauront que dans ce livre que j'ai écrit sur les révolutions des sphères du monde, j'attribue à la Terre certains mouvements, ils clameront qu'il faut tout de suite nous condamner, moi et cette mienne opinion [...], bien que je sache que les pensées du philosophe ne sont pas soumises au jugement de la foule, parce que sa tâche est de rechercher la vérité en toute chose, dans la mesure où Dieu le permet à la raison humaine, j'estime néanmoins que l'on doit fuir les opinions contraires à la justice et à la vérité [...] je ne veux pas cacher à Ta Sainteté que nulle autre cause ne me pousse à rechercher une autre façon de déduire les mouvements des sphères du monde que le fait d'avoir compris que les mathématiciens ne sont pas d'accord avec eux-mêmes dans leurs recherches. Car, premièrement, ils sont tellement incertains des mouvements du Soleil et de la Lune qu'ils ne peuvent ni déduire ni observer la grandeur éternelle de l'année entière. Ensuite, en établissant le mouvement de ces astres ainsi que des cinq autres astres errants, ils ne se servent ni des mêmes principes et des mêmes assomptions, ni des mêmes démonstrations des révolutions et des mouvements apparents. Les uns ne font usage que de sphères homocentriques, les autres d'excentriques et d'épicycles par quels moyens cependant ils n'atteignent ce qu'ils cherchent.

de son temps est surprenant de modernité. Il montre successivement que les raisonnements manquent de cohérence interne et que, malgré l'extrême complication des hypothèses, celles-ci n'arrivent pas à prévoir les mouvements des astres. Il en déduit que les hypothèses sur lesquelles sont fondés ces calculs et les conséquences qui en sont tirées doivent, après treize siècles de recherches infructueuses, être rejetées, et il conclut qu'une approche du problème supposant la Terre au centre des mouvements est devenue sans espoir. C'est pourquoi Copernic lui substitue une autre thèse : le Soleil est au centre du monde et c'est autour de lui que tournent la Terre et les planètes ; quant au mouvement des étoiles, il est dû à la rotation de la Terre. Il explique comment il est parvenu à cette hypothèse et se protège en invoquant les Anciens : « Je pris la peine de lire les livres de tous les philosophes pour rechercher si quelqu'un d'eux n'avait pensé que les mouvements des sphères du monde fussent autres que ne l'admettent ceux qui enseignaient les mathématiques dans les écoles... » Il cite Plutarque : « D'autres cependant pensent que la Terre se meut ; ainsi Philolaos le pythagoricien dit qu'elle se meut autour du feu central... Partant de là, j'ai commencé moi aussi à penser à la mobilité de la Terre. Et, quoique l'opinion semblait absurde, puis donc que je savais qu'à d'autres avant moi fut accordée la liberté d'imaginer n'importe quels cercles afin d'en déduire les phénomènes des astres, je pensais qu'il me serait également permis de faire l'expérience de rechercher si, en admettant quelque mouvement de la Terre, on ne pouvait trouver une théorie plus

---

« En effet, ceux qui s'en tiennent aux sphères homocentriques, quoiqu'ils aient démontré pouvoir composer à leur aide plusieurs et divers mouvements, n'ont pu cependant rien établir de certain. [...] Quant à ceux qui imaginèrent des excentriques, bien qu'avec leur aide ils semblent en grande partie avoir pu déduire et calculer exactement les mouvements apparents, ils ont cependant admis beaucoup de choses qui s'opposent aux principes premiers concernant l'uniformité des mouvements [...] l'on peut comparer l'œuvre (de ces mathématiciens) à celle d'un homme qui, ayant rapporté de divers lieux des mains, des pieds, une tête et d'autres membres, les réunirait pour en former un monstre plutôt qu'un homme [...] ils se trouvent soit avoir omis quelque chose de nécessaire, soit avoir admis quelque chose d'étranger et n'appartenant aucunement à la réalité. [...] Car, si les hypothèses qu'ils avaient admises n'étaient pas fallacieuses tout ce qui en serait déduit aurait été vérifié... » Copernic écrit encore : « A force de méditer en moi-même sur l'incertitude de la tradition mathématique concernant la composition du mouvement des sphères, j'en viens à ne plus supporter de voir les philosophes incapables de rendre vraiment raison des mouvements de la machine de l'univers qui a été créé pour nous par le meilleur et le plus parfait des artistes. »

solide des orbes célestes. [...] Je trouvais enfin par de longues et nombreuses observations que, si les mouvements des autres astres errants étaient rapportés au mouvement orbital de la Terre et que celui-ci était pris pour base de la révolution de chacun des astres, non seulement en découlaient les mouvements apparents de ceux-ci mais encore l'ordre et les dimensions de tous les astres et orbes. [...] Je ne doute pas que les mathématiciens ingénieux et savants s'accordent avec moi s'ils veulent étudier ce que dans mon ouvrage j'apporte à la démonstration de ces choses. [...] Si cependant il se trouve des gens qui, bien qu'ignorant tout des mathématiques, se permettent néanmoins de juger de ces choses, de ceux-là je ne me soucie aucunement. [...] Les choses mathématiques s'écrivent pour les mathématiciens auxquels, si mon opinion ne me trompe, ces miens travaux paraîtront contribuer à la gloire de la République Ecclésiastique dont Ta Sainteté occupe aujourd'hui le principat. »

Le reste du livre est consacré aux développements mathématiques de cette théorie ; il montre que, sans aucune hypothèse additionnelle, on peut expliquer les mouvements des astres mieux (ou au moins aussi bien) que par le modèle ptoléméen.

La démarche de Copernic est celle d'un homme de la Renaissance qui connaît l'œuvre des Anciens et la respecte mais pour qui elle est un point de départ, non un dogme. Continuité et rupture, pourrait-on dire. Comme les penseurs de la Renaissance depuis Ficin, il est influencé par Platon et croit que l'univers obéit à une harmonie ordonnée à laquelle les mathématiques peuvent donner accès. Sa démarche est aussi celle d'un scientifique moderne et cette préface détaille les étapes d'une découverte : démonstration des insuffisances des théories antérieures, analyse bibliographique des différentes thèses, lente construction d'une hypothèse nouvelle, puis vérification de celle-ci par la confrontation des observations avec les résultats des calculs effectués à partir de cette hypothèse.

Copernic a le mérite d'être le premier à s'être rendu compte que l'énigme des mouvements des planètes était insoluble si l'on n'admettait pas un mouvement de la Terre autour du Soleil ; il a vérifié cette hypothèse en montrant par le calcul que celle-ci expliquait, dans un cadre conceptuel révolutionnaire mais simple, les problèmes de l'astronomie. Dès lors que l'on met le Soleil au centre, ce qui semblait des anomalies incompréhensibles devient aisé à expliquer. Copernic n'apporte pas une solution à tous les problèmes, mais édifie un système dans lequel ceux-ci deviennent solubles. Le système construit par Copernic n'a pas la rigueur de ceux que bâtiront Kepler, Newton ou Einstein, mais ceux-ci sont dans la filiation directe de l'œuvre de Copernic. Besoin de cohérence, besoin de simplicité : Copernic avait su discerner ces deux critères fondamentaux de la recherche scientifique et y satisfaire. Il fait appel au jugement de ses pairs ; il sait que sa théorie choquera ce qu'on appelle aujourd'hui le grand public et que cette Terre qui tourne sur elle-même et qui tourne autour du Soleil heurte le sens commun. Son avertissement : « Les choses mathématiques s'écrivent pour les mathématiciens » est un double message. Seuls les lecteurs ayant une culture mathématique suffisante sont capables d'apprécier son œuvre, du jugement des autres il n'a cure. En outre, cette diffusion restreinte devrait rassurer car, si la compréhension de son livre est réservée aux astronomes, l'Église n'a pas à redouter les conséquences de sa découverte sur la religion.

De fait, avant que les profanes et le clergé aient eu le temps de comprendre les implications de ses calculs et de réagir, le livre avait été lu et apprécié par les meilleurs astronomes. Sans l'imprimerie, cela n'eût pas été possible. C'est parce qu'il fut tiré à mille exemplaires que le *De revolutionibus* échappa à toutes les censures. Colomb ou Copernic auraient été inconcevables sans la transmission du savoir par le livre imprimé.

Un autre aspect de la révolution copernicienne est l'existence d'un nombre suffisant d'érudits capables de recevoir l'œuvre de Copernic. Sans cette réception, le retentissement de l'œuvre de Copernic eût été faible. De nombreuses découvertes (Semmelweis, Mendel), sont restées lettre morte parce qu'elles étaient venues trop tôt dans un monde qui n'était pas prêt à les recevoir. Ce qui fait la grandeur de la Renaissance, c'est que ces aventuriers du savoir que furent Copernic ou Colomb ont été écoutés par suffisamment d'esprits capables de les apprécier. Sans l'appui de géographes, banquiers, marchands, hommes d'État, Colomb aurait arpenté jusqu'à la fin de sa vie les quais de Séville et de Lisbonne comme un utopiste mégalomane.

L'évaluation par Colomb de la circonférence terrestre est erronée. Les calculs de Copernic sont loin d'être satisfaisants. Les historiens des sciences ont beau jeu de souligner les insuffisances et les lacunes de ses procédés mathématiques. Copernic appartient à la tradition

Les origines du raisonnement médical

hellénistique de l'astronomie. Son cadre cosmologique, sa physique terrestre et céleste restent très proches de ceux de l'Antiquité ; il garde la physique d'Aristote et les épicycles de Ptolémée. Les observations sur lesquelles il fonde ses calculs sont d'une précision médiocre et les prédictions qu'il fait du mouvement des planètes sont à peine supérieures à celles de ses prédécesseurs. Ce qu'apporte Copernic est autre, c'est un cadre conceptuel, cohérent, vérifiable et « harmonieux », pour utiliser ses propres termes. L'analyse du mouvement d'une planète, Mars, le conduit à admettre que la Terre n'est pas immobile mais tourne sur elle-même à la vitesse d'environ 2 000 km/h et parcourt en un an un long périple autour du Soleil. Toute la science moderne, tout le monde moderne sont issus de ces relevés de la position de Mars dans le ciel, relevés effectués à l'œil nu, à l'aide d'instruments très simples.

Dans l'histoire des sciences on est tenté de comparer Copernic à Darwin. La théorie de l'évolution des espèces était certainement, dans l'œuvre de Charles Darwin, inachevée et contestable ; mais Darwin a joué un rôle crucial dans l'histoire des idées en apportant un cadre cohérent à la paléontologie, passant outre aux difficultés que suscitait la modification de la place donnée à l'homme dans la lignée des êtres vivants. De même, Nicolas Copernic a transformé la conception que se faisait l'homme de l'univers et de sa relation avec celui-ci. Avant lui la Terre était le centre fixe du monde, un siècle plus tard tout le monde admet qu'elle est une planète mobile parmi les autres.

Le système de Copernic n'a pas été immédiatement admis mais tous les astronomes reconnurent son importance. Avant son livre, Copernic était déjà considéré comme l'un des grands astronomes de son temps et le pape avait souhaité faire appel à lui pour la réforme du calendrier. Même les astronomes dont la foi en l'immobilité de la Terre restait inchangée mesurèrent vite les mérites de l'ouvrage. Thomas S. Kuhn [1] cite cette remarque de l'astronome anglais Thomas Blundeville en 1594 : « Copernic [...] affirmait que la Terre tourne et que le Soleil est immobile au milieu du ciel, hypothèse fausse à l'aide de quoi il a fait, sur les mouvements et

---

1. Thomas S. Kuhn, *La Révolution copernicienne*, Fayard, 1973.

révolutions des sphères célestes, des démonstrations plus justes que toutes celles qui avaient été faites avant lui. » On se servait des calculs de Copernic sans prendre position en faveur du mouvement de la Terre. Le *De revolutionibus* était devenu une référence indispensable à tous les astronomes.

Cependant, quand les discussions dépassèrent le cercle étroit des astronomes, les clameurs s'élevèrent et les controverses devaient durer jusqu'au milieu du XVIIe siècle. Des poètes comme Guillaume du Bartas, des philosophes rejettent le mouvement de la Terre au nom tantôt du bon sens (on sait que la Terre est immobile), tantôt des Saintes Écritures. Melanchthon, le bras droit de Luther, écrit en 1549 : « Les yeux sont témoins de la révolution du ciel en l'espace de vingt-quatre heures. Mais certains, par amour de la nouveauté ou pour faire montre d'ingéniosité, en ont inféré que la Terre se meut ; ils soutiennent que ni la huitième sphère, ni le Soleil ne tournent [...] l'exemple est pernicieux. Un esprit juste se doit d'admettre la vérité révélée par Dieu et de s'y soumettre. » Dès la fin du XVIe siècle, après une période d'indifférence relative, l'Église condamne solennellement les thèses coperniciennes, entamant en 1616 une polémique dans laquelle la religion s'oppose à la science, au moment même où chaque jour de nouvelles preuves viennent confirmer la rotation de la Terre.

L'emprisonnement de Galilée, son abjuration solennelle obtenue sous la menace du bûcher en 1633, l'excommunication des coperniciens, l'engagement officiel de l'Église en faveur de l'immobilité de la Terre, l'interdiction de l'impression des livres traitant du mouvement de la Terre, qui ne fut officiellement levée qu'en 1822, donnèrent de la religion une image rétrograde. Cette réaction violente de l'Église représente un sursaut pour arrêter le progrès des connaissances. Le catéchisme du concile de Trente (1545-1563) écrit : « Qui est en possession de la connaissance céleste de la foi est délivré du désir des investigations de pure curiosité. » Cette opposition à la recherche scientifique au nom de la foi est une survivance de l'esprit médiéval pour lequel toute connaissance procède de Dieu et toute autre source de savoir est impie. Cette hostilité déclarée de certains milieux ecclésiastiques envers la science ne cessera qu'à la fin du XXe siècle. Le catéchisme de 1992 écrit : « Bien que la foi soit au-dessus de la raison, il ne peut jamais y avoir de vrai désaccord entre elles. Puisque le même Dieu qui révèle les mystères et communique la foi a fait descendre dans l'esprit humain la lumière de la raison. »

Dès les années qui suivirent la mort de Copernic, quelques astronomes convaincus par ses thèses s'employèrent à les répandre et à les perfectionner, malgré les réticences du plus grand nombre. Rappelons deux critiques contre la thèse copernicienne :

1. Si la Terre tourne sur son axe, tout point à la surface de la Terre se déplace à une vitesse considérable (environ 2 000 km/h). Si on lance une pierre du haut d'une tour, elle tombera en se dirigeant vers le centre de la Terre. Donc, comme la Terre tourne, au moment où la pierre atteindra la surface de la Terre, celle-ci aura parcouru plusieurs dizaines de mètres. La pierre devrait donc tomber assez loin de la tour ; or, elle tombe au pied de la tour. Donc, la Terre ne tourne pas. Il faudra attendre presque un siècle, les travaux de Galilée puis l'introduction du concept d'inertie pour répondre à cet argument. On conçoit que les contemporains de Copernic aient été préoccupés par cette critique.

2. Sur le plan astronomique la critique majeure était l'invariabilité de l'aspect du ciel malgré tout ce périple parcouru [1].

Devant l'absence de réponse à d'aussi sérieuses critiques, il peut paraître étonnant que de grands astronomes aient pris parti en faveur du système de Copernic. En fait, le système de Ptolémée était trop compliqué pour être vraisemblable. Le système de Copernic séduisait par sa simplicité logique, mais il fallait répondre aux objections.

TYCHO BRAHE, JOHANNES KEPLER, GALILÉE :
LA NAISSANCE DE LA MÉCANIQUE

Le Danois Tycho Brahe (1546-1601) domine l'astronomie de la période post-copernicienne. Il se trompe dans sa cosmogonie car il

---

1. On s'apercevra au XVIIe, grâce à la lunette astronomique, d'une variation de la taille des planètes trop faible pour être visible à l'œil nu. Quant aux étoiles, elles sont beaucoup plus loin qu'on ne le croyait. Alors que l'absence de parallaxe avait amené Tycho Brahe à rejeter le mouvement de la Terre, au XIXe on montrera son existence.

laisse la Terre immobile, mais les données qu'il recueille vont servir de fondement aux astronomes du XVII siècle, en particulier à son élève Kepler. Brahe a deux mérites essentiels. Le premier est d'avoir compris qu'on ne pourrait trancher entre les différents systèmes du monde (Ptolémée et Copernic) qu'en faisant des relevés plus précis de la position des astres, notamment des planètes. Il s'attache donc à estimer la marge d'erreur dans les mesures de Ptolémée et consacre beaucoup d'efforts à la réduction de cette marge grâce à des instruments plus précis, en estimant les erreurs et en utilisant des tables de corrections. C'est la première fois dans l'histoire des sciences que l'on évalue la précision et la reproductibilité de mesures, ce qui représente un pas décisif.

Le deuxième mérite de Brahe est d'avoir créé un véritable observatoire d'astronomie dans lequel il travaillait entouré de ce que nous appellerions, aujourd'hui, de nombreux assistants et techniciens. Grâce à cet effort les astronomes disposent bientôt de relevés plus précis, l'erreur est au moins dix fois plus faible que dans ceux de Ptolémée, qui étaient jusque-là les meilleurs et qui avaient servi de base aux calculs de Copernic. Son premier succès date de 1572-1574, avec l'observation d'une supernova qui venait d'apparaître et qui disparut en 1574. Brahe évalue sa distance en mesurant la parallaxe [1]. La supernova appartenait à la sphère des étoiles. Or elle était née puis était morte. Donc Aristote s'était trompé, le monde des étoiles n'était pas incorruptible et permanent. Cela est confirmé en 1577 par l'observation d'une comète qu'il localise à une distance de la Terre six fois supérieure à celle de la Lune, alors qu'Aristote situait les comètes dans le monde sublunaire. A nouveau Aristote s'était trompé. Brahe écrit : « Si seulement les émules des Académiciens pouvaient, grâce à cette étoile, ouvrir les yeux et tirer du livre même de la nature la conscience du nombre et de la grossièreté des erreurs dont depuis tant de siècles les fascine la magie d'Aristote ! »

Johannes Kepler (1571-1630) est le plus illustre de ceux qui perfectionnèrent le système de Copernic. Convaincu par les arguments

---

[1]. On appelle parallaxe l'angle formé par deux droites menées du corps observé à deux points d'observation, ou encore le changement de la position apparente d'une planète ou d'un météore par rapport aux étoiles provoqué par un changement de la position de l'observateur.

de Copernic, il voulut remédier aux insuffisances de son œuvre et jugea que celui-ci, après avoir franchi avec hardiesse le premier pas en mettant le Soleil au centre du monde, n'en avait pas tiré toutes les conséquences. La partie la plus importante de l'œuvre de Kepler est celle consacrée à l'étude des mouvements de Mars. Pour y parvenir il fallait préciser l'orbite de Mars autour du Soleil et celle de la Terre elle-même, d'où Mars est observé. Pendant dix ans, avec patience, Kepler essaya toute une série de combinaisons et les rejeta les unes après les autres car leurs résultats restaient en désaccord avec les observations de Tycho Brahe. Kepler finit par conclure qu'aucune composition de cercles n'était satisfaisante, et rechercha d'autres figures géométriques. En 1609, enfin, Kepler s'aperçut que l'on pouvait expliquer les observations en substituant aux dix-huit hypothèses précédentes qui avaient échoué une dix-neuvième qui admettait que chaque planète se déplace sur une orbite non pas circulaire mais elliptique, dont le Soleil occupe un des foyers, et que leur vitesse est variable mais régie par une loi simple. L'énoncé des deux lois de Kepler qui gouvernent le mouvement des planètes est considéré par les physiciens modernes comme l'un des plus grands accomplissements de la science de tous les temps. L'accord quasi parfait entre ces lois et les observations leva chez les astronomes les dernières hésitations sur la validité de l'univers héliocentrique proposé par Copernic. La solution de ce problème ouvrit la voie à la physique et à la mécanique moderne.

Pour Kepler, l'universalité des lois qui régissent les mouvements planétaires montre que ces mouvements ont une même cause agissant sur eux de la même façon. Comme la vitesse des planètes en tous les points de leur orbite est liée à la distance entre la planète et le Soleil, cela suggère l'existence d'une force émise par le Soleil. Ce concept de force agissant à distance est d'une extrême originalité. Il a sans doute été suggéré par le magnétisme. En effet, au même moment, en 1602, William Gilbert (1544-1603) vient de décrire le magnétisme et l'action à distance d'un aimant sur un barreau aimanté. La Terre apparaît comme un grand aimant qui agit sur les boussoles. Kepler se demande si la force qui anime le mouvement des planètes n'est pas du même ordre. L'attraction entre la Terre et la Lune, ou entre le Soleil et une planète, apparaît voisine de la force qui attire les « graves » vers la Terre. Certes, Kepler se trompe sur la relation et croit que la force est proportionnelle à l'inverse de la distance, alors que Newton montrera qu'elle est proportionnelle à l'inverse du carré de la distance. Mais Kepler unifie déjà la physique des astres et celle de la Terre. Kepler, au sommet de son œuvre, écrit : « La nature est simple, elle est aussi complexe. Et sa simplicité ne doit pas être mesurée à ce que nous en pensons mais à ce qu'elle est en elle-même [1] ».

L'œuvre de Kepler est remarquable à de nombreux points de vue : persévérance, conviction que le monde est régi par des lois mathématiques simples, foi indestructible en la capacité de l'esprit humain à découvrir cette « harmonie » universelle qui se cache derrière les apparences. Son succès total contribuera à inspirer confiance en la science naissante. Il incarne, après vingt siècles, le triomphe de l'esprit de Pythagore, la vision d'un univers soumis à une harmonie mathématique. Dès les débuts de la science, Kepler illustre le caractère constamment perfectible des théories scientifiques ; en substituant une ellipse à un cercle pour l'orbite des planètes, Kepler ne contredit pas Copernic, il couronne son œuvre. Einstein commentant l'œuvre de Kepler écrit : « Il semble que la raison humaine soit tenue de construire, tout d'abord indépendamment du réel, les formes avant de pouvoir en démontrer l'existence dans la nature. Il ressort étonnamment bien des travaux auxquels Kepler a consacré sa vie que la connaissance ne peut pas dériver de l'expérience seule et qu'il lui faut la comparaison de ce que l'esprit humain a conçu avec ce qu'il a observé. » Il est symbolique que le couronnement des travaux de Kepler, la publication des *Tables rodolphines,* se fasse l'année où Harvey découvre la circulation du sang. La démarche de Kepler correspond à celle du médecin au moment où il identifie une nouvelle maladie ou à celui où il pose un diagnostic. Admirable unicité de la pensée rationnelle.

Kepler avait achevé et magnifié l'œuvre de Copernic, Galileo Galilei, dit Galilée, (1564-1642) va lui donner une dimension supplémentaire. Il est le fils d'un musicien, Vincent, qui dans un livre sur l'harmonie musicale publié en 1581, écrit : « Il m'apparaît clairement que ceux qui, tout en recherchant une preuve, dans quelque domaine que ce soit, s'appuient purement et simplement sur le

---

1. Cité par J. Blamont, *op. cit.*

poids de l'autorité, sans se préoccuper d'aller chercher des éléments pour l'étayer, se comportent de façon totalement absurde. Au contraire je souhaite qu'on me permette de poser librement mes questions et d'y apporter des réponses, sans faire d'allégeance d'aucune sorte, comme font ceux qui recherchent véritablement la vérité [1]. » Cette profession de foi mériterait, aujourd'hui encore, d'être inscrite sur le fronton des facultés de médecine et a sans doute inspiré Galilée. Galilée est un théoricien mais c'est aussi un ingénieur, un expérimentateur de génie (le premier de l'histoire des sciences à avoir confronté concepts et résultats expérimentaux), qui passe sa vie à perfectionner les instruments ou à en inventer. Son invention la plus célèbre est, en 1609, celle de la lunette astronomique. Sans établir la théorie de la lunette, il perfectionnera par tâtonnements un appareil médiocre qui donnait un grossissement de 2 pour atteindre un grossissement de 20. Dès lors, en accroissant considérablement les possibilités d'observation du ciel, la lunette rend caduque la vision du ciel de Ptolémée et apporte de nombreuses données en faveur des thèses coperniciennes telles que les phases de Vénus, et surtout le nombre prodigieux d'étoiles dans le ciel. La première publication scientifique de Galilée, en 1610, le *Sidereus Nuncius* (*Le Message du ciel*), fit l'effet d'un coup de tonnerre : c'était un nouveau monde céleste qui était découvert. Galilée apparaissait comme un nouveau Christophe Colomb. L'existence de lunes tournant autour de Jupiter démontrait que la Terre n'était pas le centre des mouvements cosmiques. Les montagnes de la Lune prouvaient que les astres n'étaient pas des sphères parfaites. Enfin, les étoiles invisibles à l'œil nu attestaient par leur présence que l'univers n'était pas construit autour de l'homme. Avec la lunette l'honnête homme du XVIIe siècle, même s'il n'a que de vagues notions d'astronomie, sait que l'univers ne correspond pas à l'image naïve que lui fournissent ses sens.

La lunette convainc les contemporains de Galilée qu'il existe, derrière les apparences plus ou moins trompeuses fournies par les sens, une réalité à laquelle on peut avoir accès à condition de disposer des outils instrumentaux et intellectuels adéquats. Galilée devient en quelques semaines l'homme le plus célèbre d'Italie. Paradoxalement, la découverte de la lunette accentue l'opposition de l'Église

---

1. *Ibid.*

envers Copernic et Galilée. On ne peut plus considérer le système de Copernic comme un artifice mathématique utile pour calculer la position des planètes. C'est la cosmologie de Ptolémée qui s'effondre et avec elle la cohérence des connaissances avec la Bible. Il n'est que de lire Pascal pour mesurer le trouble intellectuel provoqué par cette nouvelle vision du monde, le vide infini de l'univers.

Mais la grandeur de l'œuvre de Galilée est surtout liée à ses études sur le mouvement constamment accéléré des corps qui tombent ; il y montre ses qualités d'expérimentateur capable d'identifier les impedimenta qui introduisent des erreurs dans les résultats (par exemple la résistance de l'air, la difficulté de la mesure précise du temps au cours de la chute d'un objet), et il trouve des solutions pour y échapper. Mais c'est en même temps un visionnaire qui reste inspiré par les idées de Pythagore et de Platon sur la valeur du nombre. Il écrit dans *Il Saggiatore (L'Essayeur)* : « La philosophie est écrite dans ce grand livre de l'univers, qui demeure constamment ouvert, devant notre regard admiratif et étonné. Mais *on ne peut comprendre ce livre que si on apprend d'abord le langage et l'alphabet dans lequel il a été rédigé. Il est écrit dans le langage des mathématiques.* [...] Sans elles nous serions condamnés à errer dans un noir labyrinthe. » Avec Galilée la physique sort enfin de l'ère du qualitatif pour entrer dans celle du quantitatif. Il faudra attendre les XIXe et XXe siècles pour y parvenir en médecine. Pour Galilée la physique est mathématique : les conclusions des raisonnements ne s'apprécient plus à partir d'évidences logiques, mais par comparaison avec les résultats des mesures. Corrélativement, les hypothèses doivent être choisies de façon à pouvoir être infirmées ou confirmées par l'expérience. Le langage mathématique exige des mesures précises se prêtant à des calculs et à des hypothèses chiffrées.

Comme nous l'avons vu, une objection contre le système copernicien était que, si la Terre tourne, un objet lâché du haut d'une tour devrait tomber à une certaine distance d'elle. De même, il fallait expliquer pourquoi une flèche tirée verticalement vers le haut retombe à son point de départ comme si la Terre était restée immobile. Les scolastiques, vers la fin du XIVe siècle, s'étaient attachés à la réfutation de cet argument et ils avaient montré que d'autres interprétations étaient possibles. L'une d'elles utilise le concept d'*impetus,* que l'on pourrait traduire par élan ou impulsion. Comme l'écrit Buridan, « c'est par cet *impetus* que la pierre est mue après que le lanceur a cessé de la mouvoir. Mais cet *impetus* est continuellement diminué par l'air qui résiste et par la pesanteur de la pierre qui l'incline dans une direction contraire à celle dans laquelle l'*impetus* était naturellement prédisposé à la mouvoir ». C'est pourquoi la pierre tombe. Cette explication qualitative est logique mais elle ne mène à rien car elle reste rhétorique.

Néanmoins, ces textes montrent qu'il ne faut pas minimiser le rôle de la scolastique médiévale dans la naissance de la science. Certes la réflexion scolastique est inefficace car elle ne débouche sur aucune conclusion, mais elle a assimilé la tradition antique et en a découvert les insuffisances. On trouve chez les grands scolastiques, comme Buridan, une confiance illimitée dans la capacité qu'a la raison humaine d'expliquer les phénomènes naturels. T. Kuhn cite cette phrase de Whitehead : « La foi dans les possibilités de la science, engendrée antérieurement au développement de la théorie scientifique moderne, est un dérivé inconscient de la théologie médiévale [1]. »

Dans ses écrits, notamment dans le *Dialogue sur les deux principaux systèmes du monde* (1632), Galilée va plus loin. Quand il argumente en faveur des thèses de Copernic, il jette les bases de la mécanique et de la physique moderne. D'abord il s'élève en faux contre l'affirmation, reprise depuis Aristote, selon laquelle tout mouvement nécessite une cause. Pour répondre à l'argument de la pierre jetée du haut d'une tour, il imagine et décrit la chute d'une pierre jetée du haut du mât d'un navire se déplaçant en ligne droite avec une vitesse constante. L'avantage de cet exemple est qu'il peut être soumis à vérification expérimentale ; on arrive ainsi à une démarche véritablement scientifique. Pour dépasser l'explication purement verbale, de type aristotélicien, il fallait approfondir et clarifier le concept d'*impetus*. De 1604 à 1639 Galilée s'attelle à cette tâche. Il nous est difficile, aujourd'hui, de mesurer l'extrême difficulté de cette entreprise où tout est à créer. Comment définir un corps en mouvement ? Tout s'entremêle, sa vitesse qui varie constamment, la distance qu'il parcourt, le temps qu'il met à la parcourir, la force qu'il acquiert ou qui s'épuise. Comment mesurer ces grandeurs et, d'abord, comment les définir, les lier entre elles ?

Prenons par exemple la notion de vitesse. Elle semble évidente à

---

1. T. Kuhn, *op. cit.*

Les chemins d'Esculape

tous ceux qui, dans une automobile, guettent sur le cadran la vitesse instantanée qu'indique l'aiguille du compteur. Mais, au Moyen Age, la vitesse est le rapport entre la distance parcourue et le temps mis à la parcourir. Pour connaître une vitesse il faut mesurer un espace et un temps ; certes le penseur scolastique sait que le mouvement d'une pierre qui tombe n'est pas uniforme, que la vitesse augmente constamment. Mais il ne sait pas mesurer cette variation, faute de concepts clairs. D'ailleurs il s'intéresse plus aux « causes » du mouvement qu'à sa description.

Galilée comprend qu'il ne faut pas rechercher les causes mais la loi qui régit le mouvement, c'est-à-dire la variation de vitesse. Il a le génie de substituer à la question « pourquoi », insoluble avec les moyens dont il dispose, la question « comment », à laquelle il peut répondre et qui constitue la première étape. Quand Claude Bernard proclamera deux siècles plus tard que « c'était faire fausse route et perdre son temps que chercher à pénétrer les causes premières », et que Pasteur écrira : « Nous ne pouvons constater que des corrélations », ils paraphraseront Galilée. Mais que de préventions les biologistes et les médecins auront dû vaincre pour arriver à cette conclusion ! Ils n'auraient certainement pas pu y parvenir sans le modèle que leur a donné la physique.

Pour analyser ce « comment », Galilée doit d'abord définir la vitesse du corps en un point et trouver un moyen de la mesurer. Il s'aperçoit d'abord qu'il existe une relation entre la vitesse instantanée d'un corps et sa force de percussion. Puis il a l'idée géniale d'utiliser un plan incliné. En 1608, il mesure la vitesse instantanée en laissant, après le plan incliné, la boule rouler sur un plan horizontal ; sa vitesse sur ce plan (que l'on peut mesurer) est égale à celle acquise par la boule au bas du plan incliné. On peut dès lors établir que la vitesse instantanée, ou la force de percussion qui lui est liée, ne dépend pas de la distance parcourue, ni du temps mis à la parcourir, mais simplement de la hauteur de la chute [1].

L'étude de la variation de la vitesse au cours de la chute conduit

---

1. Comme le dit Galilée, « les degrés de vitesse qu'un même mobile acquiert sur des plans différemment inclinés, sont égaux pourvu que les hauteurs de ces plans soient égales ». Ses expériences avec un pendule permettent d'éliminer les frottements et d'augmenter la précision en observant plusieurs passages. Elles confirment que l'*impetus* ne dépend pas de la longueur de la trajectoire ni du temps, mais de la hauteur de la chute.

à la notion d'accélération. A la notion de force issue de l'effort musculaire se substitue un vecteur mathématique. Plus tard, Newton substituera à la notion d'inertie celle de masse. On a remplacé des mots par des grandeurs mesurables dont on peut suivre les variations. La physique est née.

En l'absence de frottement, la vitesse de la boule sur un plan horizontal est constante. Pour Galilée, un objet en mouvement, quand il n'est soumis à aucune force, se déplace indéfiniment sur un cercle autour de la Terre. La chute de la pierre du haut du mât est la résultante d'un mouvement horizontal de vitesse constante et d'une composante verticale, due à l'action de la pesanteur [1].

Galilée n'a sans doute effectué qu'un petit nombre d'expériences, au sens moderne de ce terme, mais il a longuement médité sur les observations que lui et d'autres avaient faites et en a interprété les résultats par des lois simples. Depuis deux mille ans les philosophes discutaient pour savoir si oui ou non des lois mathématiques régissaient les phénomènes physiques, selon le modèle platonicien mais contre l'opinion d'Aristote. Galilée, comme beaucoup d'ingénieurs de la Renaissance, en particulier Léonard de Vinci, était convaincu de l'existence de lois mathématiques. Il avait été marqué par Platon et Pythagore. Mais il franchit un pas décisif en ne se contentant pas de proposer des lois, mais en vérifiant leur accord avec les faits. Ce qu'avaient fait Copernic et Kepler pour le mouvement des astres, il le fait pour la chute des corps. De plus il applique la physique à l'astronomie, parachevant l'œuvre de Copernic. Il serait passionnant de comprendre comment Galilée raisonne. On n'a, à cet égard, que des données indirectes puisqu'il présente dans ses livres les résultats sans expliquer comment il y est parvenu. On sait qu'il utilise le *regressus* de la scolastique mais en y introduisant les faits expérimentaux, ce qui est une innovation majeure.

---

1. Il est donc normal que la pierre tombe au pied du mât. De façon plus générale, la trajectoire d'un projectile est la résultante de l'action sur la direction initiale de la pesanteur qui soumet le projectile à une accélération constante vers le bas. Un corps lancé décrit une parabole, car la composition entre ces deux mouvements a pour résultante la trajectoire observée. On peut dès lors analyser quantitativement, donc prévoir, le mouvement d'un projectile. Galilée aboutit au concept de quantité de mouvement et montre que le poids d'un corps en chute libre impose à ce corps un accroissement égal de quantité de mouvement pendant des intervalles de temps égaux ; il établit la relation quantitative entre le temps de chute, la distance parcourue et la vitesse.

Ce *regressus* est très voisin du raisonnement du médecin. L'examen du malade suggère un diagnostic. Dans la deuxième étape on passe en revue toutes les autres maladies susceptibles de donner ces mêmes symptômes (diagnostic différentiel). Dans la troisième on pose le diagnostic ainsi établi par élimination. On connaît en médecine la fécondité, mais aussi les limites d'une telle approche qui donne une probabilité mais non une certitude.

Galilée est le père de la méthode expérimentale. Celle-ci est exposée aux impedimenta terrestres auxquels l'astronomie échappe puisque les astres se meuvent dans le vide. Un effort énorme doit être fait pour contourner ces sources d'erreur ou pour limiter leurs conséquences. Observation et établissement d'une relation, en tenant compte de la précision des mesures et en tentant de l'augmenter, puis conceptualisation, c'est-à-dire énoncé d'une loi, et enfin vérification de cette dernière : la méthode de la science expérimentale est née. Selon les disciplines, le rôle soit de l'observation et de l'expérience, soit de la conceptualisation et de l'hypothèse avec éventuellement une modélisation mathématique sera plus ou moins important ; les trois étapes sont indispensables, même si elles ne sont pas toujours suffisantes. Le mérite de Galilée est d'en avoir donné une illustration qui domine, en l'inaugurant, l'histoire des sciences expérimentales.

Comme Copernic est le père de l'astronomie moderne, Galilée est celui de la physique. Galilée se trouve dans la filiation de Copernic et il serait vain de rechercher lequel des deux est le fondateur de la science moderne. Tous deux ont été élevés dans la scolastique et la philosophie platonicienne, mais tous deux ont su s'en dégager.

Il est impossible de parler de Galilée sans mentionner son procès. Plus Galilée devient illustre, plus sa défense des thèses coperniciennes devient insupportable au Saint-Office qui lutte pour maintenir l'intégralité du dogme, donc l'interprétation littérale de l'Ancien Testament. Galilée en 1633 comparaît devant le Saint-Office pour s'expliquer sur son livre. Celui-ci est mis à l'Index ; menacé du bûcher, Galilée doit abjurer. Ce procès eut un énorme retentissement. Descartes, par exemple, prend peur et écrit en 1634, dans une lettre à son ami le père Mersenne : « Vous savez sans doute que Galilée a été repris depuis peu par les Inquisiteurs de la foi. [...] Or je vous dirais que toutes les choses que j'expliquais en mon traité [...] quoique je pensasse qu'elles fussent appuyées sur des

Les origines du raisonnement médical

démonstrations très certaines [...] je ne voudrais pour rien au monde les soutenir contre l'autorité de l'Église. » Une chape de plomb s'abat sur les pays du sud de l'Europe. La science n'y progresse plus. Cependant Galilée a plié mais n'est pas rompu. Il publiera son chef-d'œuvre, *Discours et démonstrations mathématiques concernant deux nouvelles sciences...*, en 1638, mais chez Elzevier à Leyde. Laissons à Pascal la conclusion : « Ce fut en vain que vous obtîntes contre Galilée un décret de Rome qui condamnait son opinion touchant le mouvement de la Terre. Ce ne sera pas cela qui prouvera qu'elle demeure en repos [1]. »

DESCARTES ET NEWTON : LE TRIOMPHE DE LA PHYSIQUE

Après Galilée l'histoire s'accélère. Un problème capital restait à résoudre : quelle est la force qui fait mouvoir les astres et détermine l'ellipse que les planètes décrivent autour du Soleil ?

René Descartes (1596-1650), né trente ans après Galilée, partage sa foi en la capacité de l'esprit humain à découvrir les lois qui régissent l'univers. Il a été élevé par les jésuites, dans le culte des mathématiques. Dès 1619 il a l'ambition, à lui seul, de reconstruire la science entière et il rejette tous ses prédécesseurs. Il raisonne en mathématicien. Comme il l'écrit, « ces longues chaînes de raisons toutes simples et faciles dont les géomètres ont coutume de se servir pour parvenir à leurs plus difficiles démonstrations m'avaient donné l'occasion de m'imaginer que toutes les choses qui peuvent tomber sous la connaissance des hommes s'entresuivent de la même façon [2]... ». En 1632 il introduit la notion de coordonnées et crée la géométrie analytique : toute courbe peut être représentée par une équation ; c'est un progrès gigantesque, l'un des plus grands jamais accomplis en mathématique. Pour lui les qualités secondes des phénomènes observés paraissent confuses parce qu'elles ne se prêtent pas à un traitement mathématique. « Il n'est pas nécessaire que le monde extérieur soit semblable en quoi que ce soit au monde que

1. Pascal, *Provinciales*, 1657.
2. Cité par J. Blamont, *op. cit.*

nos sens nous révèlent. Les sens révèlent un monde de qualités. La raison nous dit que seule la quantité existe [1]. »

Descartes proclame que les mêmes lois s'appliquent aux corps terrestres et célestes. Il cherche par le raisonnement à découvrir celles-ci. Sa vision exprimée dans les *Principes de philosophie*, paru en 1644, dominera une grande partie de la science pendant près d'un siècle. Une de ses contributions majeures est l'énoncé de la loi du mouvement : un corpuscule au repos dans le vide reste au repos, un corpuscule en mouvement, à moins d'être dévié par un autre corpuscule, continue à se mouvoir avec la même vitesse, en ligne droite et non pas, comme le croyait Galilée, en décrivant une orbite circulaire. Pour Descartes le mouvement rectiligne uniforme équivaut au repos. Le mouvement d'Aristote exigeait une cause pour l'entretenir, celui de Descartes se maintient par lui-même. Newton écrira en 1666 que l'axiome de base est le principe d'inertie de Descartes et il le recopie dans ses notes. Pour Descartes un mouvement circulaire nécessite l'existence d'une force constante maintenant le corps sur le cercle.

Isaac Newton (1642-1727) est initialement guidé par l'idée de Descartes selon laquelle un même mécanisme régit les mouvements des corps célestes et terrestres, et il aboutit à la conclusion que la force qui tire les planètes vers le Soleil est la même attraction gravitationnelle (ou pesanteur) que celle qui cause la chute des pierres ou des pommes. En 1666, âgé de 24 ans, inspiré par Descartes, il établit l'équation de la force centrifuge. L'ayant obtenue, il veut l'appliquer aux mouvements de la Terre. Une des objections opposées à la rotation terrestre est qu'en raison des forces centrifuges celle-ci projetterait des corps en l'air, comme une fronde. Galilée avait déjà répondu que les corps ne s'envolent pas en raison de la pesanteur. Newton calcule le rapport de la gravité à la force centrifuge et trouve qu'il est très grand. Il a alors le génie de vouloir appliquer ce raisonnement aux astres. La Lune tournant autour de la Terre subit une force centrifuge, elle devrait donc s'échapper, à moins qu'elle ne soit soumise à une force d'attraction équilibrant exactement la force centrifuge. Newton fait le calcul en prenant la

---

1. Descartes, *Méditations*.

force de pesanteur mesurée à la surface du globe grâce aux pendules. Pour faire le calcul de la pesanteur au niveau de la Lune il faut connaître la distance Terre-Lune et le rayon de la Terre. Il utilise le rayon de la Terre admis alors et trouve un écart de 15 % entre force de pesanteur et force centrifuge. Cet écart est trop grand pour être acceptable. Newton renonce. Il se consacre à d'autres recherches en alchimie, en théologie, écrit un traité d'optique et invente le calcul infinitésimal.

En 1682 l'observation d'une nouvelle comète par Edmond Halley ramène Newton vers l'astronomie. La comète a une trajectoire elliptique. Comment expliquer cette observation ? A ce moment, Newton, qui a longuement médité sur la mécanique, a déjà rejeté les conceptions traditionnelles et celles de Descartes sur l'espace et le mouvement ; il abandonne l'idée d'une pression directe par des tourbillons de l'éther sur les astres et la remplace par l'idée d'une attraction. Il vit hagard pendant quatre ans, obsédé par sa méditation, indifférent à ce qui l'entoure. C'est la période pendant laquelle sa capacité de conceptualisation et sa virtuosité mathématique sont à leur apogée. Newton a plusieurs traits de génie. Tout d'abord il se libère du concept d'*impetus* encore partiellement présent chez Galilée et parvient aux concepts modernes de masse (ou d'inertie) et de force. Il écrit dans les *Principia* (1687) : « La caractéristique inhérente, innée et essentielle d'un corps est le pouvoir par lequel il persévère dans un état de repos ou de mouvement rectiligne uniforme et est proportionnelle à la quantité de corps. » Grâce à cette définition le principe cartésien du mouvement rectiligne uniforme a atteint le niveau de précision qui le rend opérationnel car la masse et l'inertie deviennent des concepts précis. Newton sépare la masse, propriété d'un objet, du poids qui est le produit de la masse par la pesanteur et qui peut donc varier. La pesanteur est une force, et de cette expression vague qui évoque un effort musculaire, il fait un concept précis : c'est le principe actif qui détermine un changement de vitesse. Fini le concept de force interne, d'*impetus*, d'élan d'un mobile. Toute force est externe et s'exerce sur la masse d'un corps. Tous les corps possèdent une résistance à l'accélération qui est liée à leur masse [1]. Ensuite il démontre mathématiquement que, quand un objet est soumis à une force qui décroît en fonction de l'inverse

---

1. La masse est le rapport entre la force et l'accélération.

du carré de la distance, il décrit une orbite elliptique. Les lois de Kepler sont retrouvées et leur fondement théorique construit sur ce roc.

Newton reprend le calcul qu'il avait déjà fait en 1666. Il explique le mouvement de la Lune par une force centripète attirant la Lune vers la Terre et venant équilibrer sa tendance au mouvement rectiligne uniforme qu'il aurait en l'absence de la force centripète. L'orbite est le lieu où ces forces s'équilibrent. Les concepts étant clairs, c'est alors un jeu d'enfant d'effectuer le calcul en prenant une valeur plus précise (qui vient d'être établie par l'Observatoire de Paris) pour le rayon terrestre. L'accord est parfait : « Mes calculs révèlent que la force centripète qui retient la Lune sur son orbite est à la force de gravité à la surface de la Terre presque exactement comme l'inverse du carré de la distance à la surface de la Terre. »

Le cercle est bouclé. La vision du monde est changée, les concepts essentiels sont libérés des présupposés anthropomorphiques, et des impressions fournies par les sens. Ils sont aptes à la quantification. Le long effort de conceptualisation et d'abstraction initié un siècle et demi auparavant est arrivé à son terme. Les *Principia (Principes mathématiques de la philosophie naturelle)* débutent par les quatre règles qu'énonce Newton :

— la nature est simple ;

— les mêmes causes produisent les mêmes effets ;

— les qualités qui appartiennent à tous les corps dans les limites de l'expérience doivent être considérées comme les qualités universelles de tous les corps ;

— les résultats de l'induction expérimentale doivent être tenus pour vrais jusqu'à ce que l'on découvre d'autres phénomènes qui permettent de les compléter ou de les modifier.

Trois siècles plus tard, l'homme ira sur la Lune grâce à Newton et à Einstein, sur la base de ces principes demeurés intangibles. Newton dit encore : « Tout ce qui ne se déduit point des phénomènes est une hypothèse et les hypothèses, soit métaphysiques, soit physiques, soit mécaniques, soit celles des qualités occultes, ne doivent pas être reçues dans la philosophie expérimentale. »

Newton montre que les phénomènes célestes s'expliquent par la force de gravité ; certes, il n'a pu découvrir la cause de ces propriétés de gravité et ne propose aucune hypothèse mais, dit-il : « Il nous suffit que la gravité existe réellement et agisse selon les lois que nous avons exposées et rende compte de tous les mouvements des corps célestes et de la mer. » Il n'y a rien à ajouter, la science est devenue adulte. Cette même loi de l'inverse carré explique tout : les mouvements des planètes autour du Soleil, ceux de la Lune autour de la Terre, les marées et la chute des corps sur Terre.

Après Newton il devient évident que le nombre et la mesure doivent être utilisés pour l'explication des phénomènes physiques. Ce triomphe éclatant d'une science quantitative fondée sur l'observation et l'expérience est l'aboutissement de l'épopée ouverte par Copernic un siècle et demi auparavant. En cent quarante ans le chemin parcouru est gigantesque. Dans la première moitié du XVIe siècle, si une fumée s'élève dans l'atmosphère, c'est parce que sa nature l'attire vers le haut. Les astres tournent parce qu'ils sont fixés sur une sphère de cristal qui tourne. Au cours du XVIe siècle se développe une démarche scientifique. De Copernic à Galilée et Newton elle démontre sa puissance et, dès le milieu du XVIIe siècle, on ne peut plus aborder l'étude d'un phénomène naturel sans y avoir recours. *La pensée occidentale est née. La médecine moderne sera une de ses filles.*

Quelles conclusions peut-on tirer de cette prodigieuse entreprise ? D'abord elle n'a pu débuter que grâce à l'« admirable conjoncture » de la foi en l'homme et dans le progrès qui est la conséquence de la redécouverte des penseurs antiques et de la réussite des grands voyages, eux-mêmes rendus possibles par l'apparition d'une communauté intellectuelle au sein de laquelle, depuis la naissance de l'imprimerie, les idées et les connaissances se répandent rapidement. Ces hommes hardis et entreprenants sont mus par le désir non seulement de comprendre mais d'agir. Après la découverte du Nouveau Monde et la Réforme ils supportent mal le joug des idées reçues et l'argument d'autorité.

Francis Bacon (1561-1626) personnifie bien ce courant. Homme d'État influent, il proclame la nécessité pour la science de se développer librement sans être bridée par les traditions. Il critique sans relâche Aristote qui, dit-il, « n'effectue pas les expériences afin de proposer des axiomes corrects, mais qui bâtit un système en ne suivant que son raisonnement et ensuite manipule les faits pour que ceux-ci soient en accord avec son opinion ». Le savoir, dit Bacon, doit être fondé sur des faits et des expériences. « L'abeille tire la matière première des fleurs des champs, puis par un art qui lui est propre elle la travaille et la digère. » « Il est fatigant et honteux d'avoir à employer tant de paroles pour réfuter des arguments aussi puérils que ceux dont Aristote se gave », dit Galilée [1]. Mais jusqu'au XVIIIe siècle les universités continuent à fonder leur enseignement sur Aristote et restent fascinées par la pâle lumière de cet astre mort.

Ainsi, la querelle des Anciens et des Modernes commence dès le début du XVIIe siècle et avant même les travaux de Kepler et Galilée des penseurs avaient déjà analysé ce qui fait l'essence de la démarche scientifique : le doute créateur, l'impérative nécessité d'observer les faits et de les prendre comme point de départ à tout raisonnement.

Le lien entre le progrès scientifique, le commerce international, la confrontation des cultures, la liberté intellectuelle et la capacité d'innovation n'a peut-être jamais été aussi bien mis en évidence que pendant ces deux siècles où naît la science. Cependant les progrès ne sont le fait que d'une poignée d'hommes. Certes, à côté des génies qui dominent cette période comme Copernic, Kepler, Galilée, Descartes et Newton, il faudrait citer une vingtaine d'autres noms qui ont contribué au progrès ; mais la science reste l'œuvre d'un cercle très restreint.

La France est, au XVIIe siècle, handicapée par la Contre-Réforme. Descartes s'exilera volontairement ; pour éviter des ennuis il fera éditer ses écrits en Hollande, ses livres resteront à l'Index pendant plus d'un siècle et l'enseignement de ses idées interdit dans l'université de Paris à partir de 1671. Mais, grâce au gallicanisme et à la volonté de Colbert de développer la marine, donc l'astronomie, une vie scientifique y persiste. Après la mort de Colbert en 1683 et la révocation de l'édit de Nantes, les attitudes se durcissent à nouveau, mais il y a alors trop de gens cultivés, férus de mathématiques et d'astronomie, amoureux du progrès, pour que cette situation soit

---

[1]. En 1618 le jeune duc Virginio Cesarini, converti par une expérience de Galilée à laquelle il avait assisté, lui demande d'enseigner « une logique plus sûre, dont les syllogismes, fondés sur les expériences naturelles et sur les démonstrations mathématiques, n'ouvriraient pas moins l'esprit à la connaissance de la vérité de ce fait qu'elles fermeraient la bouche à certains philosophes emplis de vanité et endurcis, dont la science était opinion et, qui pis est, celle des autres et non la leur » (cité par P. Redondi dans *Galilée hérétique*, Gallimard, 1985).

durable. L'Académie des sciences, créée en 1666, représente, face à l'université, bastion du conservatisme aristotélicien, le corps qui prépare l'essor du xviiie siècle ; après la mort de Louis XIV le siècle des Lumières sera français.

En outre, chacun des pères fondateurs, malgré son génie, fait de nombreuses erreurs et reste en partie prisonnier de ce qu'il a appris pendant sa formation. Copernic ne remet pas en cause la physique d'Aristote et garde ce qu'il peut garder de Ptolémée. Tycho Brahe introduit en astronomie la notion d'erreur et de précision des mesures, mais le système qu'il bâtit est incohérent car il veut laisser la Terre immobile alors qu'il fait tourner les autres planètes autour du Soleil. Galilée reste imprégné par l'esprit scolastique et la logique d'Aristote dans lesquels il a été élevé. Son raisonnement sur les marées, par exemple, est en opposition avec les données d'observation qu'il néglige délibérément. Newton, de son côté, croit en l'alchimie, tente d'estimer la date du Jugement dernier. Un génie, si grand soit-il, n'apporte qu'un nombre limité de concepts nouveaux. Ce qui fait la force de la science est que les acquis s'additionnent.

Si les innovations sont lentes à percer, c'est sans doute aussi à cause du système d'éducation. L'esprit n'est malléable que pendant la jeunesse [1]. L'avenir dépend donc de l'enseignement. L'explosion de la science au début du xviie siècle est l'œuvre d'une génération qui a été formée dans les collèges jésuites — Galilée, Descartes ou Mersenne —, à un moment où les mathématiques sont la science reine, où priorité est donnée à Platon sur Aristote et où la conviction d'une harmonie mathématique du monde a le pas sur la logique aristotélicienne.

Copernic a 19 ans au moment de la découverte des Amériques : il en sera marqué à vie ; entre la publication du *De revolutionibus* en 1543 et l'acceptation définitive de son système grâce à Kepler et Galilée, il s'écoule environ soixante-dix ans. Il s'en écoulera autant avant que l'œuvre de Newton ne couronne l'édifice et que la science entre dans sa maturité. Il faut laisser aux générations le temps de se renouveler, mais encore faut-il que l'enseignement ait préparé les jeunes à assimiler les idées nouvelles.

---

1. A un journaliste qui l'interrogeait sur l'hostilité que rencontrait la théorie des quanta, Planck, un des fondateurs de la physique moderne, déclarait que ces critiques disparaitraient avec le temps. • Comment, dit le journaliste, vous espérez convaincre vos contradicteurs ? — Non, répondit Planck, mais ils mourront. •

Les chemins d'Esculape

Sur le plan épistémologique, l'acquis essentiel de cette période est d'avoir substitué à une réflexion sur le monde tel qu'il apparaît à partir des données immédiates des sens un modèle schématique, ne retenant que l'essentiel, issu du réel mais sur lequel on peut raisonner logiquement car les impressions fournies par les sens ont été triées, apurées, quantifiées. C'est ainsi qu'est née la mécanique rationnelle. Et c'est quand, au XIXe siècle, ce même processus de modélisation, basé sur l'expérience ou l'observation, s'imposera en biologie et en médecine que des progrès décisifs pourront être faits.

Il reste à se demander pourquoi l'étude de la mécanique céleste a été le point de départ de la science. Sans doute parce que les astres se déplacent dans le vide et réalisent en quelque sorte les conditions d'une expérience mécanique idéale, sans résistance ni frottement. Pour redescendre sur terre il fallait apprendre à surmonter les difficultés d'une expérimentation.

DE L'ÉPANOUISSEMENT DE LA SCIENCE
À LA NAISSANCE DE LA MÉDECINE

C'est sur cette toile de fond qu'il faut maintenant examiner la naissance, avec un long retard sur la physique, de la biologie et de la médecine. Appliquer à celle-ci la méthode qui a si bien réussi en astronomie et en physique exposait à de nombreuses difficultés. Pour y parvenir, un long chemin devra être parcouru. En 1530, sous la pression de l'esprit nouveau de la Renaissance, des prouesses des grands voyages, Fracastoro, le médecin italien qui le premier introduisit la notion de contagion dans la propagation des maladies infectieuses, écrit en introduction à son poème sur la syphilis : « Bien que la tempête fasse rage et que la conjonction des astres soit mauvaise, nous ne sommes pas privés de clémence divine. Si ce siècle a vu une nouvelle maladie, le ravage de la guerre, le sac des villes, les inondations et les famines, il a été aussi celui où l'on a navigué sur des océans ignorés des Anciens avant de dépasser les limites du monde jusqu'alors connu, il est celui de la découverte et de l'homme... » La hardiesse du médecin du XVIe siècle se situe dès l'origine dans la filiation de l'homme prométhéen de la Renaissance.

Les origines du raisonnement médical

Les progrès ont été accomplis sous la pression des succès de la science et de l'évolution des mentalités qui en a résulté.

Dans les sciences expérimentales l'objectif est de passer d'un cas particulier, telle l'amplitude de la marée en un point des côtes, par exemple en Normandie, à une théorie générale sur les marées capable d'expliquer celles-ci aussi bien là où elles sont très grandes que là où elles sont très faibles. Ce n'est qu'après Newton qu'on y parviendra. Ce résultat était déjà extrêmement difficile à atteindre même pour des phénomènes relativement simples que l'on peut observer de façon reproductible. Pour la médecine le problème était beaucoup plus difficile car chaque malade paraît différent et l'évolution de son affection semble imprévisible. Trouver une méthodologie qui permette de passer d'une série de cas particuliers, apparemment uniques, à des règles générales demandera plusieurs siècles. Il faudra pour cela l'exemple de la science.

Mais pour accepter la validité en médecine de la méthode scientifique, il fallait faire entrer les sciences de la vie dans le cadre général des sciences naturelles, donc admettre que la vie n'est qu'un phénomène comme les autres, régi par les lois physiques et chimiques découvertes par l'étude de la matière inanimée. Renoncer à la spécificité de la vie était difficile. Xavier Bichat écrira encore en 1800 que « l'instabilité et l'irrégularité sont des caractères essentiels aux phénomènes vitaux [1] » et qu'on ne peut pas leur appliquer « le cadre rigide des relations physiques [2] ». Il partageait donc l'idée selon laquelle les lois qui régissent la matière inanimée sont différentes de celles qui s'appliquent à la vie. Ce n'est qu'au début du XIXe siècle qu'on admit que la naissance et la mort, la maladie et la santé sont des phénomènes naturels.

Il fallait aussi vaincre d'autres préventions, notamment admettre que l'homme n'est pas situé au centre d'un univers mû par des forces dont l'objet essentiel est de le punir ou le récompenser. Cette vision anthropomorphique, qui est à l'origine du concept de maladie-punition, était profondément ancrée dans les mentalités et n'a été vaincue que par la démonstration de lois indépendantes de l'homme, qui lui ôtent sa place au centre de l'univers.

---

1. *Recherches sur la vie et la mort.*
2. *Ibid.*

La méthode scientifique avait dû, pour se développer, se débarrasser du poids des Anciens, s'opposer aux traditions, et même à la Bible. Très vite elle a été encouragée à poursuivre dans cette direction car, dès le début du XVIIᵉ siècle, ses succès sont manifestes. En médecine le poids des Anciens est plus lourd encore et le traitement des maladies ne deviendra efficace que vers la fin du XVIIIᵉ siècle.

De plus, après être passé du particulier au général, il fallait, à l'exemple de la physique, franchir l'étape ultérieure : aller du qualitatif au quantitatif. Ceci a requis une méthodologie élaborée dont l'étape ultime a été, vers 1950, l'introduction de la biostatistique en médecine [1].

Après avoir accepté le raisonnement scientifique il fallait l'adapter. Une démarche scientifique comporte deux étapes distinctes. La première est l'observation, le *recueil des données*. Certes, on observe les malades depuis plusieurs millénaires et Hippocrate déjà a décrit un certain nombre de maladies, par exemple les fièvres palustres ou le cancer du sein, d'une façon qui nous semble encore excellente. Mais une observation n'est jamais indépendante des présupposés présents dans l'esprit de l'observateur. Le médecin est influencé par les idées qu'il peut avoir sur le fonctionnement d'un organisme sain ou malade. Hippocrate et René Laennec, à vingt-trois siècles d'intervalle, observent le malade avec la même minutie et les mêmes moyens, mais ils ne recherchent pas les mêmes symptômes, car Laennec sait qu'il existe des lésions viscérales et s'intéresse aux signes qui traduisent leur existence. De même, on ne regarde pas un malade du même œil selon que l'on croit que sa maladie est due à la prise de possession de son corps par un démon, ou à sa contamination par un parasite ou un microbe. Dans les deux visions il y a une même idée sous-jacente, celle de l'envahissement par un « étranger » qui est la cause du mal, mais les signes qui permettront d'identifier cet étranger diffèrent. Là encore, l'exemple de la science a été capital en enseignant que l'esprit n'est capable de voir que ce qu'il recherche.

Est-ce à dire que l'objectivité est impossible ? Il est de bon ton de le dire, mais ce sophisme ne doit pas faire illusion. Le progrès des sciences a joué un rôle essentiel en montrant que l'on peut

---

1. Voir chapitre V.

parvenir à une objectivité croissante mais que celle-ci ne s'obtient qu'au prix d'un effort considérable. Que l'on n'atteigne pas d'emblée une objectivité totale, que la description d'un phénomène soit différente selon qu'on l'observe à l'œil nu ou au microscope, que deux médecins examinant successivement le même malade ne décrivent pas exactement les mêmes signes physiques ne change en rien la notion d'objectivité qui reste un idéal vers lequel il faut tendre. La science expérimentale a enseigné le risque de la subjectivité et la nécessité de la mesure. Les médecins se sont dotés de moyens d'observation plus quantitatifs et ont appris à compléter les impressions subjectives (le malade est fatigué, son teint est cireux) par des données objectives (il a maigri de x kilos, il est essoufflé et la fréquence des mouvements respiratoires a doublé après qu'il a monté dix marches d'escalier, etc.).

Mais il ne suffit pas de prendre le pouls ou la température pour que la médecine devienne scientifique, toute l'histoire du XVIIIe siècle le montre, il fallait aussi savoir quoi quantifier et pour cela distinguer le significatif du contingent. Cela n'est possible que si le recueil des données, qui n'est que la première étape, est suivi, au terme d'un effort de réflexion, d'une *conceptualisation*. La physique est née quand Galilée, en étudiant le mouvement d'un corps, ne s'est pas contenté d'enregistrer ses positions successives mais a introduit les concepts de vitesse instantanée, d'accélération. De même en médecine, il fallait aller chercher la maladie derrière le malade. Chaque malade semble unique, ses plaintes sont confuses, les troubles qu'il présente sont voisins (fièvre, diarrhée...) mais constituent des tableaux dissemblables. Pour chercher, derrière des symptômes divers et parfois apparemment contradictoires, les signes essentiels, ceux qui traduisent le trouble spécifique qui est la cause de la maladie, il fallait postuler l'existence de maladies, ce qui ne viendra qu'assez tard dans l'histoire de la médecine, au cours du XVIIe siècle.

Cet effort pour distinguer l'essentiel de l'accessoire, pour reconnaître les lésions organiques derrière les symptômes trompeurs décrits par le malade est très proche de la démarche scientifique, tout en étant beaucoup plus complexe, aléatoire, car en science on passe du fait expérimental à une loi générale alors que le but de la médecine reste le cas individuel. Le médecin n'y parvient qu'après avoir analysé chaque malade de telle façon qu'il puisse le rattacher à une famille de patients présentant une symptomatologie voisine et donc vraisemblablement les mêmes lésions. Cette étape rappelle la démarche du botaniste observant une plante jusque-là inconnue mais que, grâce à quelques critères caractéristiques, il peut néanmoins classer au sein d'une famille de plantes qui partagent avec elle des propriétés essentielles. Le botaniste a pu le faire après que Linné eut défini les fondements d'une classification des végétaux en familles, espèces, etc. Le médecin, pour accomplir cette tâche de classification des maladies (ce qu'on appelle la nosologie), avait besoin de critères permettant de regrouper le comparable, donc d'un soubassement factuel. Il fallut longtemps pour comprendre cette exigence, puis pour y parvenir.

Enfin la méthode scientifique n'est pas seulement une approche basée sur cette objectivité rationnelle, elle est aussi associée au *réductionnisme*. Celui-ci consiste à limiter le champ d'investigation à l'étude d'un phénomène particulier, isolé, plus ou moins artificiellement, du reste du monde. L'astronomie moderne est née quand Copernic s'est donné pour objectif d'expliquer le mouvement des planètes et non celui de l'ensemble des astres. Plutôt que de remettre en question la totalité de la cosmogonie, il s'est limité à un problème déjà immense mais circonscrit. De même, on ne peut pas étudier la vie ou la cause de toutes les maladies comme on le faisait dans l'Antiquité ou au Moyen Age, périodes pendant lesquelles la maladie apparaissait comme une altération de l'ensemble de l'équilibre de l'organisme. La biologie puis la médecine sont nées quand on a isolé de l'ensemble des phénomènes un thème particulier : le mouvement du sang, la prévention de la variole ou, comme Pasteur, le mode de propagation du choléra des poules. Bref, il fallait substituer à une approche globale, totalisante, démesurément ambitieuse, des études plus restreintes dans leur objet, plus modestes et abordables avec les techniques disponibles. La médecine n'a pu naître que quand les médecins ont renoncé à construire une théorie générale expliquant tous les états morbides et se sont attachés à distinguer les maladies les unes des autres et à les étudier individuellement. Mais, inversement, l'étude empirique, attentive d'un seul malade effectuée dans un but pragmatique : le soigner, a souvent remis en cause des pans entiers de la biologie. Ce va-et-vient constant du général au particulier et du malade à la théorie physiopathologique a été rendu possible par la méthodologie scientifique, mais c'est une des caractéristiques de la médecine.

Ainsi, la méthode scientifique intervient à toutes les étapes du développement de la médecine. Mais surtout, du XVIe au XVIIIe siècle, elle a changé le regard que l'homme porte sur le monde, elle lui a peu à peu appris l'humilité (le raisonnement seul est impuissant), la confiance (grâce à l'expérience l'homme peut comprendre et maîtriser la nature) et surtout la rigueur (toute erreur dans l'observation ou l'interprétation conduit à une théorie erronée). On ne pouvait donc aborder l'histoire de la pensée médicale qu'à partir de celle de la science, et les méandres de l'histoire de la médecine ne peuvent être décryptés qu'à partir de ceux de l'histoire des mentalités.

CHAPITRE III

LES PROLOGUES À LA NAISSANCE DE LA MÉDECINE MODERNE : DE LA RENAISSANCE AU SIÈCLE DES LUMIÈRES

> *Il faut pousser une porte pour savoir qu'elle est close.*
> Montaigne, *Essais.*
>
> *Aie toujours présent à l'esprit que la nature n'est pas Dieu, qu'un homme n'est pas une machine, qu'une hypothèse n'est pas un fait.*
> Diderot,
> *Pensées sur l'interprétation de la nature.*

Le mouvement de curiosité intellectuelle, de remise en question et de rationalité qui, à la Renaissance, touche tous les aspects de la pensée, atteint aussi la médecine ; mais dans ce domaine les changements sont lents et la pratique médicale change peu jusqu'à la fin du XVIIIe siècle. Alors seulement le contraste entre l'extraordinaire puissance de la science expérimentale en physique et en chimie et l'absence d'efficacité de la médecine classique convainc certains médecins qu'il faut chercher ailleurs la voie du renouveau. Si, pendant cette longue période, les soins ne gagnent guère en efficacité, le médecin se libère lentement du joug des Anciens, la pensée devient plus ferme, le raisonnement plus rigoureux, l'observation plus précise. Le terrain se prépare pour la grande révolution médicale du début du XIXe siècle, grâce à laquelle la médecine deviendra véritablement moderne.

Dès le XVIe et le XVIIe siècle, quelques fortes individualités ouvrent des voies nouvelles et substituent au respect aveugle des Anciens une attitude plus critique : on les a appelés rénovateurs. Nous voudrions au début de ce chapitre illustrer les tendances de cette période confuse par l'évocation de quelques-uns des artisans de cette Renaissance médicale, André Vésale pour l'anatomie et Ambroise Paré pour la chirurgie, puis William Harvey avec la première grande découverte médicale, celle de la circulation sanguine. Tout au long du XVIIe siècle, d'autres médecins font des découvertes importantes, tels Malpighi ou Stensen, mais leurs travaux isolés n'ont pas d'influence sur la pratique médicale qui reste dominée par la tradition. Néanmoins, on commence à concevoir qu'il existe des maladies spécifiques et on tente de les circonscrire, de les classer, premier pas sur une voie qui mènera à la médecine clinique.

Une autre façon de raisonner, alliant à la conceptualisation une plus grande rigueur dans l'observation, s'impose graduellement du XVe siècle au siècle des Lumières. Les idées préconçues, l'obscurantisme, le respect aveugle des Anciens sont peu à peu rejetés, à l'exemple de la méthode qui a permis les progrès spectaculaires de la physique. De Fracastoro [1], qui décrit les maladies contagieuses, à Jenner, qui inventera la vaccination trois siècles plus tard, il existe un *continuum*, même si l'un appartient encore, à certains égards, au Moyen Age et si l'autre est, par sa façon de raisonner, déjà presque totalement moderne. Cette évolution, la médecine n'aurait pu l'accomplir seule. Elle est dans une large mesure le résultat d'un changement de mentalité.

Les médecins novateurs qui ont le courage d'une pensée originale, malgré ses risques, font évoluer l'attitude des cercles dirigeants mais modifient peu l'attitude de l'université qui demeure, jusqu'à la Révolution française, encore tout imbue de la pensée d'Aristote et d'Hippocrate. Jusqu'à la fin du XVIIIe siècle une majorité du public, même cultivé, croit que certaines maladies sont dues à la prise de possession de l'âme par des démons et l'exorcisme reste très répandu ; un exorciste célèbre, le père Gassner, attirera des foules à Constance jusqu'en 1779 et, en 1782, un procès pour sorcellerie, en Suisse, se termine par une exécution. Tout au long de cette période irrationalité et rationalité se côtoient même chez les meilleurs esprits, mais l'équilibre se rompt progressivement en faveur de la seconde.

---

1. Ou Fracastor, selon qu'on orthographie son nom comme on le faisait en Italie ou comme on a pris l'habitude de le faire en France.

MÉDECINS HUMANISTES ET MÉDECINS « RENAISSANTS »

Le Moyen Age se termine par une catastrophe idéologique. Les valeurs traditionnelles s'effondrent avec une brutalité qui n'est pas sans analogie avec celle observée aujourd'hui. Sur ces décombres chaque homme se sent seul devant la mort. L'humanisme représente un effort désespéré pour surmonter cette détresse. L'affaiblissement de la religion a remis l'homme au centre du monde, celui-ci doit accepter la responsabilité de son destin. Cette tendance s'exprime dans l'art mais aussi en matière de santé et l'on voit apparaître l'idée que l'homme peut, par son comportement, sa façon de vivre, agir sur sa longévité. Ainsi Luigi Cornaro (1467-1557), aristocrate vénitien, donne-t-il dans son livre *De la sobriété, conseils pour vivre longtemps,* des recettes d'hygiène de vie, permettant, dit-il, de vivre très vieux. Ce livre, publié en 1558, est un intéressant mélange de sagesse antique, de conseils de tempérance, de prescriptions diététiques dont certaines sont raisonnables et d'autres plus surprenantes : « Le vin vieux d'un an nuit à mon estomac alors que le vin nouveau lui est favorable. » Par son rejet des pratiques occultes, des élixirs de longue vie, des remèdes surnaturels et autres croyances médiévales, cet ouvrage est tout à fait dans l'esprit du temps. Cornaro a un ton déjà moderne pour affirmer que « la sobriété est la véritable mère de la santé et prolonge la vie » ; il prône le contrôle de soi, l'autosurveillance, affirme que le bon goût, la bonne odeur des aliments ne prouvent pas leur bienfaisance ; il faut choisir une nourriture conforme à son tempérament et Cornaro s'impose déjà un régime. L'homme, par sa volonté, peut s'opposer au destin, contrecarrer l'influence des astres, « l'opinion étant que les astres enclinent mais qu'ils ne forcent point ». Ce qui fait l'intérêt du livre c'est que, tout en étant profondément chrétien, Cornaro a pour préoccupation principale le présent, la vie sur terre, sa qualité, sa durée ; « on peut, dit-il, posséder le paradis sur terre » et il donne sa recette pour y parvenir.

Face à l'écroulement des valeurs de la société médiévale, l'homme de la Renaissance se raccroche aux joies terrestres, il veut profiter de la vie, refuse de vieillir et accorde une importance primordiale aux plaisirs temporels. On se tourne vers l'Antiquité, c'est-à-dire vers la civilisation qui a précédé le christianisme, pour y rechercher une autre tradition, d'autres valeurs morales, une autre inspiration. Le premier geste du mouvement humaniste est donc un pèlerinage aux sources. L'effort d'érudition se traduit en médecine par une volonté de lire dans le texte les grands maîtres : Hippocrate, Celse et Galien. Les premiers médecins humanistes, qui apparaissent d'ailleurs relativement tardivement dans l'histoire de l'humanisme, se donnent pour but de rétablir les textes anciens, en les débarrassant des ajouts ou des inexactitudes des traducteurs, notamment arabes. La première édition critique de Galien est publiée en 1525, elle est rapidement suivie d'un Hippocrate résultant d'une analyse critique des textes ayant duré quarante ans. Vésale lui-même travaillera sur une édition des œuvres complètes de Galien qui sera publiée en 1541.

A cet humanisme médical, très attaché aux maîtres anciens qui sont la référence nécessaire, s'oppose bientôt une médecine de la Renaissance, qui, elle, conteste la tradition hippocratico-galénique et passe de la critique des textes à celle des opinions. Il serait cependant faux de se représenter ces « rénovateurs » comme des « révolutionnaires » qui rejettent Hippocrate et Galien, à la façon dont les physiciens se débarrasseront d'Aristote au XVIIe siècle. Il faudra en médecine attendre la seconde moitié du XVIIIe pour y parvenir. Vésale corrige certaines erreurs de Galien mais il lui voue une grande admiration ; on dénombre dans l'œuvre d'Ambroise Paré trois cent quatre-vingt-dix citations d'Hippocrate et cinq cent cinquante-trois de Galien. Harvey considère que Galien est le « père » des médecins, et il restera aristotélicien toute sa vie. Il serait naïf de réduire cette période à une lutte entre des médecins humanistes figés dans le respect des Anciens dont ils ont fait connaître la pensée si riche et si stimulante (par rapport à la médecine médiévale) et des « rénovateurs » déjà capables d'un raisonnement scientifique et moderne. En réalité, de nombreux courants s'affrontent et chaque médecin reste un homme de son époque, ayant du mal à se dégager des croyances et des superstitions en vigueur, et de la fascination exercée par les médecins antiques.

Les médecins de ce courant rénovateur, s'ils ne rejettent pas les Anciens, ne les acceptent plus aveuglément ; ils proclament que ceux-ci ont pu se tromper et qu'il faut rectifier leurs erreurs. Comme l'avaient fait avant eux les artistes du xv⁰ siècle, ils cherchent leurs modèles dans l'Antiquité mais tentent de les dépasser. Au XVII⁰ siècle, Harvey écrit : « Pour celui qui réfléchit aux mouvements du pouls, à l'activité, à l'emploi et à l'utilité du cœur et des artères, pour celui-là il vaut la peine de connaître ce qui a été dit et transmis afin que ce qui est juste soit confirmé et que ce qui est faux soit amélioré par la dissection anatomique, de nombreuses expériences, des observations minutieuses et précises. » On retrouve dans ce texte, avec plus d'un siècle de décalage, l'attitude d'Amerigo Vespucci ou de Copernic vis-à-vis de Ptolémée.

VÉSALE ET L'ANATOMIE

La science naît quand l'étude des faits précède la spéculation. En médecine, le domaine où les faits sont le plus accessibles est l'anatomie ; comme nous le verrons au chapitre IV, c'est elle qui servira de base à la médecine moderne au début du XIX⁰ siècle. Depuis l'Antiquité un tabou empêche la dissection des cadavres, mais l'esprit de la Renaissance brave cette interdiction.

André Vésale (1514-1564) est né à Bruxelles et, tout jeune déjà, s'intéresse à l'anatomie. Fils d'apothicaire, il dissèque chats, chiens, lapins, grenouilles. A 18 ans il vient à Paris suivre les cours de Sylvius (de son vrai nom Jacques Dubois), anatomiste illustre, fervent admirateur de Galien. Mais Vésale veut juger par lui-même, par ses yeux et sa raison (*oculis ac rationibus*). Il passe des heures dans le cimetière des Saints-Innocents ou au gibet de Montfaucon à examiner des cadavres. Puis, attiré par la renommée de l'université de Padoue, il s'y rend et y est nommé, à 23 ans, professeur de chirurgie.

L'école de médecine de Padoue est alors le pôle de l'anatomie dans le monde, au point de confluence de deux courants puissants. D'abord celui de la Renaissance artistique qui redécouvre la beauté du corps humain. Son harmonie doit être étudiée pour être reproduite, il faut analyser la structure de la charpente, le jeu des muscles sous la peau. Michel-Ange, Léonard de Vinci sont fascinés par l'anatomie et Léonard utilise le scalpel et dissèque avant de dessiner.

Les chemins d'Esculape

A Florence, l'Académie des arts du dessin institue un enseignement obligatoire de l'anatomie où l'on dessine des cadavres. C'est alors qu'apparaissent les premiers écorchés, puis les moulages anatomiques.

La curiosité des médecins qui, dans leur désir de comprendre la maladie, la vie, se penchent sur les cadavres est à l'origine de l'autre courant. Dès que la fin des tabous religieux le permet, on veut savoir ce que cachent la peau, les muscles, les viscères. Vésale est chargé de revoir les textes anatomiques de Galien et s'aperçoit qu'ils contiennent de nombreuses erreurs. Pour Vésale, Galien est le plus grand anatomiste de tous les temps mais, ajoute-t-il, il peut se tromper et dans ce cas-là il faut signaler ses erreurs, comme il le faisait lui-même. De plus la méthode de Galien est incertaine car celui-ci n'avait pas le droit de disséquer des corps humains et se fondait essentiellement sur l'autopsie d'animaux. Vésale, quant à lui, dissèque des cadavres et fait confiance à ce qu'il voit. A l'âge de 27 ans il publie à Bâle, en 1543, l'année même où Copernic publie le *De revolutionibus*, son œuvre capitale, le *De corporis humani fabrica libri septem* (*Sept livres sur la construction du corps humain*, le *Fabrica* comme on dira pendant des siècles), livre de six cents pages, avec trois cents planches anatomiques, qui marque le début de l'anatomie humaine et dans lequel plus de deux cents erreurs commises par Galien et les anatomistes anciens sont corrigées avec méthode, honnêteté et rigueur.

On supporte mal à Padoue la gloire de cet homme du Nord. Lassé des intrigues, il abandonne Padoue en 1544 pour devenir le médecin personnel de Charles Quint, peut-être pour imiter Galien qui avait été celui de Marc Aurèle. Mais la cabale continue, orchestrée par les galénistes, et en particulier par son ancien maître, Sylvius, qui ne lui pardonne pas de remettre en cause les dires de Galien. En 1554, au cours d'une autopsie pratiquée sur un homme qui vient de mourir, le cœur se serait contracté. On l'accuse de l'avoir disséqué vivant et il est condamné à mort. Charles Quint le gracie en lui demandant d'effectuer un pèlerinage en terre sainte. Il meurt au retour dans un naufrage.

Quand Vésale a commencé son œuvre, on disséquait déjà depuis deux siècles des cadavres à Bologne et Padoue, et il peut paraître effarant qu'on ne se soit pas aperçu plus tôt des erreurs grossières de Galien et des autres anatomistes. Léonard de Vinci lui-même, cinquante ans avant Vésale, dans ses célèbres planches anatomiques voit parfois le corps humain comme Galien le décrivait, se laissant influencer par la tradition et accordant ainsi plus de confiance aux écrits des Anciens qu'à ses yeux. Ainsi, Léonard dessine les canaux d'évacuation de la « bile noire » sécrétée par la rate (*dixit* Galien), bien que ceux-ci n'aient jamais existé ; il agit de même pour un canal conduisant le sang des règles de l'utérus aux seins pour qu'il s'y transforme en lait, selon la tradition. Il donne au foie de trop petites dimensions et agrandit la rate pour se conformer aux descriptions galéniques. Si, dans certains cas, Léonard rectifie quelques erreurs, il en reproduit beaucoup. Vésale lui-même d'ailleurs en commet aussi, bien qu'ayant un esprit beaucoup plus critique. On mesure à ces exemples combien il est difficile de voir avec ses yeux et non au travers de ce que l'on a appris. Goethe disait : « L'homme voit ce que l'homme sait » et toute l'histoire de la médecine montre que l'on ne voit que ce que l'on a appris, d'où la difficulté de reconnaître une maladie inconnue. Mais on pourrait ajouter que l'homme, y compris le médecin, voit parfois ce qui n'existe pas, s'il s'attend à le voir. Ce sont là peut-être les principaux obstacles auxquels s'est heurtée la médecine tout au long de son histoire.

D'autres anatomistes ont joué un rôle important au xvie siècle, mais celui de Vésale est immense. Alors que la quasi-totalité des humanistes pensent que, comme l'écrit Piccolimini (le futur pape), « jamais tu ne verras par l'expérience tout ce que tu pourras apprendre par la lecture », Vésale concilie admiration des Anciens et examen critique de leur œuvre, ouvrant ainsi la voie à ceux qui, deux ou trois siècles plus tard, donneront priorité absolue à l'expérience.

A nos yeux l'attitude rénovatrice de Vésale peut sembler bien timorée. Elle était à son époque prodigieusement audacieuse. Pour l'immense majorité des médecins humanistes de ce temps, Galien savait tout, il ne s'était jamais trompé. Pour eux ses prétendues erreurs étaient dues à une incompréhension de son texte, ou peut-être à ce que l'anatomie de l'homme avait dégénéré depuis l'époque romaine ; rien ne pouvait remettre en question le postulat qui voulait que Galien, comme Aristote, fût infaillible. Le mettre en doute est l'œuvre d'un fou, *vesanus*, dit Sylvius, faisant un jeu de mots sur le nom de Vésale. Il ne faut pas oublier qu'au même moment un médecin anglais, O'Malley, est menacé de prison parce qu'il met

Les chemins d'Esculape

en doute Galien. Nous verrons tout au long de ce livre que la résistance à l'innovation est une des caractéristiques profondes du monde médical.

AMBROISE PARÉ ET LA CHIRURGIE

Ambroise Paré (1510-1590) est l'une des grandes figures de la médecine du XVIᵉ siècle. Ackerknecht, historien de la médecine, le décrit ainsi : « Il est une des figures les plus sympathiques et les plus humaines de l'histoire de la médecine ; humble devant Dieu et devant les hommes, sincèrement pieux, débonnaire et compatissant ; avec cela sainement conscient de sa valeur, plein d'humour, rusé, pratique, ne dissimulant ni ses angoisses, ni ses pieux mensonges. »

Paré est un ancien barbier, devenu chirurgien des armées royales, puis chirurgien personnel de Charles IX et d'Henri III. Il est le chirurgien le plus célèbre de son époque. Son œuvre est remarquable par ses descriptions des plaies et blessures, sa méthode, sa prescience des risques de contagion. Une anecdote [1] illustre bien cette période où les mœurs sont restées cruelles mais où le raisonnement est déjà moderne et où l'on se méfie des croyances colportées par ouï-dire. Appelé par le roi, en 1570, à donner son avis sur la valeur protectrice d'une pierre-talisman, il propose de vérifier celle-ci sur un condamné à mort. On en fait venir un à qui l'on administre simultanément un poison et la pierre comme antidote. Le prisonnier meurt et Paré triomphe. Il dénonce d'ailleurs constamment les « charlatans » et magiciens, ces « insolents bailleurs de balivernes, affronteurs et larrons ». Mais, à côté de cela, admirateur des auteurs antiques, il accepte sans esprit critique les affirmations les plus saugrenues. A quelques pages d'intervalle, il vitupère les élixirs à la corne de licorne et les potions où bouillent les écus, puis recommande pour les maladies de nerfs l'« huile de petit chien », faite à partir de deux chiots découpés en morceaux et bouillis avec une

---

1. Racontée par G. Vigarello dans *Le Sain et le Malsain. Santé et mieux-être depuis le Moyen Age, op. cit.*

livre de vers de terre pendant deux heures. Ou encore, sur la foi de récits de voyages, il rapporte l'existence de monstres extravagants ou de prodiges bien peu vraisemblables, puis décrit avec une grande précision et une rigueur déjà moderne les malades qu'il soigne.

Son esprit novateur contraste ainsi avec une crédulité naïve, paradoxe caractéristique de cette période. Ainsi, au cours du XVIe siècle, l'usage de l'alambic, la distillation, se répand. Comme Montaigne, Paré est fasciné par cette eau ardente, eau-de-vie qui rejette ce qui n'est pas pur et a « la grandissime vertu de dissoudre le sang caillé tombé dans les corps ». Il écrit un livre, *Distillations* (1575), et juge ces eaux impériales nécessaires à la santé. Considérons encore un passage du livre consacré aux « Monstres et prodiges » où Ambroise Paré écrit, en 1573 : « Nature tâche toujours d'être à faire son semblable : il s'est vu un agneau ayant la tête d'un porc parce qu'un verrat avait couvert la brebis. » La naïveté déconcertante de cette phrase révèle brusquement que Paré appartient à un monde qui n'est plus le nôtre. Même le plus ignare des élèves d'une classe élémentaire de sciences naturelles sait que l'on ne peut pas croiser un chien et un chat, un porc et une brebis. Paré, après des siècles d'élevage, à une époque où les citadins sont si proches des bergers, semble l'ignorer. S'il admet l'existence d'un fait aussi manifestement absurde, c'est que non seulement les concepts de reproduction, d'espèce n'existent pas encore (ils n'apparaîtront qu'au XVIIIe siècle), mais que rien n'apparaît impossible. Si un principe vital suffit à faire naître des rats à partir d'un tas de vieux chiffons, si la génération spontanée existe, comme on le croira jusqu'à Pasteur, alors pourquoi serait-il impossible que naissent des agneaux à tête de porc ? C'est déjà faire preuve de déterminisme que d'attribuer ce phénomène à l'intervention d'un verrat, d'autres s'en seraient passés. Avant de se gausser de la crédulité de Paré, rappelons que de nombreux journalistes avaient colporté, en 1986, la naissance en Corse d'animaux encore plus fabuleux, attribués à la radioactivité des retombées de Tchernobyl (qui était égale à environ 2 % de la radioactivité naturelle).

Paré vivait dans un monde préscientifique, beaucoup de nos contemporains y vivent encore. Il faut voir en lui un médecin de son temps, c'est-à-dire d'une époque où l'esprit critique commence à peine à se manifester en médecine et a peu de poids face à la tradition. Néanmoins, il fait progresser la chirurgie — même si c'est d'une façon empirique et pragmatique ; grâce à ses avancées, le corps des barbiers-chirurgiens à robe courte, auquel il appartenait, acquiert une efficacité qui fera d'eux les seuls praticiens véritablement capables de soulager les malades. C'est quand il fait son métier de chirurgien qui l'éloigne des spéculations que Paré est le plus fécond. Ses contributions à la chirurgie montrent la minutie de ses observations cliniques. Celles-ci lui permettent de s'opposer à certaines habitudes néfastes. On lui reconnaît deux innovations importantes : il refuse l'application d'huile bouillante pour nettoyer les plaies, source de tant de douleurs inutiles en l'absence de précautions d'asepsie, et il montre la supériorité de la ligature des petits vaisseaux sur la cautérisation au fer rouge.

On retrouve ce même mélange de rationnel et d'irrationnel chez G. Fracastoro (1478-1553) qui le premier décrit les maladies infectieuses et a l'intuition de l'existence des microbes, « petites choses vivantes et invisibles » transmises d'individu à individu. Il faut rappeler que l'apparition brutale et spectaculaire de la « grande vérole » à la fin du xve siècle provoque effroi et besoin de comprendre. Après avoir incriminé, comme à l'ordinaire, des planètes errantes, on reconnaît le rôle des contacts sexuels dès 1497, ainsi que l'origine américaine du mal, introduit en Italie par l'armée espagnole et que l'armée française, à l'occasion des guerres d'Italie, diffusera dans toute l'Europe. Fracastoro lui donne son nom (du nom du héros d'un poème, Syphilis, à qui il fait contracter le « mal français »). Fracastoro se sert de la fiction pour expliquer comment se propage la maladie et pour montrer le rôle des contacts intimes. Il est le fondateur de la pathologie infectieuse, cependant il prescrit comme médicament de la poudre de corne de licorne...

De même, l'illustre anatomiste Thomas Willis (1622-1675) croit au démon : « Le démon, écrit-il, peut se glisser dans le corps humain [...], en faire mouvoir les parties diverses et les membres [...] et leur faire commettre des méfaits. » Rationnel et irrationnel ne s'excluent pas au xvie siècle et il faudra attendre le xviiie pour que l'on s'efforce, sans y parvenir, de fonder une médecine sur la seule raison.

WILLIAM HARVEY ET LA CIRCULATION DU SANG

William Harvey (1578-1657) est un homme du XVIIᵉ siècle et son attitude intellectuelle s'en ressent. Auteur de la première grande découverte médicale, celle de la circulation sanguine, il est l'homme du passage de l'anatomie, science de la forme, à la physiologie, science de la fonction, même si celle-ci ne se développe que lentement et ne deviendra prédominante qu'au milieu du XIXᵉ siècle. Sa vocation naît très tôt, pendant sa formation au King's College de Cambridge qui, chaque année, a le droit de disséquer deux cadavres de criminels condamnés à mort. Ses études terminées, il part pour Padoue qui est toujours le foyer le plus illustre des recherches médicales. Il y travaille auprès de Fabrice d'Acquapendente. Celui-ci vient de décrire les valvules des veines, sortes de soupapes qui s'opposent à la circulation du sang dans la direction cœur-tissu et le laisse circuler dans la direction tissu-cœur. Or, la théorie de Galien affirme que dans les veines, le sang va du cœur au foie puis aux tissus, mais Acquapendente lui-même ne remet pas en cause ce postulat. En 1603, Harvey revient à Londres et il y devient un consultant célèbre ; mais il consacre ses nuits à l'expérimentation.

Harvey a été élevé dans l'esprit réformiste de libre discussion. Il éprouve du mal à concilier l'existence de valvules qui orientent le flux sanguin vers le cœur avec le schéma classique de la circulation. Selon Galien, la nourriture passe de l'intestin au foie où elle est transformée en sang qui irrigue l'ensemble de l'organisme, en particulier le ventricule droit par l'intermédiaire de la veine cave. Arrivé au ventricule droit, le sang se divise ; une partie se dirige vers le poumon où il se débarrasse de ses impuretés, une autre partie passe directement à travers la paroi interventriculaire, vers le ventricule gauche, où il se mélange à l'air venu du poumon par les veines pulmonaires, ce qui charge le sang en esprits vitaux ; passant dans l'aorte, il apporte à l'organisme des principes différents de ceux apportés par le sang veineux. Ce modèle explique de façon plausible les différences entre sang veineux et sang artériel, l'air inspiré et l'air expiré, il est logique mais purement spéculatif et très complexe (Fracastoro dira que « seul Dieu est capable de le comprendre »).

Les chemins d'Esculape

Harvey tente de concilier la rigueur de l'observation anatomique avec un schéma cohérent de la circulation. Outre les valvules des veines, il est gêné par l'absence de toute porosité de la cloison interventriculaire. L'hypothèse d'un suintement à travers cette cloison est inconciliable avec l'anatomie. Harvey, rentré à Londres, dissèque d'innombrables espèces d'animaux. En examinant des grenouilles dont les battements cardiaques sont lents, il découvre le rôle des oreillettes, jusque-là ignorées, et voit leur contraction qui fait passer le sang dans les ventricules. Il met en évidence la contraction systolique, cause du pouls. Fait remarquable, il passe à l'aspect quantitatif dans un raisonnement qui illumine les débuts de la physiologie. Si, dit-il, chaque battement cardiaque chasse 100 grammes de sang [1] et si le pouls est de 70 par minute, en une heure le cœur en chassera $100 \times 70 \times 60 = 420\,000$ g $= 420$ kg, soit cinq fois le poids du corps. Il est impossible que tant de sang provienne du foie. Le sang doit revenir des tissus vers le cœur, son recyclage est indispensable. C'est dans les tissus que se trouvent les pores et non dans la cloison interventriculaire. En confirmation de son modèle il observe que, si l'on comprime un bras avec un garrot, les veines, sous la peau, se gonflent au-dessous du garrot et non au-dessus, ce qui s'oppose à la conception galénique. En plaçant des ligatures sur les vaisseaux débouchant dans le cœur, il montre qu'après ligature des veines caves le cœur se vide, alors qu'après ligature de l'aorte le cœur se dilate au point de risquer l'explosion. En levant les ligatures, tout rentre dans l'ordre. Il en arrive ainsi à un schéma de la circulation dans lequel le cœur fonctionne comme une pompe refoulant le sang dans les artères et aspirant celui-ci dans les veines. Dès 1616, il expose ce schéma dans un cours demeuré célèbre. Il reste un anatomiste, raisonnant à partir de la description des valvules et des cavités cardiaques ; il reste aussi un aristotélicien (sa thèse est empruntée à la scolastique : *Natura nil facit frustra*, « la nature ne fait rien en vain ») mais il veut concilier la spéculation avec les observations.

Les médecins, fascinés par Galien, le prennent pour fou ; mais Harvey persiste et son livre, paru à Francfort en 1628, l'*Exercitato anatomica de motu cordis et sanguinis in animalibus*, est, pour les médecins, l'équivalent du *De revolutionibus* de Copernic. Harvey y expose

---

1. Harvey s'exprime en onces, on transpose ici en grammes.

méthodiquement sa thèse et il écrit dans la conclusion : « Il nous est enfin permis d'affirmer ouvertement notre conception de la circulation du sang. Raisonnement et expérimentation ont établi que le sang traverse les poumons et le cœur, que par celui-ci il est envoyé à tout l'organisme, qu'il passe dans les porosités des tissus et dans les veines, qu'il revient par celles-ci des extrémités vers le centre, pour aboutir finalement à l'oreillette droite du cœur. »

La circulation sanguine, dont les médecins discutaient depuis vingt siècles, est enfin élucidée et cette découverte introduit une conception fonctionnelle de la vie. Alors que l'anatomie étudie l'aspect statique, figé, de l'organisme vivant, Harvey, en homme d'un temps où triomphe l'art baroque, s'intéresse plus au mouvement qu'à la forme, au regard qu'à l'œil, à ce qui va être qu'à ce qui est. Comme le dit Sigerist : « Il ne voit pas le muscle mais sa contraction et l'effet qu'elle produit. Voilà comment naît l'*anatomia animata*, la physiologie. L'objet de cette dernière science est le mouvement [1]. » La médecine est au diapason de la mécanique du mouvement de Galilée et de l'art des peintres baroques.

L'œuvre d'Harvey est d'autant plus remarquable qu'on ignorait, au début du XVIIe siècle, l'existence des capillaires sanguins — elle ne sera démontrée par Malpighi qu'entre 1661 et 1669, grâce au microscope. L'existence de « porosités », comme Harvey les appelle, reste donc une hypothèse contestée jusqu'à sa mort. De plus, au XVIIe siècle, on ignore l'existence de l'oxygène qui ne sera découvert par Priestley qu'en 1774 et dont le rôle ne sera compris, grâce à Lavoisier, qu'à la fin du XVIIIe siècle. La raison d'être de la circulation sanguine est donc ignorée ; partisans et adversaires se battent dans les ténèbres.

L'approche d'Harvey est véritablement scientifique car elle est réductionniste. Il renonce à construire un système complet, achevé, et se limite à ce sur quoi il a des données. De plus il tient compte des lois physiques — le sang est un liquide, le cœur est une pompe. Il écrit : « Il n'est rien d'assez bien établi par le raisonnement que les faits, le temps et l'usage ne puissent y apporter du nouveau alors qu'on ignorait cela même que l'on croyait savoir et contraignent à rejeter par expérience ce que l'on avait tout d'abord pensé. » On trouve là l'écho de ce que Francis Bacon avait écrit une vingtaine

---

1. H.E. Sigerist, *Introduction à la médecine*, Payot, 1932.

d'années auparavant : « Si un homme commence avec des certitudes il finira avec des doutes, mais s'il se contente de commencer avec des doutes il parviendra à des certitudes. »

Le livre d'Harvey déclenche une controverse qui durera un siècle. La plupart des médecins officiels défendent Galien et la tradition. Primeros, en Angleterre, s'adresse à Harvey : « Aurais-tu voulu faire entendre que tu sais ce qu'Aristote ignorait ? Aristote a tout observé et personne ne doit oser venir après lui. » Riolan, le médecin de Marie de Médicis, écrit à Harvey : « Je loue ta découverte de la circulation, mais avec ton indulgence, je dirais que tu proposes de nombreuses sottises et de nombreuses erreurs. » Guy Patin, doyen de la faculté de Paris, dira que la Bible ne mentionne pas la circulation du sang, il est difficile de l'admettre, et il écrira en 1670 : « La circulation du sang, son transport circulaire par les vaisseaux, c'est l'enfantement d'un esprit oisif, un vrai mirage qu'embrassent les Ixions pour procréer les Centaures et les monstres... » On utilisera, deux siècles plus tard, de tels arguments contre les théories pastoriennes.

Mais Harvey est puissant (il est le médecin extraordinaire du roi Jacques Ier et devient, en 1628, le médecin ordinaire du roi Charles Ier), obstiné et courageux. Il défendra sa thèse jusqu'à sa mort. D'ailleurs, nombreux sont ceux, parmi lesquels Descartes, qui lui apportent un soutien puissant. Dans le *Discours de la méthode*, Descartes reprend et fait sienne la thèse d'Harvey, jusque dans ses erreurs. Pour Harvey, comme pour Aristote auquel il se réfère, l'endroit le plus chaud de l'organisme est le cœur. Aristote disait : le cœur est le « foyer » de l'être vivant ; pour lui la chaleur joue un rôle essentiel. Harvey souscrit à cette conception : « Le sang a besoin d'un mouvement tel qu'il le ramène au cœur. S'il restait immobile, il se déposerait du côté externe du corps, loin de sa source... Par conséquent, il était nécessaire que, « sous l'effet du froid, des extrémités ou des parties avoisinantes, le sang stagnant ou gelé, ayant perdu ses esprits (comme chez les morts), retrouve, par le moyen d'une source originelle, aussi bien sa chaleur que ses esprits et soit restauré par le retour » (au cœur). Il est intéressant que jamais Harvey n'ait eu l'idée de vérifier cette hypothèse, il eût pourtant été facile de constater que sang artériel et sang veineux ont la même température. Descartes, du reste, va plus loin encore et fait de la chaleur la cause de la circulation sanguine.

On voit donc que, même chez Harvey, les connaissances sont trop fragmentaires pour permettre une conception globale. On retrouve là ce que nous avons vu à propos des mouvements de la Terre. Des révolutions intellectuelles aussi considérables ne peuvent pas être accomplies par un seul individu, quel que soit son génie ; elles nécessitent plusieurs générations pour, à la fois, se libérer des dogmes anciens et rebâtir un ensemble cohérent.

Malgré les lacunes, l'opinion éclairée prend, dans son ensemble, progressivement parti pour la thèse circulationniste. Molière, dans *Le Malade imaginaire*, ridiculise en la personne de Diafoirus les anti-circulationnistes : « Ce qui nous plaît en lui, c'est qu'il s'attache aveuglément aux opinions de nos Anciens et que jamais il n'a voulu comprendre ni écouter les raisons et les expériences des prétendues découvertes de notre siècle touchant à la circulation du sang et autres opinions de même farine. » Boileau, en 1675, publie son *Arrêt burlesque*, où la raison est condamnée car « elle a reconnu au cœur la fonction de faire voiturer le sang par tout le corps, avec plein pouvoir audit sang d'y vaquer, errer et circuler impunément par les veines et artères... ».

Cette prise de position de « l'intelligentsia » montre que l'opinion est prête à accepter les nouveautés, beaucoup plus que le corps médical lui-même. C'est d'ailleurs une déclaration officielle de Louis XIV en faveur des circulationnistes, en 1673, qui met fin aux controverses ; il crée au Jardin des Plantes un enseignement confié à Dionis, « afin qu'il y soit instruit l'anatomie de l'homme suivant la circulation et les dernières découvertes ».

Ce conservatisme du corps médical, ce refus des progrès et des découvertes paraît surprenant, mais il est partiellement justifié par l'état de la pratique médicale qui, jusqu'à la fin du XVIIIe siècle, ne bénéficie nullement des découvertes physiologiques. Alors que les ingénieurs tirent rapidement avantage des progrès de la mécanique et sont, de ce fait, culturellement prêts à les assimiler, les médecins, tout au cours des XVIIe et XVIIIe siècles, continuent à n'avoir pour armes que la lancette et le clystère. Ils restent galénistes par la force des choses : d'une part, faute de soins fondés sur ces nouvelles connaissances susceptibles d'améliorer le sort des malades ; d'autre part, parce que les découvertes sont trop peu cohérentes entre elles pour permettre l'élaboration d'un nouvel univers intellectuel capable de rivaliser avec celui de Galien.

L'exemple de la respiration illustre les échecs de cette période, mais aussi la façon dont progresse la médecine. Dès le milieu du XVIIe siècle on sait qu'une chandelle ne brûle plus dans un air « vicié », et bientôt plusieurs expérimentateurs montrent que des animaux enfermés dans un récipient sans communication avec l'air extérieur meurent en quelques heures. Il y a deux interprétations possibles. Les uns pensent qu'il y a des toxiques dans l'air expiré, perçu comme un excrément volatil : il est « méphitique » ; d'ailleurs, du Moyen Age à la Révolution, paysans et citadins vivent au milieu d'odeurs fétides si désagréables qu'on croit qu'elles sont nocives pour la santé, et l'haleine lourde des malades est ressentie comme une menace pour les bien-portants. D'autres supposent qu'il manque quelque chose à l'air pour entretenir la combustion, ce que J. Mayow appelle l'air salpétrique et G. E. Stahl le phlogistique. Mais la notion de toxique est plus parlante pour l'esprit que celle de carence. Les uns et les autres en restent aux mots. Les connaissances ne progresseront qu'à la fin du XVIIIe siècle, quand, peu après la découverte de l'oxygène, Lavoisier montre comment « la respiration consomme de l'oxygène et du carbone et fournit du calorique ». Grâce à l'introduction par Lavoisier de la balance dans le raisonnement, il apparaît que, lors de l'oxydation, malgré le poids perdu par l'air, la masse totale reste constante, l'oxygène de l'air est devenu eau et gaz carbonique. La matière se transforme mais sa masse reste constante. On est passé en quelques décennies d'un verbiage à une approche quantitative qui éclaire la biologie et annonce les grands développements de la chimie au XIXe siècle. Mais, et c'est là un point capital, on n'avait pas attendu ce résultat pour, dès le milieu du XVIIIe siècle, constater empiriquement l'importance d'une ventilation des locaux. Même si le concept est faux (la crainte des mauvaises odeurs, l'idée que celles-ci sont néfastes), il provoque une attitude bénéfique. La circulation de l'air devient une préoccupation des architectes, on invente le ventilateur. Des essais faits en Angleterre dans une prison sont peu concluants car les maladies attribuées à l'air putride sont en réalité des infections ; en revanche, dans les bateaux négriers des ventilateurs placés pour aérer cales et entreponts réduisent à ce point la mortalité que l'Amirauté, en France, ordonne son utilisation sur tous les bateaux, civils ou militaires. Dans ce cas encore, *une attitude empirique fondée sur l'expérience a précédé l'analyse scientifique.* Cependant les limites de l'empirisme apparaissent : certains voient dans la respiration d'un « air impur » l'origine de la phtisie et les vertus de l'« air pur » sont jugées si grandes que l'on tente de traiter les « poitrinaires » (tuberculeux) par le grand air, on leur prescrit des traversées en bateau à la suite desquelles d'ailleurs on rapporte quelques guérisons. Le mythe du « grand air », purificateur et curateur, se poursuivra jusqu'au XXe siècle.

Malgré les lacunes dans la connaissance, le progrès physiologique se poursuit. Après la circulation sanguine, celle de la lymphe est découverte. Jean Pecquet (1622-1674), après les travaux d'Aselli et d'Eustachio qui avaient décrit les vaisseaux lymphatiques, montre que ceux-ci se déversent dans la citerne abdominale à laquelle on a donné son nom, puis que la lymphe rejoint la circulation veineuse au niveau de la sous-clavière. Cette double circulation sanguine et lymphatique aurait dû faire s'effondrer la théorie des quatre humeurs dont l'équilibre détermine la santé ou la maladie, d'autant que l'on sait alors que la bile se déverse dans l'intestin. Plus rien apparemment ne subsiste de la thèse maîtresse d'Hippocrate et Galien sur laquelle est fondée la médecine au XVIIe siècle ; néanmoins celle-ci continuera pendant un siècle encore à être seule enseignée à l'université. Cela me rappelle un conférencier d'externat qui nous disait en 1938, quand je préparais ce concours en deuxième année de médecine : « Les sulfamides guérissent les furoncles, la blennorragie et quelques autres maladies infectieuses, mais il ne faut pas le dire le jour du concours, cela choquerait les membres du jury qui n'aiment pas entendre parler de ces nouveautés. »

Ainsi, malgré les découvertes, la querelle des Anciens et des Modernes se poursuit jusqu'à la fin du XVIIIe siècle. Nous y reviendrons.

L'ÉMERGENCE DU CONCEPT DE MALADIE : LA NOSOLOGIE

Descartes, emporté par l'élan que lui donnent ses succès en mathématiques et en physique, explique trop vite les phénomènes vitaux par des raisonnements inspirés de la physique et est le symbole du matérialisme et du mécanisme. En réaction contre cette tendance, d'autres sont empiristes ou néo-hippocratiques. Pour eux, seule l'observation des malades permet de progresser. Thomas Sydenham (1624-1689) est celui d'entre eux dont l'influence a été la plus durable. Il pense que pour aider le malade il faut délimiter et caractériser son mal. Il commence à soupçonner que, derrière l'individu, le malade, existent des entités spécifiques, les maladies. Cette révolution intellectuelle connaît des débuts modestes et se heurte à des difficultés conceptuelles et pratiques ; il faudra un siècle et demi pour qu'elle donne naissance à la médecine moderne. Le point de départ est l'observation rigoureuse, sans idées préconçues, du malade. Par-delà toute théorie et après l'effondrement du règne des humeurs sous les coups d'Harvey, Sydenham marque le retour à une vision positiviste, à la primauté du perçu, en se refusant à exclure ou à négliger certaines observations au nom de ce que l'on sait ou de la raison. On met l'accent sur l'individu, le singulier, à l'inverse de la démarche scientifique classique, qui, elle, généralise. Cet empirisme permet à Sydenham de décrire de nombreuses maladies (la chorée, la scarlatine, la goutte, etc.). Le médecin doit être humble puisqu'il ne sait pas distinguer la cause de l'effet. « Il faut, dit Sydenham, que celui qui écrit l'histoire des maladies [...] observe avec attention les phénomènes clairs et naturels des maladies, quelque peu intéressants qu'ils lui paraissent. Il doit en cela imiter les peintres qui ont soin de marquer jusqu'aux signes et aux plus petites choses naturelles qui se rencontrent. » Ce qui est nouveau est ensuite un effort d'assemblage, fondé sur des analogies, qui permet d'identifier des espèces morbides. Le médecin doit devenir classificateur, nosologiste. Comme le dit Michel Foucault [1] : « Une grammaire de signes s'est substituée à une botanique de

---

1. M. Foucault, *Naissance de la clinique*, PUF, 1963.

symptômes » — c'est-à-dire qu'on tente de comprendre comment s'articulent les caractères cliniques pour construire un ensemble, une forme, au lieu de se contenter de les énumérer. Les entités morbides globales nées de la spéculation, comme la théorie des humeurs, font place à des entités plus limitées dont on essaie d'analyser l'ordonnancement.

Sydenham écrit : « L'être suprême ne s'est pas assujetti à des lois moins certaines en produisant les maladies ou en mûrissant les humeurs morbifiques qu'en croisant les plantes et les animaux. [...] Celui qui observera attentivement l'ordre, le temps, l'heure où commence l'accès de fièvre quarte, les phénomènes de frissons de chaleur, et en un mot tous les symptômes qui lui sont propres, aura autant de raisons de croire que cette maladie est une espèce, qu'il en a de croire qu'une plante constitue une espèce parce qu'elle croît, fleurit et périt toujours de la même manière [1]. » Son enseignement aura une influence durable et ses disciples sont nombreux. A l'opposé des théories confuses de la médecine officielle, l'empirisme de Sydenham apporte des faits concrets et permet des progrès réels, bien que ponctuels. La « nosologie », c'est-à-dire le classement des maladies, devient peu à peu une branche essentielle de la médecine et permettra, au milieu du XIXe siècle, l'identification de près de vingt mille maladies.

Mais très vite les obstacles se multiplient. Comment délimiter ces maladies, au nom de quoi et sur quels critères rassembler entre eux des symptômes divers et parfois contradictoires ? Certes il existe quelques grands syndromes morbides présentant avec régularité quelques symptômes et signes physiques, mais dans l'immense majorité des cas les contours de la maladie paraissent flous et changeants ; d'un auteur à l'autre le tableau nosologique des espèces morbides évolue sans cesse. Sydenham tente d'aller au fond des choses en étudiant « la manière dont la nature produit et entretient les différentes formes de maladies ». Dans la classification des maladies il recherche la trace d'un ordre divin. Vaste programme.

Comment y parvenir ? Meckel pèse les cerveaux, Boissier de Sauvages s'intéresse à « la force et la vitesse du pouls, l'intensité de la douleur, la violence de la toux ». Chaque médecin guette sur le malade l'ensemble des « qualités » qui « trahissent » la forme bien

---

[1]. Cité par Boissier de Sauvages dans *Nosologie méthodique*, Paris, 1772.

ordonnée de sa maladie. On examine aussi les obstacles qui gênent le médecin et l'empêchent de voir la maladie. D'abord, le malade cache et déforme celle-ci, aussi peut-il être difficile de discerner celle qui est en lui. « L'auteur de la nature, dit Zimmermann, a fixé le cours de la plupart des maladies par des lois immuables qu'on découvre bientôt si le cours de la maladie n'est pas interrompu ou troublé par le malade. » Le médecin également « trouble » ou « contredit » par des interventions intempestives l'« œuvre de la maladie », il l'empêche d'accéder à « sa vraie nature [1] ».

D'autres facteurs, dit-on, modifient l'essence de la maladie, en particulier le milieu social. Paysans et gens du peuple restent proches du tableau nosologique idéal, car chez eux la simplicité de la vie laisse transparaître la maladie dans son ordre raisonnable. A mesure qu'on s'élève dans l'ordre social, « la santé semble diminuer par degrés », les maladies se diversifient et se combinent (S. Tissot, 1778). De même les conditions climatiques interviennent, on le dit depuis Hippocrate. Razoux (Bâle, 1761) relève chaque jour les données climatiques et météorologiques qu'il confronte avec l'analyse nosologique des malades et l'évolution des maladies. Il accumule les chiffres, les données et ne peut rien en tirer. L'histoire de cette période montre qu'en l'absence d'un fil conducteur l'observation de la maladie à travers le malade se heurte à des obstacles impossibles à surmonter. Henri Poincaré dira dans *La Science et l'Hypothèse* (1902) : « On fait la science avec des faits comme une maison avec des pierres. Mais une accumulation de faits n'est pas plus une science qu'un tas de pierres n'est une maison. » Pendant le XVIIIe siècle la médecine reste un amoncellement de faits disparates sans idée directrice capable d'y introduire une vision cohérente.

Dans ce désarroi le seul point d'ancrage est le malade. Hermann Boerhaave (1669-1738), dont la personnalité domine la médecine, au tournant du siècle, est professeur de médecine, de botanique et de chimie à Leyde. Il comprend l'importance de l'examen clinique au lit du malade. Alors qu'au XVIIe siècle l'hôpital avait surtout pour fonction la charité envers les mourants et la protection de la société grâce à l'enfermement des malades et des vagabonds, il fait ses cours à l'hôpital et est, semble-t-il, le premier à promouvoir l'idée que la

---

1. T. Guindant, *La Nature opprimée par la médecine moderne*, Paris, 1768.

salle des malades doit être non seulement le lieu où l'on soigne mais aussi celui où l'on étudie les maladies dans les meilleures conditions ; elle est donc un foyer d'enseignement. A son instigation ses élèves créeront en Europe de nombreux services semblables. Son élève, le botaniste suédois Carl von Linné, propose la première classification des végétaux, résultat d'un effort remarquable pour aller chercher, derrière la diversité des apparences, les caractères fondamentaux qui permettent la subdivision en espèces. Cette œuvre fascinera pendant un siècle les médecins, déjà épris de nosologie, qui voudront classer les maladies comme Linné l'avait fait pour les plantes. Mais il ne suffisait pas de vouloir classer, il fallait trouver des critères de classification.

Curieusement l'observation des épidémies, si fréquentes alors, ne fait pas avancer l'étude des maladies. On ignore, on mésestime le rôle de la contagion, on voit plutôt l'épidémie comme le résultat d'un entrecroisement de facteurs divers : climatiques, sociaux, accidentels et historiques. Il s'agit de causes « qui tout à coup attaquent un grand nombre de personnes dans un même lieu, sans distinction d'âge, de sexe, ni de tempéraments. Elles présentent l'action d'une cause générale, mais, comme ces maladies ne règnent que pendant un certain temps, cette cause peut être regardée comme purement accidentelle [1] ». L'identité des symptômes est attribuée à la sécheresse ou à l'humidité. Au lieu d'analyser ce que les épidémies ont en commun, on insiste sur ce qui fait leur individualité, sur ce qu'elles ont de singulier, espérant ainsi trouver un moyen de les prévenir. Cette erreur collective, si longtemps prolongée, illustre combien il est difficile de voir l'essentiel, faute d'une approche scientifique.

Pendant le XVIIIe siècle les vaines tentatives des classificateurs se succèdent, peu satisfaisantes et toujours arbitraires. L'impasse démontre la nécessité d'un effort méthodologique. Depuis des siècles et des siècles le métier de médecin consiste à observer le malade, généralement en se contentant de le regarder, de mirer ses urines, éventuellement de les goûter, puis à spéculer. Les empiristes, au milieu du XVIIe siècle, ont supprimé les spéculations, ce qui était d'autant plus nécessaire qu'elles s'avéraient absurdes. Mais

---

1. Banau et Turben, *Mémoire sur les épidémies du Languedoc*, 1766. Cité par M. Foucault, *op. cit.*

était-ce suffisant ? Pouvait-on se contenter d'être un observateur, de « contempler la nature » (Cantin) ? L'origine des échecs était-elle due au seul fait qu'« après qu'Hippocrate eut réduit la médecine en système, l'observation fut abondante et la philosophie s'y introduisit » (P. Moscati) ? Les médecins en doutent et comprennent qu'il faut à l'intérieur du malade « décrypter » la maladie ; comme le dit C.-L. Dumas : « démêler le principe et la cause d'une maladie à travers la confusion ou l'obscurité des symptômes, connaître son moteur, ses formes ».

Comment y parvenir ? Plusieurs voies sont explorées : d'abord celle de l'analyse logique, la recherche de configurations structurées derrière l'incohérence des plaintes (les symptômes). Sur le plan temporel on explore ce que pourrait apporter la reconstitution de l'histoire de la maladie. Derrière « les tableaux détachés [...] la maladie doit être considérée comme un tout indivisible, depuis son début jusqu'à sa terminaison, un ensemble régulier de symptômes caractéristiques et une succession de périodes » (P. Pinel).

Dans l'espace on privilégie la comparaison entre les malades, on étudie, selon le principe de l'analogie, « les rapports qui existent d'abord entre les parties constituantes d'une seule maladie, ensuite entre maladies connues et une maladie à connaître ». Non pas les analogies superficielles (la difficulté de respirer, la douleur), mais celles qui unissent une constellation de symptômes et de signes physiques. En suivant cette voie on arrivera tout naturellement, sous l'influence très forte des grands mathématiciens de cette fin du XVIIIe siècle (Bernouilli, Laplace), au calcul statistique. « La science de l'homme, dit C.-L. Dumas, s'occupe d'un objet trop compliqué, elle embrasse une multitude de faits trop variés [...] trop nombreux pour donner [...] aux immenses combinaisons dont il est susceptible l'uniformité, l'évidence... » Si tel est le problème, la solution est l'analyse mathématique de cette incertitude, ce qui est devenu possible grâce au calcul statistique. Mais que mettre dans ces calculs devenus si à la mode, de Brulley à Cabanis et Louis ? Les symptômes ? Les cas cliniques ? Des séries d'anecdotes ? Où est le connu, où est l'inconnu ? Le calcul des probabilités ne peut pas tenir lieu d'idée directrice. *Garbage in, garbage out* (mettez des ordures, il sortira des ordures) : le vieil adage des biomathématiciens se vérifie deux siècles avant d'avoir été prononcé.

La chimie, avec Lavoisier, vient de remporter des succès brillants.

On tente aussi de s'inspirer de ce modèle, c'est-à-dire de décomposer un produit en ses constituants. Mais le regard du clinicien ne suffit pas à obtenir cette décomposition. Devant ces échecs on se réfugie dans le verbe, on mythifie le sens clinique : qu'est-ce donc que « le coup d'œil du médecin qui l'emporte si souvent sur la plus vaste érudition et sur la plus solide instruction, sinon le résultat du fréquent, méthodique et juste exercice des sens [...] d'où dérive [...] cette prestesse, cette sûreté si rapide dans le jugement... » (Corvisart) ? Ou encore : « En médecine tout ou presque tout dépend d'un coup d'œil ou d'un heureux instinct, les certitudes se trouvent plutôt dans les sensations mêmes de l'artiste que dans les principes de l'art » (Cabanis).

Avec le recul on pourrait trouver ridicules ces prétentions et ces tentatives infructueuses, mais elles obligent les médecins à réfléchir sur le concept de maladie, à l'analyser, à en reconnaître la nécessité et les limites. La médecine clinique n'aurait pas explosé au début du XIXe siècle sans cette longue maturation. Tant que l'approche manque de fondements objectifs, les nosologistes sont condamnés à n'être que des collectionneurs d'observations. Le succès de la systématique en botanique avait été dû au choix judicieux de critères simples. Trouver ceux-ci en médecine était beaucoup plus difficile ; en raison de la variabilité extrême des formes cliniques on ne pouvait y parvenir qu'à l'aide de signes spécifiques des maladies ; il fallait donc d'abord que celles-ci soient identifiées. La nosologie, les tentatives de classement des maladies conduisent ainsi inéluctablement à l'acte réducteur crucial[1] : passer du malade, individu singulier et difficile à circonscrire, à une entité : la maladie. Tel sera le fondement de la médecine clinique. Mais pour ce faire on avait besoin d'une méthodologie.

LA REDÉCOUVERTE DU CADAVRE

Le salut est venu, on le sait, de la méthode anatomoclinique, c'est-à-dire de la dissection des cadavres, car l'anatomie est, depuis

---

1. Voir chapitre IV.

le XVIe siècle, la seule science médicale ayant une véritable consistance. Longtemps elle a été paralysée par les tabous et les interdictions religieuses, mais, dès le XVIe siècle et surtout vers la fin du XVIIe, on pratique couramment les autopsies, comme en témoignent le livre de T. Bonet [1], ainsi que l'œuvre de J.-B. Morgagni [2]. La collecte d'informations au chevet du malade et sur le cadavre est en effet devenue, à la fin du XVIIe siècle, la première obligation. La théorie des humeurs avait longtemps étouffé toute velléité d'identifier les lésions des organes susceptibles d'avoir provoqué des maladies. La démonstration de la circulation sanguine lui ayant fait perdre son emprise, on commence à s'intéresser à autre chose qu'aux cavités et aux fluides qui les remplissent. On étudie donc les lésions des tissus, les parties solides des organes, attitude que l'on appelle le « solidisme ». Le concept selon lequel la maladie peut avoir pour origine une lésion locale, idée scandaleuse jusque-là puisqu'on attribuait toutes les maladies à un déséquilibre des humeurs, commence à se répandre.

J.-B. Morgagni (1682-1771) n'a pas été le premier à pratiquer des autopsies, mais il a eu le mérite de le faire systématiquement, pour rechercher les lésions responsables de la maladie et de la mort. Bien qu'il ait colligé les résultats de ses autopsies pour démontrer le bien-fondé des thèses de Galien, son œuvre a une importance historique essentielle car elle annonce la méthode anatomoclinique qui caractérisera le XIXe siècle. Même si les connaissances physiologiques et conceptuelles ne permettent pas à Morgagni de lier les observations anatomiques avec l'histoire de la maladie, ses travaux suggèrent déjà l'existence de lésions spécifiques des viscères et son nom reste lié à cette approche. Quand j'étais étudiant en médecine et que nous discutions d'un patient difficile dont on n'arrivait pas à comprendre les symptômes ni à diagnostiquer la maladie, le patron concluait : « Notre collègue Morgagni, quand on l'appellera en consultation, donnera la réponse. » Effectivement, l'autopsie pratiquée quelques heures ou quelques mois plus tard permettait soudainement de comprendre, donc de faire un pas supplémentaire dans l'élucidation de problèmes médicaux, progrès dont bénéficieraient les malades suivants grâce à la publication de ce « cas ».

---

1. T. Bonet, *Sepulchretum*, 3 vol., Lyon, 1700.
2. J.-B. Morgagni, *De sedibus et causis morborum*, Venise, 1761.

Mais pour que cette méthode porte ses fruits, de nombreuses difficultés conceptuelles et pratiques devaient être vaincues [1]. Il fallait d'abord que l'on connaisse l'anatomie de l'homme normal, ce qui fut l'œuvre de la seconde moitié du XVIII siècle, l'âge d'or de l'anatomie descriptive. D'admirables traités sont alors édités avec des planches de dessins qui sont des chefs-d'œuvre d'esthétique et de précision. Il fallait aussi que l'on intègre la mort à l'intérieur de la maladie et cette révolution culturelle a pris un demi-siècle. Depuis l'Antiquité la maladie concerne le vivant, elle cesse avec la mort ; d'ailleurs la dépouille mortelle perd toute signification quand l'âme l'a quittée pour poursuivre sa route vers l'au-delà. Faire du cadavre la source fondamentale d'informations sur la maladie nécessitait un renversement des valeurs. Remarquons que, comme au XVI siècle, l'anatomie est à nouveau en grande faveur dans les sociétés pendant la seconde moitié du XVIII siècle. Les artistes comprennent la nécessité de son étude pour construire un modèle du beau selon la doctrine néo-classique. Un cours d'anatomie est créé par les peintres en 1764 et la célèbre sculpture *L'Écorché* de Jean-Baptiste Houdon, en 1766, n'est qu'un des exemples de la démarche des artistes de cette période, qui reconstruisent l'aspect extérieur du corps humain à partir du squelette puis des muscles. La société elle-même se passionne pour l'anatomie, et les leçons d'anatomie (voir les tableaux hollandais) attirent dans les amphithéâtres des curieux, des mondains, à côté des médecins.

A cet intérêt pour l'anatomie s'ajoute, en cette fin du XVIII siècle, un glissement de l'image de la mort. Celle-ci sort de la sphère du sacré et n'est plus le moment suprême et dramatique où l'âme se détache du corps. Elle n'est plus que l'extinction graduelle des différentes fonctions vitales. On tente de ranimer les noyés en mort apparente, on redoute les inhumations de morts vivants et de nombreuses publications envisagent ce qu'il faut faire pour les éviter. Parallèlement, l'idée de finitude inhérente à la destinée humaine imprègne l'existence au lieu d'être évacuée vers l'au-delà. Les relations du « libertin » avec la mort, comme dans le *Don Juan* de Mozart ou les œuvres de Sade, le lyrisme de Hölderlin et des romantiques allemands marquent ce changement dans les rapports de l'individu avec son destin. Cette irruption brutale de la finitude, conséquence

---

1. Voir chapitre IV.

de l'affaiblissement des croyances religieuses, permet une approche « positiviste » du défunt qui devient source de savoir ; de façon analogue, plus tard, avec Freud, la hantise de la mort (Thanatos) sera reconnue comme le plus puissant moteur du psychisme [1]. Ainsi la nouvelle vision de la destinée humaine permet un progrès de la connaissance des maladies du corps et une meilleure compréhension du rôle que joue la perspective du néant dans la genèse des troubles psychiques.

L'intérêt qui se manifeste pour l'anatomie est stimulé par les progrès de la chirurgie. La dissection des cadavres n'est pas simplement un exercice pour décrire des anomalies, elle a aussi un objectif tourné vers la compréhension et l'action : la recherche des lésions caractéristiques. La chirurgie se montre, dans la seconde moitié du XVIII° siècle, de plus en plus hardie et rationnelle. Le chirurgien se pose devant tout malade une question : le mal est-il opérable et, si oui, que faut-il opérer ? L'autopsie recherche donc la lésion organique dont l'ablation aurait pu guérir le malade. Au lieu de parler, comme Morgagni le faisait, de symptôme, on parle de tumeur, de hernie, de fistule ou d'abcès, et cet état d'esprit pragmatique oblige, pendant la dissection, à aller à l'essentiel : la cause de la maladie, et non ses conséquences. Les chirurgiens apprennent les premiers à palper un abdomen, à examiner soigneusement un membre fracturé. Ils sont d'ailleurs méprisés par les médecins qui les considèrent comme des « manuels », car eux se refusent à des gestes aussi grossiers et consacrent leurs efforts à poser quelques questions aux malades puis à longuement examiner les urines mises à cette fin dans des vases spéciaux.

LES ANCIENS ET LES MODERNES

Jusqu'à la fin du XVIII° siècle, les humanistes restent attachés à Galien, en partie parce que leur institution, l'université, est fondée sur son étude. Leur hostilité vis-à-vis des novateurs, qui mettent en doute les dires des Anciens, croît au fil des années, au lieu de s'atté-

---

1. Voir chapitre VI.

nuer, et ne disparaîtra qu'à la Révolution. Pendant cette longue période, la médecine est divisée, comme au cours de l'Antiquité gréco-romaine, en sectes ou en courants qui s'opposent et s'entrelacent. Certains sont systématistes ou, comme on les appelle aussi, doctrinaires. Ils tentent de bâtir, par le raisonnement seul, un système cohérent, logique. Comme dans l'Antiquité, ces tentatives n'enfantent que des spéculations hasardeuses ou mystiques, telles que l'astrologie médicale, qui est la plus remarquable d'entre elles (c'est de cette période que provient le terme d'« influenza » pour désigner la grippe, car on croyait celle-ci due à l'influence d'une planète). D'autres construisent une conception mécaniste du corps humain ou développent une théorie basée sur le magnétisme animal (Mesmer). Les iatrochimistes s'inspirent des œuvres de Paracelse ; pour eux tous les maux de l'organisme sont dus à une âcreté acide ou à une âcreté alcaline, que l'on traitera par des remèdes alcalins pour la première, par des remèdes acides pour la seconde. L'homéopathie, élaborée au XVIIIe siècle par Samuel Hahnemann (1755-1843), est fondée sur une conception également tout droit sortie du Moyen Age, celle des contraires. En 1790 ce médecin allemand constate sur lui-même que l'écorce de quinquina à forte dose provoque les symptômes, tel l'accès fébrile, qu'elle combat à dose beaucoup plus faible. De là il tire la « loi de similitude » : une substance qui produit des symptômes chez un sujet bien-portant peut faire disparaître ces mêmes symptômes chez un malade, à condition d'être employée à une concentration très faible (10-30), si faible qu'en réalité qu'il n'y a plus dans la potion une seule molécule de la substance mère. En 1990 on invoquera la « mémoire » de l'eau pour expliquer qu'il puisse exister dans ces conditions un effet pharmacologique, mais cette hypothèse ne résistera pas à la critique. L'homéopathie connaît un immense succès, qui persiste encore aujourd'hui, bien que ni la validité de la théorie de la similitude ni l'efficacité des médicaments homéopathiques n'aient été prouvées lors d'essais rigoureux. Les quelques essais cliniques contrôlés effectués récemment ont été négatifs, mais ce résultat n'a pas impressionné les tenants de l'homéopathie. La persistance du succès des thèses de Hahnemann constitue un beau sujet de réflexion sur le besoin de croire en l'efficacité d'une thérapeutique.

Aux XVIIe et XVIIIe siècles, la médecine officielle, celle qui est enseignée dans les facultés, reste fidèle à l'enseignement de Galien ; l'université, figée dans ses privilèges, allie conservatisme social et conservatisme intellectuel. Elle demeure crispée dans ses certitudes, sceptique vis-à-vis de toute nouveauté, très corporatiste, et donc hostile aux chirurgiens qu'elle considère avec condescendance. Néanmoins, elle cultive le sens pratique, le souci de l'indépendance de la profession et est tolérante vis-à-vis des innovations compatibles avec son enseignement. Ainsi, elle accepte la teinture de quinquina et l'ipéca, à la demande, il est vrai, de Louis XIV. Celui-ci avait été guéri d'une fièvre par un médecin anglais à qui il acheta son secret : le quinquina (dont Joseph Pelletier extraira plus d'un siècle plus tard la quinine grâce aux progrès de la chimie). De même, l'ipéca (dont Pelletier extraira l'émétine) s'imposa après qu'il eut guéri le Grand Dauphin.

Le roi intervient également dans le conflit qui oppose la faculté de médecine de Paris aux chirurgiens. Le monde statique de l'université ne bouge que sous la pression royale. Il y a, à cette époque, trois catégories de chirurgiens. D'abord les chirurgiens en robe longue « qui parlent latin », portent une toge, comme dans l'université, et se regroupent sous la bannière de saint Côme ; ils épuisent l'essentiel de leurs talents en querelles avec les médecins. Ensuite, les barbiers-chirurgiens en robe courte qui ne parlent pas latin, opèrent sous le contrôle des précédents et assurent l'essentiel des actes chirurgicaux : Ambroise Paré avait été l'un des leurs. Cette confrérie sans cesse confrontée au réel est ouverte au progrès, bien que ses membres soient d'une qualité très inégale. Enfin, les opérateurs ambulants qui n'appartiennent à aucune confrérie, ne reçoivent aucun enseignement, mais sont tolérés car ils sont seuls présents dans les villages et les bourgs. Les conflits entre ces différents groupes ne cesseront guère tout au long des XVIe et XVIIe siècles. En 1660, un arrêt du Parlement de Paris déboute les chirurgiens de Saint-Côme et rassemble en une seule corporation chirurgiens à robe longue et barbiers-chirurgiens à robe courte ; il leur interdit les titres de bachelier, licencié ou docteur ; les chirurgiens appartiennent dès lors à une catégorie inférieure, exclue de l'université. La situation change brutalement en 1686, à la suite de la fistule anale de Louis XIV. Celle-ci est d'abord traitée par des médecins, sans résultat. On se résigne alors à faire venir un chirurgien, Félix, pour inciser la fistule. Une première opération donne un résultat médiocre, mais la seconde, trois semaines plus tard, amène la guérison. En 1691, le roi reconnaissant sépare la « chirurgie » de la « barberie », puis autorise le collège de Saint-Côme à donner un enseignement. La chirurgie, ayant acquis dignité et liberté, s'épanouit. Louis XV fonde en 1723 l'Académie royale de chirurgie, ce qui suscite la fureur des médecins qui défilent en robe, sous les quolibets des badauds. En 1756, Louis XV rétablit le privilège perdu depuis 1660 — « étant donné les progrès de la chirurgie faits depuis plusieurs années [...] ordonnons que les maîtres en l'art et science de la chirurgie [...] soient réputés exercer un art libéral et scientifique... ».

Cette lutte de préséance paraît burlesque, mais elle illustre le rôle des corporatismes, des titres officiels. La plupart des révolutions médicales se sont effectuées sans l'appui de la hiérarchie, voire contre elle. Celle-ci est instinctivement attachée au passé, aux situations acquises, et redoute ce qui peut les remettre en question, par exemple l'apparition d'une nouvelle spécialité car la diversité peut mener au désordre. De plus, il faut reconnaître que le public a besoin d'être protégé ; l'enseignement officiel, les titres reconnus apportent un garde-fou contre les tentations du charlatanisme toujours vivaces depuis le Moyen Age. L'équilibre est difficile à trouver entre un ordre figé et stérilisant et une trop grande liberté qui laisse le public, souvent crédule, sans défense contre les illuminés ou les flibustiers animés par l'esprit de lucre.

A côté de la médecine officielle galénique, on distingue aujourd'hui, sous la dénomination de « prémodernes », les praticiens qui, refusant les dogmes hippocratico-galéniques, tentent de progresser grâce à l'observation et à l'expérience. Certains d'entre eux réalisent des découvertes scientifiques marquantes mais trop parcellaires pour permettre la naissance d'une médecine fondée sur les connaissances biologiques ; néanmoins, elles ouvrent la voie à une compréhension de la physiologie humaine et surtout montrent que le progrès des connaissances est possible et qu'il faut rechercher la vérité sans se laisser intimider par les affirmations des Anciens. Leurs travaux raniment la grande querelle médicale entre les « Anciens » qui continuent à ne croire qu'en l'exégèse des auteurs classiques, et les « Modernes » qui se font les chantres du progrès et se méfient de plus en plus des spéculations.

Les chemins d'Esculape

Le plus illustre de ces derniers est Malpighi (1628-1694) qui, le premier, étudie les tissus grâce au microscope qui vient d'être inventé en Hollande. Antoni Van Leeuwenhoek (1632-1723) est le premier à l'avoir utilisé de façon systématique, et peu importe de savoir s'il l'a inventé ou seulement perfectionné ; le titre de son livre, *Arcana natura... detectat,* montre sa confiance dans cet instrument. Malpighi, en 1660, l'utilise pour étudier les poumons de la grenouille et y découvre les vaisseaux capillaires reliant les artères aux veines, démontrant ainsi la validité du postulat de Harvey sur la circulation sanguine. Malpighi termine sa carrière comme médecin du pape, qui l'avait protégé. Il a joué un rôle historique important à plusieurs titres : d'une part, parce que, sans se laisser arrêter par les dogmes de Galien, il a cherché à comprendre le fonctionnement des tissus à partir de ce qu'il a été l'un des premiers à voir. Il a ignoré délibérément la théorie des quatre humeurs de Galien ou la « fonction rafraîchissante » du poumon. D'autre part, au lieu de raisonner par analogie, comme on le faisait jusque-là, la microscopie lui a permis de se fonder sur l'observation de ce qui était jusque-là inconnu.

Une nouvelle voie s'ouvrait mais il faudra beaucoup de temps pour que l'on arrive à comprendre le sens de certaines observations. Ainsi, dès 1660, Leeuwenhoek décrit, dans une lettre à la Royal Society de Londres, l'existence d'animalcules [1] dans le tartre des dents. La nouvelle paraît si surprenante que la Royal Society demande à Robert Hooke de construire un microscope pour vérifier ces allégations, ce qui est fait. Ce n'est que deux siècles plus tard que Pasteur découvrira le rôle de ces bactéries. De même, on constate la présence d'animalcules dans le sperme et là encore il faudra attendre l'abbé Spallanzani (1729-1799), un siècle plus tard, pour que leur rôle dans la fécondation soit démontré. Entre le microscope, ornement du Cabinet du Curieux, et l'outil de recherche, un long chemin devra être parcouru. Il ne suffit pas de voir pour comprendre, il faut être capable de raisonner, ou plutôt de conceptualiser ce que l'on voit.

Si l'œuvre novatrice de Malpighi repose, pour l'essentiel, sur le microscope, celle de Stensen (1638-1686), connu en France sous

---

1. Nom par lequel on désigne au XVIIe les petits « animaux » visibles uniquement au microscope.

le nom de Sténon, ne fait pas appel à lui, tout en étant aussi novatrice ; il découvre le canal qui porte son nom et qui conduit dans la bouche la salive née dans la glande parotide ; il identifie les ganglions lymphatiques et reconnaît, contre l'avis d'Harvey, que le cœur est un simple muscle. Mais surtout, il affirme sa détermination à ne pas accepter les croyances de son temps, qu'elles viennent de Galien, d'Harvey ou de Descartes. Ses positions critiques ont marqué son époque. Il refuse les raisonnements par analogie auxquels on a constamment recours. « Il faut mettre fin à l'erreur qui consiste à vouloir expliquer les phénomènes de la nature par d'autres qui leur sont semblables. » De même, il refuse le finalisme, par exemple lorsqu'il s'agit de spéculer sur l'utilité des diverses parties du corps. « Mieux vaut admettre l'ignorance sur ce point encore, se montrer prudent dans les décisions et ne pas élucider les questions difficiles avec tant de légèreté, à l'aide de simples suppositions. » Il dit encore : « Ainsi nous n'apprenons rien d'autre en médecine qu'à prononcer des noms qui, pris isolément, sonnent souvent assez bien, mais pris ensemble, ne veulent rien dire du tout. »

L'influence de la science dans cette évolution est évidente et, dès le XVIIe siècle, quelques médecins s'écartent des positions hippocratico-galéniques et font confiance à un raisonnement fondé sur l'observation et l'expérience, bref, regardent l'homme sain et le malade avec des yeux neufs. Balbutiante au XVIe siècle, la science a démontré au XVIIe siècle ses potentialités avec Kepler, Galilée, Descartes, Pascal, Newton ; tous ces hommes ont un prodigieux champ d'activité qui va de la philosophie aux mathématiques et aux sciences expérimentales. Ils n'acceptent aucune restriction à leur liberté intellectuelle et sont les familiers des grands de ce monde. La fondation de la Royal Society en 1662 et de l'Académie des sciences en France en 1666 est révélatrice du changement qui s'opère dans les mentalités : le progrès scientifique est devenu un élément primordial de la puissance d'une nation ; la marine, le commerce, l'agriculture, les armées vivent des innovations techniques. De grands hommes d'État, F. Bacon en Grande-Bretagne, Colbert en France, ont, dès la première moitié du XVIIe siècle, compris que la science est le fondement de l'économie. Avec un siècle de retard sur les astronomes et les physiciens, ce mouvement scientifique atteint la médecine et la physiologie. Ce délai est dû aux difficultés conceptuelles posées par le passage de l'inanimé au

Les chemins d'Esculape

vivant. L'être vivant n'est-il qu'une machine ? Obéit-il aux mêmes lois que la chute des pierres ou le mouvement des astres ? Il existe, à l'évidence, une spécificité de l'être vivant, mais comment la cerner sans faire appel à des mots creux au relent aristotélicien : élan vital, vitalisme ?...

Le passage des animaux les plus simples à l'homme soulevait des difficultés non moins considérables. Qu'avaient-ils en commun ? Avait-on le droit d'extrapoler de l'un à l'autre ? Grâce à l'étude des grenouilles Harvey avait pu démontrer la circulation du sang, mais pouvait-on aller plus loin ? Même si la grenouille était utile pour étudier l'homme sain, on ne discernait pas en quoi elle pouvait servir à l'étude des maladies.

Malgré ces difficultés, les progrès de la physiologie sont impressionnants au XVIIe siècle, mais ceux-ci, telle la circulation du sang, même s'ils font évoluer les idées, n'ont aucun impact sur la pratique médicale ; on ne sait pas exploiter les observations effectuées sur l'homme sain pour faire progresser les soins. Au XVIIIe siècle, et ce sera encore le cas au début du XIXe, on continue à saigner pour évacuer les « humeurs peccantes » et à le faire le plus près possible de l'organe malade ; pour une maladie du poumon, on saigne du côté du poumon malade pour vider le poumon des humeurs viciées, bien que l'on sache qu'en raison de la circulation rapide du sang celui-ci provient de tout l'organisme. La saignée, fondée sur la théorie des humeurs, a perdu sa logique, mais cela n'empêche pas de la pratiquer, faute de mieux, malgré les inconvénients des pertes de sang chez les sujets fatigués. Les sangsues sont utilisées plus largement que jamais au début du XIXe siècle, sous l'impulsion de Broussais.

Le XVIIe et le XVIIIe siècle sont donc une époque de transition et de confusion, pleine de contradictions internes. La médecine officielle introduit dans la pharmacopée des médicaments efficaces comme la teinture de quinquina et l'ipéca, qui sont encore aujourd'hui largement utilisés, mais elle continue à révérer la thériaque, dont l'origine remonte à Galien et qui comprend soixante-dix composés provenant, en particulier, de la vipère car cet animal venimeux doit, en application du principe des contraires, être particulièrement bénéfique. La thériaque sera prescrite jusqu'au XIXe siècle et restera fabriquée (au Codex) jusqu'en 1867.

Le mysticisme, la croyance au démon, l'irrationalité, l'alchimie, l'astrologie, le goût des spéculations verbeuses et des systèmes artificiels et stériles coexistent au sein du corps médical avec la rationalité ; mais l'esprit critique gagne graduellement du terrain et de grands médecins jettent les fondements de la physiologie, observent des faits inconnus. Cependant ils sont eux-mêmes déchirés entre les traditions dont ils se libèrent mal et les découvertes dont ils ne saisissent pas toutes les implications. A la fin du XVIIe siècle et au cours du XVIIIe siècle les systèmes s'affrontent et se contredisent. Ces controverses dérisoires ont néanmoins le mérite d'encourager l'expérimentation, qui gagne en ingéniosité et en rigueur. On comprend qu'un résultat isolé est dépourvu de signification et que seule la reproductibilité des observations leur confère du crédit. Albrecht von Haller écrit : « Aucune expérience, aucune manipulation ne doit être instituée une unique fois ; et *le vrai ne se fait connaître que par le résultat constant d'expériences réitérées.* » Quand on compare l'état de la médecine à la fin du XVIe siècle et au début du XVIIIe, on constate que, si l'efficacité des soins n'a guère progressé, l'état d'esprit de la plupart des médecins a profondément évolué. Sous l'influence des philosophes et des physiciens, nombreux sont ceux qui sont capables d'un raisonnement rigoureux et qui voudraient parvenir à une approche scientifique.

LA MÉDECINE DU SIÈCLE DES LUMIÈRES

Ce changement de mentalité des médecins est le fruit du développement de la rationalité et de l'esprit scientifique. Au début du XVIIe siècle, Aristote domine encore l'université dans tous les domaines ; rares sont ceux qui osent discuter les affirmations des Anciens. A la fin du XVIIIe siècle, on demande des preuves. Les « Lumières » proclament la primauté de la raison sur l'ignorance et la tradition aveugle, ainsi que l'espoir de progrès ininterrompu qu'elle offre à l'humanité. Les esprits éclairés refusent à la fois les privilèges héréditaires, l'esclavage et l'influence des forces surnaturelles sur la santé. Pour libérer l'homme des peurs irrationnelles et des superstitions, il faut faire table rase du passé. A la volonté divine, ou à celle de forces obscures sur lesquelles on ne peut agir que par la magie, on substitue des lois naturelles qu'il faut déchiffrer pour construire une société fondée sur la « Raison. »

Les Encyclopédistes rejettent le finalisme d'Aristote et de Galien et reprennent, en les généralisant, les idées de Galilée et de ses successeurs. Comme le dit Diderot, « la science doit rechercher le comment et non le pourquoi des phénomènes » et Montesquieu écrira dans *L'Esprit des lois* : « Je n'ai point tiré mes principes de mes préjugés mais de la nature des choses. » Même dans le domaine juridique, le siècle des Lumières, avec son besoin de rationalité, impose sa marque.

La Mettrie (1709-1751) écrit : « Toutes les recherches que les plus grands philosophes ont faites *a priori*, c'est-à-dire en voulant se servir en quelque sorte des ailes de l'esprit, ont été vaines. [...] Prenons donc le bâton de l'expérience et laissons là l'histoire de toutes les vaines opinions des philosophes. Être aveugle et croire que l'on peut se passer de ce bâton, c'est le comble de l'aveuglement. » En médecine aussi, on accepte de plus en plus difficilement les hypothèses creuses. Le médecin et philosophe Cabanis (1757-1808) demande que, plutôt que de rechercher les causes premières des maladies, on concentre les efforts sur les faits concrets et leurs causes immédiates. L'empirisme du siècle précédent devient « éclairé », c'est-à-dire rationalisé. On a compris que les idées ne naissent pas spontanément dans les esprits mais sont le résultat de l'observation et de la conceptualisation de signaux apportés par les sens. Hippocrate est admiré pour l'acuité de ses observations cliniques, mais ses spéculations sont rejetées. Dans tous les domaines, on reconnaît l'importance des données fournies par les organes des sens, mais en même temps on commence à compléter les sensations par des grandeurs mesurables. On palpait le pouls depuis l'Antiquité, en 1707 l'Anglais Floyer compte les pulsations une montre à la main. Fahrenheit mesure les températures et introduit le thermomètre en physiologie ; avec Boerhaave il montre que toute réaction chimique s'accompagne de variations de température.

Le traitement du cancer constitue un exemple remarquable de l'attitude pragmatique des médecins du XVIIIe siècle. Helvétius, médecin du duc d'Orléans, est un galéniste qui, en 1703, dans la préface de son fameux *Traité des maladies,* rappelle la thèse officielle :

Les prologues à la naissance de la médecine moderne

pour exercer la médecine « dans la dernière perfection, il faudrait connaître cette diversité de fluides qui arrosent le corps humain et le vivifient et dont l'union ou le dérangement causent la santé ou la maladie... ». Cependant, dans la *Lettre sur la nature et la diversité du cancer* qui accompagne en 1731 la deuxième édition de son traité, il tient un raisonnement déjà moderne. Il rappelle d'abord ce qu'est un cancer tel qu'« on le voit tous les jours : il ne paraît d'abord que sous la figure d'une petite tumeur ronde, de la grosseur d'un petit pois. Cette petite tumeur demeure dans la plupart, un très long temps sans grossir. Dans la suite, elle devient plus grosse et s'accroît de plus en plus. [...] L'idée que ce système nous donne de l'origine et de la nature de cette maladie est une idée très fausse [...] on y suppose pour fondement que le cancer vient de la corruption de la masse du sang... ». Son raisonnement est alors le suivant : « Les auteurs d'une opinion si erronée devraient prendre garde [...] [malgré] les avantages qu'un chirurgien malhabile en tirerait pour sauver son honneur, si, lorsqu'après avoir amputé la partie malade avec un succès apparent, le cancer revenait encore [...], il ne manque pas de dire que c'est la corruption du sang qui en est la cause et que l'amputation d'une partie ne dépure pas le sang. Mais si le malade lui répondait : comment un tel ou une telle ont-ils été guéris par la seule amputation ? le chirurgien serait bien empêché de lui répliquer. »

D'où le « système » exposé par Helvétius : « Le cancer est dû à une coagulation d'une goutte d'humeur dans une glande [...], cette humeur s'amasse peu à peu [...], il arrive que le sang entraîne des parties de ce ferment et les porte aux environs. » Ainsi, « le cancer n'est, au commencement, qu'une bagatelle » facilement curable ; en revanche, « pour peu qu'on attende, le mal serpente et le désordre vient à tel point qu'il n'y a plus moyen de le réparer ».

On voit comment l'observation clinique sans préjugé conduit à une conception déjà moderne du cancer. Un disciple d'Helvétius, Le Dran, présente en 1757 à l'Académie royale de chirurgie son célèbre *Mémoire avec un précis de plusieurs observations sur le cancer* qui est sans doute la première publication cohérente sur le traitement du cancer du sein. Il y reprend de façon rigoureuse les idées ci-dessus et expose la thèse que le cancer du sein s'étend d'abord sur place, puis infiltre les tissus voisins, diffuse ensuite par les vaisseaux lymphatiques vers les ganglions lymphatiques régionaux et, enfin, se propage par la circulation sanguine vers les autres tissus. Il n'y aura, pendant près de deux siècles, rien à ajouter. Malheureusement, la chirurgie du cancer du sein fondée sur ces conceptions logiques ne pourra se développer qu'un siècle plus tard, quand l'introduction de l'anesthésie puis de l'asepsie aura transformé une opération horriblement douloureuse et dangereuse en un acte chirurgical aux risques acceptables. Il ne suffit pas d'avoir une conception exacte d'une maladie pour être capable de la traiter, le sida nous le rappelle chaque jour.

L'exemple du cancer illustre le progrès conceptuel accompli en quelques dizaines d'années. Celui-ci est, dans une large mesure, dû aux étroits contacts qui existent pendant toute cette période entre la médecine et les autres domaines de la vie intellectuelle, en particulier entre la physique et la chimie.

H. Boerhaave, dont nous avons déjà parlé comme clinicien, effectue des recherches en chimie et écrit les *Elementa chimiae*. Son influence sera profonde sur toute l'Europe. Disciple de Descartes et de son dualisme, il distingue l'esprit du corps et défend une vision purement mécaniste de l'organisme humain dont il veut expliquer les fonctions par des phénomènes physiques. Dans son livre *De usu ratiocinii mechanici in medicina*, il proclame que la connaissance médicale ne doit se fonder que sur des faits ; cependant il reste influencé par Galien. Son élève, A. von Haller (1708-1777), distingue les nerfs moteurs des nerfs sensitifs et montre que l'excitation des premiers provoque la contraction musculaire. Comme Boerhaave, il croit que les nerfs servent à conduire un fluide nerveux, mais la vitesse extrême de propagation le conduit à penser que ce fluide doit être extrêmement subtil et différent des autres fluides. Bientôt, Boissier de Sauvages à Montpellier calculera qu'il se déplace à une vitesse supérieure à dix kilomètres par seconde. Beaucoup d'auteurs (Newton lui-même) envisagent alors la possibilité d'un phénomène électrique (l'électricité vient d'être découverte à la fin du XVIIe siècle), mais Haller la rejette car il n'y a pas d'isolant autour des nerfs. Cependant, personne ne propose une autre explication cohérente de la conduction nerveuse.

Au cours du XVIIIe siècle, l'invention de la machine électrostatique, puis de la bouteille de Jean de Leyde grâce à laquelle on peut stocker de l'électricité, la démonstration que les organismes vivants sont de bons conducteurs de l'électricité et la mise en évidence d'une électricité statique redonnent de l'intérêt à ces études. La description du poisson électrique prouve que des organismes vivants fabriquent de l'électricité. Bientôt, on montre qu'un courant électrique provoque une contraction musculaire et l'abbé Nollet suggère, en 1746, dans un mémoire à l'Académie des sciences, d'utiliser l'électricité « foudroyante » pour traiter les paralytiques. Deshais soutient à Montpellier une thèse intitulée *De hemiplegia per electricitatem curanda*. Dans un langage très galéniste, il écrit : « La paralysie est causée par l'arrêt du fluide nerveux destiné à circuler dans le cerveau parce qu'il rencontre une résistance insurmontable dans les fibres nerveuses » ; il faut donc vaincre cette résistance en augmentant la pression du fluide nerveux par l'électricité. De nombreux malades seront traités ainsi pendant un demi-siècle, sans résultat convaincant. Une autre thèse, soutenue à Montpellier par du Fay en 1750, passe en revue les expériences et conclut : « *ergo flucidum nerveum est flucidum electricum* » (donc le fluide nerveux est un fluide électrique).

En fait, la controverse sur la nature de la conduction nerveuse se poursuivra pendant plusieurs décennies encore. En 1791, Luigi Galvani (1737-1798) dans son traité *De viribus electricitatis in motu musculari : commentarius*, apporte enfin des données décisives. Dans une belle série d'expériences conduites sur la grenouille, il montre qu'un courant électrique circule le long du nerf au moment de la contraction musculaire. Des critiques de Alessandro Volta (l'inventeur de la pile) obligent Galvani à refaire certaines expériences ; les dernières ambiguïtés sont levées par Alexandre von Humboldt au XIXe siècle, mais l'électrophysiologie était née grâce à Galvani dès les dernières années du XVIIIe siècle. En quelques dizaines d'années, on était passé d'un langage et d'hypothèses encore inspirées par le galénisme classique à des expériences qui marquent le début de la neurophysiologie. Mais ce progrès n'avait été possible que parce que d'autres sciences ou techniques avaient elles-mêmes progressé. L'anatomie s'était développée ; les premiers neurophysiologistes sont des anatomopathologistes qui raisonnent en disséquant les cadavres et l'usage du microscope augmente leur capacité d'observation. De plus, l'étude de l'électricité apporte à la fois un outil puissant pour l'expérimentation et un modèle. L'analogie entre le courant électrique et l'influx nerveux suggère des hypothèses, suscite des expériences. Inversement d'ailleurs, l'étude de la physiologie nerveuse fait progresser la connaissance de l'électricité. Galvani constate la naissance d'un courant électrique à la jonction entre deux métaux et Volta tire de cette observation la théorie de la pile.

On pourrait donner d'autres exemples de la vitalité de la recherche physiologique tout au long du XVIII° siècle et de ses liens féconds avec les autres disciplines scientifiques. La digestion et la respiration sont comprises grâce aux progrès de la chimie. « La digestion, dit Réaumur, en 1752, est opérée par la seule action d'un dissolvant et par la fermentation qu'il fait naître. » En faisant avaler à des oiseaux des tubes perforés il analyse la série de réactions chimiques qui, en décomposant les aliments dans l'estomac, procure à l'organisme le combustible dont il a besoin.

A côté du progrès des sciences, le climat intellectuel, la curiosité, mais aussi le refus des spéculations creuses contribuent à ces avancées. Au XVIII° siècle, l'épanouissement de la physiologie est la conséquence du règne des philosophes ; les Encyclopédistes ont créé un état d'esprit qui ne permet plus aux médecins de continuer à ratiociner sur les textes de Galien. La rigueur s'est imposée. Comme le dit Lavoisier, « le seul moyen de prévenir les écarts entre la pensée et le réel consiste à supprimer ou au moins à simplifier autant que possible le raisonnement qui est en nous et qui peut seul nous égarer, *à le mettre continuellement à l'épreuve de l'expérience* et ne conserver que les faits qui sont des données de la nature et ne peuvent nous tromper, à ne chercher la vérité que dans l'enchaînement naturel des expériences et des observations ». On mesure à cette exigence méthodologique le progrès qui a été accompli dans le raisonnement scientifique. Lavoisier est le père spirituel de Magendie et de Claude Bernard.

Cependant la réflexion philosophique soulève des problèmes conceptuels qu'il faut résoudre. Après bien des tâtonnements et des difficultés, la biologie, au cours des XVII° et XVIII° siècles, parvient à échapper à deux théories inverses, susceptibles, toutes deux, de freiner le progrès des sciences naturelles et donc celui de la médecine. La première postule qu'un être vivant n'est qu'une machine, que toutes ses propriétés peuvent s'expliquer par les lois de la mécanique, ou celles de la chimie. Au moment où l'on avait commencé à découvrir les lois de la nature, il n'était pas apparu opportun d'admettre que les êtres vivants échappent aux lois de la mécanique, car on aurait enlevé toute cohérence au monde. Certains défendent donc la thèse que les êtres vivants sont des machines, à peine plus complexes que des montres ou des automates. Descartes professait un dualisme entre le corps, qui n'est qu'un automate supérieur, et l'âme, qui siège dans la glande pinéale, d'où partent les esprits animaux qui cheminent le long des nerfs. Cette représentation sera poussée jusqu'à la caricature par La Mettrie dans son livre *L'Homme-Machine* qui fournit une vision purement mécaniste des activités mentales. Il paraît difficile aujourd'hui d'imaginer qu'on ait pu croire qu'un être vivant n'était qu'un automate perfectionné, ne serait-ce que parce qu'une telle conception ne peut pas rendre compte de la reproduction qui est la propriété essentielle de la matière vivante. Mais, à cette époque, la frontière entre animaux et végétaux ainsi qu'entre végétaux et minéraux est très floue. On pense qu'il existe des états intermédiaires entre la matière vivante et l'inanimée, par exemple les champignons. Cependant la progression des connaissances biologiques rend graduellement cette position de plus en plus difficile à tenir ; on ne peut ignorer l'existence d'une spécificité de la vie.

A l'autre extrême, les vitalistes, au début du XVIII° siècle, croient qu'un organisme vivant échappe aux lois de la matière, à celles de la mécanique comme à celles de la chimie. Le vitalisme s'inspire de la tradition du Moyen Age selon laquelle il existerait en tout être humain une âme, ou plutôt une « force de vie », greffée sur la matière brute au moment de la génération. La perfection des êtres vivants et la fécondation s'expliqueraient par cette force spirituelle siégeant dans l'organisme, qui en régirait les activités et contrôlerait les fonctions physiologiques, en particulier le fonctionnement des nerfs. Cette résurgence d'idées médiévales aboutit au concept de force vitale, inaccessible à l'expérimentation car immatérielle et quittant l'organisme au moment de la mort. Georg Ernst Stahl (1659-1734), l'un des derniers vitalistes, a une influence si grande qu'elle empêchera en Allemagne toute expérimentation et toute réflexion créatrice jusqu'au milieu du siècle.

Dans la seconde moitié du XVIII° siècle, les physiologistes se dégagent peu à peu aussi bien du machinisme que du vitalisme ; ils se contentent d'observer et d'expérimenter sans tenter de répondre à des questions philosophiques sur les relations entre l'âme et le corps. La biologie se libère de la métaphysique.

Au XIXe siècle ces questions, par exemple la génération spontanée des êtres vivants, ouvriront de nouveaux chapitres de la biologie.

LES PREMIERS SUCCÈS :
LA LUTTE CONTRE LES MALADIES CONTAGIEUSES

Ainsi, à la fin du XVIIIe siècle, on continue à purger et à saigner les malades, faute de mieux, mais certaines grandes fonctions physiologiques commencent à être comprises et, surtout, l'état d'esprit a changé. Non seulement on raisonne, mais on commence à faire chez l'homme des essais qui ont la rigueur d'une expérimentation.

Grâce à cette attitude, d'indéniables succès sont obtenus dans le domaine des maladies infectieuses au cours de la seconde moitié du XVIIIe siècle. La dernière épidémie de peste en France est observée à Marseille en 1750. Même si le bacille responsable ne sera identifié qu'un siècle plus tard, et si les vecteurs, le rat et la puce, sont méconnus, le rôle de la contagion est maintenant chose admise. Des mesures d'isolement sont prises ; un cordon sanitaire isole Marseille du reste du pays : l'épidémie ne s'étend pas et est bientôt vaincue. La peste ne reviendra plus en France, même s'il y aura encore quelques petites épidémies dans les colonies jusqu'au début du XXe siècle. Cette victoire sur la peste n'est due qu'au pragmatisme ; il aurait été possible de l'obtenir dès le XIVe siècle si l'on avait accepté de regarder en face, sans préjugés, la propagation de la maladie. La lutte contre la peste fut paralysée par les idées reçues et les tabous religieux. Fracastoro, dès le début du XVIe siècle, avait parlé de contagion. Bien que son œuvre ait été connue de tous les médecins, il aura fallu deux siècles pour que l'on en tire véritablement des enseignements. On aurait pu épargner des centaines de milliers de morts. On ne l'a pas fait faute d'avoir su vaincre les habitudes, les anathèmes de ceux qui trouvaient impie de se rebeller contre un phénomène aussi naturel qu'une épidémie. On observe les mêmes pesanteurs dans la lutte contre les épidémies contemporaines. On se borne souvent à des incantations au lieu d'aborder les vrais problèmes [1], la langue de bois prévaut.

La victoire sur les épidémies de peste par la politique du cordon sanitaire marque aussi un tournant sociologique important. Un tel cordon limite le droit à la libre circulation des individus, elle les soumet donc à l'intérêt de la collectivité dans la lutte contre la maladie. Cela est rendu possible parce que la volonté divine est écartée comme fondement d'organisation de la société, au profit de la raison. Le rejet de la vérité révélée crée un vide qui est rempli par la notion d'*utilité sociale*. La Société remplace Dieu comme principe de jugement ou d'action. Les conditions de l'efficacité sont réunies, mais ce mouvement contribue à une évolution qui identifiera, pendant la Révolution, la nation à la raison et le civisme à la vertu. Au cours du XIXe et du XXe siècle des règles de plus en plus contraignantes seront imposées à l'individu, au nom de ce qui est bon pour la société. La santé publique fera un bond immense, mais non sans ouvrir la voie à une dérive dont les régimes totalitaires ont été la tragique illustration en faisant de l'État un monstre auquel on sacrifie les citoyens. A la fin du XXe siècle, on cherchera un contrepoids dans les droits de l'homme et, en médecine, dans l'éthique de la responsabilité. Les comités d'éthique constituent une parade utile pour trouver dans le domaine médical un équilibre entre l'intérêt de la personne et celui de la collectivité.

La découverte de la vaccination par Jenner dans les dernières années du XVIIIe siècle constitue un autre succès, plus spectaculaire encore, de la raison raisonnante. La variole était alors un fléau dont les épidémies meurtrières s'abattaient périodiquement sur l'Europe. Dans l'inconscient populaire elle avait pris la place de la peste. On a du mal, aujourd'hui, à mesurer la menace permanente qu'elle représentait. En 1711, l'épidémie de Paris tue notamment le Grand Dauphin et sa femme. En 1716, une autre épidémie tue quatorze mille Parisiens et, en 1723, vingt-trois mille. La variole tuera aussi l'empereur Joseph Ier en 1714 et Louis XV en 1774. Toutes les familles étaient décimées par la « petite vérole ». La Condamine estime qu'elle tue ou défigure plus du quart du genre humain et

---

1. Voir chapitre VIII.

Les chemins d'Esculape

Voltaire écrit : « Sur cent personnes, soixante au moins ont la petite vérole, dans ces soixante, dix en meurent et dix conservent toujours le fâcheux souvenir. »

On savait déjà qu'une même personne n'a jamais deux fois la variole ; donc, qu'une première variole, si l'on en réchappe, protège définitivement contre la maladie. On savait aussi qu'à la fin d'une épidémie, les cas de variole sont moins graves, comme si la maladie devenait moins agressive. La femme de l'ambassadeur anglais à Constantinople, Lady Worthley Montagu, avait ramené avec elle, en 1720, une pratique utilisée en Asie, notamment dans les harems du sultan, qui consistait à inoculer des croûtes de pustule provenant d'un sujet atteint d'une forme relativement bénigne. Elle avait, en 1721, fait inoculer son fils pour le protéger. La méthode se répandit malgré ses inconvénients non négligeables puisque environ 1 % des sujets inoculés mouraient de la maladie ainsi provoquée, et malgré l'hostilité de la plupart des médecins qui opposaient à cette pratique une argumentation savante : « Il faut, disaient-ils, recourir au non-contact et à l'épurement de l'organisme : introduire la maladie dans l'organisme est le geste d'un fou. » Les premières inoculations se font dans l'enthousiasme, mais deux accidents mortels en Angleterre en 1722 font basculer l'opinion. En 1725, Janin recourt à la statistique pour défendre l'inoculation ; en gros, dit-il, l'inoculation ne provoque que deux décès sur cent inoculations, alors que la variole en tue beaucoup plus (environ 10 % de la population), on a donc intérêt à la promouvoir car ses avantages l'emportent sur ses risques. La société de l'époque se montre capable de comprendre ce raisonnement statistique. L'analyse des décès conduit à estimer qu'environ 10 % ou 15 % de ceux-ci sont causés par la variole. En 1722 les enfants royaux sont inoculés à la cour d'Angleterre. L'inoculation, introduite en France par Théodore Tronchin (1709-1781), célèbre médecin genevois, connaît bientôt une grande vogue. En 1756, le duc d'Orléans, rapidement imité par de nombreux grands seigneurs, fait inoculer ses deux enfants. La Condamine écrit un *Mémoire historique et critique en faveur de l'inoculation* et Voltaire la défend. Cependant, malgré le zèle des esprits éclairés, le nombre de sujets inoculés reste trop faible pour prévenir de nouvelles épidémies ; de plus, la méthode est dangereuse quand elle est utilisée sur des populations dont les conditions sanitaires sont médiocres.

C'est Edward Jenner (1749-1823) qui va accomplir le progrès décisif avec une des plus grandes découvertes médicales de tous les temps. Ce médecin, déjà renommé, effectue de nombreuses inoculations. Il constate que celles-ci échouent sur les fermiers ayant précédemment contracté une maladie bénigne, appelée vaccine, ou *cow-pox*, en trayant des vaches dont les pis sont couverts de vésicule ; or, par ailleurs, on soupçonnait déjà que ceux-ci sont protégés contre la variole. Jenner étudie ces faits minutieusement pendant vingt ans. Durant toute cette période, il est littéralement obsédé par cette relation entre vaccine et variole, ce qui devient un sujet de plaisanterie chez ses collègues. En 1777 le maître de Jenner, l'illustre chirurgien, J. Hunter, lui écrit : « Je crois que votre thèse est la bonne mais réfléchissez, pourquoi ne pas faire une expérience ? » Le 14 mai 1796, après avoir colligé de nombreuses observations, il se décide à franchir le pas. Une jeune vachère avait contracté une vaccine en trayant les vaches. Il prélève une goutte de pus sur une pustule et l'injecte à un garçonnet de huit ans qui présente à son tour l'éruption bien connue. Quand il est complètement rétabli, deux mois plus tard Jenner l'inocule avec la variole. Rien ne se passe. Quelques mois plus tard, nouvelle inoculation : aucune maladie n'apparaît. La preuve est faite, dit Jenner, que la vaccine, maladie bénigne, a protégé contre la variole. Pendant deux ans il répète la même expérience sur plusieurs enfants à partir de pus prélevé sur des pis, toujours avec le même succès. En 1798 il publie, à ses frais, car sa communication a été refusée par la Royal Society, un mémoire exposant ses observations qui ont déjà la rigueur d'une expérimentation. La vaccination est aussi efficace et moins dangereuse que l'inoculation. L'accueil initial est mitigé, mais deux médecins font l'expérience et confirment ses dires. En 1801 cent mille personnes ont déjà été vaccinées en Angleterre.

Cet exemple montre clairement ce qui distingue la médecine occidentale, alors naissante, des médecines orientales antérieures. Depuis des siècles, en Chine et en Orient, on connaissait l'inoculation et elle se pratiquait régulièrement, mais sur une petite échelle, sans que personne y réfléchisse sérieusement. C'était une recette que l'on se transmettait de père en fils sans s'interroger, d'autant qu'elle était entourée de rites ; par exemple, en Grèce, on piquait quatre fois pour schématiser la forme de la croix. En Europe, dès le milieu du XVIIIe siècle, on tente de comprendre, mais tout en s'inclinant devant le fait, on insiste sur l'illogisme du geste : injecter du pus pour lutter contre une maladie purulente. L'observation a le pas sur le raisonnement théorique : comme le dit Buchan, « le sentiment que j'expose ici n'est pas le résultat de la théorie mais uniquement de l'observation [1] ». Quand Jenner arrive, les esprits sont prêts à admettre que cette mithridatisation [2] provoquée par une première variole peut aussi être obtenue par d'autres moyens. Jenner entre dans l'histoire non parce qu'il a inventé une nouvelle recette mais parce qu'il a bâti une thèse et l'a soumise à une expérimentation. Le génie de Jenner est d'avoir fait un rapprochement entre la protection donnée par l'inoculation et celle donnée par la vaccine, connue elle aussi depuis longtemps. La vaccination illustre le triomphe de l'étude objective d'un phénomène apparemment illogique puis, partant de ces faits, de la construction d'un raisonnement logique. Pasteur, quand il généralisera la méthode, moins d'un siècle plus tard, l'appellera vaccination. Jenner ignorait tout alors des mécanismes immunologiques qui ne commencèrent à être compris que quatre-vingts ans plus tard. Sa découverte ne doit pourtant rien au hasard, ni à des hypothèses biologiques. Elle est le résultat d'une observation attentive, d'un raisonnement rigoureux et d'une grande audace. Je frémis à la réaction qu'auraient aujourd'hui certains comités d'éthique si on leur proposait cette expérimentation humaine que constituaient les premiers cas de vaccination. Or, il n'y avait pas d'expérimentation animale possible, le virus de la variole ne se transmettant pas aux animaux. N'oublions pas que la civilisation occidentale a été ainsi bâtie par quelques hommes hardis.

Les résultats de Jenner avaient provoqué immédiatement et partout une intense émotion. Malgré la guerre qui ravageait alors l'Europe, le procédé se répandit rapidement en Europe d'abord (il arriva en France en 1800), puis dans le monde. La résistance contre cette innovation fut relativement faible car les notables et le clergé prirent position en sa faveur. Néanmoins, dans certains milieux, le

---

1. Buchan, *Médecine domestique*. Cité par G. Vigarello, *op. cit.*
2. Du nom du roi Mithridate qui, pour se protéger contre le risque d'empoisonnement, ingérait de petites quantités de poison.

fatalisme, la crainte de l'innovation et les superstitions, l'idée par exemple que la variole était utile pour épurer l'organisme, ralentirent sa diffusion, ce qui eut pour conséquence la persistance, au cours du XIXe siècle, de quelques petites épidémies. Enfant, je me souviens de ligues ou d'associations qui militaient encore contre la vaccination au nom de la liberté ou par crainte d'impiété.

Sur le plan médical, il faudra attendre les découvertes pastoriennes pour que l'on comprenne comment agit la vaccination. Nombreux avaient été les médecins qui s'étaient mépris sur le mécanisme et avaient cru qu'on pouvait utiliser le même vaccin pour protéger contre d'autres maladies contagieuses, notamment la peste.

Ainsi, malgré la stagnation apparente de la médecine, le XVIIIe siècle se termine sur des réussites grandioses dans la lutte contre les maladies infectieuses. La médecine s'est largement affranchie des entraves qui la ligotaient. A l'exemple des autres sciences, mais avec retard, elle commence à se libérer du joug des Anciens, elle ne croit plus que la maladie est une punition voulue par les dieux, elle sait qu'un organisme vivant est soumis aux lois physiques et chimiques qui régissent les phénomènes naturels tout en ayant sa spécificité. Il lui manque encore trois choses pour progresser : la volonté de repartir de zéro en prenant conscience de sa profonde ignorance, une méthodologie adaptée aux problèmes médicaux pour donner consistance au concept de maladie et pour classer celles-ci, enfin un réseau suffisant de connaissances physiopathologiques. À la fin du XVIIIe siècle les médecins les plus instruits commencent à percevoir la vanité des thérapeutiques classiques (le clystère et la saignée) et d'une analyse des symptômes qui n'est fondée sur rien de concret ; mais ils ne peuvent y renoncer sans avoir rien d'autre à offrir. Les malades exigent d'être traités ; ni eux ni leur famille ne peuvent supporter l'idée d'un abandon par une médecine impuissante, car dans une telle situation ils se tourneraient vers n'importe quel charlatan. Un choc psychologique est nécessaire pour sortir de cette situation. La Révolution française le fournira.

François Jacob a écrit dans *La Logique du vivant* : « Chaque époque se caractérise par le champ du possible que définissent non seulement les théories et les croyances en cours, mais la nature même des objets accessibles à l'analyse, l'équipement pour les étudier, la façon de les observer, d'en parler. C'est seulement à l'intérieur de cette zone que peut évoluer la logique. » L'accumulation des connaissances en physique, en anatomie puis en chimie et en physiologie avait créé des conditions propres à l'éclosion d'une médecine efficace. Dès le XVIIe siècle, les progrès de la mécanique avaient permis l'analyse de la fonction cardio-vasculaire, entièrement régie par ses lois. Au XVIIIe siècle, le microscope, la chimie, l'électricité avaient rendu possible l'étude d'autres fonctions ; mais, faute de savoir encore s'appuyer sur l'anatomie, l'ensemble des connaissances demeurait fragmentaire, laissant la clinique prisonnière de ses spéculations. Pour que naisse la médecine moderne, il fallait une révolution culturelle, un changement de perspective. Ce sera alors l'explosion impériale de la clinique. Pour progresser encore il faudra ensuite que s'ouvre le champ de la physiopathologie et de la microbiologie, ce qui nécessitera au cours du XIXe siècle d'autres remises en question, d'autres révolutions culturelles. Alors s'épanouira la médecine moderne.

Le XVIIe et le XVIIIe siècle auront été une longue période de gestation car il fallait d'abord se débarrasser des interdits, des immobilismes, des dogmes, et surtout que change le contexte intellectuel et social. A l'échelle de l'histoire, après deux millénaires d'immobilité, il est réconfortant de penser que quelques décennies auront suffi pour passer des premiers travaux anatomiques à la découverte de la circulation du sang, puis pour, grâce à cela, se débarrasser de la théorie des humeurs et introduire le concept de maladie. Plus d'un siècle sera ensuite nécessaire pour que celui-ci se structure ; puis à nouveau, quelques décennies suffiront pour passer des premières autopsies de malade, faites comme on pêche à la ligne, à la méthode anatomoclinique.

Les premiers succès de la médecine sur la peste, la variole sont dans l'histoire des idées des événements presque aussi importants que la naissance de la science, même s'ils n'en sont que le corollaire. Ils ne sont pas le fruit d'une recherche expérimentale à laquelle on a souvent tendance à réduire la démarche scientifique. Dans les deux cas on aborde certaines maladies qui, depuis l'aube des temps, déciment les populations et peuvent dans des accès paroxystiques ravager des régions entières ; dans les deux cas la maladie n'est pas comprise et ne le sera qu'un siècle plus tard, mais l'étude de sa propagation fait proposer des méthodes de prévention efficaces et allant à l'encontre des idées reçues. Dans les deux cas aussi on accepte l'idée de sacrifier une partie de la population, ceux qui mourront dans les suites de l'inoculation, ou ceux qui se trouveront du mauvais côté du cordon sanitaire, pour sauver les autres. La froide logique, la Raison dictent leur loi pour le bien du plus grand nombre. De telles attitudes auraient été inconcevables en dehors du contexte culturel, scientifique et philosophique de l'époque. Bientôt elles seront confortées par le progrès des connaissances et la filiation se fera au XIXe siècle entre ces approches empiriques et une démarche scientifique plus classique. A l'époque actuelle où la médecine se heurte à des problèmes très différents quoique aussi graves que ceux qu'elle avait à affronter à la fin du XVIIIe siècle et où les connaissances sur la pathogénie des troubles mentaux font tout aussi cruellement défaut, le souvenir des grands succès remportés par une médecine balbutiante devrait nous être un modèle.

CHAPITRE IV

LA RÉVOLUTION MÉDICALE

> *Je prie mes lecteurs de se dépouiller autant que possible de tout préjugé, de ne voir dans les faits que ce qu'ils présentent, d'en bannir tout ce que le raisonnement y a supposé.*
>
> Lavoisier.

> *Il est temps que la science, la vraie méthode, reprenne ses droits et les exerce.*
>
> Pasteur.

A la fin du XVIII siècle, la Raison remplace Dieu au centre de la société. Le siècle des Lumières impose la Science en la protégeant des croyances religieuses ou politiques. La physique de Newton, d'Euler et de Laplace, la chimie, avec Berthollet et surtout Lavoisier, dominent la pensée des personnes cultivées. Dans ces domaines, l'étude objective des phénomènes, le raisonnement scientifique ont fait la preuve de leur extraordinaire puissance. Déjà l'aérostat (le ballon des frères Joseph et Étienne de Montgolfier s'envole dans les airs en 1783) et la machine à vapeur sont des signes tangibles de l'évolution technique qui s'amorce, et de la révolution industrielle qui débute.

L'un des derniers bastions auxquels se heurte le vaste effort de rationalisation du XVIII siècle est la médecine. Il y a à cela plusieurs raisons. Les tentatives effectuées pour fonder la médecine sur le raisonnement, sur une approche logique, n'ont abouti à aucun progrès notable, en dehors de la victoire sur les épidémies de peste et de l'inoculation, puis de la vaccination, contre la variole. Mais la vaccination ne s'impose qu'à la charnière du XIXᵉ siècle, au moment des guerres napoléoniennes. Pendant tout le XVIIIᵉ siècle la médecine quotidienne reste aussi inefficace, il n'y a pratiquement aucune maladie que l'on ait appris à guérir ; une effroyable mortalité continue à toucher tous les êtres fragiles : les accouchées, les enfants (plus d'un sur deux meurt avant d'atteindre 15 ans), les personnes vieillissantes, c'est-à-dire de plus de 45 ans.

Certes, les connaissances physiologiques ont beaucoup progressé depuis Harvey, mais elles restent trop parcellaires pour permettre une vision cohérente des fonctions de l'organisme humain. La botanique, s'adressant à des organismes plus simples, a, depuis Linné, pris une avance considérable. Il faudra attendre que la chimie ait fait des progrès suffisants pour que l'on puisse concevoir l'étude des métabolismes ; or, le mémoire fondateur de Lavoisier sur *La Respiration animale* ne date que de 1777 et ses études sur la composition de l'eau sont de 1785. La physiopathologie prolonge la physiologie et pouvait difficilement la précéder. La biologie ne pourra aider la médecine que dans la seconde moitié du XIXᵉ siècle ; heureusement, il y avait déjà l'anatomie mais il fallait apprendre à l'utiliser.

A la fin du XVIIIᵉ siècle, il était donc impossible de construire une médecine à partir des connaissances physiopathologiques, mais on aurait pu aborder empiriquement l'étude des maladies sans idées préconçues, en s'affranchissant des dogmes anciens. D'ailleurs le domaine où les progrès ont été les plus remarquables est celui des épidémies (peste ou variole), dont les Anciens n'avaient pas parlé. Hélas, tout au long du XVIIIᵉ siècle, malgré quelques heureuses et notables exceptions, malgré le triomphe de la Raison, l'*Encyclopédie*, la « philosophie des Lumières », l'*Enlightenment* anglais et l'*Aufklärung* allemand, la pensée médicale ne parvient pas à se libérer d'Aristote et de Galien, de la saignée et du clystère administrés au nom d'une théorie des humeurs vieille de trois millénaires. Les pesanteurs sociologiques s'opposent à une remise en cause de la médecine traditionnelle. De plus le savoir progresse lentement, beaucoup trop lentement pour ceux qui sont malades et qui ont besoin d'un traitement *hic et nunc*. Faute de mieux, au XVIIIᵉ siècle la Faculté se raidit dans un conformisme conservateur. D'autant que les médecins forment des castes puissantes, figées par les corporatismes, hostiles à tout changement, s'accrochant à un enseignement fondé sur le respect des Anciens, tout en le sachant périmé, et plus préoccupées par les rivalités internes — par exemple, entre chirurgiens et médecins ou entre les facultés de médecine de Montpellier et de Paris — que par les progrès de la médecine.

Au XIXe siècle on a abandonné l'idée que le monde est facilement compréhensible puisque issu d'un cerveau semblable à celui de l'homme. On a compris qu'il fallait prendre les faits pour point de départ. Les prodigieux succès de la mécanique et de l'astronomie stimulent les médecins et leur donnent l'audace d'utiliser la science expérimentale pour explorer les maladies. Magendie prend son inspiration chez Newton et tente de transposer en médecine la méthodologie de la science expérimentale. Mais l'influence de la science ne se limite pas à cela. Le souci de rigueur scientifique pénètre peu à peu la clinique. Comme le dira Claude Bernard dans son *Introduction à la médecine expérimentale* : « La science repousse l'indéterminé et quand, en médecine, on vient fonder ses opinions sur le tact médical, sur une inspiration ou sur une intuition plus ou moins vague des choses, on est en dehors de la science et on donne l'exemple de cette médecine de fantaisie qui peut offrir les plus grands périls en livrant la santé et la vie des malades aux lubies d'un ignorant inspiré. »

Cependant la difficulté essentielle est d'ordre méthodologique. Pour étudier les nébuleuses que forment les maladies il faudrait d'abord les classer, donc les définir, les caractériser, ce qui est l'objet de la nosologie. Cette classification est indispensable — mais à partir de quels critères ? On a cherché en vain ceux-ci tout au long du XVIIIe siècle mais, pour y parvenir, une révolution culturelle était nécessaire : l'intégration de la mort dans la pratique médicale. Après le tabou qui avait entouré le corps mortuaire, puis l'ignorance de la dépouille mortelle, il fallait l'avènement du cadavre roi pour que naisse la médecine. Le règne de l'autopsie durera alors plus d'un siècle. Ce n'est pas un hasard si cette révolution médicale est survenue à Paris au début du XIXe siècle. La Révolution française brise les entraves psychologiques, instaure le culte de la « déesse Raison » et lutte dans tous les domaines contre les croyances héritées du passé. La connaissance des lois naturelles doit être le seul fondement de la société. Cette politique de la table rase refuse tout compromis avec les formes traditionnelles d'organisation sociale et de croyance culturelle. Les titres et les grades sont abolis, chacun a le droit d'exercer la médecine ; les universités, les facultés de médecine sont supprimées, ainsi que les académies et les sociétés savantes. Certes celles-ci réapparaîtront dès le Directoire sous d'autres formes, mais la confiance exclusive en la raison instrumentale, en la science, la défiance envers la tradition, l'autorité et les hiérarchies établies ont ouvert la voie à la révolution médicale. A l'image de la science les philosophes tentent de fonder les activités sociales sur une vision rationnelle du monde. Parallèlement une volonté de « jacobinisme médical [1] » a pour but une transformation de la médecine afin de la rendre logique ; la « vieille médecine sacerdotale galénique » (Virchow) apparaît comme une incarnation de l'Ancien Régime qui est rejetée.

Sous le Consulat la médecine est méthodiquement reconstruite. L'Église est exclue du fonctionnement des facultés et hôpitaux, désormais chacun peut s'exprimer sans craindre les interdits religieux ou dogmatiques. Un seul brevet sanctionnant un seul type d'enseignement abolit la distinction entre médecin et chirurgien ; il se fait en français et non en latin, la formation théorique est associée à un enseignement pratique dispensé au lit du malade dont l'observation devient la base de l'activité médicale. Le « professeur de clinique » en assume la responsabilité. Curieusement, ce regroupement des activités autour de l'hôpital préalablement conçu pour rapprocher malade et médecin a surtout eu pour effet de faciliter l'introduction du troisième personnage : le cadavre. La réforme administrative a permis un progrès technique.

Le fait primordial, en ce début du XIXe siècle, est que Paris est devenue la capitale indiscutée de la science mondiale, l'Athènes ou la Florence des temps modernes. Il y existe une centaine de laboratoires dont l'activité est si intense qu'elle éblouit le chimiste suédois Berzelius au cours de son séjour à Paris en 1820. Dans tous les domaines, en ce début du XIXe siècle, l'accumulation des noms illustres à Paris est impressionnante. Coulomb, Ampère et Arago fondent l'électricité, Fresnel l'optique ondulatoire, Sadi Carnot la thermodynamique. Les mathématiques et la physique comptent encore bien d'autres grands noms : Lazare Carnot, Cauchy, Fourier, Gay-Lussac, Lagrange, Lalande, Laplace, Monge, Poisson. La chimie qui vient de naître grâce à Lavoisier (1743-1794), que seule la guillotine de la Terreur a empêché d'être présent à Paris en 1800,

---

1. C. Lichtenthaeler, *Histoire de la médecine, op. cit.*

est représentée par Berthollet, Fourcroy, Proust, Chevreul, Thenard. En considérant l'histoire de cette période on est confondu par la somme de grandes découvertes. Dans aucune autre ville on n'a vu de période aussi féconde pour l'histoire des sciences. Le contraste est saisissant entre la médecine, avec son bouillonnement confus et peu efficace, les opinions contradictoires (que vingt médecins parisiens voient le même malade, dit Magendie, ils prescrivent vingt traitements différents), et l'essor productif et cohérent des sciences expérimentales. Les travaux des physiciens et chimistes concourent à un progrès commun car l'observation et l'expérimentation tranchent les débats. Cet exemple inspire les médecins.

LA NAISSANCE DE LA MÉTHODE ANATOMOCLINIQUE

Tout le corps médical parisien, très riche en personnalités, est animé par un désir de renouveau, mais tâtonne et controverse sur le moyen d'y parvenir. Depuis Sydenham et Boerhaave on a compris que le préalable indispensable est la décomposition de l'ensemble des affections morbides en une série de maladies. Devant un patient, identifier sa maladie et la classer était donc la priorité mais, depuis un siècle, et malgré de grands efforts [1], la nosologie n'a guère progressé. Deux exemples pris parmi les grands médecins « classificateurs » situeront le problème à la fin du XVIIIe siècle.

Georges Cabanis (1757-1808) a eu pendant plusieurs décennies une influence déterminante sur la médecine française. Pour lui, « la partie théorique d'une science doit être le simple énoncé de l'enchaînement de la classification ». Il ambitionne d'écrire un discours scientifique embrassant la totalité de la médecine. « Dans l'état pathologique il n'y a jamais qu'un petit nombre de phénomènes principaux. [...] L'ordre dans lequel ils paraissent, leur importance, leurs rapports divers suffisent pour donner naissance à toutes les variétés de maladies. » Il classe les symptômes, tente de les regrouper en configurations à l'aide de calculs statistiques, mais malgré sa haute intelligence il n'aboutit à rien.

1. Voir chapitre III.

Les chemins d'Esculape

Philippe Pinel (1745-1826) a eu le grand mérite de délivrer les malades mentaux de leurs chaînes, d'avoir initié l'étude des maladies mentales et d'avoir été un ardent défenseur de la vaccination contre la variole. Admirateur d'Hippocrate, il s'attache plus à la description précise des maladies qu'à la compréhension de leur origine. Dans la voie ouverte par Sydenham et Boissier de Sauvages il tente d'édifier une classification (nosologie) des maladies. Il sent bien qu'il faudrait analyser « les altérations que présentent les qualités du corps en général », mais il répond à juste titre : « Au milieu de cette profusion de questions [...] comment saisir les caractères essentiels et spécifiques de la maladie ? » Faut-il alors se fonder sur les plaintes du malade ? Il objecte : « Quelle énumération immense de symptômes. [...] N'est-ce point nous rejeter dans un nouveau chaos ? » Il ne parvient d'ailleurs pas à lier symptômes et pathologie. Par exemple il affirme qu'une « douleur dans les membres, la langue aride, la respiration fréquente sont des signes à la fois de gastricité et d'adynamisme » ; ou encore : « Une migraine, une soif violente sont à mettre au compte d'une symptomatologie gastrique. » Faute de faits précis, un siècle après Molière, Diafoirus est toujours là. Dans son livre intitulé *Nosographie philosophique* (1788), titre qui exprime bien son ambition d'embrasser l'ensemble des connaissances, la classification qu'il propose en 1798 est basée sur des analogies superficielles, bien qu'elles soient dans certains cas non dépourvues d'intérêt clinique. Il regroupe les maladies en classes : les fièvres, les phlegmasies (inflammations), les hémorragies, les névroses et les lésions organiques ; chacune est subdivisée en ordres, puis genres et enfin espèces (comme l'avait fait Linné pour les plantes). Ainsi, il distingue six ordres de fièvre en fonction de symptômes dénués de signification. Faute de faits, les meilleurs esprits s'égarent.

L'anatomie est une discipline où, depuis Vésale, une rigueur croissante a été introduite. Elle seule peut donner une base factuelle à cette médecine qui se cherche. Depuis le début du XVIIIe siècle, les tabous étant levés, on dissèque des cadavres. On pressent qu'il faut passer du temps (l'histoire chronologique de la maladie) à l'espace : la recherche des lésions. Mais cette approche se heurte à d'innombrables difficultés. D'abord, pour identifier le pathologique, il faut connaître l'anatomie normale, ce qui ne sera acquis qu'au cours de la seconde moitié du XVIIIe siècle. Morgagni [1], le plus illustre des anatomistes du XVIIIe siècle, avait pour seul guide la localisation des lésions : ainsi, asthme et hémoptysie appartiennent à une même famille parce qu'ils sont localisés dans le thorax. Or ces conclusions sont en contradiction avec le peu qu'on sait de la nosologie : la région atteinte ne peut suffire à définir une maladie. De plus, l'idée même d'un fondement anatomique de la maladie se heurte au scepticisme de ceux qui, comme Boissier de Sauvages, clament que les lésions observées sur le cadavre ne peuvent pas « désigner l'essence de la maladie ». Au milieu des nombreuses altérations observées, comment distinguer celles dues à la décomposition cadavérique de celles liées à la maladie ? Et, parmi ces dernières, lesquelles sont les causes et lesquelles sont les effets ? Et quelles sont celles apparues longtemps avant la mort et celles qui l'ont provoquée ? D'autant que, pour certaines maladies, l'autopsie ne révèle rien de tangible et que l'on observe des lésions importantes sur des bien-portants décédés accidentellement.

Devant ces difficultés on conçoit que quarante ans se soient écoulés entre l'œuvre de Morgagni et la naissance de la méthode anatomoclinique. Trois ordres de facteurs expliquent les succès remportés au début du XIXe siècle. Les uns sont scientifiques et techniques — nous y reviendrons. D'autres sont administratifs : ainsi, le regroupement de toutes les activités médicales à l'hôpital facilite la pratique d'autopsies effectuées peu après la mort. Cependant l'évolution des mentalités joue le rôle essentiel. En effet le principal obstacle était culturel : que peut apporter l'étude du cadavre à la compréhension de la vie, de la maladie ? Depuis des millénaires on croit que le corps n'est plus rien quand l'âme l'a abandonné. N'est-il pas dérisoire de l'interroger ? La connaissance de la vie doit s'appuyer sur l'étude du vivant. Tel était le dogme simple et péremptoire. Pour le circonvenir il faut admettre que la mort fait partie de la vie, de la maladie, en est un épisode capital que l'on peut identifier, saisir. Comme l'explique Michel Foucault [2], la mort pour Bichat est le miroir de la vie. Il inverse l'optique : *c'est*

---

1. Voir chapitre III.
2. M. Foucault, *Naissance de la clinique*, op. cit.

parce que l'homme est mortel qu'il est malade et non pas parce qu'il est malade qu'il meurt. Cette réintroduction de la mort dans le champ de la réflexion médicale change les perspectives. Il n'y a pas la santé et la maladie, il y a un trio dont la mort est un personnage essentiel. La mort, négation de la vie, reste l'ennemi que l'on combat, mais elle seule peut instruire sur le moment, désormais figé dans l'immobilité, où le vivant a trépassé. Dans un texte paru en 1803, Bichat écrit en réponse indirecte à Pinel : « Vous auriez pendant vingt ans pris du matin au soir des notes au lit du malade sur les affections du cœur, des poumons, des viscères gastriques, que tout ne sera pour vous que confusion dans les symptômes qui, ne se ralliant à rien, vous offriront une suite de phénomènes incohérents. Ouvrez quelques cadavres : vous verrez aussitôt disparaître l'obscurité que la seule observation n'avait pas pu dissiper. » Ainsi, au terme non d'une spéculation philosophique mais des autopsies de Bichat, le fait anatomique devient pour plus d'un siècle le pivot de la médecine clinique.

Anatomiste et chirurgien, Xavier Bichat (1771-1802) lutte contre la théorie des humeurs et place l'origine des maladies dans les tissus. Il s'intéresse constamment au cadavre et, avant d'être emporté par la tuberculose, publiera de 1799 à 1802 trois ouvrages dont l'influence sera décisive. Son innovation essentielle est l'introduction du concept de tissu. Grâce à un sens de l'observation, à une virtuosité technique et à une capacité de conceptualisation remarquables, il montre qu'un organe se compose de plusieurs tissus distincts, même si certains sont extrêmement minces, au point d'être difficilement reconnaissables. Par exemple il sépare dans le cœur le péricarde, le muscle et l'endocarde ; il dissocie le poumon de la plèvre. Il identifie ainsi dans l'organisme une dizaine de tissus : le musculaire, le nerveux, l'articulaire, le séreux, le muqueux, etc. Cette distinction se révélera extrêmement féconde en pathologie.

La démarche analytique de Bichat se situe dans l'esprit du siècle des Lumières. Condillac, dans son *Essai sur l'origine des connaissances humaines,* écrit qu'il faut « composer et décomposer nos idées pour en faire différentes comparaisons et pour découvrir par ce moyen les relations qu'elles ont entre elles et les nouvelles idées qu'elles peuvent produire ». Cette volonté de décomposer le complexe pour y trouver le simple a inspiré la chimie et Bichat rend hommage à Lavoisier : « La chimie a ses corps simples qui forment par les combinaisons diverses dont ils sont susceptibles les corps composés. [...] De même l'anatomie a ses tissus simples qui [...] par leur combinaison forment les organes. » Il faut mentionner aussi l'analyse mathématique qui avait, la première en ce XVIII siècle, montré l'intérêt d'une décomposition élémentaire. Sous l'influence, si grande alors, de Laplace, un autre concept mathématique a joué un rôle : celui de l'analyse mathématique de l'incertitude. Enfin, les tentatives nosologiques de Pinel ont elles-mêmes été utiles. Les tissus de Bichat donnent une assise anatomique à certaines des classes de maladies de Pinel. Bichat dit que cette phrase de Pinel dans *Nosographie philosophique* (1788) fut pour lui une révélation : « Qu'importe que l'arachnoïde, la plèvre, le péritoine résident dans différentes régions du corps puisque ces membranes ont des conformités de structures ? N'éprouvent-elles pas des lésions analogues dans l'état de phlegmasie ? »

L'objectif de Bichat est clair : établir « une histoire des altérations communes à chaque système », quels que soient l'organe ou la région affectés. L'inflammation, par exemple (phlegmasie), a des caractères anatomiques voisins dans toutes les membranes séreuses (plèvre, péritoine, péricarde...) et c'est sur ceux-ci que sont définis les types pathologiques ; cependant, il existe de petites différences selon le siège, car au-delà des caractéristiques communes au tissu, quel que soit l'organe, il existe une spécificité géographique. Cet ensemble de ressemblances et de différences permet de créer des liens avec la symptomatologie et de donner un fondement à la nosologie. Très vite la méthode se révèle féconde. On fait une distinction dans le poumon entre les maladies de la plèvre (pleurésie) et celles du parenchyme (pneumonie). La décomposition élémentaire anatomique donne enfin une base solide au concept de maladie et un soubassement à la classification dont on rêvait depuis un siècle et demi. La méthode anatomoclinique est née, fruit d'une longue maturation qui était, selon les règles de toute démarche scientifique, passée par l'élaboration d'un concept (les maladies) puis par l'analyse objective du normal et du pathologique ; les différences observées donnant enfin un contenu concret à ces maladies conceptuelles. Dès lors ces hypothèses peuvent être soumises au contrôle des faits. Avec cette approche inducto-déductive la médecine acquiert sa méthodologie.

Beaucoup discutent le rôle de Bichat dans cet événement capital. On ne nie pas l'influence historique de son aphorisme : « Ouvrez quelques cadavres... », mais on lui fait deux reproches. Le premier est d'avoir volontairement ignoré le microscope et même de l'avoir proscrit. Mais l'œuvre de Bichat, effectuée en quelques années, est fondée sur l'identification des tissus et celle-ci ne doit rien à la microscopie, laquelle d'ailleurs n'aura pas avant plusieurs décennies la capacité de participer utilement à cette révolution. Peut-on reprocher à Bichat de s'en être tenu à l'outil qu'il venait de mettre au point avant de recourir à de nouvelles technologies ?

Le second reproche est celui du vitalisme. Pour Bichat il y a une spécificité de la matière vivante et les lois de la matière inanimée (en physique et chimie) ne s'appliquent pas à elle. C'est certes une erreur, mais Bichat a centré toute son œuvre sur la mort, sur cet instant où les propriétés des tissus se modifient soudainement. La perte de la vie entraîne un changement d'état. On comprend donc son erreur. Celle-ci est en outre une illustration supplémentaire de cette rigidité intellectuelle que l'on trouve même chez les plus grands. Nous l'avons vu au chapitre II à propos de Galilée et de Newton, nous le verrons bientôt pour Laennec, Claude Bernard et Pasteur. Einstein, jusqu'à la fin de sa vie, poursuit le rêve d'une physique entièrement déterministe, ne se satisfaisant pas de cette physique probabiliste qu'il a contribué à faire naître. Il est impossible, même pour un génie, d'accepter une continuelle remise en question de toutes ses certitudes. Enfin, la reconnaissance du rôle historique de Bichat a souffert d'autres handicaps : la brièveté de sa vie et la gloire de ses continuateurs, en particulier Laennec.

Malgré la mort de Bichat la méthode anatomoclinique se développe rapidement dans ce Paris riche en personnalités médicales, mais elle se heurte à deux objections fondamentales. D'abord, parmi les lésions que l'on observe à l'autopsie, comment distinguer celles qui sont la cause de la maladie de celles qui ne sont que des épiphénomènes observés au cours de son évolution ? On ne peut répondre qu'au moyen de la physiopathologie, c'est-à-dire une connaissance des mécanismes, ce qui occupera le siècle suivant. Au début du XIXe siècle, comme Sydenham l'avait dit cent cinquante ans plus tôt, cette question est dénuée de signification car on ne peut y répondre que par des spéculations. Au lieu de demander « pourquoi » il faut commencer par le « comment », comme dans les sciences [1]. L'autre question sera au centre des polémiques pendant deux décennies : existe-t-il des maladies sans lésions anatomiques ? Le cas des fièvres se pose immédiatement et suscite un débat autour de François Broussais (1772-1838), génial, mais excessif et dogmatique.

La fièvre avait occupé une place particulière dans la théorie des humeurs. Elle y est considérée comme une réaction salutaire de l'organisme grâce à laquelle il se débarrasse par la sueur de la « substance morbifique ». On classe, au cours du XVIIIe siècle, les diverses variétés de fièvres. Grimaud, dans son *Traité des fièvres* (1791), écrit : « Le médecin doit s'appliquer surtout à distinguer dans la chaleur fébrile des qualités qui ne peuvent être aperçues que par un tact fort exercé [...] telle cette qualité âcre et irritante de la chaleur fébrile qui annonce une fièvre putride. » Parmi ces fièvres certaines accompagnent une maladie localisée, mais dans d'autres, dites essentielles, Morgagni, puis les autres anatomistes, ne trouvent aucune lésion, or ce sont souvent les plus graves.

En 1808 Broussais publie son *Histoire des phlegmasies chroniques*, où il soutient la thèse que fièvre et inflammation relèvent du même processus pathologique. La fièvre est un phénomène général qui se localise dans un tissu ; l'inflammation est définie par Broussais de façon assez vague : « Toute exaltation locale des mouvements organiques, assez considérable pour troubler l'harmonie des fonctions et pour désorganiser le tissu où elle est fixée, doit être considérée comme une inflammation. » Pour Broussais, un désordre fonctionnel peut entraîner une lésion anatomique, rendant visible la maladie. L'idée est intéressante (nous savons aujourd'hui que ce processus est possible quoique peu fréquent), mais c'est une hypothèse, or Broussais la traite comme un fait. Pour lui, cette action irritative cause des troubles fonctionnels puis des lésions que l'on peut prévenir en agissant très vite et elle peut être due « à des objets vivants ou non vivants ». A la médecine des maladies Broussais veut substituer celle des réactions pathologiques. Malheureusement ce

---

1. Voir chapitre II.

concept est encore plus vague que celui de maladie et ne se prête pas à une vérification. D'autant que Broussais, emporté par ses spéculations, construit une pathologie dans laquelle existe, pratiquement, une seule cause d'irritation : la gastro-entérite, source de tous les maux. Pour lui les maladies sont dues à une inflammation locale qui détermine des lésions des organes ; cette inflammation est généralement gastrique ou intestinale et elle aboutit à des syndromes aussi divers que la fièvre typhoïde, la variole, la tuberculose pulmonaire ou le paludisme. Dans tous les cas la médication anti-inflammatoire est la même : la diète, les sangsues, la saignée. Partisan fervent de cette dernière, ses contemporains diront de lui qu'il a répandu plus de sang avec sa lancette que son héros, Napoléon, sur les champs de bataille.

Le système de Broussais, tout entier bâti sur des raisonnements théoriques dépourvus de bases expérimentales, s'effondre vite. Tout pourrait paraître vain dans son œuvre ; en fait, malgré son évolution déraisonnable, elle a contribué à l'avènement de l'anatomie clinique et de la médecine expérimentale. Pour lui la maladie n'est pas une entité externe à l'organisme qui envahit celui-ci, mais une variation quantitative de l'état physiologique, et, de ce point de vue, il y a une filiation entre sa pensée et celle de Claude Bernard qui écrit : « Toute maladie n'est qu'un dérangement fonctionnel et elle a par conséquent une fonction qui lui correspond normalement. C'était l'opinion de Broussais que la pathologie n'était que de la physiologie. » Pour Broussais il n'y a pas de maladies essentielles ni d'essence des maladies. Toute inflammation a une cause et il faut toujours chercher le point d'impact local de la maladie. En 1832 il écrit : « Toute affection pathologique implique une modification particulière [...] si les cadavres nous ont paru quelquefois muets c'est que nous ignorions l'art de les interroger. »

Pendant la première moitié du XIXᵉ siècle, le courant anatomo-clinique, c'est-à-dire la confrontation des symptômes avec les lésions des tissus ou organes, occupe le devant de la scène et est bien accepté. Il est d'inspiration empiriste. Il s'inscrit dans la tradition hippocratique et galénique, mais marque une rupture avec elle puisqu'il remet en question les dogmes anciens. Les autopsies font progresser l'interprétation des symptômes et la compréhension de la maladie, permettant de définir des entités anatomocliniques. Le postulat de cette démarche est que la connaissance de ces entités, c'est-à-dire des maladies, permettra de les classer, puis de les traiter.

Ce courant obtient avec Laennec et Bretonneau de grands succès dans la classification des maladies. Il fait peu progresser la thérapeutique mais constitue un préalable nécessaire aux progrès ultérieurs. Il paraît s'essouffler au milieu du XIXe siècle, mais réapparaîtra sous des formes diverses jusqu'au milieu du XXe siècle. En 1937, lorsque j'étais jeune étudiant en médecine, la mentalité médicale en était encore profondément imprégnée car il avait été à l'origine de l'essor de la médecine clinique.

René Laennec (1781-1826) incarne ce courant et est le médecin de cette époque dont l'œuvre est la plus importante. Il enrichit l'examen du malade d'une technique capitale et totalement ignorée jusqu'à lui : l'auscultation. Il montre tout ce que l'ouïe peut apporter à l'étude d'une maladie pulmonaire et décrit les différents bruits qu'une oreille attentive peut discerner, puis comment grâce à ceux-ci on peut distinguer une bronchite d'une pneumonie ou d'une pleurésie, différencier les divers types d'affection cardiaque. La découverte du stéthoscope qu'il fait, par pudeur, dit-on, pour ne pas avoir à poser son oreille sur la poitrine d'une jeune femme, amplifie les possibilités de cette technique. Son livre, publié en 1819, *De l'auscultation médiate ou traité des maladies du poumon et du cœur*, établit la valeur de cette sémiologie [1].

L'auscultation complète ainsi l'examen du malade, à côté de la percussion, de la palpation et de l'inspection. Ce qui fait la valeur de la sémiologie entre les mains de Laennec, comme entre celles des meilleurs de ses contemporains, est la confrontation constante des données fournies par l'examen clinique avec les constatations de l'autopsie, souvent effectuée hélas dans la foulée, car les malades meurent rapidement. Cette comparaison permet au médecin d'apprendre à interpréter les résultats de l'examen.

Bichat puis Laennec réalisent ce que Morgagni avait tenté de faire. Pourquoi y parviennent-ils ? Morgagni est encore fasciné par Galien, il croit à la théorie des humeurs et à l'unicité de la pathologie. Laennec, quoique resté hippocratique, a un esprit beaucoup plus libre ; le concept d'entité pathologique, de maladie liée à des

---

1. Étude des signes des maladies.

lésions viscérales est beaucoup plus clair en 1800 qu'en 1750. Les idées ont mûri. Or il ne suffit pas de regarder pour voir, il faut avoir déjà présent à l'esprit le pressentiment de ce que l'on recherche. Comme le dira bientôt, en 1851, Pasteur : « Dans le champ de l'observation, le hasard ne favorise que les esprits préparés. » C'est évident pour la recherche, mais non moins vrai en clinique quotidienne.

Laennec devient ainsi capable d'établir l'histoire naturelle de la tuberculose, des premières lésions à la constitution des cavernes pulmonaires ; il montre son unicité malgré la variabilité de ses symptômes puis analyse toute la pathologie pulmonaire. Il décrit, à côté de la tuberculose pulmonaire, l'emphysème, l'infarctus pulmonaire, la dilatation des bronches, le pneumothorax, la gangrène pulmonaire, etc. Il découvre encore la cirrhose du foie. L'œuvre est immense. Cependant elle reste bornée. Laennec ne s'intéresse pas aux mécanismes, à la physiopathologie, aux causes des lésions, ou il se trompe sur elles. Il croit la tuberculose héréditaire, non contagieuse et pense qu'elle est due à une passion triste. Même dans le domaine clinique, par exemple pour les maladies de cœur, il commet des erreurs énormes. Il n'imagine pas que l'on puisse dépasser la méthode anatomoclinique, ni que le microscope puisse apporter des informations utiles sur des lésions invisibles à l'œil nu. La chimie, la physique ne lui paraissent d'aucun intérêt pour la médecine. A un sens clinique exceptionnel il allie un extraordinaire conservatisme mental, une méconnaissance quasi totale de ce que peut apporter la science. Il rêve d'être le continuateur d'Hippocrate et croit encore à la pathologie des humeurs, contrairement au sens profond de son œuvre qui établit la spécificité des lésions des viscères dans les maladies. Laennec avait le talent et la hauteur de vue qui auraient pu faire de lui un rénovateur de la médecine, mais même s'il n'était pas mort précocement il est douteux qu'il l'eût été car il n'avait pas le tempérament d'un réformateur. Pinel, Cabanis, et même Bichat, Broussais sont comme Laennec à la fois à la pointe du modernisme et encore profondément marqués par le système intellectuel de la médecine des humeurs, l'hippocratisme et les explications purement verbales. Il est encore plus difficile aux médecins qu'il ne l'avait été aux astronomes et aux physiciens deux siècles auparavant de passer d'une confiance naïve en un raisonnement basé sur le verbe, à la dure ascèse de l'observation des faits.

Il en est de même pour Jean-Nicolas Corvisart (1755-1821), qui a été le médecin personnel de Napoléon. C'est à lui que l'on doit la généralisation de l'usage de la percussion du thorax inventée par Auenbrugger à Vienne en 1761. Il soutient que les maladies sont dues à des lésions organiques et fait faire des progrès à la cardiologie. Mais, nouvel exemple illustrant la survivance des dogmes, il reste galéniste, saigne au bras du côté atteint, parle de bile noire et croit à l'existence du canal imaginé par Galien conduisant celle-ci de la rate à l'estomac.

Cependant, avec le temps, les esprits évoluent. Le plus important dans l'œuvre de Laennec et des autres anatomistes est qu'ils ont, en identifiant les lésions, non seulement expliqué les symptômes mais aussi suscité le besoin d'un examen clinique approfondi. Il en résulte deux avancées importantes. D'abord la sémiologie, c'est-à-dire la capacité de réunir un ensemble de symptômes provenant de l'interrogatoire du malade et de signes physiques obtenus par un examen minutieux et d'en tirer des conclusions diagnostiques et pronostiques. La mesure systématique de la fréquence du pouls grâce à Pierre Louis, la percussion grâce à Corvisart, l'auscultation grâce à Laennec apportent désormais des informations capitales. Certes, ce n'est que plus tard, à la fin du XIXe siècle, que l'on osera pratiquer un toucher rectal ou un toucher vaginal, gestes aujourd'hui si banals qu'on imagine mal que les médecins aient pu si longtemps ne pas les faire, par crainte de froisser la pudeur des malades. Néanmoins brusquement, en quelques décennies, l'examen du malade n'est plus un rite sans utilité mais une source féconde d'informations. Ce progrès est essentiellement le résultat de la méthode anatomoclinique. La vue des lésions à l'autopsie renvoie au toucher puis à l'oreille qui auraient pu les détecter. Ce n'est pas un hasard si simultanément Laennec découvre l'auscultation et le stéthoscope et si Corvisart sort la percussion de l'oubli. Le médecin apprend en faisant l'autopsie à interpréter les résultats de l'examen clinique de ce malade, mais surtout, les constatations qu'il fait l'amènent à rechercher de nouveaux signes cliniques sur d'autres malades. Comme l'écrira Daremberg en 1870 : « Aussitôt qu'avec l'oreille ou le doigt, on peut reconnaître sur le vivant ce que révélait la dissection sur le cadavre, la description des maladies et par conséquent la thérapeutique entrait dans une voie toute nouvelle. » Pour comprendre l'intérêt de la palpation et de l'auscultation il fallait avoir appris à voir la lésion. L'examen clinique ne résulte pas d'une inspiration fondée sur de vagues symptômes mais est le point d'arrivée d'un processus initié par l'analyse des faits. Cette confrontation entre examen clinique et autopsie identifie une série de tableaux anatomocliniques autour desquels s'édifie peu à peu la description de quelques maladies spécifiques. Cette avancée ne suffit pas encore à discréditer la théorie des humeurs, ni des saignées, mais elle constitue un progrès important. La maladie devient davantage qu'un assemblage de symptômes, on peut la rattacher à des lésions caractéristiques, visibles dans les organes ; elle a une origine localisable, elle ne résulte pas d'un trouble général et n'a pas pour origine un déséquilibre des humeurs.

Cette approche anatomoclinique constitue une révolution culturelle puisque, dans la réflexion du médecin, elle substitue la maladie, entité abstraite, au malade, un peu comme Galilée et Newton avaient substitué à la sensation de poids une grandeur définie comme le produit de la masse par la force de gravité. C'est l'aboutissement d'un long processus : dès l'Antiquité Hippocrate avait tenté de décrire des syndromes morbides, d'en expliquer les causes ; mais la réflexion était bridée par l'idée unifiante et simpliste selon laquelle toutes les affections sont dues à un déséquilibre des humeurs. Il faut attendre le XVIIe siècle pour que l'existence de maladies distinctes, ayant des symptômes et des causes spécifiques, soit postulée. Les impressions du malade et du médecin, complexes et changeantes, caractérisées par des qualités (l'intensité de la douleur, l'odeur de l'haleine, la couleur des urines), sont remplacées par des abstractions épurées, des schémas débarrassés des attributs non essentiels, mais qui justement, en raison de cette simplification, acquièrent une généralité suffisante pour servir de base à une démarche logique. Après un siècle de tâtonnements, la méthode anatomoclinique fournit enfin les critères permettant de définir ces entités. Le malade apparaît, avec son ensemble confus de symptômes et de signes physiques, comme le résultat de l'interaction entre la maladie, ses caractéristiques personnelles et l'influence du milieu. L'analyse de cette interaction permet la naissance de la médecine. Les médecins comprennent qu'il faut aller à l'essentiel et dans un premier temps ne retenir du tableau clinique que ce qui est lié à l'entité abstraite : la maladie. Ils tentent de définir celle-ci, de la circonscrire, à la fois sur le plan de la symptomatologie et des lésions anatomiques, en procédant par tâtonnements successifs, en retouchant le schéma initial au fur et à mesure de l'accumulation des faits. La science expérimentale était née au cours du XVIIe siècle quand on avait admis que la nature n'avait pas été créée pour l'homme mais avait une réalité propre, indépendante de l'homme. L'inspiration venue de la science permet deux siècles plus tard d'admettre l'existence de maladies indépendantes de l'homme ; la médecine vétérinaire et l'étude des épidémies chez les animaux (épizooties) jouèrent de ce point de vue un rôle important.

Pierre Bretonneau (1778-1862) contribue de manière décisive à ce développement. Ainsi il individualise une maladie, la fièvre typhoïde, malgré une symptomatologie extrêmement diverse alliant une angine, une éruption cutanée, des hémorragies, des troubles intestinaux, etc., et il décrit les lésions qui la caractérisent : des plaques disséminées sur la muqueuse de l'intestin. De même, il identifie la diphtérie avec son angine à fausse membrane pouvant entraîner la mort par suffocation. Mieux, il passe de la description de la maladie à l'analyse de sa cause et, vingt ans avant les expériences de Pasteur, écrit : « Un germe spécial, propre à chaque contagion, donne naissance à chaque maladie contagieuse. Les maladies spécifiques se développent sous l'influence d'un principe contagieux, d'un agent reproducteur [1]. »

A cette même période Pierre Louis (1787-1872) étudie également la fièvre typhoïde, qu'il dénomme ainsi, et développe la « méthode numérique », c'est-à-dire la statistique médicale, pour individualiser les maladies et évaluer l'efficacité d'une thérapeutique. Curieusement, Claude Bernard se montre très réticent devant cette approche [2].

Cette primauté accordée à la maladie sur le malade se heurte à de vives résistances. En 1877 un membre de l'Académie de médecine, Piorry, écrira encore : « Ce n'est pas la maladie être abstrait qu'il s'agit de traiter, c'est le malade qu'il faut étudier avec le plus grand soin par tous les moyens physiques, chimiques et cliniques que la science compte. » Ceux qui recherchent le symptôme spécifique, la lésion anatomique spécifique soulèvent les protestations de

---

[1]. Cité par J.-C. Sournia dans *Histoire de la médecine, op. cit.*
[2]. Voir chapitre V.

ceux qui refusent cette fragmentation. « La maladie est une et multiple à la fois, disent-ils. La spécificité immobilise la médecine [...] elle condamne à la recherche de remèdes spécifiques et tout progrès est arrêté. » Par-delà ces réactions passéistes, l'approche est féconde, elle sera couronnée par les recherches microbiologiques qui poseront définitivement le principe de spécificité. C'est un immense progrès conceptuel. L'approche réductionniste démontre ainsi sa validité. Elle s'accompagne, devant chaque malade, d'un discours encore plus réducteur dès lors que le médecin, connaissant les maladies, dispose d'un fil conducteur qui lui permet de rechercher, au milieu de tous les symptômes dont se plaint le malade et qui expriment autant ses fantasmes et ses angoisses que sa maladie, ceux et ceux-là seuls susceptibles de le guider vers un diagnostic. Comme le dit Michel Foucault dans *Naissance de la clinique*, celle-ci naît au moment du changement « infime et décisif » qui substitue à la question « Qu'avez-vous ? » par laquelle s'inaugurait la consultation au début du XVIIIe siècle, le déjà moderne « Où avez-vous mal ? » qui révèle que le médecin escompte que la réponse l'orientera vers une pathologie connue. Dès que l'on a eu établi chez quelques malades un lien entre symptômes et lésions, un effort a été fait pour généraliser la démarche et passer, grâce à quelques signes spécifiques, d'un ensemble complexe de symptômes plus ou moins subjectifs à une maladie déterminée. Sémiologie et nosologie seront les deux mamelles de la médecine classique.

L'importance de la méthode anatomoclinique est vite reconnue à l'étranger. Paris, pendant la première moitié du XIXe siècle, est la métropole internationale de la médecine, d'autant que, parallèlement, la médecine sociale — qui deviendra l'hygiène publique —, se développe en France[1].

En 1820, à l'instigation d'Antoine Portal, Louis XVIII fonde l'Académie de médecine, qui jouit immédiatement d'un immense prestige. Son originalité et son succès proviennent de ce qu'elle est un forum où médecins et chirurgiens de toutes tendances peuvent discuter entre eux et avec des scientifiques non médecins. Il suffit de rappeler les controverses qui entourèrent les travaux de Pasteur ou de Claude Bernard pour comprendre l'importance du rôle qu'elle a joué.

---

1. Voir chapitre VIII.

La révolution médicale

Mais, dans la seconde moitié du siècle, la prééminence de la médecine française dans ces deux domaines, clinique et hygiène, est remise en question malgré les travaux de Pasteur et Claude Bernard. Il aurait été tentant, la maladie étant circonscrite, d'en rechercher les causes ; mais la méthode anatomoclinique seule est incapable d'y parvenir et les médecins butent sur cet obstacle sans même discerner comment le franchir. « Entre l'hépatisation du poumon et les causes qui la provoquent, il se passe quelque chose qui nous échappe ; il en est de même de toutes les lésions qu'on rencontre à l'ouverture du corps ; loin d'être la cause première de tous les phénomènes qu'on a observés, elles sont elles-mêmes l'effet d'un trouble particulier. [...] Or cette action ultime se soustrait à tous nos moyens d'investigation » (Chomel, 1817). Remarquables dans l'observation des maladies, les médecins parisiens du début du XIXe siècle, en dehors de Magendie, semblent incapables, faute d'une formation scientifique, de concevoir comment on peut aller au-delà. Cela explique le jugement sévère d'un jeune élève allemand de Magendie, Carl Ludwig, qui fera ultérieurement une œuvre importante à son retour en Allemagne et introduira en 1848 la mesure de la tension artérielle. Dans une lettre adressée de Paris, au cours du deuxième tiers du siècle, au physiologiste berlinois Du Bois-Reymond, il parle du vide des « vieilles lanternes des médecins ».

L'APPROCHE PHYSIOPATHOLOGIQUE ET FRANÇOIS MAGENDIE

A côté du courant anatomoclinique inductif fondé sur l'observation anatomique d'un grand nombre de malades regroupés en entités morbides, le second courant du début du XIXe siècle à Paris s'appuie sur une approche déterministe et sur la déduction logique. Il considère qu'on ne parviendra à traiter correctement une maladie que quand on en aura compris les causes et que pour y parvenir il faut connaître l'homme normal. Ce courant est incarné par François Magendie (1783-1855).

Avant d'examiner son œuvre, il faut se demander s'il existe des liens entre ces deux courants si dissemblables et qui n'arriveront à se rejoindre qu'au XXe siècle. Sur le plan chronologique, avant d'étudier la physiopathologie d'une maladie il fallait la définir et seule l'anatomie permettait de le faire. De plus la pensée médicale se situe dans la filiation directe de la pensée scientifique qui avait apporté deux autres acquis : la primauté des faits sur les spéculations et le réductionnisme. Le premier est à la base de toute la révolution scientifique, même si à la fin du XXe siècle il est encore parfois difficile de le faire respecter, tant reste puissante la tentation de gauchir les faits pour les rendre conformes à la théorie, plutôt que de remettre en cause les théories et les dogmes à cause des faits. En médecine ce besoin du respect des faits ne commence à être perçu qu'au moment où l'on parvient, grâce à l'anatomie et au cadavre, à trouver des faits pertinents.

Première étape qui permet la seconde, peut-être plus importante encore : le réductionnisme. A la fin du XVIIIe siècle et au début du XIXe l'existence d'un grand nombre de maladies rend les médecins plus modestes. Ceux-ci admettent, après l'échec de Broussais, qu'il faut renoncer à comprendre la cause de toutes les maladies ou à élaborer une théorie générale de la santé sans même connaître le rôle des organes et les grandes fonctions. La médecine a désormais pour but de circonscrire une maladie, ou un syndrome, d'en préciser les limites, les caractéristiques tout en sachant que ce qui sera découvert à ce propos ne sera pas nécessairement valable pour d'autres affections. A la prétention des Anciens qui voulaient tout expliquer avec une seule théorie (celle des humeurs ou de la lutte entre le *yin* et le *yang*), ou de ceux qui au XVIIIe siècle encore rêvaient d'expliquer la vie, se substitue enfin une démarche à la mesure du cerveau humain : faire avancer les connaissances dans un domaine limité mais qui, justement parce qu'il est limité, se prête à une analyse factuelle. Il en est ainsi en physiologie pathologique et Magendie se rend compte qu'il faut commencer par des phénomènes simples.

François Magendie est considéré comme l'initiateur de la médecine expérimentale, donc de la physiopathologie, et le premier artisan de la révolution médicale qui marquera le milieu du XIXe siècle. Physiologiste, pharmacologiste, médecin hospitalier et professeur au Collège de France, il est le fils d'un disciple convaincu de Rousseau qui le laisse libre de mener son instruction comme il l'entend. Le jeune Magendie est ébloui par le dynamisme créateur de la physique. Il rêve de réaliser en médecine une œuvre équivalente, d'être le Newton de la médecine. L'Académie des sciences, qui rassemble les scientifiques les plus illustres, exerce une fascination sur lui. Le grand astronome et mathématicien Pierre Simon de Laplace en est le président ; il s'intéresse beaucoup à la physiologie, dont il souhaite qu'elle devienne plus rigoureuse, et devient le mentor de Magendie. Dès 1810 celui-ci assiste régulièrement aux séances de l'Académie comme auditeur et y est élu en 1821. Cette orientation marque sa position : contestation permanente des médecins et scepticisme vis-à-vis des thérapeutiques qu'ils prescrivent. Au moment où la médecine parisienne semble à son apogée, il en analyse les faiblesses : le conservatisme intellectuel, même chez Laennec, l'absence d'intérêt pour les études chimiques et, pourrait-on ajouter, microscopiques. Dès l'âge de 26 ans, en 1809, Magendie, ayant soutenu sa thèse, ouvre les hostilités contre le milieu médical. Il s'élève contre l'attitude vitaliste encore répandue. Il estime dérisoire de rechercher de prétendues propriétés vitales et veut appliquer à la matière vivante les méthodes expérimentales qui ont fait leurs preuves en physique et en chimie. Très jeune il s'oppose à Bichat en affirmant que les phénomènes vitaux s'expliquent par les lois de la physique et de la chimie, et il combat toutes les théories et tous les systèmes : « Quand j'expérimente, dit-il, je n'ai que des yeux et des oreilles, je n'ai pas de cerveau. » Il proclame son scepticisme vis-à-vis des thérapeutiques en usage : « Si l'on chassait les médecins de l'Hôtel-Dieu, la mortalité serait peut-être moindre. » Il crée la pharmacologie expérimentale en étudiant le mode d'action de la strychnine, puis de l'émétine, extraite de l'ipéca, et introduit l'utilisation systématique de l'animal de laboratoire dans la recherche médicale. Il étudie les racines postérieures de la moelle, la circulation du liquide céphalo-rachidien, le rôle des canaux semi-circulaires de l'oreille dans l'équilibre.

Contre ceux qui refusent l'extrapolation à l'homme des observations effectuées chez l'animal, il montre que les études sur les animaux sont indispensables pour aborder la physiopathologie humaine et il attaque de front l'empirisme des cliniciens. Il veut faire des sciences le fondement de la médecine. « Supposons, écrit-il, que rien n'a été fait, que tout est à faire. » Cette phrase exprime son mépris pour les théories, les écoles qui agitent alors la médecine parisienne. En effet, malgré Laennec et l'école anatomoclinique, le monde médical reste influencé par un néo-hippocratisme vieillissant mais vivace. Landré-Beauvais (un élève de Pinel) écrit, dans la préface de son livre *Sémiotique*, paru en 1818 : « Hippocrate est celui qui a le mieux reconnu comment on doit écrire sur la science des symptômes pathologiques et l'amener peu à peu à son plus haut degré de perfection. » Quinze siècles de psittacisme et d'inefficacité n'ont pas encore convaincu qu'il fallait chercher ailleurs le progrès.

Dans les autres pays européens, la situation est pire encore. En Allemagne on crée à cette époque des chaires de mesmérisme, cependant que dans toute l'Europe la médecine dite romantique est pleine de spéculations cosmologiques et imprégnée d'une idéologie d'essence médiévale sur la bienfaisance de la nature. L'homéopathie prônée par Hahnemann connaît un grand succès [1]. Toutes ces écoles ne cessent de polémiquer entre elles et ne s'unissent que contre l'intrusion de la physique, de la chimie et de la microscopie en médecine.

A l'inverse, Magendie veut remonter des faits aux relations causales, il veut faire de la médecine une science expérimentale fondée sur des données et non sur des doctrines, il clame qu'à côté de la physiologie de l'homme normal il faut étudier la physiopathologie du malade. Un de ses leitmotive est « Créons la médecine expérimentale », rêve que réalisera son élève Claude Bernard en mettant en œuvre les principes qui l'inspirent. Cependant, au début du XIXe siècle les conditions ne sont pas encore réunies pour le faire. La physique et la chimie n'ont pas encore acquis une maîtrise suffisante pour aborder l'étude des phénomènes biologiques au sein de la matière vivante. Berzelius tente de le faire mais abandonne en 1810 pour revenir à la chimie minérale. Friedrich Wöhler, qui vient de faire la synthèse de l'urée, écrit en 1835 : « La chimie organique pourrait bien rendre fou n'importe qui. Elle m'apparaît comme une forêt vierge dans laquelle on n'ose se risquer. » Magendie est donc bien seul en France et en Europe.

La révolution de Magendie se solde-t-elle par un échec ? Heureusement non. L'âpreté des controverses qui ont entouré la vie de Magendie, ses luttes contre la médecine hospitalière de son temps,

---

1. Voir chapitre III.

le caractère trop novateur et trop ambitieux de son programme qui dépassait les possibilités techniques de son époque ont nui à son image. Néanmoins, ses conceptions vont triompher car son œuvre se poursuivra dès 1840 à travers celle de son élève Claude Bernard (1813-1878). Celui-ci démontrera le bien-fondé des idées de Magendie et imposera l'entrée de la médecine expérimentale dans la médecine praticienne. L'ampleur des résultats obtenus par Claude Bernard et sa renommée ne doivent cependant pas éclipser le génial précurseur que fut Magendie. A l'étranger les historiens de la médecine reconnaissent en lui l'artisan de la révolution conceptuelle qui a conduit à la biomédecine.

CLAUDE BERNARD ET L'ÉPANOUISSEMENT
DE LA MÉDECINE EXPÉRIMENTALE

Les travaux de Claude Bernard ont une double importance. C'est lui qui introduit le concept de milieu intérieur dans lequel baignent les cellules de l'organisme et dont une série de mécanismes assurent la constance — l'analyse de la régulation du taux de glucose sanguin, à laquelle contribuent le foie et le rein, est un des actes fondateurs de la physiologie moderne. Il établit aussi le concept de fonction, c'est-à-dire du rôle spécifique joué par les différents tissus ou organes pour assurer la vie coordonnée de l'ensemble du « corps vivant ». Sur ces bases solides il est ainsi possible d'analyser les troubles qui sont la cause d'une maladie. Comme il l'écrit, « le bon sens indique que si on connaît complètement un phénomène physiologique, on doit être à même de rendre compte de tous les troubles qu'il peut subir à l'état pathologique. Physiologie et pathologie se confondent et sont au fond une seule et même chose [1] ». Ou encore : « Les manifestations physicochimiques ne changent pas de nature [...] suivant l'état de santé ou de maladie [2]. » On peut aller de la physiologie à la pathologie ou de la pathologie à la physiologie.

Considérons par exemple sa recherche sur la fonction glycogéni-

---

1. *Leçon sur le diabète*, 1877.
2. *Ibid.*

que du foie. On peut reconstituer le raisonnement de Claude Bernard par ses notes et un article que Pasteur lui consacre en 1866. Le point de départ est le diabète sucré, maladie caractérisée par la présence en abondance de sucre dans le sang et l'urine. La quantité de sucre éliminée par les urines est supérieure aux quantités ingérées dans l'alimentation sous forme de sucre ou d'hydrates de carbone et cette excrétion persiste même si le régime est très pauvre en ces substances. On considérait alors qu'un organisme animal ne peut pas synthétiser du sucre, et pourtant Claude Bernard affirme que cette hypothèse doit être explorée. Il se tourne vers l'expérimentation animale et étudie des animaux carnivores nourris exclusivement avec de la viande. Le sang de la veine porte « qui verse au foie les matériaux nutritifs élaborés par la digestion » est absolument dépourvu de sucre, tandis que « celui qui sort de l'organe par les veines sushépatiques en est toujours abondamment pourvu... ». Pasteur écrit : « Par des tentatives qu'une méthode d'investigation des plus fécondes pouvait seule inspirer, M. Claude Bernard a mis en outre, en pleine lumière, la liaison qui existe entre la fixation du sucre dans le foie et l'influence du système nerveux. [...] Il a découvert dans le foie l'existence d'une matière toute nouvelle qui est la source naturelle où puise cet organe pour fabriquer le sucre qu'il produit. » A partir de la physiologie, Claude Bernard peut alors revenir au diabète dans lequel le système de régulation se dérègle. *Le chimisme de laboratoire et le chimisme de la vie,* affirme-t-il, *sont soumis aux mêmes lois : il n'y a pas deux chimies.* [...] Nous croyons avec Lavoisier que les êtres vivants sont tributaires des lois générales de la nature et que leurs manifestations sont des expressions physiques et chimiques. Mais [...] *pas un phénomène chimique ne s'accomplit dans le corps comme en dehors de lui.* » Phrase dont la portée est immense, comme nous le verrons avec l'œuvre de Pasteur. On mesure le chemin parcouru depuis Bichat, pour qui la mort entraînait une modification radicale de la matière vivante. En chirurgien, Bichat était marqué par la différence évidente entre le tissu vivant, gorgé de sang, sensible, réagissant aux excitations, et le tissu mort, flasque, immobile, insensible. Le cadavre qu'il introduit dans la médecine est source d'enseignement, mais il appartient au monde inanimé. Il lui aurait fallu une grande capacité d'abstraction pour admettre que dans les deux cas les mêmes lois physico-chimiques s'appliquent.

Les idées de Claude Bernard ne sont pas originales, mais il est le premier à en démontrer la validité en étudiant des fonctions normales et leurs déviations pathologiques et en rapportant des résultats de protocoles expérimentaux. Il affirme « la fusion intime de la physiologie et de la pathologie ». Il pense que la maladie peut être simplement la conséquence d'un trouble de la régulation, d'« une exagération ou disproportion [...] des phénomènes normaux ». Par exemple elle peut être le résultat de la perturbation d'une fonction, aboutissant à la rupture de l'équilibre du milieu intérieur, selon une idée déjà défendue par Broussais mais que Claude Bernard soumet à une étude expérimentale. Ce dernier substitue ainsi à l'antagonisme entre la santé et la maladie l'idée d'une « continuité des phénomènes, leur gradation insensible et leur harmonie ». Certes Claude Bernard va peut-être trop loin lorsqu'il déclare : « Toute maladie a une fonction normale correspondante dont elle n'est qu'une expression troublée, exagérée, amoindrie ou annulée. » On ne se hasarderait plus aujourd'hui à de telles affirmations, trop générales, ne serait-ce qu'à cause des maladies infectieuses. Cette approche novatrice et féconde est mal acceptée par certains cliniciens qui voient d'un mauvais œil les physiologistes empiéter sur leur territoire. Au moment des premières leçons de physiologie expérimentale appliquée à la médecine de Claude Bernard, un médecin illustre rétorque que « la physiologie ne peut être d'aucune utilité à la médecine, il n'y a là qu'une science de luxe dont on peut parfaitement se passer ». Jaccoud, professeur à la faculté de médecine de Paris, écrit encore en 1883 dans son *Traité de pathologie interne* : « La transformation du glycogène en sucre est un phénomène ou pathologique ou cadavérique », montrant qu'il refuse de comprendre l'une des œuvres maîtresses de Claude Bernard. Celui-ci se heurte à la résistance et au scepticisme de nombreux milieux médicaux.

La réflexion de Claude Bernard sur la médecine expérimentale dominera la pensée médicale jusqu'au milieu du XXe siècle. L'*introduction à l'étude de la médecine expérimentale* devient l'ouvrage de référence pour tout médecin réfléchissant sur sa discipline. Le paradigme observation des malades-hypothèse physiopathologique-expérimentation, tel qu'il le définit, donne enfin à la médecine une approche comparable à celle dont les sciences physiques bénéficiaient depuis deux siècles, celle qui permet de dépasser la confrontation anatomoclinique, qui avait été au début du XIXe siècle la seule approche féconde malgré ses limites. Cette dernière était capable de corréler les signes cliniques avec les lésions viscérales mais ne permettait pas d'aller au-delà. *A posteriori* donc les critiques de Magendie se trouvaient justifiées ; il fallait, à côté de l'anatomie, donner une place grandissante au laboratoire : *passer d'une pathologie des formes à une pathologie des fonctions*. La balance et le microscope deviennent des outils indispensables au clinicien, même si celui-ci va quelque temps encore refuser de le savoir.

LA NAISSANCE DE L'ANATOMIE PATHOLOGIQUE MICROSCOPIQUE

L'utilité du microscope fut longtemps contestée. Au XVIIe siècle, les astronomes avaient aussi d'abord nié l'utilité de la lunette astronomique et étaient sceptiques devant le monde immense et insoupçonné qu'elle révélait. Au début du XIXe, nombreux sont ceux qui refusent d'accorder crédit aux structures vues au microscope. On cite à ce sujet l'aphorisme célèbre de Xavier Bichat : « Quand on regarde dans l'obscurité, chacun voit à sa manière. » Bichat, malgré son génie, continue à défendre les idées d'Aristote selon lesquelles l'organisme est composé de tissus (système nerveux, muscles, vaisseaux) qui constituent l'unité de base, tissus que, grâce à ses talents d'anatomiste, il est parvenu à identifier. Le microscope le gêne car il risquerait d'introduire la confusion là où il a mis de l'ordre. Dès le XVIIIe on avait vu au microscope des cellules dans les plantes et Malpighi lui-même s'y était intéressé, mais sans en tirer de conclusions pour le règne animal. On commence au début du XIXe à soupçonner l'existence de cellules dans les tissus animaux, mais la théorie cellulaire se heurte aux croyances établies. Auguste Comte, par exemple, écrit : « L'abus de recherches microscopiques et le crédit exagéré qu'on accorde souvent à un moyen d'exploration aussi équivoque contribuent à donner une certaine spéciosité à cette fantastique théorie. » Il ne faut pas sourire de ces affirmations. Bichat est l'un des pères de la méthode anatomoclinique et l'œuvre scientifique d'Auguste Comte (1798-1857) est loin d'être négligeable en physique et en astronomie, même s'il est surtout connu comme le père de la philosophie positiviste. Leur refus de se fonder sur ce que l'on voit au microscope exprime donc un sentiment profond : la crainte que ces nouveaux instruments ne créent des artefacts et n'altèrent la réalité comme un miroir déformant.

Cependant, au-delà de ces appréhensions somme toute légitimes, on retrouve l'éternelle réticence vis-à-vis de ce qui remet en cause les idées reçues. Si deux siècles se sont écoulés entre la découverte du microscope et la théorie cellulaire, c'est parce que les esprits n'étaient pas prêts à remettre en question leurs conceptions à cause de ce qu'ils voyaient. On voulait bien regarder des animalcules s'agiter dans les liquides mais il était difficile d'admettre qu'il fallait, en fonction de ces observations, rebâtir une anatomie, une physiologie et une pathologie. Grâce à Galilée les astronomes avaient été plus rapides.

L'œuvre de Rudolf Virchow (1821-1902) s'inscrit dans la lignée de Theodor Schwann et de Mathias Jacob Schleiden. Ce dernier avait montré que toutes les plantes sont composées de cellules (les cellules végétales avaient été vues au microscope dès le XVIIIe siècle). Schwann montre dès 1831 qu'il en est de même pour les animaux : ceux-ci naissent à partir d'une cellule et sont composés de cellules. Virchow entreprend une étude systématique au microscope des lésions anatomopathologiques qui viennent d'être décelées. Il poursuit donc l'œuvre anatomoclinique des grands cliniciens parisiens, mais avec un outil nouveau, le microscope. Dans la préface de son livre sur l'anatomie pathologique des maladies, Virchow, qui vient de découvrir l'existence dans le sang des globules blancs, écrit en 1847 : « L'anatomie pathologique et la clinique, encore que nous reconnaissions parfaitement leur justification et leur indépendance, seront surtout pour nous les sources de nouvelles questions dont les réponses incomberont à la physiologie pathologique. Mais comme, pour leur majeure partie, ces questions ne pourront être formulées qu'après une étude détaillée des symptômes chez les vivants et de l'état des cadavres, nous tenons le développement des connaissances anatomiques et cliniques précises pour la première et la plus importante exigence de l'époque. D'un tel empirisme résulterait alors l'élaboration progressive de la vraie théorie de la médecine, la physiologie pathologique. » On retrouve donc chez Virchow l'idée que l'impératif le plus urgent de la médecine au milieu du XIXe siècle est de fragmenter l'immense domaine de la pathologie en entités distinctes. A l'heure où Claude Bernard a l'ambition de construire une pathologie objective et scientifique basée sur la perturbation des relations fonctionnelles, Virchow tend à fonder celle-ci sur la morphologie cellulaire en suivant l'approche empiriste et les descriptions des anatomistes.

Il montre que chaque tissu est caractérisé par un type particulier de cellules qui lui confère ses propriétés. Dès 1848 il postule que l'origine de nombreuses maladies ne se situe pas au niveau de l'ensemble d'un organe ou d'un tissu, mais dans l'un des types cellulaires qui le constituent, ou résulte de son infiltration par des cellules étrangères. Les tumeurs deviennent maladie d'un groupe de cellules au lieu d'être le résultat d'une maladie de l'organisme ou d'un tissu ; au XXe siècle on ira plus loin et on montrera que le cancer naît d'une seule cellule devenue anormale. Virchow, avec la théorie cellulaire, aboutit en 1855 à une affirmation essentielle : *Omnis cellula e cellula* (toute cellule naît d'une cellule). Entre la conception et la mort, il n'y a pas création de cellules dans un organisme, sain ou malade, il y a simplement multiplication et différenciation cellulaire. Cette pathophysiologie cellulaire est d'abord accueillie avec scepticisme, même par Claude Bernard qui s'intéresse au tissu et non à ses composants. Virchow pense que la cellule est la forme élémentaire de vie, l'unité organique, et que structure et fonction sont intimement liées. Il est le fondateur de l'école anatomique allemande qui identifiera de nombreuses maladies grâce à des anomalies microscopiques caractéristiques. Avec clairvoyance il écrit en 1895 : « Dans mon idée l'essence de la maladie est une partie modifiée de l'organisme ou bien une cellule modifiée ou un agrégat modifié de cellules (soit tissu, soit organe) ». Toute généralisation est dangereuse car il existe des maladies de système touchant l'ensemble de l'organisme ; il n'empêche que cette assertion de Virchow, qui va à contre-courant de la pensée de la plupart des cliniciens de l'époque, fait preuve d'une grande prescience et explique le succès thérapeutique d'actes localisés comme les interventions chirurgicales. Virchow d'ailleurs a une culture encyclopédique. C'est un positiviste qui refuse tout système, et est réticent devant toute théorie car il craint les généralisations artificielles : « Le chercheur scientifique ne connaît que des corps et les propriétés des corps ; il appelle transcendantal tout ce qui va au-delà et considère le transcendantalisme comme un égarement de l'esprit humain. [...] L'esprit humain n'est que trop enclin à abandonner la voie pénible du raisonnement scientifique et à sombrer dans la rêverie [1]. »

L'anatomopathologie microscopique allait mériter la confiance que Virchow mettait en elle et se révéler d'une extraordinaire efficacité pour établir les grands groupes de maladies, et la parenté d'affections apparemment très différentes et, inversement, différencier des entités ayant une symptomatologie semblable. Dès la seconde moitié du XIXe siècle le médecin comprend qu'il ne peut plus se passer du microscope ; il intègre la morphologie cellulaire dans son champ de réflexion, alors qu'il aura beaucoup de mal à utiliser l'approche biochimique, sans doute parce que, depuis le début du XIXe siècle, l'anatomie fait partie de son système de référence. Il faudra une nouvelle crise pour que, au milieu du XXe siècle, on passe de la morphologie des cellules à leur fonction.

LA MICROBIOLOGIE ET LOUIS PASTEUR

L'adoption du microscope est facilitée et accélérée par une autre série de travaux dont les conséquences vont changer la destinée de l'homme : les découvertes pasteuriennes et la naissance de la bactériologie.

Au début de la seconde moitié du XIXe siècle on croyait encore à la génération spontanée, c'est-à-dire que l'on admettait que dans certaines conditions de température et de composition chimique du milieu, des êtres vivants, les microbes, pouvaient se former spontanément à partir de la matière inerte. Ce phénomène paraissait si évident qu'il était peu discuté. Aristote avait dit que toutes les espèces animales étaient nées de la boue sur les rivages marins. Au XVIe siècle l'illustre médecin Jean Fernel parle encore de « serpents, sauterelles, vers, mouches, souris, chauves-souris, taupes et tout ce qui naît spontanément, non pas de semence, mais de matière putride et de fange [2] ». La chaleur, le soleil suffisent à faire appa-

---

1. Cité par J.-C. Sournia dans *Histoire de la médecine, op. cit.*
2. Cité par F. Jacob dans *La Logique du vivant, op. cit.*

raître une certaine forme « inférieure » de vie. A la fin du XVIIIe siècle, la distinction entre êtres vivants et non vivants n'apparaît pas encore clairement. Buffon (1707-1788) écrit encore que l'on peut « descendre par degrés insensibles de la créature la plus parfaite jusqu'à la matière la plus informe, de l'animal le mieux organisé jusqu'au minéral le plus brut ». Charles Bonnet écrit en 1781 : « L'organisation apparente des pierres feuilletées ou divisées par couches, tel que les ardoises, les talcs, etc., celles des pierres fibreuses ou composées de filaments telles que les amiantes, semblent constituer des points du passage des êtres solides bruts aux solides organisés ».

Ainsi, au début du XIXe siècle, on n'en est plus à croire que les souris peuvent naître d'un tas de chiffons sales, mais on ne parvient pas à tracer une frontière entre le vivant et le non-vivant. L'apparition de moisissures sur des aliments abandonnés, celle de la putréfaction à partir de tissus meurtris par un traumatisme étaient des observations si quotidiennes que personne ne mettait en doute la génération spontanée d'organismes apparemment très simples. Tout le XVIIIe siècle d'ailleurs n'était pas parvenu à conceptualiser l'originalité des êtres vivants, à savoir la capacité de se reproduire en donnant naissance à des organismes identiques. A vrai dire il est difficile de rejeter l'idée d'une génération spontanée tant que l'on ne comprend pas le mécanisme de la reproduction sexuée. Si la formation d'un embryon dans la matrice de la femelle après copulation est due à l'influence d'un fluide ou de molécules « vivantes » ou organiques, comme on commence à les appeler, pourquoi ces mêmes molécules ne pourraient-elles pas en s'unissant créer des êtres vivants ? On peut, dit Buffon, « regarder comme une semence universelle » la matière organique ; sous l'effet de la chaleur ces molécules organiques peuvent s'unir pour créer des êtres vivants simples.

Cette thèse est soumise à l'expérimentation, mais les résultats sont contradictoires. On enferme dans des fioles du jus de viande, on les chauffe et l'on recherche si ensuite les animalcules apparaissent ou non. L'abbé Needham trouve que ce chauffage n'empêche pas leur multiplication, l'abbé Spallanzani rapporte des résultats contraires. Lequel a raison ? Il faudra attendre la rigueur des expériences de Pasteur pour avoir une réponse.

Entre-temps, Jean-Baptiste de Lamarck (1744-1829), plus que tout autre, en cette fin de XVIIIe siècle, provoque « ce renversement d'attitude par quoi le vivant s'isole de l'inanimé » (François Jacob) et il inscrit la génération spontanée dans une vision globale de la biologie. Pour lui l'ensemble des êtres vivants est le produit de transformations successives, marquées par une progression des structures et des fonctions. A la base de cette pyramide des êtres vivants il y a continuellement afflux d'organismes très simples ; la nature effectue « des générations spontanées ou directes qu'elle renouvelle sans cesse, chaque fois que les circonstances y sont favorables ». Dès leur formation ces « animalcules les plus simples qu'on soupçonne à peine doués d'animalité » nourrissent le flux des êtres vivants dont le produit le plus achevé est l'homme. Le transformisme généralisé de Lamarck, qui a joué un si grand rôle dans la théorie de l'évolution, s'accommode bien de la génération spontanée. Cette relation entre génération spontanée et théorie de l'évolution n'est pas nouvelle sur le plan philosophique. Elle s'inscrit dans la vision d'un monde où Dieu n'est pas nécessaire, arrière-pensée qui pèsera dans les grandes controverses autour de l'œuvre de Pasteur.

La Révolution pastorienne est d'une importance si grande, à la fois sur le plan conceptuel et pratique, qu'elle mérite analyse ; d'autant qu'elle illustre les difficultés que rencontrent les idées nouvelles pour pénétrer dans les milieux médicaux. On dit souvent que Pasteur a eu des précurseurs. Certes, d'autres avant lui avaient préconisé des règles d'hygiène en chirurgie, mais sans parvenir à changer les habitudes, et l'histoire de leur échec est instructive.

Rappelons que, dès le XVIe siècle, la notion de contagion, c'est-à-dire l'existence de « principes » capables, en passant d'un malade vers un sujet sain, de rendre celui-ci malade, commence à être clairement formulée. Fracastoro, nous l'avons vu chapitre III, postulait dès cette époque l'existence de germes infravisibles à l'origine des épidémies, et même celle de porteurs sains capables de transmettre la maladie sans en être eux-mêmes atteints. Ambroise Paré évoque aussi la contamination d'un blessé par un autre blessé. Mais, en dehors de la lutte contre les épidémies, notamment les épidémies de peste, ces idées avaient eu peu de conséquences pratiques. La contagion paraît douteuse, en particulier dans le cas de la tuberculose, et les médecins, parmi lesquels Laennec, préfèrent l'idée d'une prédisposition familiale, qu'ils appellent une diathèse. Même quand un médecin militaire, Jean Antoine Villemin, prouve par des recherches effectuées entre 1865 et 1869, et sans doute inspirées par les premiers travaux de Pasteur, la transmissibilité de la tuberculose à l'animal, cette découverte ne parvient pas à changer les idées de la communauté médicale. Il a beau montrer que la maladie est inoculable, contagieuse, on ne le croit pas. Dans un débat fameux, Pidoux, clinicien célèbre, rejette ces idées dérangeantes en affirmant que la tuberculose est « l'aboutissement commun d'une foule de causes et non le produit d'un agent spécifique, toujours le même ». Obnubilés par la diversité clinique de la tuberculose, par la variété des facteurs favorisants, les cliniciens n'admettent pas qu'elle puisse avoir pour origine un simple germe microbien, toujours le même. Ce schéma réducteur ne s'imposera, avec la vision pastorienne des maladies infectieuses, qu'après une polémique de plus de vingt ans.

Dans la première moitié du XIXᵉ siècle, chirurgiens et accoucheurs ne prennent aucune précaution d'hygiène. Ils passent sans hésiter de la salle d'autopsie à la salle d'opération et utilisent parfois les mêmes instruments sans les laver. Ils opèrent en redingote, avec un tablier pour se protéger du sang, dans la poche duquel ils entassent leurs instruments. Un médecin de Boston, Holms, préconise quelques règles élémentaires : se laver les mains, utiliser du linge propre. Malgré des résultats favorables il n'est guère suivi [1]. La destinée de l'accoucheur Semmelweis (1818-1865) sera plus tragique. Médecin d'origine hongroise, il dirige à Vienne une maternité ; dès 1847 il insiste sur la nécessité de prendre un minimum de précautions d'hygiène. En 1861, il se rebelle contre la mort par fièvre puerpérale de tant de jeunes accouchées. Les médecins, dit-il, sont la cause des épidémies de fièvre puerpérale. Semmelweis codifie les règles salvatrices : lavage soigneux des mains à l'eau de Javel avant examen gynécologique ou accouchement, utilisation de linge propre. Les résultats sont spectaculaires : la fréquence des fièvres puerpérales diminue brutalement ; mais ce raisonnement statistique ne convainc pas ses collègues qui critiquent férocement ses innovations. Mis au ban de la profession, Semmelweis doit quitter l'hôpital ; il sombre dans la folie et meurt bientôt. Tarnier, à la suite des

---

[1]. Jeune étudiant en médecine, je me souviens d'un médecin qui refusait de désinfecter la peau au moment d'une piqûre (même d'une ponction lombaire), en se fondant sur un raisonnement apparemment logique mais stupide : « Si le microbe est à côté de l'endroit où je pique, il n'a pas d'importance, s'il est devant l'aiguille je le transperce et le tue. »

expériences de Semmelweis à Vienne, introduit des règles strictes d'hygiène dans son service, mais le scepticisme prédomine et le directeur de l'hôpital Cochin interdit l'introduction de savons et de brosses à la maternité. Il est vraisemblable que, s'il n'y avait pas eu Pasteur, le nom de Semmelweis aurait été oublié.

Quand Pasteur entre en scène, presque au même moment, on continue à croire à la génération spontanée ; toute précaution paraît inutile, puisque la cause de l'infection se trouve dans l'organisme lui-même. Cependant les preuves expérimentales de la génération spontanée restent discutables, ce qui explique les travaux de Pouchet et la polémique qui s'ensuivra, polémique qui servira de détonateur à l'œuvre de Pasteur.

Pour comprendre l'intervention de celui-ci dans la controverse sur la génération spontanée, il faut rappeler ses premiers travaux en chimie. Pasteur s'intéresse à la déviation de la lumière par certaines molécules organiques. Tout en ayant la même composition chimique, certaines d'entre elles (dites lévogyres) dévient la lumière vers la gauche, alors que d'autres la dévient vers la droite (dextrogyres). Pasteur fait une observation capitale : lors d'une synthèse en laboratoire, les nombres de molécules lévogyres et dextrogyres sont égaux, mais quand la synthèse est faite par un organisme vivant, toutes les molécules dévient la lumière dans la même direction. Les êtres vivants produisent des molécules qui ont toutes cette même propriété physique, donc le même arrangement des atomes dans les molécules, alors qu'il est impossible en laboratoire de créer un tel ensemble de molécules asymétriques. Corrélativement cette dissymétrie signe la présence d'un organisme vivant. Cette propriété s'avère d'une importance fondamentale dans l'étude des fermentations. Quand celles-ci donnent naissance à des molécules asymétriques c'est la preuve de l'intervention de micro-organismes.

Or la fermentation est, à cette époque, au cœur des études de nombreux chimistes, en particulier Jöns Berzelius (1779-1849) et Justus von Liebig (1803-1873). L'objectif des chimistes de cette première moitié du XIXe siècle est de débarrasser la chimie du vitalisme, survivance du XVIIe et du XVIIIe siècle ; il faut donc montrer que les transformations observées dans la matière ont des causes chimiques et sont les mêmes dans les êtres vivants et en dehors d'eux. Pour Berzelius et Liebig la fermentation est due à l'action de « ferments », substances organiques capables de favoriser, de « catalyser » la transformation, par exemple, du sucre en alcool. Mais, pour Pasteur, la production par la fermentation de molécules dissymétriques signe l'intervention de micro-organismes. « Les vrais ferments, dit-il, sont des êtres organisés. » Cette affirmation heurte Liebig qui y perçoit un relent vitaliste. Pour lui la présence des animalcules est la conséquence et non la cause des transformations. Pasteur montre alors que les micro-organismes agents de la fermentation, les levures, sont présents dans le milieu avant le début de la fermentation et qu'en leur absence celle-ci ne se produit pas. Il se trouve ainsi confronté au problème de la génération spontanée [1].

Pasteur sort vainqueur de cette controverse avec Liebig, le plus grand chimiste de son temps ; il montre qu'il existe divers types de micro-organismes que l'on peut isoler, cultiver, *dont chacun induit spécifiquement une des grandes fermentations* (alcoolique, amylique, acétique, lactique, etc.). Les conséquences pratiques de cette découverte sont immenses, notamment pour la vinification et la production de bière. La renommée de Pasteur, son prestige auprès des agriculteurs et des brasseurs sont liés à ces découvertes et, sans l'autorité qu'elles lui ont donnée, la suite n'aurait pas été concevable. Certes la réponse définitive, la synthèse entre les idées de Liebig et de Pasteur, ne viendra qu'à la fin du XIXe siècle quand Eduard Buchner (1860-1917) démontrera que l'on peut extraire de ces micro-organismes des substances actives, des extraits acellulaires (qu'on appellera plus tard, quand on les aura isolés, des enzymes) qui sont le produit de leur métabolisme mais qui sont capables d'agir hors de leur présence. Mais le mérite de Pasteur est d'avoir démontré l'intervention d'organismes vivants et la spécificité de ces germes, puisque la descendance d'un germe possède, sur le plan de la fermentation, les mêmes propriétés que le germe initial. Cette hérédité des caractéristiques biochimiques d'un germe — qu'on

---

1. Il écrit : « De deux choses l'une, les ferments des fermentations proprement dits étant organisés, si l'oxygène seul, en tant qu'oxygène, leur donne naissance par son contact avec les matières azotées, ces ferments sont des générations spontanées ; si ces ferments ne sont pas des êtres spontanés ce n'est pas en tant qu'oxygène seul que ce gaz intervient dans leur formation, mais en tant qu'excitant d'un germe apporté en même temps que lui ou existant dans les matières azotées ou fermentescibles. »

appellera microbe en 1870 —, est à elle seule une découverte immense. Quand il a exclu la possibilité d'une transformation possible d'une levure en une autre levure ou en une bactérie, il écrit dans une lettre : « C'est incroyable de netteté et de précision, maintenant que c'est terminé, car ces résultats si simples, si clairs, m'ont fait passer de bien mauvaises nuits avant de se présenter à moi aussi bien démontrés qu'ils le sont aujourd'hui. »

Quand Pouchet, en 1858, adresse une communication à l'Académie des sciences intitulée *Note sur les pro-organismes végétaux et animaux nés spontanément dans l'air,* il est un naturaliste reconnu, directeur du Muséum d'histoire naturelle de Rouen, correspondant de l'Académie des sciences. Pasteur n'a que 38 ans, mais ses travaux l'ont rendu célèbre et Pouchet, courtoisement, lui demande son opinion. Pasteur répond : « Vous me faites beaucoup d'honneur, Monsieur, en paraissant tenir à mon avis sur la génération spontanée. Les expériences que j'ai faites à son sujet sont trop peu nombreuses et, je dois le dire, trop changeantes dans les résultats qu'elles ont offerts pour que j'ose avoir une opinion digne de vous être communiquée. » Il poursuit néanmoins en critiquant certaines dispositions expérimentales puis écrit : « Je pense donc, Monsieur, que vous avez tort, non de croire à la génération spontanée, car il est difficile dans une pareille question de n'avoir pas une idée préconçue, mais d'affirmer la génération spontanée. [...] *Dans les sciences expérimentales, on a toujours tort de ne pas douter alors que les faits n'obligent pas à l'affirmation* ; mais je me hâte de le dire, lorsque [...] vos adversaires prétendent qu'il y a dans l'air les germes des productions organisées, ils vont au-delà des résultats de l'expérience, ils devraient dire simplement que, dans l'air commun, il y a quelque chose qui est une condition de la vie. [...] Qu'y-a-t-il dans l'air qui provoque l'organisation ? Sont-ce des germes ? Est-ce un fluide ? Est-ce un principe tel l'ozone ? Tout cela est inconnu et invite à l'expérience. »

Pouchet s'entête, car le problème de la génération spontanée touche à sa philosophie, à sa vision du monde. On se trouve alors en pleine bataille sur l'évolution. Le premier exposé public par Charles Darwin (1809-1882) sur sa théorie de l'évolution des espèces date du 1er août 1858. Profondément croyant, Pouchet est choqué par cette thèse et critique vivement le matérialisme et le transformisme. Dans son livre *Hétérogénie, ou Traité de la génération spontanée* (1859), il oppose à l'homogénie, c'est-à-dire la naissance d'êtres semblables aux parents, l'hétérogénie, c'est-à-dire la possibilité d'engendrer des organismes différents. La force vitale qui rend possible ce phénomène peut aussi permettre la formation de micro-organismes à partir de matériaux organiques. La génération spontanée apparaît à Pouchet comme l'un des maillons essentiels d'une théorie capable de barrer la route à l'horrible idée athée d'une évolution des espèces. Pasteur est, lui aussi, très religieux mais il refuse de suivre Pouchet sur ce terrain. Comme il le dira le 7 avril 1864 dans sa fameuse conférence à la Sorbonne : « Il est temps que la science, la vraie méthode, reprenne ses droits et les exerce. Il n'y a ici ni religion, ni philosophie, ni athéisme, ni matérialisme, ni spiritualisme qui tienne. Je pourrais même ajouter comme savant : peu m'importe. C'est une question de fait. » Fort habilement, Pasteur retourne l'argument philosophique : « La matière peut-elle s'organiser d'elle-même ? En d'autres termes des êtres peuvent-ils venir au monde sans parents ou aïeux ? Là sans doute serait le véritable matérialisme. » Il est frappant de constater qu'à la fin du XIXe siècle, un siècle après Voltaire, l'emprise religieuse reste si forte qu'il faut se situer par rapport à elle quand on aborde un sujet scientifique important.

De 1859 à 1862 Pasteur effectue une série d'expériences qui constituent un des monuments de l'histoire des sciences et qui l'amènent notamment sur la mer de Glace à Chamonix, à la recherche d'un air pur. Il démontre ainsi que les milieux de cultures les plus favorables à la prolifération microbienne demeurent indéfiniment stériles s'ils sont maintenus à l'abri de toute contamination. Il y parvient, par exemple, en utilisant des flacons ayant un col long étroit et sinueux (en col de cygne) qui laisse passer l'air mais arrête la poussière. Comme il le dit dans sa conférence de 1864 : « Les deux vases renferment après ébullition le même liquide, ils renferment tous deux de l'air, tous les deux sont ouverts. Pourquoi celui-ci s'altère-t-il tandis que celui-là ne s'altère pas ? La seule différence est que dans le premier les poussières qui sont en suspension dans l'air et leurs germes peuvent tomber dans le goulot du vase, tandis qu'il n'est pas possible ou du moins il est très difficile, que les poussières en suspension dans l'air puissent entrer dans le second. »

« Comment, objecte Pouchet, voulez-vous que les germes contenus dans l'air soient en assez grand nombre pour se développer dans toutes les infusions organiques ? Cet encombrement formerait un brouillard épais. » Mais cet argument est facile à réfuter. En réalité, sur le plan scientifique la cause est entendue. Deux commissions successives de l'Académie des sciences en 1862 et 1864 rejettent les thèses de Pouchet et donnent raison à Pasteur ; néanmoins la controverse se poursuivra dans les milieux médicaux sous des formes diverses jusqu'en 1880.

L'existence de la génération spontanée ayant été rejetée, on est inéluctablement conduit à s'interroger sur le rôle des contaminations dans les gangrènes post-opératoires ou les fièvres puerpérales. Mais on se heurte là au conservatisme des chirurgiens et accoucheurs et à la méfiance des médecins vis-à-vis des non-médecins. Armand Trousseau (1801-1867), illustre pédiatre qui niait tout intérêt à la chimie et au microscope et se référait sans cesse à Hippocrate, écrit en 1855 dans la préface de son *Traité de thérapeutique* : « Le chimiste qui a trouvé les conditions chimiques de la respiration, de la digestion, de l'action de tel ou tel médicament croit avoir donné la théorie de ces fonctions ou de ces phénomènes. C'est toujours la même illusion et les chimistes n'en guériront pas. Entre un fait physiologique et un fait pathologique, il y a la même séparation qu'entre un minéral et un végétal. » Avec cet état d'esprit il n'est pas surprenant que l'on accepte mal l'extrapolation à la médecine des idées pasteuriennes. Aussi Pasteur s'intéresse d'abord aux « maladies » du vin et de la bière (1857-1858), puis étudie celles du ver à soie (1865), du mouton (1877) ou des poules (1880), avant d'aborder la pathologie humaine.

Un chirurgien écossais, Joseph Lister (1827-1912), en 1867, tire le premier des conséquences médicales des recherches de Pasteur : avec un antiseptique (l'acide phénique) il désinfecte la plaie et tue tous les germes qui peuvent entrer en contact avec l'opéré. Dans sa lettre célèbre de 1874 il rend hommage à Pasteur : « Cher Monsieur, voulez-vous me permettre de vous offrir une brochure qui rend compte de quelques recherches sur un sujet que vous avez entouré de tant de lumières, la théorie des germes et de la fermentation. Permettez-moi de saisir cette occasion de vous adresser mes plus cordiaux remerciements pour m'avoir par vos recherches démontré la vérité de la théorie des germes de putréfaction et m'avoir ainsi donné le seul principe qui pût mener à bonne fin le système antiseptique. » Des chirurgiens vont le visiter à Glasgow, ils reviennent émerveillés par ses résultats et tentent en 1869, sans grand succès, d'introduire sa méthode en France. En obstétrique l'opposition est encore plus forte.

Les polémiques autour de la génération spontanée et du rôle des germes en pathologie continuent, d'ailleurs, toujours aussi vives ; elles aiguillonnent Pasteur, l'obligeant à perfectionner ses expériences, à montrer la nécessité de températures très élevées pour tuer tous les microbes. Pidoux, dont nous avons cité le nom à propos des polémiques sur la tuberculose, proclame en 1873 : « La maladie est en nous, de nous, par nous. » On refuse l'intervention d'agents venus de l'extérieur, idée qui paraît hérétique. En 1878, à un moment où l'efficacité des pansements stériles devint évidente, un grand chirurgien, Léon Le Fort, reconnaît « tous les services que les études de laboratoire ont rendus à la chirurgie en appelant l'attention sur certains accidents des plaies et en provoquant de nouvelles recherches faites en vue d'améliorer les méthodes de pansement », mais il conclut son intervention à l'Académie de médecine en disant : « Cette théorie [des germes] dans ses applications à la clinique chirurgicale est absolument inacceptable. » Pour lui, l'infection de plaies vient de phénomènes intérieurs et non extérieurs.

Les motivations des adversaires de Pasteur sont multiples : conservatisme médical, refus de remettre en question des habitudes et modes de pensée séculaires. Émile Roux, l'élève de Pasteur, parle de « la tyrannie de l'éducation médicale qui pèse sur les esprits », Vallery-Radot « des vieux professeurs qui avaient édifié leur carrière sur un ensemble d'idées dont ils faisaient la vérité médicale ». Cependant le sectarisme politique et religieux joue aussi un rôle, par exemple Devergie déclare en 1874 à l'Académie des sciences : « Comment le créateur de l'homme et des animaux [...] leur aurait créé pour vivre et respirer, une existence empoisonnée d'organismes qui, à la moindre déviation des règles de l'hygiène, iraient porter un trouble plus ou moins profond dans leur vie ? »

Pasteur poursuit son œuvre. Ses recherches sur le charbon, maladie qui ravageait les troupeaux de moutons, constituent un tournant crucial. Au moment où il s'attaque à ce problème, il a déjà montré que la maladie des vers à soie est due à des micro-organismes et qu'il est possible de lutter contre elle en sélectionnant des souches non contaminées. Le charbon pose un problème plus difficile. Pasteur confirme d'abord la présence d'un germe, déjà subodoré par Davaine dix ans plus tôt. Il explique aussi pourquoi, dans certains cas, ce germe est absent du sang d'animaux tués par l'injection de sang prélevé plusieurs heures après la mort chez un animal mort charbonneux. En effet, dans ce cas, la virulence du sang inoculé est due à la présence d'autres germes, qui se sont développés après la mort. Il parvient à différencier ces deux types de germes en montrant que ces nouveaux germes sont anaérobies alors que le vibrion charbonneux est aérobie [1]. Il cultive celui-ci, l'isole et prouve que lui et lui seul est la cause du charbon, bien qu'il puisse avoir des aspects morphologiques très différents selon la façon dont il est cultivé. Il montre enfin comment le germe pénètre dans l'organisme des moutons, à l'occasion d'écorchures provoquées dans la bouche par des chardons ou des bribes d'épi d'orge.

Le 30 avril 1878, sûr de lui, il présente à l'Académie de médecine sa fameuse communication qui, à partir de ces recherches sur le charbon, introduit la théorie des germes et le concept d'asepsie : « Il faut abandonner à tout jamais les idées de virulence spontanée, les idées d'éléments infectieux qui naissent tout à coup dans le corps de l'homme. [...] Cette eau, cette éponge, cette charpie avec lesquelles vous vous lavez les mains ou vous recouvrez une plaie déposent des germes. Si j'avais l'honneur d'être chirurgien, pénétré comme je le suis des dangers auxquels exposent les germes des microbes répandus à la surface de tous les objets, particulièrement dans les hôpitaux, non seulement je ne me servirais que d'instruments d'une propreté parfaite, mais, après m'être nettoyé les mains avec le plus grand soin, je n'emploierais que de la charpie, des bandelettes et des éponges préalablement exposées dans un air porté à la température de 130 à 150°C. » Quelques chirurgiens, dont Félix Terrier qui introduit en 1883 l'autoclave à l'hôpital pour stériliser

---

1. Un germe est dit aérobie quand il a besoin d'oxygène alors qu'un germe anaérobie se développe en l'absence d'oxygène.

par la chaleur, mettent en application ces préceptes révolutionnaires. La chirurgie moderne est née, mais les conséquences de la révolution pastorienne ne se limitent pas à cela, elles bouleversent toute la médecine.

Les recherches expérimentales des bactériologistes mettent fin à la longue controverse entre « contagionnistes » et « anticontagionnistes » sur les causes véritables des épidémies et des maladies. L'idée que les maladies peuvent être provoquées par des micro-organismes animaux et végétaux chez l'homme comme chez l'animal s'impose malgré les réticences. Comme Pasteur le dit dans sa communication de 1878 : « S'il est terrifiant de penser que la vie puisse être à la merci de ces infiniment petits, il est consolant aussi d'espérer que la science ne restera pas toujours impuissante devant de tels ennemis. »

Cependant les opposants ne désarment pas, combats d'arrière-garde où se distinguent en France de brillants médecins comme Bouillaud ou Chauffard, qui refusent le « parasitisme », et Peter, qui dénonce à l'Académie de médecine le « choléra intellectuel » et déclare en 1882 : « Qu'ai-je à faire de l'esprit du chimiste, du physicien et du physiologiste en médecine ? » Pierre-Marie Chassaignac, grand chirurgien, critique cette « chirurgie de laboratoire qui fait périr beaucoup d'animaux et sauve très peu d'hommes » ; il conclut : « Il faut que tout ce qui sort du laboratoire soit circonspect, soit modeste, réservé tant qu'il n'a pas reçu la sanction des longues et patientes recherches du clinicien [...] sans laquelle il n'y a pas de véritable science médicale et pratique. » En 1883 Peter dit encore : « Je ne crois pas à cette invasion de parasites qui nous menace comme une onzième plaie d'Égypte. [...] L'excuse de M. Pasteur c'est d'être un chimiste qui a voulu, inspiré par le désir d'être utile, réformer la médecine à laquelle il est absolument étranger [...] la découverte des éléments matériels des maladies virulentes [ne jette pas] de grandes clartés sur l'évolution, le traitement et surtout la prophylaxie des maladies virulentes. Ce sont là des curiosités d'histoire naturelle, intéressantes à coup sûr, mais à peu près de nul profit pour la médecine proprement dite et qui ne valent ni le temps qu'on y passe, ni le bruit qu'on en fait. Après tant de laborieuses recherches, il n'y aura rien de changé en médecine, il n'y aura que quelques microbes de plus. »

Ce qui est ahurissant est que ces déclarations sont faites à un moment où les avantages de l'asepsie sont déjà évidents dans deux domaines : la chirurgie et les cliniques d'accouchement. La mortalité est tombée après intervention chirurgicale de 50 % à 5 % et après accouchement de 20 % à moins de 0,3 %. Mais les traditionalistes ne combattent pas sur ce terrain, ils refusent le rôle des microbes dans les maladies infectieuses. Ils restent prisonniers de leur formation et ont du mal à admettre que la pauvreté, la misère, le manque d'hygiène ne sont pas la cause de la maladie mais seulement des facteurs favorisant son apparition. Les mêmes réticences s'observent en Angleterre et en Allemagne.

Robert Koch (1843-1910), le chef de file de la microbiologie allemande, démontre également qu'il existe parmi les bactéries des espèces ayant des caractéristiques diverses et déterminant des maladies différentes. Très vite les écoles de Pasteur en France et Koch en Allemagne identifient les germes responsables. Certes, Davaine avait vu la bactérie du charbon en 1850 et Pacini, en 1854, le vibrion cholérique, mais leurs travaux avaient eu peu d'écho et s'étaient heurtés à l'incrédulité générale. A partir de 1875 le microscope des bactériologistes s'impose partout et les découvertes se succèdent : le gonocoque (Neisser, 1879), le staphylocoque et le streptocoque (Pasteur, 1879), le bacille de la typhoïde (Eberth, 1880), de la lèpre (Hansen, 1880), l'agent du paludisme (Laveran, 1880), le bacille de la tuberculose (Koch, 1882), celui de la diphtérie (Löffler, 1884), de la peste (Yersin, 1894), le tréponème de la syphilis (Schaudinn, 1905), le bacille de la coqueluche (Bordet, 1906), etc.

L'identification des agents causaux a des conséquences conceptuelles importantes. Sur le plan nosologique, la preuve est faite que les maladies infectieuses sont provoquées par un agent spécifique, donc qu'il existe des entités morbides bien définies comme la pneumonie ou le paludisme. L'ancienne querelle qui faisait rage depuis le XVIIIe siècle entre les antinosologistes comme Broussais et les nosologistes comme Sydenham et Bretonneau se termine par la victoire des seconds. De plus, on s'aperçoit que des maladies apparemment très différentes peuvent être causées par un même germe, par exemple la tuberculose pulmonaire et la tuberculose osseuse. Enfin, ces travaux ouvrent la voie d'abord à la prévention par l'hygiène collective (adduction d'eau potable, égouts) et individuelle, puis à la prévention causale grâce à la recherche systématique, dans les aliments, des germes responsables, ce qui conduit à une prophylaxie active (par exemple, le lait pasteurisé). Il suffit de voyager dans les pays les plus pauvres où l'hygiène est encore précaire pour comprendre le progrès colossal que représente l'hygiène telle qu'elle a été introduite en Europe dans le dernier quart du XIXe siècle.

Parallèlement, l'étude des réactions de l'organisme à l'infection va permettre une prévention active et une thérapeutique dirigée contre le germe causal. La vaccination, ainsi nommée par Pasteur en souvenir de Jenner[1], consiste à stimuler les mécanismes de défense de l'organisme contre le micro-organisme spécifique de la maladie. Toute sa vie Pasteur a été fasciné par l'œuvre de Jenner ; à de multiples reprises il incite les médecins à comparer la variole et son virus avec la vaccine. Quand il est attaqué par les médecins pour ses idées trop neuves, il rappelle le souvenir des polémiques mesquines qui ont entouré les travaux de Jenner. Aussi, quand un collaborateur de son disciple, Émile Roux, observe par hasard qu'une culture vieillie du microbe du choléra des poules, conservée plusieurs semaines sans lumière et sans oxygène, rend les poules malades mais ne les tue pas, il a l'idée, avec Émile Roux, d'injecter à ces poules survivantes une culture virulente active et ils ont la joie de constater que ces poules ne meurent pas et sont devenues réfractaires à la maladie. Cette immunité acquise rappelle celle conférée par la vaccine et, dès lors, Pasteur se précipite sur cette piste. Avec un mélange remarquable de foi et de prudence, d'hypothèses et de démonstrations, soutenu par une vision grandiose de l'avenir, il étudie systématiquement le phénomène, les conditions d'atténuation de la virulence des germes et d'acquisition de cette immunité. Il dit avec lyrisme en 1880 : « Un souffle de vérité m'emporte vers le champ fécond de l'avenir. »

Mais ce modèle du choléra des poules est encore bien loin de l'homme et des mammifères. Pasteur revient donc vers le charbon des moutons, d'autant qu'un vétérinaire, Toussaint, croit avoir, en août 1880, découvert un moyen de vacciner les moutons contre le charbon. Pasteur montre d'abord les lacunes de cette découverte

---

1. Voir chapitre III.

puis recherche comment atténuer la virulence de la bactérie du charbon. Après d'innombrables tâtonnements il s'aperçoit qu'en chauffant le milieu de culture à 42-43°C les bactéries vivent mais ne se reproduisent plus. Si le chauffage est maintenu pendant quelques jours, les bactéries ramenées à une température plus basse peuvent à nouveau se multiplier mais ont perdu une partie de leur virulence et sont capables de conférer l'immunité. En février 1881 il annonce sa découverte et son intention de vérifier sur une grande échelle ses premiers résultats. Au milieu d'un scepticisme quasi unanime de vétérinaires qui se gaussent de cette « microbiolâtrie », il procède à cette vérification en mai. « Vous allez jouer votre va-tout », lui dit l'organisateur de l'essai, qui lui rappelle le mot du maréchal de Gouvion Saint-Cyr sur Napoléon : « Il aimait les parties hasardeuses ayant un caractère de grandeur et d'audace. Il jouait le va-tout. » Pasteur sort vainqueur de ce défi.

Le second grand saut s'effectue lors du passage à l'homme, avec le vaccin contre la rage en 1885. Pourquoi, de toutes les maladies infectieuses si nombreuses, Pasteur choisit-il la rage pour tenter la première vaccination humaine ? Peut-être en raison du caractère mystérieux et diabolique de cette maladie. Elle touche des hommes jeunes, vigoureux, qui ont courageusement tenté de barrer la route à un chien, ou à un loup, devenu enragé. Pendant cinq à six semaines après la morsure le sujet est en excellente santé, puis il meurt en quelques heures dans des souffrances effroyables sans que l'on puisse rien faire. Pasteur enfant avait vu dans le Jura, en 1831, des gens mourir ainsi après le passage d'un loup enragé. En décembre 1880 l'illustre Lannelongue demande à Pasteur de venir voir un enfant atteint de la rage et cette maladie va dès lors l'obséder. Il observe vite que des mucosités recueillies dans la bouche des malades, inoculées à des lapins, provoquent leur mort, mais il y a tant de germes dans cette salive que cela ne prouve rien. Il faut trouver un moyen d'isoler le virus invisible au microscope, de le cultiver. La rage provoque des troubles nerveux ; après plusieurs tentatives infructueuses, Pasteur finit par démontrer la présence du virus dans le cerveau en inoculant ces extraits directement dans le cerveau d'un chien. Puis il trouve la méthode pour les cultiver dans le cerveau du lapin. Il faudrait ensuite atténuer sa virulence afin de fabriquer un vaccin. Ces expériences demandent un nombre énorme de chiens. On a besoin d'une vaste animalerie. On trouve à Meudon un local isolé qui conviendrait, mais les habitants de Meudon protestent et il faut renoncer au projet. D'autres sites d'implantation se heurtent également aux préjugés des autorités locales. Enfin, malgré des pétitions hostiles, on l'installe dans un château impérial en ruine à Villeneuve-l'Étang. Les recherches avancent. Dans le cas de la rage, la maladie est trop rare pour envisager une vaccination préventive, il faut donc mettre au point une méthode permettant de rendre le sujet mordu résistant à la maladie en profitant des quelques semaines de latence entre la morsure et l'apparition des symptômes. En 1885 les essais sur le chien sont positifs, il faut passer à l'homme. Pasteur envisage un instant de demander des volontaires parmi des condamnés à mort. Il pense essayer sur lui quand, en juillet 1885, on lui amène un enfant qui vient d'être gravement mordu et dont la mort est certaine. Pasteur en parle avec le professeur Vulpian et le docteur Grancher qui le poussent à essayer son vaccin. Il accepte. C'est un succès. Une expérimentation sur une large échelle est alors entreprise. Sur trois cent cinquante sujets mordus traités, on ne compte qu'un mort, alors que sur trois cent vingt sujets comparables traités auparavant dans les hôpitaux la mortalité avait été de 40 %. C'est le triomphe, malgré les criailleries de médecins qui se déchaînent contre Pasteur, qui n'est pas médecin et qui ose faire injecter son vaccin.

Cet éclatant succès ouvre la voie à une série de vaccins, qui contribuent à changer la condition humaine. De plus on identifie peu à peu les acteurs du combat que livrent dans l'organisme les mécanismes de défense cellulaires (Metchnikov, 1884) et humoraux contre les bactéries. Les bactéries sécrètent des toxines (Roux, 1888), contre lesquelles l'organisme se défend par la production d'antitoxines. Ces antitoxines présentes dans le sang d'animaux infectés peuvent être utilisées pour protéger les malades dans la sérothérapie passive, par exemple le sérum antidiphtérique (Emil von Behring).

La recherche d'une chimiothérapie spécifique contre les germes conduit à un autre grand succès quand Paul Erlich (1854-1915), au six cent sixième produit testé, en trouve un, en 1909, qui détruit l'agent de la syphilis sans léser l'organisme du malade. Ce Salvarsan, sauveur de l'humanité, permet enfin de guérir la syphilis, triomphe médical plus considérable encore que ne le serait aujourd'hui la découverte d'un traitement efficace contre le sida car la syphilis était plus répandue et plus contagieuse que ne l'est le sida. Huit millions de Français étaient syphilitiques en 1900, soit environ 20 % de la population, et la syphilis était une cause majeure de décès, ce qui heureusement n'est pas le cas pour le sida [1]. Trente ans plus tard, les sulfamides puis les antibiotiques viendront à bout des infections. En environ un demi-siècle les maladies infectieuses auront été vaincues. Au milieu du XIXe siècle elles causaient plus de la moitié des décès en France, elles sont aujourd'hui à l'origine d'environ 1 % d'entre eux (le sida non compris).

Les travaux de Copernic, Galilée et Newton avaient permis un vertigineux accroissement des connaissances scientifiques, ceux de Pasteur changent la destinée humaine en allongeant l'espérance de vie (de 40 ans en 1860 à 65 ans en 1950), puis en causant l'explosion démographique du XXe siècle. A trois siècles d'intervalle, les révolutions copernicienne et pastorienne représentent deux discontinuités fondamentales dans l'histoire des sciences et de l'humanité. Toutes deux se sont heurtées à des croyances admises depuis des millénaires, ainsi qu'au conservatisme social. Après Copernic la Terre et l'homme n'ont plus été au centre de l'univers ; après Pasteur et Darwin (les deux sont historiquement liés) la frontière entre le vivant et l'inanimé est définitivement tracée, l'évolution des espèces n'est plus discutable, l'homme n'est plus qu'une espèce parmi d'autres. Freud, dans sa 18e conférence, souligne qu'après le choc de la révolution copernicienne, « l'égoïsme naïf de l'humanité [subit] un second démenti par la recherche biologique » lorsque celle-ci montre l'inanité de la prétention de l'homme à une place privilégiée dans l'ordre de la création en établissant son appartenance au règne animal ; mais il ne relève pas le lien entre l'évolution des espèces et la fin de la génération spontanée.

On est parfois tenté de dire que la révolution pastorienne ne s'est pas faite *avec* le corps médical mais *contre* lui. Les faits sont plus complexes. Certes Pasteur s'est heurté à l'hostilité des biologistes et des médecins. Ingénieurs agricoles, vétérinaires, accoucheurs, chirurgiens, spécialistes des maladies infectieuses ont vu d'abord avec surprise puis avec agacement ce « chimiâtre », issu d'un milieu

---

1. Voir chapitre VIII.

modeste, venir s'attaquer à des problèmes qui étaient les leurs depuis des siècles, et trouver des solutions. Cette réaction est compréhensible car les professeurs restent prisonniers des idées sur lesquelles leur carrière a été édifiée et qu'ils finissent par considérer comme étant la vérité, aussi est-il normal qu'ils s'irritent quand on les conteste. De plus « les révolutions, même celles qu'impose la démonstration scientifique, laissent partout où elles passent des vaincus qui ne pardonnent pas aisément » (Grancher). Cependant la rigueur expérimentale de Pasteur est telle, les faits si solidement établis, les théories si simples et si grandioses, que ses contradicteurs finissent par se taire. Beaucoup sont de bonne foi et se laissent convaincre. Parmi les jeunes médecins, la plupart adoptent ses vues. Après une période de flottement tout le corps médical finit par suivre Pasteur.

L'ENTRÉE DU LABORATOIRE EN MÉDECINE CLINIQUE

Magendie au début du siècle avait énoncé les objectifs : asseoir le diagnostic et le traitement sur des bases scientifiques, expliquer la maladie grâce à l'étude des troubles qui la causent, bâtir la physiologie du pathologique en rejetant tout ce qui n'est pas basé sur l'expérience, fonder l'étude du malade sur les connaissances physiques et chimiques. Ce programme, qui paraissait utopique au début du XIXe siècle, prend forme cinquante ans plus tard. Peu à peu la chimie parvient à doser des substances d'intérêt médical dans les humeurs de l'organisme : détection du sucre dans l'urine (Trommer, 1841), détection (Heller, 1852) puis dosage de l'albumine dans l'urine (Esbach, 1874), dosage de l'hémoglobine dans le sang (Gowers, 1879), etc.

Dès 1839, à Paris, Pierre Rayer, dans son manuel sur les affections rénales, tente d'introduire le laboratoire dans l'examen des urines qui traditionnellement, depuis Hippocrate, est l'un des éléments du pronostic des maladies. Mais à Paris la chimie, comme le microscope, sont encore mal considérés par les cliniciens et, en 1861, Trousseau continue à adjurer les étudiants en médecine de ne pas perdre de temps avec l'étude de la chimie et de concentrer leurs efforts sur la clinique. Au premier abord on a aujourd'hui du mal à comprendre cette attitude. Elle s'explique par l'insuffisance des connaissances : malgré beaucoup de prétention, le laboratoire apportait relativement peu. Cependant, lorsque le laboratoire commence à apporter beaucoup, les préventions demeurent qui tiennent à l'incompréhension et à la crainte : les cliniciens n'ayant pas la formation qui leur permettrait de suivre ces travaux, ils ont d'autant plus peur de l'arrivée des hommes de laboratoire sur leur chasse gardée.

Deux groupes ont joué un rôle pour faire admettre le laboratoire à l'hôpital. D'abord Claude Bernard, qui exerce une grande influence à partir de 1840. Son *Introduction à l'étude de la médecine expérimentale* devient le bréviaire de ceux qui réfléchissent à l'avenir de la biologie et de la médecine. Cependant l'impact de Claude Bernard sur la médecine française reste limité. Il enseigne et travaille au Collège de France et, bien qu'ancien interne des hôpitaux, a peu de relations avec ceux-ci. Malgré son enseignement, Claude Bernard participe à la dichotomie de la médecine française entre les fondamentalistes, qui étudient l'animal et ont peu d'influence sur la pensée des étudiants en médecine, et les cliniciens, dont l'immense prestige fascine les jeunes médecins.

Il en va autrement en Allemagne. Le manuel de Magendie y a été traduit et on en tire quatre éditions. Ses élèves allemands ont été ses véritables successeurs : J. Purkinje, qui inaugure à Breslau en 1824 le premier cours de physiologie expérimentale en Allemagne et ouvre en 1839 le premier institut de physiologie existant au monde, E. Du Bois-Reymond, H. von Helmholtz, L. Traube, qui introduit en Allemagne la pathologie expérimentale, et surtout Carl Ludwig (1816-1893), qui est le véritable promoteur du quantitatif en médecine et en physiologie expérimentale. En 1861 une épreuve de physique remplace celle de philosophie dans l'examen d'entrée aux écoles de médecine ; on arrête en 1850 l'enseignement de l'histoire de la médecine à la faculté de médecine de Berlin car on considère que celle-ci n'a aucun intérêt puisque la véritable médecine vient à peine de naître. En Allemagne, vers le milieu du siècle, apparaissent les recherches physiologiques, microscopiques et chimiques au lit du malade. Des cliniciens, comme J. Müller ou J. Schonlein (1793-1864), introduisent à Berlin les acquis français dans le domaine de l'examen du malade, mais intègrent en outre dans son bilan l'étude chimique des urines, puis celles de l'expectoration, du fond de l'œil qui sont effectuées sur place, sous la surveillance des cliniciens. A Vienne J. Heller fonde dès 1844 un institut pathologico-chimique à l'hôpital ; J. Skoda (1805-1881), qui domine la nouvelle école de Vienne, prenant conscience en 1871 de l'importance de la chimie et de la microscopie, les introduit dans les activités quotidiennes des cliniciens. Il en résulte l'essor d'une médecine où le diagnostic et l'étude des maladies sont fondés sur les données de laboratoire et où la recherche thérapeutique s'appuie sur la recherche clinique, démarche qu'illustrera Paul Erlich.

Paris avait été le pôle mondial de la médecine de 1800 à 1860, c'est là que, grâce à des esprits aussi différents que Bichat, Magendie et Laennec, la révolution médicale était née, que des jeunes médecins de toutes les parties du monde venaient acquérir une formation complémentaire. Mais au milieu du siècle on n'avait pas su y intégrer le laboratoire dans la clinique. Alors que Paris, avec Claude Bernard et Pasteur, reste la métropole scientifique, le flambeau médical passe à Berlin et à Vienne ; dans la seconde moitié du siècle les jeunes médecins, américains par exemple, vont étudier plus volontiers à Berlin qu'à Paris et, malgré la guerre de 14-18, Berlin gardera son prestige jusqu'à ce que l'arrivée des nazis, en 1933, vide les universités et fasse fuir les étudiants étrangers.

Malgré une recherche physiopathologique extrêmement brillante, malgré Claude Bernard et Pasteur, l'esprit scientifique ne pénètre pas dans les hôpitaux français. Le prestige de la clinique, la nostalgie, l'autosatisfaction et le manque de culture scientifique freinent la recherche médicale française. Au moment où, dans les pays germanophones ou anglophones, on demande au médecin hospitalier d'avoir une formation de laboratoire, de manier l'éprouvette et le microscope, en France le clinicien reste souvent un chevalier du marteau à réflexe et du stéthoscope, et rares sont ceux qui regardent eux-mêmes le fond d'œil et les cordes vocales de leurs malades, gestes pourtant systématiques dans la plupart des pays étrangers. Au XIXe les patrons français n'aiment pas les gestes techniques, ceux qui ont un relent manuel. Il existe heureusement des exceptions brillantes. J.-M. Charcot (1825-1893), F. Widal (1860-1929), par exemple, ont été d'une exceptionnelle fécondité mais tous deux avaient une solide formation scientifique.

Cependant cette relative carence de l'élite médicale dans le domaine de l'innovation n'empêche pas la médecine française d'être d'un haut niveau. *Primum non nocere* (d'abord ne pas nuire) est la règle d'or. Après les abus thérapeutiques, l'usage outrancier de la saignée et des purgations qui avaient marqué la période précédente, la méfiance devant les traitements agressifs est un réflexe sain, à un moment où n'existent pas encore les grands médicaments qui révolutionneront la thérapeutique. Un changement fondamental d'état d'esprit s'était amorcé dès que l'on avait commencé à analyser objectivement les résultats des thérapeutiques en vogue. Magendie, dès le début du siècle, avait demandé que l'on renonce à la saignée. Quand, grâce à Pinel puis surtout à Louis, on recourt à la statistique pour apprécier les effets d'un traitement, on montre son inefficacité ; Louis, dès 1828, mène la lutte contre elle, alors que Broussais la défend, comme Bouillaud qui continuera longtemps à l'utiliser. On finit néanmoins par limiter son usage et ce moment inaugure un scepticisme thérapeutique fort bienvenu. Le but de l'art médical devient alors de poser un diagnostic d'où découle le pronostic puis à favoriser l'action de la « bonne nature » par des prescriptions simples (bains, régime), à l'exception des rares cas où l'on dispose d'un traitement actif.

La chirurgie connaît une histoire différente. Jusqu'au milieu du XIXe siècle elle est paralysée par deux obstacles formidables : la douleur et l'infection. Les débuts de l'anesthésie illustrent encore les difficultés de toute innovation, ainsi que les relations étroites entre recherche fondamentale et application clinique. Joseph Priestley (1733-1804) est avec Lavoisier l'un des pères de la chimie. Il isole l'oxygène de l'air puis découvre le protoxyde d'azote qui allait être connu sous le nom de gaz hilarant car quiconque le respirait se mettait à rire. Priestley est soupçonné de magie, une foule brûle son laboratoire dans la campagne anglaise et il émigre aux États-Unis. Humphrey Davy, alors jeune apprenti pharmacien en Angleterre, lit les livres de Priestley, il étudie le protoxyde d'azote et envisage de l'utiliser contre la douleur. Mais une cabale se forme, il renonce à ces recherches qui sentent le soufre, tout en poursuivant une brillante carrière de chimiste. Néanmoins, son élève Michael Faraday constate que l'éther a des propriétés analogues. Hickman entreprend en 1820 des recherches systématiques chez l'animal, remarque que l'on peut, grâce à ces gaz, opérer sans douleur chats et chiens qui se trouvent en « état d'animation suspendue ». En 1824 il écrit à la Royal Society of Medicine pour suggérer leur emploi au cours des opérations chirurgicales. Malgré le soutien de Davy et Faraday, le projet est jugé « utopique et absurde ». Hickman s'adresse alors à l'Académie royale de médecine à Paris qui en délibère en 1828. Seul Larrey, le chirurgien des guerres napoléoniennes, s'y intéresse ; la quasi-totalité des membres repousse le projet, estimé « insensé ». Un illustre chirurgien français, Louis Velpeau, écrit : « Échapper à la douleur au cours des opérations chirurgicales est un rêve chimérique qu'il ne nous est pas permis de caresser de nos jours. Un instrument tranchant et la douleur dans la médecine opératoire sont deux concepts qui ne se présentent jamais séparés l'un de l'autre [1]. »

Les choses en restent là pendant vingt ans, jusqu'à l'intervention d'un dentiste américain, Horace Wells (1815-1848). Ayant par jeu respiré du gaz hilarant dans une baraque de foire en 1844, il a l'idée de l'utiliser pour arracher les dents, ce qu'il fait avec succès. Un collègue dentiste, William Morton (1819-1868), le présente à John Warren (1778-1856), professeur de chirurgie à Boston, qui lui donne la possibilité de faire une démonstration publique de son procédé. C'est un échec et Wells fuit sous les quolibets. Morton, qui croit en la méthode car il l'a expérimentée, ne se décourage pas ; sur les conseils du chimiste Jackson, il remplace le protoxyde d'azote par de l'éther et entreprend une série d'expériences systématiques sur l'animal, puis l'utilise avec succès chez l'homme pour extraire des dents. Warren, le 16 octobre 1846, se laisse convaincre d'essayer la méthode au cours d'une intervention chirurgicale. C'est un triomphe. Comme le dit Warren, « une ère nouvelle s'est ouverte pour la chirurgie ». Vingt-cinq jours plus tard, l'anesthésie est connue en Europe. Dès décembre 1846, à Londres et à Paris des opérations sont pratiquées sous anesthésie. Un demi-siècle s'était écoulé entre les travaux de Priestley et l'application clinique. Pen-

---

1. Cité par G. Arnulf dans *L'Histoire tragique et merveilleuse de l'anesthésie*, Lavaurelle, 1989.

dant cette période les connaissances sur ces gaz n'avaient guère progressé, mais les mentalités avaient évolué et étaient devenues prêtes à accepter en médecine les applications de la science. Au moins la moitié de ce temps aurait pu être économisée. On peut ajouter pour la petite histoire que les trois inventeurs de l'anesthésie, Wells, Morton et Jackson s'entre-déchirèrent, chacun revendiquant la paternité de la méthode.

Le second grand progrès survient vingt-cinq ans plus tard avec l'antisepsie, puis surtout l'asepsie. La chirurgie moderne peut alors naître et elle prend vite un essor fulgurant. Le problème est d'identifier les malades chez qui un acte chirurgical est capable d'apporter un mieux. En 1937, quand j'ai commencé mes études médicales, telle était encore l'obsession car il n'existait qu'une douzaine de médicaments efficaces.

GLORIEUX XIX° SIÈCLE : LA NAISSANCE DE LA MÉDECINE

Ainsi, les progrès au cours du XIX° siècle ont été gigantesques. A la fin du XVIII° siècle était le chaos. Des écoles rivales s'affrontaient en querelles stériles. Si la physiologie avait fait d'indiscutables progrès, la médecine en restait, pour l'essentiel, au Moyen Age, et les médecins, malgré de rares exceptions, parlaient souvent et agissaient toujours comme ceux de Molière. Le contraste était saisissant entre les disciplines scientifiques (physique, chimie) qui avançaient à pas de géant et l'inefficacité des soins. A la fin du XVII° siècle, l'espérance de vie, inchangée depuis les temps préhistoriques, était encore de 27 ans. Les esprits étaient cependant mûrs pour réformer une médecine qui n'était plus en accord avec l'esprit du temps. Le siècle des Lumières avait imposé son besoin de rationalité, le développement de la physique puis de la chimie avait appris que les spéculations intellectuelles ne débouchent sur rien si elles ne sont pas guidées, contrôlées par l'observation et l'expérience. On sait donc que la classification des maladies doit être fondée sur des faits objectifs, mais lesquels ? La priorité est alors à la collecte des informations, selon le mot de Buffon : « Rassemblons des faits pour avoir des idées. »

Le séisme social provoqué par la Révolution démantèle la médecine, il faut tout reconstruire. Deux tendances s'affrontent à Paris, alors capitale incontestée de la science et de la médecine. L'approche anatomoclinique, tout en rompant avec la démarche globalisante et spéculative du XVIIIᵉ siècle, s'inscrit dans la tradition hippocratique et l'empirisme de Sydenham. Elle ne recherche pas la cause des maladies ou l'explication des symptômes, elle tente simplement de rapprocher les faits les uns des autres. Elle est fondée sur l'observation individuelle de chaque malade, la confrontation des signes cliniques et des résultats de l'autopsie. Sa naissance avait nécessité cependant une triple révolution : conceptuelle avec l'introduction de l'idée de maladie spécifique ; culturelle avec l'examen du cadavre conçu comme moyen d'étudier la vie, et technique pour apprendre à déchiffrer une autopsie. Grâce à de grands médecins elle identifie une série de maladies et remporte de beaux succès. Elle demeure aujourd'hui encore la base de la tradition clinique qui, lors de la pose du diagnostic, recherche derrière chaque malade une entité : la maladie. Au cours du XIXᵉ siècle des milliers de maladies sont classifiées grâce à la patience et au flair des anatomistes et des cliniciens ; ordre et logique sont introduits dans les soins aux malades par la sémiologie et la nosologie. Malgré les combats passéistes de ceux qui refusent encore en 1880 ce passage du malade à une maladie ayant une cause et une physiopathologie spécifique, la voie est ouverte pour de nouveaux progrès. Mais le débat continue aujourd'hui encore, par exemple lors de la rédaction des protocoles thérapeutiques, entre ceux qui au nom de l'individualité de chaque malade refusent le regroupement des malades en groupes thérapeutiques, et ceux qui comprennent qu'il n'existe pas d'autres moyens de faire progresser les connaissances [1]. Cependant, faute d'avoir su intégrer dans sa réflexion la microscopie et la chimie biologique, la clinique bute sur des obstacles qu'elle ne peut surmonter.

L'autre tendance est celle de la médecine expérimentale qui veut faire de la médecine une science, en utilisant une méthodologie inspirée de celle des sciences naturelles. Les lois de la physique et de la chimie s'appliquent aux phénomènes vitaux et il faut chercher les causes des maladies, ce qui permettra leur traitement et éventuellement leur prévention. La médecine doit être fondée sur la

---

1. Voir chapitre V.

physiologie et la pathologie expérimentale ; elle doit devenir une science naturelle appliquée. C'est le rejet de l'anthropocentrisme : l'homme est un mammifère, on peut extrapoler à l'homme ce qui est observé sur d'autres mammifères, notamment le chien, sur lequel Claude Bernard fonde les études physiologiques, puis le mouton qui joue un rôle crucial dans les recherches de Pasteur, et enfin le cobaye. L'animal d'expérience joue au cours du XIXe siècle un rôle grandissant. Cette tendance ne parviendra à des résultats concrets qu'après 1840, quand la voie aura été préparée par les progrès des sciences fondamentales (biochimie, histologie et biologie). Après la fin du vitalisme et la démonstration que les mêmes lois physiques et chimiques s'appliquent à la matière inanimée et à la matière vivante, Pasteur établit dès 1866 que la matière vivante a des propriétés qui lui sont propres.

Dès lors, l'approche donnant la primauté à l'étude des fonctions sur la description des maladies prend le relais de la méthode anatomoclinique. A la suite de Magendie, Claude Bernard et les élèves allemands de Magendie donnent toute sa dimension à cette démarche. Claude Bernard en définit les étapes : observation, hypothèse et expérience. Virchow, grâce à l'étude microscopique des cellules, montre que l'on peut allier pathologie des formes et pathologie des fonctions. Dès cette époque les travaux des cliniciens inspirent souvent les recherches en laboratoire. Par exemple, si Brown-Séquard, le successeur de Claude Bernard au Collège de France, étudie en 1856 les fonctions des glandes surrénales chez l'animal en procédant à leur ablation (et fonde ainsi l'endocrinologie), c'est parce que l'année précédente, en 1855, Addison avait décrit une maladie, qui porte son nom, en l'attribuant à une atteinte des surrénales. L'histoire de la microscopie pathologique montre tout ce que l'interprétation des lésions vues au microscope doit aux études cliniques. La physiologie a besoin de la clinique, mais la clinique se développe dans cette seconde moitié du XIXe grâce à la physiopathologie, comme elle était née grâce à l'anatomie au début du siècle.

Les succès de Pasteur sont dus à la conjonction de la naissance de la microbiologie avec une révolution culturelle qui touche au plus profond : la vie, la génération spontanée, l'évolution des espèces. Tous les domaines de la médecine bénéficient de cet élan et de l'introduction d'une rigueur scientifique croissante dans l'étude des animaux et des malades. Les obstacles sont ceux qu'ont connus, depuis Copernic, toutes les avancées scientifiques : les rigidités intellectuelles, la pesanteur des idées reçues, l'acceptation sans contrôle de résultats incertains, le goût des explications verbeuses, l'oubli des faits. Mais il est rassurant de constater, tout au long du XVIII° puis du XIX° siècle, la progression de l'esprit critique dans le milieu médical.

Une des erreurs de ce XIX° siècle aura pourtant été d'avoir trop séparé le travail des biologistes de celui des cliniciens. Au XVI° siècle le progrès était venu de la confrontation des cultures, au XIX° siècle il vient de celle des disciplines. Certains médecins continuent à professer que la médecine n'a rien à attendre des sciences fondamentales, comme Trousseau, qui écrit en 1855 dans l'introduction de son *Traité de médecine* : « Il n'est point dans le pouvoir de la physiologie d'expliquer la plus simple des affections morbides. » Les œuvres de Claude Bernard, Virchow, Pasteur ou Koch démontrent à l'envi ce que les sciences apportent à la médecine ; cependant, même ces esprits novateurs restent entravés par le système qu'ils ont élaboré. Les cloisons artificielles ralentissent le rythme du progrès. Inversement, celui-ci est favorisé par la conviction que, comme la physique, la chimie, la physiologie et la médecine sont soumises à des lois. La poursuite de ces lois, de l'harmonie mathématique, avait initié l'élan des grands précurseurs, de Galilée à Newton ; on retrouve cette même dynamique au XIX° siècle en médecine. Comme le dit Pasteur : « De quelles espérances je fus saisi quand je pressentis qu'il y avait des lois derrière tant de phénomènes obscurs ! » Pour parvenir à ces lois il faut rechercher ce qu'il y a de commun entre plusieurs malades et plusieurs maladies et non ce qui les différencie ; approche qui nécessite une réflexion sur l'idée de maladie et un affinement nosologique. Cet effort conceptuel a été l'un des apports du XIX° siècle.

Mais si l'imagination est nécessaire pour inspirer des idées et formuler des hypothèses, ensuite, au moment de l'analyse des faits, de la collecte des informations, une extrême rigueur est indispensable. Comme le disait plaisamment Claude Bernard à son élève Paul Bert : « Laissez votre imagination avec votre paletot au vestiaire, mais reprenez-la en sortant. » Celle-ci est un facteur de réussite, si elle est alliée à l'esprit critique. En cette seconde moitié du XIX° siècle s'élabore le paradigme de la recherche médicale scientifique, avec sa démarche hésitante, un foisonnement d'hypothèses au moyen desquelles le scientifique tente d'interpréter les phénomènes. Grâce à la confrontation avec le réel la plupart de ces modèles sont rejetés, seuls ceux confortés par l'expérimentation sont adoptés par la communauté scientifique, souvent après de longs débats. Pasteur fait l'apologie de l'esprit critique : « Ayez le culte de l'esprit critique. Réduit à lui seul il n'est ni un éveilleur d'idées ni un stimulant de grandes choses. Sans lui tout est caduc. [...] Se combattre soi-même, s'efforcer de ruiner ses propres expériences, et ne proclamer sa propre découverte que lorsque l'on a épuisé toutes les hypothèses contraires. » Cet esprit critique fondé sur la primauté des faits, si absent de la médecine du XVIIIe siècle, a pénétré celle du XIXe. Confiance, imagination, rigueur et esprit critique, tels ont été les ingrédients du succès ; après que la boule de neige se fut formée, elle a rapidement grossi. Certes les progrès ont été irréguliers, la démarche saccadée, les controverses violentes, les erreurs multiples, mais au XIXe siècle les médecins ont appris à demander aux faits de trancher les désaccords.

Cependant, parler des médecins comme d'une communauté homogène est toujours une simplification arbitraire et les débats autour des découvertes pastoriennes montrèrent ses divisions. Le médecin du début du XIXe siècle, tel qu'on le connaît à travers les romans de cette époque, était encore, comme avant la Révolution, un peu rebouteux, un peu consolateur, sceptique, conscient des limites de son art, et sa principale ambition était de ne pas entraver la *vis medicatrix naturae* (la force salutaire de la nature). Les plus instruits d'entre eux restaient marqués par les théories et les systèmes confus issus du XVIIIe siècle, tel le Horace Bianchon de Balzac qui croit pouvoir lire le caractère et le tempérament d'un sujet à partir de la forme de son visage, selon les thèses phrénologiques de Franz Joseph Gall fondées sur des raisonnements aux relents médiévaux. A l'opposé, à la fin du siècle le médecin est devenu positiviste, c'est un « scientiste » dont l'esprit a été formé par des cliniciens qui, eux-mêmes, ont subi l'influence d'Auguste Comte, de Littré, de Claude Bernard et de Pasteur. Il ignore le nom de Virchow mais bénéficie, en quelque sorte par osmose, de l'enseignement des grands anatomopathologistes allemands.

Ainsi les progrès non seulement du savoir mais du raisonnement ont été gigantesques. L'espérance de vie humaine aura doublé en un siècle et demi. L'utopie de Magendie semble réalisée, la médecine semble être devenue une science naturelle appliquée. C'est l'époque de la médecine triomphante et les médecins de cette époque sont confiants en l'avenir car ils croient au progrès. En réalité, l'ignorance où l'on est des mécanismes élémentaires de la vie reste immense. En 1900 la biologie est encore dans son enfance, les outils conceptuels et techniques propres aux sciences médicales manquent et, à l'exception des maladies infectieuses, l'approche des grands problèmes pathologiques nous paraît aujourd'hui, un siècle plus tard, d'une extrême naïveté. De plus, les problèmes psychiques et sociologiques ne sont guère pris en compte. La science connaîtra d'autres tournants majeurs, néanmoins l'essentiel est fait.

CHAPITRE V

NAISSANCE ET APOGÉE DE LA BIOMÉDECINE

Le parcours du savoir et du raisonnement médical au XXᵉ siècle

> *Le fruit de l'expérience d'un chirurgien n'est pas l'histoire de ses pratiques [mais de] tirer de quoi former son jugement.*
>
> Montaigne, *Essais*.

> *La nature est roturière, elle veut qu'on travaille ; elle aime les mains calleuses et ne se révèle qu'aux fronts soucieux.*
>
> Ernest Renan,
> *Discours pour la réception de Pasteur à l'Académie française*, 1882.

Après l'avènement de la médecine moderne, le raisonnement médical a évolué lentement au cours du XIXᵉ siècle. Au début du XXᵉ, il continue sur la lancée du XIXᵉ et les médecins, en 1939, cherchent leur modèle chez les grands cliniciens de la fin du XIXᵉ siècle, tels Charcot ou Widal. La césure ne viendra qu'à mi-siècle, d'abord en biologie puis, deux décennies plus tard, dans la mentalité des médecins.

La première partie de ce chapitre est consacrée à la pensée médicale pendant la première moitié du XXᵉ siècle, au moment où la lente accumulation des connaissances prépare la percée victorieuse de la seconde moitié du siècle. Cette époque, que j'ai connue pendant mes études médicales, voit l'épanouissement d'une approche essentiellement clinique dans laquelle les examens paracliniques, le raisonnement physiopathologique restent secondaires par rapport à l'examen du malade. Le siècle commence sur une situation contrastée. Grâce aux techniques nouvelles issues des connaissances fondamentales, l'audace des chirurgiens n'est plus bridée : l'anesthésie, l'asepsie et bientôt la transfusion sanguine permettent des opérations sans cesse plus étendues et plus radicales. Alors que le médecin raisonne, spécule, le chirurgien est l'homme d'action, celui dont la pensée se transforme en acte, dont l'intervention fulgurante sauve le malade. Il correspond à l'archétype du médecin magicien, qui d'un geste, avec son scalpel, en ouvrant le ventre du malade, fait du même coup le diagnostic et le traitement. Pour le public il est le héros de la médecine moderne. En province, il est le notable par excellence ; à Paris les « grands patrons », un Pozzi, un Antonin Gosset, plus tard un Henri Mondor, parlent d'égal à égal avec les grands de ce monde.

A l'autre extrême, grâce à des hommes de laboratoire comme les disciples de Pasteur et de Koch, la lutte contre les maladies infectieuses fait chaque jour de nouveaux progrès. De patientes recherches ont permis d'identifier les agents responsables des grandes maladies infectieuses ou parasitaires. A chaque germe correspond une maladie, à chaque maladie un germe. Contre chacun d'entre eux on fabrique des vaccins et des sérums. La lutte contre les épidémies, fondée sur des bases rationnelles, se termine victorieusement au début du XXe siècle dans les pays industrialisés. Des agents chimiques dotés d'une action spécifique sur certains germes, notamment le tréponème de la syphilis et l'agent du paludisme, sont découverts. Les sulfamides le seront immédiatement avant la Seconde Guerre mondiale ; les antibiotiques, au lendemain de celle-ci, couronneront l'édifice.

Mais dans les autres spécialités, le rôle du médecin, au cours de la première moitié du siècle, se borne souvent à poser un diagnostic, à établir un pronostic et à prescrire des traitements symptomatiques, situation qui est celle que l'on connaît encore aujourd'hui face à la plupart des affections neurologiques. Bien qu'il ait été doté, grâce à la radiologie et à la pharmacologie, de moyens nouveaux et puissants, sa mentalité, son attitude face au malade, à la maladie n'ont guère évolué depuis le XIXe siècle. Sa démarche reste fondée sur l'intuition, les confrontations anatomocliniques. Les cliniciens de la première moitié du siècle sous-estiment, ou ignorent, l'aide que la biologie et les examens paracliniques peuvent leur apporter.

Inversement, ceux d'aujourd'hui, souvent, n'accordent pas une importance suffisante à la clinique.

La deuxième partie de ce chapitre est consacrée à la médecine depuis la fin de la Seconde Guerre mondiale, période pendant laquelle le rythme et la nature des progrès ont changé. La naissance de la biologie moléculaire puis celle de la biostatistique et de l'épidémiologie marquent une rupture dans l'histoire de la médecine, au même titre que la naissance de la mécanique céleste et terrestre l'avait fait pour l'histoire des sciences physiques aux XVIe et XVIIe siècles. Il est donc instructif de considérer successivement ces deux approches, d'autant que toute frontière temporelle est arbitraire et que beaucoup de cliniciens parmi les plus âgés raisonnent encore, sans toujours s'en rendre compte, comme en 1949, alors que chez d'autres les insuffisances des deux moitiés du siècle peuvent se cumuler.

LE MÉDECIN ET LE MALADE AVANT 1939

Au début du siècle, les médecins sont encore essentiellement formés au chevet du malade. Il existe bien un enseignement théorique à la faculté, mais celui-ci est considéré comme un pensum qu'on s'empresse d'oublier. La véritable formation s'effectue par le contact avec le malade, sous l'autorité d'un « ancien ».

J'ai commencé ma première année de médecine en octobre 1937 comme stagiaire à l'Hôtel-Dieu. Je me rappelle ces vastes salles, très hautes de plafond ; au milieu trônait un énorme poêle autour duquel les malades valides se regroupaient frileusement, tandis que de minces paravents séparaient symboliquement les mourants des autres malades. Ces salles s'emplissaient brutalement avec les premiers froids ; les malades s'entassaient alors à soixante, quatre-vingts par salle ; pour faire face à cet afflux on dressait partout, jusque dans les couloirs, d'étroits lits de fer si proches les uns des autres que les infirmières ou les bonnes sœurs, pour donner les soins, étaient obligées de les écarter pour se faufiler entre eux. Malgré les triomphes médicaux qui s'étaient succédé, ces salles n'avaient pas changé depuis le début du XIXe siècle et, comme elles, devant un malade l'attitude du médecin restait fondamentalement la même.

Il fallait d'abord classer son affection dans un cadre connu. C'est aujourd'hui encore l'acte capital, car tout dépend du diagnostic. La connaissance des maladies et de leur symptomatologie clinique ayant fait d'immenses progrès en un siècle, on pouvait y parvenir grâce à l'analyse minutieuse des symptômes et des antécédents du malade. J'admirais la rigueur et la subtilité de l'interrogatoire des malades, la minutie de l'examen qui recherchait le moindre signe par la palpation et l'auscultation. L'ambition des étudiants était de parvenir à reconnaître un souffle cardiaque à peine audible aussi bien que l'interne ou le chef de clinique. Tel un jeune virtuose qui fait ses gammes pendant des heures, inlassablement nous passions nos matinées à percuter les poumons et à les ausculter, pour acquérir cette finesse de l'ouïe qui nous semblait l'essence du métier de médecin.

Au début du XXe siècle, deux obsessions dominent l'étape diagnostique : d'abord ne pas passer à côté d'une maladie relevant d'un acte chirurgical, tel un calcul du rein ou de la vésicule, un abcès profond ou une tuberculose articulaire requérant une immobilisation dans un plâtre. Ensuite, ne pas méconnaître les deux grandes infections qui, par leur fréquence et leur gravité, conditionnent alors la vie médicale : la tuberculose et la syphilis. En 1900, environ cent mille Français meurent chaque année de tuberculose et on compte environ sept millions de syphilitiques, soit plus d'un Français sur six. La radioscopie pulmonaire pour la tuberculose et, pour la syphilis, le sérodiagnostic (réaction de Bordet-Wasserman) sont systématiques. On disposait depuis 1905 (Paul Erlich) de traitements efficaces contre la syphilis, si fréquente et si souvent méconnue par les malades ; sa découverte déclenchait un scénario précis de conseils, d'admonestations et de prescriptions. Pour la tuberculose aussi, l'objectif primordial était de lutter contre la contagion, d'éviter que le malade ne transmette sa maladie aux enfants de son entourage, car chez le jeune enfant la tuberculose était souvent rapidement mortelle (méningite tuberculeuse).

Les affections chirurgicales et contagieuses éliminées, la médecine prenait l'allure d'un art incantatoire. Les médicaments utiles se comptaient sur les doigts des deux mains, leur maniement était relativement aisé, le traitement ne constituait donc pas une préoccupation majeure. L'essentiel était de parvenir à un diagnostic précis ; même lorsque l'identification de la maladie avait peu de conséquences pratiques, on voulait l'accomplir pour parfaire le processus intellectuel par une satisfaction esthétique.

L'examen du malade commençait par un interrogatoire souvent fort long. Il fallait le mettre en confiance, le faire parler. Un malade est généralement prolixe et il faut noter au milieu d'un torrent de paroles les quelques informations intéressantes. Inconsciemment, et parfois consciemment, le malade induit le médecin en erreur pour se faire plaindre, pour culpabiliser son entourage ou se déculpabiliser, mais aussi pour obtenir un certificat, un congé de maladie, une hospitalisation, des examens dont il a envie. Le jeune médecin est donc réservé ; cependant il apprend vite que la pire des erreurs serait de ne pas croire le malade. Bien des malades sont considérés comme psychopathes parce qu'ils se plaignent d'une douleur à laquelle on ne trouve aucune explication, jusqu'au jour où l'on en découvre, enfin et parfois trop tard, la cause. Le jeune médecin apprend ainsi à se méfier du malade mais plus encore de lui-même, de ses idées préconçues ou de ses premières impressions. Il apprend l'esprit critique, qui est le fondement de la clinique comme de la recherche.

L'interrogatoire a deux buts : d'abord obtenir des renseignements sur quelques points capitaux : les antécédents familiaux et héréditaires, les antécédents personnels (intoxications, alcoolisme, tabagisme, maladies sexuellement transmissibles), l'histoire de la maladie, les troubles actuels, l'existence de douleurs, leur localisation, leurs caractéristiques. Étudiant, j'étais ahuri de voir qu'en quelques minutes l'interne, ou le chef de clinique, obtenait des renseignements plus circonstanciés que ceux fournis par mon long interrogatoire ; c'est parce qu'il avait dans son esprit un schéma qui inspirait ses questions. Néanmoins, quelle que soit l'expérience d'un médecin, il risque d'oublier de poser une question importante, d'où l'utilité des questionnaires standardisés, à la fois guides et pense-bête. En suivant l'interrogatoire d'un médecin expérimenté, nous apprenions à mettre le malade face à ses responsabilités, à décrypter ses réponses, à trouver derrière le rideau de fumée la vraie raison de la consultation, fréquemment fort différente de celle initialement mise en avant.

Le second objectif est en effet d'établir avec le malade des relations confiantes car celles-ci auront une influence déterminante sur l'acceptation du diagnostic et du traitement. Il faut le laisser parler afin qu'il exprime, malgré sa pudeur, ses arrière-pensées, et narre ses maladies considérées comme honteuses, les troubles de sa sexualité, de son subconscient. Souvent d'ailleurs le malade sonde le médecin et ce n'est qu'au deuxième ou troisième entretien que, sans avoir l'air d'y attacher d'importance, il lâche enfin le renseignement crucial. Certains patients refusent la maladie, ils en minimisent les symptômes, n'acceptent pas le repos, les traitements qu'elle impose. D'autres, au contraire, l'accueillent avec empressement, soit qu'elle permette une évasion, une fuite devant les responsabilités, soit qu'ils en tirent une satisfaction narcissique ou un sentiment d'importance ; ils rejetteront alors le médecin qui les jugera en bonne santé. La qualité d'écoute du médecin influencera la sincérité de ses réponses. Ainsi, dans mon cas, la plupart des malades qui me consultaient étaient obsédés par la crainte d'avoir un cancer ; à cause de cette peur, ils redoutaient d'être considérés comme des psychopathes ou des malades imaginaires, d'où l'apparente confusion de leurs plaintes. Ce n'était que lorsque ce sujet avait été abordé et dédramatisé que l'interrogation devenait fructueuse. Toutes les maladies, même les plus graves, ont une composante psychologique qu'il est indispensable d'appréhender ; celle-ci a un rôle prédominant dans les pathologies les plus fréquentes (colites, dyspepsies, palpitations, troubles fonctionnels divers) qui représentent, même à l'hôpital, plus de la moitié des causes de consultations.

Après l'interrogatoire vient l'examen. A l'hôpital au moins trois médecins différents (l'interne, l'assistant et le patron) le pratiquent indépendamment. Sage précaution. On examine le malade complètement nu pour ne pas risquer de passer à côté d'un signe cutané intéressant. Systématiquement on ausculte le cœur et les poumons, on percute le thorax, on palpe l'abdomen et les fosses lombaires, les aires ganglionnaires, les seins, la thyroïde. Chez la femme le toucher vaginal est la règle, chez les hommes de plus de 50 ans on pratique un toucher rectal. Puis vient l'examen neurologique qui à lui seul, quand j'étais étudiant, prenait plus d'un quart d'heure. Au total l'examen durait entre une demi-heure et une heure. On terminait en demandant quelques clichés radiologiques ; pour éviter de se laisser influencer par ceux disponibles, on ne les regardait qu'une fois l'examen clinique terminé. Le clinicien considérait que cela relevait de sa responsabilité car lui revenait la tâche de la synthèse. L'observation se terminait par une conclusion ; la récapitulation des principales données cliniques rendait souvent le diagnostic évident, ou ne laissait le choix qu'entre quelques hypothèses, car, grâce à l'accumulation des observations cliniques depuis un siècle, les maladies avaient des profils bien définis que tout jeune médecin apprenait comme une litanie.

S'il y avait eu biopsie, on allait discuter avec l'anatomopathologiste. La biologie restait, à quelques exceptions près (comme pour l'urée, la glycémie ou les sérodiagnostics), absente du raisonnement clinique, essentiellement en raison du désintérêt des médecins envers des recherches qui leur semblaient ésotériques. La grande synthèse, souhaitée par Claude Bernard, entre l'activité clinique et la recherche physiopathologique, ne s'était pas effectuée, à cause d'une insuffisance du savoir médical mais aussi faute d'un véritable dialogue entre cliniciens et fondamentalistes. Les cliniciens n'avaient pas le minimum de formation scientifique qui eût rendu cette coopération fructueuse et les fondamentalistes n'avaient pas mesuré la richesse contenue dans la maladie lorsque celle-ci est bien étudiée. Bref la mayonnaise n'avait pas pris ; sans être satisfaisante elle avait mieux réussi à Berlin ou à Vienne, ce qui explique le prestige des écoles germaniques pendant cette période.

L'immense majorité des médecins français étaient persuadés que la médecine, art déjà très élaboré, ne progresserait que grâce aux intuitions des cliniciens. L'apport de la médecine expérimentale et de l'anatomie pathologique dans la naissance de la clinique était mésestimé [1]. L'enseignement médical était orienté vers le développement du sens clinique dont on soulignait le rôle dans l'identification des maladies et le raisonnement diagnostique. La confrontation anatomoclinique, qui avait été le véritable moteur du progrès clinique de Laennec à Virchow, gardait tout son prestige. L'autopsie des cas difficiles, effectuée généralement par le patron lui-même, était un véritable rite. C'est là que se terminaient les hésitations diagnostiques ; on comprenait enfin les symptômes qui avaient fait errer le diagnostic et on distinguait les maladies organiques, ayant à leur origine une lésion précise d'un tissu, des maladies fonctionnelles, auxquelles, même à l'autopsie, on ne découvrait aucun fon-

---

[1]. Voir chapitre IV.

Les chemins d'Esculape

dement lésionnel. Cependant on savait que, malgré cela, ces maladies ne sont pas imaginaires mais, comme le disait P. Abrami en 1936, « produites par le dérèglement d'un des innombrables mécanismes nerveux, glandulaires et circulatoires qui maintiennent en équilibre le fonctionnement si compliqué de notre organisme. Elles se manifestent à l'envi dans tous les domaines : céphalalgies, migraines, états vertigineux, coryza spasmodique, asthme ». Pendant la première moitié du XXe siècle, différencier maladies organiques et fonctionnelles était l'une des principales étapes de la démarche médicale car, dans le premier cas, on soignait la « lésion » c'est-à-dire la cause des troubles et, dans le second, on se contentait d'atténuer les symptômes, c'est-à-dire les conséquences parfois bruyantes mais d'importance secondaire. Cette seconde médecine concernait plus de la moitié des malades mais elle apparaissait mineure. Au cours de la seconde moitié du XXe siècle le progrès des explorations fonctionnelles a enfin expliqué beaucoup de troubles auparavant mal définis et apporté, par exemple dans le cas des maladies immunitaires, une explication rationnelle aux symptômes du malade ; l'opposition entre les deux types d'affections s'est donc atténuée. L'objectif du médecin reste l'identification de la lésion (anatomique ou biologique). Dans une proportion élevée de malades les troubles restent d'origine inconnue, mais souvent il n'est pas justifié d'entreprendre des examens longs et coûteux pour en découvrir la cause, car ils disparaîtront spontanément. Le problème, aujourd'hui encore, devant l'un de ces symptômes mineurs est de reconnaître les cas où il faut craindre une affection sous-jacente grave et tenter d'en faire la preuve. Une attitude attentiste est souvent légitime et dans ce cas seule la persistance des symptômes justifiera un bilan diagnostique plus poussé. Néanmoins ce serait une erreur grave que de négliger les malades quand on ne trouve pas de causes à leur trouble, la maladie peut être dans ce cas un appel au secours.

La tâche du clinicien avait été simplifiée par la description des quelque vingt mille maladies répertoriées, mais la démarche intellectuelle du médecin restait proche de celle en usage un siècle auparavant puisque l'essentiel consistait toujours à remonter des symptômes et des signes cliniques à la maladie. Cependant, contrairement à l'image que l'on en avait au XVIIIe siècle, la maladie, à la fin du XIXe, n'est plus une essence qui s'empare de l'organisme, elle doit entrer dans le cadre d'une des entités identifiées et, dans le meilleur des cas, c'est une affection spécifique dont la cause et l'évolution sont connues, même si sa configuration et ses signes cliniques évoluent en fonction des progrès des connaissances. Ainsi, l'angine de poitrine caractérisée initialement au XVIIIe siècle par une violente douleur intrathoracique devient, quand on en comprend l'origine, l'expression d'une altération de la circulation dans les artères coronaires cardiaques. Quand on devint capable, grâce à l'électrocardiogramme et aux examens radiologiques, telle la coronarographie, d'étudier les artères, on s'aperçut que certains malades présentant des lésions typiques n'avaient jamais ressenti de douleurs et que ces angines de poitrine muettes pouvaient être aussi dangereuses que les autres ; le symptôme principal qui caractérisait initialement la maladie est absent mais cela ne change que peu son pronostic et son évolution. Plus même, quand les méthodes d'examen se perfectionnèrent encore on constata que certaines lésions discrètes ne se décèlent que dans des conditions particulières, après un effort. L'épreuve d'effort entra alors en clinique et permit, derrière un sujet apparemment bien-portant, de discerner un malade potentiel. Le problème devint alors de définir les bornes de la normalité. Nous y reviendrons. On pourrait citer d'autres exemples illustrant l'histoire des maladies : regroupement sous une même étiquette d'entités apparemment très diverses (comme la tuberculose pulmonaire et la tuberculose articulaire après la découverte du bacille de Koch) ou, inversement, dissociation d'un conglomérat quand on devient capable de distinguer les différentes maladies qui le composent — tel fut le cas des leucémies quand on identifia les types de cellules au niveau desquelles a eu lieu la transformation m ligne.

Pendant tout le XIXe siècle et le début du XXe, si certains cliniciens restent d'un conservatisme rigide, d'autres, avec une rapidité fulgurante, tirent parti des découvertes biologiques et des nouvelles techniques pour remodeler, délimiter les maladies, en décrire les formes cliniques, en préciser la physiopathologie. La trinité examen clinique-examen paraclinique-laboratoire de recherche ne fonctionne pas toujours aussi bien qu'elle le pourrait, mais, de P. Bretonneau à E. Roux, de F. Widal (1862-1929) à L. Wilkins (1894-1964), elle rend possible l'intégration rapide des dernières connaissances physiopathologiques dans la description de la maladie.

Les chemins d'Esculape

Cette interaction a un autre effet : le médecin apprend, à l'instar des scientifiques, qu'on ne peut pas se contenter d'observer la nature, il faut l'interroger. L'examen d'un malade est un questionnement pour obtenir des réponses précises aux interrogations que suscite l'hypothèse diagnostique. Il ne doit pas être une pêche à la ligne, mais se dérouler avec la rigueur d'un protocole de laboratoire dans lequel chaque résultat dicte la suite des investigations ; de plus, il faut que l'esprit reste prêt à noter des symptômes inattendus, encore que ceux-là ne soient généralement observés que si l'esprit du médecin est déjà prévenu. Même en regardant attentivement, on risque de ne pas tout voir, à moins que l'on ne pressente déjà ce qu'il faut déceler.

LE RAISONNEMENT DIAGNOSTIQUE AVANT LA RÉVOLUTION TECHNOLOGIQUE

Recevoir une formation médicale ne se résume pas à une simple acquisition de connaissances, il s'y ajoute un processus subconscient lié à l'expérience. Celle-ci s'acquiert au lit du malade, grâce au vécu d'un nombre suffisant de cas types, avec lesquels le jeune médecin construit progressivement un réseau de données lui permettant de s'orienter même devant les malades les plus difficiles. Ainsi devient-on capable de ce raisonnement intuitif, pragmatique, qu'on appelle le sens clinique.

L'analyse du processus mental qui conduit au diagnostic a deux objectifs : améliorer la formation médicale et permettre la rédaction de programmes d'aide au diagnostic. Avant d'aborder l'évolution qu'a subie le raisonnement médical dans la seconde moitié du siècle en raison de la révolution biologique et technologique, rappelons ce qu'était celui du clinicien, car cette approche clinique reste une étape essentielle qui a gardé toute son actualité.

La médecine rationnelle est née après la science et a été influencée par sa méthodologie. Le scientifique, avant de lancer une expérience, rassemble les données bibliographiques, relit les travaux des autres auteurs sur ce sujet, en analyse les acquis et les points d'interrogation. Il exerce son esprit critique sur les conclusions et les interprétations qu'on en a données. Puis, dans une seconde étape, il élabore, à partir des données de la littérature et éventuellement de ses propres travaux, une nouvelle hypothèse, un modèle, pour le soumettre à l'expérience. Ce processus requiert, du départ à l'arrivée, un doute systématique mais créateur car la réfutation doit se fonder sur des faits ; il est long et difficile, car il faut remettre en question les idées que l'on a appris, voire celles que l'on a soi-même élaborées. On dort, on mange et on se rase avec cette obsession.

La démarche du médecin est voisine. Ses études, la lecture des travaux récents alimentent le réseau de références qui sert de trame à son raisonnement. A partir des données de l'interrogatoire et de l'examen, il bâtit dans son subconscient une ou plusieurs hypothèses diagnostiques. Puis, par un processus logique, il les examine et analyse leurs probabilités respectives ; il sait qu'il doit rester méfiant, sceptique, et peser les arguments pour ou contre ces hypothèses tout en s'imposant d'envisager tous les autres diagnostics possibles. S'il hésite, si aucune hypothèse ne résiste à sa critique, il recommence l'interrogatoire, l'examen, en tentant de chasser de son esprit tout *a priori*.

Il y a donc une similitude entre les mécanismes mentaux du chercheur et du clinicien, ce qui explique l'intérêt d'une formation scientifique pour le clinicien. Cependant le chercheur peut à loisir construire une hypothèse, l'affiner, bâtir le protocole d'expériences destinées à la confirmer ou à l'infirmer. Le médecin doit, lui, en quelques instants, prendre une décision, choisir les examens qui permettront de trancher entre les divers diagnostics envisagés. Parfois il doit prendre une décision thérapeutique avant d'avoir acquis une certitude. En cas d'urgence, ouvrir l'abdomen si l'on craint une appendicite, commencer un traitement par antibiotiques si l'on soupçonne une maladie infectieuse peut se décider sur des arguments de probabilité, mais en se contraignant à une grande objectivité dans l'analyse des données. Dans les cas complexes on a besoin de réfléchir, d'assimiler ce que l'on vient de voir. Quelques heures après le premier examen on revient voir le malade difficile, rechercher tel nouveau symptôme, vérifier la présence d'un autre. Ce sont les manifestations extérieures du processus subconscient qui s'est déclenché et qui va désormais tourmenter le médecin jusqu'à ce qu'il trouve une solution ou passe le relais à un autre.

Le médecin doit concilier souci de rigueur et nécessité de limiter la durée de sa réflexion. A l'inverse du scientifique, il doit chercher le compromis entre le besoin de certitude et le souci d'éviter des traumatismes inutiles au malade par des actes qui, tout en permettant d'aboutir rapidement au diagnostic, entraîneraient un petit risque : faire la biopsie d'un ganglion suspect, effectuer une endoscopie du côlon ou de l'estomac. Ces examens ne doivent se faire que si la probabilité de trouver une lésion est suffisamment élevée et la décision est prise en fonction des risques respectifs de l'examen et de l'abstention. Toute décision médicale est probabiliste. Ce qui a changé depuis le début du siècle est le souci de quantifier les risques. Néanmoins des données subjectives doivent intervenir dans la décision, par exemple l'anxiété du malade.

L'expérience, les connaissances étendues des grands médecins leur permettent de faire les meilleurs paris ; mais une qualité majeure est la capacité de remettre en cause la ou les hypothèses initiales en cas de discordance. Car le médecin peut être à ce point fasciné par le diagnostic envisagé qu'il privilégie inconsciemment, parmi les symptômes ou résultats de laboratoire, ceux qui sont en sa faveur. C'est alors l'impasse et il faut faire appel à un autre médecin, un consultant, qui arrive sans idées préconçues, reprend le problème à zéro et parvient ainsi au bon diagnostic parce qu'il n'est pas obnubilé par un symptôme trompeur ou l'interprétation erronée d'un résultat de laboratoire. Voir avec des yeux neufs et critiques est le secret de la réussite du consultant, comme celui du scientifique. D'où l'intérêt du travail en équipe, qui fait la richesse de la vie hospitalière.

La capacité diagnostique varie considérablement entre médecins ayant reçu la même formation. La quantité de connaissances que l'on peut ingurgiter pendant la préparation d'un concours tel que l'internat des Hôpitaux de Paris est énorme. Pourtant, au cours de ma première année d'internat, j'étais gauche et inquiet devant les malades. Les jours de semaine, dans le service, j'étais rassuré par la présence de la hiérarchie médicale à laquelle il était facile de demander conseil ou avis. Mais les jours de garde (ils étaient fréquents à cette époque, au moins une fois par semaine) m'inspiraient une anxiété profonde car, tels que fonctionnaient alors les hôpitaux, on se trouvait seul, de deux heures de l'après-midi à huit heures le lendemain matin, face à tous les incidents qui pouvaient survenir parmi le millier de malades hospitalisés dans les services de médecine, sans compter toutes les urgences médicales arrivées de l'extérieur. Heureusement beaucoup d'internes vivaient alors en salle de garde et je pouvais demander secours, même en pleine nuit, à l'un des aînés, qui, avec la solidarité et la camaraderie des membres d'une salle de garde, venait me guider la main et l'esprit pour trouver la solution. Puis, au bout de dix-huit mois ou deux ans, je me rendis compte que j'avais changé. Pendant les gardes, le pas lourd du garçon qui venait me chercher pour une urgence ne provoquait plus une angoisse mais une sorte de joie gourmande à l'idée du problème que j'allais avoir à résoudre. J'avais oublié un certain nombre de connaissances livresques superfétatoires, j'avais acquis une boussole intellectuelle qui me permettait de m'y retrouver, même devant des cas complexes. Bientôt je m'aperçus que les plus jeunes venaient me demander conseil. J'avais franchi une étape dans ma formation. Plus tard je compris les risques de cet excès d'assurance et combien il était difficile, même dans le cadre de ma spécialisation, de « faire le tour » d'un malade. Beaucoup plus tard, quand, parvenu à l'âge de la retraite, et ne voyant plus qu'irrégulièrement, et en petit nombre, des malades, j'ai réalisé que, même dans les domaines où j'avais le plus d'expérience, il avait suffi que je ralentisse le rythme de mes consultations pour que je perde une partie de cette agilité intellectuelle et manuelle qui avait été le soubassement de mon activité médicale, comme un joueur d'échecs ou de tennis qui, ne s'entraînant plus régulièrement, perd une partie de sa forme, c'est-à-dire ses capacités d'anticipation des réactions de l'adversaire, ou l'acuité de ses sens et la précision de ses gestes.

Analyser les différences entre la démarche médicale du médecin chevronné et celle du novice est un objectif primordial. Car mieux les comprendre permettrait d'accélérer la formation médicale. En 1977 une enquête auprès de médecins français célèbres a tenté d'analyser ces différences [1]. Pour Robert Debré, le pédiatre qui a été le père de la rénovation de la médecine française, ce « sens clinique » résulte d'une confrontation entre les données de l'examen avec les connaissances antérieures. La qualité de ce processus mental est donc fonction de la qualité du classement des connaissances et de la mémoire. D'autres cliniciens, dans cette enquête, insistent sur la rapidité des associations d'idées, l'absence d'entêtement, la

---

1. *Cahiers médicaux*, Lyon, 1977.

supériorité de l'expérience concrète sur le savoir théorique. Tous notent la complexité des processus subconscients, l'association de mécanismes intuitifs et déductifs et le rôle de l'apprentissage et de l'entraînement.

L'ensemble des symptômes, des signes physiques et des résultats de laboratoire construit peu à peu une « forme » dans l'esprit du médecin, et celui-ci la compare à celles qui préexistent dans son esprit, provenant de ses études, c'est-à-dire de l'expérience collective et de sa propre expérience clinique. Le mécanisme subconscient s'apparente à la reconnaissance d'un visage qu'on n'a pu qu'entrevoir dans la pénombre, ou lorsque celui-ci est partiellement masqué (déguisement) ; l'association de quelques traits caractéristiques permet de l'identifier par une confrontation avec les dizaines de milliers de visages stockés dans la mémoire profonde. Le succès des portraits-robots utilisés par la police montre l'extraordinaire efficacité de ce processus. Cette reconnaissance de formes a été analysée lors du diagnostic d'une image radiologique ou anatomopathologique, et ces études ont montré le nombre colossal d'images mémorisées (de l'ordre du million). Ainsi un radiologiste expérimenté a emmagasiné dans sa mémoire un grand nombre de variantes normales de la structure considérée (par exemple un sein normal en mammographie), ce qui limite le risque de croire à tort à une image pathologique (faux positif).

La confrontation entre la « forme » correspondant au malade examiné et celles conservées dans la mémoire évoque souvent quasi instantanément et de façon subconsciente une série d'hypothèses. Un raisonnement déductif intervient ensuite pour faire un tri entre les différents diagnostics possibles et les structurer. Quand on analyse ce processus hypothético-déductif en fonction de l'expérience du médecin, on s'aperçoit que c'est souvent l'esprit critique vis-à-vis de ses propres hypothèses et le simple bon sens qui font le plus défaut chez le jeune praticien.

Quelques études systématiques ont été effectuées pendant ces dernières décennies, pour mieux comparer le processus mental de jeunes étudiants à celui de médecins novices, puis d'experts ayant une grande expérience et des connaissances étendues. Les travaux d'Arthur Elstein [1], du département de recherches sur l'éducation médicale de l'université du Michigan, constituent la première tentative globale pour introduire dans ce domaine la psychologie de la connaissance (psychologie cognitive).

La première étape correspond à la construction graduelle d'un ensemble structuré de cas types et de connaissances, ce qui confirme que la mémorisation d'un grand nombre d'informations — et leur classement afin de faciliter leur consultation — est un préalable indispensable. Même si un médecin connaissait les vingt mille maladies répertoriées, il ne pourrait se rappeler que quelques centaines ou milliers d'entre elles, les unes présentes à l'esprit, les autres enfouies dans la mémoire mais prêtes, au moment opportun, à émerger plus ou moins laborieusement comme quand on recherche un mot, un souvenir dont on sait qu'il est là mais qu'on a du mal à retrouver. C'est en cela que la clinique s'apparente à l'activité artistique, car le propre de l'objet d'art (tableau ou air de musique) est d'émouvoir en faisant surgir un monde de sensations qui viennent enrichir la perception initiale. Mais ce processus, pour être fructueux, nécessite une gymnastique intellectuelle régulière et un bon classement des connaissances. La classification des maladies (nosologie) et celle de leur signes cliniques (sémiologie) jouent un rôle essentiel puisque ce sont ces deux disciplines qui sont la source des premières hypothèses.

Le deuxième stade est le développement d'un mécanisme simplificateur qui permet de discerner les données pertinentes. Les capacités intellectuelles étant limitées, un processus de hiérarchisation des données et d'oubli de celles qui sont superflues ou redondantes est indispensable. Cette élimination intervient tant au cours de l'examen du malade, au moment du recueil des données, que lors de la mémorisation des connaissances. Les novices retiennent des détails inutiles que les experts savent négliger.

Le troisième stade est celui de l'utilisation efficace de cet ensem-

---

[1]. A.S. Elstein, L.S. Schulman, S.A. Sprafka, *Medical Problem Solving. An Analysis of Clinical Reasoning*, Harvard University Press, 1978, et « Medical Problem Solving. A Ten Year Retrospective », *Evaluation and the Health Profession*, 13, 5-36, 1990. Voir aussi H. S. Barrows et J. Feltovich, « The Clinical Reasoning Process », *Medical Education*, 21, 86-91, 1987 ; et H.G. Schmidt, G.R. Norman et H. A. Boshuizen, « A Cognitive Perspective on Medical Expertise », *Academic Medicine*, 65, 611-621, 1990.

ble structuré de connaissances et d'expériences antérieures. Ce qui distingue le novice de l'expert est que le premier soit manque des connaissances nécessaires, soit en profite mal devant un cas concret. L'expert dispose d'un réseau dense de données bien reliées entre elles par des relations conceptuelles simples, ce qui facilite leur confrontation avec les renseignements fournis par l'examen du malade. Chez lui la comparaison entre ceux-ci et les données engrangées dans la mémoire aboutit à un petit nombre d'hypothèses. Ce nombre est voisin chez le novice et l'expert, mais chez l'expert les hypothèses sont plus pertinentes.

Que se passe-t-il devant un malade ? D'après les travaux d'Elstein et ceux de Barrows, dès le début de la consultation, le médecin formule quelques hypothèses diagnostiques. Celles-ci orientent la collecte des données. Ces hypothèses sont nécessaires face à la complexité d'une situation clinique et au nombre gigantesque de données qu'il est possible de rechercher par l'examen clinique, puis plus tard par les examens de laboratoire. Tout au long de l'examen les renseignements recueillis façonnent les hypothèses par un processus tantôt inductif, subconscient, et tantôt conscient, déductif. La supériorité du médecin expérimenté est liée à la façon dont il utilise ces données pour conforter ou rejeter les hypothèses envisagées puis, si besoin, pour en évoquer d'autres. Ainsi, dans le cas d'un malade complexe, les impressions chaotiques et contradictoires initiales sont triées, complétées et s'organisent peu à peu en un modèle simplifié qui prête à discussion et vérification. Dans les cas aisés on parvient à ce modèle en quelques secondes, dans les cas difficiles des délais beaucoup plus longs sont nécessaires.

Plusieurs sources d'erreur peuvent fausser cette démarche. Le médecin est inconsciemment contraint, pour limiter la complexité de sa tâche et en raison de la taille limitée de la mémoire courte, à ne travailler que sur un nombre restreint d'hypothèses diagnostiques (rarement plus de cinq, presque jamais plus de sept). Cela peut conduire soit au refus de prendre en compte un signe nouveau, pour ne pas avoir à rajouter une hypothèse, soit à privilégier de façon indue l'importance d'un symptôme cadrant bien avec l'hypothèse déjà envisagée, soit encore à considérer comme compatible avec un diagnostic déjà privilégié un signe nouveau, alors que celui-ci aurait dû logiquement conduire à une autre hypothèse. Enfin des facteurs subjectifs interviennent, par exemple la tendance à négliger les symptômes qui conduiraient à un diagnostic redouté (ainsi, un cancer incurable). Les erreurs diagnostiques ou les conclusions trop imprécises pour être opérationnelles résultent généralement d'une mauvaise utilisation des données, ou de leur manipulation pour les rendre conformes à un souhait inconscient ou au diagnostic initial. C'est le type même d'erreurs que font aussi certains scientifiques [1].

Au total le processus est voisin chez le novice et chez l'expert, le nombre d'hypothèses est comparable, mais la qualité des hypothèses est supérieure chez l'expert, dont les connaissances sont mieux structurées en groupes pathologiques significatifs et autour de scénarios issus de l'expérience. Ces scénarios sont centrés tantôt sur un type de pathologie, tantôt sur des symptômes cliniques. Ils ne correspondent pas nécessairement aux descriptions des traités médicaux, mais sont fondés sur des cas vécus ; ils sont évoqués devant un malade par des analogies qui provoquent, par association d'idées, la résurgence de données enfouies dans la mémoire profonde qui contient des centaines ou des milliers de cas types. Le nombre quasi astronomique d'informations ainsi stockées a pu être mis en évidence dans quelques cas. Ce processus mental est différent selon qu'il s'agit d'un problème clinique relativement simple, dans lequel le mécanisme est essentiellement inductif, ou d'un cas complexe où l'étape inductive est suivie d'une étape prolongée de raisonnement déductif, pendant laquelle la validité du diagnostic provisoirement retenu est discutée en envisageant toutes les autres hypothèses possibles. On se trouve là devant un processus comparable au raisonnement scientifique.

Ces études apportent des renseignements complémentaires aux réflexions des cliniciens interrogés en 1977. L'acquisition des connaissances apparaît nécessaire mais non suffisante car, devant un cas clinique, les connaissances ne sont utilisées que si elles ont été structurées en fonction du problème à résoudre. Or, cela n'est obtenu que par la pratique répétée d'exercices cliniques, c'est-à-dire par un grand entraînement entretenu par une pratique quotidienne. Prenons un exemple dans un domaine très différent. Soldat dans le Sud tunisien en 1943, je passais mes nuits à contempler le ciel. Au début on ne voit que des myriades d'étoiles sans lien entre elles.

---

1. Voir chapitre II, p. 120, ce que Bacon dit d'Aristote.

Puis, quand on vous a appris à lire les constellations, le ciel devient riche d'informations, chaque coin du ciel apparaît différent des autres et en quelques semaines on acquiert la capacité non seulement de s'orienter mais de connaître l'heure en regardant une petite portion du ciel à travers la lucarne d'un véhicule. Mais il suffit de ne plus pratiquer cet exercice pendant quelques mois pour perdre cette aptitude. Le ciel est immuable mais, pour le lire, il faut s'entraîner régulièrement.

De même il faut organiser l'enseignement médical pour conférer le plus rapidement possible cette capacité de relier entre eux des signes et des symptômes très divers afin de construire un modèle, étape préalable à la « reconnaissance de formes », processus qui semble être l'essence du diagnostic médical. L'expérience pédagogique suggère l'inefficacité d'une formation passive, qu'il s'agisse de cours magistraux pendant lesquels l'étudiant prend des notes, ou de textes que l'on apprend par cœur. Elle souligne inversement l'utilité d'exercices pratiques et d'un « tuteur » qui, après que l'étudiant est arrivé à ses conclusions, lui explique comment et pourquoi il est, lui, arrivé aux siennes. L'expert parvient généralement rapidement et intuitivement au bon diagnostic mais il a souvent du mal à expliquer le cheminement de sa propre pensée. Néanmoins son effort pour expliciter son raisonnement, en particulier en ce qui concerne le rejet de certaines hypothèses diagnostiques, est instructif pour l'étudiant, voire pour l'expert lui-même. Bien avant que la biostatistique ait été enseignée dans les facultés, les bons médecins savaient qu'il fallait « faire simple », c'est-à-dire envisager prioritairement les maladies les plus fréquentes : ce n'est que quand aucune de celles-ci n'est satisfaisante qu'il est légitime de songer aux maladies rares. Cette approche, fondée sur les probabilités, est la base du bon sens médical, elle résulte de l'expérience acquise et paraît évidente à l'expert, alors que le jeune médecin imbu de ses connaissances pensait d'abord à la maladie rare. C'est pourquoi il est important que les jeunes entendent raisonner l'ancien à haute voix et puissent le questionner. Une formation pour être utile doit être fondée sur le vécu de nombreuses situations cliniques.

L'enseignement de la biologie reste livresque s'il n'est pas lié à des souvenirs acquis au lit du malade car c'est à ceux-ci que le médecin fait appel devant un cas clinique. Or ce lien n'est obtenu que si le clinicien qui guide le jeune médecin a lui-même cette connaissance vécue de la biologie.

Une autre remarque concerne la nécessité d'une sélection portant à la fois sur les symptômes mémorisés pour chaque pathologie, et sur ceux que l'on extrait de l'examen d'un malade. Un trop grand nombre d'informations est impossible à gérer. Le flair clinique est basé sur une hiérarchisation des symptômes. C'est pourquoi un médecin, quelles que soient sa culture et son expérience, ne peut pas atteindre un même niveau de virtuosité dans tous les domaines. Tel spécialiste aura les performances d'un expert dans un domaine, mais raisonnera comme un novice dans un autre. S'il a été expert dans un domaine puis l'a abandonné pendant quelques années (changement de spécialité), il risque à nouveau de se trouver en position de novice quand il y revient, d'autant que les connaissances évoluent vite.

Une analogie intéressante a été signalée entre le processus mental du clinicien et celui du joueur d'échecs. Trois qualités conditionnent le succès aux échecs : l'érudition basée sur une longue pratique, l'imagination qui permet de « voir » la dynamique du jeu et surtout la mémoire qui permet de se rappeler tous les coups joués au cours de la partie mais aussi au cours de parties antérieures, et d'en dégager un enchaînement logique. Cette dernière capacité caractérise les grands joueurs. Le « maître » est capable de corréler un cas particulier avec des « ensembles » présents dans son esprit (sept au plus d'après les auteurs) dans la mémoire à court terme. De plus il est capable de comparer ces ensembles avec des informations emmagasinées dans la mémoire à long terme, grâce à un codage qui permet d'y avoir accès. Après qu'ont été retrouvées les données pertinentes archivées dans sa mémoire, survient une phase d'élaboration et de synthèse. Celle-ci peut, selon les difficultés du problème, durer une fraction de seconde ou plusieurs minutes. Cette démarche du joueur d'échecs, qui se prête bien à l'analyse, paraît voisine de celle du clinicien.

Bien que cette comparaison soit moins classique, on peut aussi rapprocher le médecin du bridgeur. Ce dernier fonde son jeu sur la probabilité. Il calcule en fonction des annonces, des cartes qu'il a en main, de celles qui ont déjà été jouées, la probabilité pour que telle carte se trouve dans telles mains. Le joueur expérimenté sait faire instantanément ce calcul et tirer parti de ces probabilités, comme le médecin expert tient compte de la probabilité de telle maladie en fonction de la présence de tel symptôme. Autrefois cette connaissance probabiliste était intuitive, elle est aujourd'hui le résultat d'analyses statistiques précises.

LA THÉRAPEUTIQUE ET LE MÉDICAMENT

Le diagnostic étant fait, le choix du traitement pose en général moins de problèmes, mais il faut anticiper l'évolution de la maladie (pronostic) et les risques du traitement. Cette évaluation des probabilités doit prendre en compte les caractéristiques physiques et psychologiques du malade. De plus il faut négocier le traitement avec le malade et des compromis sont souvent nécessaires. Prescrire un régime trop sévère à un diabétique expose au risque de rejet si ces astreintes sont insupportables psychiquement ou de par la profession. Le mieux est souvent l'ennemi du bien.

La thérapeutique est le domaine de la médecine qui a le plus évolué pendant ce siècle. Quand j'étais étudiant en médecine, les médicaments réellement efficaces pouvaient tous tenir dans la petite sacoche que le médecin transportait toujours avec lui. Il lui faudrait aujourd'hui un camion. Jusqu'au XVIIe siècle les innombrables remèdes utilisés étaient le fruit d'un empirisme naïf, ce qui ne signifie pas qu'ils aient été dépourvus d'efficacité mais, effet placebo mis à part, celle-ci était faible et les indications imprécises.

On a tenté périodiquement de rationaliser l'approche thérapeutique. Paracelse, au XVIe siècle, proclame que Dieu, dans sa bienveillance, indique par des signes extérieurs quelles sont les plantes utiles et pour quelles affections. C'est la théorie des signatures. Plus tard la Nature, sacralisée, remplace Dieu ; il suffit de l'observer pour découvrir les médicaments utiles. Le saule pousse au bord des marais, c'est donc qu'il enferme une substance permettant de lutter contre les fièvres palustres et les rhumatismes, puisque ceux-ci sont dus à l'humidité. En 1763, en se basant sur cette théorie des signatures remise au goût du siècle des Lumières, Edward Stone teste l'écorce de saule, qui pousse au bord des marais, et la trouve efficace contre les fièvres souvent associées dans les croyances avec les marais, à cause des fièvres palustres (paludisme). Hippocrate d'ailleurs l'avait déjà conseillée dans ce même but. Leroux, en 1829, isole le produit actif, la salcine (glycoside de l'acide salicylique). On s'aperçoit alors qu'il est présent dans un grand nombre d'autres végétaux. En 1874, on décrit son effet analgésique et antirhumatismal ; en 1895, un chimiste allemand, August Wilhelm Hoffmann, synthétise un dérivé, l'acide acétylsalicylique, aussi efficace et mieux toléré, auquel la firme Bayer donne le nom d'aspirine et qui devient immédiatement le médicament le plus vendu dans le monde. L'aspirine, dont on comprend enfin maintenant le mécanisme d'action, trouve aujourd'hui une nouvelle jeunesse avec la prévention des accidents cardio-vasculaires.

La théorie des contraires est non moins séduisante. Un produit toxique à forte dose peut être bénéfique à faible dose. *Pharmakon* chez les Grecs et *potio* chez les Latins désigne le poison et le médicament. « Tout est poison, rien n'est poison, tout est question de dose », disait Paracelse. Ce raisonnement a une certaine logique car la toxicité prouve l'existence d'un effet pharmacologique qu'il est légitime d'explorer ; c'est ainsi qu'on a découvert quelques médicaments actifs extraits de plantes vénéneuses ou de venins animaux (anesthésiants, antalgiques...). Qu'il se trouve tant de produits toxiques dans les plantes n'est pas étonnant, le poison étant le seul moyen pour les plantes de limiter la voracité des animaux. Cependant ériger en dogme la théorie des contraires était une extrapolation illégitime. Or Hahnemann, cent cinquante ans après Paracelse, bâtit l'homéopathie sur ce concept.

Dans ce domaine, comme dans beaucoup d'autres, ce n'est qu'au XVIIIe que l'approche devient rationnelle. Des médecins, des naturalistes étudient les remèdes des Indiens d'Amérique et reconnaissent ainsi les vertus thérapeutiques de l'écorce de quinquina dont les chimistes Pelletier et Caventou extraient en 1820 l'alcaloïde actif, la quinine, comme ils avaient extrait la strychnine de la noix vomique (1818). Nativelle isole la digitaline de la digitale (1868) et Derosne la morphine de l'opium (1818). Ce sont des progrès décisifs car, contrairement à l'extrait global, le principe actif est bien défini et ses effets reproductibles.

Dès le début du XIXe Magendie fonde la pharmacologie expérimentale. Le règne des animaux de laboratoire en pharmacologie débute. A la fin du XIXe l'identification des différentes maladies infectieuses ouvre la voie à la recherche de médicaments spécifiques, d'origine biologique ou chimique. Dans ce dernier domaine Paul Erlich et son école en Allemagne, Fourneau en France remportent au début du XXᵉ siècle de grands succès, notamment pour la syphilis, la trypanosomiase et le paludisme. Tout au long de cette histoire, le hasard continue à jouer un rôle important. Quand Domagk, en 1936, recherche un produit actif sur le staphylocoque, il part de l'hypothèse, faite par Paul Erlich, qu'il faut étudier les colorants puisque certains de ceux-ci colorent les germes bactériens sans colorer les cellules normales. Parmi beaucoup d'autres produits il teste ainsi sur des souris infectées le prontosil, d'où naîtront les sulfamides. Le succès est spectaculaire ; s'il l'avait d'abord utilisé sur cultures microbiennes, il n'aurait rien observé car le produit actif provient de la dégradation du prontosil chez l'animal. Inversement la découverte de la pénicilline par Fleming (presque au même moment) résulte de la contamination accidentelle de boîtes de culture par des champignons. Mais pour tirer parti du hasard, il faut, comme disait Pasteur, y être préparé, avoir le concept déjà présent à l'esprit.

LA RECHERCHE MÉDICALE AU DÉBUT DU XXᵉ SIÈCLE

Au cours du XIXᵉ siècle, grâce à la méthode anatomoclinique, les grandes maladies ont été identifiées et caractérisées. Cette approche inductive et empiriste qui prend comme point de départ l'observation des malades s'inscrit dans la tradition médicale. Comme l'avait dit Kant en 1798 : « Ce sont les maladies qui ont poussé à la physiologie, et ce n'est pas la physiologie, mais la pathologie et la clinique qui firent commencer la médecine. » Néanmoins, à la fin du XIXᵉ siècle, la fécondité de cette méthode s'essouffle et sa capacité d'innovation diminue ; de plus on s'aperçoit que la distinction entre approche clinique et approche biologique est trop schématique.

Une seconde voie est celle de la physiopathologie, de la médecine expérimentale ; elle part des connaissances sur l'homme normal pour expliquer la maladie qui est conçue comme le dérèglement d'un processus normal. C'est en étudiant l'organisme sain qu'on accédera à la compréhension de la maladie, mais la maladie donne souvent l'impulsion initiale. Claude Bernard avait indiqué que ces expériences sur la glycémie et la production de glucose dans l'organisme animal avaient eu pour point de départ des observations sur des malades diabétiques. Il écrit dans son *Introduction à la médecine expérimentale :* « Il faut d'abord poser le problème médical tel qu'il est donné par l'observation de la maladie, puis analyser expérimentalement les phénomènes pathologiques en cherchant à en donner l'explication physiologique. »

L'endocrinologie expérimentale constitue un développement fécond de cette approche. Dès le milieu du XIXᵉ siècle, les travaux d'Addison décrivant la maladie causée par l'atteinte d'une glande (la glande surrénale) par la tuberculose suscitent les recherches expérimentales de Brown-Séquard. Cette alliance de la clinique et de l'expérimentation permet des progrès spectaculaires, par exemple pour la thyroïde. En 1856 Schiff montre que l'ablation de cette glande thyroïde entraîne chez l'animal un arrêt de croissance et des troubles de la nutrition. La thyroïde joue donc un rôle physiologique. Vingt ans après on décrit un syndrome crétinoïde apparaissant chez certaines femmes au moment de la ménopause (alliant frilosité, constipation, infiltration des téguments et ralentissement intellectuel). Il présente quelques analogies avec les observations expérimentales précédentes mais est attribué à un dysfonctionnement du système nerveux. Quelques années plus tard, des chirurgiens suisses s'aperçoivent qu'après ablation de la thyroïde pour goitre on constate l'apparition de ce syndrome ; on l'attribue alors à une insuffisance thyroïdienne et on le traite d'abord par greffe de glande thyroïde d'animal, puis par ingestion de glande thyroïde fraîche. L'amélioration spectaculaire confirme cette hypothèse. Il permet aussi de distinguer les symptômes dus à l'insuffisance thyroïdienne (par exemple les maux de tête, la viscosité intellectuelle, la neurasthénie) de ceux qui ne sont pas améliorés (tels les douleurs articulaires, le rhumatisme). Le traitement se révélait être un moyen de disséquer la maladie, puis un moyen de diagnostic. Dès le début du XXᵉ siècle on reconnut des hypothyroïdies frustes (constipation, frilosité). Ainsi, avant la mise en œuvre d'explorations fonctionnelles, la clinique et les tests thérapeutiques avaient déjà cerné les formes cliniques de l'hypothyroïdie. Le traitement lui-même consistait en l'administration d'extraits thyroïdiens et il fallut attendre un demi-siècle pour que l'on isole les principes actifs, la thyroxine puis la tri-iodotyronine, et qu'on les utilise en thérapeutique. Enfin la découverte de la cause de la maladie, destruction de la thyroïde par des anticorps antithyroïdiens, est relativement récente et cent vingt ans auront été nécessaires pour passer des premiers stades expérimentaux à la compréhension et à la maîtrise de la maladie. Cet historique illustre la nécessité d'un va-et-vient entre l'expérimentation animale et le malade : clinique et biologie ne s'affrontent pas mais se complètent.

Parallèlement à ces deux approches, l'empiriste et l'expérimentale, deux conceptions de la maladie s'opposent au XIXe siècle. Dans l'une, celle qui inspire la médecine expérimentale, la maladie est due à un trouble du fonctionnement de l'organisme, à une variation quantitative de l'état physiologique. Dans l'autre, elle est due à une cause extérieure (un toxique par exemple) qui perturbe l'organisme sain et sur laquelle on peut éventuellement agir, prévenant, ou guérissant, ainsi la maladie. Cette conception avait été soutenue par les découvertes pastoriennes qui avaient montré la possibilité, grâce à l'inoculation de germes à un animal, de reproduire expérimentalement la maladie humaine. Les maladies de la nutrition (les carences alimentaires) montrent l'application de ce concept dans un autre domaine.

Dès la fin du XIXe siècle, il apparaît donc que ces deux conceptions ne s'excluent pas et on sait qu'on ne peut pas enfermer les maladies dans un cadre dogmatique. Elles peuvent avoir des causes très diverses. Observation clinique, investigation chez l'homme, expérimentation animale, recherches biochimiques sont indispensables et complémentaires. Néanmoins au début du XXe siècle ce sont encore des équipes distinctes et sans grands contacts entre elles qui les effectuent ; ce qui, en France notamment, ralentit les progrès.

Malgré ce handicap au cours de la première moitié du XXe siècle des succès importants sont obtenus dans plusieurs domaines. Dans les maladies infectieuses, l'œuvre pastorienne est couronnée par l'identification de nouveaux germes et l'obtention de nouveaux vaccins — tel celui contre la fièvre typhoïde ; par la possibilité aussi, en modifiant légèrement les toxines sécrétées par les germes, d'obtenir des « anatoxines » qui, injectées à l'animal, provoquent la production d'anticorps qui sont de puissants agents thérapeutiques (sérothérapie). Pour la tuberculose la découverte de la cuti-réaction par von Pirquet en 1903 ouvre la voie au BCG de Calmette-Guérin et inaugure l'étude de l'allergie, mode de réaction différent de l'immunité vraie et nouveau grand chapitre de la pathologie.

Parallèlement la médecine commence timidement à passer de la lésion, dont l'étude est fondée sur la méthode anatomoclinique, à la perturbation de la fonction, par exemple dans l'étude de l'allergie ou des troubles endocriniens. La chirurgie aborde les derniers sanctuaires qui lui échappaient : le cerveau et la cage thoracique ; elle prend aussi conscience avec Leriche de la gravité de la maladie postopératoire, obstacle qui sera vaincu pendant la guerre de 39-45 grâce à la réanimation. Dans ces domaines, le début du XXe siècle amplifie l'œuvre du XIXe siècle. Pour illustrer cette période riche, mais non révolutionnaire, nous prendrons comme exemples les maladies de la nutrition dans lesquelles les médecins, en circonscrivant la maladie, ouvrent la voie aux recherches biologiques.

Les vitamines et les maladies de la nutrition

Dès le milieu du XVIIIe siècle, avec le scorbut et sa prévention par les fruits frais, apparaît le concept de *maladie de carence* ; mais celui-ci reste flou et il est négligé. La pensée se tourne plutôt vers les agents (les germes et les poisons) dont la présence provoque une maladie. Néanmoins, après le scorbut, l'étude du béribéri constitue un tournant dans la compréhension des carences [1]. Cette affection vient d'être caractérisée, elle atteint en Asie du Sud-Est marins et soldats. De 1882 à 1885 un médecin militaire japonais T. K. Takahi (1858-1920), ayant été éduqué en Angleterre, compare des groupes de marins japonais atteints ou non de béribéri. Les seules différences qu'il décèle entre ces groupes sont d'ordre alimentaire et il émet l'hypothèse d'un déficit en protéines. De fait l'augmentation de la ration protéique (poisson, légumes) et la diminution de la

---

[1]. Voir notamment C. Sinding, *Le Clinicien et le Chercheur. Des grandes maladies de carence à la médecine moléculaire*, PUF, 1991, et G. Rosen, *A History of Public Health*, *op. cit.*

ration de riz entraînent une baisse de la fréquence du béribéri. Cependant les Occidentaux restent sceptiques, et, en 1886, le gouvernement hollandais envoie une mission dans laquelle Christiaan Eijkman (1858-1930), bactériologue, est chargé d'explorer l'hypothèse d'une origine infectieuse. Celui-ci isole des bactéries dans le sang des malades mais ne parvient pas à inoculer la maladie à l'animal. En revanche, il s'aperçoit avec surprise que les animaux témoins ont des polynévrites voisines de celles observées chez les militaires malades. Au bout de deux ans de recherche, un miracle survient : les animaux malades guérissent mystérieusement. L'enquête montre que la nourriture a été changée ; pour faire des économies on a remplacé le riz décortiqué (destiné aux militaires) par du riz non décortiqué, moins cher. Eijkman attribue alors le béribéri à un facteur toxique présent dans le riz et sa prévention par l'effet antitoxique d'un facteur présent dans la cuticule. Hypothèse fausse mais féconde car l'attention se porte sur la cuticule. Dès 1906 la preuve est faite qu'une substance capable d'éviter la maladie y est présente et, en 1911, Casimir Funk isole la substance protectrice à laquelle il donne le nom de *vitamine* (de *vita*, vie et *amine*) car il croyait que toutes les molécules douées de ce pouvoir anticarentiel étaient des amines.

Le rachitisme

L'histoire du rachitisme est plus spectaculaire encore car il ne s'agit pas d'une maladie exotique mais d'une des maladies les plus meurtrières en Occident. Le rachitisme est au début du XIXe siècle en Angleterre un fléau social majeur qui cause une mortalité infantile très élevée. Sa fréquence augmente, ce qui suggère le rôle des mauvaises conditions hygiéniques dues à l'industrialisation rapide. D'autant qu'elle est plus élevée dans les régions industrielles. En 1870 un tiers des enfants des quartiers pauvres de Londres ou de Manchester sont rachitiques ; dans d'autres régions (Clyde) le pourcentage dépasse 80 %. En Irlande, en 1919, dans les régions touchées par le rachitisme la mortalité infantile est de 30 % alors qu'elle est de 3 % dans les autres régions. Dans certains faubourgs misérables des villes anglaises la mortalité atteint 80 % dans la seconde moitié du XIXe siècle ; il faut avoir dix enfants pour en amener deux à l'âge adulte. Aucun pays du tiers-monde ne se trouve aujourd'hui dans une situation aussi tragique.

Malgré la fréquence de la maladie et l'environnement très spécifique dans lequel elle survient, on s'interroge sur son origine. Chacun, en fonction de ses fantasmes et de ses opinions politiques ou sociales, propose telle ou telle pathogénie. Ainsi Comby (médecin aux Enfants-Malades à Paris) écrit en 1897 dans un traité sur les *Maladies de l'enfance* : « Le rachitisme, maladie de misère [...] est excessivement fréquent dans les quartiers où la population est démunie, pauvre et mal nourrie, mal logée. » Jusque-là, il n'y a rien à redire ; hélas il ajoute : « Les mères obligées de quitter leur enfant pour gagner un salaire désertent l'allaitement et condamnent leur progéniture au régime le plus meurtrier, au biberon, à l'alimentation grossière et au sevrage prématuré. » Pure spéculation dénuée de fondement ! Il écrit encore : « Sevrage prématuré, alimentation prématurée, voilà les causes du rachitisme [...] l'excès de nourriture convient aux enfants moins qu'à personne et on entrave leur croissance en les bourrant d'alimentation trop grossière et trop indigeste pour leur âge. Les organes de ces petits êtres n'assimilent bien que le lait : vouloir leur faire absorber autre chose c'est contrarier la nature, c'est violenter le tube digestif, on prépare la dyspepsie et consécutivement le rachitisme. » Contrarier la nature, le grand mot est lancé. De même qu'au Moyen Age la maladie était un châtiment divin, on fait du rachitisme la sanction d'une vie « non naturelle », dégénérée, domestiquée, où la mère n'allaite plus son enfant. Jean-Jacques Rousseau et l'*Émile* transparaissent à travers les fantasmes médicaux. Devant une maladie aussi manifestement liée à la misère, on cherche des coupables : les mères qui nourrissent mal leurs enfants, les pères qui les logent dans des taudis. On construit des logements plus sains, la fréquence du rachitisme s'accroît car plus d'argent leur étant dévolu, il en reste moins pour la nourriture.

Ces hypothèses pathogéniques expriment les opinions des médecins, sans prise en compte des données factuelles. Car celles-ci existent ; comme pour la peste cinq siècles plus tôt, il aurait suffi de les prendre en considération. Dès le milieu du XIXe siècle, on avait constaté les vertus préventives du beurre et de l'huile de foie de morue. Trousseau en 1849 compare les deux et conclut à la supériorité de l'huile de foie de morue, mais on ne sait pas comment celle-ci agit, aussi on ne s'y intéresse guère. En 1889 Palm, en

Angleterre, établit la distribution géographique du rachitisme et conclut qu'il est d'autant plus fréquent que l'ensoleillement est moins bon. Aux Indes, Huntly observe que les enfants de classe moyenne qui jouent enfermés dans la maison sont plus atteints que ceux de classe populaire qui jouent au soleil à l'extérieur. Toutes les pièces du puzzle sont disponibles, il aurait suffi de les raccorder. En fait le progrès est bloqué par une vision étroite du rôle de l'alimentation ; on n'envisage que son aspect calorique et énergétique ; ultérieurement on considérera les sels minéraux et l'équilibre entre les hydrates du carbone, les protéines et les graisses. Malgré le scorbut et le béribéri, c'est lentement que l'idée s'introduit que d'autres substances — quoique présentes en très faibles quantités — jouent un rôle essentiel.

La découverte de la vitamine D est le résultat de travaux menés parallèlement et qui ne se rejoignent pas. E. McCollum dirige une station d'agriculture où ses travaux visent à améliorer l'alimentation du bétail. La médecine vétérinaire, avec le choléra des poules et le charbon du mouton, avait déjà joué un rôle moteur dans la recherche pastorienne. McCollum teste l'impact de divers régimes sur la croissance. Cette • dissection biologique • de l'alimentation lui fait découvrir en 1916 la vitamine A. En 1919 il s'intéresse au rachitisme expérimental et à l'hypothèse de Funk sur le rôle d'une carence nutritionnelle. Il se met en relation avec un pédiatre pour l'explorer. Indépendamment, en Angleterre, Edward Mellenby (1884-1955) est chargé en 1919 par le *Medical Research Council* d'étudier le rachitisme. Il prouve expérimentalement le rôle des graisses dont il attribue l'effet antirachitique à la vitamine A que vient de découvrir McCollum. Ce dernier montre l'inexactitude de cette hypothèse car la chaleur et l'oxydation détruisent la vitamine A sans faire disparaître les propriétés antirachitiques de cette fraction des graisses. Il s'y trouve donc une autre vitamine. Celle-ci est identifiée par McCollum en 1921 : la vitamine D ; mais déjà, sur la base des travaux de Mellenby, une prévention efficace avait été mise en œuvre.

Devant ces résultats, les divagations politiques ou moralisatrices s'effondrent, on ne parle plus de violence faite à la nature, du respect qu'il faut avoir pour chaque groupe social qui sait • naturellement • quelle est la nourriture qui lui convient, de sujets prédestinés à la maladie. La science reprend ses droits, l'action devient efficace.

Cet historique montre, une fois encore, les freins que constituent les idées préconçues, les conclusions hâtives, le défaut de liaison entre biologie et médecine et l'absence d'une stratégie globale de santé publique.

Après 1921 les progrès sont rapides ; en 1923 le rôle du soleil et la synthèse de vitamine D dans la peau sous l'effet des rayons ultra-violets sont démontrés. Tout s'éclaire. Cependant, médicalement parlant, l'histoire du rachitisme ne fait que commencer. En effet, dès 1925 on s'aperçoit que, malgré une prévention systématique (tous les gens de mon âge qui, enfants, ont été abreuvés d'huile de foie de morue s'en souviennent), des cas de rachitisme sont encore observés. Il faut pour les guérir d'énormes doses de vitamine D, mille fois plus que chez les autres enfants. En 1937 F. Albright analyse cette résistance au traitement et introduit le concept nouveau d'un rachitisme dû à l'incapacité de l'organisme d'utiliser la vitamine D ; cette entité nosologique conduit à l'étude du devenir de la vitamine D dans l'organisme et de son activation par le foie et le rein. L'échec thérapeutique (celui de la vitamine D dans ce cas) devient ainsi un élément moteur dans la classification des maladies connues et la découverte de nouvelles maladies. Cette voie de recherche aboutit dans les années soixante-dix à l'identification de plusieurs types de résistance à la vitamine D, liées soit à des erreurs innées du métabolisme (au niveau du rein), soit à des résistances de l'organe-cible dues à des défauts dans la liaison avec le récepteur spécifique ou dans le transfert de l'information jusqu'au noyau. La résistance peut être ainsi due à divers troubles biochimiques que la biologie moléculaire identifie. On est passé en quatre-vingts ans d'une épidémiologie rudimentaire à une dissection biochimique de plus en plus fine.

Le diabète

Il fallut un demi-siècle pour élucider le mécanisme de la régulation glucidique. En 1870 Claude Bernard analyse ce mécanisme ; de 1886 à 1892 Emil von Behring et Minkowski découvrent que l'ablation du pancréas provoque chez l'animal un diabète. Dès 1893 Laguesse montre que de petits groupes de cellules (les îlots de Langerhans) fonctionnent comme de petites glandes qui déversent leur produit d'excrétion dans le sang, tandis que le pancréas exocrine sécrète le suc pancréatique dans l'intestin grêle. Dès lors, de nombreux expérimentateurs tentent d'obtenir des extraits pancréatiques faisant baisser le taux de sucre dans le sang, mais ils rencontrent de grandes difficultés car le pancréas, en raison de la sécrétion d'enzyme agissant lors de la digestion, s'autodigère et se détruit rapidement après prélèvement. Obtenir un extrait hypoglycémiant est difficile. Paulescu, de Bucarest, semble être le premier à avoir isolé une fraction pancréatique capable de provoquer une hypoglycémie chez le chien après injection intraveineuse. Six mois plus tard, en 1922, dans le laboratoire de John MacLeod, Frederick Banting et un étudiant, Best, isolent à leur tour une fraction hypoglycémiante, mais ils vont plus loin, ils la purifient et montrent son activité chez l'animal puis chez l'homme. MacLeod et Banting recevront le prix Nobel, Paulescu est oublié ainsi que Best. Le diabète, maladie auparavant très invalidante et généralement mortelle, est pratiquement vaincu grâce à l'insuline.

LA RECHERCHE CLINIQUE EN FRANCE AU DÉBUT DU XXe SIÈCLE

Après ces exemples illustrant la contribution des médecins à la physiopathologie, essentiellement grâce à l'identification des maladies et à l'analyse des circonstances qui favorisent leur apparition, il faut aussi examiner la recherche clinique durant cette période, afin de mieux comprendre la révolution que constitue l'après-1945. Le début du xxe siècle correspond à l'apogée de la médecine anatomoclinique apparue un siècle plus tôt. Celle-ci avait permis d'identifier des maladies caractérisées par l'association de signes cliniques et de lésions anatomiques. Au début du xxe siècle, l'idée de maladie spécifique est établie ; notamment après que l'on eut montré que, derrière chaque maladie infectieuse, telle la fièvre typhoïde ou la tuberculose, existe un germe précis. Ce succès de la théorie des germes avait prouvé que les maladies ne sont pas des constructions arbitraires de l'esprit humain, contrairement à l'idée de Broussais et de ses successeurs qui, jusqu'à la fin du xixe siècle, voyaient en elles une variation quantitative de l'état physiologique.

Cependant, après une période féconde, la démarche anatomoclinique s'était essoufflée car il manquait une méthodologie pour passer des cas individuels à une règle générale : la biostatistique l'apportera. De même, on manquait de critères objectifs pour juger de l'efficacité d'une thérapeutique, ce qui permettait l'usage prolongé de traitements dénués d'efficacité. La première moitié du xxe siècle est donc une période de transition. Le besoin d'introduire plus de rigueur en clinique existe, mais il ne parvient pas à se concrétiser.

Alors que l'empirisme clinique exige le même rejet de l'approximatif et du spéculatif, la même rigueur que la recherche expérimentale, ces qualités sont encore insuffisamment répandues parmi les cliniciens au début du xxe siècle, ce qui n'est pas le cas pour les physiologistes. On n'a pas encore pris conscience de la méticulosité, de la prudence qu'exige la recherche clinique. La plupart des cliniciens de cette période ont une mentalité prémoderne : ils discutent peu les affirmations de leurs maîtres ; ils font peu d'efforts pour participer aux recherches expérimentales et même pour les suivre. De ce fait ils sont handicapés par leur méconnaissance de la démarche scientifique et n'ont pas encore appris le culte des faits ni la perpétuelle remise en question des idées reçues. Cependant graduellement les cliniciens changent d'attitude. Quand le chirurgien Dennis Burkitt, ayant observé quelques cas de cancer de la mâchoire chez des enfants africains, effectue un périple de plusieurs milliers de kilomètres pour aller chercher des cas semblables, il fait un travail d'épidémiologie scientifique. Il conclut que ces cancers s'observent dans les peuplades vivant au bord des lacs et des rivières, c'est-à-dire dans des régions où le paludisme est endémique, donc qu'il s'agit vraisemblablement d'un cancer dans lequel le moustique joue un rôle important, et qui pourrait bien avoir une origine virale. Dans cette quête, sa rigueur et son imagination créatrice ne sont pas inférieures à celles de Rous, un demi-siècle plus tôt, quand celui-ci avait montré que l'injection de broyats cellulaires d'une tumeur de souris pouvait induire un cancer à d'autres souris et en avait déduit que ces cancers ont une origine virale. Burkitt décompte les cancers humains avec la même précision que Rous le faisait chez les souris. Certes Burkitt a été aidé par sa connaissance de l'existence de tumeurs virales, mais dans d'autres cas c'est, au contraire, le physiologiste qui puise son inspiration dans des observations cli-

Les chemins d'Esculape

niques. Remarquons cependant que les conclusions de Burkitt seraient restées des hypothèses si la maladie de Burkitt (puisqu'on lui a donné son nom) n'avait pas été étudiée par des équipes d'épidémiologistes et de virologistes qui en ont élucidé les mécanismes.

Mais les travaux de Burkitt ont été faits dans la seconde moitié du siècle et, pour comprendre la césure que représente 1950, il faut, au risque de la caricaturer, rappeler la démarche antérieure de la recherche clinique.

La fièvre typhoïde restait à la veille de la Seconde Guerre mondiale une affection redoutable, souvent mortelle. Pendant la guerre de 14-18 de grandes épidémies avaient causé des centaines de milliers de morts. Quand j'étais étudiant en médecine, en 1937, sa fréquence avait diminué grâce à la vaccination, mais elle était encore, chaque année, la cause de plusieurs milliers de morts. Même pour le jeune étudiant que j'étais, son traitement paraissait barbare. Il se résumait en deux choses : la diète et les bains froids. La diète à cause des diarrhées qui caractérisent cette affection et du risque de perforation intestinale qui en est une complication fréquente ; les bains froids en raison des violents accès de fièvre qui émaillent son évolution. Quand je demandai à l'interne, qui répercuta la question sur le chef de clinique, si la diète n'était pas plus dangereuse encore que le risque de complication intestinale pour ces organismes squelettiques que des semaines de fièvre avaient épuisés et si les bains froids dans lesquels nous plongions ces malheureux, qui hurlaient en se débattant, étaient vraiment utiles, on me répondit par un haussement d'épaules. Diète et bains froids constituaient le dogme et il fallait être bien ignorant et insolent pour le discuter. En réalité ces traitements de la fièvre typhoïde avaient été l'objet de nombreux débats, notamment à l'Académie de médecine en 1878, mais les arguments — pour ou contre — n'étaient pas convaincants ; aussi, comme le souligna ironiquement Pasteur, aucune conclusion n'était possible. Faute d'une méthodologie appropriée pour évaluer leur efficacité et en l'absence d'autre thérapeutique, diète et bains froids étaient donc entrés dans les mœurs.

Qu'on m'entende bien, je n'insinue pas que les médecins de cette époque étaient médiocres, ils étaient au contraire remarquablement intelligents et consciencieux. Mais on ne leur avait pas donné la formation qui les eût préparés à un raisonnement scientifique, fondé sur le doute et l'esprit critique. Les médecins hospitaliers n'avaient pas l'expérience personnelle de la recherche de laboratoire avec la méfiance systématique qu'elle enseigne envers toute hypothèse non encore soumise au contrôle des faits. Ils savaient admirablement décortiquer les symptômes d'un malade, les hiérarchiser, les rassembler, évoquer le souvenir des malades qu'ils avaient soignés et utiliser leur immense culture pour effectuer des rapprochements entre ce malade et d'autres cas semblables déjà décrits dans la littérature. Mais ils éprouvaient ensuite les plus grandes difficultés à examiner d'un œil critique ce qu'avaient dit, ou fait, les auteurs classiques. Ils ne disposaient pas de critères quantitatifs pour comparer les divers traitements et avaient donc tendance à faire confiance à leurs aînés ou à leur expérience personnelle, même si celle-ci n'était fondée que sur un petit nombre de cas. Loin d'être de mauvais praticiens, la plupart d'entre eux étaient remarquables en raison même de leur empirisme prudent et du souci qu'ils avaient de respecter la règle hippocratique : *Primum non nocere* (d'abord ne pas nuire). Quand on était malade, et ceci m'est arrivé puisque, comme beaucoup d'étudiants en médecine, j'ai eu une primo-infection tuberculeuse, on se confiait à eux sans hésiter, sûr de bénéficier d'une médecine compétente et humaine. Mais cette médecine n'avait qu'une faible capacité d'innovation. Le but du médecin hospitalier restait, dans la ligne de ce qui avait été fait au XIXe siècle, de pousser aussi loin que possible pour chaque malade la confrontation anatomoclinique, puis de publier le cas, dans l'espoir que sa connaissance aiderait d'autres médecins se trouvant dans une situation semblable à parvenir plus vite au diagnostic et au traitement. La démarche s'apparente à celle d'un botaniste classant ses plantes, attentif à discerner dissemblances et ressemblances et dont l'esprit est davantage tourné vers la description que vers l'investigation. Les progrès thérapeutiques provenaient de l'extérieur : la sérothérapie, la radiothérapie, les nouveaux médicaments des pharmacologistes ; le rôle des cliniciens était de préciser les indications.

D'innombrables exemples pourraient illustrer la facilité avec laquelle les cliniciens de cette époque accordaient foi à ce qui n'était qu'une hypothèse ou une intuition. J'étais en seconde année de médecine quand un de nos maîtres nous annonça pendant un cours qu'il venait de faire une découverte. Il s'intéressait aux troubles provoqués par les champignons vénéneux ; ayant eu à traiter des victimes d'un empoisonnement, il avait fait faire divers dosages sanguins et avait constaté que le taux de glucose dans le sang était très abaissé ; il avait immédiatement prescrit des injections de sérum glucosé mais trop tard, disait-il, et le malade était mort. Néanmoins il tenait maintenant le bon traitement et pourrait sauver la prochaine victime. Sitôt le cours terminé, nous en discutâmes en attendant le cours suivant. Pour la plupart d'entre nous, jeunes étudiants, le raisonnement paraissait hâtif. Si l'on pouvait admettre que, devant l'urgence, une injection de sérum sucré était justifiée, pourquoi maintenant ne tentait-on pas une expérimentation chez l'animal ? Rien ne prouvait que la baisse du taux de glucose ait été la cause des troubles métaboliques, et non pas simplement une de ses conséquences (on sait aujourd'hui qu'elle est effectivement due à des lésions hépatiques). J'ai souvent repensé à cette anecdote dans laquelle les jeunes étudiants avaient un raisonnement plus sûr qu'un professeur chevronné. En 1968, quand on me donna la charge d'une réforme des études médicales, je fus obsédé par ce souvenir et la réforme eut pour souci premier d'éviter que le système éducatif ne transforme au bout de sept années d'études intensives cette remarquable matière première que sont les jeunes étudiants en médecine, avec leur imagination, leur esprit critique, en médecins routiniers peu aptes à une innovation créatrice. Dans ce but nous avons tenté de développer un enseignement des sciences fondamentales (biochimie, physiologie, etc.) intégré à celui de la clinique et ayant pour objectif de montrer qu'on peut appliquer à un raisonnement médical la même exigence logique qu'à une expérimentation. Le système de formation ne doit pas avoir pour finalité essentielle l'acquisition de connaissances étendues, mais le développement du raisonnement devant un malade ou devant une maladie.

Cette anecdote concerne un médecin, d'autres intéressent un groupe de spécialistes. Dans les années cinquante, je m'intéressais à l'hyperthyroïdie, affection caractérisée par l'hyperproduction d'hormone thyroïdienne. Normalement le fonctionnement du corps thyroïde se trouve sous la dépendance d'une hormone, la TSH, sécrétée par l'hypophyse. La TSH est sécrétée quand le taux d'hormone thyroïdienne dans le sang est trop bas et jusqu'à ce que celui-ci redevienne normal. Certains médecins firent l'hypothèse qu'il existait deux formes d'hyperthyroïdie : dans l'une, disaient-ils, la thyroïde devient autonome et synthétise l'hormone même sans être stimulée par la TSH ; dans l'autre c'est l'hypophyse qui est déréglée, elle sécrète la TSH et stimule la thyroïde quel que soit le taux d'hormone thyroïdienne dans le sang. La distinction de ces deux types cliniques était légitime et elle illustre la finesse avec laquelle ces médecins examinaient leurs patients. L'hypothèse était logique, elle méritait d'être testée. L'affaire prit un tour regrettable quand on commença à appeler « formes hautes » (hypophysaire) et « formes basses » (thyroïdienne) les deux types d'hyperthyroïdie. Cette dénomination entérinait l'hypothèse et en faisait la base de la classification. De là on passa à l'idée que, pour traiter les formes hautes, il fallait agir sur l'hypophyse. On proposa son irradiation, acte thérapeutique lourd de conséquences. D'autres recherchèrent des agents chimiques capables d'agir sur l'hypophyse. Un endocrinologue en décrivit un, le frénantol, produit dont on admit, sur la base d'observations cliniques imprécises, qu'il était capable de bloquer le fonctionnement hypophysaire. Le médicament fut commercialisé et eut un énorme succès ; il fallut plusieurs années pour que l'on se rende compte qu'il était dépourvu de toute efficacité. Ces spéculations se terminèrent quand on parvint à doser la TSH dans le sang. On s'aperçut alors que dans tous les cas d'hyperthyroïdie son taux était très faible ; il devient évident que l'idée d'une forme haute était une hypothèse sans fondement [1]. Cette aventure ne pourrait plus survenir aujourd'hui car le clinicien sait qu'étudier la physiopathologie d'une maladie requiert la mise au point préalable de techniques d'investigation. En leur absence toute hypothèse est trop hasardeuse pour mériter considération.

A côté de ces exemples français, d'autres intéressent l'ensemble de la communauté médicale. Nous aborderons au chapitre VI celui de la psychochirurgie. Citons ici celui de l'hypertrophie thymique. Des pédiatres et des radiologistes américains observèrent que, chez le nourrisson, des rhinopharyngites sévères s'accompagnaient d'une augmentation du volume du thymus. On ignorait tout alors de la fonction de cet organe et, sans se poser plus de questions, on pro-

---

1. A côté des formes d'origine thyroïdienne dites « forme basse » dues à l'existence d'un foyer de cellules thyroïdiennes devenues hypersensibles à la TSH ou capables de sécréter l'hormone thyroïdienne en l'absence de TSH, on constata que les cas qualifiés de « forme haute » étaient provoqués par l'existence dans le sang de substances stimulant la sécrétion d'hormones thyroïdiennes. Rapidement on montra qu'il s'agissait d'auto-anticorps dirigés contre le récepteur de TSH et qui stimulaient celui-ci comme l'aurait fait la TSH.

posa la radiothérapie du thymus car celle-ci faisait fondre la glande. Comme les rhinopharyngites guérissaient, ce traitement parut efficace et pendant plus de trente ans il devint la règle ; jusqu'à ce que l'on s'aperçoive qu'il était doublement dangereux : le thymus joue un rôle important dans la lutte contre l'infection (on avait pris la réaction salutaire pour la cause de la maladie) et l'irradiation de plusieurs dizaines de milliers de nourrissons occasionna quelques dizaines de cancers de la thyroïde.

Il serait injuste d'ironiser sur la démarche intellectuelle des cliniciens d'autrefois. Les difficultés étaient dues à l'absence d'esprit critique liée à un enseignement médical qui récompensait ceux qui apprenaient par cœur des polycopiés ou des « questions » d'internat et préparaient des examens ou concours ne comportant aucune épreuve ayant pour but d'évaluer la capacité de raisonnement. Cet enseignement ne pouvait pas former des médecins aptes à participer à l'avancement des connaissances et à raisonner avec rigueur. Cependant, il serait faux de penser que cette période a été stérile. Des résultats importants ont été obtenus. De nouveaux médicaments, de nouvelles vaccinations sont apparus. Le nombre croissant d'examens paracliniques de qualité intégrés dans l'examen des malades a préparé l'explosion de la seconde moitié du siècle. Citons notamment la radiologie, l'électrocardiogramme, l'électro-encéphalogramme (1932).

En raison de son importance, la radiologie mérite commentaire. Röntgen rapporte la découverte des rayons X et le premier examen radiologique en décembre 1895. En quelques semaines la découverte est confirmée et reproduite dans tous les grands pays. Des équipes de physiciens, d'ingénieurs et de médecins la développent, malgré les dangers, vite constatés, des rayons X manipulés sans précaution. En effet, la radiologie permettait de surmonter les obstacles sur lesquels butait, depuis Laennec, la méthode anatomoclinique : devoir attendre la mort pour voir les lésions et rapprocher celles-ci du tableau clinique. Le faire du vivant du malade bouleverse la médecine. Ce sont d'abord la chirurgie (fractures) et la pathologie thoracique (tuberculose pulmonaire) qui en bénéficient, mais bientôt toute la médecine est renouvelée. Le rythme des progrès ultérieurs de la radiologie permet d'analyser l'interaction entre la technique et la clinique. Sous la pression des besoins de la pathologie, des perfectionnements sont constamment introduits : la sensibilité et la résolution de l'image augmentent, ce qui permet de voir des lésions de plus en plus petites avec une finesse croissante ; les produits de contraste permettent d'examiner des organes tels que le tube digestif, les voies urinaires ou biliaires, initialement impossibles à explorer. Mais il faut apprendre à lire, à interpréter ces nouvelles images, dans toutes les situations cliniques. Une dizaine d'années sont nécessaires pour que l'on parvienne à tirer parti des potentialités de ces nouvelles améliorations, malgré les échanges internationaux intenses qui permettent à tous de profiter des avancées réalisées en un point du globe (importance des congrès internationaux) ; mais à peine cela est-il fait qu'un nouveau progrès technique relance la course. Graduellement les diagnostics sont plus précoces et plus sûrs, ils précèdent l'apparition des premiers signes cliniques, et le dépistage par radioscopie de la tuberculose pulmonaire effectué dès les années vingt dans les écoles, les usines, lors des visites de conscription ouvre l'ère de la médecine sociale. Parallèlement le suivi des lésions permet d'évaluer l'efficacité du traitement et donc de le guider. L'attitude du médecin évolue. Un simple coup d'œil sur un cliché pulmonaire en apprend davantage que l'auscultation la plus fine par une oreille exercée. Il faut combiner les deux types d'informations ; l'examen du malade reste crucial, mais plutôt pour indiquer les explorations complémentaires qu'il faut effectuer que pour les renseignements qu'il apporte. La radiologie fait ainsi évoluer la conception même de l'acte médical et prépare les esprits à l'avènement de la biomédecine.

Ainsi, si la médecine reste essentiellement clinique, c'est d'abord à cause d'un enseignement qui privilégie le psittacisme, mais aussi parce qu'on sait peu de chose sur le fonctionnement de l'organisme, la physiopathologie de la plupart des grandes maladies et que les techniques puissantes d'exploration dont nous disposons aujourd'hui font défaut. Les connaissances sur les processus intimes de la matière vivante manquent, la vision de ce qu'est la vie d'une cellule, d'un tissu est trop sommaire pour fournir au clinicien un modèle dans lequel il puisse intégrer des schémas physiopathologiques.

De plus la démarche clinique reste qualitative. C'est en 1948-1950 qu'entrent en médecine les critères quantitatifs qui faisaient cruellement défaut depuis l'origine, et qu'apparaît cet outil que réclamait Claude Bernard mais dont il n'avait pas su reconnaître l'existence : la statistique. Naïvement, beaucoup de médecins croient en 1939 que l'essentiel des progrès médicaux a été accompli et ils n'imaginent pas les bouleversements qui se préparent. Aux États-Unis la guerre de 39-45 provoque un courant puissant en faveur de l'innovation qui devient un dessein national. L'irruption de techniques biologiques et d'une épistémologie médicale nouvelle entraînent alors une rupture dans l'histoire de la médecine équivalente à celle survenue en France après la Révolution. Une fois de plus c'est le choc brutal d'une guerre qui détermine un changement des mentalités et est la source d'un renouveau.

LA NAISSANCE DE LA BIOMÉDECINE

L'accélération du rythme d'accroissement des connaissances débute pendant la Seconde Guerre mondiale. Les guerres sont, par la rupture brutale dans les pensées et les habitudes qu'elles provoquent, par le coup de pouce qu'elles donnent à la recherche, l'occasion d'avancées scientifiques. La pénicilline, le radar, les moteurs à réaction, l'énergie nucléaire sont quelques-unes des découvertes faites sous la pression de la guerre. S'est ajoutée à cela la migration aux États-Unis de scientifiques et médecins fuyant l'oppression. Au cours de l'histoire maintes villes ou pays avaient déjà été enrichis par les réfugiés accueillis sur leur sol : Florence et les métropoles d'Italie du Nord par les Grecs quittant Byzance assiégée par les Turcs au XVᵉ siècle, la Prusse et la Hollande par les huguenots après la révocation de l'édit de Nantes. En 1940 des scientifiques, déjà illustres comme Einstein, Szilard ou Fermi, ou encore inconnus, sont désœuvrés, coupés de leur milieu universitaire ; ils se trouvent, en quelque sorte, en année sabbatique indéfiniment renouvelable. Disponibles, ils s'intéressent à de nouvelles voies de recherche et sont à l'origine des trois courants technologiques qui, un demi-siècle plus tard, dominent encore le monde moderne. La bombe atomique et l'énergie nucléaire sont le fruit du premier et illustrent la difficulté de toute prédiction. Je me rappelle les discussions animées que nous avions dans les laboratoires entre 1946 et 1955. Les uns voyaient dans la « bombe » le prélude de guerres encore plus meurtrières qui annihileraient l'humanité et peut-être la vie sur terre. D'autres, dont j'étais, croyaient au contraire que la crainte d'un tel holocauste rendrait toute guerre impossible. Bien qu'ayant vécu au cœur de ces polémiques, je n'ai jamais entendu quiconque à cette époque annoncer ce qui, avec le recul, paraît maintenant évident. Depuis un demi-siècle la bombe n'a pas interdit les guerres « locales », provinciales en quelque sorte, car les hommes ont gardé leur agressivité innée et ne demandent qu'à se battre, comme on le voit en Afrique noire, en Palestine, en Irak, en Yougoslavie, etc. En revanche, la bombe pendant ce demi-siècle a exclu la guerre comme moyen de confrontation entre grandes puissances et nous connaissons depuis Hiroshima la plus longue période sans « grande guerre » depuis la Paix Romaine. Certes, le risque de dissémination atomique subsiste, les exemples de l'Irak, de l'Iran et de la Corée du Nord le rappellent, mais il dépend de nous de maîtriser ce danger. En contrepartie à ces applications militaires, mais cette fois conformément aux espoirs, les isotopes radioactifs se révèlent d'une prodigieuse efficacité et rendent possibles des recherches biologiques et médicales jusque-là inconcevables ; sans eux, la biomédecine n'aurait pas été possible.

Le deuxième courant est initié par des physiciens qui veulent appliquer à la biologie la rigueur de la méthodologie physique, tentation qu'ils n'auraient sans doute pas eue s'ils avaient continué à enseigner dans leur université. Ils transposent au niveau des microorganismes la théorie darwinienne de l'évolution des espèces et fondent sur elle l'origine de l'adaptation au milieu ; ce faisant, ils découvrent l'unicité de l'origine de la vie puisqu'on retrouve dans toutes les espèces les mêmes mécanismes de la matière vivante, de la protobactérie à l'homme et au chêne. Le concept d'Adam ancêtre de l'homme, vieux seulement de quatre millions d'années, s'élargit jusqu'à celui d'une aïeule, une protobactérie, apparu il y a quatre milliards d'années, d'où sont issues toutes les formes vivantes actuellement connues. La biologie moléculaire introduit en biologie le concept d'information, de rétrorégulation *(feed-back)*, sur lequel est fondée l'électronique. Il s'écoulera moins de dix ans de sa naissance, en 1944 avec Max Delbruck, Salvatore Luria et quelques autres, à la découverte par Watson et Crick, en 1953, de la structure de la molécule d'ADN. Cette nouvelle discipline acquiert en biologie et en médecine une prééminence telle que toute la pensée biomédicale moderne y trouve aujourd'hui son inspiration.

Presque simultanément, en janvier 1944, deux autres déracinés, Johannes von Neumann et Oskar Morgenstein publient *The Theory of Game (La Théorie des jeux)*, sans doute le livre fondateur de l'informatique, qui eut une profonde influence sur la pensée moderne. En posant les mathématiques comme outil pour résoudre les problèmes où intervient le hasard, ils reprenaient deux siècles plus tard une idée chère à Laplace, mais sous une forme opérationnelle grâce à l'électronique et aux moyens de calcul développés pour répondre aux besoins de l'énergie atomique. L'informatique en est issue. Elle est aujourd'hui, avec la biostatistique, au cœur de la médecine.

Le bouillonnement intellectuel de la guerre touche tous les domaines et, en 1946, quand le mur de béton et de mensonges qui enserrait l'Europe continentale s'effondre, les médecins français découvrent, stupéfaits, une médecine nouvelle. Quelques esprits lucides comprirent alors qu'il fallait encourager des jeunes médecins à aller se perfectionner outre-Atlantique. J'eus la chance, en 1947-1948, d'être de ceux-là et je garde encore un souvenir ébloui de ces quatorze mois où me fut révélée la médecine moderne. Trois aspects de cette médecine m'ont alors frappé : le premier était la rigueur du raisonnement. Je dus apprendre à justifier tout diagnostic et tout traitement. J'étais interne des Hôpitaux de Paris, fort du prestige de ce titre et de l'habitude que j'avais acquise d'être parfois contredit par le patron mais sans véritable discussion, je fus surpris de m'entendre constamment dire : « Sur quoi vous basez-vous pour proposer ce diagnostic (ou ce traitement) ? » et d'avoir à défendre pied à pied chacun de mes raisonnements, plus surpris encore de constater que, quand je citais tel travail, on allait immédiatement le lire pour vérifier que je ne faisais pas d'erreur dans son interprétation. Ce souci de rigueur, auquel heureusement mon travail au Collège de France chez Joliot-Curie m'avait préparé, fut une révélation. Ainsi les médecins pouvaient refuser le vague, l'imprécis, l'incertain avec la même intransigeance que les physiciens, et comme eux, s'ils ne savaient pas, pouvaient le reconnaître avec simplicité, sans se payer de mots. On avait le droit de faire des hypothèses, mais à condition de constamment distinguer ce qui était établi de ce qui était conjectural.

Le deuxième choc fut la découverte d'une symbiose entre la biologie et la médecine, entre la technologie et la clinique. A mon arrivée, je devais passer quelques semaines à New York chez Albert Keston. Je m'attendais à trouver un institut de recherche ultramoderne. En fait, c'était, dans l'enceinte du Bellevue Hospital, un petit laboratoire, plus vétuste et moins bien équipé que ceux du Collège de France de cette époque (ce qui n'est pas peu dire), mais où de sept heures du matin à onze heures du soir travaillaient côte à côte, sans distinction, une foule dense d'étudiants en médecine, en biochimie et en biophysique. De plus ceux-ci ne croyaient pas déroger quand, sans l'aide de techniciens, ils lavaient eux-mêmes leurs pipettes et réglaient leur spectromètre ou leurs compteurs Geiger. Albert Keston lui-même était un biochimiste qui un jour, en expérimentant sur le rat, avait eu l'idée d'utiliser l'iode radioactif pour traiter les cancers de la thyroïde ; et, sans complexe, il s'y était lancé avec l'aide d'un jeune médecin. Quand j'arrivais, cela ne l'intéressait déjà plus car la technique étant au point, il laissait d'autres s'y consacrer. Il souhaita néanmoins me garder quelques semaines avec lui et, une heure après mon arrivée, j'avais déjà un sujet de travail, un bout de paillasse et des directives précises.

Avec étonnement je m'aperçus que, contrairement à ce qui se passait alors en France, nulle cloison ne séparait le chercheur du praticien, le fondamentaliste du clinicien. Les uns et les autres vivaient ensemble, prenaient ensemble leurs repas à la cafétéria, discutaient ensemble des malades et des expériences. La pensée du clinicien avait ainsi acquis, par contagion, la haine des spéculations creuses si répandues encore dans nos pays. Au cours des discussions chacun avait le droit de faire des objections contre l'orateur, sans se soucier des niveaux hiérarchiques, à la seule condition d'être constructif. Le but de ce *brain storming* permanent était en effet l'innovation. On vivait dans et pour l'avenir. Quand je découvris les mois suivants cette même atmosphère chez Rittenberg au Columbia Presbyterian Hospital, chez Martin Kamen à Saint Louis, puis dans les grands monastères scientifiques des universités de la côte Ouest à Berkeley et à Pasadena, je pris la mesure de la révolution qui était en train de s'accomplir. En 1947 cet enthousiasme créateur se fondait sur le sentiment qu'avec les nouveaux outils scientifiques disponibles tous les problèmes pouvaient être abordés et qu'aucun n'était insoluble. J'en sortis si marqué qu'il m'a été, dès lors, impossible de vivre dans l'atmosphère passéiste de la plupart des services cliniques européens de cette époque. Je n'acceptais plus d'être un spectateur passif du plus grand événement qui ait secoué la médecine depuis le début du XIX® siècle, je désirais en être, même à un niveau modeste, un des acteurs. Un peu comme en 1940, dès que la guerre m'était apparue comme le tournant crucial de l'histoire moderne, j'avais voulu être un de ceux qui participent à l'événement et non pas un témoin même lucide, ou moins encore le Fabrice del Dongo se promenant sur le champ de bataille de Waterloo sans rien comprendre à ce qui s'y passe.

Ce séjour à New York me rappelle irrésistiblement la découverte que j'avais faite des Américains en 1943 après avoir rejoint l'armée française libre. Ce qui à l'époque m'avait le plus frappé en eux était l'optimisme, la foi en un progrès humain, scientifique et technologique, bref la poursuite du grand rêve de la Renaissance et du XIX® siècle. L'équipement technique de l'armée américaine avait une telle puissance logistique qu'elle donnait aux soldats ce moral de vainqueur si crucial dans une guerre ; il ne se substituait pas à une absence de motivation, au contraire il renforçait celle-ci. Il suffit de comparer dans le domaine médical l'apport de la guerre dans les deux blocs pour apprécier l'importance de cet état d'esprit. La guerre, chez les Alliés, avait été à l'origine des antibiotiques (la pénicilline), de la réanimation chirurgicale qui a révolutionné l'acte opératoire, des insecticides (le DDT a sauvé des millions de vies humaines), des isotopes radioactifs et en particulier du cobalt radioactif qui, chaque année dans le monde, guérit plusieurs centaines de milliers de cancéreux, sans même mentionner la naissance de la biologie moléculaire. Chez les nazis la recherche médicale pendant cette même période laisse le souvenir des expériences cruelles et inutiles effectuées sur des déportés, notamment pour étudier les réactions à des immersions dans l'eau froide (à cause des aviateurs abattus en mer), responsables de plusieurs centaines de morts sans aucun résultat digne d'être publié. Nouvelle illustration des liens entre environnement mental et pensée médicale.

L'ÉVOLUTION DU DIAGNOSTIC APRÈS 1950

Il peut paraître arbitraire de distinguer le processus mental du médecin avant et après 1950. En fait, après 1945, trois évolutions capitales sont survenues. Premièrement les progrès de la biologie ont progressivement substitué aux maladies classiques, entités nosologiques dont les contours étaient souvent imprécis, des mécanismes physiopathologiques dont les causes et les conséquences ont été progressivement élucidées. Comme l'anatomie pathologique au XIXe, la biochimie et la biologie cellulaire ont fait progresser la nosologie soit en distinguant des syndromes qui rassemblaient des affections en réalité très différentes, soit au contraire en montrant l'unicité profonde de maladies apparemment distinctes, soit enfin en évitant des erreurs de diagnostic grâce à des tests biologiques spécifiques. Au total la maladie étant mieux cernée, il devenait possible d'affiner la valeur sémiologique de chaque symptôme. Les progrès de la physiopathologie et de la thérapeutique pendant la seconde moitié du siècle ont changé moins le mécanisme intuito-déductif qui sous-tend le raisonnement diagnostique que les vieilles classifications, et par voie de conséquence l'ensemble des signes cliniques et biologiques caractérisant les maladies. La pensée scientifique a fécondé la clinique par l'accroissement des connaissances, par sa méthodologie et par la remise en cause de concepts antérieurs. Inversement la pathologie se révélait à nouveau une source d'inspiration inépuisable pour la recherche fondamentale.

Le second changement de la pratique médicale est provenu de l'irruption dans l'univers médical d'un grand nombre d'examens paracliniques. Certes, certains d'entre eux existaient avant la Seconde Guerre mondiale. Mais d'auxiliaires de la clinique, ceux-ci sont devenus un élément d'investigation majeur capable, dans un nombre de plus en plus grand de cas, de la précéder. Par exemple la radiologie était déjà performante en 1939 ; néanmoins celle-ci apparaît avec le recul aussi primitive que les automobiles construites au début de ce siècle par rapport aux bolides contemporains.

Les chemins d'Esculape

Aujourd'hui, grâce à l'ordinateur, l'imagerie médicale est constituée par une batterie de techniques qui permettent de voir tous les tissus et organes, de suivre leurs mouvements, d'analyser leurs fonctions. En 1939 il était impossible de déceler dans le poumon des masses tumorales d'un diamètre inférieur à dix millimètres. Avec le scanner on voit des tumeurs de trois millimètres de diamètre et, avec la scintigraphie, on descend au-dessous du millimètre, quand elles fixent un isotope radioactif. Le scanner fournit de véritables coupes anatomiques de l'organisme à tous les niveaux. L'ordinateur permet de reconstituer des images en trois dimensions à partir de vues multiples, un peu comme la combinaison par le cerveau des images provenant de chacun des deux yeux donne le sens du relief. A cette étude morphologique la résonance magnétique ajoute des informations sur la composition chimique des tissus, sur la vitesse du mouvement des fluides (par exemple du sang) dans les organes, etc. La scintigraphie dynamique mesure l'activité fonctionnelle en suivant la fixation des atomes ou des molécules radioactives dans les tissus. On peut ainsi distinguer dans un cerveau les régions au repos de celles qui sont actives et consomment beaucoup de sucre ou d'oxygène. L'échographie, au moyen des ultrasons, permet de suivre le développement d'un fœtus, de le voir bouger, d'examiner les battements du cœur, de vérifier le fonctionnement des valvules cardiaques, de guider l'aiguille pendant une biopsie, etc. En 1939 un médecin expérimenté atteignait vite un niveau de connaissances suffisant pour lire les clichés. Aujourd'hui, aucun radiologiste ne maîtrise la totalité des techniques pour l'ensemble des organes. Non seulement le clinicien doit se fier aux conclusions des radiologistes, mais ceux-ci sont conduits à se spécialiser encore (neuroradiologie, radiologie pédiatrique, etc.) et à travailler en équipes pluridisciplinaires.

L'évolution dans les autres domaines est tout aussi spectaculaire. L'électro-encéphalogramme a été introduit en 1932 ; l'électrocardiogramme (ECG) existait depuis longtemps mais l'interprétation des tracés demeurait primitive et, quand j'étais étudiant en médecine, seules les anomalies importantes étaient détectées. Je me rappelle la révolution qu'a représentée vers la fin des années quarante l'analyse rigoureuse de l'ECG et son enregistrement en de multiples points (dérivations précordiales), ce qui permet une localisation des lésions.

En 1946 encore, les dosages dans le sang de l'urée, de la glycémie et du cholestérol étaient les seuls que l'on nous apprenait à interpréter. Dans les urines on recherchait le sang, le sucre, l'albumine et l'acétone. La panoplie était limitée et l'interprétation aisée. La biologie clinique a, depuis, fait des progrès gigantesques. On dose dans le sang des centaines de composés, provenant des aliments ou produits par leur métabolisme, d'hormones et de médiateurs chimiques (interleukines, cytokines, facteurs de croissance, inhibiteurs, etc.), qui véhiculent d'un tissu à l'autre, d'une cellule à l'autre, des informations, des ordres, permettant d'assurer la constance physicochimique du milieu intérieur, ainsi que celle du nombre de cellules dans chaque tissu. On peut suivre la concentration des agents qui interviennent pour rétablir l'intégrité fonctionnelle ou morphologique des tissus après un effort ou une agression. Des robots électroniques effectuent en quelques minutes des examens qui requéraient plusieurs jours de travail à un technicien habile. Grâce à la chromatographie en phase liquide, aux méthodes immunoradiochimiques ou immuno-enzymologiques, la spécificité des dosages atteint des niveaux tels que l'on parvient à différencier deux molécules dont la composition ne diffère que par quelques atomes [1]. Ces techniques ont parallèlement fait progresser la sensibilité ; on dose dans le sang quelques centaines de molécules du composé étudié et on descend couramment au-dessous du nanogramme/litre (10^{-9} gramme) alors que les méthodes classiques étaient souvent un million de fois moins sensibles.

La microscopie a fait un bond technique équivalent. En 1939 le microscope optique ne permettait de voir que des structures d'une dimension de l'ordre du micromètre. Les virus, par exemple, étaient des entités dont l'existence était postulée à cause de la transmission de la maladie mais que l'on ne voyait pas. Aujourd'hui on examine des structures mille fois plus petites ; on étudie les moindres détails d'un virus, par exemple celui du sida. On peut analyser la composition chimique, la fonction des différentes régions d'une cellule et étudier les différences entre les cellules normales et pathologiques. L'auto-histo-radiographie permet de suivre le devenir d'un atome

---

[1]. Par exemple certains polypeptides dont la composition ne diffère que par un acide aminé. En effet, pour reconnaître la molécule dosée, on utilise un anticorps capable de distinguer d'infimes différences de conformation.

Les chemins d'Esculape

ou d'une molécule dans ses cheminements à l'intérieur d'une cellule.

Quand on a besoin de doser ou de localiser un nouvel agent, il est presque toujours possible d'y parvenir. Les difficultés techniques ne sont jamais qu'un obstacle temporaire.

La troisième nouveauté a été l'introduction de la statistique médicale, qui constitue une innovation méthodologique d'une importance telle qu'elle mérite d'être expliquée.

LA BIOSTATISTIQUE ET LA VARIABILITÉ BIOLOGIQUE ET MÉDICALE

De toutes les méthodes qui ont rendu le raisonnement médical plus rigoureux, la statistique médicale est la plus importante car elle a introduit le nombre en médecine. Le passage du qualitatif au quantitatif, de l'intuition à une probabilité chiffrée est un progrès essentiel qui nécessitait une méthodologie appropriée, le calcul des probabilités. Il aura fallu deux siècles pour passer de celle-ci à la statistique médicale. Le second intérêt de la statistique est lié à la variabilité des caractères de tous les êtres vivants, végétaux ou animaux ; celle-ci est une propriété fondamentale de la vie car elle permet l'évolution ; elle est due au hasard et seule l'approche biostatistique qui tient compte de cette variabilité peut vraiment caractériser les êtres vivants.

En 1950, j'étais jeune chef de clinique chez Robert Debré à l'hôpital des Enfants-Malades, quand on annonça qu'un ingénieur des tabacs, ancien élève de Polytechnique, Daniel Schwartz, viendrait donner quelques conférences de statistique médicale. Jusque-là mes seuls contacts avec la statistique avaient été pour calculer les barres d'erreurs et rien ne m'ennuyait plus que d'avoir à calculer ces intervalles de confiance sans lesquels on n'avait pas le droit de présenter une courbe. Fort de cette expérience et de ma formation mathématique, je considérais avec une certaine condescendance ce cours de statistiques pour médecins. Néanmoins, entraîné par quelques camarades et malgré tout curieux, j'y assistai. Dès les premières minutes je compris que la statistique médicale était le contraire de ce que j'imaginais, le contraire de l'application mécanique de formules mathématiques (ce qu'avait été jusque-là pour moi le calcul des écarts types) ; elle nécessitait pour chaque problème une réflexion préalable, le choix de la méthodologie appropriée, puis, au moment de l'interprétation des résultats, une analyse des conditions du travail pour déceler les failles, les sources d'erreurs et, enfin, avant publication des résultats, la vérification de leur cohérence avec l'ensemble des connaissances.

On accorde à Pascal la paternité du calcul des probabilités. Un de ses amis, le chevalier de Méré, gagnait et perdait des fortunes au jeu ; il s'aperçut que, quand une combinaison a une chance de gain légèrement supérieure à 50 %, le succès est assuré sur une longue série. Méré posa à Pascal diverses questions, dont celle-ci, qui eut un rôle historique : deux joueurs font une partie de pile ou face, le gagnant est celui qui obtient le premier trois résultats conformes à sa prédiction. Les joueurs sont obligés d'interrompre la partie au moment où l'un d'eux vient de sortir pour la première fois le résultat annoncé et a donc un avantage : comment leur rendre de façon équitable leur mise ? Le 29 juillet 1654, Pascal fournit la solution mathématique et établit du même coup les fondements du calcul des probabilités.

Il mesura immédiatement l'importance de ce résultat. Cette « matière absolument inexplorée » était, disait-il, « une méthode pour mesurer l'incertain. Ainsi joignant la rigueur de démonstration de la science à l'incertitude du hasard, et conciliant ces choses en apparence contraires, elle peut [...] s'arroger à bon droit ce titre stupéfiant : la géométrie du hasard [1] ». Très vite les mathématiciens (Fermat, à qui Pascal a envoyé copie de son travail, et Roberval) s'intéressent à cette nouvelle discipline. De bons esprits, comme Colbert ou Vauban, comprirent ce qu'on pouvait en attendre. Dès 1662 on pense à l'utiliser pour des essais cliniques. A la fin du XVIIIe Laplace et son élève Poisson, ainsi que Gauss (1777-1855), contribuent à son développement. Pour estimer l'efficacité de l'inoculation dans la prévention de la variole [2], Bernouilli utilise le calcul des probabilités. Celui-ci devient au XIXe une branche importante

---

1. Dans D. Schwartz, *Le Jeu de la science et du hasard*, Flammarion, 1994.
2. Bernouilli, *Essai d'une nouvelle analyse de la mortalité causée par la petite vérole, et des avantages de l'inoculation pour la prévenir*, Mémoires Acad. royale des sciences, Paris, 1766.

des mathématiques. Les médecins adeptes de la méthode numérique, tel P. Louis, tentent, mais sans grand résultat, de l'introduire en médecine au XIXᵉ siècle. Au début du XXᵉ, l'école anglaise de statistiques (Fisher, Student) établit les bases de ses applications biomédicales.

La probabilité d'un événement est égale au rapport entre le nombre de cas où il se produit et le nombre de cas possibles. Prenons un exemple. En France, pays de cinquante millions d'habitants, meurent chaque année cinq cent mille personnes, dont environ cinq mille par le sida ; le risque annuel de décès par le sida est donc de un sur dix mille (alors que le nombre de séropositifs — prévalence — est d'environ cent cinquante mille, soit trois pour mille). Cette probabilité globale a peu de signification, elle varie considérablement en fonction de l'âge, du sexe, de la profession, et ces variations sont pleines d'enseignements.

Le calcul des probabilités introduisit les notions essentielles de *fluctuation statistique* et d'intervalle de confiance. Quand on tire à pile ou face la probabilité pour que la pièce indique « pile » ou « face » est de 50 % ; si l'on tire cent mille fois, on trouve des pourcentages presque égaux de « pile » ou de « face ». Mais si on ne tire que cent fois, les nombres de « pile » et de « face » ne seront en général pas égaux et on aura par exemple soixante « pile » et quarante « face ». Le calcul des probabilités permet de calculer quelle est la probabilité d'observer les diverses combinaisons de « pile » et de « face » en fonction du nombre de coups tirés. Quels qu'aient été les résultats des tirages antérieurs il n'est jamais possible de prévoir si le prochain tirage sera « pile » ou « face » ; néanmoins on calcule, avec précision, la probabilité d'observer par exemple quarante-huit « face » et cinquante-deux « pile » ou soixante « face » et quarante « pile ».

La notion d'*intervalle de confiance* [1] doit être introduite ici, elle a

---

1. La notion d'intervalle de confiance, introduite par Laplace en 1789, est d'une importance capitale. Expliquons sa signification. Si l'on tire à pile ou face cent fois de suite, on aura par exemple 58 « pile » et 42 « face », soit 58 % de « pile ». Le calcul des probabilités permet de calculer quelle est la probabilité d'observer les diverses combinaisons de « pile » et de « face » en fonction du nombre de coups tirés. Supposons que l'on recommence à de nombreuses reprises une telle série de cent coups. La valeur de la proportion de « pile » varie d'une série à l'autre et l'intervalle de confiance est la fourchette des valeurs entre lesquelles se situent 95 sur 100 de ces rapports. Ainsi un intervalle de confiance allant de 40 % à 60 % signifie que 95 % des valeurs de la proportion observée dans une série se situent

de nombreuses implications. Supposons par exemple que l'on veuille déterminer la proportion de Français allergiques à un produit déterminé et que, dans un échantillon représentatif de cent personnes, on trouve 25 %, avec un intervalle de confiance de 16 %-34 % ; cela signifie qu'il y a quatre-vingt-quinze chances sur cent pour que la vraie valeur du pourcentage d'allergiques dans l'ensemble de la population française se situe dans la fourchette 16 %-34 %. En utilisant cette fourchette on accepte cinq chances sur cent de se tromper. Si l'on voulait n'accepter qu'un risque d'erreur égal par exemple à un sur dix mille, la fourchette deviendrait 8 %-42 % — le risque d'erreur est faible, mais le résultat moins informatif. Pour réduire le risque d'erreur, il faut donc augmenter la taille de l'échantillon. Si celui-ci est de mille sujets au lieu de cent, l'intervalle de confiance de 5 % devient 22 %-28 %, ce qui est plus précis que 17 %-33 %. Par contre, en passant à un échantillon de deux mille personnes, l'intervalle de confiance est de 23 %-27 % — le gain est faible. Intuitivement on n'aurait pas pu prévoir ces résultats, ni prévoir que la valeur de l'intervalle de confiance dépend uniquement de la taille de l'échantillon et est indépendante de celle de la population (le nombre de Français dans ce cas).

Supposons que l'on compare deux traitements A et B et que le traitement A soit donné à cent malades et B à cent autres malades comparables. Même si les deux traitements ont une efficacité égale, le pourcentage de guérison dans les deux groupes ne sera pas égal mais différera en fonction de fluctuations statistiques analogues à celles observées dans un tirage à pile ou face. Pour savoir si l'écart entre les deux pourcentages est dû à une fluctuation statistique ou à une différence d'efficacité, on utilise la notion d'intervalle de confiance. Si les deux traitements ont la même efficacité, l'écart ne sera supérieur à l'intervalle de confiance que dans 5 % des cas. Si l'on exige un risque d'erreur inférieur à 5 %, on ne pourra dire qu'il n'existe une différence significative entre les deux traitements que quand l'écart est supérieur à l'intervalle de confiance. Par exemple, si avec A on obtient vingt-cinq guérisons sur cent malades, l'intervalle de confiance est, comme dans le cas précédent, de 16 %-34 %.

---

entre 40 % et 60 %. La fourchette définie par l'intervalle de confiance est d'autant plus petite que la puissance statistique est plus grande. Si par exemple on considère des séries de mille coups, la proportion sera plus proche de 50 % et l'intervalle de confiance plus petit.

Si, avec B, on obtient trente-cinq guérisons, on se trouve à la limite de l'intervalle de confiance et on pourra dire que B est supérieur à A avec un risque d'erreur de 5 %. Cette indication est encourageante. Par contre, si on obtient avec A cinquante guérisons sur deux cents malades et avec B soixante-dix guérisons sur deux cents autres malades comparables, le calcul montre que l'efficacité de B est supérieure avec un risque d'erreur inférieur à 1 % ; B est quasi certainement supérieur à A.

La statistique a aussi révolutionné l'épidémiologie. Celle-ci n'est pas un simple dénombrement d'événements, par exemple le nombre de décès dus aux cancers. L'épidémiologiste, bien entendu, effectue de tels dénombrements mais dans un but précis, et la méthodologie qu'il utilise pour ce faire (populations étudiées, critères utilisés pour définir les événements recensés, etc.) est choisie en fonction de ce but. Le dénombrement est un moyen et non une fin. Comme dans le cas des essais thérapeutiques l'appareillage mathématique est indispensable mais relativement secondaire par rapport à l'analyse logique. Celle-ci permet de définir les conditions de recueil des données n'exposant pas à des erreurs méthodologiques puis d'interprétation des résultats. Si, en étudiant les antécédents d'une série de malades atteints de cancer du poumon, on trouve que la proportion de non-fumeurs est de 25 %, alors que dans un groupe de sujets n'ayant pas le cancer mais comparables par l'âge et le sexe on trouve une proportion de 35 %, le calcul des intervalles de confiance permet de connaître la probabilité pour que le hasard seul ait conduit à une telle différence. Quand le risque d'erreur est inférieur à 5 %, la différence est dite significative, et permet de conclure qu'il existe vraisemblablement un lien entre tabac et cancer du poumon. Ainsi le calcul statistique chiffre la vraisemblance de cette relation : il chiffre l'incertitude. Bien entendu l'association entre deux variables (tabac et cancer du poumon dans cet exemple) ne signifie pas relation de cause à effet ; l'épidémiologie descriptive n'est qu'un point de départ mais elle est essentielle car la relation suggérée peut être ensuite analysée avec d'autres méthodologies, statistiques ou expérimentales. Ainsi, trouver une corrélation entre le cancer du poumon et manger des escargots est une indication qu'on ne peut pas négliger mais dont il faut ensuite rechercher la signification ; dans ce cas par exemple, elle est liée à une forte corrélation entre être amateur d'escargots et fumer.

Un autre aspect essentiel de la statistique est l'étude de la *variabilité* qui est une caractéristique fondamentale de la matière vivante. Qu'il s'agisse de végétaux ou d'animaux, deux individus, sauf de vrais jumeaux, ne sont jamais exactement semblables, car ils n'ont jamais exactement le même génome. Mais variabilité ne signifie pas imprévisibilité et il est possible, grâce à la biostatistique, de la quantifier. Ainsi, tous les hommes de vingt ans n'ont pas la même taille, le même poids, le même nombre de globules rouges par centimètre cube de sang, etc. Supposons que l'on mesure la taille d'une population : celle des hommes se distribue autour d'une valeur moyenne et la distribution est normale, ce qui signifie que la distribution des valeurs individuelles autour de la valeur médiane est symétrique (courbe en cloche) [1]. Une telle distribution est observée quand le caractère étudié est dû à l'effet cumulé de phénomènes aléatoires (hasard). La connaissance de la *variance* [2] de la distribution permet de calculer le nombre de sujets se trouvant dans un certain intervalle par rapport à la valeur moyenne. Si par exemple la taille moyenne est 1,75 mètre, on pourra, connaissant la variance, calculer la proportion de sujets dont la taille est située entre 1,70 mètre et 1,80 mètre ou entre 1,60 mètre et 1,90 mètre. Si l'on subdivise la population en fonction de l'âge, les tailles des sujets de 20 à 21 ans et de 60 à 66 ans sont notablement différentes à la fois par la valeur moyenne mais aussi par la variance : la population jeune est plus grande, de plus les disparités de taille y sont plus faibles entre régions géographiques ou groupes sociaux avantagés ou désavantagés ; sans doute parce que entre 1930 et 1975 la proportion d'enfants souffrant de malnutrition a diminué. L'augmentation de la taille s'est accompagnée d'une homogénéisation sociale. Toute

---

1. C'est ce que l'on appelle une distribution normale (ou gaussienne). Aux sujets ayant une taille inférieure à la moyenne de, par exemple, 5 cm, correspond un nombre égal de sujets ayant une taille de 5 cm supérieure à la moyenne.
2. La variance est égale à la moyenne des carrés des écarts (entre la valeur médiane et les valeurs individuelles). Plus la variance est faible, plus la base de la courbe en cloche est étroite ; plus elle est grande, plus la cloche est large.

cette information est contenue en deux chiffres (moyenne et variance) dont le deuxième caractérise la variabilité. Pour comparer deux populations, il suffit de ce couple valeur moyenne-variance.

Chaque individu est un cas particulier ; chacune de ses caractéristiques — la taille, le nombre de globules rouges, le risque d'apparition de cancer du poumon (parmi des fumeurs consommant chaque jour le même nombre de cigarettes, certains auront un cancer du poumon, d'autres n'en auront pas) — résulte d'un grand nombre de facteurs agissant indépendamment et il est donc compréhensible que la valeur de ces diverses caractéristiques, ou la probabilité de présenter une maladie, varient considérablement d'un individu à l'autre. Cette variabilité peut être caractérisée si l'on connaît la variance. Non seulement la biostatistique permet de raisonner malgré cette variabilité, mais elle la mesure grâce à la variance et l'introduit dans le raisonnement.

Par exemple le délai entre la contamination et l'apparition d'une maladie infectieuse est variable et sa distribution obéit à la même loi quelle que soit la maladie infectieuse [1]. Bien que, pour le sida, le délai d'observation soit relativement court (une dizaine d'années), on peut déjà estimer que la proportion de cas pour lesquels l'intervalle entre la contamination et le début clinique du sida est supérieur à quinze ans sera de l'ordre de 20 %. Cette observation statistique ne préjuge pas de la cause de cette variation.

Dès la fin du XVIIIᵉ siècle et le début du XIXᵉ [2], sous l'influence des grands mathématiciens de l'époque — en particulier de Laplace — quelques cliniciens, derrière Pierre Louis (1787-1872), préconisent la « méthode numérique », c'est-à-dire le calcul des probabilités, pour caractériser les maladies par un groupe de symptômes et de signes physiques. Le calcul permet aussi d'évaluer la valeur diagnostique de chacun de ces derniers. Dès l'origine la biostatistique apparaît donc comme un outil puissant au service de la clinique pour aller chercher derrière des troubles divers une réalité nosologique. Cette méthode apparaissait ainsi capable de résoudre le problème épistémologique de la médecine : remonter d'un grand nombre de cas individuels, dont chacun a ses propres caractéristi-

---

[1]. Elle est normale en coordonnées logarithmiques (distribution dite lognormale).
[2]. Voir chapitres III et IV.

ques, à des règles générales s'appliquant à un nouveau malade. Démarche inverse de celle des sciences naturelles dont l'objet est d'établir des lois générales puis de les appliquer à des situations particulières.

Cependant ce n'est qu'après l'introduction de la méthode anatomoclinique, et des progrès de la nosologie qui lui sont dus, que cette approche pouvait devenir efficace. Mais elle se heurta alors à des critiques qui méritent analyse car, un siècle plus tard, elles continuent à hanter le subconscient des médecins. La première est que cette méthode appauvrit la réalité clinique. Parmi tous les symptômes que présente le malade, on en retient certains pour l'analyse statistique, d'autres sont négligés. Or le médecin, dit-on, par son flair clinique est capable de les appréhender tous simultanément, son intuition est donc plus riche que le calcul des probabilités. Cette affirmation, bien qu'elle n'ait jamais été étayée par des faits, frappa beaucoup les médecins. En 1835, au cours de vifs débats à l'Académie de médecine, Double, s'opposant à Louis, déclare qu'une maladie n'est pas une entité fixe et uniforme mais une série de cas particuliers, qui ne sont pas comparables car chacun est distinct ; il conclut : « Les calculs numériques et statistiques ne sont en aucune manière applicables à la thérapeutique. » On trouve encore aujourd'hui la trace de cette méfiance dans certains traités médicaux. Louis répondit à Double : « Comment pourrait-on utiliser un agent thérapeutique sans connaître sa probabilité d'efficacité ? » Son disciple Gabarret, un polytechnicien, écrivit quelques années plus tard : « Quel langage pourra tenir à des élèves un médecin qui ne verra partout que des individualités ? A quel titre leur recommandera-t-il telle ou telle pratique puisqu'ils ne doivent jamais rencontrer un cas semblable... ? »

La seconde réserve a été exprimée par Claude Bernard. Dans l'*Introduction à la médecine expérimentale*, il écrit : « Sans doute la statistique peut guider le pronostic du médecin et en cela elle lui est utile [...] mais je blâme qu'on ne cherche pas à aller au-delà et qu'on croie que la statistique doive servir de base à la science médicale ; c'est cette idée fausse qui porte certains médecins à penser que la médecine ne peut être que conjecturale, et ils en concluent que le médecin est un artiste qui doit suppléer à l'indéterminisme de cas particuliers par son génie, son tact médical. Ce sont là des idées antiscientifiques [...] la statistique ne s'adresse qu'à des cas dans lesquels il y a encore indétermination dans la cause du phénomène observé. Dans ces circonstances, la statistique ne peut servir qu'à diriger l'observation vers la recherche de cette cause indéterminée [...] le déterminisme donc l'expérience donne seul la loi qui est absolue [...] la loi véritable. » Ainsi Claude Bernard reproche à la statistique de ne donner qu'une probabilité et de détourner de la recherche des causes qui est seule susceptible de fournir des certitudes. Il a raison sur ce point, mais ce qu'il ne voit pas est que cette recherche des causes n'est pas toujours possible ; or, en attendant qu'elle soit couronnée de succès, une corrélation statistique est déjà une étape importante. Nous savons aujourd'hui qu'un grand nombre de phénomènes aléatoires jouent un rôle dans la détermination d'un fait biologique, par exemple l'apparition d'une maladie, ou d'un comportement (devenir toxicomane) ; seule la statistique est capable de fournir un fil conducteur. C'est en cela que la médecine moderne s'écarte de la direction indiquée par Claude Bernard. Il n'est pas toujours nécessaire de comprendre pour agir. Ne pas connaître la cause d'un phénomène, par exemple celle de l'accélération de la vitesse de sédimentation, ne doit pas conduire à nier l'intérêt de ce test, par exemple sa valeur pronostique dans diverses affections. Dès lors que celle-ci est établie sur des données statistiques solides, le test peut avoir un intérêt clinique, même si on ignore le mécanisme en cause. Mais, bien entendu, la corrélation (par exemple entre la consommation d'alcool et une maladie) ne signifie pas qu'il existe une relation de cause à effet. Par exemple, comme la plupart des fumeurs sont aussi des buveurs, on avait attribué à tort à l'alcool certaines maladies dues au tabac ; pour distinguer le rôle respectif de l'alcool et du tabac il faut comparer les fumeurs non buveurs aux buveurs non fumeurs ou faire ce que l'on appelle des analyses multivariates (ou multivariées).

Une autre critique célèbre de Claude Bernard concerne l'emploi des moyennes. Celles-ci lui paraissent dangereuses car on risque de mélanger des faits différents (comme on le dit de compter ensemble des citrons et des oranges). Il insiste sur la nécessité de faire précéder l'étude quantitative des phénomènes par une étude qualitative pour éviter de telles erreurs et on ne peut qu'être d'accord avec lui sur ce point. Mais ce que Claude Bernard n'avait pas vu est que la variabilité est une caractéristique intrinsèque des êtres vivants que seules les études statistiques permettent d'analyser. Claude Bernard, qui s'intéressait aux fonctions tissulaires, était peu concerné par la variabilité. La physique à la fin du XIXᵉ siècle a été contrainte de passer des modèles déterministes à des modèles probabilistes, par exemple dans la théorie des quanta. Cette démarche de la physique, discipline phare, influença fortement les biologistes et médecins qui ont progressivement compris au cours du XXᵉ siècle que certains phénomènes sont trop complexes pour qu'on puisse établir des relations de cause à effet, de certitude absolue pour parler comme Claude Bernard, alors que des relations probabilistes peuvent être trouvées et sont riches d'informations. Certaines disciplines comme la génétique sont entièrement fondées sur les calculs statistiques.

Pendant la seconde moitié du XXᵉ siècle, sous la double influence du progrès des méthodes statistiques applicables à la médecine et du besoin des biologistes puis des médecins de disposer de tests quantitatifs, la statistique fait son entrée en médecine. D'abord timidement pour quantifier un résultat. Par exemple, en 1948, une communication rapportant les résultats de la lobotomie chez neuf malades indique, sans état d'âme, 55 % d'amélioration (cinq cas), 22,5 % sans amélioration (deux cas), 22,5 % d'échecs (deux morts) [1]. La littérature médicale de 1946 à 1960 fourmille de « statistiques » de ce type, manifestement dénuées de signification en raison du faible nombre de cas. Ultérieurement, vers 1960, tous les médecins comprirent l'inanité d'une telle quantification car la notion de fluctuation statistique commençait à pénétrer les esprits et l'on admit la nécessité de séries plus nombreuses. Erreur plus grave encore : quand on commença à utiliser les statistiques pour comparer deux séries de malades, on ne se préoccupa guère de savoir si ces séries étaient comparables. Je me suis longtemps battu contre les comparaisons entre des malades qui avaient été traités pour un cancer par chirurgie seule ou par chirurgie suivie de radiothérapie. La survie était meilleure chez les malades traités par chirurgie seule que chez ceux traités par association et l'on en déduisait que l'association est nuisible. En réalité une telle comparaison était dénuée de sens car les malades les plus graves, ceux dont la résec-

---

1. *Psychosurgery*, 1948, p. 129.

tion chirurgicale de la tumeur avait été le plus difficile, étaient ceux à qui l'on faisait de la radiothérapie ; il est donc normal que leur survie ait été moins bonne. Il fut difficile de faire comprendre que les statistiques n'ont de sens que si elles sont utilisées pour comparer des choses comparables. De même le calcul d'une moyenne sur un échantillon (par exemple la proportion de malades guéris après un certain traitement dans un hôpital) n'a de sens que s'il est effectué sur un échantillon représentatif, sans cela il est biaisé ; l'usage des sondages, par exemple lors des élections, est là pour rappeler qu'un sondage effectué dans un seul quartier d'une ville est extrêmement trompeur car il n'est pas représentatif de l'ensemble des votants. De même, si les conditions d'une étude sont fautives le résultat sera sans intérêt. C'est à cause d'une incompréhension de la méthodologie statistique et du souvenir de tels résultats erronés que son usage suscite encore, même dans des cercles médicaux instruits, des réticences et que l'on se complaît à rappeler les erreurs auxquelles elle a pu conduire. Or celles-ci ne sont pas dues à la statistique mais à leur emploi défectueux.

Un outil, que ce soit la balance, le microscope ou le calcul des probabilités, n'est efficace que s'il est bien utilisé. Un résultat statistique isolé peut être trompeur si la méthodologie de l'étude est déficiente. Et, à supposer que celle-ci soit bonne, il doit être confronté à l'ensemble des connaissances ; si celles-ci le rendent peu plausible, l'étude devra être refaite, même si elle est statistiquement significative, car on ne peut jamais exclure une fluctuation statistique. Le caractère non significatif d'un résultat peut être dû à l'insuffisance de puissance statistique. Un résultat statistique doit être resitué dans son contexte. Un résultat peu vraisemblable nécessite confirmation. Le corps médical a dû apprendre à utiliser la biostatistique et cela a pris plusieurs décennies. Maintenant il est conscient de son importance — témoin ce chiffre : mille cinq cents étudiants s'inscrivent chaque année au cours de statistiques organisé par D. Schwartz et son équipe (le CESAM) ; c'est un nombre considérable par rapport aux six mille thèses en médecine soutenues annuellement.

LES ESSAIS CLINIQUES

Ils représentent la phase achevée de la méthodologie statistique dans le domaine clinique et sont destinés à éviter les erreurs évoquées ci-dessus. Ils constituent l'une des applications les plus importantes de la biostatistique et aujourd'hui, l'étalon auquel on se réfère pour juger toute nouvelle méthode diagnostique ou thérapeutique. Ils sont devenus indispensables pour évaluer un nouveau traitement ou autoriser la vente d'un nouveau médicament. L'idée même d'un essai thérapeutique était complètement absente de la mentalité médicale jusqu'en 1950. Quand on testait un nouveau médicament ou traitement, on le faisait sur quelques malades, en s'entourant du plus grand secret afin d'éviter que d'autres ne s'emparent de l'idée et ne publient avant vous. L'imperfection des critères de jugement avait pour effet l'emploi persistant de méthodes inefficaces ou nocives et la lenteur de pénétration de nouvelles méthodes, même efficaces. Dès mon arrivée à Villejuif en 1951, avec Pierre Denoix qui était alors le secrétaire général de l'Institut Gustave-Roussy, nous avions envisagé d'y attirer D. Schwartz et, quand celui-ci y vint, ce fut dans la perspective d'organiser des essais, mais nous ne soupçonnions pas les tempêtes que ce projet provoquerait.

Quand un nouveau traitement B est proposé, qu'il s'agisse d'un nouveau médicament ou de l'utilisation différente d'un médicament ancien, par exemple à doses beaucoup plus fortes, deux questions se posent : a) Est-il plus efficace que le traitement classique A ? Augmente-t-il les proportions de guérison chez tous les malades présentant l'affection considérée, ou seulement dans certains sous-groupes ? b) Provoque-t-il des complications ou séquelles ? Comment se comparent-elles à celles du traitement A ?

Bien entendu, quand on découvre un traitement quasi miraculeux, comme le salvarsan contre la syphilis ou la pénicilline pour les maladies infectieuses, aucune étude statistique n'est nécessaire ; dès les premiers malades la supériorité du nouveau traitement est évidente. Mais de telles percées sont exceptionnelles et l'essentiel des progrès provient de médicaments ou techniques dont la supériorité, plus modeste, ne peut être mise en évidence qu'avec une méthodologie rigoureuse. Or un faible progrès pour une affection fréquente (par exemple une diminution de 5 % de la mortalité des cancers du sein) permet de gagner un nombre de vies humaines beaucoup plus grand qu'un progrès spectaculaire pour une affection moins fréquente.

Dès l'Antiquité d'ailleurs, on s'était interrogé sur l'efficacité des remèdes et, chez les Grecs, on affichait sur les colonnes des temples les guérisons constatées ; plus longue était la liste, plus le remède était prisé. Peu après que Pascal eut établi les fondements du calcul des probabilités, Van Helmont en 1662 avait proposé de répartir au hasard dans deux groupes des malades atteints de pleurésie et de les traiter de façon différente, mais ce projet avait été jugé utopique. Les premiers essais thérapeutiques ont été effectués au milieu du XVIIIe par James Lind (1716-1784), un médecin de la Royal Navy. A cette époque les longs voyages en mer entraînaient fréquemment des troubles très graves, parfois mortels, dus à l'absence de fruits et légumes frais dans l'alimentation. Nous savons aujourd'hui qu'il s'agissait du scorbut, causé par la carence en vitamine C. Au début du XVIIIe siècle l'origine de ces troubles était inconnue, mais on avait déjà observé que les marins allaient beaucoup mieux quand, à leur arrivée sur la terre ferme, ils mangeaient de grandes quantités de fruits frais. Lind voulut tester la possibilité de prévenir et traiter ces troubles grâce à des fruits capables d'être conservés pendant une traversée transatlantique, en particulier des citrons. En 1747 il compara six groupes de matelots dont les uns reçurent et les autres ne reçurent pas au cours de la traversée des citrons en supplément à leur alimentation. A la fin de la traversée l'état de santé de ceux qui avaient reçu des citrons était meilleur. Bien que le nombre de sujets dans les deux groupes ait été si faible que personne aujourd'hui n'oserait en tirer la moindre conclusion, l'expérience parut alors concluante. Lind continua au Haslar Naval Hospital à mener des essais dans le cadre d'un véritable programme de recherche thérapeutique. Il s'éleva contre l'habitude de publier des « cas » isolés. Ceux-ci, dit-il, peuvent suggérer des idées mais ne permettent pas de conclusions. Lind souligna aussi la nécessité de tenir quotidiennement des observations écrites pour éviter les erreurs dues à une mémoire sélective.

D'autres médecins au XVIIIe suivirent des séries de malades afin de mesurer la proportion d'échecs, ou de succès, des traitements, notamment chirurgicaux. Par exemple Alexandre Monro écrit : « Sur cinquante malades sur qui j'ai pratiqué l'extirpation d'une tumeur du sein seules quatre demeurent sans récidive au bout de deux ans. »

Nous avons vu les critiques de Claude Bernard contre la méthode numérique ; dans le domaine des essais thérapeutiques sa position est au contraire moderne : « *Le caractère de la critique en thérapeutique, c'est d'exiger avant tout l'observation ou l'expérience comparative.* [...] On ne peut juger de l'influence d'un remède sur la marche ou la terminaison de la maladie, si préalablement on ne connaît pas la marche et la terminaison naturelles de cette maladie [...] on ne peut cependant admettre une expérience comparable à longue échéance. En effet, les maladies peuvent varier dans la gravité d'une année à l'autre. *L'expérience comparative exige donc, pour être valable, d'être faite dans le même temps et sur des malades aussi comparables que possible.* [...] On peut se faire de grandes illusions sur la valeur d'un traitement si l'on n'a pas recours à l'expérience comparative. J'en rappellerai seulement un exemple récent relatif au traitement de la pneumonie. L'expérience comparative a montré en effet que le traitement de la pneumonie par la saignée que l'on croyait très efficace n'est qu'une illusion thérapeutique. » Il avait fallu attendre le milieu du XIXe siècle pour que la saignée, utilisée depuis près de cinq mille ans, soit enfin étudiée de façon rigoureuse — et démythifiée.

La méthodologie moderne des essais thérapeutiques découle de l'objectif défini par Claude Bernard : comparer deux traitements sur deux groupes comparables et traités simultanément. La méthode prit forme après le développement de tests statistiques modernes et les efforts d'un statisticien anglais R.A. Fisher, pour fonder la méthodologie sur le tirage au sort (randomisation). Mise au point, en recherche agronomique, pour comparer des engrais, la méthode fut utilisée pour la première fois en médecine en Angleterre en 1948 pour tester l'efficacité de la streptomycine dans le traitement de la tuberculose pulmonaire. En 1955, une conférence européenne reconnut la nécessité du groupe témoin et de la randomisation. Sans de telles comparaisons effectuées sur des malades, aucun progrès thérapeutique n'est possible ; en effet, l'expérimentation *in vitro*, par exemple en culture de tissu, ou chez l'animal, fournit des indications intéressantes mais insuffisantes car non transposables de façon fiable à l'homme.

A l'époque de Claude Bernard il fallait comparer un traitement à l'absence de traitement. Il existait alors peu de traitements efficaces et les thérapeutiques étaient souvent peu actives et parfois dangereuses ; il fallait s'en débarrasser. Aujourd'hui nous disposons de traitements utiles pour la plupart des maladies et, quand on propose un nouveau traitement B, il faut le comparer au traitement classique A. On peut également comparer A + B à A seul (ou A + placebo).

Examinons les conditions méthodologiques de cette comparaison [1].

1. Pour que la comparaison soit valide les deux groupes doivent être aussi semblables que possible. On ne peut pas accepter des groupes constitués par la décision d'un médecin ou la préférence des malades. Ceux-ci, en choisissant un traitement, obéissent à des critères qui rendent les deux groupes dissemblables. Les malades qui privilégient le traitement A ne sont pas comparables à ceux qui choisissent le traitement B ; ils peuvent différer par l'âge, le milieu social, le sexe, etc., tous facteurs susceptibles d'influer aussi sur le résultat du traitement.

Les comparaisons historiques, c'est-à-dire avec des malades traités antérieurement, risquent également d'être entachées d'erreur. Si la maladie est due à un germe microbien, sa virulence peut varier dans le temps ; ainsi, une épidémie perd graduellement de sa force avant de finir par s'éteindre. Les méthodes de diagnostic évoluent, les malades mieux au courant des signes de la maladie viennent consulter plus tôt. En 1950 R. Paterson et M. Russel menaient un essai pour comparer la survie des malades atteintes de cancer du sein recevant systématiquement une radiothérapie après chirurgie, à celles qui n'étaient irradiées que lors de l'apparition d'une récidive locale. Pour réunir un nombre suffisant de malades dans chaque option de l'essai, il fallut plus de trois ans. La survie des deux groupes a été trouvée semblable, les deux schémas thérapeutiques donnaient donc des résultats équivalents. Mais, à l'intérieur de chaque groupe, la survie augmentait significativement de

---

1. Voir à ce sujet D. Schwartz, R. Flamant et J. Lellouch, *Essais cliniques*, ainsi que D. Schwartz, *Le Jeu de la science et du hasard, op. cit.*

la première à la troisième année : en raison de la notoriété de l'essai le traitement était plus efficace car les malades venaient consulter plus tôt et en meilleur état général. Seul le tirage au sort avait permis que les deux groupes soient comparables en évitant tout biais dans la répartition des malades entre les deux groupes. Une comparaison historique aurait donné des indications fausses.

2. Il ne faut pas que le malade soit au courant des traitements qu'il reçoit, en particulier quand l'on compare un traitement actif à un placebo. En effet, dans l'action de tout médicament il existe une composante psychique qui a parfois un rôle essentiel [1]. La simple prise d'un médicament, quelle que soit sa composition, peut avoir un effet bénéfique dans de nombreuses affections. Rappelons une anecdote classique [2] : une femme sujette à de fréquentes crises d'asthme a toujours avec elle un médicament efficace sous forme de suppositoires. Une nuit, atteinte d'une crise violente, elle s'aperçoit avec effroi que la boîte est vide. Elle se précipite chez sa voisine dont le mari souffre aussi d'asthme. Mais celui-ci est en voyage ; toutes deux fouillent dans sa réserve de médicaments et y trouvent des suppositoires. Bien que le nom du médicament soit différent, la malade l'essaie et le résultat est spectaculaire, supérieur même à celui de son médicament usuel. Le lendemain le médecin lui apprend que ce médicament « remarquable » soigne les hémorroïdes. De telles observations montrent l'effet psychologique provoqué par un médicament. On ne peut pas expliquer autrement la longue vogue dont ont joui, parfois pendant des siècles, des pratiques médicales ou des médicaments dont nous savons aujourd'hui qu'ils sont dénués d'efficacité, telle la saignée ou la quasi-totalité des remèdes utilisés jusqu'au XIXᵉ siècle. Aussi, quand on s'interroge sur l'efficacité des remèdes traditionnels, il est nécessaire de tenir compte de cet effet psychologique.

Le terme *placebo* (du latin « je plairai ») correspond à ce concept. C'est une « substance neutre que l'on substitue à un médicament pour contrôler ou susciter les effets psychologiques accompagnant la médication ». L'effet placebo a été mis en évidence dans de nombreux essais. L'un des plus classiques est celui effectué sur mille

---

1. Voir chapitre VI.
2. G. Bouvenot, E. Eschwège et D. Schwartz, *Le Médicament. Naissance, vie et mort d'un produit pas comme les autres*, Nathan-INSERM, 1993.

deux cents sujets en 1950 sur des rhumes de cerveau, pour évaluer l'effet d'un antihistaminique. Chez les sujets traités au début du rhume l'effet fut spectaculaire. Plus de la moitié des sujets voyaient leur état s'améliorer après un jour et 70 % après deux jours. Sans groupe placebo on aurait conclu à la grande efficacité du traitement, mais exactement les mêmes résultats étaient observés dans le groupe placebo. Plus surprenant, les effets toxiques du traitement (vertiges, maux de tête, troubles gastro-intestinaux), notés chez environ un tiers des sujets, avaient eux aussi la même fréquence dans les deux groupes. A titre anecdotique, rappelons que, malgré les résultats de cet essai, certains médecins continuent à utiliser des antihistaminiques contre les rhumes.

Dans de nombreuses autres études on a retrouvé ce double effet du placebo (qui est souvent de la mie de pain) : amélioration des douleurs, des angines, des nausées, du mal de mer, de la toux, de l'anxiété, mais induction d'effets toxiques tels que palpitations, diarrhées, urticaire... Un exemple donné par Robert Flamant [1], celui de l'essai d'un médicament anti-ulcéreux, la cimétidine, illustre l'efficacité du placebo et la nécessité des essais. L'essai comparait le médicament à un placebo, en prenant comme critère la cicatrisation de l'ulcère prouvée par gastroscopie. Celle-ci fut obtenue chez 60 % des sujets traités par placebo et 70 % de ceux traités par cimétidine. Celle-ci était donc plus efficace que le placebo ; la différence était significative mais faible, ce qui souligne l'importance des facteurs psychologiques dans la maladie et les traitements.

L'effet placebo n'est pas seulement une autosuggestion, il peut être aussi une hétéro-suggestion correspondant alors à ce que l'on a appelé l'« effet médecin » : la conviction que le soignant a d'utiliser un traitement efficace influence les réactions du malade. Un exemple est celui d'un médecin traitant un sujet atteint d'un asthme rebelle à tous les médicaments usuels. Un nouveau médicament arrive dont on dit grand bien. Le médecin écrit au laboratoire et parvient à se le procurer. Le résultat est remarquable. Après plusieurs bons résultats obtenus lors de crises d'asthme, le médecin, prudent, écrit au laboratoire pour demander qu'on lui envoie un placebo ayant exactement le même aspect. Le placebo est sans effet.

---

1. R. Flamant, *Malades ou cobayes. Plaidoyer pour les essais thérapeutiques*, Albin Michel, 1994.

A nouveau le médecin donne avec de bons résultats le médicament et sans résultat le placebo. Devant cette accumulation de données concordantes il félicite le laboratoire qui lui apprend alors, avec tristesse, que dans tous les cas il avait administré un placebo. Sa conviction influençait le malade et, sans s'en rendre compte, il était plus réservé quand il croyait donner un placebo.

De telles observations expliquent la nécessité de faire les essais en aveugle, c'est-à-dire sans que le malade sache si le traitement est un placebo ou non et parfois en double aveugle (double insu) pour éviter l'« effet médecin ».

3. Le nombre de malades inclus doit être suffisant pour que l'essai soit capable de déceler un effet statistiquement significatif. Ce nombre est calculé à l'aide de formules tenant compte de la grandeur de la différence que l'on escompte entre les deux groupes et du risque, considéré comme acceptable, d'un résultat erroné, c'est-à-dire soit de résultats montrant que l'un des deux traitements est supérieur à l'autre alors qu'en réalité il n'existe pas de différence (faux positif), soit ne révélant aucune différence entre les deux traitements alors qu'en réalité il en existe une (faux négatif). Par exemple, si l'on compare un nouveau traitement de cancer au traitement classique et qu'avec ce dernier on obtient un taux de survie à cinq ans de 50 %, pour mettre en évidence une amélioration de ce taux à 60 % avec un risque d'erreur inférieur à 2,5 %, il faudra sept cent cinquante sujets dans chaque groupe [1]. Si l'on étudie un vaccin contre une maladie dont la fréquence est peu élevée, un beaucoup plus grand nombre de sujets est nécessaire. Par exemple, lors de l'évaluation de l'efficacité du vaccin contre la poliomyélite de Salk en 1954, comme l'incidence annuelle n'était que de 35 pour 100 000 habitants, plusieurs centaines de milliers de sujets étaient nécessaires. On compara deux cent mille sujets vaccinés à deux cent mille enfants témoins du même âge ayant reçu un placebo. En quinze mois la preuve de l'efficacité était apportée : dans le groupe témoin cent quinze cas de paralysie poliomyélitique (soit 57 pour 100 000) contre trente-trois (16 pour 100 000) dans le groupe vac-

---

1. Comme le calcul est basé sur le nombre d'événements attendus, il est plus difficile de prouver l'efficacité d'un traitement faisant passer le taux de survie de 90% à 95% que celle d'un traitement le faisant passer de 10% à 15% puisque, à nombre égal de malades inclus dans l'essai, le nombre de décès sera neuf fois plus grand dans le second cas.

ciné. Rappelons pour comparaison que l'efficacité du BCG contre la tuberculose resta discutée pendant vingt ans, bien que des millions de sujets aient été vaccinés mais sans comparaison avec un groupe témoin. En France et en Pologne on utilisait systématiquement le BCG, on n'y avait pas recours en Grande-Bretagne ; mais aucune comparaison ne pouvait être valable entre ces pays. Devant l'incertitude persistante, le directeur d'une école d'infirmières de Suède divisa une promotion en deux groupes d'une centaine d'infirmières chacun : l'un reçut du BCG, l'autre non. En deux ans la réponse était obtenue. Le nombre de cas de tuberculose pulmonaire était plus élevé chez les infirmières non vaccinées. La réponse que n'avait pas fournie l'observation, sans groupe témoin, de dizaines de millions de vaccinations pendant vingt ans était obtenue en deux ans par l'étude de deux cents infirmières.

Dans tous les cas il est prudent de prévoir un nombre d'inclusions nettement supérieur au nombre théoriquement suffisant. Rien n'est pire qu'un résultat à la limite du significatif qui laisse espérer que le traitement nouveau pourrait être meilleur que le traitement classique sans le prouver ; on a alors l'impression que des années de travail et les efforts demandés aux malades et au personnel soignant ont été gaspillés. Il faut repartir de zéro et parfois on n'en a plus le courage, risquant ainsi de passer à côté d'un progrès, certes moins important qu'on ne l'avait initialement espéré, mais néanmoins peut-être notable. Ce risque de non-significativité constitue actuellement un problème majeur. Sur une centaine d'essais avec groupe témoin mis en œuvre par l'EORTC [1] en vingt ans, seulement environ 5 % d'entre eux fournirent un résultat significatif. Or dans beaucoup d'essais dont les résultats n'étaient pas statistiquement significatifs, la tendance suggérait un résultat potentiellement utile. Bien que le nombre de malades inclus par essai ait été en moyenne de trois cents malades, le seuil de significativité n'était souvent pas atteint et il aurait fallu le double de malades pour y parvenir.

De plus un résultat faiblement significatif (à 5 % ou à 2 %) ne suffit pas toujours à emporter la conviction de la communauté médicale. En effet un résultat significatif à 5 % est observée dans un essai

---

1. *European Organization for Research and Treatment of Cancer*. Près de 50 000 malades ont été inclus en Europe dans les essais de l'EORTC et, dans certains cancers, par exemple la maladie de Hodgkin, ces essais permirent d'améliorer considérablement l'efficacité thérapeutique.

sur vingt quand l'on compare deux traitements équivalents. Aussi les sceptiques peuvent rester dubitatifs, surtout s'il s'agit d'un traitement novateur qui heurte les habitudes. Ainsi, dans les années cinquante, il était fréquent de prescrire un œstrogène de synthèse (le di-éthylstilbestrol) pour prévenir certaines complications de la grossesse, notamment les avortements tardifs ou les naissances prématurées. La valeur de ce traitement n'avait jamais été prouvée par un essai mais cette pratique était très largement répandue, même si certains soupçonnaient qu'elle pouvait avoir des inconvénients. Un essai fut effectué sur quelques centaines de femmes enceintes, il ne mit en évidence aucun effet bénéfique du traitement. Cependant l'essai avait une puissance statistique trop faible pour changer des croyances bien enracinées. On continua à prescrire cet œstrogène jusqu'à ce qu'en 1971 l'apparition de cancers du vagin fût observée chez des adolescentes qui y avaient été exposées.

Au cours de ma vie professionnelle j'ai assisté à de nombreuses réactions de ce type : méconnaissance d'un résultat positif parce qu'il n'était que faiblement significatif, surtout quand il n'allait pas dans le sens des idées à la mode ; ou, inversement, confiance trop généreuse en un résultat à peine significatif parce qu'il correspondait à ce que l'on escomptait. Il en est résulté des traitements inutiles ou, ce qui est plus grave, la non-utilisation d'agents qui auraient pu être salvateurs. Ainsi, au début des années soixante-dix, époque où l'on croyait à l'immunothérapie, on avait, à Villejuif, testé l'effet sur le cancer du sein d'un produit capable d'augmenter les défenses immunitaires, le poly-A-poly-U. Deux essais successifs démontrèrent un bénéfice significatif, mais au début des années quatre-vingt les idées avaient évolué. Malgré le millier de malades inclus dans ces essais, on ne tint pas compte de ces résultats qui étaient à contre-courant de la mode car on s'intéressait alors à la chimiothérapie. Depuis le début des années quatre-vingt-dix, on croit de nouveau à l'immunothérapie, mais entre-temps de nouveaux stimulants de l'immunité sont apparus. Les dix ans perdus sont-ils rattrapables ? L'inclusion d'un plus grand nombre de malades au bon moment ou la conduite de plusieurs essais en parallèle auraient pu emporter la conviction des cancérologues. Certes il est bon de se montrer sceptique devant un résultat qui n'est pas cohérent avec l'ensemble des connaissances, mais ceci devrait conduire à refaire l'essai et non pas à en ignorer les résultats.

Le rythme annuel d'inclusion a aussi beaucoup d'importance. Beaucoup d'essais durent trop longtemps. Un essai poursuivi pendant plus de trois ans perd de son intérêt car les idées évoluent.

Deux méthodes sont utilisées pour contourner ces difficultés :

a) les *essais multicentriques*, c'est-à-dire associant un grand nombre de centres de traitement dans un ou plusieurs pays. En Europe par exemple nous avons créé en 1963 avec Georges Mathé et Daniel Schwartz en France et Henri Tagnon en Belgique, l'EORTC pour promouvoir de tels essais multicentriques.

b) Les *méta-analyses* qui regroupent les essais effectués par différentes équipes quand leurs protocoles sont suffisamment voisins. Elles permettent, par l'addition de nombreux essais dont chacun n'a qu'une puissance statistique limitée, d'aboutir à un résultat significatif. C'est, par exemple, ainsi que Richard Peto a montré l'utilité de la chimiothérapie adjuvante ou de l'hormonothérapie dans certaines formes de cancer du sein. Plus intéressant encore, a pu être ainsi établie la valeur de la castration ovarienne, qui avait été autrefois fréquemment mise en œuvre, puis, faute de preuves, moins utilisée car les essais effectués portant sur des effectifs trop faibles n'avaient pas été concluants[1].

4. Le rôle du protocole doit être conçu pour obtenir une réponse claire à une question précise : par exemple, une chirurgie suivie de radiothérapie est-elle supérieure à une chirurgie suivie de chimiothérapie dans les cancers de l'œsophage ? Mais, pour y parvenir, les pièges sont nombreux. Quand faut-il répartir les malades en deux groupes ? Si on le fait au moment du diagnostic, on inclut des malades inopérables ; le faire après l'opération permet de tenir compte de la qualité de l'intervention chirurgicale et du type histologique, mais l'essai est alors plus compliqué et comporte des

---

1. Cependant ces deux méthodologies exposent à des erreurs. Dans les deux cas la qualité inégale des traitements selon les centres constitue un risque. Supposons que l'on compare dans le cancer du sein une chirurgie seule à une chirurgie suivie de radiothérapie ; si dans certains hôpitaux la radiothérapie est effectuée de façon suboptimale (doses insuffisantes ou mauvais centrage), on croira à tort que la radiothérapie est inefficace, voire nuisible. La validité d'un essai multicentrique ou d'une méta-analyse repose sur l'hypothèse que le traitement a été partout correctement effectué, ce qui n'est pas toujours le cas. Pour se prémunir contre ce risque on peut recourir à des tests recherchant si les différences entre le traitement A et B dépendent du centre. Cependant, si cette source d'erreur diminue l'écart, elle n'ôte aucune valeur à la différence quand celle-ci existe ; en revanche, elle peut masquer l'existence d'une différence.

risques d'erreur, par exemple si les critères pour juger de la qualité de l'exérèse ne sont pas interprétés de la même façon dans tous les centres [1].

5. L'analyse par sous-groupes et la prise en compte des *facteurs pronostiques* sont utiles mais exposent à des erreurs : un traitement B, globalement plus efficace qu'un traitement A, n'est pas nécessairement meilleur dans tous les cas car la population de malades peut être hétérogène. Il est possible qu'existent, dans la population étudiée, des sous-groupes pour lesquels un des deux traitements sera supérieur à l'autre ; une comparaison globale risque alors de masquer une réalité plus complexe. Cependant cette analyse par sous-groupes augmente le risque de résultats trompeurs, en raison des fluctuations statistiques. En effet, plus le nombre de sous-groupes est grand, plus il est possible que, du seul fait du hasard, on trouve une différence significative pour l'un des sous-groupes.

---

1. De même, à partir de quelle date décomptera-t-on la survie ? Il semblerait logique de prendre la fin du traitement, mais celui-ci dure deux mois pour la radiothérapie et dix mois pour la chimiothérapie. Dans ce dernier cas les malades les plus atteints mourront avant la fin du traitement et leur élimination améliorera le taux de survie. De plus la chimiothérapie ne sera effectuée que si elle est tolérée ; que faire alors des malades qui l'abandonnent par exemple à cause des nausées ? Faut-il les inclure ? Mais on diminuera alors le taux de survie puisqu'en fait ils n'ont pas été traités. Faut-il les traiter par radiothérapie ? Ce serait logique mais influerait sur les résultats de la radiothérapie si leur pronostic est différent de celui des autres malades. Faut-il les exclure ? Dans ce cas le groupe chimiothérapie ne serait plus comparable au groupe radiothérapie. On voit le nombre de pièges à retardement ; il faut les déceler au moment de la rédaction du protocole, ce qui explique sa difficulté. L'essentiel est d'éviter que, l'essai terminé, on ne parvienne pas à en interpréter les résultats.

Prenons un autre exemple. Supposons que l'on compare chez des malades atteintes de cancer du sein après chirurgie la radiothérapie seule (traitement A) à l'association radiothérapie-chimiothérapie (traitement B). Si l'on veut comprendre ce que la chimiothérapie ajoute à la radiothérapie, il faudrait pour B faire la même radiothérapie qu'en A ; un tel essai de type « explicatif » permet d'analyser les avantages et les inconvénients de l'association. Mais on peut très bien préférer commencer par la chimiothérapie après chirurgie, ce qui retarde la radiothérapie, la chronologie de la radiothérapie sera alors différente en A et en B. Dans ce cas on diminue l'efficacité de la radiothérapie afin d'utiliser de façon optimale la chimiothérapie. L'essai ne sera plus de type explicatif comme dans le cas précédent (les radiothérapeutes pourront dire qu'on a dénaturé la radiothérapie) mais de type pragmatique : on comparera deux attitudes sans pouvoir en tirer de conclusion autre que B est supérieur, ou inférieur, à A, sans savoir pourquoi.

Quand on effectue ces analyses, on doit en interpréter les résultats avec prudence [1].

Dans certains cas on ignore au départ quels sont les facteurs pronostiques, mais néanmoins l'objectif est d'adapter le traitement aux caractéristiques du malade et de la maladie. Tel était le cas de la maladie de Hodgkin en 1963 quand nous avons commencé le premier essai. C'est pourquoi on enregistra systématiquement chez tous les malades huit caractéristiques susceptibles d'avoir une influence pronostique. L'essai ayant démontré une amélioration de la survie quand on administrait après la radiothérapie (qui était la même chez tous les malades) une chimiothérapie au long cours, on effectua une analyse statistique, dite multivariée, destinée à identifier les facteurs ayant influencé les résultats ; on mit en évidence le rôle de l'âge, celui du type histologique et de la vitesse de sédimentation. Le deuxième essai subdivisa les malades en deux groupes en tenant compte de ces caractéristiques. Il fut ainsi possible dès 1972 de subdiviser l'ensemble des malades en deux sous-groupes : dans l'un, dit « à bon pronostic », on montra qu'un traitement relativement léger et peu agressif était suffisant pour obtenir un taux très élevé de guérisons durables, alors que dans l'autre, dit « à formes défavorables », il était nécessaire de recourir à un traitement plus lourd et de ce fait plus toxique. Les essais ultérieurs eurent pour but de mieux circonscrire les groupes favorables et défavorables puis d'alléger les traitements dans les groupes « favorable » et de les rendre plus efficaces dans les groupes « défavorable », afin d'arriver peu à peu à un traitement presque sur mesure, adapté aux caractéristiques du malade et de la maladie. Au total on revient à l'idée qu'il n'existe pas de malade standard ou de traitement standard, ce qui plairait aux cliniciens du XIXe siècle qui avaient lutté contre la spécificité. Mais au lieu de croire naïvement que l'on peut intuitivement parvenir à trouver, grâce au flair clinique, pour chaque malade la meilleure thérapeutique, nous savons aujourd'hui que cette adaptation est le fruit d'un long effort ayant d'abord identifié différents sous-groupes puis recherché pour chacun d'entre eux le meilleur traitement. La personnalisation du traitement est l'aboutissement

---

1. Il est préférable de subdiviser avant l'essai les malades en sous-groupes plus homogènes, mais on ne peut le faire que si le nombre de malades est suffisamment élevé, ce qui illustre la nécessité de l'inclusion d'un grand nombre de malades.

d'une série d'essais et non le fruit de raisonnements théoriques ou d'une intuition clinique. Dans le cas de la maladie de Hodgkin il aura fallu quatre essais portant en quinze ans sur plus de deux mille malades pour y parvenir ; mais des dizaines de milliers en ont, depuis, bénéficié. Cependant il s'agit d'un travail de Sisyphe puisque chaque nouveau progrès, dans le bilan du malade ou le traitement, remet en question les résultats obtenus.

Au début du premier essai un médecin très expérimenté de Villejuif préféra choisir, parmi les malades qui venaient le consulter, ceux pour lesquels il estimait la chimiothérapie utile. Parallèlement, pour les malades consultant les autres médecins, qui étaient semblables à ceux consultant ce premier médecin, l'administration ou non de la chimiothérapie était décidée par tirage au sort. A la fin de l'étude l'avantage en faveur du groupe chimiothérapie était identique dans le groupe de malades où la chimiothérapie avait été prescrite en fonction de la décision subjective du médecin et dans celui où elle avait été tirée au sort. Mais dans le groupe où la chimiothérapie avait été prescrite en fonction du choix du médecin, la différence ne prouvait pas l'avantage de la chimiothérapie, puisque les malades comparés n'étaient pas semblables ; de ce fait les résultats n'étaient pas extrapolables à d'autres médecins en raison de la subjectivité des critères. Au contraire le groupe avec tirage au sort établissait l'utilité de la chimiothérapie et permettait d'identifier les sous-groupes de malades chez qui la chimiothérapie était inutile [1].

LES CONTROVERSES AUTOUR DES ESSAIS THÉRAPEUTIQUES

Dès le XIXᵉ siècle, lorsque le concept d'essai comparatif a commencé à prendre forme, cette méthodologie avait été critiquée. A Villejuif quand, au début des années soixante, de tels essais furent envisagés, de nombreux médecins furent scandalisés et eurent des réactions hostiles contre le directeur Pierre Denoix qui n'était soutenu que par quelques rares médecins dont j'étais. Bien qu'aucun médecin non volontaire n'ait été sollicité pour participer aux essais,

---

1. Voir M. Tubiana, « Jugement et décision en oncologie », *Bulletin du cancer*, 67, 1980, p. 369.

la controverse prit l'allure d'une guerre de religion ; certains médecins, dont le chef du service de chirurgie, homme distingué et de grand prestige, préférèrent quitter un hôpital où l'on tirait à pile ou face le traitement des malades. Dix ans après, plus personne en France ne critiquait les essais car leur intérêt était devenu évident, mais les réticences persistent, comme le montre le nombre insuffisant de malades inclus dans les essais. En Belgique et en Hollande les essais débutèrent à peu près en même temps qu'en France, mais en Allemagne et en Italie ils commencèrent plus tard et ne sont acceptés en Espagne et au Portugal que depuis quelques années.

A la source de ces réserves on trouve comme toujours l'habitude, la routine, les blocages intellectuels. Cette attitude, souvent passionnelle, s'appuyait sur les arguments suivants.

1. Les essais sont inutiles puisque le clinicien averti est capable de discerner chez chaque malade le meilleur traitement grâce à son « sens clinique ». Au nom de ce « flair », d'une conception artistique de la médecine, on refusait et même on trouvait choquant de faire les essais car on risquait de priver le malade du traitement qui lui convenait. L'histoire montre que ce n'est pas le cas : des examens ou des traitements inefficaces ont été longtemps utilisés par des médecins de grand talent. Sans remonter jusqu'aux saignées et aux clystères, on pourrait multiplier les exemples de méthodes inutiles, voire nocives, longtemps utilisées.

Par exemple, dans les années soixante-dix, on a introduit la mesure de la température, la thermographie, comme méthode diagnostique des tumeurs du sein. Les images étaient spectaculaires. La méthode, promue à grand renfort de publicité, connut un immense succès. Des millions de thermographies furent prescrites chaque année (et remboursées par la Sécurité sociale), sans que l'on évalue ce que cette technique ajoutait aux techniques déjà utilisées : mammographie et échographie du sein. On aurait sans doute continué si un essai comparatif conduit en Suède n'avait montré que la puissance diagnostique de cet examen était inférieure à celle de la mammographie et qu'il n'apportait aucune information complémentaire utile. La Sécurité sociale cessa de le rembourser et il disparut dans l'indifférence générale. Une évaluation effectuée plus tôt aurait économisé à la Sécurité sociale nombre de milliards de francs et évité aux malades des examens inutiles.

En cancérologie, plusieurs nouvelles chimiothérapies dont l'efficacité avait paru très supérieure aux traitements classiques lors d'essais effectués sans groupe témoin, se sont révélées, quand elles ont été comparées de façon méthodique, ne pas tenir leurs promesses. En effet, dans les essais non comparatifs on sélectionne inconsciemment les malades, aussi les études peuvent-elles être trompeuses. De plus leurs résultats se heurtent au scepticisme du corps médical, ils sont donc socialement inutiles. Par exemple nous avions prôné à Villejuif, dans les cancers siégeant dans le quadrant interne du sein, d'effectuer après chirurgie une irradiation des aires ganglionnaires concernées. Bien que nos résultats, portant sur des centaines de malades, nous aient semblé peu discutables, ils n'ont été acceptés par la communauté internationale que quand confirmation fut apportée par des essais comparatifs, ce qui prit une dizaine d'années ; ce délai aurait pu être raccourci si nous avions commencé par l'essai. D'autres techniques nouvelles, faute d'essai probant, n'ont jamais été largement utilisées. Ce scepticisme peut sembler injuste, il est néanmoins légitime car le risque d'erreur est important. Ainsi, par exemple, de très nombreux articles avaient rapporté une amélioration considérable de la survie quand on ajoutait une chimiothérapie à la radiothérapie dans le traitement des tumeurs du larynx et du pharynx ; mais, quand on effectua des essais comparatifs, cette amélioration ne fut pas retrouvée.

La médecine est devenue trop complexe pour que l'intuition individuelle d'un médecin ou de quelques médecins suffise ; leur expérience personnelle est trop limitée et trop subjective. Il n'y a pas d'alternative aux essais comparatifs. Ceux qui se croient capables d'atteindre sans leur aide la vérité sont des illuminés ou des charlatans. Soit, dira-t-on, mais quand l'efficacité d'un médicament a été prouvée, le flair clinique reprend ses droits et devant un malade particulier le médecin expérimenté sait reconnaître si ce médicament est utile. L'expérience montre que ce n'est pas toujours le cas.

Les essais ont permis d'éviter de nombreux traitements inutiles. Ainsi, un essai effectué en 1991 a recherché si la correction par des médicaments des troubles du rythme cardiaque survenus après un infarctus du myocarde par des médicaments augmentait ou non la survie. A la surprise générale on trouva qu'elle la diminuait sans doute à cause de la toxicité des médicaments. Sans essai on aurait continué à traiter ces troubles. Un autre essai effectué à Villejuif, qui a été en 1961 le premier essai comparatif effectué en France, a évité à de jeunes enfants un traitement parfois nocif. Les nouveau-nés ont souvent des angiomes tubéreux cutanés (des « fraises ») qui, surtout quand ils siègent au niveau de la face, inquiètent les parents. On traitait souvent autrefois ces angiomes, par radiothérapie, ce qui pouvait entraîner des séquelles esthétiques quelquefois aussi graves que les angiomes eux-mêmes. Des médecins de notre groupe à Villejuif eurent le courage de remettre en question ces habitudes, malgré les excellents résultats obtenus chez certains enfants par ce traitement. On les divisa en deux groupes : ceux traités et ceux mis en observation. Au bout de quelques années il apparut que, si les angiomes disparaissaient plus vite dans le groupe traité, l'évolution était décalée mais aussi favorable dans le groupe non traité. En dehors de quelques cas, dont on put définir les caractéristiques, l'abstention thérapeutique était souhaitable. Sans cet essai ces traitements n'auraient jamais pu être supprimés. On pourrait multiplier de tels exemples.

2. Le second argument est que, si les essais permettent d'accroître nos connaissances et donc de mieux traiter les malades à venir, ils lèsent les intérêts des malades présents qui sont sacrifiés sur l'autel de la science. Le malade n'est plus une « fin » mais un « moyen », le médecin n'est plus un « soignant » mais un « chercheur ». Instinctivement, le seul mot d'essai évoque l'idée que le malade est utilisé comme un cobaye. Indiquons d'abord que pour un nouveau traitement l'essai chez l'homme est indispensable ; aucune étude chez l'animal ne peut en dispenser. De plus, il est faux de dire que les intérêts des malades de l'un des deux groupes sont lésés. Ceci serait vrai si l'on savait au départ que l'un des deux traitements, A, est supérieur à l'autre, B. Mais si A et B sont chacun déjà utilisés par des groupes de médecins qui croient en leur supériorité respective et si l'examen attentif des données disponibles ne permet pas d'affirmer la supériorité de l'un d'entre eux, cette objection ne tient pas. Or telle doit être la situation avant essai, comme le vérifient les comités qui donnent leur autorisation avant le début d'un essai.

Le groupe qui reçoit un placebo est-il désavantagé ? Ceci n'est exact que si le traitement est bénéfique. Dans le cas où il est inactif, ce qui est loin d'être rare, il constitue une contrainte sans avantage et non dénuée d'inconvénients.

Les essais sont globalement bénéfiques car les résultats chez les malades soumis à un essai sont toujours supérieurs à ceux des malades traités en dehors d'essais. Par exemple en 1963, quand nous avons commencé le premier essai sur la maladie de Hodgkin, de meilleurs résultats ont été obtenus, même pour les malades qui dans cet essai étaient traités par radiothérapie seule, ce qui était l'attitude classique. Cette observation s'explique aisément. Dans un service participant à un essai, chaque acte médical est vérifié, contrôlé et obéit à un protocole précis. Cet effort de qualité, cette chasse à l'erreur améliore les résultats du traitement, non seulement pour les malades inclus dans l'essai mais pour les autres malades atteints de la même affection traités dans le même service.

3. Le troisième argument est que les essais donnent souvent des résultats décevants parce qu'ils laissent subsister une incertitude, ou qu'ils sont difficiles à interpréter. Cette critique concerne non le principe des essais, mais la façon dont ceux-ci ont été réalisés : nombre de malades insuffisant, protocole manquant de rigueur, etc. Quand une balance donne un résultat incertain, cela ne signifie pas que la pesée soit une mauvaise méthode, ou le poids une mauvaise grandeur, mais suggère que la balance était mal réglée. D'où la nécessité, avant de donner le feu vert à un essai, d'un examen de son protocole par des médecins et des statisticiens confirmés qui pourront déceler les pièges [1]. Quand on analyse les essais insatisfaisants, on découvre souvent une faute de logique dans la rédaction du protocole.

Les objections ne résistent donc pas à l'examen. Grâce aux essais on dispose enfin d'une méthode rigoureuse pour juger de la validité d'un nouvel examen ou traitement. Le bénéfice pour les malades est indiscutable, jamais on n'a apporté le moindre fait suggérant qu'ils en aient pâti. Quand la démonstration est faite que A est supérieur à B, plutôt que de conclure que les deux cents ou trois cents malades ayant reçu B ont été désavantagés, il faut se rappeler que, sans l'essai, des dizaines de milliers de malades auraient été traités avec B qui désormais bénéficient de A. Les malades atteints de sida ne s'y trompent pas et ils réclament un plus grand nombre d'essais.

Ces considérations expliquent la position très ferme du Comité national d'éthique : « Il n'est pas conforme à l'éthique, dit son avis de 1984, d'administrer un traitement dont on ne sait, alors qu'on pourrait le savoir, s'il est le meilleur des traitements disponibles ;

---

[1]. Dès les années soixante nous avons créé à l'EORTC un *protocol review committee* à qui est soumis tout projet d'essai et qui aide les médecins à formuler un protocole donnant toutes garanties aux malades et permettant d'obtenir le maximum d'informations sur la valeur des deux traitements comparés.

voire même s'il est efficace et s'il n'est pas nocif. L'évaluation d'un nouveau traitement est un devoir. » Or la seule évaluation correcte est l'« essai comparatif avec tirage au sort ». Pour le Comité, le manquement à l'éthique serait non d'utiliser le tirage au sort mais de ne pas l'utiliser. Ce « devoir d'essai » impose en effet des règles scientifiques et, si le tirage est indispensable pour créer des groupes comparables, il est inadmissible de ne pas le faire. Mais le protocole doit être rédigé de façon telle qu'il puisse apporter une réponse précise à une question clairement formulée. Comme le dit le Comité, « ce qui n'est pas scientifique n'est pas éthique ».

Les essais effectués en dehors du respect de règles méthodologiques strictes n'apportent que confusion. La mise en œuvre d'essais rigoureux est un impératif moral et scientifique. Il serait navrant qu'en les soumettant, par souci éthique, à des règles trop contraignantes, on en diminue le nombre. Certes il faut donner toute protection au malade ; de ce point de vue la loi Huriet est excellente. Mais il faut, non moins impérativement, éviter de décourager les médecins qui effectuent des essais et sont les artisans des progrès futurs. L'amélioration des thérapeutiques requiert l'augmentation du nombre d'essais et non leur diminution. Les essais en France sont trop peu nombreux. Il serait navrant de l'oublier.

Curieusement, alors qu'en France on s'est beaucoup intéressé aux problèmes éthiques liés aux essais, on a peu discuté ce qui, dans d'autres pays, est au centre des préoccupations éthiques et scientifiques, à savoir la non-publication des résultats de certains essais, soit que le résultat déplaise aux auteurs (ce qui est grave, surtout quand il s'agit d'un produit pharmaceutique), soit qu'il paraisse inintéressant parce qu'il est négatif. Or, les résultats négatifs sont aussi importants que les autres.

Les réticences de certains médecins et, par voie de conséquence, du public, même instruit, vis-à-vis des essais comparatifs ne sont pas sans rappeler les réactions contre ceux qui, jadis, osèrent remettre en cause la prééminence du « flair » clinique. Le combat que Claude Bernard ou Pasteur eurent à affronter continue ; au xixe siècle on avait refusé l'intrusion des sciences naturelles en médecine, aujourd'hui on s'élève contre celle des statistiques et des ordinateurs ; demain, ce sera au tour des sciences humaines. Il faut veiller à ce que cette nostalgie paralysante n'aboutisse pas à des réglementations privilégiant l'intuition aux dépens de la recherche des faits.

Naissance et apogée de la biomédecine

Les essais ont aussi évité le recours à des thérapeutiques efficaces mais prescrites dans des situations inadéquates (par exemple le traitement de petites anémies par le fer ou la vitamine B12, ou de toutes les céphalées par l'ergotamine) [1]. De même, ils ont montré que vouloir envoyer tous les malades à l'hôpital est un réflexe de la première moitié du siècle, le souvenir de l'époque où les conditions d'hygiène dans de nombreux logements étaient déplorables ; aujourd'hui, pour plusieurs affections les résultats sont meilleurs à domicile qu'à l'hôpital (en raison du risque de contagion). La durée de l'hospitalisation est un autre aspect du même problème ; une courte durée après opération chirurgicale est souvent meilleure qu'une plus longue hospitalisation. Par ailleurs il ne faut pas oublier l'effet placebo : un médicament inefficace peut être utile s'il réconforte le malade en matérialisant l'effort fait pour le soigner ; encore faut-il exiger que ce médicament placebo soit inoffensif et peu coûteux, ce qui est loin d'être toujours le cas.

Des essais seraient particulièrement utiles dans le domaine des médecines dites douces : homéopathie, acupuncture, traitement par les plantes... Leur efficacité fait l'objet de nombreuses controverses, or elle n'a jamais été prouvée puisque les quelques essais comparatifs effectués jusqu'à présent ont tous été négatifs. Il me semble que, si j'exerçais dans l'une de ces disciplines, mon vœu le plus ardent serait de promouvoir des essais comparatifs. Ce n'est pas là un problème trivial puisqu'une proportion notable des traitements en médecine ambulatoire sont effectués avec des méthodes incertaines qui sont remboursées par la Sécurité sociale, voire parfois enseignées dans les facultés de médecine [2].

LA RECHERCHE THÉRAPEUTIQUE

Peu de domaines ont connu autant de bouleversements depuis 1950 que la recherche de nouveaux médicaments, et cela pour au

---

1. Voir le livre d'A. Cochrane, *L'Inflation médicale. Réflexions sur l'efficacité de la médecine*, Galilée, 1977.
2. Nous reviendrons au chapitre VI sur l'aspect éthique des essais et examinerons au chapitre VII l'application des méthodes biostatistiques en épidémiologie et dans le domaine de la santé publique.

moins trois raisons. D'abord l'extraordinaire puissance de la biologie moderne, la dissection à l'échelle cellulaire et souvent moléculaire des mécanismes physiopathologiques, permet de découvrir des médicaments spécifiques. Ensuite, les essais thérapeutiques ont substitué à l'empirisme d'antan une méthodologie stricte. Enfin, quand les médicaments étaient peu efficaces, ils étaient généralement peu toxiques. Inversement, aujourd'hui de nombreux agents thérapeutiques sont potentiellement dangereux ; utiles quand ils sont prescrits à bon escient, parce que les avantages l'emportent sur les risques, ils peuvent devenir dangereux dans d'autres cas. Les maladies causées par les médicaments (dites iatrogènes) sont à l'origine d'environ 10 % des hospitalisations. Des précautions draconiennes sont prises pour détecter les complications possibles avant de donner l'autorisation de mise sur le marché.

Analysons à présent ces trois points.

1. Les progrès pharmacologiques nécessitent deux approches. La première part de la connaissance physiologique. Ainsi, l'identification des facteurs de croissance qui provoquent la prolifération des cellules de la moelle osseuse fabriquant les cellules du sang permet de stimuler la moelle, par exemple pour accélérer la régénération de la moelle après radiothérapie ou chimiothérapie d'un cancer. Autre exemple, le fonctionnement de la thyroïde est régulé par une hormone hypophysaire, la TSH. L'utilisation de TSH d'origine bovine fut dans les années soixante-dix un grand progrès, mais provenant d'une autre espèce elle provoquait parfois des réactions allergiques et son efficacité était variable. Aujourd'hui, par le génie génétique, on a cloné le gène humain, codant sa synthèse, dans le génome de bactéries ; la TSH humaine ainsi fabriquée (dite recombinante) est bien tolérée et d'efficacité constante.

Dans la seconde approche l'élucidation de la physiopathologie d'une maladie ouvre la voie à la recherche pharmacologique. Par exemple, quand un produit cause la maladie, on peut bloquer sa synthèse. Ainsi l'hyperthyroïdie est due à une sécrétion excessive d'hormones thyroïdiennes. Avant guerre, le seul médicament disponible était la solution d'iode, son effet était inconstant et de durée variable. La connaissance de la chaîne de réactions biochimiques qui gouverne leur synthèse des hormones permit la découverte d'« antithyroïdiens » qui ralentissent la synthèse hormonale aussi longtemps qu'ils sont administrés [1].

De nombreux mécanismes physiologiques font intervenir un *système messager-récepteur*; quand il est souhaitable d'arrêter le fonctionnement, on peut bloquer le récepteur par des molécules voisines de celles du messager. Celles-ci se fixent sur le récepteur en raison de leur conformation voisine mais ne le font pas fonctionner. C'est comme si, dans un système clé-serrure, on utilisait une fausse clé, suffisamment semblable pour pénétrer dans la serrure mais incapable de tourner; la serrure est bloquée quand la bonne clé se présente. Ainsi l'histamine joue un rôle dans la pathogénie de nombreuses maladies et les antihistaminiques de synthèse ont un effet puissant sur la plupart d'entre elles. Cependant ils n'ont pas d'action sur l'ulcère de l'estomac. Sir James Black, qui devait recevoir le prix Nobel, pensa que l'effet sur la sécrétion gastrique était dû à un type d'histamine différent de celui agissant sur les autres tissus. Partant de cette hypothèse il modifia la structure de l'histamine jusqu'à ce qu'il trouve une histamine agissant sur l'estomac et se fixant sur lui. Puis il chercha des molécules analogues bloquant cette fixation et donc antagonistes de cet effet gastrique. Ces analogues ont révolutionné le traitement de l'ulcère de l'estomac.

On peut encore passer du récepteur au système intracellulaire mis en marche par celui-ci et chercher des agents bloquant ou stimulant ces systèmes. Quand on a découvert une molécule, ou un fragment de molécule actif, on cherche dans les banques de données quelles sont les protéines déjà répertoriées qui contiennent les mêmes séquences d'acides aminés. Inversement la recherche sur ordinateur permet, à partir d'un récepteur ou d'une molécule active, de déterminer les molécules susceptibles d'être des antagonistes ou des agonistes.

La génétique moléculaire est une autre technique d'une extraordinaire puissance. Dans une affection où existe un trouble (ou une

---

1. Autre exemple, l'hypertension artérielle, cause majeure de mortalité, est due à la synthèse d'un principe vasoconstricteur (angiotensine) agissant sur les artères, ce qui ralentit la circulation et provoque un accroissement compensateur du travail cardiaque. On a identifié la cascade d'enzymes qui interviennent dans sa synthèse et, en utilisant un inhibiteur dénué de toxicité de l'une des étapes, on ralentit, ou bloque, la synthèse. Le contrôle médicamenteux de l'hypertension artérielle a rendu démodés les traitements antérieurs (régime sans sel...); il a augmenté la qualité de vie et réduit la mortalité.

prédisposition) héréditaire, on peut localiser le gène responsable, passer de lui à la protéine codée par ce gène et identifier son mode d'action. Cela permet alors de rechercher comment bloquer le gène ou s'opposer aux conséquences de son dysfonctionnement.

Ces exemples soulignent la puissance de la pharmacologie moderne. Cela ne signifie pas que la recherche soit aisée, car les produits actifs sur une maladie peuvent avoir des conséquences néfastes sur d'autres tissus. Les organismes vivants sont très parcimonieux, ils utilisent depuis les origines de la vie les mêmes molécules — souvent très simples — dans des circuits très divers, par exemple au niveau de la moelle osseuse et du système nerveux. Aussi faut-il toujours être prudent. Une autre remarque est que les médecins ne se contentent plus d'être les bénéficiaires de ces progrès. ils sont souvent à leur origine ou ont étroitement participé aux travaux.

Dans le domaine du cancer, la découverte accidentelle, en 1946, des premiers agents chimiothérapiques, qui dérivaient d'un gaz asphyxiant, constitua un grand progrès ; mais ces produits ralentissent ou bloquent la division des cellules tant cancéreuses que normales, d'où leur toxicité, notamment sur la moelle osseuse. C'est pourquoi on s'est attaché à trouver des produits agissant plus spécifiquement sur les cellules cancéreuses. Une vingtaine de molécules actives ont été découvertes en quarante ans, soit à la suite de travaux menés à partir de la connaissance des mécanismes biochimiques en cause, soit à la suite d'un criblage systématique de dizaines de milliers de molécules sélectionnées parmi les cinq millions de molécules dont on soupçonnait qu'elles pouvaient être efficaces. Ainsi les dérivés de la pervenche (vinca-leucoblastine) ont été découverts parce que la plante était utilisée par des tribus indiennes du Mexique pour le traitement des maladies de cœur. L'administration systématique à des souris porteuses de tumeur révéla leur efficacité. D'autres enfin ont été découvertes par hasard.

La coopération entre l'industrie pharmaceutique et les laboratoires de recherche constitue un système d'une extraordinaire capacité d'innovation. On dispose aujourd'hui de trois mille principes actifs contenus dans quatre mille deux cents spécialités sous huit mille cinq cents présentations. Entre 1970 et 1989, environ sept cent cinquante nouveaux produits ont été mis sur le marché. Mais cette recherche est extrêmement coûteuse. Seule une molécule sur mille étudiées est intéressante et la découverte d'un nouveau médicament coûte en moyenne un milliard de francs, car les recherches préalables à la mise sur le marché s'étalent sur dix à quinze ans. Cela s'explique en partie par les mécanismes d'évaluation qui ont été mis en place dans tous les pays.

2. Dans l'évaluation d'un nouveau médicament, la première étape est expérimentale, d'abord *in vitro* puis chez l'animal, ce qui est indispensable pour détecter les toxicités (notamment les effets cancérogènes et tératogènes). Si les résultats chez deux espèces animales sont satisfaisants, commence l'étape clinique. Celle-ci s'effectue en trois phases. La première vérifie l'absence de toxicité chez l'homme et débute avec des doses inférieures à celles dont on escompte un effet thérapeutique. Elle est primordiale car l'expérimentation animale ne suffit pas à exclure le risque d'effets toxiques chez l'homme.

Dans la phase II le produit est essayé sur un petit nombre de malades (quelques dizaines) pour estimer son efficacité à diverses doses et déterminer les doses optimales. On pourrait penser que les malades acceptent mal l'essai de médicaments dont l'action est inconnue. Au contraire, à un stade avancé de la maladie ces essais sont source de réconfort pour les malades qui y voient une nouvelle chance.

Ce n'est qu'après la phase II qu'on lance l'essai thérapeutique sur des centaines de malades pour comparer le nouveau médicament au traitement classique (phase III).

3. Quand les essais cliniques montrent l'efficacité du produit et quand son coût (financier et social) et ses avantages par rapport aux autres médicaments déjà commercialisés sont jugés suffisants, le médicament mérite d'être mis sur le marché. Les études ne sont pas terminées pour autant. Les esprits restent en effet marqués par deux séries de complications très graves : les cancers du vagin, observés chez les fillettes dont la mère, pendant la grossesse, avait reçu un œstrogène de synthèse (le di-éthylstilbestrol) et les malformations des membres observées chez les nouveau-nés dont la mère avait pris de la thalidomide pendant la grossesse. Ces deux exemples montrent l'extrême vulnérabilité des embryons. Pour éviter le renouvellement d'accidents aussi tragiques, outre les précautions drastiques prises avant la commercialisation qui déjà allongent les

délais et augmentent les coûts, une phase ultérieure d'enquête épidémiologique a pour but de déceler les effets rares et tardifs.

Ce recensement des effets thérapeutiques et toxiques du médicament permet d'évaluer ses avantages et ses inconvénients (phase IV). Ces études entraînent le retrait du médicament si un effet toxique imprévu est décelé. Ainsi, un anti-inflammatoire qui avait provoqué des complications rénales chez un malade, sur cinquante-huit mille traités, a été retiré.

La longueur, la méticulosité et la complexité des recherches qui précèdent l'autorisation de vente d'un nouveau médicament et leur coût expliquent que seules des entreprises puissantes soient capables d'y parvenir. A l'inverse, il est choquant que des produits qui n'ont pas subi ces tests soient prônés et vendus par des charlatans sur le marché immense des médecines parallèles, en se targuant de résultats obtenus sans aucun contrôle et en exploitant la crédulité du public, parfois avec l'aide des médias.

L'insuffisance de la formation en pharmacologie des étudiants en médecine français a des conséquences regrettables. Soumis au marketing extrêmement actif des laboratoires pharmaceutiques, ils connaissent les avantages mais sous-estiment les inconvénients des médicaments, ce qui conduit à les utiliser hors de propos, ou à céder à des modes injustifiées provoquées par ce marketing. Il y en a bien des exemples en cancérologie. Or les nouveaux médicaments, en raison même de leur efficacité, ne sont jamais inoffensifs. Il faut savoir les utiliser. Les Français détiennent le record mondial de consommation de médicaments, et cette orgie médicamenteuse comporte de nombreux inconvénients. Les événements récents ont brutalement rappelé les risques des hormones et des transfusions ; mais il n'est pas de traitement efficace qui soit bénin. L'automédication est une autre plaie liée elle aussi à un manque de culture biologique du public.

Enfin il faut mentionner la *révolution chirurgicale* de ce dernier demi-siècle. En 1930 la chirurgie européenne pensait que son niveau de perfection était tel que les progrès ne porteraient plus que sur les détails. L'acte opératoire était un exploit individuel, une course contre la montre dépendant de la virtuosité du chirurgien, et jugé sur la durée de l'intervention (quarante minutes pour une gastrectomie, quelques minutes pour l'amputation d'un membre). Les chirurgiens anglo-saxons, sous la pression de la guerre, allaient bouleverser cette attitude. Les blessés graves étaient choqués par le traumatisme et le transport, et il fallait d'abord les rendre capables de supporter une intervention. La *réanimation* répondit au besoin de rétablir et de maintenir au cours de l'opération les grandes fonctions vitales, ainsi que la constance du milieu intérieur (l'eau, les ions). Grâce à elle la durée de l'intervention perdit son importance, il fut possible d'être plus méticuleux, plus soucieux d'éviter les délabrements inutiles. Aujourd'hui le chirurgien ne se hâte plus et il est banal qu'une intervention dure cinq ou dix heures. La seconde innovation imposée par la guerre a été la *chirurgie réparatrice*. Face aux énormes blessures, aux dégâts fonctionnels, il ne suffisait plus d'éviter la mort, on eut le souci de permettre une vie décente : il fallut littéralement reconstruire un visage, un membre, rendre possible une vie autonome et pour ce faire on étudia la physiologie de la peau et du muscle, l'anatomie fonctionnelle, la vascularisation des tissus afin, par exemple, de prendre de la peau et du muscle sur l'abdomen pour refaire une face, ou un orteil au pied pour rétablir la fonction d'une main. De cet effort naquit la microchirurgie qui renouvela la chirurgie plastique puis esthétique ; grâce au microscope il devint possible de suturer entre eux des vaisseaux de moins de un millimètre de diamètre avec des fils si fins qu'ils peuvent être invisibles à l'œil nu (de moins de quinze microns). L'opinion en retint des gestes spectaculaires mais anecdotiques (recoudre une main après une section accidentelle), en méconnaissant l'essentiel : l'avènement d'une chirurgie capable de refaire des tissus normaux après les avoir excisés. Au-delà des prouesses techniques, la transformation de la chirurgie est ainsi provenue de l'alliance de l'acte opératoire avec la physiologie, l'expérimentation animale, l'anatomie fonctionnelle et surtout le souci permanent de remise en question, d'investigation, d'utilisation de toutes les nouvelles techniques pour perfectionner l'exérèse ou la reconstruction. La chirurgie endoscopique permet ainsi d'opérer sur les voies biliaires sans ouvrir le ventre et la radiologie interventionnelle de dilater les artères au sein du muscle cardiaque après avoir remonté une sonde-ballonnet le long des vaisseaux. Les transplantations d'organe, la chirurgie fœtale montrent que seules aujourd'hui les barrières de la biologie (les incompatibilités tissulaires) ou de l'éthique arrêtent l'audace des chirurgiens. Mais alors que les exploits chirurgicaux n'ont jamais été aussi grands, le public blasé n'accorde plus à leur récit qu'une oreille distraite.

DONNÉES CLINIQUES ET EXAMENS PARACLINIQUES

La statistique médicale, le déferlement de nouvelles techniques et de nouveaux médicaments ont bouleversé la pratique médicale. L'univers mental du médecin, son approche diagnostique ont changé. Son action est devenue plus efficace mais aussi plus complexe.

Je commencerai par un exemple tiré de mon expérience personnelle. A la fin des années quarante, le seul examen fonctionnel disponible pour établir l'existence d'une hyper ou hypothyroïdie était le métabolisme de base, c'est-à-dire la consommation d'oxygène par les tissus lorsque l'organisme est au repos. Ce test avait un fondement physiologique logique, mais il était à la fois imprécis et peu spécifique, car de nombreux facteurs, telles la nervosité du sujet et l'alimentation, pouvaient fausser les résultats. En définitive le diagnostic reposait essentiellement sur les signes cliniques qui seuls avaient une fiabilité suffisante pour justifier un traitement. Les erreurs étaient fréquentes et les diagnostics d'hyper ou d'hypothyroïdie, souvent posés abusivement ; aussi les traitements paraissaient peu efficaces. En 1949 un nouveau test fut introduit : la fixation d'iode radioactif dans la thyroïde dont la puissance diagnostique était beaucoup plus élevée car la quantité d'iode fixée par la thyroïde est proportionnelle à la quantité d'hormone synthétisée. Je fus un de ceux qui l'introduisirent en Europe et codifièrent son emploi. La confrontation de ses résultats avec les signes cliniques permit de hiérarchiser ceux-ci. La clinique devint ainsi tellement performante qu'on put, sur la base de quelques signes cliniques, poser le diagnostic avec un risque d'erreur faible. Le laboratoire avait initié un progrès clinique. L'étude des cas de discordance entre clinique et fixation d'iode radioactif (environ 7 % des cas) permit d'identifier les sources d'erreur à la fois pour la clinique et pour le test de fixation (par exemple, régime carencé en iode ou existence dans les goitres d'un trouble de l'hormonosynthèse entraînant une mauvaise utilisation de l'iode fixé). La clinique, ayant acquis une plus grande fiabilité grâce à l'évaluation des symptômes, avait engendré une meilleure compréhension du métabolisme de l'iode. L'interaction était féconde.

Quinze ans plus tard apparurent des méthodes plus puissantes pour évaluer la fonction thyroïdienne, en particulier le dosage dans le sang de la principale hormone thyroïdienne (thyroxine). La proportion de discordances entre clinique et dosage de la thyroxine tomba à 3 % ; leur étude montra que celles-ci étaient plus fréquentes chez les femmes que chez les hommes et que cela était dû à l'influence de l'état œstrogénique [1]. On introduisit alors dans la décennie suivante trois examens qui contournèrent cette difficulté [2] et le risque d'erreur devint inférieur à 0,5 %. Aussi la clinique perd-elle une partie de son intérêt. Aujourd'hui les jeunes médecins n'apprennent de la pathologie thyroïdienne que ce qu'il faut savoir pour demander à bon escient les dosages hormonaux ou remettre en question les résultats de laboratoire si la thérapeutique instituée ne donne pas les résultats escomptés.

Cet exemple illustre comment la dialectique entre clinique et examens de laboratoire fait progresser les connaissances pathologiques et physiologiques. Ces progrès ont fait passer d'une ère où la clinique, c'est-à-dire l'observation et l'intuition, avait la primauté, à une ère où la puissance diagnostique des dosages est devenue telle que la clinique intervient essentiellement pour orienter les examens.

Est-ce à dire que l'importance de la clinique diminue et, à la limite, qu'elle sera bientôt inutile ? L'évolution de la médecine au cours des dernières décennies montre au contraire la nécessité d'un examen clinique approfondi, et combien il serait dangereux que le médecin soit démobilisé par l'abondance et la précision des examens paracliniques.

---

1. Les hormones féminines interfèrent avec la protéine qui transporte la thyroxine dans le sang.
2. Le dosage de la thyroxine libre car son taux n'est pas influencé par l'état œstrogénique, le dosage de l'autre hormone thyroïdienne, la tri-iodothyronine, et celui de l'hormone hypophysaire gouvernant la fonction thyroïdienne, la TSH.

Les chemins d'Esculape

Chaque médecin connaît des anecdotes illustrant ce rôle de la clinique. J'en raconterai deux, très banales. Une de mes cousines, âgée d'une cinquantaine d'années, aimant la bonne chère et un peu corpulente, se plaint de violentes douleurs abdominales survenant par crises ; entre celles-ci sa santé est excellente. Ces épisodes suggèrent une origine colique. Un gastro-entérologue réputé l'examine, demande un examen radiologique du côlon, prescrit quelques médicaments et un régime. Tout s'améliore temporairement jusqu'à ce que, quelques semaines plus tard, les douleurs réapparaissent. Nouvelle consultation, nouveaux examens, nouveaux médicaments, nouvelle rémission temporaire, nouvelles crises. Un autre gastro-entérologue fait faire de nouveaux examens, puis l'adresse à un gynécologue. En vain, les douleurs continuent, intermittentes, bien que l'état général demeure excellent. Le dossier radiologique a maintenant cinq centimètres d'épaisseur, la liste des examens pratiqués est impressionnante. La fille de ma cousine, psychologue, vient me voir ; elle croit avoir trouvé la cause des troubles de sa mère car ceux-ci surviennent régulièrement les jours où sa mère reçoit des amis. Or celle-ci est veuve, son fils aîné est mort tragiquement pendant la guerre, elle pense que sa mère souffre d'un syndrome de culpabilité et se punit inconsciemment de s'adonner à des plaisirs mondains alors que sa famille a connu tant de drames. Cette hypothèse me paraît peu vraisemblable, je déconseille une psychanalyse. Mais on ne trouve aucune explication valable jusqu'au jour où, à l'occasion d'une crise violente, ma cousine demande à sa concierge de faire venir de toute urgence un médecin. Un généraliste arrive. Il contemple avec effroi les kilos de documents qu'il lui faudrait consulter, examine la malade et éclate de rire. J'arrive peu après et trouve tout le monde hilare. Ma cousine avait une petite hernie crurale, qui « sortait » quand elle faisait des efforts. Le généraliste l'avait découverte et réduite, faisant cesser les douleurs. Une petite intervention chirurgicale quelques semaines plus tard mettra un terme à son calvaire. Une dizaine de grands spécialistes l'avaient examinée, aucun n'avait recherché l'existence d'une hernie en faisant tousser la malade.

L'autre anecdote débute au cours d'un conseil scientifique qui se tenait un samedi matin à la faculté de médecine. Celui de nos collègues qui le présidait pousse un cri et s'écroule. Il s'exprime difficilement et semble présenter de vives douleurs. Nous sommes une dizaine de médecins à l'entourer, on fait venir le SAMU pour l'emmener à l'Hôtel-Dieu tout proche. Le médecin d'urgence arrive avec un équipement impressionnant, l'examine rapidement et fait un électrocardiogramme qui présente quelques discrètes anomalies ; la tension artérielle est effondrée ; il pose le diagnostic d'infarctus du myocarde et met en route une perfusion tout en le transportant à l'hôpital. Je passe le voir dans l'après-midi. Un groupe de jeunes médecins s'affaire autour de lui, il parle de façon confuse et me reconnaît à peine. Tout cela cadre mal avec l'hypothèse d'un accident cardiaque. Un examen clinique sérieux, enfin effectué, montre qu'il s'agit d'une hémorragie cérébrale. On l'adresse alors dans un service de neurochirurgie où il est opéré. Huit heures avaient été perdues, faute d'un bilan clinique initial correct.

Les grands de ce monde sont particulièrement exposés à ces risques. Les médecins de ma génération se rappellent la mésaventure du président Vincent Auriol. Vers le milieu de son septennat il présente des poussées de fièvre, une altération de son état général. Les sommités médicales appelées à son chevet ne trouvent rien. La fièvre continue. Le président envisage sa démission et part se reposer à la campagne. A l'occasion d'une banale douleur dentaire il se rend chez son vieux dentiste ; celui-ci découvre, stupéfait, à côté d'une carie cause de la banale névralgie, un énorme et indolore abcès d'origine dentaire. Comme aucun des consultants n'avait mis un doigt dans sa bouche, il était passé inaperçu.

Certes dans tous ces cas les médecins ont des excuses. Pour ma cousine chacun d'eux avait fait confiance au précédent et aucun n'avait envisagé un diagnostic aussi banal qu'une hernie. Dans le second cas, le jeune médecin de garde avait dû être impressionné par la dizaine de professeurs entourant un de leurs collègues. Il s'était laissé égarer par quelques anomalies trompeuses de l'ECG. A l'hôpital on lui avait fait confiance. Aucun des médecins, y compris nous-mêmes, n'avait fait les gestes simples que l'on enseigne aux étudiants en médecine de première année. Il en avait été de même, toutes proportions gardées, pour le chef de l'Etat chez qui, de plus, on avait été abusé par le résultat normal de la numération sanguine.

Il y a un demi-siècle, de telles erreurs eussent été impensables car, avant tout examen paraclinique, on aurait effectué un examen clinique approfondi. Ces petites histoires soulignent le risque de sous-estimation de la clinique dans le cadre d'une médecine trop technicienne. Malgré leurs limites, la palpation, l'auscultation, l'étude des réflexes apportent des renseignements capitaux, guident les tests et contribuent à en peser les résultats. En effet une confiance aveugle en eux peut conduire à des catastrophes car les causes d'erreur sont nombreuses. De plus l'examen clinique crée une atmosphère propice aux confidences. J'ai l'habitude de prendre longuement le pouls, moins pour déceler des irrégularités de son rythme que pour mettre en confiance le malade et l'examiner d'un œil.

Le fondement du diagnostic reste donc l'examen clinique. La médecine anatomoclinique est devenue anatomo-bio-radiologico-clinique, mais les examens ne doivent pas précéder l'examen clinique, ils doivent le prolonger, pour au moins trois raisons.

1. Ils doivent être effectués dans le cadre d'une *stratégie diagnostique et pronostique* et non au petit bonheur. En 1939, quand il n'existait que deux examens cruciaux : la radio pulmonaire et la réaction de B. W., il était légitime de les pratiquer systématiquement en raison de la fréquence extrême de la tuberculose et de la syphilis. Aujourd'hui une telle attitude systématique est inconcevable en raison du grand nombre d'examens possibles et de la complexité de leur interprétation. Choisir les examens relève donc d'une décision médicale. En fonction de l'âge, du sexe et des antécédents du consultant, on effectuera un nombre limité d'examens systématiques, et ensuite, le bilan clinique et les résultats des premiers examens aideront à sélectionner les nouvelles explorations nécessaires. Le recours à un examen ne doit pas remplacer une réflexion clinique, mais en être l'aboutissement. Les investigations doivent être choisies en fonction de leur capacité à atteindre au plus vite le diagnostic.

Certains médecins utilisent des arbres de décision prévoyant les étapes de l'enquête diagnostique et spécifiant à chacune d'entre elles les examens paracliniques pertinents. Nous en avions préparé successivement plusieurs pour l'exploration thyroïdienne. L'inconvénient d'une telle démarche, où chaque nouvel examen est choisi en fonction des résultats du précédent, est qu'elle risque de faire revenir le malade à plusieurs reprises. On tourne cette difficulté soit en programmant les examens à faire en fonction des résultats — s'il s'agit d'examens sanguins, on peut prélever dès le départ une quantité de sang suffisante pour effectuer la série des examens utiles —, soit en pilotant le déroulement des examens par téléphone.

2. Une telle réflexion est d'autant plus utile qu'elle peut éviter des examens redondants et conduire à des essais comparant l'efficacité de diverses stratégies diagnostiques, en incluant parmi les critères le coût financier et social (journées de travail perdues) des examens. Comme dans notre pays — contrairement à ce qui se passe dans la quasi-totalité des autres pays industriels et contrairement à l'esprit initial de notre système de Sécurité sociale — jusqu'en 1993 aucun mécanisme de maîtrise des dépenses médicales n'examinait la pertinence des examens prescrits, en pratique chaque médecin croyait avoir le droit de demander et chaque malade le droit de se faire faire n'importe quel examen, quel qu'en soit le coût. Toute recommandation destinée à éviter les actes inutiles était considérée comme témoignant d'une mesquinerie tatillonne. « La santé n'a pas de prix » est un slogan qui eut d'autant plus de succès qu'il flattait l'hostilité des Français envers ce qui a l'apparence d'un contrôle. La réforme de 1996 devrait enfin faire évoluer cet état d'esprit.

Cependant l'enseignement médical français favorise encore une tendance à prescrire toujours davantage d'examens paracliniques. Dans les cours, on énumère souvent les examens sans les hiérarchiser ni indiquer l'ordre selon lequel ils doivent être faits. Au cours des contrôles des connaissances on pénalise ceux qui oublient de citer un des examens possibles alors que, hors de France, on retire des points aux étudiants qui mentionnent des examens peu utiles.

On observe une réaction et les méthodes d'enseignement commencent à changer. Les enseignants devraient dès le début des études médicales souligner les inconvénients de ces excès et la nécessité d'une prise en compte du coût et du bénéfice de chaque acte, à l'occasion de cas concrets (plus de trois échographies au cours de la grossesse, thermographie, nombre excessif de mammographies, etc.), et surtout donner le bon exemple dans les services hospitaliers, ce qui est aujourd'hui loin d'être toujours le cas. Les mauvaises habitudes sont si ancrées dans les comportements qu'un long effort sera nécessaire pour les faire évoluer [1].

3. L'accroissement des dépenses de santé n'est pas le seul inconvénient des examens superfétatoires, il s'y ajoute le risque de considérer comme pathologique un résultat situé *à la limite entre le normal et le pathologique,* et de créer ainsi des malades imaginaires. En effet, plus on augmente le nombre d'examens, plus le risque est grand que l'un des résultats fasse croire à tort à l'existence d'une maladie latente.

La distinction entre un résultat normal et un résultat pathologique est au cœur de la biologie depuis le XIXe siècle [2]. Quételet, en 1871, l'a posée à propos de la taille : quand peut-on dire d'un adolescent qu'il est anormalement petit (nain) ou grand (géant) ? Cette question avait une importance pratique puisqu'on excluait du service militaire les hommes dont la taille n'était pas « normale ». Quételet, en étudiant les tailles, montre qu'elles se distribuent selon une courbe de fréquence dite « normale » avec un sommet correspondant à la fréquence maximale (aujourd'hui environ 1,75 mètre) et une courbe « en cloche » symétrique par rapport à cette fréquence maximale (courbe de Gauss). Une telle distribution suggère que les variations de taille sont le résultat de fluctuations dues au hasard. Ceux qui s'approchent le plus de la taille moyenne sont les plus nombreux, ceux qui s'en écartent (les très grands ou les très petits) sont de moins en moins nombreux à mesure qu'on s'éloigne de la taille moyenne, mais aucune discontinuité dans la courbe ne permet de fixer la frontière entre le normal et l'anormal. Il est cependant nécessaire de déterminer un seuil — par exemple l'étude de la distribution des tailles chez les garçons de 12 ans doit permettre de reconnaître ceux dont la taille, anormalement petite, justifie un bilan endocrinologique et éventuellement l'administration d'hormone pour les faire grandir. Plusieurs méthodes statistiques peuvent être utilisées pour déterminer ce seuil. Celui-ci ne peut avoir qu'une valeur indicative et doit être interprété à la lumière des autres données de l'examen médical.

Pour toutes les constantes physiologiques, rythme des battements cardiaques (pouls), fréquence des mouvements respiratoires, taux

---

1. Nous y reviendrons au chapitre VII.
2. Voir E. Canguilhem, *Le Normal et le Pathologique,* PUF, 1966.

de glucose ou d'urée dans le sang, nombre de spermatozoïdes dans le sperme, etc., on observe une grande dispersion des valeurs chez les sujets normaux. Aucun de ces paramètres n'a la même grandeur chez tous les sujets « bien-portants » de même âge et sexe. La frontière entre le normal et le pathologique est de plus en plus difficile à fixer ; par exemple il est normal que les constantes biologiques évoluent avec l'âge, mais à partir de quelle valeur les considérerat-on comme anormales ? Décider que le résultat d'un dosage est anormal, que tel trouble latent mérite d'être traité relève d'un jugement de valeur, d'une certaine conception de la santé et donc de la maladie. D'un fumeur dont la fonction respiratoire a été diminuée de moitié par l'usage du tabac mais qui mène une vie normale, dirat-on qu'il est normal ou pathologique ? Une insuffisance existe mais elle ne se révélera que s'il a une bronchite.

De plus, si l'on compare les distributions chez les sujets normaux et pathologiques, les valeurs moyennes sont très différentes et il existe des chevauchements. Ainsi la concentration de l'hormone thyroïdienne dans le sang est en moyenne beaucoup plus basse chez les hypothyroïdiens ; cependant il existe des sujets normaux avec une concentration basse et des petites hypothyroïdies avec une concentration à la limite de la normalité. Si l'on accordait une foi totale au dosage, on traiterait inutilement des sujets normaux pour hypothyroïdie. Certes, avec des tests biologiques plus spécifiques on réduit la zone d'incertitude, mais, en raison de la variabilité des valeurs normales et anormales, celle-ci ne sera jamais nulle. La détermination des frontières entre valeurs normales et pathologiques est difficile. Pour chaque examen il faut s'assurer que les bornes de la normalité ont été établies de façon correcte, notamment en tenant compte de l'âge et du sexe [1].

---

1. Une méthodologie statistique précise existe pour les trouver mais elle n'est pas toujours mise en œuvre. Supposons que l'on veuille déterminer les limites normales de la concentration d'une hormone thyroïdienne dans le sang. Peut-on faire le dosage chez les conscrits au service militaire ? La population est biaisée, il s'agit d'hommes robustes de 20 ans. Or on a besoin de normaux de tous sexes et âges. On est donc tenté de doser l'hormone chez des volontaires sains, mais ceux-ci aussi risquent de ne pas être représentatifs de la population. On recourt souvent à des consultants examinés pour d'autres raisons et dont la fonction thyroïdienne semble normale. Mais l'affection qui motive la consultation peut retentir sur la fonction thyroïdienne ; la fièvre, l'amaigrissement, voire des troubles psychiques, peuvent modifier l'équilibre hormonal. Inversement, on ne peut pas prendre que des sujets en très bonne santé car les sujets suspects, chez qui l'examen sera pra-

La distribution des valeurs étant établie chez les normaux, il faut l'étudier chez des hyperthyroïdiens. Le problème est plus difficile encore. Il faut que l'hyperthyroïdie soit certaine ; cependant, quand les dosages sont effectués uniquement sur des cas évidents de grande hyperthyroïdie, les taux d'hormone sont très élevés et, si on les compare à ceux de sujets dont la santé est éclatante, les distributions sont très différentes et la zone de chevauchement faible. Or les malades pour qui le dosage sera utile seront de petits hyperthyroïdiens dont le taux hormonal sera moins élevé. Mais alors, comment être sûr que ces petits hyperthyroïdiens ont vraiment une hyperthyroïdie ? Évidemment on ne peut pas utiliser le résultat du dosage hormonal étudié car ce serait une tautologie [1]. Une fixation incorrecte des bornes de normalité pourrait à tort faire rejeter ou accepter le diagnostic d'hyperthyroïdie.

Quel que soit le soin avec lequel les limites de la normalité sont déterminées et le dosage est fait, si l'on effectue un grand nombre d'examens systématiques certains résultats seront trompeurs. Trois exemples illustreront les risques de cette zone floue qui sépare le normal de l'anormal. L'athérosclérose des artères irriguant le cerveau constitue un risque médical majeur puisque les accidents vasculaires cérébraux sont une cause fréquente d'infirmité et de mortalité. Or l'effet Doppler, avec les ultrasons, permet de mesurer le débit des artères cérébrales. Cette méthode décèle précocement des altérations minimes de la circulation cérébrale, mais elle a aussi provoqué beaucoup d'angoisses et de traitements injustifiés en révélant des petites anomalies dont on avait cru à tort qu'elles étaient pathologiques. C'est la raison pour laquelle on en limite les indications de peur de créer des faux malades.

Deuxième exemple, le dosage du *prostatic specific antigen,* ou PSA.

---

tiqué, seront eux-mêmes fatigués. On est donc obligé de trier un à un chacun des individus introduits dans cette étude, or il en faut plusieurs centaines ou milliers.

1. Le groupe d'hyperthyroïdiens doit donc être sélectionné en se basant sur des données cliniques et sur les résultats de tests biologiques autres que le dosage hormonal étudié, en tenant compte éventuellement des résultats du traitement. Quand on se place dans des conditions proches de celles dans lesquelles le test sera utilisé, c'est-à-dire que l'on compare des sujets non hyperthyroïdiens mais néanmoins fatigués, se plaignant de troubles divers, à des sujets de même âge présentant une hyperthyroïdie discrète, la différence entre les valeurs moyennes restera significative mais l'intervalle de confiance sera plus large et les zones de chevauchement seront plus importantes.

Il s'agit d'une protéine d'origine prostatique dont le taux sanguin chez les sujets normaux augmente avec le volume de la prostate, donc avec l'âge, puisque celle-ci s'hypertrophie chez les sujets âgés. Le taux de PSA est élevé dans les tumeurs de la prostate ; sa mesure a donc sa place dans l'exploration d'un sujet présentant une tumeur de la prostate, bénigne ou maligne. Quand sa concentration sanguine est augmentée, il est légitime de pratiquer un examen attentif par toucher rectal et échographie intrarectale. Mais si ces examens sont normaux et quand le taux de PSA est à peine supérieur à la valeur moyenne d'un sujet de cet âge, il est inutile d'aller plus loin. Hélas j'ai vu parfois dans de tels cas pratiquer des examens traumatisants, voire des ablations de la prostate sans bénéfice réel pour le malade. A partir d'un certain âge (80 ans ?), on peut même se demander s'il est justifié de pratiquer un tel examen en l'absence de signes cliniques, car les cancers de la prostate ont généralement une évolution lente et réagissent bien à un traitement hormonal. Est-il alors légitime d'inquiéter un sujet en multipliant des examens systématiques pour déceler un petit cancer, alors que si l'on avait laissé croître celui-ci, il est vraisemblable qu'il aurait été encore temps de le traiter à ce moment dans de bonnes conditions et que la durée de vie aurait été voisine ? Des enquêtes appropriées sont en cours pour répondre à cette question ; en attendant leur résultat, il faut être prudent.

Le dernier exemple concerne les frottis cervico-vaginaux à la recherche d'une lésion, précancéreuse ou cancéreuse, du col de l'utérus. Étant donné la fréquence (environ quatre mille nouveaux cas par an en France) et la gravité de ce cancer (environ 50 % de décès), le dépistage par frottis systématique est justifié. En raison de la lenteur avec laquelle les lésions précancéreuses se développent et se transforment éventuellement en un cancer invasif, il est suffisant de pratiquer un frottis tous les trois ans. Or certains gynécologues, spontanément ou sous la pression de leurs clientes, font faire un examen tous les ans, voire tous les six mois. Une telle fréquence n'apporte aucun bénéfice réel à la femme et entraîne des inconvénients non négligeables pour elle et pour la société. En effet, lors de chaque examen il existe une certaine probabilité (de l'ordre de 3 % ou 4 %) de trouver des cellules suspectes. Dans plus de 90 % des cas ces cellules suspectes correspondent à des lésions bénignes qu'il est inutile de traiter car elles régressent spontanément. Or leur découverte provoque des examens (biopsies), voire des traitements qui ne sont pas sans risque si la femme a un âge où elle peut encore avoir des enfants et qui entretiennent une anxiété pendant des mois (à cause de la répétition des examens) pour un bénéfice quasi nul.

Le mieux peut être l'ennemi du bien. La multiplication d'examens systématiques peut entraîner non seulement des dépenses injustifiées mais aussi des angoisses, des souffrances, des régimes alimentaires terroristes (nous y reviendrons à propos de la cholestérolémie), des traitements inutiles.

Pour réduire ces inconvénients plusieurs mesures peuvent être prises. La première est le contrôle de qualité des examens. Tout dosage est exposé à d'innombrables risques d'erreur. Ceux-ci peuvent être réduits si chacun des actes effectués au cours du dosage est effectué avec une grande méticulosité. Supposons qu'il s'agisse d'un dosage sanguin. On prélève une quantité déterminée de sang (par exemple un millilitre) que l'on met dans un flacon sur lequel on colle une étiquette portant le nom du malade. Il y a déjà plusieurs risques d'erreur : la propreté du flacon, la quantité de sang et l'étiquette. Puis on ajoute un réactif et on effectue une lecture avec un instrument plus ou moins complexe. La qualité du réactif, le réglage de l'instrument peuvent introduire de nouvelles erreurs. Si le laboratoire est bien tenu, le risque pour chacun de ces actes est très faible mais, même avec de grandes précautions, il n'est jamais nul. Donc, si l'on pratique des dizaines de milliers d'examens, certains résultats seront inexacts.

Pour réduire ce risque on a introduit des codes de conduite réunis sous le nom de *contrôle de qualité*. Chaque étape du dosage fait l'objet de contrôles rigoureux. De plus, on ajoute à chaque lot d'échantillons à doser un sérum pour lequel le résultat est connu avec précision et qui sert de standard. Certains échantillons de sang sont dosés en deux exemplaires, la comparaison des résultats permettant d'estimer la reproductibilité de la technique. Enfin, périodiquement, on adresse des échantillons d'un même sang à plusieurs laboratoires pour estimer la variabilité inter-laboratoires. Grâce à ces procédures le nombre et la gravité des erreurs ont considérablement diminué. Il y a une quinzaine d'années, on refaisait souvent les dosages tant on craignait une inexactitude. Il en résultait beaucoup de temps perdu et des dépenses supplémentaires. Une telle précaution aujourd'hui ne se justifie qu'en cas de désaccord entre l'impression clinique et le dosage. De telles procédures d'« assurance de qualité » commencent à être introduites dans d'autres domaines, notamment l'anatomo-cyto-pathologie et la radiologie, nous y reviendrons au chapitre VII.

Outre la difficulté qu'il y a à définir la normalité et l'imprécision inhérente à chaque examen, d'autres facteurs peuvent influencer les résultats. Par exemple le malade peut ne pas avoir été à jeun ; ou encore l'heure à laquelle a été fait le prélèvement peut introduire une variation de la concentration si celle-ci évolue au cours de la journée (rythme nycthéméral) ; la superposition de deux structures sur une radio peut créer un artefact, etc. Le médecin doit avoir l'esprit constamment en éveil pour ne pas se laisser égarer par un résultat isolé. Pour comprendre les sources de variabilité, il doit avoir reçu une formation spécifique. Cela était relativement aisé quand le nombre d'examens était limité, mais c'est devenu difficile avec le nombre indéfiniment croissant de nouveaux examens.

LA FORMATION BIOLOGIQUE
ET L'ÉVOLUTION DE L'ENSEIGNEMENT CLINIQUE

Une formation en biologie clinique est donc nécessaire au cours des études médicales, mais elle serait insuffisante si elle n'était pas constamment remise à jour : les techniques évoluent et gagnent en sensibilité et en spécificité. A peine croit-on au point l'exploration fonctionnelle d'un organe, que de nouvelles techniques rendent périmé ce qui semblait acquis. Aucune formation ne saurait être exhaustive. Son but principal devrait être de faire comprendre les limites de toute exploration fonctionnelle, la nuisance des examens superflus, la compréhension des méthodes biologiques et biostatistiques utilisées, la nécessité d'un esprit critique devant des résultats incohérents.

Même ainsi armé, le médecin a du mal à suivre la course à l'innovation, d'autant que, comme dans le cas des médicaments, d'importants intérêts financiers sont en jeu. Le « marché » de l'exploration fonctionnelle et des examens biologiques dans le monde se chiffre par centaines de milliards. Des milliers de chercheurs s'y consacrent, d'où le grand nombre d'innovations. Mais les luttes pour la conquête du marché provoquent de multiples distorsions. Les industriels qui fabriquent les réactifs ou les instruments nécessaires en font une promotion active et créent des besoins factices en poussant à l'utilisation large d'examens qui ne sont utiles que dans des indications précises. Les articles publiés dans les revues médicales ne sont pas toujours, malgré les précautions prises, d'une totale fiabilité. Les inventeurs d'une nouvelle technique, quelle que soit leur honnêteté scientifique, ont tendance à en surestimer les mérites. Les industriels qui exploitent le brevet surenchérissent. Une promotion bien faite peut même atteindre le grand public, par l'intermédiaire des médias, et ainsi induire une pression venant de la population, toujours friande de nouveaux examens. Cela aboutit parfois à diffuser largement un examen de valeur limitée. Nous avons déjà vu plus haut [1] l'exemple de la thermographie pour le diagnostic et le pronostic des tumeurs du sein.

Le scanner, la résonance magnétique nucléaire (IRM) ont fait faire d'immenses progrès à l'exploration anatomique de l'organisme. Par exemple l'exploration radiologique du cerveau comportait autrefois, quand on suspectait une lésion, une artériographie cérébrale, c'est-à-dire l'injection intra-artérielle d'un produit de contraste. Cet examen apportait des informations capitales mais ses risques n'étaient pas négligeables. Aussi ne le pratiquait-on que la main forcée, quand il était indispensable. Aujourd'hui, dans la plupart des cas le scanner et surtout la résonance magnétique donnent des renseignements aussi précis, sans aucun risque pour le malade. Le bénéfice est évident. Malheureusement ces examens, longs et coûteux, sont parfois pratiqués sans véritable nécessité, en dehors de toute indication précise, par ignorance ou par pusillanimité, pour ouvrir un parapluie.

Que conclure de ces exemples ?

1. Un nouveau type d'examen avant d'être remboursé devrait faire l'objet d'une accréditation basée sur une expertise. Mais le nombre d'équipes capables de la faire est limité et son coût élevé. Une coopération à l'échelle de l'Europe est indispensable.

2. L'information des médecins devrait être rapide et porter à la fois sur la technique de l'examen, les limites des valeurs normales et pathologiques, les sources d'erreur, les fluctuations intra et inter-

---

1. Voir p. 302.

individuelles et les indications, c'est-à-dire les cas où cet examen est soit utile, soit injustifié, et corrélativement les examens que cette nouvelle technique rend inutiles. On s'appuie pour ce faire sur les recommandations de pratique clinique, exprimant l'opinion de la communauté médicale, établies avec l'aide de la profession et de l'ANAES.

Ces recommandations sont d'autant plus nécessaires que les progrès accomplis par la biologie moléculaire font augurer une avalanche de nouveaux examens performants mais coûteux qui ne seront bénéfiques que s'ils sont utilisés à bon escient.

Ainsi la situation a profondément évolué depuis 1939. A cette époque on vivait encore dans un monde stable où chaque étudiant croyait, comme je le faisais, que ce qu'il apprenait resterait la règle d'or tout au long de son existence. Il n'existait qu'un petit nombre d'examens paracliniques et tout médecin sérieux était capable d'en connaître les pièges et les limites en se référant à son expérience personnelle ; son raisonnement intuitif était fondé sur le réseau de données construit au cours de ses études. La situation actuelle est très différente. Les connaissances acquises pendant la formation initiale se périment vite, il faut constamment les ajuster. D'autre part, sauf dans le domaine où le médecin est très spécialisé, l'expérience personnelle est insuffisante. Chacun a recours à des examens avec lesquels il n'est pas familiarisé et qui seront dépassés avant qu'il ait eu le temps de se faire une opinion sur leur valeur.

De plus, les maladies elles-mêmes évoluent car les conditions de vie changent. Quand j'étais étudiant en médecine, le cancer de l'estomac était le cancer le plus fréquent chez l'homme, il est devenu rare aujourd'hui (à cause de l'amélioration de l'alimentation), alors que le cancer du poumon qui était exceptionnel est devenu d'une terrifiante fréquence (à cause de l'augmentation de la consommation tabagique). De même le rhumatisme articulaire aigu, la syphilis, la fièvre typhoïde ont disparu grâce aux antibiotiques. L'hystérie, principale affection névrotique à la fin du XIXe siècle, n'existe pratiquement plus aujourd'hui [1] car le regard de la société a changé. Des maladies, des concepts nouveaux sont apparus. La physiopathologie, qui était un jeu de l'esprit sur lequel nos conférenciers en

---

1. Voir chapitre VI.

médecine exerçaient leur ironie (*pathogénie* vient de *patauger*, disaient-ils), est devenue la base du raisonnement médical et progresse chaque jour grâce à la biologie moléculaire. La clinique aujourd'hui ne peut plus être enseignée par un simple compagnonnage au lit du malade. La triade classique interne-externe-stagiaire, sur laquelle l'enseignement médical avait été bâti avec succès pendant cent cinquante ans, ne fonctionne plus de façon satisfaisante car il y a tant à savoir que l'interne ne peut plus, même épaulé par un chef de clinique, porter le poids de cet enseignement.

En 1958, pour faire face à ces problèmes, la grande réforme médicale conçue par le professeur Robert Debré et qui avait été préparée par un groupe de travail, dont Jean Dausset, le futur prix Nobel, était le secrétaire, avait créé les Centres hospitaliers universitaires (CHU). Le but était d'établir un lien entre la clinique et les sciences fondamentales. Cette vue prémonitoire de la formation médicale est à l'origine du renouveau de la recherche médicale française. Malheureusement elle n'a pas donné tous les résultats pédagogiques escomptés car l'enseignement des sciences et celui de la clinique, bien qu'effectués sur un même lieu, sont trop souvent restés distincts. En 1968, quand on m'a donné, après les événements de mai, la responsabilité d'une nouvelle réforme des études médicales, nous avions préconisé la création d'unités de valeurs portant sur une pathologie, par exemple les maladies cardio-vasculaires, dans lesquelles l'enseignement devait être dispensé conjointement par les cliniciens et les fondamentalistes. Malgré ce petit progrès la situation demeure peu satisfaisante pour plusieurs raisons.

1. L'enseignement des sciences fondamentales n'est fécond que s'il pénètre dans le subconscient du médecin, ce qui requiert qu'il soit fondé sur des cas cliniques au lit du malade, comme l'ont montré plusieurs enquêtes. Quand cet enseignement reste théorique, il n'est pas assimilé car l'étudiant n'est marqué que par ce qu'il voit et entend pendant l'examen des malades. La coopération des médecins et des biologistes s'impose au chevet du malade.

La connaissance pratique du travail de laboratoire peut seule permettre de comprendre les possibilités et les limites de l'application de la biologie au raisonnement clinique. Ma vision des examens de laboratoire a été radicalement modifiée quand j'ai travaillé avec mes mains, à la paillasse. On apprécie alors les difficultés d'un dosage, les conséquences de la moindre erreur technique, la variabilité des résultats, la difficulté du passage d'un schéma théorique (par exemple la description dans les livres des troubles métaboliques d'une maladie) à une situation pratique (l'incohérence apparente des résultats obtenus chez un malade).

On ne peut pas exiger de tous les étudiants en médecine qu'ils fassent un stage en laboratoire, mais ceux qui se destinent à l'enseignement doivent y avoir travaillé. C'est ce qu'a prévu la dernière réforme. De plus il faudrait impliquer dans l'enseignement, beaucoup plus qu'on ne le fait, les chercheurs de l'INSERM ou du CNRS, ne fût-ce qu'au cours de réunions hebdomadaires pour y discuter, en présence des étudiants, les cas cliniques difficiles et les récents progrès en physiopathologie.

2. Les techniques évoluent si vite que tout enseignement pratique est rapidement dépassé. L'essentiel est donc la formation de base, le cadre conceptuel, alors que les aspects pratiques doivent être périodiquement remis à jour. La formation médicale continue est indispensable. Avant 1996, moins du quart des médecins y consacrait l'équivalent d'une semaine par an, ce qui est peu [1]. Elle est devenue obligatoire depuis 1996 pour les médecins libéraux et hospitaliers. Ceux-ci devront présenter tous les cinq ans une attestation justifiant du respect de cette obligation sous le contrôle de l'Ordre national des médecins. Aux États-Unis, une telle obligation existe déjà depuis longtemps et les médecins doivent faire état d'un nombre suffisant de « points » obtenus pour la participation à des congrès reconnus comme « formateurs » ou à des séances d'enseignements permanents.

En France, la formation continue devrait être organisée par la profession (praticiens de ville et hospitaliers). Plusieurs pièges doivent être évités. D'abord, un enseignement trop « pointu » satisfaisant davantage l'ego des enseignants que les besoins pratiques des enseignés ; les congrès évitent rarement cet écueil, sauf si des séances d'enseignements y sont organisés. Deuxièmement, l'influence des laboratoires pharmaceutiques qui sont tentés d'en faire des outils de promotion de leurs produits. Or on prescrit déjà trop de médicaments en France, il ne faut pas encourager cette tendance. En 1997, les laboratoires pharmaceutiques consacraient à la formation

---

[1]. L'ensemble des connaissances médicales se renouvelle tous les vingt ans. Pour maintenir à jour les connaissances acquises initialement en sept ans, il faudrait en principe y consacrer un ou deux mois par an.

continue des sommes dix fois plus grandes que la Sécurité sociale et l'État. Cette disproportion n'est pas saine. Elle explique que la prévention et la santé publique soient les parents pauvres de cet enseignement au lieu d'en être l'axe. D'ailleurs, présentement, l'essentiel de l'actualisation des connaissances provient de la lecture des journaux médicaux ou de documents préparés par l'industrie pharmaceutique et d'entretiens avec les visiteurs médicaux (sept heures par mois en moyenne). Troisièmement, ne pas suffisamment recourir aux méthodes modernes d'enseignement audiovisuel et surtout d'auto-évaluation des connaissances. La télé-informatique ouvre, à cet égard, des perspectives immenses (présentations des cas cliniques, suivis de questionnaires, interprétation de clichés radiologiques ou d'un bilan biologique...).

Les conséquences de la situation actuelle sont graves. Le praticien est submergé par un flot d'informations incontrôlées et contradictoires dont il ne parvient pas à faire la synthèse. Tout en consacrant un temps identique à lire les revues scientifiques (une dizaine d'heures par semaine), j'ai été contraint chaque année à réduire le champ de mes lectures. Pis, sous le flot croissant de ces publications, il devient de plus en plus difficile de distinguer le bon grain de l'ivraie, ce qui mérite d'être retenu de ce qui encombrerait inutilement la mémoire. On propose telle nouvelle exploration, on décrit telle nouvelle maladie, mais, quelques mois ou années plus tard, ces premières informations sont contredites ou nuancées. L'exemple du taux de cholestérol ou celui du dépistage du cancer du sein, sur lequel nous reviendrons, illustrent les difficultés en ce domaine.

Or un médecin qui hésite a tendance à demander de nouveaux examens pour se rassurer. On accuse souvent le médecin de ville de se laisser aller à une débauche d'examens dont la plupart sont superflus. A l'hôpital aussi, plus un médecin est inexpérimenté, plus il prescrit d'examens qui deviennent une bouée de secours. Il faut être sûr de soi, avoir une vision claire de la situation et des diagnostics possibles pour dire : je ne demande qu'un ou deux examens, ceux-ci suffiront pour poser le diagnostic et choisir un traitement. Beaucoup de progrès restent à faire dans la formation pour que tous les médecins soient aptes à adopter une telle attitude. D'autant que, et nous y reviendrons au chapitre VI, la formation psychologique du médecin reste insuffisante, d'où la tentation, dans les cas difficiles, de la fuite dans la technique.

LA RECHERCHE DES SOLUTIONS : LA TRIADE DE PROGRÈS

Cette conjoncture a pour conséquence à la fois une augmentation rapide des dépenses et des résultats médicaux inférieurs à ce qu'ils pourraient être. Une vaste enquête effectuée récemment dans différentes régions d'Europe a par exemple montré que les résultats du traitement de cancers d'un même type varient considérablement d'une région à l'autre, d'une ville à l'autre, voire d'un hôpital à l'autre. Ceci est dû à de multiples facteurs :

a) Malades venant consulter plus ou moins précocement, ce qui dépend du niveau d'éducation du public (rôle de l'école, des médias, etc.) mais est aussi conditionné par l'organisation du système de soins, notamment la facilité d'accès à une consultation. Il y a de ce point de vue, comme l'ont montré les résultats d'Eurocare [1], d'importantes disparités d'un pays européen à l'autre et cela pourrait expliquer les résultats relativement médiocres observés en Grande-Bretagne pour certains cancers. Il faut souligner que, si l'accès aux soins est difficile, ce sont les sujets âgés et appartenant aux milieux socioprofessionnels défavorisés qui en pâtissent le plus. Dans tous les pays les meilleurs résultats obtenus chez les femmes confirment que celles-ci sont plus que les hommes attentives à leur santé et consultent plus tôt.

b) Capacité plus ou moins grande des médecins généralistes à faire rapidement le diagnostic, ce qui dépend de leur qualification et de l'efficacité globale du système de soins.

c) Qualité du traitement. Ce dernier point présente deux aspects : d'abord le choix des indications thérapeutiques (faut-il opérer ou traiter par radiothérapie ? Faut-il adjoindre au traitement loco-régional de la tumeur une chimiothérapie ou une hormonothérapie ?), ensuite la façon dont ce traitement a été réalisé.

Les disparités soulignent la nécessité d'un effort. Pour améliorer les résultats thérapeutiques il faut identifier les sources de déficiences. Dans le cas du cancer celles-ci sont liées : à la qualité du bilan initial, au choix des indications thérapeutiques et à la rigueur dans l'exécution des différents actes. Les deux premiers points relèvent de la compétence du cancérologue, donc de sa formation. Pour

---

1. *Survival of Cancer Patients in Europe. The Eurocare Study.* Centre international de recherche sur le cancer, IARC, *Scientific Publication*, 132, Lyon, 1995.

élever son niveau il faut agir à la fois sur les *études de spécialisation* et sur la *formation continue* dont le rôle est crucial. Il faut donc : a) inciter le spécialiste à faire cet effort ; on doit lui donner la possibilité de s'autoévaluer afin qu'il mesure les lacunes de ses connaissances ; b) faciliter l'accès aux séances et aux stages de formation ; c) vérifier au niveau national la qualité et la pertinence des programmes de formation continue, et stimuler la création de réseaux couvrant l'ensemble des régions.

Une des raisons qui expliquent les meilleurs résultats obtenus dans certaines structures hospitalières est que l'on y fait de la recherche et que l'on y organise des séances pluri-hebdomadaires de discussions des cas cliniques. Ces discussions collectives des cas difficiles permettent non seulement de confronter les points de vue mais de s'instruire, chacun faisant état de son expérience personnelle, de ses lectures et de ce qu'il a pu apprendre lors de ses voyages ou visites dans d'autres hôpitaux. Ces réunions hospitalières constituent une formation permanente de haute valeur. Néanmoins, quelle que soit la qualité des médecins qui y participent il peut être difficile de parvenir à un accord sur des sujets difficiles. C'est pourquoi l'usage s'est répandu de *conférences de consensus*. Celles-ci réunissent sur des questions difficiles les dix ou vingt spécialistes incontestés, d'un pays ou d'un continent, qui malgré leurs opinions souvent initialement divergentes se mettent d'accord pour recommander ce qu'il faut faire, et surtout ne pas faire, à la lumière de l'expérience collective. Ces conférences de consensus ont pris une importance grandissante et ont un grand poids auprès de la communauté médicale. Leur développement est plus lent en France que dans d'autres pays. L'Agence nationale pour l'accréditation et l'évaluation de la santé ou ANAES (qui s'est substituée à l'ANDEM en 1997) a pour mission la production de références de bonne pratique clinique ; elle s'appuie donc, beaucoup, sur de telles conférences. Deux écueils doivent être évités : exprimer des points de vue corporatistes ou résultant de laborieux compromis qui ne satisfont personne ; c'est pourquoi les recommandations doivent, si besoin, s'appuyer sur des consensus européens moins soumis à de telles pressions [1]. Il faut

---

1. On l'a bien vu dans le cas du rythme des frottis gynécologiques pour le dépistage des cancers du col. Certains lobbies, pour des raisons financières, préconisaient un rythme annuel, alors qu'au niveau européen un rythme triennal était recommandé.

aussi éviter qu'elles ne figent la situation et ne gênent les évolutions nécessaires. Elles doivent donc être révisées périodiquement.

Les recommandations issues de ces réunions sont généralement bien acceptées. Mais il faut s'assurer qu'elles sont prises en compte lors des prescriptions quotidiennes en pratique privée et à l'hôpital, ce qui est parfois plus difficile étant donné le conservatisme et la tendance à se croire omniscients de certains médecins hospitaliers. Or c'est à l'hôpital que se forment les futurs médecins. La communauté médicale, dans son ensemble, doit s'engager dans ce processus. Sans limiter la liberté de prescription des médecins qui doivent pouvoir adapter les recommandations générales aux problèmes particuliers posés par un malade, il faut néanmoins leur demander d'être prêts à justifier la position qu'ils ont prise, ne serait-ce que pour s'assurer que celle-ci n'est pas due à un défaut de connaissance. La mise en œuvre d'un tel système doit donc s'accompagner a) d'un effort de suivi, d'une réforme du contrôle médical et d'une action, à laquelle la profession doit être associée, visant à identifier les médecins dont l'attitude est en dehors des normes afin de comprendre leurs raisons (comités médicaux régionaux), b) d'une valorisation des médecins conseils dont le prestige auprès de leur confrère doit être renforcé, c) d'un programme de formation pour pallier les insuffisances, d) d'une évaluation qui doit en priorité concerner les services hospitaliers servant de terrain de formation car les attitudes aberrantes y ont des conséquences pernicieuses.

L'exécution du traitement est l'œuvre d'une équipe. On groupe sous la dénomination « assurance de qualité » les procédures mises en œuvre pour obtenir le plus haut niveau de qualité des soins, notamment en évitant les erreurs et les incertitudes. L'assurance de qualité n'a pas pour but de mettre un inspecteur derrière chaque médecin mais au contraire de développer un état d'esprit tel que chaque membre de l'équipe s'efforce de constamment évaluer ses propres performances et de les comparer à celles de ses collègues, afin de les améliorer. Elle est, depuis une décennie, en train de révolutionner la pratique médicale. Initialement inspirée par l'organisation de l'industrie japonaise pour obtenir une qualité élevée et uniforme des pièces fabriquées, elle est fondée sur le principe de l'émulation et de la responsabilité — chaque personne, chaque équipe analysant les sources possibles d'erreur et mettant au point des parades puis comparant ses résultats à ceux de ses voisins.

L'expérience de l'industrie a appris qu'on ne peut pas atteindre la qualité par le seul contrôle, qui peut même être néfaste en déresponsabilisant (puisque d'autres vérifient) et démotivant, s'il entraîne un réflexe de protection. Il faut impliquer le personnel et cette mobilisation doit s'accompagner d'une remise en cause de l'organisation du travail. Il ne s'agit pas, on le voit, de sanctionner médecins et techniciens, mais plutôt, en permettant à chacun de s'autoévaluer, de l'inciter à augmenter la qualité de ses actes. L'assurance de qualité est devenue une des pierres angulaires de la médecine moderne. Le premier domaine où elle a été instaurée est celui des analyses biologiques ; comme nous l'avons vu, elle y est particulièrement utile, assez facile à organiser et source d'économies importantes. Depuis, elle s'étend progressivement à tous les domaines médicaux. Par exemple, lors du diagnostic du cancer du sein par mammographie, la qualité du cliché joue un rôle essentiel ; les résultats obtenus dans les programmes de dépistage montrent l'importance cruciale d'un contrôle de qualité efficace [1]. Pour le dépistage du cancer du col utérin la lecture des frottis pose les mêmes problèmes et on y introduit des mécanismes voisins d'assurance de qualité.

Les spécialistes acceptent de plus en plus cet effort supplémentaire car celui-ci accroît la fiabilité des résultats. En France on considérait il y a quelques années encore avec méfiance ces méthodes, bien qu'elles aient été utilisées dans de nombreux pays ; mais les biologistes, les radiologistes et les anatomopathologistes ont ouvert la voie. L'assurance de qualité devrait se généraliser sous l'égide de la profession médicale, elle vient d'être rendue obligatoire en radiothérapie [2].

1. Voir chapitre VIII.
2. En radiothérapie, l'efficacité du traitement dépend de la dose délivrée à la tumeur, alors que le risque de complication est fonction de la dose délivrée aux tissus sains qui avoisinent celle-ci. La qualité du traitement résulte donc a) d'un bon étalonnage du faisceau, b) du bon repérage et de la délimitation précise de la tumeur, c) de la rigueur et de la reproductibilité de la mise en place du malade et du faisceau. A chacune de ces étapes des erreurs sont possibles. Celles-ci entraînent des variations dans la dose délivrée. Or la marge est étroite entre la dose qui guérit la tumeur et celle, plus petite, qui est inefficace, ou celle, plus forte, qui est source de complications. Des études européennes ont mis en évidence, dans plus de 20 % des centres de radiothérapie, des erreurs dans l'étalonnage des faisceaux dépassant 6 %, et l'on retrouve fréquemment des erreurs du même ordre dans les étapes ultérieures. Il n'est donc pas surprenant que la proportion de résultats satisfaisants (ou de complications) varie considérablement selon les centres. Depuis que l'attention est attirée sur ces problèmes on a constaté quelques erreurs dramatiques, comme à Saragosse en Espagne ou à Exeter en Grande-Bretagne, ayant entraîné

Étant donné la gravité des conséquences des erreurs de diagnostic et de traitement, dans plusieurs pays les spécialistes préparent des programmes d'assurance de qualité. Les procédures varient selon les cas. Relativement simples pour les examens paracliniques, elles sont beaucoup plus complexes pour les traitements médicaux ; par exemple en chimiothérapie où il faut s'assurer que des doses convenables du médicament ont été prescrites, réellement administrées, et que la chronologie prévue a été respectée. La tâche sera plus difficile encore pour les interventions chirurgicales, mais des chirurgiens réfléchissent à ce que pourrait être une assurance de qualité en ce domaine.

De l'évaluation objective des résultats thérapeutiques à la formation et à l'assurance de qualité, un nouvel esprit pénètre la médecine. Le succès de cette entreprise de responsabilisation et d'incitation à l'excellence dépend de l'adhésion de la profession médicale mais aussi de la volonté de l'administration incluant le contrôle médical de l'assurance maladie à aider une telle évolution plutôt que de n'être qu'une instance de contrôle.

L'EXERCICE DE LA MÉDECINE

De 1950 à 1975 la technicité croissante de la médecine, l'amélioration de la qualité des hôpitaux, la réforme Debré introduisant le plein-temps à l'hôpital ont déplacé le centre de gravité de la méde-

---

plusieurs dizaines de décès qui auraient pu être évités si des programmes de contrôle de qualité avaient été mis en œuvre. Ceux-ci en effet réduisent la fréquence et la gravité des erreurs et permettent à chacun d'apprendre, à partir de sa propre expérience, à augmenter la précision de ses actes grâce à une réflexion sur l'origine des erreurs. Une loi préparée, à l'instigation d'un groupe de travail dont j'étais responsable, a été votée en 1994 et la rend obligatoire en France.

En anatomopathologie les événements survenus à Birmingham où un chef de service avait en vieillissant perdu son acuité diagnostique et avait conclu dans une vingtaine de cas à l'existence de cancers pour des tumeurs bénignes (d'où un certain nombre d'amputations de membres inutiles) ou à des tumeurs bénignes pour des cancers (d'où l'absence de traitement convenable) ont souligné la nécessité d'un contrôle de qualité en ce domaine. Celui-ci peut être réalisé par différentes procédures, par exemple la relecture systématique d'une petite proportion de lames histologiques par des collègues ignorant le diagnostic porté par le premier spécialiste. A cette opération peuvent s'associer, ou se substituer, des exercices d'évaluation en faisant circuler entre centres d'anatomopathologie des boites de lames, ce qui permet à chacun de mesurer ses propres performances.

cine du privé vers les hôpitaux. Le pendule aujourd'hui se déplace en sens inverse. La montée des infections opportunistes qui touchent 7 % des hospitalisés, le progrès des techniques qui permet l'utilisation de plus en plus fréquente de la chirurgie ambulatoire et des soins de jour, le souci de ne pas couper le malade de sa famille ont réduit dans tous les pays le nombre et la durée des hospitalisations. Cette évolution n'est pas sans poser des problèmes. Il faudrait que la médecine de ville procure la même qualité de concertation multidisciplinaire, ce qui est plus difficile à atteindre qu'à l'hôpital où toutes les disciplines sont regroupées. Or le nombre croissant de spécialités à la fois complique la tâche du généraliste et rend plus indispensable un effort de synthèse. Celui-ci estime à juste titre que son rôle, qui est essentiel, ne lui apporte pas la considération et la position qui seraient justifiées mais, inversement, accablé de tâches quotidiennes, il ne fait pas toujours l'effort de formation continue qui serait nécessaire. La bonne marche d'un système de soins requiert une bonne répartition des tâches entre généralistes et spécialistes. Le généraliste devrait être le premier consulté, car une vue d'ensemble est indispensable, il devrait aussi ne pas hésiter à adresser le malade à un spécialiste en cas de besoin pour accélérer la mise en œuvre de soins efficaces. Ces deux exigences ne sont pas toujours satisfaites en France et il faudrait y parvenir.

De plus le système de soins vit dans la fiction de l'omnivalence du diplôme de docteur en médecine qui, en principe, donne à tout médecin le droit de pratiquer tous les actes médicaux. Le seul garde-fou est la peur d'un procès. Ceux-ci jouent un rôle utile dans les pays où aucun contrôle ne s'exerce sur la compétence et la valeur morale des praticiens. En France les procès sont heureusement rares, encore que leur fréquence augmente [1] ; leur multiplication aurait des effets pervers, comme le montre la situation des États-Unis où leur crainte conduit les médecins à en tenir compte quand ils prescrivent examens et traitements [2]. Les actions juridiques ne constituent pas la meilleure façon de protéger la population contre les services hospitaliers mal tenus ou les médecins se hasardant en des domaines où ils sont peu compétents. Les abus flagrants en

---

1. On en comptait 800 en 1980 et 1 300 en 1991.

2. On estime qu'aux États-Unis le coût de ces actions médico-légales a été de 20 milliards de dollars en 1991 (indemnisation des malades, procès, assurances du médecin, examens inutiles) prescrits par les médecins pour se protéger.

chirurgie esthétique et dans la nouvelle « médecine esthétique » ont été dénoncés, mais il y en a bien d'autres envers lesquels l'excès d'indulgence a jeté le discrédit sur l'ensemble du corps médical. Il s'y trouve, comme dans toute corporation, des personnages douteux dont le raisonnement est dominé par des préoccupations mercantiles. Cela a existé à toutes les époques, Molière et le *Knock* de Jules Romains en témoignent. Mais les progrès de la médecine rendent ces médecins peu scrupuleux plus dangereux. De plus le paiement à l'acte de la Sécurité sociale favorise des dérives, surtout quand la concurrence est vive entre médecins. Il est des abus relativement bénins quoique coûteux pour la société car ils pénalisent la compétitivité de l'économie française, tels que des certificats de convalescence plus longs que nécessaire, ou des médicaments peu efficaces ajoutés à l'ordonnance parce que le malade qui les achetés de lui-même veut se les faire rembourser ; le médecin les ressent comme des gentillesses envers un malade sans mesurer leur coût pour la nation. Un effort d'information est indispensable, même à l'hôpital, et doit être assorti de mécanismes de contrôle. Il faut néanmoins distinguer ces petits délits des fautes graves : examens et traitements inutiles qui entretiennent le sujet dans l'idée qu'il n'est pas en bonne santé, compérage [1], interventions chirurgicales injustifiées qui mettent la santé du malade en danger. Les tentations qui entourent la pratique médicale, même à l'hôpital, sont si nombreuses que seul un sens du devoir envers le malade et la collectivité peut limiter les abus. L'absence de réaction encourage le laisser-aller chez d'autres médecins, de même que sur la route il suffit du mauvais exemple de quelques chauffards pour que la file de voitures oublie la prudence. Comme l'immense majorité du corps médical est saine, il suffirait pour remettre de l'ordre de quelques sanctions judicieuses, d'une campagne d'éducation et surtout d'une meilleure organisation du contrôle de la Sécurité sociale [2] et d'une plus grande pugnacité de l'Ordre des médecins. Savoir résister aux demandes d'examens ou de traitements inutiles du malade ou de sa famille, aux souhaits irrationnels (par exemple dans le domaine de la vie sexuelle et de la reproduction) est essentiel dans l'intérêt du malade et celui de la collectivité. Mais cela requiert des efforts de la part du médecin.

1. Partage des honoraires du consultant avec le médecin qui lui a adressé le malade, ce qui suscite la multiplication des actes.
2. Voir chapitre VII.

Enfin, à notre époque le médecin n'exerce plus seul mais en équipe avec des pharmaciens, biologistes, physiciens, ingénieurs, psychologues, kinésithérapeutes, etc. Ce travail en équipe est essentiel. Le médecin doit se préparer à ce rôle d'animateur, le temps n'est plus où il pouvait agir en solitaire, ou considérer un malade comme sa chasse gardée. Le personnel soignant, en particulier les infirmières, ont un rôle crucial car ce sont elles qui sont en contact direct avec le malade et les familles et c'est d'elles que dépendent l'humanisation des soins et leur qualité. Prenons l'exemple des *maladies nosocomiales*. Certaines sont dues à la fragilité de malades âgés ou fatigués vis-à-vis de germes tolérés par les bien-portants ; elles seraient responsables en France d'environ dix mille décès/an, lutter contre elle exige donc des précautions rigoureuses pour éviter toute contagion. Or les équipes soignantes, faute de formation, ou de règles claires et du bon exemple donné par la hiérarchie médicale, n'ont pas toujours acquis les habitudes contraignantes qui s'imposent aujourd'hui (port de masques et de gants, lavage fréquents et soigneux des mains, etc.) et parfois ne respectent pas les règles élémentaires d'hygiène qui étaient en vigueur avant les antibiotiques. Beaucoup a été fait mais on se plaint à juste titre de ce que ces maladies soient plus fréquentes dans certains hôpitaux que dans d'autres et, de façon générale, particulièrement répandues en France, mais n'est-ce pas la faute des structures médicales et administratives qui n'ont pas toujours exigé l'effort de prophylaxie nécessaire et procédé aux enquêtes dans les services où la fréquence des contagions est notable ? L'évaluation permanente, la prise de conscience de leur responsabilité par les médecins et les administratifs ainsi que la formation sont indispensables.

L'OUTIL INFORMATIQUE

L'informatique facilitera de plus en plus la tâche des médecins. La plupart des difficultés précédentes ont été provoquées par la rapidité de l'accroissement des connaissances. L'ordinateur aidera le cerveau humain comme les outils mécaniques issus de la révolution industrielle ont amplifié la force musculaire.

Le débat autour de l'informatique a longtemps été biaisé. Certains ont craint que l'on ne substitue au médecin l'intelligence artificielle d'un ordinateur, ce qui est absurde. Le cerveau humain reste le plus puissant des ordinateurs existants. Même pour des tâches relativement simples, comme traduire un texte dans une langue étrangère, l'expert reste supérieur à l'ordinateur. *A fortiori* pour poser un diagnostic ou choisir une thérapeutique, ce qui fait intervenir un très grand nombre de paramètres, le médecin joue un rôle crucial ; néanmoins l'ordinateur apportera une aide considérable. Prenons l'exemple de l'obésité. Celle-ci se définit par des données objectives (rapport taille/poids en fonction de l'âge). Le clinicien se pose une question : est-elle liée à une suralimentation ? Cette hypothèse l'amène à poser certaines questions. L'obésité peut aussi être causée par des troubles métaboliques qui peuvent eux-mêmes être dus à un trouble endocrinien. Cette nouvelle hypothèse conduit à rechercher certains symptômes (frilosité, constipation, viscosité intellectuelle) ou signes physiques (visage arrondi, sécheresse de la peau, etc.) qui orientent vers une insuffisance thyroïdienne ou hypophysaire. L'avantage d'un questionnaire informatisé est d'être un guide, grâce auquel on avance méthodiquement sans négliger aucune hypothèse. Mais c'est le médecin qui interprète les réponses de l'obèse car il sait qu'un excès relativement faible de nourriture répété quotidiennement suffit à entraîner une prise de poids considérable et que tout obèse pour se déculpabiliser a tendance à minimiser son apport alimentaire. Aucun ordinateur ne peut se substituer au médecin pour mettre le patient en confiance, l'inciter à fouiller dans sa mémoire, à faire un effort d'objectivité, puis à interpréter ses réponses. En revanche, l'ordinateur pourra synthétiser les données et présenter les divers diagnostics possibles, indiquer les examens de laboratoire utiles, l'ordre dans lequel il faut les faire pour éviter les gaspillages ou les pertes de temps.

L'ordinateur est indispensable pour la documentation. Il rappellera les bonnes pratiques cliniques, les conclusions des conférences de consensus, les références médicales opposables, les protocoles utilisés dans diverses unités pour le diagnostic ou le traitement. Le choix d'un examen complémentaire, par exemple d'un dosage biologique, requiert des connaissances multiples : les frontières de la normalité, c'est-à-dire les valeurs normales et pathologiques, les sources d'imprécision ou d'erreur, la durée du dosage (faudra-t-il attendre le résultat une heure ou une semaine ?), son coût, la redondance éventuelle de ses résultats avec les informations fournies par d'autres examens, etc. Obtenir ces renseignements pour un test récent exige des heures de travail. De plus, il peut être difficile de trouver la réponse à certaines questions : par exemple il est facile de connaître les limites de la normalité chez l'adulte bien-portant, mais qu'en est-il chez les femmes au septième mois d'une grossesse, chez un vieillard de 90 ans ?

L'avantage d'une documentation informatisée est d'être constamment tenue à jour et d'un accès facile — à condition qu'existe une banque de données colligée par une équipe compétente et indépendante des intérêts particuliers. Une telle banque devrait avoir des entrées multiples ; par exemple, au lieu de demander des renseignements sur un examen, on peut aussi en demander sur les examens utiles devant telle hypothèse diagnostique ou tel signe clinique. Ainsi, après avoir demandé quelle est la taille normale d'une fille de 12 ans, on pourra interroger la banque de données sur les examens qu'il est légitime de pratiquer chez une fillette de 12 ans, non réglée, sans signe de prépuberté, dont la taille est de 1,10 mètre et le poids de 35 kilos. La réponse indiquera par exemple qu'il faut mesurer l'âge osseux sur une radio du poignet, et précisera dans quels cas il est utile de poursuivre les examens, et lesquels, en fonction de cet âge osseux, etc.

Pour se guider au milieu de la multitude d'examens disponibles un *arbre de décision* est utile, même pour les médecins spécialisés. L'informatique permet d'en préparer qui tiennent compte des caractéristiques du sujet. Pour l'exploration d'un sujet suspect d'hyperthyroïdie nous avions dû préparer une dizaine d'arbres de décision entre 1955 et 1985, en fonction de l'évolution des techniques et des connaissances. A peine un schéma décisionnel était-il accepté qu'il était périmé. L'informatique facilitera leur remise à jour et la lecture des articles correspondants.

L'informatique médicale associée à la télécommunication ouvre un champ immense. Il est déjà possible d'examiner à distance une radio ou une coupe histologique, ce qui donne au médecin la possibilité de solliciter l'avis d'un expert, de consulter dans les banques de données les images observées dans les divers diagnostics envisagés.

La transmission de données à distance permettra aussi de surveiller le malade à son domicile, ce qui devrait diminuer la fréquence et la durée des hospitalisations, une meilleure liaison entre l'hôpital, le médecin généraliste et le malade. Le malade saura que, dans son lit ou son domicile, il reste sous surveillance : grâce à des capteurs appropriés sa température, son rythme cardiaque ou respiratoire, sa tension artérielle seront transmis à son médecin qui de son bureau prendra les décisions convenables, après avoir éventuellement conversé avec lui et regardé sa langue par télévision interposée.

La numérisation des données médicales permettra de retrouver instantanément une radio ou le résultat d'un examen et éventuellement de les transmettre à un autre centre hospitalier ou médecin. On organisera aussi des télé-consultations pour discuter le diagnostic ou le traitement des cas difficiles, ce qui réduira le déplacement des malades ; on cherchera dans les archives d'hôpitaux, même situés à des milliers de kilomètres, les résultats des examens antérieurs effectués chez un malade, ce qui évitera souvent de les recommencer. La création de réseaux entre hôpitaux généraux et spécialisés, publics ou privés et les praticiens tissera des liens entre équipes qui s'habitueront à travailler ensemble. En santé publique, l'informatique permet la traçabilité d'un produit contaminé ou la recherche de l'origine d'une épidémie. La mise à jour des dossiers médicaux et des fichiers, la correspondance avec les autres médecins s'occupant du même malade exigent un lourd travail de secrétariat ; les systèmes informatiques simplifieront la tâche en l'assurant automatiquement, sous couvert du secret médical, avec, si nécessaire, traduction automatique en cas de correspondance internationale. Quand on pense au temps perdu à cause de la lenteur avec laquelle les informations médicales sont transmises d'un médecin à l'autre, voire d'un service à l'autre dans un même hôpital, aux dépenses inutiles provoquées par les examens qu'il faut recommencer parce qu'on ignore les résultats précédents, on mesure la simplification et l'économie qu'apportera la transmission quasi instantanée des données utiles ou l'existence de cartes à puces contenant les renseignements essentiels et permettant au médecin traitant d'aller consulter, avec l'autorisation du malade, les informations contenues dans les archives des centres de soins publics ou privés français ou étrangers, et de connaître instantanément l'histoire clinique du malade.

Les chemins d'Esculape

L'informatique médicale, les méthodes d'enseignement audiovisuelles associées à la télématique et les réseaux transformeront les conditions d'exercice de la médecine. Tout médecin pourra à tout moment demander un renseignement à des banques de données, un conseil à un spécialiste, vérifier ses capacités et ses connaissances grâce à des programmes d'autoévaluation, perfectionner celles-ci sans barrière de langue ou de distance. Prenons l'exemple de la radiothérapie. Actuellement un service de dimension modeste doit délimiter le volume cible, en s'aidant des clichés standards, choisir l'orientation des faisceaux, calculer la dose. Dès aujourd'hui, dans certains pays, les centres envoient leurs données à un gros centre qui reconstitue en trois dimensions les contours du malade et de la tumeur, éventuellement en fusionnant différentes images (IRM, Scanner, etc.), optimise la forme de l'orientation des faisceaux pour obtenir la meilleure répartition possible des doses. Comme le gros centre dispose d'une infrastructure instrumentale et humaine importante, il peut effectuer ce travail en un temps court, proposer le protocole au radiothérapeute local et en discuter avec lui. Ainsi le petit centre profite de l'équipement du gros centre et travaille en symbiose avec lui.

Bientôt on pourra demander à l'ordinateur une aide pour cerner les diagnostics possibles ; par exemple, en fonction de la symptomatologie clinique, demander d'indiquer dans quels cas on doit suspecter une insuffisance thyroïdienne derrière une obésité. Le médecin, on l'a vu, raisonne de façon intuitive, par un processus qui évoque une reconnaissance des formes, et qui permet à partir d'un certain nombre de signes physiques et de symptômes de construire un ensemble puis de l'identifier. Ce processus peut faire appel aux systèmes informatiques mais deux autres démarches sont utilisées : l'algorithme et l'approche probabiliste.

1. L'*algorithme* décompose le raisonnement en une série de questions auxquelles on répond, dans un ordre déterminé, par oui ou par non. Chaque réponse suscite la question suivante. Même dans les cas les plus complexes on devrait aboutir au diagnostic en une trentaine de questions. L'usage de ce type de programme crée une interaction entre l'ordinateur et le médecin et constitue donc un excellent outil pédagogique. Elle est équivalente à un arbre décisionnel. La difficulté est qu'à chaque question l'erreur oriente sur une fausse piste. Par exemple, une réponse erronée à la question « la radio du thorax est-elle normale ? » est difficile à rattraper.

2. La *méthode probabiliste*, dite bayésienne, du nom de Thomas Bayes (1702-1761), est fondée d'une part sur la probabilité, pour un symptôme S, d'être présent dans diverses maladies, et d'autre part sur l'incidence de ces maladies. Considérons par exemple une hypertrophie de la rate. Elle peut s'observer avec des probabilités variables dans une série d'affections (paludisme, leucémie lymphoïde...). La fréquence de ces affections est elle-même fonction de l'âge, des antécédents du sujet, etc. Si on introduit dans le processus quelques autres symptômes (fièvre, nombre de lymphocytes sanguins, présence ou absence de ganglions palpables...), l'ordinateur peut indiquer dans un ordre décroissant les diagnostics les plus probables. Mais cela nécessite qu'ait été mise en mémoire la symptomatologie d'un grand nombre de maladies avec la fréquence respective des différents symptômes. La méthode exige donc un gigantesque effort préalable de sémantique, de standardisation, de quantification de la sémiologie, ainsi que des données sur la fréquence des diverses maladies et de leurs différentes formes cliniques. En l'absence de ces données on n'aboutit qu'à des probabilités assez lâches, insuffisantes pour guider le médecin. De tels projets ont néanmoins l'intérêt de souligner le besoin de données complémentaires et de faire progresser le raisonnement médical en amenant les médecins à quantifier leurs impressions et à utiliser un langage probabiliste. Ils apportent un complément à la démarche intuitive du médecin, qui est très différente, et surtout amènent celui-ci à envisager des diagnostics auxquels il ne pensait pas. Cependant leur maniement est lourd et d'une efficacité encore limitée. A terme l'avantage de l'ordinateur sera de tenir compte de l'ensemble des données disponibles, ce que l'esprit humain a du mal à accomplir, et de permettre la construction d'un programme perfectible en rapidité, en puissance et en adaptabilité à la variété des cas cliniques. On retrouve là ce qui fait l'essence de la connaissance scientifique, sa capacité à progresser.

L'ordinateur pourrait de la même façon guider le choix du traitement. Devant l'aide que pourraient apporter de tels programmes experts, il semble surprenant que leur développement soit si lent. Il y a à cela plusieurs raisons :

1. *La lenteur et la lourdeur des programmes disponibles.* C'est la principale difficulté actuelle. S'il faut pianoter sur le clavier d'un ordina-

teur pendant un quart d'heure pour obtenir un renseignement qu'on pourrait avoir par un simple coup d'œil dans un livre, aucun médecin ne le fera.

L'aide au diagnostic se développera quand un médecin sans formation informatique obtiendra vite l'aide désirée, ce qui devrait être possible étant donné les progrès de l'informatique. De plus, le programme devrait faciliter l'interaction entre l'ordinateur et le médecin.

2. *Le coût financier.* Le développement d'un programme expert est extrêmement coûteux, d'abord pour rédiger la version initiale, ensuite pour le tenir à jour en fonction de l'évolution des connaissances. Peu d'organismes ont eu le courage de se lancer dans de telles entreprises. Les programmes ne tomberont pas du ciel. Alors que la rédaction d'un traité médical reste un travail artisanal, la préparation d'un programme d'informatique exige des équipes spécialisées associant médecins et informaticiens, disposant de moyens importants pour constituer les banques de données, analyser les mécanismes intellectuels, rédiger les programmes, etc.

3. *Espoirs illégitimes et projets utopiques.* Les thuriféraires de l'informatique médicale ont eu la maladresse de faire naître des espérances injustifiées. A un moment où les ordinateurs étaient lents, avec une faible mémoire, ils ont prétendu qu'il était possible d'informatiser un service hospitalier, voire un hôpital. Les catastrophes qui en ont résulté ont nui au développement de l'informatique. Dans mon hôpital un plan grandiose avait été mis sur pied en 1975. Les services rendus étaient modestes, les astreintes importantes (remplissage d'innombrables questionnaires, alourdissement des procédures, etc.). On avait l'impression de travailler pour l'informatique au lieu de la faire travailler pour nous. D'où une réaction de rejet. La situation a été améliorée en choisissant des objectifs limités, avec des bénéfices immédiatement tangibles.

4. *Craintes illégitimes et réticences médicales.* La méfiance que suscite toute innovation explique que de nombreux médecins aient freiné l'essor de l'informatique médicale, au nom de plusieurs craintes : déshumanisation de la médecine, menace sur le secret médical, contrôle permanent par l'ordinateur des activités médicales. L'informatique ne peut être introduite dans un hôpital qu'avec l'appui d'une minorité agissante. Il faut débuter par les applications sur lesquelles existe un consensus. Les esprits sont aujourd'hui réceptifs car l'ordi-

nateur et le réseau Internet se sont imposés partout. Cependant le danger subsiste d'une balkanisation, chaque médecin souhaitant avoir son propre système pour rester le seul maître de ses informations. L'informatique renforcerait alors la tendance à l'anarchie au lieu de la combattre.

La meilleure façon de progresser sera d'introduire l'informatique pendant les études médicales de façon que tous les étudiants sachent l'utiliser, d'autant qu'elle est un puissant outil d'aide à l'enseignement. Des programmes interactifs peuvent simuler un cas clinique et apprendre à l'étudiant à s'orienter au milieu de la jungle de signes physiques contradictoires et d'examens paracliniques. Le programme pourrait refuser les demandes d'examens inutiles, redondants ou coûteux, et aider le jeune médecin à choisir en priorité l'examen le plus efficace dans ce cas particulier, puis donner le résultat ou montrer des radios, des coupes histologiques, le tracé d'un électrocardiogramme et simuler ainsi le processus diagnostique. La souplesse de l'informatique se prête à de tels dialogues entre l'expert et l'étudiant qui est guidé jusqu'à ce qu'il découvre lui-même la solution mais garde un rôle actif, puisque c'est lui qui interroge puis interprète. Un programme d'aide au diagnostic peut, moyennant quelques adaptations, devenir un instrument pédagogique. Il ne s'agit pas de substituer au trio malade-enseignant-étudiant, dont le rôle est crucial, un dialogue machine-étudiant, mais au contraire d'enrichir ce que l'étudiant a appris au lit du malade en lui proposant une série de cas concrets analogues grâce auxquels il précisera ses idées et évaluera ses connaissances.

Ainsi, depuis deux siècles, le raisonnement a su s'adapter aux conditions changeantes de l'exercice médical. Il bénéficie aujourd'hui de techniques d'évaluation des méthodes de diagnostic et de traitement. Il a acquis les caractéristiques d'une démarche scientifique : schématisation et modélisation des informations fournies par l'examen, recherche active des données utiles au diagnostic, puis élaboration et gestion d'hypothèses diagnostiques, enfin mise en œuvre d'un programme pour confirmer, ou infirmer, l'hypothèse retenue. Après presque trois siècles, le rêve du XVIIIe siècle est accompli et le modèle scientifique s'est imposé en médecine, ce qui permet d'en mesurer les insuffisances et les limites. Tellement de facteurs interviennent dans la naissance puis l'évolution d'une maladie que le diagnostic, le pronostic et le choix du traitement ne peuvent être que probabilistes, un peu comme en météorologie. Pour reprendre l'exemple classique, le battement d'une aile d'un papillon au Japon peut être la cause d'un ouragan au Texas. Toute prévision, tout choix est entaché d'une probabilité d'erreur et tous nos efforts doivent tendre à réduire celle-ci, sans pouvoir la faire disparaître. C'est là une notion évidente pour le praticien mais que le public a du mal à admettre. Le raisonnement médical n'est que partiellement conscient, il reste largement inductif et empirique. Il faut le faire bénéficier des recherches visant à mieux expliciter ses différentes étapes.

La deuxième limitation tient à l'exécution des actes ; il ne suffit pas de prescrire les bons traitements, l'exécution est au moins aussi importante.

Enfin l'immensité des connaissances pertinentes pose un problème. Il est impossible, même avec l'informatique, de disposer de toutes au moment opportun. Il faut augmenter l'efficacité de l'enseignement médical, pour mieux intégrer le flot des connaissances, notamment en ce qui concerne la collaboration des sciences fondamentales avec la clinique. Le médecin et le scientifique sont confrontés au rythme de plus en plus rapide de l'évolution des techniques et des concepts, à l'écart qui s'élargit entre ce que l'esprit humain est capable d'assimiler et le gigantisme du savoir. Le scientifique y fait face grâce à une spécialisation de plus en plus pointue dans son domaine de recherche, mais le médecin, même s'il est spécialisé, doit rester un généraliste car la synthèse est nécessaire. Il lui faut donc chercher d'autres solutions : le travail en équipes pluridisciplinaires, les conférences de consensus, l'aide qu'offriront l'ordinateur et les banques de données. Tout en accroissant la rigueur de sa pensée et l'étendue de son savoir, le médecin doit rester un artisan, car il y a au cœur de l'activité médicale des actes manuels (la chirurgie, la palpation du malade) et intellectuels (l'interrogatoire, la mise en confiance du malade) qui ne s'acquièrent que par un apprentissage auprès du malade et qui néanmoins évoluent avec le progrès des techniques.

Il n'est plus acceptable que le médecin demeure isolé, face à la complexité inexorablement grandissante de l'acte médical. Il doit apprendre à travailler en équipe. La médecine traverse une mutation analogue à celle qu'elle avait connue à la fin du XVIII⁰ siècle ou à celles par lesquelles sont passées les activités artisanales au moment de la révolution industrielle. L'autoévaluation permanente, la formation continue, la recherche pédagogique, domaines trop longtemps négligés en médecine, s'imposent aujourd'hui. Au moment où les connaissances s'enflent démesurément, le but essentiel de la formation redevient d'abord de « former le jugement » ; puis de donner à l'ensemble des médecins la possibilité de suivre l'évolution des connaissances. Tâche gigantesque, d'autant qu'au moment même où la médecine des corps se rapproche d'un idéal scientifique, les facteurs psychologiques et sociaux jouent un rôle de plus en plus important et qu'ils ne se prêtent pas encore à une telle approche.

CHAPITRE VI

DES DIFFICULTÉS PSYCHOLOGIQUES AUX DÉSORDRES MENTAUX ET À L'ÉTHIQUE MÉDICALE

> *Ne cherche pas au-dehors, rentre en toi-même, car c'est dans l'homme intérieur qu'habite la vérité.*
>
> Saint Augustin, *De la vraie religion.*

> *[...] parce que l'être de l'homme est fait d'une étoffe si étrange qu'il est en partie apparenté à la nature et en partie non, à la fois naturel et hors de la nature, en quelque sorte centaure ontologique dont une moitié plonge dans la nature et l'autre moitié la transcende.*
>
> J. Ortega y Gasset.

L'efficacité à laquelle est parvenue la biomédecine, au cours du XXe siècle, avec un allongement de trente ans de la durée de vie et une amélioration de sa qualité, permet d'espérer à moyen terme (un demi-siècle) une victoire quasi totale sur les pathologies somatiques. On peut en espérer un gain supplémentaire de la durée de vie d'une dizaine d'années.

Est-ce à dire que la médecine verra son rôle diminuer ? Je ne le crois pas, bien au contraire. L'homme restera mortel, le vieillissement de la population entraînera une augmentation de la morbidité puisque celle-ci croît rapidement avec l'âge. La mort est génétiquement programmée ; elle est l'aboutissement d'un épuisement graduel du capital santé qui entraîne une vulnérabilité vis-à-vis de toutes les agressions internes et externes, et une diminution de la force musculaire qui, associée à une perte de l'équilibre, explique la fréquence des accidents domestiques. La vision et l'ouïe baissent, la dentition s'altère, les articulations perdent leur souplesse ; dans ces cas des prothèses sont souvent possibles. En revanche, rien ne permet d'espérer, à moyen terme, une solution pour le problème le plus sérieux, la détérioration des capacités mentales dont la forme la plus grave est la maladie d'Alzheimer. Cette dernière touche aujourd'hui plus de trois cent mille personnes en France et en touchera un million au cours du XXI siècle. Ceci suffirait à expliquer l'importance croissante des désordres mentaux, mais il s'y ajoute d'autres causes : l'augmentation de la fréquence des maladies psychiatriques, l'influence du psychisme sur l'organisme — directement dans les troubles psychosomatiques et, indirectement, en raison des conséquences sanitaires des comportements à risque [1].

DES BLESSURES DU CORPS AUX PLAIES DE L'ÂME

Avant la naissance de la médecine moderne, au XIXᵉ siècle, les soins médicaux étaient uniquement symptomatiques. Ils pouvaient réduire la douleur, faciliter l'existence, soutenir moralement le malade mais ne prolongeaient que rarement son existence. Pendant la seconde moitié du XIXᵉ et le XXᵉ siècle, au contraire, les progrès thérapeutiques focalisent l'intérêt des médecins sur les lésions organiques et l'objectif devient de les guérir. L'aspect réconfort de la médecine est progressivement négligé.

Les maladies étant devenues souvent curables, on assiste depuis deux décennies à un regain d'intérêt pour le psychisme du malade, d'autant que celui-ci influence l'attitude vis-à-vis du traitement ainsi que la réinsertion sociale après la guérison. Les exemples du cancer, des greffes d'organes montrent la situation insatisfaisante qui résulte d'une guérison des lésions organiques chez un malade à ce point traumatisé par le diagnostic, par la hantise de la rechute et de la mort qu'il est incapable de reprendre une vie normale [2]. La gravité de ces problèmes psychiques explique qu'à côté du chirurgien, du médecin et du radiothérapeute, le psychologue joue un rôle crois-

1. Voir chapitre VIII.
2. « Sur les vies soustraites à l'ombre de la mort, il semble que tombe l'ombre de la folie » (Conrad, *Lord Jim*).

sant dans l'équipe thérapeutique qui prend en main les cancéreux. Mais sa présence ne dispense pas le médecin d'un effort dans ce domaine ; il peut se faire aider mais il ne doit pas céder à la tentation de se décharger sur un autre de cette responsabilité.

L'amélioration des relations médecin-malade est donc un objectif majeur de la médecine contemporaine. Le traitement des lésions organiques ne suffit pas, il faut encore que le médecin apporte au malade un soutien psychologique que lui seul, avec l'aura qui l'entoure — encore... —, peut lui donner et dont l'importance est capitale, puisque nous connaissons aujourd'hui le rôle des composants psychiques dans toutes les maladies, comme le montrent les effets bénéfiques des placebo. Ces relations avaient jusqu'à une date récente un aspect que l'on pourrait qualifier d'artistique ; chaque médecin agissait en l'absence de toute règle codifiée, en se fiant à son instinct, sans que personne lui ait enseigné quoi que ce soit. Aussi les médecins de Molière avec leurs clystères et leurs robes apportaient-ils autant d'aide morale que ceux du XXe siècle ; d'ailleurs les purgatifs et les lavements, en évacuant les « humeurs peccantes », les saignées, les sangsues et les ventouses, en débarrassant l'organisme d'un sang « vicié », satisfaisaient davantage les fantasmes des malades que les petits cachets, contenant un quart de milligramme d'un produit chimique au nom imprononçable, utilisés aujourd'hui. Les progrès de la psychologie et la découverte de l'inconscient n'ont pas encore appris aux médecins à mieux parler au malade aujourd'hui que du temps d'Hippocrate. Néanmoins on est en train de passer d'un art où le progrès n'est pas programmable (on ne peint pas mieux aujourd'hui que Michel-Ange ou Léonard de Vinci) à une situation où chacun pourra bénéficier de l'expérience ou, mieux, des travaux menés avec méthode par d'autres. On assiste à un double mouvement. D'une part des enquêtes, des études de cas permettent de mieux appréhender les attentes des malades, d'autre part ces dernières changent. Depuis un quart de siècle l'évolution des mentalités a profondément modifié la nature des relations du malade avec le médecin. Le paternalisme médical était, il y a peu encore, accepté et même recherché par le malade car il le rassurait en postulant implicitement que le médecin détient le savoir. Il n'est plus toléré aujourd'hui car chacun veut maîtriser son propre destin. Cela se traduit dans l'attitude du malade face à sa maladie, par exemple au cancer. Il y a seulement quelques décennies, le mécanisme de défense prédominant était le refus, la dénégation, le malade ne voulait pas savoir la vérité et, s'il la savait, voulait l'oublier. Aussi pensait-on il y a vingt ans que, devant un malade cancéreux, le problème était de savoir s'il fallait lui révéler ou lui dissimuler son diagnostic. On a appris, depuis, que quoi que le médecin leur ait dit, 90 % des malades le connaissent, ne fût-ce qu'en raison des traitements utilisés ; leurs besoins sont donc différents. A l'évitement antérieur s'est substitué chez le malade le souhait de faire face à la maladie (le *coping* des Anglo-Saxons [1]). Contrairement à l'attitude passive antérieure, les malades veulent participer activement à la lutte, d'une part en s'informant sur le traitement, d'autre part en s'adaptant affectivement à la situation pour affronter les problèmes successifs. Cette attitude exige beaucoup plus de l'entourage car le malade a besoin d'être aidé, soutenu. Il souhaite que le médecin lui témoigne de l'intérêt et réponde avec patience, de façon crédible et compréhensible, aux questions qu'il pose et seulement à celles-là ; il ne demande pas qu'on lui assène des vérités, qu'il pressent ou connaît, mais qu'on le rassure sans lui mentir, éventuellement en omettant des précisions pénibles.

Faire face à ces demandes est une tâche difficile pour le médecin. Autant il est facile d'écraser le malade en lui révélant sans précaution toute la gravité de la situation, autant il est difficile d'y parvenir sans heurts, en le préparant progressivement, en modulant ce qu'on lui dit en fonction de sa capacité d'écoute, en ne détruisant jamais l'espoir sans lequel le malade ne peut vivre, en sachant adapter son langage au cours de l'évolution de la maladie, en maintenant envers et contre tout cette confiance dont le malade a besoin. En effet le plus important pour celui-ci est d'avoir la certitude qu'il sera soigné le mieux possible, et ne sera jamais abandonné, qu'on aura toujours pour lui considération et compassion.

Il ne faut pas sous-estimer l'ampleur des problèmes que pose cette volonté de savoir. Les actes thérapeutiques, malgré leur efficacité croissante, restent effrayants pour le malade qui, étant plus informé, est plus angoissé. Dans cette nouvelle relation le malade devient un partenaire, le médecin propose plusieurs thérapeutiques, entre lesquelles le malade choisit : par exemple, dans un cancer du sein, conservation du sein avec une exérèse de la tumeur suivie de

---

1. Y. Pélicier, *Psychologie, cancers et société*, L'Esprit du Temps, 1995.

radiothérapie ou amputation du sein, recours ou non à une chimiothérapie, à des hormones. Ce respect de la volonté du malade est louable mais perturbateur ; avoir à décider est difficile quand on est malade ; on préfère penser qu'il y a un traitement optimal, que le médecin est capable de définir. Du reste, l'offre de la décision au malade est en partie dictée par la crainte d'un procès : si le malade choisit, il ne pourra pas ensuite reprocher ce choix. Les arrière-pensées judiciaires renforcent ainsi aux États-Unis la revendication des malades à décider de leur sort, mais contribuent à accroître l'anxiété provoquée par l'absence d'un point d'ancrage solide. Demander au malade d'être à la fois informé, lucide et capable du bon choix est parfois outrepasser sa résistance psychique. Dans ces moments difficiles le recours à un soutien psychologique est de plus en plus répandu, mais rien ne remplace la confiance dans le médecin traitant, pilier de l'équilibre psychologique du malade, gage de sa combativité face à sa maladie et de son acceptation du traitement.

Selon l'âge, la situation familiale, la gravité de l'affection, les aspirations diffèrent et le médecin traitant doit analyser ces particularités et en tenir compte. Peu à peu, grâce à des études psychologiques, se dessinent ainsi quelques profils mentaux avec les exigences correspondantes ; on est encore loin de savoir dans chaque cas quelle est la meilleure attitude mais les connaissances avancent. On sait déjà que les paroles qui s'échangent et qui témoignent de l'intérêt du médecin pour le malade, pour sa vie personnelle, son affectivité, ont une importance capitale ; le langage non verbal (mimiques, gestes amicaux, façon de prendre la main...) est d'ailleurs plus important encore [1]. Le médecin traitant, en plus de son rôle technique, doit d'autant plus assumer cette tâche, aidé éventuellement par un psychologue ou un psychiatre, que très souvent, dans les maladies de longue durée, la famille se dérobe, laissant au malade l'équipe soignante pour seul véritable interlocuteur. De plus en plus souvent la famille n'est pas en mesure, pour des raisons matérielles ou morales, de prendre en charge ces grands malades et réclame une hospitalisation qui à la fois la libère et la rassure. En raison de la valeur de cette relation humaine au cours des longues maladies, il est souhaitable que le malade reste suivi par le même médecin ; il est regrettable que dans certains centres, publics ou

---

1. Voir M. Tubiana, *Le Refus du réel, op. cit.*, et *La Lumière dans l'ombre, op. cit.*

privés, au hasard des rendez-vous, le malade consulte chaque fois un nouveau visage, ce qui limite l'acte médical à sa dimension organiciste, l'amputant de son aspect relationnel.

Ceci est également dommageable dans les affections moins graves, où la composante mentale peut être prédominante. Une carence affective lors des consultations, soit parce que le médecin est pressé, soit parce qu'il n'a pas su établir une relation personnelle, dirige souvent par réaction le malade vers les médecines dites douces et les charlatans. Une longue liste de médicaments n'est pas un substitut à l'établissement de bonnes relations. Dans l'inconscient collectif plusieurs valeurs sont associées à la faculté de guérir, le malade les attend du médecin et il ira les chercher ailleurs s'il ne les trouve pas chez lui : la bonté, l'altruisme, le savoir (le « docteur »), la puissance (la simple imposition des mains suffit à soulager). Alors que le jeune médecin, dans sa *furor therapeuticus*, éprouve un besoin compulsif de prescrire des médicaments, le médicament dont le malade a souvent le plus besoin est le médecin lui-même.

A condition d'utiliser une méthodologie appropriée, des études empiriques peuvent aider le médecin à mieux comprendre l'état d'esprit du malade et donc à améliorer ses relations avec lui. Un médecin d'origine hongroise, travaillant en Angleterre, Michael Balint [1], a été à l'origine d'une méthodologie éprouvante mais instructive. Un groupe de médecins et d'infirmières volontaires se réunit régulièrement, en présence de psychiatres et de psychologues, et chacun, tour à tour, expose les problèmes psychologiques qu'il a rencontrés dans ses relations avec ses malades et la façon dont il les a abordés, en insistant sur les erreurs commises. La discussion s'ouvre et les critiques sont parfois vives ; mais le processus est très formateur si l'on est capable d'y résister. En effet, tout l'être du médecin est engagé dans ces combats. Il ne peut comprendre et aider le malade que s'il a noué avec lui un véritable contact derrière la banalité ou la technicité des propos échangés. Mais il faut pour cela qu'il ait appris à surmonter ses propres résistances, d'abord cette peur de la mort qu'il a, comme chacun, au plus profond de son subconscient, mais aussi le malaise que crée la révélation de frustrations, de fantasmes, de troubles psychiques et enfin la crainte de relations trop personnelles qui nuiraient à leur objectivité et ris-

---

1. M. Balint, *Le Médecin, son Malade et la Maladie*, PUF, 1960.

queraient de le faire souffrir si la maladie avait une évolution défavorable. Cette éventualité peut susciter chez le médecin des angoisses, des sentiments d'échec, de deuil, parfois difficilement supportables. Les cancérologues sont, avec les psychiatres, l'un des groupes de médecins où les suicides et les dépressions sont les plus fréquents. Le médecin doit être plein de sympathie mais libre de toute attache affective.

DE L'HUMANISATION DE LA MÉDECINE À LA LUTTE CONTRE LA DOULEUR

Malgré ses retentissements possibles sur l'équilibre psychique du médecin, cette personnalisation affective est nécessaire pour éviter que la médecine ne soit « déshumanisée ». Ballotté entre de nombreux spécialistes surchargés de travail, le malade a parfois la désespérante impression de ne plus avoir d'interlocuteur, chacun des spécialistes consultés n'apportant qu'une réponse parcellaire alors qu'il a besoin d'une vue d'ensemble. En cancérologie par exemple, le traitement est effectué avec trois grandes techniques thérapeutiques (la chirurgie, la radiothérapie et la chimiothérapie) ; en 1965 nous avons créé à l'Institut Gustave-Roussy des consultations réunissant ces trois catégories de spécialistes afin qu'ils discutent ensemble du traitement de chaque malade et le lui expliquent. Cette pratique a amélioré la cohérence et la qualité du traitement, elle pourrait donc être utilement appliquée à d'autres disciplines ; mais elle a accru l'aspect « verdict », « tribunal », qu'a déjà toute consultation. La concertation entre médecins n'a donc pas pour effet de pallier l'absence de relations médecin-malade, elle rend même plus nécessaire encore un lien personnel avec l'un des médecins. On accuse quelquefois la médecine d'être devenue « mécanicienne » en raison du grand nombre d'examens paracliniques et de la confiance, souvent trop grande, qu'ont en eux les médecins ; cependant, lorsque le médecin commente ces examens et en hiérarchise les résultats, cette accusation disparaît. C'est donc certains médecins qui se sont déshumanisés et non la médecine.

J'ai longtemps cru que cette absence de communication avec le malade était le résultat du manque de temps du médecin. Si tel avait été le cas, la pléthore actuelle de praticiens libéraux aurait dû conduire au rétablissement du lien médecin-malade. Ce n'est pas ce que l'on a observé. De nombreux médecins, pour se protéger, se recroquevillent sous leur carapace. Cela souligne le rôle de l'absence de formation et, plus encore, du mauvais exemple donné par la plupart des médecins hospitaliers, qui, obsédés par l'aspect diagnostique et thérapeutique de leur fonction, sous-estiment le poids des facteurs psychologiques. De ce point de vue le plein-temps hospitalier, qui rend la rémunération et la carrière du médecin indépendants de la qualité des relations humaines avec les malades, a eu un rôle néfaste ; d'autant que, consciemment ou inconsciemment, les étudiants imitent le médecin hospitalier et souffriront ultérieurement, en pratique libérale, de ne pas avoir eu de modèle en ce domaine. Cependant, plus profondément encore, si la médecine a perdu une partie de son aspect réconfort et compassion, c'est sans doute parce que notre société elle-même est devenue plus égoïste, moins solidaire, moins humaine. Issu d'un milieu où les liens familiaux étaient puissants, j'ai mesuré l'isolement moral des malades, le désert affectif qui se fait autour d'eux dès qu'on les sait sérieusement atteints et qui se manifeste par exemple par les difficultés qu'ils ont à trouver des parents ou amis pour surveiller quelques jours leurs enfants pendant une hospitalisation. En cette période, où il y a plus de trois millions de chômeurs, il est très difficile de trouver quelqu'un acceptant de renoncer à quelques heures de télévision pour les consacrer à aider des amis dans la peine. La déshumanisation de la médecine est à l'image de celle de nos villes.

Ce n'est pas une raison pour baisser les bras. Il faut donner aux étudiants en médecine une formation moins purement organicienne et insister sur l'aspect compassionnel de l'exercice médical. Deux exemples pratiques illustreront des approches capables de développer chez le jeune médecin l'intérêt pour ces aspects essentiels de la pratique médicale.

D'abord le *traitement de la douleur*. Celle-ci est omniprésente en médecine. Douleurs dorsales (lombalgies) et maux de tête représentent la moitié d'entre elles et provoquent la perte de dizaines de millions de journées de travail. Il existe un continuum des névralgies qui cèdent à l'administration d'un cachet d'aspirine, aux grandes douleurs qui émaillent l'évolution des maladies graves, en particulier le cancer et le sida, et rendent la vie insupportable. Or on peut dans les deux tiers des cas juguler, ou réduire, ces souffrances. On n'y parvient pas seulement en prescrivant, comme un distributeur automatique, des analgésiques et en y ajoutant des arrêts de travail qui peuvent être plus nuisibles que bénéfiques en favorisant le passage à la chronicité. Dans toutes les douleurs physiques existe une composante psychique liée soit à l'angoisse que provoque la maladie, soit à la désinsertion sociale et professionnelle, soit à d'autres causes telles que des litiges ou des conflits familiaux. La douleur est parfois un appel au secours, un moyen d'attirer l'attention de l'entourage. La névralgie peut être accentuée par l'angoisse, et inversement, le soulagement de la douleur physique peut mettre fin à une diversion qui, en polarisant le malade sur son corps, lui permettait de ne pas réfléchir à son état ; il peut donc paradoxalement accentuer l'angoisse psychique. Pour traiter les souffrances d'un malade il faut d'abord le comprendre et s'intéresser non seulement à sa maladie mais à son être, dans une approche globale, avec une analyse approfondie du double aspect psychique et somatique, préalable indispensable à la synthèse et au traitement. L'efficacité des placebo qui diminuent la douleur dans presque la moitié des cas, même au cours des maladies les plus graves, montre l'importance de ces facteurs mentaux. Un essai thérapeutique a illustré leur importance. Dans une des méthodes de traitement de la douleur on mettait un médicament antidouleur à la disposition du patient, en le laissant maître de la quantité à utiliser. Dans cet essai les malades étaient répartis en deux groupes, les uns étaient hospitalisés dans une chambre avec une jolie vue, les autres dans une chambre sans vue. L'essai démontra que les premiers consommaient beaucoup moins d'analgésiques.

Dans la plupart des cas l'approche psychologique doit être complétée par des analgésiques, encore faut-il, selon la gravité et le type de douleur, savoir les moduler, du cachet d'aspirine à la morphine. La lutte contre la douleur, comme toutes les spécialités médicales, est devenue de plus en plus complexe. Une approche multidisciplinaire est souvent nécessaire devant les douleurs chroniques. La création de consultations antidouleurs a représenté un grand progrès. Cependant tous les praticiens devraient connaître ces techniques, de façon à n'adresser à ces centres que les malades difficiles chez qui la rémission n'a pas pu être obtenue. Savoir reconnaître ses limites, en ce domaine comme dans bien d'autres, est l'une des caractéristiques du bon médecin. Il faut aider le patient à faire face, à s'adapter à sa condition. Le spécialiste de la douleur fera souvent appel à un psychologue ou à un psychiatre, mais cet aspect subjectif n'est qu'un des aspects de la prise en charge. Or, en France, les moyens de lutte contre la douleur sont insuffisamment connus et utilisés. Ainsi, deux tiers des cancéreux souffrent à un moment quelconque de leur évolution et les enquêtes montrent que la moitié d'entre eux sont insuffisamment traités. La consommation des produits morphiniques (principaux médicaments utilisés chez ces malades) est en France l'une des plus basses des pays occidentaux (au quarantième rang mondial).

A côté de l'insuffisance de la formation, ce relatif désintérêt pour la lutte contre la douleur a d'autres origines. La première est culturelle et remonte au Moyen Age. Si la maladie est un châtiment divin et sa manifestation la douleur, n'est-il pas impie de lutter contre celle-ci, d'autant qu'elle peut être source de rédemption ? L'idée de la rédemption par la souffrance est si profondément ancrée dans nos subconscients que des médecins bons et charitables tempéraient mes ardeurs quand, jeune médecin, je voulais administrer de la morphine. « Ce n'est pas ton rôle, me disaient-ils, contente-toi de les soigner. » Supprimer la douleur avec de la morphine leur paraissait être non un soin, mais une transgression. D'autant qu'il s'y ajoutait la crainte de rendre le malade morphinomane, appréhension dérisoire quand il s'agissait d'une maladie grave. Le résultat est une sous-estimation par les médecins de la gravité des douleurs ressenties par les malades et une surestimation de l'effet des analgésiques utilisés. Plus de la moitié des malades qui souffrent ne sont pas soulagés comme ils pourraient l'être.

Aujourd'hui encore, lutter contre la douleur n'est pas ressenti comme une branche noble de la médecine. Les médecins s'y consacrent peu, d'autant que beaucoup croient naïvement qu'en quelques heures ou quelques jours ils apprendront à manier les armes utilisées dans ce but ; c'est pourquoi on a tant tardé à créer des consultations spécialisées. A Villejuif, quand en 1980 on en a organisé une, la quasi-totalité des médecins y étaient hostiles et n'y envoyaient pas de malades en consultation ; quelques années plus tard la consultation avait un tel succès qu'il fallut recruter un autre médecin spécialisé. Cet exemple montre qu'il faut former des spécialistes, créer un réseau de consultations antidouleurs et donner à tous les médecins une formation suffisante.

La lutte contre la douleur illustre la pénétration de la psychologie (ou de la psychiatrie) dans de vastes champs de la médecine. On retrouve ce même rôle croissant de l'aspect psychique de la maladie dans bien d'autres cas : pour aider le malade atteint du cancer (ou d'une autre maladie grave) à accepter celle-ci, à faire face aux mutilations qu'impose le traitement, à vivre avec les craintes ou les menaces liées à sa maladie, à rétablir des liens avec la famille, la communauté, à être capable de reprendre une vie sociale et sexuelle malgré les traumatismes subis. Cette collaboration avec psychiatres et psychologues a modifié l'état d'esprit des médecins en leur faisant prendre conscience du non-dit qui empoisonnait les relations avec le malade et accentuait l'angoisse et la solitude morale de ce dernier. Cela est particulièrement important pendant les phases terminales de la maladie, à un moment où les seuls soins dont il puisse bénéficier sont les *soins palliatifs* qui accroissent son confort.

Ceux-ci prennent une importance croissante en raison du vieillissement de la population, de la prolongation de la survie dans la plupart des maladies graves, mais aussi de la difficulté des familles à assumer la garde à domicile d'un grand malade. Soigner des malades que l'on sait incurables nécessite des équipes spécialisées et dévouées, les entourer jusqu'au moment ultime n'est pas aisé, or des services immenses peuvent leur être rendus dans cet accompagnement : le rendre plus paisible, grâce à un soutien psychique, et éviter des souffrances physiques par un ensemble de petits soins d'hygiène et de propreté (prévenir les plaies, les escarres). Mais les besoins sont immenses et tous les médecins devront y participer, d'autant qu'on aura de plus en plus tendance, pour des raisons sociales (ne pas couper le sujet de son environnement) et médicales (éviter les infections nosocomiales), à limiter le séjour dans les hôpitaux et à laisser le plus longtemps possible le malade chez lui. Le service de soins palliatifs ne doit pas être un mouroir, ou un ghetto, mais un foyer d'humanité.

Les chemins d'Esculape

LA MÉDECINE PSYCHOSOMATIQUE

A côté de la compassion, le vaste mouvement qui ramène le centre de gravité de la médecine du corps vers l'esprit a d'autres sources. Tout médecin a observé les extraordinaires modifications du psychisme entraînées par l'administration d'hormone : malades atteints d'hypothyroïdie avec activité mentale ralentie qui redeviennent vifs sous l'action de l'hormone thyroïdienne, hyperactivité hypomaniaque observée chez certains sujets soumis à de fortes doses de cortisone, etc. Autrefois, le traitement des malades atteintes du cancer du sein par de fortes doses d'hormones mâles entraînait une véritable nymphomanie, d'autant plus tragique chez ces malheureuses que leur corps se couvrait de poils et de vergetures et devenait pour elles un objet d'horreur. Bien d'autres faits montrent l'influence de l'organisme sur la santé mentale. L'OMS a insisté sur l'impact, en Afrique notamment, d'une alimentation carencée de la mère ou du jeune enfant sur le développement psychique, le rôle négatif d'un sevrage trop précoce, les perturbations émotionnelles liées à un régime trop pauvre en protides, notamment en Afrique et chez les personnes âgées, ainsi que sur l'effet bénéfique chez ces sujets d'une alimentation équilibrée. Corrélativement, toute maladie organique comporte une composante psychique dont témoigne par exemple l'efficacité des placebo. Chacun de nous sait, par expérience, qu'une émotion ou une tension (passage d'un examen par exemple) peut provoquer des troubles digestifs (diarrhées, vomissements) ou faire disparaître des troubles antérieurs.

Les succès, parfois indéniables, des médecines primitives sont dus pour l'essentiel à la suggestion, qui est une forme de psychothérapie. Plusieurs auteurs, dont C. Lévi-Strauss et H. Ellenberger [1], ont souligné les analogies profondes entre certaines pratiques psychothérapiques utilisées par les guérisseurs des cultures primitives et par les psychiatres contemporains ; à chacune de leurs méthodes on pourrait faire correspondre une psychothérapie dynamique moderne. Ainsi, à l'idée de maladie causée par la prise de possession

---

1. H.-F. Ellenberger, *Histoire de la découverte de l'inconscient*, Fayard, 1994.

de l'organisme du malade par des démons, répondent plusieurs méthodes primitives tel le transfert de l'esprit malin dans un autre organisme, habituellement un animal, que l'on sacrifie ensuite. Or, dans certaines psychothérapies modernes de la schizophrénie, le thérapeute mobilise les forces du patient pour que celui-ci projette sur le « sauveur » ses efforts, processus qui rend le malade capable d'un transfert constructif. L'exorcisme est aussi une méthode pour faire fuir l'esprit démoniaque ; Ellenberger montre son lien avec le magnétisme de Mesmer et avec l'hypnotisme, puis avec la psychanalyse et les écoles de psychothérapie moderne. Plusieurs maladies sont suscitées par un sentiment de culpabilité, de transgression d'un tabou ou des règles du groupe, sentiment parfois si violent que des témoignages dignes de foi indiquent qu'il peut chez les primitifs entraîner la mort, surtout quand le péché est divulgué. Chez les Aztèques, la méthode thérapeutique utilisée était la confession publique invoquant les dieux, suivie d'une exhortation ou d'une pénitence. Dans le christianisme confession et pénitence jouent un rôle crucial puisque la maladie a longtemps été vécue comme une punition et que le sentiment de culpabilité demeure important chez les malades. L'entretien avec un psychiatre joue aujourd'hui ce rôle. Les sentiments de culpabilité prennent parfois un caractère névrotique avec refoulement ; ces secrets pathogènes (liés le plus souvent à la vie sexuelle) relevaient traditionnellement de la « cure d'âme » avec confession, ils constituent aujourd'hui de bonnes indications pour une psychothérapie.

Ainsi l'on a toujours pressenti le rôle de facteurs psychiques dans la genèse des maladies ; le problème actuel est de distinguer les malades chez qui une action sur le psychisme peut contribuer à la guérison des troubles.

Les maladies psychosomatiques sont dues à l'influence de désordres psychiques, ou affectifs, sur la santé. Depuis quelques décennies, elles sont revenues au premier plan des préoccupations médicales. Dès la fin du XIXe siècle, l'influence de l'esprit sur le corps (du psyché sur le soma) a été démontrée par plusieurs travaux. Les plus célèbres sont ceux de Pavlov (1849-1936) sur les réflexes conditionnés : en montrant à un chien sa pâtée, on provoque une sécrétion salivaire ; si, en même temps, on agite une clochette, au bout de quelque temps le seul son de la clochette, en l'absence de pâtée, déterminera la sécrétion salivaire. On a créé un arc réflexe où intervient le psychisme, en particulier le cortex cérébral. A Villejuif j'ai observé des malades qui y avaient été traités par chimiothérapie et l'avaient mal supportée, chez qui le retour en consultation, après guérison, provoquait des troubles. L'une d'elles m'a raconté que, quand elle passait en voiture sur l'autoroute du Sud, la vue de l'hôpital lui déclenchait des nausées ; tragique petite « madeleine » de Proust. Les travaux de Pavlov sont à l'origine de la théorie comportementaliste (béhaviorisme) selon laquelle la personnalité est le fruit des habitudes, nous y reviendrons.

Cannon, en 1897, remarque qu'une frayeur arrête les mouvements de l'estomac chez un chat. Cette réaction physiologique a comme médiateur le système nerveux sympathique qui déclenche la sécrétion d'adrénaline par la surrénale. A partir de 1936, H. Selye (1907-1982) introduit la notion de « stress », mot ambigu qui s'applique aussi bien à une agression psychologique précise (accident, deuil) qu'à un sentiment d'insécurité, de rejet (retraite, chômage), d'inadaptation ou simplement à la tension nerveuse. En outre, le mot désigne à la fois le traumatisme psychique tel que le décrirait un témoin, le vécu du sujet et la réaction de l'organisme à cette situation. Selye a montré que diverses agressions (peur, froid, effort, douleur physique ou morale) provoquent une même réaction, non spécifique, comportant la sécrétion de plusieurs hormones [1]. Cette réaction d'adaptation est physiologique, mais le « stress » peut provoquer des désordres hormonaux ou immunitaires et des troubles pathologiques (ulcère de l'estomac, hypertension artérielle, artérite...). Cela survient soit si le stress est répétitif ou intense, soit si le sujet le ressent comme tel. Comme le dit S. Wolf : « Ce ne sont pas les stimuli ou les événements extérieurs qui déterminent les troubles, mais la façon dont le sujet les ressent. »

---

1. Notamment l'ACTH, hormone hypophysaire qui stimule la corticosurrénale et donc provoque la sécrétion d'hormones corticostéroïdes ; celles-ci ont un effet considérable sur la plupart des tissus, en particulier sur le système lymphatique et les mécanismes immunologiques. Cette réaction d'« adaptation au stress » est induite par la sécrétion par l'hypothalamus (situé à la base du cerveau et directement influencé par le cortex) de deux hormones : le CRF *(corticotropin-releasing factor)* qui agit sur l'hypophyse voisine et lui fait sécréter l'ACTH et le TRH *(thyrotropin releasing factor)* qui induit la sécrétion de TSH (qui stimule la fonction thyroïdienne) et agit sur la motricité du tube digestif (estomac et intestin) par l'intermédiaire de son action sur le complexe vagal.

A l'origine de la maladie psychosomatique on distingue donc trois facteurs : l'agression psychologique, généralement intense et prolongée mais parfois relativement modeste ; la façon dont celle-ci est vécue par le sujet qui peut l'amplifier et se focaliser sur elle ; enfin la fragilité de l'organisme face à la réaction d'adaptation telle que nous venons de la décrire. Il n'est donc pas surprenant que, soumis à une même agression (bombardement pendant la guerre, catastrophe naturelle, retraite, chômage, veuvage...), des sujets réagissent très différemment en fonction de leur éducation, de leur terrain psychique, génétique et culturel, et de la constitution de leur organisme.

Une telle variabilité s'observe pour toutes les maladies [1]. Après un repas pendant lequel ont été ingérés des aliments contaminés (par exemple au cours d'un voyage dans un pays exotique) certains convives resteront en excellente santé alors que d'autres seront gravement malades. De même, parmi des fumeurs certains auront un cancer du poumon, d'autres n'en auront pas ; pendant une épidémie certains en mourront, d'autres seront indemnes. Face à toutes ces agressions les sujets ne sont pas également vulnérables. Les questions posées par cette variabilité pour les maladies organiques ont été progressivement résolues [2] : identification de l'entité pathologique puis démembrement de celle-ci sur des critères anatomiques ou biologiques, enfin recherche, pour chacun de ces sous-types, des facteurs de risque, éventuellement génétiques, et des soins les plus efficaces. La compréhension des mécanismes physiopathologiques des différentes formes de la maladie et l'analyse statistique des résultats obtenus ont considérablement accru la probabilité de parvenir au traitement optimal, mais l'approche est probabiliste, on n'est donc jamais sûr, devant un malade déterminé, de choisir d'emblée le meilleur traitement. Au millieu du XIXe siècle, les médecins comprenant mal cette méthodologie avaient déjà refusé cette stratégie pour les maladies organiques. Il n'est pas surprenant — et tout aussi injustifié — que l'on dise aujourd'hui que les maladies psychosomatiques échappent à cette approche statistique.

Néanmoins la situation est plus complexe pour les maladies psy-

1. Voir chapitre V.
2. Voir chapitres IV et V.

chosomatiques, car aux variabilités liées au malade s'ajoutent celles liées au médicament, qui dans ce cas est le médecin. Ainsi, au cours d'un essai thérapeutique sur le traitement de l'ulcère duodénal, dans lequel les patients recevaient soit un traitement médicamenteux, soit un placebo, le succès dans ce dernier groupe était observé avec une plus grande fréquence chez les malades de certains praticiens dont la personnalité avait influé sur l'évolution de la maladie. Le médecin agissait comme un superplacebo mais tous les médecins n'étaient pas également efficaces dans cette fonction.

Il faudrait, pour progresser, bien définir les affections étudiées et analyser sur des critères précis leur composante psychologique, ainsi que les bénéfices obtenus par les traitements psychiques. Or pour classifier et démembrer les maladies dans lesquelles les facteurs psychologiques jouent un rôle important, on a besoin d'une approche analogue à ce qu'a été la méthode anatomoclinique au début du XIXe. On n'y est pas encore parvenu. Pour analyser le rôle étiologique des facteurs psychologiques il faudrait quantifier le concept de stress, ce qui est difficile puisque celui-ci comporte deux niveaux, l'événement extérieur et son vécu qui fait intervenir le contexte social, l'éducation et la personnalité que l'on sait mal analyser. Estimer l'efficacité de la psychothérapie pose d'autres problèmes, en particulier l'évaluation de la qualité de la vie.

Prenons quelques exemples. L'ulcère duodénal et l'hypertension artérielle sont des affections où les facteurs psychologiques jouent un rôle évident ; mais d'autres facteurs interviennent dans leur genèse ; par exemple, pour l'hypertension : le tabac, le régime alimentaire, l'absence d'exercice, l'hérédité. Des facteurs psychologiques peuvent, d'ailleurs, intervenir même à ce niveau ; ainsi, si l'obésité joue un rôle, il faut expliquer pourquoi certains mangent trop. Une émotion pouvant provoquer une crise d'hypertension, il est concevable que des facteurs psychologiques interviennent dans la pathogénie de l'hypertension chronique (par exemple du fait d'un dérèglement du système rénine-angiotensine-aldostérone qui contrôle la tension artérielle). On a rapporté que l'hypertension était plus fréquente dans certaines professions où les émotions sont fortes, par exemple parmi les contrôleurs aériens ; mais faute de critères biologiques ou psychologiques, on ne sait pas identifier les malades chez qui les émotions ont joué un rôle causal. De plus la psychothérapie est rarement efficace, alors que des médicaments puissants sont capables de bloquer les mécanismes qui déterminent l'hypertension. Des recherches complémentaires sont donc nécessaires pour préciser chez quels patients la psychothérapie est utile.

De même, à l'origine des ulcères gastro-duodénaux, affection fréquente et grave puisque susceptible de complications parfois mortelles (hémorragies, perforations), on retrouve des facteurs étiologiques et physiopathologiques multiples : présence dans l'estomac de micro-organismes (*Helicobacter pylori*), carence des processus inhibiteurs de la sécrétion gastrique (hormones telles que la somatostatine et la sécrétine) et des mécanismes de protection de la paroi gastrique (mucus, prostaglandines). Les facteurs psychologiques interviennent dans cet ensemble polyfactoriel, surtout pour certains terrains. Il est classique de dire que celui de l'ulcéreux est caractérisé soit par une hyperactivité avec goût pour la compétition, soit par une passivité entraînant un besoin de soutien et une dépendance vis-à-vis d'un tiers (conjoint), soit par des oscillations entre ces deux tendances. Bien qu'il existe des traitements médicaux efficaces des ulcères gastro-duodénaux, l'étude des facteurs psychologiques est utile car elle permet de guider le dialogue médecin-malade, de faire mieux accepter et observer les traitements qui sont de longue durée, notamment le repos et les régimes. Ceux-ci peuvent être vécus par le malade soit comme des contraintes et une menace pour son indépendance, soit, au contraire, comme une prise en charge valorisante. L'efficacité du placebo varie en fonction de la personnalité du médecin et de celle du malade, mais on n'a pas su encore définir le profil des malades répondant bien au placebo.

A côté des maladies psychosomatiques existent des troubles psycho-fonctionnels [1] et nous prendrons parmi ceux-ci l'exemple des colopathies fonctionnelles (les « colites »). Celles-ci, très fréquentes, représentent 30 % des patients en médecine générale. Leur symptomatologie est riche : douleurs abdominales, diarrhées ou constipation chronique, ou encore alternance des deux. Comme ces troubles s'observent aussi dans des affections graves, tels que les cancers du côlon, il faut d'abord exclure ce diagnostic. Quand les

---

1. Voir S. Bonfils, *Impertinence psychosomatique*, John Libbey, Paris, 1993.

examens sont négatifs, on accorde de l'importance au comportement psychologique du patient, à la diversité de sa symptomatologie et à la variation rapide de son intensité, enfin à la dramatisation des troubles. Le malade se sert, inconsciemment, de ceux-ci pour se faire plaindre, pour exprimer son mal-être. Cette attitude se rapproche de celle du très jeune enfant pour qui les selles sont un langage, un agent de relation avec le monde extérieur, et la constipation, un moyen de manipuler psychologiquement sa mère. Cependant il ne faudrait pas en déduire que le colitique est un malade imaginaire ou un simulateur ; bien que les facteurs psychologiques (l'anxiété, l'agressivité, les événements extérieurs) jouent un rôle prédominant, il souffre, son côlon est hypersensible et sa constipation peut devenir une obsession. Celle-ci entraîne un abus de laxatifs qui, à leur tour, causent perte de potassium, déshydratation, carences alimentaires. Les placebo sont souvent efficaces, au moins de façon temporaire, mais d'autres troubles apparaissent (maux de tête, fatigue, etc.). Pour obtenir un effet durable il est indispensable de prendre en charge simultanément les troubles somatiques et la composante psychologique ; cependant la structure mentale doit être analysée, car les troubles peuvent être une réponse à des facteurs psychiques très différents. L'écoute du médecin est essentielle ; la relaxation, la détente jouent un rôle important. C'est en raison du désintérêt du médecin pour cet aspect psychologique que nombre de malades s'orientent vers les médecines douces. Il faut surtout résister à la tentation de se contenter de prescrire des tranquillisants.

On pourrait, parmi les troubles psycho-fonctionnels, citer encore les dyspepsies gastriques et, parmi les maladies psychosomatiques, l'asthme, la recto-colite hémorragique, la pelade, etc. Dans toutes ces affections l'état psychologique est incriminé, mais il est difficile d'identifier les malades chez lesquels une psychothérapie sera bénéfique et plus encore de déterminer le type de psychothérapie. Le problème épistémologique est analogue à celui devant lequel se trouvait la médecine organique il y a deux siècles ; on connaît l'importance des facteurs psychiques mais on ne sait pas bien comment les aborder.

La médecine psychosomatique semblait il y a trente ans en plein essor, mais elle n'a fait depuis que des progrès limités tandis que les traitements médicaux de certaines des maladies concernées (hypertension, ulcères, etc.) avançaient à pas de géant. Néanmoins on lui doit plusieurs acquis importants : la mise en évidence du facteur psychique dans la genèse de certaines maladies du corps, la possibilité d'une dérivation de l'émotion dans le domaine viscéral à la faveur de structures anatomiques, de mécanismes physiologiques ou de lésions organiques. La maladie peut être ainsi l'expression de conflits psychologiques. Et comme l'accident, la maladie peut être le fruit d'une conduite substitutive, au carrefour du patrimoine génétique, du vécu du sujet et du contexte social. Ce n'est pas, hélas, par une suite de hasards malheureux qu'accidents et troubles pathologiques s'accumulent chez certains sujets. Ainsi apparaît la porosité de la paroi qui classiquement sépare maladies du corps et troubles mentaux.

LES MALADIES MENTALES

Alors que la médecine psychosomatique fait partie de la médecine générale, les maladies mentales et la psychiatrie constituent une vaste discipline, dont l'importance croît dans la société contemporaine puisqu'elles constituent la première cause d'hospitalisation devant les maladies cardio-vasculaires. Elles posent la question des liens entre le corps et l'âme. A la recherche du rôle de l'esprit dans les maladies du corps, qui est le fondement de la médecine psychosomatique, correspond, à l'inverse, dans les maladies mentales la quête des lésions anatomiques ou biochimiques capables d'expliquer leur genèse. Ce vieux rêve organiciste a pour ambition de distinguer, parmi les troubles psychiques, ceux qui sont dus à une lésion cérébrale de ceux qui sont fonctionnels, liés à un dérèglement des fonctions mentales, mais la limite entre les deux est de plus en plus floue.

Les Romains appelaient *mania* tous les dérèglements des facultés mentales et l'Ancien Testament attribuait la folie à une punition de Dieu. Pendant le Moyen Age cette conception reste prédominante, les malades mentaux sont des « possédés du démon » et, à ce titre, soumis à de mauvais traitements, voire à la torture et au bûcher. A la Renaissance, la folie apparaît au théâtre avec Shakespeare, tandis qu'ouvrent les premiers « services psychiatriques ». Au début du XIXe on distingue les *névroses,* maladies du système nerveux ayant un siège organique précis mais sans lésion anatomique de l'organe intéressé, des *psychoses*, dérèglements profonds des fonctions mentales nécessitant un enfermement. La frontière entre psychose et névrose n'a cependant pas cessé d'évoluer, comme leur définition, et chez Freud la névrose devient un trouble fonctionnel qui résulte d'un traumatisme refoulé.

Les maladies mentales constituent un des chapitres majeurs de la pathologie. L'enquête du ministère de la Santé [1] indique que 23 % des femmes, soit plus d'une sur cinq, et 13 % des hommes souffrent d'un trouble psychique ou du sommeil ; cette plus grande prévalence chez les femmes s'observe dès la jeunesse : les adolescentes sont plus anxieuses et plus dépressives que les garçons ; d'ailleurs à tous les âges le taux de morbidité est plus faible chez les hommes que chez les femmes et celles-ci consultent plus souvent un médecin. Les femmes de plus de 18 ans consomment plus de psychotropes que les hommes (13,7 % contre 8,6 %) ; ces pourcentages très élevés constituent un record dans le monde.

Parmi les Français, 4,9 % se plaignent d'une dépression et 4,7 % d'angoisse ou d'anxiété. Ces chiffres recouvrent des pathologies de gravité variable ; certaines sont, pour une part, subjectives, mais ne sont pas pour autant à négliger puisqu'elles expriment ce que ressentent les individus. Quelques maladies mentales s'observent avec la même fréquence dans tous les pays industrialisés ou en voie de développement, et sont connues depuis l'Antiquité. Ainsi la fréquence des psychoses maniaco-dépressives est de 1 % dans tous les pays. Cela suggère l'existence à son origine d'une perturbation organique (hormones du système nerveux, troubles des récepteurs ?). Il en est de même pour les psychoses délirantes de type schizophrénique. La fréquence des démences séniles augmente rapidement avec l'âge, elles touchent 1 % de la population à 60 ans, 5 % à 75 ans et 15 % à 85 ans (la maladie d'Alzheimer représente 60 % des démences séniles). Elles sont à l'origine de 350 000 journées d'hospitalisation par an (à titre de comparaison, les psychoses non alcooliques causent 315 000 journées d'hospitalisation, les psychoses alcooliques 550 000 et les dépressions 420 000). Leur fréquence est plus faible dans les milieux cultivés, comme si l'exercice intellectuel protégeait contre ces troubles. D'autres affections mentales, telles les névroses, ont une fréquence variable selon les pays et

1. *Les Français et leur santé*, mars 1994.

les époques, ce qui suggère le rôle du milieu mais aussi celui des conditions de diagnostic. Telle anomalie psychique négligée à une époque fera, à une autre, l'objet d'une consultation psychiatrique. La façon dont la société perçoit les troubles mentaux influe donc sur leur fréquence. Il en est ainsi des troubles psychiques des adolescents et des vieillards qui sont très fréquents, d'intensité très variable et dont une proportion notable sera, selon les circonstances, soit considérée comme faisant partie de la crise de l'adolescence ou du vieillissement normal, soit médicalisée. L'évolution des concepts thérapeutiques influe d'ailleurs sur l'étendue du domaine psychiatrique ; la psychanalyse et les tranquillisants tendent à l'élargir, parfois outrancièrement.

La folie, à toutes les époques, a provoqué la crainte, voire la haine. Un individu qui paraît normal et qui est saisi d'une crise de violence extrême fait peur car il donne une image troublante de la fragilité de l'esprit humain ; il provoque une réaction de rejet, d'exclusion. Il faut s'en débarrasser, l'enfermer dans un asile, car il est devenu étranger à l'espèce humaine, « aliéné » au sens étymologique du terme. Par analogie tout trouble psychiatrique apparaît comme une tare dont les familles ont honte et qu'elles veulent ignorer.

La difficulté à délimiter le territoire psychiatrique, en raison de l'absence de critères objectifs, suscite deux réactions ; dans le public le besoin d'une frontière nette qui rassure en différenciant les sujets normaux des déséquilibrés ; chez les psychiatres le souci de baliser cette ligne de démarcation grâce à des références historiques et à l'autorité des Anciens.

La psychiatrie du début du XXe siècle, comme les troubles psychofonctionnels considérés précédemment, se trouve dans une situation voisine de la médecine avant l'ère anatomoclinique, avec les mêmes difficultés de classification, les mêmes discussions pathogéniques, les mêmes controverses entre sectes opposées. L'histoire de la psychiatrie depuis deux siècles souligne *a contrario* ce que la médecine somatique doit à l'anatomopathologie et à la physiopathologie.

Au XVIIe siècle la folie, après avoir été tolérée pendant la Renaissance, est rejetée. On enferme pêle-mêle dans l'hôpital général (dont la Salpêtrière représente l'exemple type) les malades mentaux avec tous les asociaux ou perturbateurs potentiels (vénériens, débauchés, dissipateurs, homosexuels, blasphémateurs...). On enchaîne les fous dans une logique de ségrégation et de répression [1] et c'est la Révolution qui étendra les Droits de l'homme à l'aliéné, tandis que Pinel brisera leurs chaînes.

Philippe Pinel [2] est le fondateur de la psychiatrie clinique qui est basée sur l'observation des malades. A la fin du XVIIIe siècle, Pinel est un disciple de Sydenham, à travers Locke et Condillac ; il ne se laisse pas influencer par les doctrines antérieures, les systèmes philosophiques, l'anthropomorphisme. Son but est la classification des maladies grâce à l'analyse des données cliniques, à l'image des classifications du règne végétal ou animal. Sa démarche est scientifique dans la mesure où il ne cherche pas à connaître le « réel » grâce à des systèmes explicatifs, mais a pour ambition une connaissance pragmatique fondée sur une analyse des phénomènes perceptibles de la maladie, c'est-à-dire de la clinique. Il aborde dans cet état d'esprit les maladies des fonctions intellectuelles, tout comme Bichat et Laennec étudient les maladies du corps. Mais, alors que ces derniers trouvent des lésions anatomiques spécifiques derrière la plupart des maladies, Pinel, s'il trouve parfois chez les aliénés des lésions du cerveau, constate que celles-ci ne sont ni constantes (il existe des troubles mentaux identiques sans lésion), ni caractéristiques. Contre l'opinion courante de cette époque, il rejette donc les théories attribuant la folie à une lésion matérielle du cerveau et professe qu'elle est due à un trouble fonctionnel, donc potentiellement réversible. Faute d'autres critères, la classification de Pinel est purement clinique, même s'il tente d'utiliser les connaissances des psychologues, de Locke en particulier. Il distingue la manie (où le délire est général), la mélancolie, la démence (l'incohérence mentale), l'idiotie (oblitération des fonctions intellectuelles et affectives). Il différencie les folies symptomatiques (par exemple les délires des fièvres) des folies dites « essentielles » auxquelles il propose quelques causes : physiques (comme dans le traumatisme crânien), physiologiques (par exemple ménopause), l'hérédité à laquelle il accorde une grande importance et enfin les « causes morales » telles les passions vives et contrariées, une mauvaise éducation, l'irrégularité des mœurs qui peut d'ailleurs exercer ses effets sur le cerveau par l'intermédiaire d'une altération de l'organisme.

1. Voir M. Foucault, *Histoire de la folie, op. cit.*
2. Voir chapitre IV.

Pinel rejette les thérapeutiques utilisées jusque-là : purges, vomitifs (ellébore) et saignées. Il prône à la fois la méthode expectante d'Hippocrate, c'est-à-dire l'abstention de toute intervention brutale qui risquerait de perturber l'évolution de la maladie et le traitement « moral » auquel il attache son nom et qui est fondé sur la confiance en la malléabilité et la perfectibilité de l'esprit humain [1]. Comme Locke et Condillac, il croit que ce qui est contenu dans l'esprit dépend des perceptions et des sensations, et donc qu'en modifiant celles-ci on peut changer l'état mental. Étant donné l'absence de lésion anatomique il considère que la folie est guérissable ; il croit que la meilleure façon d'y parvenir est de donner dans une « institution » une règle de vie afin « de subjuguer et dompter l'aliéné en le mettant sous l'étroite dépendance d'un homme qui, par ses qualités physiques et morales, soit propre à exercer sur lui un empire irrésistible et à changer la chaîne vicieuse de ses idées [2] ». C'est déjà un « transfert paternel » que recherche Pinel et il proscrit les violences, les méthodes dégradantes telles que les chaînes.

Pinel se refuse à toute thèse pouvant influencer l'observation des malades, il se méfie des « systèmes », mais il propose une théorie explicative capable de guider le traitement. Il est moderne : le recueil des faits doit être objectif mais on a ensuite le droit d'interpréter.

Pendant un siècle et demi les successeurs de Pinel, en France et en Allemagne, s'attacheront à affiner l'observation clinique et plus tard la nosologie. Ainsi se constitue, jusqu'à l'entre-deux-guerres, la psychiatrie classique dans laquelle l'analyse clinique atteint une remarquable acuité. Trois grands groupes de folies proprement dites (les « psychoses ») sont progressivement individualisés :

1. Les pathologies constitutionnelles (par opposition aux pathologies organiques dites acquises) dans lesquelles il n'y a pas de lésion organique et où les fonctions psychiques de base gardent leur intégrité.

2. Les psychoses dites endogènes : schizophrénie et psychose maniaco-dépressive ainsi que les délires.

Faute de critères objectifs la frontière entre ces deux groupes est floue, elle varie selon les auteurs ; les cas mixtes, inclassables, sont fréquents.

---

1. Voir P. Bercherie, *Histoire et structures du savoir psychiatrique*, Éditions universitaires, Émergences, 1980.
2. Pinel, *Traité médico-philosophique sur l'aliénation mentale*, 1809. Cité par P. Bercherie, *op. cit.*

3. **Les syndromes organiques** qui sont dus à des lésions du cerveau. En particulier la démence paralytique due à la syphilis (ou « paralysie générale des fonctions supérieures »), dont la découverte en 1822 par Bayle (1799-1858) constitue une avancée révolutionnaire puisqu'elle apporte un argument en faveur de lésions anatomiques à l'origine des troubles mentaux. Entrent aussi dans ce groupe les tumeurs cérébrales, les troubles psychiques causés par des toxiques, tels que l'alcool ou les hallucinogènes, les délires provoqués par la fièvre ou dus à l'encéphalite cérébrale dont les séquelles peuvent prendre toutes les formes de maladie mentale. Ces psychoses organiques simulent les troubles mentaux des deux autres groupes et montrent que l'individu le plus normal peut, sous l'influence de facteurs extérieurs, présenter de véritables crises de folie. Voltaire écrit dans son *Dictionnaire philosophique* : « Qu'est-ce que la folie ? C'est d'avoir des pensées incohérentes et la conduite de même. Le plus sage des hommes veut-il connaître la folie, qu'il réfléchisse sur la marche de ses idées pendant ses rêves [1]. »

La frontière entre psychoses et névroses (maladie des nerfs) demeure imprécise, même si ces dernières constituent théoriquement un autre domaine de la pathologie. Depuis Cullen, qui leur attribuait une origine organique, la notion de névrose a constamment évolué. Les névroses rassemblent aujourd'hui les phobies, les états anxieux, les troubles obsessionnels, etc. Les principaux signes qui les distinguent des psychoses ont trait à la communication avec la réalité. Schématiquement un névrosé n'est pas coupé du réel, il éprouve une souffrance mais il peut l'exprimer et celle-ci ne paraîtra jamais totalement étrangère et incompréhensible aux autres ; les sujets normaux peuvent avoir éprouvé la même phobie, la même angoisse, mais de façon brève et moins intense. Les troubles de la communication dans les névroses gênent les relations mais ne les interrompent pas, même si celles-ci nécessitent des efforts et des aménagements. Au contraire, dans les psychoses il y a coupure avec la réalité extérieure qui est déniée et remplacée par un monde personnel et incommunicable ; le psychotique ne communique plus qu'avec lui-même, ou il fournit aux interlocuteurs des informations

---

1. Cité par É. Zarifian dans *Les Jardiniers de la folie*, Odile Jacob, 1994.

Des difficultés psychologiques...

inutilisables. L'étrangeté des troubles, l'incommunicabilité créent un malaise. Un psychotique ne demande pas de soins et ignore l'existence de ses troubles, alors que le névrosé les connaît. Mais en pratique ce schéma souffre de nombreuses exceptions ; on observe un continuum et il existe des formes mixtes. Certaines névroses sont très invalidantes, avec des obsessions et des phobies paniques empêchant tout contact social, alors que certaines psychoses deviennent spontanément, ou après traitement, inapparentes, compatibles avec une vie familiale normale. Enfin des délires d'apparence psychotique surviennent en dehors de toute psychose caractérisée, par exemple à la suite d'un traumatisme affectif.

On retrouve là le problème difficile de la frontière entre le normal et le pathologique. Potentiellement, tout individu peut présenter des troubles névrotiques si les conditions sont réunies : stress, angoisse (pendant une guerre par exemple). Cependant un petit nombre d'entre eux les organisent de façon durable, sans relation manifeste avec les événements extérieurs. Comme pour les maladies organiques, cela peut être dû à une prédisposition, une fragilité de leur système cérébral vis-à-vis d'agressions répétées. De même, pendant une ivresse, certains alcooliques présentent régulièrement des délires hallucinatoires, pouvant évoquer une schizophrénie, ou des crises de jalousie de type paranoïaque, alors que d'autres se contentent de vomir et de dormir.

Ces difficultés nosologiques remirent en cause, au milieu du XXe, la foi qui animait Pinel en une classification clinique capable d'atteindre la réalité sous-jacente. D'autant que, même si l'on classait le trouble mental, la spécificité des traitements étant faible, cet effort de classification n'avait qu'une utilité pratique limitée. Ainsi cette période se termine, au milieu du XXe siècle, sur un désenchantement vis-à-vis de ce savoir clinique et sur un pessimisme thérapeutique. La psychiatrie semble être dans une impasse, elle apparaît comme le parent pauvre de la neurologie, qui a l'avantage d'être étayée par des lésions anatomiques spécifiques et une sémiologie précise.

Heureusement, depuis un demi-siècle trois progrès majeurs ont ouvert de nouvelles perspectives : a) l'introduction de la psychanalyse en pratique psychiatrique ; b) la chimiothérapie et l'avancée des neurosciences ; c) la réforme profonde du système concentrationnaire centré sur l'asile.

LA DÉCOUVERTE DE L'INCONSCIENT ET LA PSYCHANALYSE

L'œuvre de Freud a suscité une révolution culturelle équivalente à celles de Copernic ou de Darwin. L'un avait montré que la Terre n'est pas le centre du monde et l'autre que l'espèce humaine appartient au règne animal ; Freud révèle que l'homme est gouverné par des pulsions profondes venues de l'inconscient. Les thèses freudiennes ont eu un retentissement qui dépasse les frontières de la médecine ; elles ont choqué puis marqué la civilisation contemporaine. Nous nous limiterons ici à un survol de leur impact sur la pratique psychiatrique.

Sigmund Freud (1856-1939) était profondément viennois, il appartenait à cette ville cultivée et cosmopolite, capitale d'un immense empire liant l'Orient et l'Occident, véritable creuset ethnique et social où, à la fin du XIXe, la vie intellectuelle est brillante dans tous les domaines grâce au choc des civilisations. Il est aussi juif ; sans être religieux il est marqué par la conscience de sa singularité. Il se sent membre d'une minorité et attribue sa créativité en partie au fait qu'il a été obligé de penser autrement que la majorité. Les problèmes que l'antisémitisme pose à Freud, notamment par l'intermédiaire des récits de son père, constituent pour lui un aiguillon. Pour paraphraser Stendhal, on pourrait dire qu'il avait subi ces petites humiliations qui sont à l'origine de grands destins. Il partage les valeurs de son milieu, une honnêteté scrupuleuse, comme ses aïeux marchands ambulants qui ne pouvaient survivre qu'à cette condition, et est marqué par le puritanisme rigide de son environnement familial. Bon époux [1], bon père, il est très patriote (notamment pendant la guerre de 14-18 où ses deux fils sont au front) ; il considère comme normal que la société soit autoritaire et la famille paternaliste. Mais c'est surtout un bourreau de travail. Il voit dans celui-ci le seul monde authentique, jusque dans l'inconscient. Il oppose le travail au plaisir qui est le monde de l'enfant, de

---

1. Anna de Noailles, lui ayant rendu visite, se déclare scandalisée qu'un homme ayant tant écrit sur la sexualité n'ait jamais trompé sa femme.

l'être immature. La capacité de travailler et d'éprouver du plaisir est pour lui le meilleur signe de santé mentale.

C'est aussi un inquiet, il est susceptible et se croit facilement attaqué, incompris, alors que la publication de son premier grand livre en 1900 en fait immédiatement une personnalité illustre et reconnue. De 1894 à 1900, au moment où il élabore l'essentiel de son œuvre, il est obsédé par une idée fixe, replié sur lui-même, se croyant environné par un monde hostile ; il semble atteint d'une véritable névrose mais d'une névrose créatrice évoquant celle dont Newton avait souffert [1]. Il se livre alors à une longue et patiente auto-analyse qui lui ouvre de nouveaux horizons et lui servira de modèle pour l'analyse des patients. Un cancer de la mâchoire, diagnostiqué et traité en 1923, qui le tuera en 1939, après plus de trente opérations, marque d'une angoisse sourde et profonde ses deux dernières décennies.

En 1885, après des travaux scientifiques de bon niveau sur l'anatomopathologie et la physiologie du système nerveux, Freud va se perfectionner à Paris, à la Salpêtrière, dans le service de neuropsychiatrie de J.-M. Charcot (1825-1893), alors au faîte de sa gloire, qui le fascine par son prestige et ses idées. Celui-ci s'intéresse à l'hystérie et à son traitement par l'hypnotisme, Freud poursuit dans cette voie.

L'hystérie est un diagnostic posé très fréquemment au XIXe alors qu'il est aujourd'hui beaucoup moins fréquemment porté. Ce terme recouvre alors une nébuleuse de symptômes associant : a) un besoin de plaire, allant jusqu'à la fabulation, des manifestations émotionnelles spectaculaires associées parfois à des délires ou des états confusionnels de courte durée et suivis rapidement d'un retour à la raison ; b) des accidents paroxystiques évoquant une épilepsie, avec des contorsions ou des épisodes de somnambulisme ; c) des pseudo-troubles neurologiques : zones d'anesthésie ou d'hyposensibilité cutanée, insensibilité à la douleur, petites paralysies localisées, etc.

Dans une série de publications s'étalant de 1886 à 1896, on suit l'évolution de ses idées qui s'inspirent beaucoup des travaux antérieurs de Charcot et de Bernheim dont il traduit les livres en alle-

---

1. Voir chapitre II.

mand et ceux, contemporains, de Janet sur *L'Automatisme psychologique* et *Le Traitement de l'hystérie par catharsis*. Ce terme de « catharsis », venu d'Aristote, signifie étymologiquement « purgation ». Il désigne chez Aristote la purification des passions par la crainte et la pitié dans la tragédie et, au XIXe, on appelle « catharsis » l'aide apportée au malade pour qu'il se libère en rejetant la cause de son mal. Ce concept se trouve déjà dans les civilisations primitives, dans les relations entre l'exorciste et l'exorcisé, puis dans le mesmérisme. Quand Mesmer, au XVIIIe siècle, guérit des malades par le fluide magnétique provenant d'un baquet « magnétisé », il pense d'abord que c'est le « fluide » qui est efficace ; mais cette théorie tombe vite en discrédit et ce sera le mérite du marquis de Puységur que d'attribuer la guérison à la force psychologique du magnétiseur qui aide le malade à se libérer. On subodore l'existence d'une activité psychique qui échappe partiellement à la conscience et détermine la maladie, ce qui conduit à penser que certains symptômes morbides proviennent d'idées imposées à l'esprit.

Le « magnétisme animal » et l'hypnotisme sont considérés avec suspicion au XIXe siècle. Le physiologiste français Charles Richet, est, en 1875, l'un des premiers à y consacrer un travail scientifique intitulé *Du somnambulisme provoqué*. En 1832, Charcot fait entrer l'hypnose dans la médecine officielle à propos de l'hystérie. En 1885, il dit, dans une leçon sur l'hystérie : « ... il est possible de faire naître par voie de suggestion, d'intimation, un groupe cohérent d'idées associées qui s'installent dans l'esprit, à la manière d'un parasite, restant isolées de tout le reste, et peuvent se traduire [...] par des phénomènes moteurs [...] à l'abri du contrôle de la collection d'idées personnelles qui constituent [...] le moi ». Pierre Janet (1859-1947), dans sa thèse de philosophie sur *L'Automatisme psychologique,* écrit en 1889 : « Il faudrait parcourir toute la pathologie mentale et une partie de la pathologie physique pour montrer les désordres que produit une pensée exclue de la conscience personnelle [...] L'idée comme un virus se développe dans un endroit de la personne que le sujet ne peut atteindre, agit subconsciemment, trouble la conscience et provoque tous les accidents de l'hystérie ou de la folie. » Le rôle de l'idée fixe, subconsciente, est donc à l'ordre du jour au moment où Freud se lance dans ses études sur l'hystérie.

Depuis la fin du xviiie siècle et les disciples de Mesmer, le somnambulisme artificiel, ou hypnotisme, apparaît comme la voie royale pour explorer l'inconscient. Dès le début du xixe siècle, on rapporte que le sujet hypnotisé peut régresser dans le temps, retrouvant par exemple son adolescence ou son enfance. Mais on montre aussi que l'hypnotiseur peut influencer les dires du sujet hypnotisé ; celui-ci se trouve à la merci de l'hypnotiseur et peut mentir pour lui plaire ou pour l'intéresser. L'hypnose apparaît donc comme un outil puissant mais parfois trompeur. Charcot l'utilise et il en est de même à Vienne. En 1892, Freud la recommande et rapporte l'observation d'une femme hystérique guérie par deux séances d'hypnose. Puis, dans un article publié en 1893, il expose avec Josef Breuer leur conception de l'hystérie. « Les symptômes hystériques, disent-ils, se rapportent parfois clairement, parfois sous une forme déguisée et symbolique à un traumatisme psychique précis. » Cet article, qui est considéré comme la première pierre de la psychanalyse, décrit le cas d'Anna O., malade de Breuer, qui présenta une névrose avec dédoublement de la personnalité à la suite de la mort de son père auquel elle était très attachée. Elle raconte sous hypnose ses hallucinations ; un jour, elle explique que sa répugnance à boire de l'eau a commencé après qu'elle eut vu son chien boire dans un verre d'eau. Après ce récit, ce symptôme ne réapparaît plus. Cette disparition d'un symptôme après la révélation de sa cause se reproduit pour tous les autres symptômes. Ce traitement cathartique rappelle, disent les auteurs, celui utilisé chez une femme hystérique par Janet à Paris.

En 1894, Freud écrit que ce n'est pas le traumatisme psychique qui est pathogène, mais sa représentation, et il insiste sur les mécanismes de « défense » (*Abwehr*), c'est-à-dire d'enfouissement dans la mémoire d'idées sexuelles. En 1895, il attribue les névroses d'angoisse à des frustrations sexuelles ; puis il reprend avec Breuer, en l'approfondissant, son travail sur l'hystérie avec de nouveaux cas. En 1896 dans son article sur l'étiologie de l'hystérie il écrit : « Les hystériques souffrent surtout de leurs réminiscences. » A l'origine de la maladie se trouve une expérience traumatisante, mais la difficulté pour le thérapeute provient de ce qu'en cherchant celle-ci on débouche sur des événements inoffensifs. Freud postule que les souvenirs évoqués sont les maillons d'une longue chaîne à l'origine de laquelle se trouvent les traumatismes les plus élémentaires, traumatismes de nature sexuelle et survenus lors de la puberté. Ceux-ci d'ailleurs sont rattachés à des souvenirs inconscients de traumatismes remontant à la petite enfance, tels qu'une tentative de viol.

Un an plus tard, se rendant compte de l'impossibilité de distinguer un fait imaginé d'un souvenir authentique, il s'attache à l'exploration des fantasmes. La pensée freudienne atteint alors sa maturité, elle s'appuie depuis 1893 sur une nouvelle méthodologie qui se substitue à l'hypnose et va se révéler beaucoup plus puissante : celle des *associations libres*. Le patient doit dire tout ce qui lui vient à l'esprit, même si c'est futile, embarrassant ou absurde. Cette technique psychanalytique d'étude de l'inconscient est l'aboutissement d'un long processus et a été la source des données sur lesquelles se sont construites les thèses freudiennes ; elle restera sans doute son apport essentiel à l'histoire de la médecine.

Tout au long du XIXe siècle, le rôle de l'inconscient avait été pressenti de plus en plus explicitement, mais le seul moyen de l'aborder était l'hypnose ; or, dans le traitement de l'hystérie, on s'était aperçu de ses limites, notamment en raison de l'« ingéniosité diabolique » que déploient les hystériques pour tromper le thérapeute et se jouer de lui, même sous hypnose. Dans l'hypnose, l'hypnotiseur fait face au malade. Au cours des nombreuses séances hypnotiques, un rapport singulier s'établit entre le sujet et son hypnotiseur, dans lequel le sujet peut résister à l'hypnotiseur ou au contraire aller au-devant de ses désirs. Il voit l'hypnotiseur et suit ses réactions sur son visage, il parle avec lui. En 1886 Henri Bergson, alors jeune professeur de philosophie, publie un article sur *La Simulation inconsciente dans l'état d'hypnotisme*, avertissement à ceux qui utilisent cette méthode. Inversement, l'hypnose comporte, pour le sujet, le risque grave de tomber sous la dépendance de l'hypnotiseur, au point, croyait-on, de commettre même des crimes sur sa suggestion. Charcot, à partir de 1890, prend ses distances avec l'hypnotisme car il craint d'avoir été dupé par certains malades. Babinski, son élève, distinguera l'hystérique du « pithiatique », simulateur inconscient, et le terme de « pithiatisme » désignera « l'ensemble des désordres que peut créer la suggestion et susceptibles de disparaître par la persuasion ».

A l'origine, la *méthode psychanalytique* peut être considérée comme une modification des techniques de l'hypnotisme pour contourner ces obstacles. L'idée, géniale, était d'obtenir chez le sujet éveillé les mêmes informations sur l'inconscient grâce aux associations d'idées. L'analyste, placé derrière le sujet, le voit sans être vu, ce qui empêche le sujet d'observer les réactions de l'analyste et fait de la parole le seul mode de communication, d'autant que l'analyste parle le moins possible, se bornant à proposer quelques interprétations que le sujet peut refuser. Le patient est allongé sur un divan de façon à être détendu. Il n'y a pas de dialogue, mais une suite de monologues quand le patient, ayant surmonté son inhibition, prend plaisir à parler au fil de ses pensées et laisse revenir à la surface un nombre croissant de souvenirs remontant à la plus petite enfance, entrecoupés de fantasmes et de récits de rêves. Alors que dans l'hypnose la *résistance* est un obstacle, elle devient en psychanalyse un phénomène central et un puissant levier. De même, le rapport entre l'hypnotiseur et le patient, qui est une source de difficultés dans l'hypnose, devient en psychanalyse un *transfert,* moment essentiel de la thérapeutique car il permet la catharsis, l'émergence de l'inconscient. Mais un sujet qui se confesse s'attache à son psychanalyste comme à un directeur de conscience ; tout contact physique, toute relation avec l'analyste en dehors des séances doivent donc être proscrits. Le paiement des séances, même en cas d'absence, empêche le malade de punir le thérapeute en se dérobant.

La psychanalyse, grâce à ces associations libres, permet l'exploration de la vie intérieure, des désirs frustrés, des ambitions déçues, des fantasmes, voire la libération d'un pénible secret pathogène. Une psychanalyse réussie est pour le sujet un voyage dans son inconscient dont il sortira changé.

Avec cette méthodologie la théorie des névroses débouche ainsi sur une exploration de la « psychologie des profondeurs ». Il en résulte les premiers livres importants de Freud : *L'Interprétation des rêves* (1900), *Psychologie de la vie quotidienne* (1904) et *Trois essais sur la théorie de la sexualité* (1905). Le rêve est l'accomplissement d'un désir refoulé, inacceptable comme tel, et que la censure mentale maintient dans l'inconscient ; à partir de son contenu *manifeste* il faut parvenir au message *latent*. De même l'oubli, le lapsus, ou l'acte manqué, sont le fruit d'un conflit entre le conscient et l'inconscient. Plus tard Freud passera d'un modèle binaire à un modèle à trois niveaux : le conscient, le préconscient et l'inconscient puis, en 1923, le Moi, le Ça et le Surmoi. Le « Moi » est défini comme « l'organisation coordonnée des processus mentaux » chez un individu ; il est à la fois conscient et inconscient, censure des rêves et refoulement. Le « Ça », assez voisin de ce que précédemment Freud appelait l'inconscient, est l'instance des pulsions, des fantasmes, des sentiments inconscients tels que le sentiment de culpabilité, il pousse à la réalisation immédiate des désirs, des instincts. Le terme « Ça » *(das Es)* se trouve déjà dans Nietzsche. Le « Surmoi » est l'Idéal du Moi, il s'oppose au Ça, c'est le niveau qui surveille le Moi, le juge et le punit ; il est le résultat de l'éducation, en quelque sorte l'image du père. Il est à l'origine des sentiments sociaux et religieux mais aussi des obsessions, des névroses de culpabilité. Son énergie provient du Ça, ce qui expliquerait son caractère parfois sadique. Freud conclut que « le Ça est parfaitement amoral, le Moi tend à être moral, tandis que le Surmoi peut se montrer hypermoral et cruel comme seul peut l'être le Ça [1] ». Avec pour arrière-fond le conflit fondamental entre le Ça et le Surmoi, le Moi adapte le sujet aux réalités. A la fin de sa vie Freud consacrera ses réflexions au Moi : le refoulement n'est plus source d'angoisse mais moyen de défense contre celle-ci, de maîtrise des instincts. Il déplace ainsi le centre de gravité du refoulé au refoulant, des instincts au Moi. La tâche de l'analyste est dès lors « de dissiper l'angoisse tout en affermissant le Moi pour qu'il puisse affronter la réalité et surmonter la contrainte des instincts et du Surmoi [2] ». Freud écrit : « La pierre d'angle sur laquelle repose l'édifice de la psychanalyse est la *théorie du refoulement.* » La défense simple met à l'écart de la conscience des représentations pénibles. Le refoulement est un mécanisme élaboré et complexe qui peut être générateur de névrose, il est mis en jeu par une pulsion, qui si elle était satisfaite provoquerait un déplaisir. Mais le refoulement de cette pulsion peut créer un trouble somatique ou être à l'origine d'une autre obsession ou d'une angoisse (phobie).

On peut suivre l'évolution des idées de Freud sur la sexualité. Dans les *Trois essais sur la théorie de la sexualité* (1905) il discute la notion de libido, c'est-à-dire l'instinct sexuel avec ses phases suc-

---

1. Cité par Ellenberger, *op. cit.*
2. Ellenberger, *ibid.*

cessives et ses métamorphoses en fonction de l'âge. Il insiste sur la sexualité du jeune enfant, jusque-là sous-estimée, avec ses différentes étapes : orale (plaisir de la succion, de l'alimentation), puis anale (maîtrise des sphincters qui devient un moyen de chantage dans ses relations à autrui) et enfin génitale (avec les relations avec ses parents, le complexe d'Œdipe, l'élaboration et la sublimation de la libido). Toutes les perversions qui pourront se développer à l'âge adulte sont, dit-il, présentes en puissance chez l'enfant et Freud insiste sur le traumatisme que peut lui causer le spectacle de rapports sexuels entre ses parents. La mère en caressant son enfant éveille sa sexualité, ce qui conduira à la situation œdipienne avec trois éléments : désir incestueux à l'égard de la mère, souhait de se débarrasser du père et peur d'être châtié et castré par lui. Tout petit garçon doit surmonter son secret désir de tuer son père et d'épouser sa mère ; s'il y parvient, il incorpore l'image de son père dans sa propre personnalité, il aura ainsi construit son Surmoi et sera prêt pour une vie adulte normale. S'il échoue, la faillite des mécanismes de défense du moi le voue aux névroses. Un cas célèbre est celui de l'enfant Hans. Celui-ci avait une phobie qui l'empêchait de sortir dans les rues tant il craignait d'être mordu par les chevaux. En fait c'est de son père qu'il avait peur car il était en conflit œdipien et redoutait, dans son subconscient, que son père ne le castre. Le déplacement de la peur sur le cheval, animal remarquable en raison de son grand « fait-pipi », exprime son angoisse tout en préservant ses relations avec son père.

Le développement affectif de l'individu est lié à celui de sa sexualité et sa personnalité se structure autour de son inconscient. Comme Nietzsche, Freud pense que « chacun de nous porte en lui les images de sa mère et que son attitude future à l'égard des femmes dépendra de la qualité de cette image ». La puberté donne la primauté aux organes génitaux et libère des sentiments agressifs ou érotiques. Freud propose une interprétation des névroses et des déviations sexuelles, il explore le rôle des premiers fantasmes sexuels sur la vie affective ultérieure et décrit un système de symboles sexuels (les symboles « freudiens »). Enfin il montre la sublimation de l'instinct sexuel et des pulsions. Originellement, Freud attribuait les symptômes névrotiques au refoulement de souvenirs pénibles, surtout d'ordre sexuel. En 1913, il parle de refoulement des fantasmes et accorde une place importante au complexe d'Œdipe. A cette même époque la notion de sexualité est étendue et englobe l'amour au sens le plus large. En 1914 Freud insiste sur le narcissisme qui s'observe quand la libido se réinvestit sur le Moi. Le narcissisme primaire est normal chez le jeune enfant, mais quand il se prolonge le sujet ne voit plus dans l'objet que ce qu'il est lui-même ou ce qu'il voudrait être.

En 1915, dans *Pulsions et destin des pulsions,* Freud aborde la genèse de l'amour et de la haine ; les deux sentiments forment un couple, mais la haine prend son origine dans un stade plus primitif de la vie psychique que l'amour et correspond à des pulsions, non libidinales, du Moi. Enfin en 1920, dans *Au-delà du principe de plaisir,* Freud estime que certains cas cliniques ne peuvent s'expliquer que par un sentiment plus fondamental que la recherche du plaisir, celui de la compulsion de répétition, qui entraîne la reviviscence de situations déjà vécues, notamment au cours de la petite enfance — ce qu'il appelle le « caractère démoniaque de la contrainte de répétition ». Il introduit aussi le dualisme essentiel des pulsions : *Éros,* qui regroupe les pulsions libidinales et par extension les pulsions de vie, et qui donc est très proche de ce que Bergson appelle l'élan vital ; et, d'autre part, *Thanatos,* les pulsions de destruction, de suicide, de mort. Il est conduit à admettre un masochisme primaire, qui n'est pas seulement un instinct sadique retourné contre soi-même, et à attribuer de plus en plus d'importance aux pulsions agressives et autodestructrices. Tout au long de ce cheminement, Freud est guidé par la conviction que la prise de conscience de ses conflits intérieurs aide le névrotique à trouver la signification cachée de ses pulsions, ou de ses phobies, et à s'en libérer.

A côté de cet aspect médical, la psychanalyse est utilisée par Freud en sociologie et en philosophie, notamment dans *Totem et tabou* (1913), *Psychologie collective et analyse du Moi* (1921), *L'Avenir d'une illusion* (1921) et surtout *Malaise dans la civilisation* (1929). Ces deux derniers livres sont inspirés par les convulsions qui agitent l'Europe après 1918. Ils rejoignent la vague de pessimisme antidémocratique qui s'était exprimée dans les livres de Taine sur la Révolution française, écrits après l'insurrection de la Commune, ainsi que dans ceux de ses successeurs, Gabriel de Tarde en France, Seghele en Italie, et surtout Le Bon dont le livre *Psychologie des foules* eut une influence durable [1]. Mais

---

1. Voir chapitre IX.

par-delà ces circonstances, Freud souligne le conflit entre les pulsions primitives et les exigences de la vie en société. Conflit permanent mais qui s'exacerbe dans un monde civilisé où les contraintes peuvent excéder les capacités individuelles de refoulement. *Malaise dans la civilisation* m'a personnellement permis de comprendre comment, quand la vie devient plus facile, on tend à oublier les avantages de la civilisation pour n'en voir que les inconvénients. Le mouvement écologique est né à l'apogée de notre réussite matérielle. C'est dans les périodes de prospérité que les règles de la vie en société deviennent intolérables et que fleurit l'utopie du retour à la nature.

L'œuvre de Freud suscite dès 1900 des réactions passionnelles tant chez ses zélateurs que chez les opposants. Chez ces derniers, son athéisme, l'importance jugée excessive accordée à la sexualité suscitent une hostilité qu'accentuent le caractère germanique de sa pensée, dans l'atmosphère nationaliste précédant la guerre de 14, et ses origines juives [1]. Mais, au-delà de ces préventions, il est intéressant d'examiner les reproches qui lui sont faits : coût élevé des cures psychanalytiques qui en font un traitement réservé à des privilégiés peu représentatifs de l'ensemble des malades, conclusions trop générales tirées de l'étude d'un nombre limité de cas, caractère subjectif du recueil des informations, absence de données statistiques. Ce sont là des critiques que l'on aurait pu faire à toutes les recherches cliniques de cette période, alors que Freud, plus que Charcot et d'autres, tente de s'en prémunir. Mais ce qui irrite le plus les psychologues et psychiatres de ce début du XXe siècle est l'enthousiasme inconditionnel des disciples de Freud qui attaquent quiconque émet des doutes sur la révolution en train de s'accomplir et extrapolent imprudemment à partir de ses idées. Freud comprend qu'il faut s'en protéger : il souligne les risques d'une analyse faite par des personnes incompétentes et déclare indispensable une formation préalable comportant une analyse didactique qui est une expérience subjective majeure. Dans la relation des cas cliniques il distingue les dires du patient de ses propres interprétations, ce qui

---

1. Par exemple, dans une série d'articles publiés à Zurich, on dit que la méthode freudienne est erronée et antiscientifique, et on ajoute que « le fait que ses observations aient eu pour théâtre la Vienne demi-slave y est peut-être pour quelque chose ». Un autre article parle « des interprétations talmudico-exégético-théologiques ».

n'est pas toujours le cas chez ses disciples. On confondait alors sous le nom de psychanalyse des courants très disparates allant des écrits de Freud à des divagations d'excentriques écrites délibérément pour scandaliser.

Les relations entre psychanalyse et psychiatrie ont été longtemps conflictuelles. Freud envisageait initialement que la psychanalyse « soit à la psychiatrie à peu près ce que l'histologie est à l'anatomie. L'une étudie les formes extérieures des organes, l'autre les tissus, les cellules dont ces organes sont faits. Une contradiction entre ces deux ordres d'étude dont l'un continue l'autre est inconcevable [1] ». A cette époque la psychanalyse est pour lui la clinique de l'inconscient, dont le domaine est les névroses ; elle étudie leur genèse ainsi que leur structure et les soigne ; les états psychotiques sont des contre-indications à la cure psychanalytique. Le psychiatre est seul en charge de ces cas mais peut bénéficier des investigations effectuées grâce à l'analyse, comme le montrent dès le début des années 1900 les travaux de Bleuler, le grand psychiatre zurichois, et de son assistant Carl Jung. Mais si Bleuler intègre la psychanalyse dans sa pratique psychiatrique, la plupart des psychiatres émettent de sérieuses réserves, notamment à propos de la sexualité, tout en retenant qu'il faut s'intéresser aux événements de la petite enfance et de la sphère amoureuse. Ils pensent que même dans les névroses, si l'analyse peut expliquer la symptomatologie de la maladie, celle-ci apparaît sur un terrain constitutionnel particulier. Dans les psychoses ils nient tout apport de la psychanalyse. Or, à partir de 1910, la psychanalyse devient plus ambitieuse : elle étudie la personnalité, l'organisation globale de la subjectivité, ce qui entraîne l'introduction de nouveaux concepts en psychopathologie, par exemple celui de narcissisme. Il y a désormais concurrence puis rivalité entre psychiatrie et psychanalyse. Les psychanalystes s'implantent dans les institutions psychiatriques, notamment celles destinées aux jeunes, face à des psychiatres hostiles. A partir de 1930 l'importance accordée aux processus de « transfert » donne un rôle crucial à l'écoute du psychanalyste. Par contraste, le psychiatre semble contribuer à l'aliénation en restant extérieur au malade et en l'étudiant comme

1. *Introduction à la psychanalyse*, Payot, 1909.

un objet. La psychiatrie est alors d'autant plus suspecte qu'elle semble correspondre au souhait d'exclusion des malades mentaux hors de la société. C'est l'ère de l'antipsychiatrie, qui culminera à la fin des années soixante. La psychiatrie classique paraît alors détrônée par la psychanalyse et les thérapeutiques médicamenteuses qui rendent la nosologie moins utile.

Après une longue guerre de religion se dessine enfin, depuis deux décennies, une tendance à l'œcuménisme. Certes tous les psychiatres n'acceptent pas toutes les théories freudiennes, mais ils reconnaissent dans la méthode psychanalytique une arme utile, capable de modifier la personnalité du malade « en facilitant la reviviscence et la liquidation des conflits qui ont parsemé l'évolution psycho-affective [1] ». La psychanalyse est devenue un outil irremplaçable d'étude de la psychologie. Inversement, les analystes connaissent mieux leurs limites et ne refusent plus la chimiothérapie. Cela ne signifie pas une unification des concepts et des modes d'approche, mais l'acceptation d'une attitude pragmatique, où chaque méthode, bien que fondée sur des conceptions psychopathologiques différentes, contribue au traitement. L'œcuménisme a pour prix la fragmentation de la pensée psychiatrique.

Un siècle après la naissance de la psychanalyse, est-il possible de faire le point sur ce qu'elle a apporté ? Et tout d'abord, qu'est-ce que la psychanalyse ? Une discipline scientifique ? Une philosophie ? Une branche de la psychiatrie, de la psychologie, de la sociologie ? Le séisme freudien a touché à tous ces domaines, mais on pourrait faire la même remarque à propos de la théorie de l'évolution de Darwin. La démarche de Freud ne s'apparente pas à une thèse philosophique ; elle a pour point de départ des observations faites sur des malades et a évolué, pendant trente ans, en fonction d'autres observations cliniques. Freud s'est toute sa vie défendu de faire de la philosophie ; il avait une formation scientifique et était positiviste. Les psychiatres hostiles ont nié que ce soit une œuvre scientifique en disant que les observations cliniques étaient sélectionnées et trop peu nombreuses pour justifier les déductions qu'en tirait Freud. Ils ajoutaient que la méthode s'était révélée inefficace quand ils

---

1. Y. Pélicier, *Les Chemins de la psychiatrie*, Érès, Toulouse, 1988.

l'avaient utilisée. Notons que ceux qui reprochaient à la psychanalyse de ne pas être scientifique le faisaient au nom d'une conception de la science basée sur l'expérimentation et la quantification ; or cette critique est injustifiée au stade initial d'une discipline scientifique et *a fortiori* médicale. Ces reproches auraient pu être adressés à Vésale, Fracastoro, Laennec ou Pinel qui, cependant, ont été à l'origine de grands progrès. En fait, pour la psychiatrie à la fin du XIXᵉ siècle, il était déjà considérable d'identifier, grâce à une méthodologie appropriée, des entités telles que la libido ou le Surmoi. La validité de l'expérimentation est contestable dans ce domaine ; Jung disait : « Quiconque désire acquérir une connaissance de l'esprit humain n'apprendra rien ou presque rien de la psychologie expérimentale. » L'expérimentation clinique aurait seule pu apporter des arguments prouvant ou non l'efficacité de la psychanalyse, mais elle manquait de rigueur. Quant à l'argument de la fragilité des données factuelles, il avait également été employé contre la rotation terrestre et contre la théorie de l'évolution. Dans ces deux cas aussi la précision des observations avait légitimement pu être contestée ; ces deux théories, en raison même de la hardiesse de l'intuition novatrice et de leur caractère révolutionnaire, avaient également suscité une levée de boucliers. Je me rappelle qu'en seconde au lycée, le professeur de physique nous avait déclaré que la théorie de la Relativité d'Einstein était de la philosophie et non de la physique ; il donnait deux arguments : premièrement, lui, agrégé de physique, ne la comprenait pas ; deuxièmement, il n'y avait aucune preuve de sa validité. En réalité, la déviation de la lumière dans le champ de gravitation du Soleil avait été constatée en 1919, soit quinze ans à peine après la théorie. J'imagine qu'en 1945 l'explosion atomique avait dû convaincre mon professeur, au moins en ce qui concerne l'équivalence entre matière et énergie.

En fait la psychanalyse, à ses origines, avait tous les défauts et les qualités d'un travail clinique de cette époque : manque de rigueur mais finesse et acuité des observations faites sur les malades. Freud, en clinicien, progresse grâce aux enseignements qu'il tire de l'observation des malades. Les généralisations sont parfois trop rapides mais elles débouchent sur des applications cliniques qui peuvent en confirmer la validité [1]. La méthode elle-même, les associations spontanées, a été en partie suggérée à Freud par une malade, Elizabeth von R. Sur chacun des tournants de son œuvre on peut ainsi mettre le nom d'un ou de quelques malades. Il est regrettable que les disciples de Freud, emportés par leur enthousiasme, n'aient pas eu l'objectivité requise pour établir le bilan des succès et des échecs cliniques, mais on peut en dire autant de ceux qui les critiquaient. Le début de la psychanalyse peut se comparer à la naissance de la méthode anatomoclinique. L'œuvre de Bichat était fondée sur un postulat hardi : la clé de la compréhension des maladies est l'examen du cadavre ; les critiques mirent deux décennies à s'apaiser. Cette analogie souligne l'importance de la méthodologie, c'est-à-dire de l'exploration de l'inconscient par la méthode des libres associations d'idées. Dans l'hypnose le malade était un objet entre les mains de l'hypnotiseur, même si parfois il s'en jouait. Dans l'analyse, au contraire, l'analyste est un observateur relativement passif et c'est le malade qui, par ce qu'il dit et par ses silences, mène le jeu. Il y a là un progrès épistémologique crucial. Les nombreux élèves de Freud étaient attirés non par ses thèses mais par sa méthode et c'est grâce à celle-ci que les faits ont pu s'accumuler au point de devenir convaincants. La méthode psychanalytique est aujourd'hui moins utilisée en clinique psychiatrique mais ses acquis inspirent la plupart des psychothérapies.

Quelle est l'originalité de l'œuvre freudienne ? Les idées de Freud peuvent être rattachées à des courants de pensée déjà présents à la fin du XIXe siècle. La pathologie sexuelle, la sexualité, même infantile, font alors l'objet de nombreux travaux [2]. On soupçonne l'importance des facteurs sexuels dans la genèse des névroses. Après Mesmer, et surtout à partir de Charcot et Bernheim, l'inconscient est au centre des préoccupations et les travaux de Pierre Janet à Paris et ceux de Freud furent longtemps parallèles. Mais Freud cherche aussi ses sources plus loin, chez les tragiques grecs, chez Shakespeare, Goethe et Schiller dont les héros sont gouvernés par

---

1. D'après des épistémologistes modernes, à la suite de K. Popper, la science est caractérisée par cette possibilité de vérification et de réfutation.
2. Voir la *Psychopathia sexualis* de Krafft-Ebing, Vienne, 1886.

des pulsions. Les philosophes de l'inconscient, Schopenhauer et Nietzsche, ont eu une influence indiscutable sur Freud ; on trouve chez Nietzsche le concept de mystification du conscient par l'inconscient, la force des instincts, leur sublimation, leur capacité d'autodestruction, la culpabilité névrotique, l'origine de la morale et de la conscience par l'intériorisation des instincts agressifs, l'origine de la civilisation par le refoulement des instincts. La littérature est pleine d'exemples qui montrent ce qu'était l'air du temps. En 1869, on trouve chez Jules Verne des actes manqués très significatifs [1], et un roman de Marcel Prévost de 1892 semble inspiré par une psychanalyse freudienne [2].

Que Freud ait subi de nombreuses influences est certain, mais il est le premier à avoir non seulement effectué une synthèse féconde de tous ces courants, mais aussi à l'avoir faite à propos de cas cliniques et d'avoir pu ainsi poser des diagnostics et faire des traitements. Il y a une rupture épistémologique et cette rupture a été l'œuvre d'un individu. Si Freud n'est pas le premier à avoir découvert l'inconscient et tenté de l'étudier, il est le premier à avoir inventé une méthode d'exploration fiable et à en avoir tiré des découvertes dans le domaine de la psychologie normale et pathologique. Cela lui a valu de nombreux disciples qui ont enrichi les connaissances et ont, à leur tour, même quand ils se sont détachés de lui, comme Carl Jung ou Alfred Adler, apporté leur pierre à l'édifice. Il faut d'ailleurs remarquer que toutes les grandes ruptures scientifiques se sont situées à l'intérieur de courants de pensée préexistants ; d'autres avant Copernic avaient imaginé la rotation terrestre ; avant Darwin, il y avait eu Lamarck et avant Pasteur, Semmelweis.

---

1. Dans *Vingt mille lieues sous les mers*, le professeur Arronax découvre un banc de perles géantes, il en parle à ses compagnons, mais omet de leur dire que l'endroit est infesté de requins ; plus tard, parlant d'une huître géante, il dit qu'elle contenait « cent cinquante requins ». Devant les réactions il s'aperçoit de son erreur et rectifie : « cent cinquante perles, requin n'aurait aucun sens ».
2. Le roman *L'Automne d'une femme* raconte l'histoire d'un jeune homme, Maurice, qui, après avoir été très entouré par sa mère, recherche une femme au tempérament maternel. Il a une liaison avec une femme beaucoup plus âgée, dont la fille adoptive, Claire, s'amourache de lui. On arrange un mariage pour Claire mais celle-ci tombe malade et va mourir quand un médecin fait prendre conscience à chacun de la situation. Maurice met fin à sa liaison et décide d'épouser Claire, qui, instantanément, dès que le secret pathogène est découvert, recouvre la santé.

Cette découverte a-t-elle été bénéfique ou maléfique ? Toutes les connaissances sont ambivalentes et la psychanalyse n'échappe pas à la règle. Certains voient en Freud le prophète qui a libéré l'humanité, d'autres affirment que le freudisme a ruiné la conscience individuelle, la discipline de soi et le sens de la responsabilité. Ces deux points de vue sont outranciers. Si les concepts révélés par la psychanalyse, tels que le refoulement et les frustrations, ont si vite été adoptés, c'est qu'ils correspondaient à des idées déjà présentes à l'état latent dans le monde occidental ou à des aspirations de la société ; souvent du reste, comme nous le verrons [1], des courants sociaux ou économiques ont utilisé des concepts freudiens, ou pseudo-freudiens, pour parvenir à leurs fins. On peut en rapprocher la façon dont le darwinisme, malgré Darwin, a apporté au XIXe siècle une justification à la concurrence commerciale sans merci, voire à des idéologies colonialistes ou totalitaires.

La naissance de la psychanalyse illustre de façon éclatante l'osmose entre l'histoire des idées et celle de la médecine. L'influence des courants culturels et sociaux de la fin du XIXe siècle sur la psychanalyse est manifeste, non seulement initialement mais au cours de son évolution. Inversement, les conséquences de la psychanalyse ont marqué la deuxième moitié du XXe siècle.

Il est plus rare et plus émouvant de constater l'influence de la vie personnelle de Freud sur ses concepts. Le complexe d'Œdipe est marqué par son milieu familial et la personnalité de son père ; la prééminence accordée aux questions sexuelles semble liée aux préoccupations de ses clients qui appartenaient à la bourgeoisie aisée, alors que ceux d'Adler, d'origine plus populaire, avaient des soucis plus matériels. L'angoisse monte en importance dans les théories freudiennes à l'approche de la guerre de 14, quand la société elle-même frissonne d'inquiétude. Et l'on ne peut qu'être ému en voyant qu'à mesure que Freud avance en âge, la sexualité se transforme en un Éros qui englobe toutes les formes d'amour, puis en élan vital ; plus tard encore, le rôle de Thanatos, la mort, deviendra prédominant. On retrouve en contemplant son œuvre l'impression que suscite un peintre comme Titien, dont les tableaux qui, pendant sa jeunesse, rayonnent de sensualité, se chargent progressivement d'angoisse tandis que les corps harmonieux se défor-

---

1. Voir chapitre IX.

Les chemins d'Esculape

ment et qu'y apparaissent les stigmates d'une hantise de la mort. L'âme transparaît à travers l'œuvre. La dernière pensée écrite de Freud : « Le mysticisme — l'obscure perception intime du domaine extérieur au moi, le Ça » montre la permanence de ses préoccupations et leur hauteur.

La psychanalyse n'est pas une panacée mais elle propose une vision originale de l'homme et de sa nature constitutionnellement conflictuelle. Elle est outil de connaissance et phénomène culturel. Elle a donné un sens à des comportements ou des sentiments apparemment incompréhensibles. Elle a fait évoluer la mentalité du public et la structure des romans. Bien que ses indications thérapeutiques soient limitées, la psychanalyse a appris à rechercher les racines inconscientes des troubles psychologiques et permis de décrypter le sens caché d'actes de la vie quotidienne. Même chez ceux qui l'ont combattue, elle a modifié la façon d'analyser un raisonnement, les paroles ou le silence d'une personne et d'un malade ; elle a enseigné l'existence, sous la logique apparente d'une attitude, de pulsions venues des profondeurs qui gouvernent les actes d'un individu ou d'un groupe. A la vision d'un homme régi par la foi et la raison, s'est substituée la connaissance de la prégnance de l'instinct, de l'influence des frustrations, des souvenirs de la petite enfance enfouis dans le subconscient, des manipulations causées par la propagande ou la publicité. Nous avons appris à mieux nous connaître, il dépend de nous que cela nous aide à mieux nous comporter.

LES PROGRÈS DE LA PSYCHIATRIE APRÈS 1945

Neurosciences et neuropharmacologie

Un des espoirs de la psychiatrie moderne est que les neurosciences puissent jouer pour elle le rôle qu'a eu la médecine expérimentale pour les maladies du corps. Les sciences du système nerveux, en particulier du cerveau, ont, au cours de ces dernières décennies, considérablement progressé. De nouvelles perspectives sont ouvertes par la compréhension du passage de l'influx nerveux entre deux neurones au niveau des synapses par l'intermédiaire de *neuromédiateurs* (noradrénaline, sérotonine, dopamine, acétylcholine). Ces substances libérées à l'extrémité d'un neurone se fixent sur les neurones associés, entraînant une stimulation ou une inhibition. Un certain nombre de substances interfèrent avec ce mécanisme, par exemple les hallucinogènes ou des molécules médicamenteuses psychotropes. On soupçonne un défaut de la transmission au niveau de la synapse dans certains troubles mentaux, par exemple la dépression et la maladie d'Alzheimer. Cette voie de recherche devrait permettre d'agir spécifiquement sur certaines neurotransmissions grâce à une meilleure connaissance des récepteurs et à la construction de molécules se fixant sur eux. Il est concevable d'obtenir ainsi des médicaments plus efficaces et plus spécifiques sur telle ou telle psychose (schizophrénie ou psychose maniaco-dépressive), par analogie avec ce que la connaissance des récepteurs a apporté en endocrinologie ou en immunologie. Mais le système nerveux central est beaucoup plus complexe, et *a fortiori* le psychisme ; aussi n'est-il pas certain que l'on puisse parvenir à de tels résultats à moyen terme. Cependant, les techniques et les connaissances progressent et l'étude de molécules synthétiques pourrait contribuer à analyser ces relations. La neuropharmacologie constituera un des axes majeurs des recherches psychiatriques, mais tant de progrès restent à accomplir qu'il est difficile d'espérer que ces recherches puissent permettre de fabriquer des médicaments spécifiques avant la seconde moitié du XXIe siècle.

La génétique moléculaire analyse les mécanismes biochimiques responsables des troubles mentaux. Associée à l'épidémiologie génétique, elle a déjà identifié les gènes impliqués dans la maladie d'Huntington et l'Alzheimer ; mais son domaine reste encore limité. L'étude des réseaux interneuronaux du cerveau révèle une complexité sans commune mesure avec celle des ordinateurs et on ne peut guère espérer aborder l'étude des phénomènes psychiques par cette voie.

Le *béhaviorisme* (comportementalisme) recherche la source des comportements dans le « dressage » et le conditionnement. On peut suivre, de Pavlov à Watson puis Skinner [1], la maturation de cette

---

1. B.F. Skinner, *Science and Human Behaviour*, 1953.

théorie. L'idée de base est que le comportement d'un individu est, dans une large mesure, déterminé par l'environnement social dans lequel il vit et le conditionnement qu'a créé le souvenir des réactions de cet environnement (récompense ou punition) devant ses actes antérieurs. Tous ceux qui dressent les animaux, ou font de l'éducation, savent qu'en maniant la carotte et le bâton on peut inculquer des comportements. L'analyse de la modification des comportements apparaît comme la théorie raisonnée de l'éducation traditionnelle. On a remarqué que cette vision s'inscrit dans la filiation des animaux-machines de Descartes et, plus encore, de l'homme-machine de La Mettrie où les sensations provoquent, par réflexe, des sentiments et des actes. A partir des travaux de Pavlov, Watson et Reyer bâtissent une théorie et passent du chien à l'homme. En 1913 ils conditionnent un bébé de onze mois à la peur des rats blancs en associant un bruit violent à la vue du rat ; plus tard toutes les fourrures blanches et même la barbe blanche du père Noël provoquent cette même peur ; heureusement un déconditionnement put faire disparaître cette phobie à l'âge de 3 ans.

Depuis 1950 les travaux sur la psychologie comportementale se sont développés à la fois pour analyser les mécanismes qui induisent nos comportements et pour modifier ceux-ci, par exemple pour traiter une phobie en associant progressivement à une situation qui fait peur (la vue d'un oiseau) la prise d'aliments ; dans ces cas, pendant les repas, l'oiseau est montré d'abord de très loin puis progressivement rapproché. Cet aspect thérapeutique n'est qu'un aspect d'une théorie de l'apprentissage qui peut s'appliquer également en pédagogie ou en publicité (pour associer le produit vanté à des sensations plaisantes, principe au nom duquel on associe sur une affiche une femme nue à un stylo, une boisson ou un déodorant). On l'a utilisée dans des thérapies par aversion aussi bien pour désintoxiquer des alcooliques (avec des produits qui les faisaient vomir s'ils buvaient de l'alcool) que pour « traiter » des homosexuels qui souhaitaient devenir hétérosexuels. Ces recherches et la psychothérapie comportementale ont connu une très grande vogue dans les années soixante et soixante-dix, à tel point qu'elles suscitèrent la crainte que le béhaviorisme ne puisse être utilisé pour modifier et contrôler les comportements et pour imposer une façon de vivre et penser uniforme au nom de la normalité [1]. Ces peurs sont aujourd'hui oubliées, de même que les espoirs excessifs mis dans les applications thérapeutiques dont le rôle apparaît aujourd'hui limité en dépit d'indications utiles (par exemple pour aider les fumeurs à cesser de fumer).

On s'intéresse davantage aujourd'hui aux sciences cognitives. Celles-ci analysent globalement les mécanismes intellectuels et le processus de pensée. Leurs progrès ont été tels qu'on peut penser qu'elles aideront bientôt d'abord les psychologues puis les psychiatres. Stimulées par l'informatique et le développement de l'intelligence artificielle, elles constituent une zone de convergence pour psychologues, psychiatres, linguistes, philosophes (philosophie analytique) et informaticiens. Elles commencent à apporter des éclaircissements sur la façon dont opèrent le psychiatre et la psychanalyse.

Les *techniques d'exploration du cerveau* ont fait de gigantesques progrès. La neurologie, l'électro-encéphalographie et la neurochirurgie ont permis la localisation des centres nerveux commandant les activités motrices et les fonctions sensorielles. Aujourd'hui on tente d'obtenir des données utiles pour les sciences cognitives et d'identifier les centres responsables de la vie psychique. Cependant il faut être prudent ; si la stimulation par une électrode, au cours d'une intervention neurochirurgicale, d'une zone cérébrale profonde déclenche tristesse ou euphorie, cela ne signifie pas que cette zone soit le centre de ces émotions mais montre que cette région est impliquée dans leur naissance ou leur cheminement.

L'imagerie médicale moderne (scanner, résonance magnétique) permet une étude fonctionnelle du cerveau ; la caméra à positons est capable de mesurer le débit vasculaire et la consommation en oxygène ou en glucose des différentes régions du cerveau et de suivre leurs variations. Elle révèle la stimulation de l'activité de territoires cérébraux spécifiques au moment où le sujet effectue un acte intellectuel ou physique. Quand il réfléchit, ou essaie de comprendre une langue étrangère, on voit « s'allumer » une région spécifique du lobe temporal gauche ; c'en est une autre qui réagit pour discerner des erreurs grammaticales ou quand le sujet construit une

---

1. Voir la revue *Autrement*, n° 4, hiver 1975-1976, dossier « Guérir pour normaliser ».

phrase avant de la prononcer. Peu à peu s'établit ainsi une anatomie fonctionnelle. Ce champ d'investigation est d'autant plus prometteur que de nouvelles techniques apparaissent : l'électro-encéphalographie quantitative, la magnéto-encéphalographie, la résonance magnétique fonctionnelle. Ces premiers travaux soulignent néanmoins l'immensité du chemin qui reste à parcourir pour analyser les relations entre le cerveau humain anatomiquement et fonctionnellement déjà très complexe et les capacités psychiques, tellement grandes qu'on discerne mal comment parvenir à les relier au cerveau. L'état actuel des connaissances suggère qu'il n'y a pas de zone correspondant à telle ou telle émotion ou fonction, mais des réseaux complexes dans lesquels sont impliquées diverses régions du cerveau. Il est impossible d'établir des liens entre, d'une part, le comportement, le psychisme, les maladies mentales et, d'autre part, la neurobiologie et la neuropharmacologie, mais on peut espérer y parvenir dans un siècle ou deux. Le nombre et la diversité des connexions des neurones dans le cerveau humain paraissent déjà suffisamment grands, comme le dit Jean-Pierre Changeux [1], pour rendre compte des capacités mentales.

Dans un premier temps, on peut espérer que les neurosciences, avec la prodigieuse panoplie d'explorations fonctionnelles du cerveau aujourd'hui disponibles, fourniront pour la classification des maladies mentales des critères objectifs équivalant à ce qu'a été l'anatomie pathologique au XIXe siècle. Déjà, on a constaté dans les psychoses maniaco-dépressives un défaut des récepteurs de neuroleptiques. Chez certains schizophrènes la région du cerveau qui s'active au cours d'un épisode délirant hallucinatoire est la même que celle qui réagit chez un sujet normal faisant un effort pour écouter. Cela suggère qu'un des troubles dans la schizophrénie pourrait être un dérangement des processus permettant de distinguer l'illusion du réel. Ce n'est là qu'un exemple des voies de recherche qui s'ouvrent devant la psychiatrie moderne. Les maladies sont de prodigieuses expériences naturelles qui permettent de comprendre le fonctionnement de l'organisme normal. Au XIXe l'étude des hyper et des hypothyroïdies a permis de cerner la fonction de la

---

1. J.-P. Changeux, *L'Homme neuronal*, Fayard, 1983.

glande thyroïde normale ; tout récemment celle du cancer a permis d'identifier les mécanismes qui contrôlent la division cellulaire. De même, la psychanalyse a permis de comprendre les ressorts des émotions ou des phobies. Il faut donc espérer que l'étude des troubles mentaux contribuera à élucider le fonctionnement si complexe du cerveau humain et la relation entre les milliers de milliards de neurones qui le composent, et la pensée. Mais on ne peut pas attendre ce résultat pour traiter névroses et psychoses, pas plus qu'on n'a attendu d'avoir découvert les oncogènes pour traiter les cancers.

Deux domaines à la frontière de la clinique sont en expansion : la *génétique* et l'*épidémiologie*. Dès le XIXe siècle on avait soupçonné un facteur héréditaire dans certaines psychoses, notamment en raison de la grande fréquence, dans certaines familles, de schizophrénies ou de syndromes maniaco-dépressifs. Comme toujours quand on recherche un facteur génétique, on a comparé la fréquence de ces troubles chez des jumeaux monozygotes, qui ont la même constitution génétique, et dizygotes chez qui elle diffère mais dont l'environnement et l'éducation ont été semblables. Les résultats ont confirmé l'importance du terrain génétique. Bien que plusieurs de ces études manquent de rigueur, l'existence d'une prédisposition innée apparaît très probable, même si sa nature reste discutée. On a rapporté la présence d'anomalies chromosomiques, mais celles-ci sont inconstantes. Ainsi, en 1988, deux articles sont publiés dans un même numéro de la prestigieuse revue anglaise *Nature* : l'un est intitulé « Localisation sur le chromosome 5 d'un locus prédisposant à la schizophrénie », l'autre « Démonstration de l'absence de lien entre la schizophrénie et des marqueurs sur le chromosome 5 ». Cette anecdote montre la difficulté de telles recherches. En fait, plusieurs gènes sont vraisemblablement impliqués dans la prédisposition à ces maladies et, comme pour d'autres maladies génétiques, il existe une dialectique entre les facteurs de susceptibilité génétique et les agressions extérieures. Le fait que des enquêtes épidémiologiques conduites avec rigueur suggèrent que l'incidence des schizophrénies et des psychoses maniaco-dépressives est voisine dans tous les pays, industrialisés ou en voie de développement, plaiderait en faveur d'un rôle prédominant du terrain génétique. Pour les psychoses maniaco-dépressives aussi la comparaison entre jumeaux ainsi qu'entre les parents naturels et adoptifs d'un enfant malade plaide en faveur d'une prédisposition génétique, mais elle souligne également le rôle de l'environnement social. Pour d'autres psychoses on ne sait pas si le milieu familial et l'environnement social et culturel influencent seulement les symptômes ou s'ils conditionnent leur probabilité. Dans certaines névroses, le rôle des circonstances extérieures est évident. Par exemple, pendant la guerre, sous l'effet des bombardements. Cependant il faut distinguer ces névroses traumatiques, que l'on retrouve par exemple chez les sujets évacués après l'accident de Tchernobyl, des cas trompeurs où les malades ont nourri par des circonstances extérieures un délire qui serait survenu tôt ou tard sans elles. De plus, les relations entre guerre et troubles mentaux sont complexes. On a remarqué, depuis le XIXe siècle, que pendant les guerres il n'y avait pas d'augmentation de la morbidité psychiatrique. Le passage à l'acte (délinquance collective ou individuelle) pourrait constituer un exutoire ou mal-être. Depuis Durkheim on sait d'ailleurs que la fréquence des suicides diminue pendant les guerres. Foucault a montré qu'à partir de 1770 le nombre d'internements baisse, tandis que monte la tension émotionnelle liée aux événements qui précèdent la Révolution. Porot, à la suite d'études effectuées pendant la guerre d'Algérie, déclare : « Il n'y a pas de psychoses provoquées par la guerre et, même, leur nombre tend à se réduire quand s'accentuent les contraintes de la vie collective et la polarisation qui oriente l'affectivité de tout un pays vers l'inquiétude sur son destin. Le délire perd de ce que la préoccupation collective gagne. » La contrainte facilite sans doute l'intégration sociale du malade mental.

Les études génétiques et épidémiologiques sont riches de potentialités non seulement pour la recherche d'une lésion innée mais aussi pour la compréhension de la maladie. Une des sources du progrès dans les maladies thyroïdiennes a été la démonstration au sein de mêmes familles d'affections apparemment très différentes : hyperthyroïdie, hypothyroïdie et thyroïdites ; il existait donc un substratum commun : défauts du système enzymatique gouvernant la synthèse de l'hormone et prédisposition à des maladies auto-immunes. Cet exemple suggère que, malgré les déceptions actuelles, l'étude rigoureuse des familles à risque pourrait être, à terme, riche d'enseignements.

Les *enquêtes épidémiologiques* deviennent une source majeure d'information. Elles sont difficiles car il faut d'abord définir avec rigueur les objectifs de l'enquête et adopter une classification opérationnelle des maladies mentales au moyen d'une définition des symptômes. Il faut aussi que le questionnaire soit informatif et simple à remplir, que le nombre de sujets soit suffisamment important, que les causes d'erreurs aient été prévues. Ce sont les difficultés usuelles des enquêtes épidémiologiques ; elles sont accrues en ce qui concerne les maladies mentales, mais elles peuvent être vaincues, aussi ces enquêtes apportent-elles désormais des données essentielles qu'il faut ensuite interpréter [1]. Il peut, dans certains cas, être utile de combiner données cliniques, biologiques et sociologiques ; mais il faut éviter que la trop grande complexité de l'enquête n'empêche sa réalisation. Il faut surtout vaincre les réticences de ceux des psychiatres qui continuent à penser, comme les médecins du milieu du XIXᵉ siècle, que chaque malade est un cas particulier, irréductible, impossible à comparer à d'autres. Certes, la complexité des maladies mentales est plus grande que celle des maladies somatiques, il est plus difficile encore de schématiser sans appauvrir ou dénaturer, cependant cette approche épidémiologique, sans *a priori*, est nécessaire ; loin de s'opposer à l'approche clinique, elle lui est complémentaire.

En médecine somatique, par exemple en cancérologie, le suivi des malades après traitement a, depuis un demi-siècle, complètement transformé la vision que l'on avait des différents types de cancers, en mettant en évidence la longue survie de malades qui semblaient incurables ou, au contraire, les récidives tardives de cancers que l'on croyait guéris. L'étude, encore balbutiante, de l'histoire naturelle des maladies mentales est déjà riche d'enseignements. Ainsi dans la schizophrénie, après vingt à trente ans d'évolution, les symptômes si inquiétants n'existent plus chez la moitié des malades, à tel point qu'un psychiatre qui ne les aurait pas connus les qualifierait de structure névrotique. Inversement tel sujet classé « névrosé subnormal » présentera dix ou quinze ans après des épisodes délirants aigus. De plus le concept même de guérison est ambigu ; quelle est sa signification si la disparition du délire, ou de la névrose, laisse le sujet désemparé psychologiquement et incapable d'avoir une vie sociale, si sa vie se termine par un suicide ? Une véritable guérison requiert non seulement la disparition des

---

1. Y. Pélicier, *Les Chemins de la psychiatrie, op. cit.*

symptômes mais aussi une valorisation de l'image de soi et une réinsertion sociale. De telles enquêtes sur le devenir à long terme étaient autrefois impossibles car l'internement en asile induisait sa propre pathologie qui s'intriquait avec celle de la maladie. C'est devenu possible aujourd'hui grâce à la psychothérapie et à la chimiothérapie, encore faut-il analyser ce qui revient à cette dernière dans cette évolution et ce qui est dû à ses complications éventuelles.

La première guérison d'une maladie mentale par une méthode médicale est celle de la paralysie générale obtenue grâce aux accès de fièvre provoqués par la malariathérapie (J. Wagner von Jauregg, 1917). Or la démence paralytique était le prototype même de la maladie mentale incurable ; de plus, elle avait été la cause de la folie, puis de la mort, d'un très grand nombre d'hommes célèbres au XIXe siècle, de Robert Schumann à Nietzsche et Maupassant ; aussi, cette découverte apporta des arguments en faveur des thèses organicistes et encouragea la recherche de traitements physiques. En 1922 un psychiatre suisse, Klaesi, introduit une méthode fondée sur le sommeil prolongé provoqué par des somnifères. Il obtint quelques succès qui accréditèrent l'idée que des traitements médicamenteux peuvent agir sur les troubles mentaux. En 1932 les comas provoqués par l'insuline furent utilisés dans la schizophrénie (Sakel). L'electrochoc (Cerletti, 1938) produisit des effets transitoires mais parfois spectaculaires dans les dépressions graves. Après une période d'abandon, il est parfois réutilisé aujourd'hui.

La psychochirurgie

La psychochirurgie constitue à maints égards un exemple instructif de la déficience du raisonnement médical à mi-siècle. Initiée en 1935 par le Portugais Egas Moniz, elle se répandit malgré ses bases incertaines et la médiocrité des résultats. G. Burckhardt, un psychiatre suisse, avait essayé dès 1891 sur six malades « les excisions corticales comme contribution à la thérapeutique chirurgicale des psychoses ». Il excisait à la curette cinq grammes de cortex cérébral, espérant qu'en coupant les circuits amenant les excitations sensorielles aux centres moteurs, il interromprait la grande agitation de certains de ces aliénés. Devant les résultats médiocres, la tentative tourna court.

La naissance de la neurochirurgie sous la direction de H. W. Cushing au début du XXᵉ siècle et la poursuite des études sur la localisation des fonctions cérébrales inaugurées par Broca dans le troisième tiers du XIXᵉ avaient fourni des bases au traitement des épouvantables lésions cérébrales observées pendant la guerre de 14-18 sur des dizaines de milliers de blessés. Gigantesque expérience qui donna son essor à la neurochirurgie et fit voler en éclats le dogme de l'inviolabilité du cerveau, mais aussi le respect que l'on avait pour lui. En 1935 les neurophysiologistes voient dans les lobes frontaux le siège de l'apprentissage et de la mémoire. A un congrès, pendant l'été 1935, en écoutant l'exposé des conséquences sur la mémoire du chimpanzé d'une ablation du lobe frontal, Moniz, qui était psychiatre, se demanda si les malades atteints de névrose obsessionnelle ne bénéficieraient pas d'une telle intervention. Son hypothèse, qui nous paraît aujourd'hui simpliste, était que « la persistance de mêmes idées morbides qui reviennent sans cesse au cerveau malade [1] » était due à un endommagement de certains circuits cérébraux à cause duquel les influx nerveux voyagent toujours le long de mêmes circuits. D'où l'idée qu'en coupant ces circuits on « forcerait la pensée dans de nouveaux circuits ». Sans se poser plus de questions, Moniz deux mois plus tard convainc à Lisbonne le directeur d'un asile et un neurochirurgien de tenter l'intervention sur des aliénés considérés comme incurables. A travers un trou de trépan un instrument tranchant est introduit dans le cerveau et d'un mouvement pendulaire on sectionne en aveugle des fibres nerveuses. Moniz rapporte au printemps 1936, dans une revue française, les résultats des vingt premiers cas, qui ne paraissaient pas concluants mais que néanmoins Moniz estime encourageants. Dès 1936 la méthode est utilisée aux États-Unis, puis elle se répand dans de nombreux pays et, en 1947, dans un congrès à Lisbonne, de nombreuses équipes rapportent les résultats obtenus sur quelques milliers de malades. En 1949 Moniz reçoit le prix Nobel. Parallèlement des techniques beaucoup plus précises sont mises au point, grâce à la stéréotaxie, et la destruction est limitée à des régions anatomiques définies du cerveau. Les résultats restent dans l'ensemble médiocres, néanmoins on étend les indications et des opérations sont pratiquées chez des schizophrènes, pour des états

---

1. Cité par A. Jaubert dans « L'excision de la pierre de folie », *Autrement*, n°4, hiver 1975-1976.

d'agitation chronique et rebelle, insupportables et dangereux pour le patient comme pour son entourage, dans des névroses obsessionnelles, dans des états dépressifs, voire chez des caractériels et des psychopathes. Au total plus de cent mille malades sont opérés de 1935 à 1970, avec des résultats parfois spectaculaires mais généralement discutables [1]. La méthode est aujourd'hui presque abandonnée. Même les partisans de cette technique reconnaissent que des excès ont été commis, que des indications ont été posées sans discrimination et des résultats analysés sans objectivité publiés (plus de 90 % de ces publications étant dénuées de valeur scientifique). La subjectivité de l'analyse des résultats est illustrée par la déclaration d'un chirurgien, Freeman, qui après avoir opéré plus de quatre mille malades déclare que les meilleurs résultats sont obtenus chez « les malades dont les facultés mentales sont peu développées : les femmes, les juifs et les nègres [2] ». Dès le début, d'ailleurs, de nombreux médecins s'étaient élevés contre cette méthode et, fait exceptionnel, celle-ci avait été interdite ou condamnée dans plusieurs pays.

Comment peut-on expliquer les dérapages de cet épisode controversé de l'histoire de la médecine ? Le fait primordial est la frustration, la sensation d'impuissance du médecin devant l'état mental des grands obsédés, qui souffrent un véritable martyre à cause « de la conjonction des rites qui les confinent dans la claustration et de l'angoisse mortelle qui les oblige à cette vie mécanisée » (C. Brisset). Face à de telles situations ou devant des conduites agressives, violentes, il est difficile de se résigner à l'inaction, d'accepter l'impuissance [3]. L'affection étant considérée comme incurable, les quelques

---

1. Voir J.-P. Constans, « Psychochirurgie », *Encyclopédie méd. chir.* (Paris), *Psychiatrie* 37830 A10, 1990.

2. M. Greenblatt, R. Arnot et H. Solomon, *Studies in Lobotomy*, 1950.

3. Il est instructif de relire les controverses de cette époque, notamment un débat entre Henri Baruk, psychiatre, et G. David, professeur de neurochirurgie. David déclare : « La psychochirurgie doit venir après l'échec de tous les traitements. Mais, cela dit, c'est une thérapeutique comme une autre qui donne des résultats remarquables dans certains cas. » Baruk répond : la psychochirurgie est une « thérapeutique de désespoir. Non seulement inutile mais néfaste par les lésions anatomiques qu'elle entraîne [...]. [Elle] ne se soutient et ne peut se justifier que si l'on a admis préalablement l'incurabilité des psychoses. Devant cette incurabilité (contredite par les faits, mais seulement pour des médecins qui ont eu la patience de suivre leurs malades pendant de longues années), devant ce désespoir, on s'estime autorisé à essayer d'atténuer des symptômes gênants comme l'anxiété ou

succès obtenus, dont certains paraissent probants, semblaient justifier les interventions. On retrouve aujourd'hui une attitude voisine devant certains cancers incurables sur lesquels des traitements déraisonnables sont parfois tentés, souvent à la demande du malade et de sa famille. Chacun du reste connaît des malades instruits, courageux, qui devant la progression de la maladie font confiance à de redoutables charlatans. Le médecin doit savoir résister à la pression des malades et de leur entourage.

L'expérimentation animale étant impossible, il est compréhensible que l'on ait essayé la méthode chez des malades. Mais plusieurs choses nous choquent qui ne seraient plus possibles aujourd'hui. D'abord l'absence d'une évaluation rigoureuse des résultats. Il est naturel que médecins et malades aient interprété ceux-ci avec optimisme, aussi aurait-il fallu se prémunir contre cette inévitable tendance à l'autosatisfaction qui s'observe après toute innovation médicale. Les critères d'évaluation qui avaient été choisis (pourcentage de sorties de l'hôpital, taux de réinsertion sociale) étaient très subjectifs et peu fiables. L'évaluation des résultats effectuée à court terme ne tenait pas compte d'un effet placebo, pourtant inévitable après une intervention chirurgicale, ni de la possibilité de rémission spontanée. Aujourd'hui il y aurait des groupes témoins, une évaluation « en aveugle » par des médecins tiers n'étant pas intervenus dans les soins, et surtout des essais comparatifs, ce qui éviterait toute subjectivité dans l'appréciation des résultats. De plus ceux-ci avaient été jugés trop précocement ; cette absence de recul a fait surestimer le nombre de résultats satisfaisants et sous-estimer les effets secondaires, en particulier le changement de personnalité, la détérioration mentale. Enfin on a mésestimé la possibilité d'évolution spontanée favorable de cas semblables non opérés.

Cette méconnaissance contribue à expliquer l'absence d'interrogation sur l'aspect éthique de la modification de la personnalité entraînée par ces interventions. Il est fâcheux que ceux qui ont étendu les indications vers des cas moins graves, notamment chez

---

l'agressivité. On oublie que l'anxiété est souvent curable sans mutiler ou détruire la personnalité. Quant à l'agressivité, loin d'être calmée par la lobotomie, elle est au contraire ultérieurement aggravée par suite de la diminution du contrôle [...] pour apprécier les résultats il faut attendre le temps suffisant. Un grand nombre des observations que nous avons recueillies comme suite de lobotomie avaient été publiées comme des succès... »

les malades mentaux moins chroniques, les délinquants, les déviants sexuels, ne se soient pas posé la question du respect de la personnalité humaine. On avait invoqué dans ces cas l'intérêt collectif social. Sur le plan éthique cette position apparaît aujourd'hui intenable (ce qui montre bien l'évolution des mentalités). Le respect de l'intégrité psychologique individuelle s'impose à tous et ne saurait être transgressé que pour des raisons *médicales* impérieuses, dans un but thérapeutique et après avis d'un collège de médecins (Constans). Surprenante également est la fragilité des bases neurophysiologiques de ces interventions. On passe sans aucune prudence de spéculations théoriques hasardeuses, qui auraient exigé confirmation, à des centaines d'interventions ; puis on étend les indications sur la base d'observations recueillies sans rigueur.

Cet épisode de l'histoire de la médecine est riche d'enseignements : il souligne la nécessité d'essais thérapeutiques avec groupe témoin et prise en compte des aspects scientifiques et éthiques, ainsi que d'une méthodologie rigoureuse dans l'évaluation des résultats. Il illustre le rôle dans ces essais d'experts non impliqués dans le traitement. Ces interventions ont suscité une émotion compréhensible, elles ont alimenté l'« antipsychiatrie », la contestation médicale et contribué à l'instauration des comités d'éthique. Ces errements seraient-ils possibles aujourd'hui ? Certainement pas sur une aussi vaste échelle, mais on peut remarquer qu'alors que d'innombrables contraintes entravent les essais thérapeutiques avec groupe témoin — qui sont ceux qui peuvent faire avancer les connaissances et ne présentent que peu de risques de dérive non scientifique —, rien ne limite la liberté des essais sans groupe témoin qui ne sont même pas déclarés. Tout en ne mettant pas en cause la possibilité d'innovation qui est la clé des progrès médicaux, il est certain qu'une évaluation par des pairs serait nécessaire dans de telles circonstances. Enfin, il faut noter que si la psychochirurgie s'est progressivement éteinte à partir de 1970 et si la *furor therapeuticus* de ses adeptes a disparu, c'est grâce à l'introduction en 1953 de la psychopharmacologie qui l'a, en pratique, rendue inutile. Après le délai nécessaire pour que ces médicaments fassent leur preuve et soient reconnus, la psychochirurgie est devenue obsolète.

La chimiothérapie

Le premier neuroleptique, le Largactil (chlorpomazine), a été découvert par hasard par le laboratoire Rhône-Poulenc en 1952, grâce aux qualités d'observation d'Henri Laborit qui l'expérimentait comme antiallergique pour l'anesthésie. Après administration les malades lui disent qu'ils éprouvent un ralentissement des idées et des gestes, une sorte d'indifférence vis-à-vis du monde extérieur. Laborit pense alors à le proposer aux psychiatres. Une première étude est négative, la seconde, conduite par Jean Delay et son équipe, notamment P. Deniker, à l'hôpital Sainte-Anne, est triomphale, elle montre qu'on peut ainsi contrôler l'agitation, les délires et les états hallucinatoires des grands malades. Ensuite vint l'Halopéridol conçu comme un antiamphétamine (Paul Janssen) puis la série du Tofranil (Ciba-Geigy). Grâce aux travaux effectués à Sainte-Anne, les neuroleptiques ont été rapidement reconnus en France et en Europe ; il n'en a pas été de même aux États-Unis où l'on n'a pas accepté ce « petit médicament français » qui prétendait corriger des troubles psychiques. Entièrement dominée à cette époque par la psychanalyse, la psychiatrie américaine refusait l'idée de médicaments capables d'améliorer des désordres mentaux et l'autorisation de mise sur le marché ne fut pas accordée. Après des années de tentatives le médicament fut enregistré uniquement à cause de ses propriétés contre les nausées. Peu de temps après il était l'un des médicaments les plus vendus aux États-Unis. La même prévention, les mêmes résistances s'observèrent quelques années plus tard pour l'Halopéridol ; les premiers psychiatres américains qui l'utilisèrent conclurent à une totale inefficacité et plusieurs années s'écoulèrent avant qu'il ne soit reconnu. On retrouve donc au milieu du XXe siècle contre la chimiothérapie les réticences, l'hostilité qui s'étaient, depuis la Renaissance, manifestées contre toutes les avancées médicales. Il est attristant que les psychanalystes qui avaient souffert de l'hostilité de la psychiatrie classique aient à leur tour combattu cette innovation au nom d'un dogme. Malgré de multiples propositions Freud n'avait jamais eu le prix Nobel, Delay et ses collaborateurs non plus.

Cette chimiothérapie par psychotropes puis antidépresseurs a révolutionné la psychiatrie. Même si elle ne traite que les symptômes sans éradiquer la cause du trouble, elle a constitué un progrès capital permettant une psychothérapie même pour des psychopathologies lourdes. Son relatif manque de spécificité atténue la nécessité d'une classification clinique et a apaisé les querelles nosologiques. Il est regrettable que les neuroleptiques soient fréquemment utilisés pour endormir les symptômes sans remonter à leur racine, que des « sirops » soient prescrits à des enfants pour assurer un sommeil paisible à leurs parents. Il est inadmissible que la France soit le pays qui consomme par habitant la plus grande quantité de psychotropes, ce qui suggère que ceux-ci sont prescrits à tort à de nombreux sujets malgré les risques qu'ils entraînent. Mais les abus actuels ne doivent pas faire mésestimer les immenses acquis. Même si elle est parfois cause de complications, la chimiothérapie est aujourd'hui en psychiatrie une arme indispensable.

Des recherches sont effectuées dans le monde pour mieux comprendre les mécanismes d'action de ces médicaments et découvrir de nouvelles molécules. Mais, pour l'instant, on n'en a pas trouvé de beaucoup plus actives que celles découvertes il y a quatre décennies. Le seul progrès a été la diminution des effets secondaires. On peut déplorer que la recherche, en la matière, demeure trop empirique, en l'absence de bons modèles animaux. Cependant les médicaments sont eux-mêmes un puissant outil de recherche. Après les avoir marqués par un isotope radioactif, on peut déterminer dans quelle région du cerveau ils se fixent, puis identifier les récepteurs et rechercher quels phénomènes biochimiques ils déclenchent à l'intérieur des cellules cérébrales. Cette approche est prometteuse, mais une grande prudence s'impose dans l'interprétation des résultats. L'action des psychotropes sur des structures ou des mécanismes biochimiques n'autorise pas à conclure que ceux-ci sont la cause des troubles mentaux mais elle permet de poser les problèmes en termes concrets.

Au total, quarante ans après leur naissance, les neurosciences sont en plein développement. La moisson est considérable en ce qui concerne les données fondamentales et le fonctionnement normal des cellules nerveuses. Aucune conséquence, pratique ou clinique, n'a encore été engrangée et les progrès, par exemple la découverte des psychotropes, ont résulté plus du hasard que d'une recherche systématique. Faut-il en conclure, comme le font certains, à l'échec de la psychiatrie biologique ? Cela serait naïf et prématuré. Pendant la première moitié du XIXe siècle certains cliniciens se gaussaient des « chimiâtres » qui cherchaient avec des dosages chimiques ou un microscope à comprendre les maladies organiques [1]. Et il faut reconnaître que, jusqu'à Virchow et Claude Bernard, leur contribution avait été bien mince. C'est cependant de là qu'est sortie la biomédecine moderne. Dans le domaine des maladies mentales la médecine expérimentale a presque deux siècles de retard par rapport aux autres pathologies, ce qui n'est pas surprenant vu l'extrême complexité du cerveau et des phénomènes psychiques. Nous ne sommes qu'au début d'une longue histoire qui sera celle du XXIe siècle. Les querelles qui ont agité les milieux médicaux au début du XIXe siècle entre ceux qui croyaient à l'importance des lésions anatomiques dans la détermination des maladies et ceux qui n'y croyaient pas, entre ceux qui défendaient l'origine interne, ontologique, des maladies et ceux qui recherchaient une cause extérieure, entre les tenants de la clinique et ceux de la médecine expérimentale, etc., nous paraissent aujourd'hui dérisoires. Le progrès est venu de la mise en évidence des faits et de leur interprétation. Il en sera de même dans ce domaine.

L'institution psychiatrique et sa réforme

Pinel avait fondé son « traitement moral » sur l'institution asilaire. Mais ses espérances furent déçues et peu à peu la principale fonction des asiles devint sociale. On y rassemblait ceux qui étaient considérés comme asociaux et dont les familles ne voulaient plus car ils étaient imprévisibles et potentiellement dangereux. Ces exclus devenaient des aliénés, des « étrangers » qui perdaient leur autonomie. Les asiles étaient des univers concentrationnaires où médecins et malades vivaient isolés de la société. Au lendemain de la Seconde Guerre mondiale, tout ce qui évoquait l'exclusion et les camps de concentration devint intolérable. L'émotion suscitée par le cas de Camille Claudel, dont l'internement au début du XXe siècle avait été accepté par tous avec résignation et dont le récit en 1980 provoqua une réprobation intense, montre à quel point la sensibilité collective a évolué. Dès 1948 débuta, en Angleterre d'abord, puis dans le monde occidental, un grand mouvement de réforme. Celui-ci fut renforcé par la psychanalyse qui montrait que l'effica-

---

[1]. Voir chapitre IV.

cité de la psychothérapie s'étendait à de nombreux troubles mentaux et ne se limitait pas aux névroses. Le regard sur la « démence » se modifia. Pour beaucoup, le malade mental apparut comme la victime de désordres affectifs dus à la limite aux autres, voire à la société. Simultanément, l'introduction des chimiothérapies, en maîtrisant les crises aiguës, les délires, rendit possible une communication même avec des malades auparavant considérés comme des fous relevant de la camisole de force ou de l'asile. La psychiatrie aujourd'hui ne conçoit plus l'hospitalisation que comme une étape temporaire, qui doit être aussi courte que possible (de quelques jours à quelques mois), pour éviter la tendance à l'enfermement de longue durée. Celui-ci n'est plus destiné à protéger la société mais à protéger le malade, jusqu'à ce qu'il puisse reprendre une vie partiellement autonome.

Parallèlement une psychiatrie hors les murs était organisée, par secteurs géographiques, capable de suivre les malades non hospitalisés. Idéalement la même équipe prend en charge le malade, qu'il soit hospitalisé ou qu'il vive dans son milieu, de façon qu'il se sente constamment soutenu par ceux avec lesquels il a noué des relations de confiance. Mais la sortie de l'établissement psychiatrique n'est un progrès que si le malade ne se sent pas plus seul à l'extérieur qu'à l'intérieur de l'institution. Il ne doit pas être rejeté par le monde, il faut qu'il puisse mener une vie autonome ; l'accord, la générosité de l'entourage sont donc indispensables. La famille, avec les difficultés et les ambiguïtés de son rôle, reste un élément essentiel du devenir d'un malade chronique et de sa prise en charge. Le psychothérapeute doit s'adresser non seulement au sujet mais à son entourage familial. C'est un problème dont j'ai pris la mesure à propos de sujets jusque-là parfaitement équilibrés psychiquement mais chez qui l'apparition d'un cancer avait provoqué une profonde angoisse. Un soutien psychologique aide ces sujets à se réintégrer dans la société, à condition que la famille joue le jeu et ne contribue pas, par une attitude de réserve ou, au contraire, par un excès d'attentions, à créer un sentiment d'exclusion.

La psychiatrie éclatée ou l'approche pragmatique

Après les controverses parfois violentes qui ont marqué l'expansion de la psychanalyse puis la naissance de la chimiothérapie, quelle est aujourd'hui la démarche de la psychiatrie ? Tout au long du XIXᵉ siècle, celle-ci a rêvé de faire entrer les maladies mentales dans le cadre de la médecine classique grâce à l'identification des lésions responsables du cerveau. La découverte du caractère organique de la paralysie générale constituait un modèle car elle était la forme de folie la plus fréquente au XIXᵉ. Cette vision uniciste de la maladie mentale se rattachait à l'histoire de la médecine classique. Dans ce paradigme le premier stade du progrès devait être la classification des diverses formes de maladies mentales, de façon à être capable de poser un diagnostic, sinon d'offrir un traitement, car l'inefficacité thérapeutique pour la plupart des malades était acceptée avec résignation. Les résultats obtenus par la psychanalyse et la chimiothérapie remirent en cause cette conception puisque l'on passait d'une lésion organique à un trouble fonctionnel et que celui-ci pouvait avoir été causé par un traumatisme psychique. Pour les psychiatres de la génération qui n'avait pas participé aux « guerres de religion » du début du siècle, l'idée s'imposa qu'en dehors de tout *a priori* théorique, toute méthode capable d'améliorer l'état des malades était bonne à prendre, donc qu'à côté de la psychiatrie classique il y avait place tantôt pour une psychanalyse recherchant la cause psychologique du trouble, tantôt pour une chimiothérapie agissant directement sur le cerveau, et surtout pour une combinaison de ces différentes approches thérapeutiques. Cette attitude pragmatique dépasse les hypothèses pathogéniques proposées pour chaque type de psychose, ainsi que les divergences doctrinales entre ceux qui croient que les troubles mentaux ont pour origine soit une lésion organique (anatomique ou biochimique), soit un facteur psychogène relevant de la psychanalyse, soit enfin une interaction défectueuse entre le sujet et son milieu (sociogenèse).

L'histoire de la médecine somatique nous a appris la vanité de ces querelles. Par exemple, celle qui opposait les tenants de l'inné et de l'acquis s'est terminée par la démonstration de leur association. De façon analogue, en pathologie mentale, au lieu d'opposer ces mécanismes il faut d'abord les analyser.

Il faut aussi dépasser les controverses entre les psychiatres classiques, qui considèrent que la folie a pour origine une éclipse de la raison dont il faut rétablir la suprématie, et les psychanalystes qui pensent que la folie est porteuse d'une vérité capable d'éclairer la raison. Parmi les analystes il serait vain d'opposer les multiples écoles, de la psychologie analytique de Jung aux diverses formes de psychanalyse freudienne, ou aux adeptes des nombreuses variétés de psychothérapie. Y. Pélicier rappelait en 1991 que cent quarante formes différentes de psychothérapie (il y en a davantage aujourd'hui) étaient reconnues efficaces : individuelles, de groupe, visant à modifier la personnalité en facilitant la reviviscence et la liquidation des conflits survenus au cours de la vie psycho-affective des sujets, ou comportementales et qui se focalisent sur une phobie, la timidité ou une difficulté sexuelle ; citons encore les thérapies d'expression corporelle, de relaxation, etc. Les cures psychanalytiques n'ont que des indications limitées, mais les psychothérapies d'inspiration psychanalytique ont une place importante. L'expérience fera le tri entre ces diverses approches.

De même il faudra trouver un équilibre entre ceux qui pensent que les droits du malade mental ont priorité sur ceux de la société et ceux qui, au contraire, pensent qu'il faut d'abord protéger la société contre les « fous ».

Mais plus que ces conflits, somme toute normaux pendant l'évolution d'une discipline, ce qui inquiète certains observateurs est la pluralité des approches, signe d'éclatement de la psychiatrie. De fait, cette situation évoque les sectes médicales qui fleurissaient à la fin du XVIIIe siècle, avant la naissance de la méthode anatomoclinique, à un moment où aucune d'entre elles ne pouvait affirmer sa supériorité ; ultérieurement d'ailleurs, il subsista pendant près d'un siècle deux approches rivales, la pathologie expérimentale et la clinique. De même, la coexistence de plusieurs méthodes thérapeutiques pour traiter une même maladie est banale en médecine.

La diversité n'est donc pas signe de crise, mais l'expression de l'insuffisance des connaissances et d'une analyse subjective des résultats. Le progrès ne viendra pas de spéculations mais de la découverte de nouveaux faits. En attendant on doit se réjouir des succès cliniques obtenus par l'approche pragmatique. Ceux-ci peuvent contribuer à l'avance des thérapeutiques à condition que les malades soignés aient été bien classifiés. Les acquis cliniques de la psychiatrie classique restent indispensables, même si les symptômes sont parfois difficiles à interpréter. Ils sont influencés par l'environnement dans lequel ils apparaissent, l'univers fantasmatique du sujet, sa culture, sa vie personnelle et familiale, ses relations avec les autres. De plus, le rôle de la personnalité du malade, de son histoire affective, de son milieu social ne doit pas être sous-estimé. Une confusion mentale a une signification différente à 20 ans et à 75 ans. Chez un adolescent, quelle que soit l'affection dont il souffre, on retrouve un fonds commun lié à son âge, fait de révolte, de refus, parfois d'hostilité à l'égard du milieu parental, d'un sentiment d'incompréhension et d'incommunicabilité, mais tout adolescent agité et incohérent n'est pas un schizophrène. Même un délire prend pour chaque sujet un sens irréductible à tout autre. Il est parfois difficile de distinguer une psychose maniaco-dépressive d'un tableau associant inquiétude et dépression ; ou encore de différencier un caractère renfermé, méfiant, orgueilleux avec tendance à la mythomanie et sentiment de persécution, d'une véritable paranoïa avec sa pseudo-logique irréfutable et épuisante associée à un délire de persécution. Cette difficulté de distinguer le normal du pathologique se retrouve constamment. Prenons l'anxiété, il n'est pas de sentiment plus banal, à la limite utile car il stimule les capacités mentales et physiques. Chacun l'a éprouvé, à la veille d'un examen. Le sujet dort mal, présente des petits malaises physiques, il rumine des idées pessimistes. Puis, l'événement passé, les troubles s'apaisent ou s'atténuent. Chez d'autres la cause de cette anxiété est moins précise, ou celle-ci est disproportionnée, quand les soucis personnels ou familiaux n'ont rien d'exceptionnel. Le sujet doute de lui-même et redoute le monde extérieur. Les symptômes s'exacerbent, entraînent un inconfort permanent et perturbent l'adaptation au monde extérieur, la vie professionnelle et familiale. Entre l'anxiété physiologique normale et le comportement pathologique, il n'y a donc pas une différence de nature mais d'intensité. Ces exemples montrent la persistance d'une difficulté majeure : reconnaître, classifier les troubles mentaux. Or la psychanalyse et la chimiothérapie ont renforcé le besoin de diagnostic car il ne faut pas entreprendre une analyse ou une chimiothérapie, actes qui ne sont pas dépourvus de risque, chez des sujets qui n'en ont pas besoin. L'indication thérapeutique est donc souvent difficile à établir.

La dépression pose des problèmes voisins. La tristesse après un deuil, un échec, une déception sentimentale ou professionnelle est normale ; elle est parfois si intense que la grisaille recouvre toutes les sources de plaisir et d'intérêt. Nombreuses sont, même chez les

Les chemins d'Esculape

sujets les plus équilibrés, les périodes où la vie semble sans but ; mais elles sont transitoires. Dans la vraie dépression ce sentiment se prolonge, devient culpabilisant et dévalorisant, et peut conduire au suicide. Si la dépression est parfois évidente, il existe des états intermédiaires dans lesquelles on hésite légitimement à donner des antidépresseurs.

Il est classique de dire qu'anxiété et « déprime » doivent être traitées quand elles entravent la vie sociale, mais ce critère est bien subjectif et fait intervenir un troisième personnage : la société, l'environnement familial plus ou moins patient et tolérant. La difficulté qu'il y a à distinguer le psychisme normal du psychisme pathologique explique l'antipsychiatrie qui eut tant d'écho en 1968 : les malades mentaux (ou certains d'entre eux) sont-ils vraiment des malades ou ne sont-ils considérés comme tels que parce qu'ils refusent les normes sociales en vigueur, auquel cas les psychiatres ne seraient que des agents de répression ? On a répondu que, si la forme et l'expression des névroses sont modelées par la culture et la société, leur existence ne paraît pas être déterminée par la vie sociale et la marginalisation de l'individu.

En réalité dans le continuum qui relie le normal et le pathologique, un médecin peut avoir du mal à tracer une frontière car l'anormal n'est souvent que la caricature du normal, une rigidité caractérielle, une perte de la capacité de l'adaptation à la réalité. Néanmoins tout comportement qui sort du commun ne relève pas de la psychiatrie ; la maladie mentale a sa spécificité, même si certaines circonstances favorisent les troubles ou augmentent leur intensité.

Les classifications sont indispensables mais leur but n'est qu'opératoire, elles fournissent un cadre de réflexion mais doivent être remises en question en fonction du progrès des connaissances [1]. Il en sera ainsi tant que la nosologie ne reposera pas sur des données objectives.

Il faut beaucoup de temps et de patience pour débrouiller l'écheveau des pensées du malade et évaluer les symptômes subjectifs

---

1. Par exemple le DSM IV (manuel *Diagnostic et statistique* publié par l'Association américaine de psychiatrie afin de standardiser la terminologie à l'exclusion de toute référence théorique ou étiologique). La dernière version (IV) a été publiée en 1994. La classification internationale des maladies mentales (CIM) s'est faite sous l'égide de l'OMS.

(l'humeur, le niveau d'anxiété, les idées délirantes...) sur lesquels se fonde le diagnostic. Il faut résister à la tentation de prendre vite une décision. Comme le disait un médecin anglais : « Prescrire un tranquillisant est le moyen le plus rapide de mettre fin à une consultation [1]. » C'est aussi l'un des moins bons. De toute façon le médicament doit s'accompagner d'une prise en charge psychologique du malade et d'un examen de ses relations avec son milieu familial et professionnel. Il y a en France des abus manifestes, car souvent on administre un antidépresseur pour s'épargner la peine d'un long entretien avec le malade, entretien au cours duquel on pourrait comprendre ses problèmes et la source de son mal-être. Ce recours excessif aux médicaments a été favorisé par la formation insuffisante des médecins en psychiatrie et par le marketing des laboratoires pharmaceutiques qui œuvrent (c'est leur rôle) pour étendre les indications et vendre ces produits. Souvent les médecins ne sont informés que par les brochures publicitaires. Une des responsabilités du médecin est de savoir résister à la pression du malade qui réclame des « médicaments » (somnifères, tranquillisants, anxiolytiques) dont il attend qu'ils le délivrent sans souffrance de ses troubles, sans qu'il ait à réfléchir sur leur origine et sans qu'il ait à changer son comportement. On retrouve dans cette vision erronée de la santé et de la médecine une fuite devant les conséquences de ses actes dont nous verrons maints exemples. Les familles ont d'ailleurs la même réaction quand, devant un enfant turbulent, elles supplient le médecin de prescrire un « calmant ». Si le généraliste ne sait pas résister à ces demandes, un sujet psychiquement normal, même s'il a un chagrin ou des angoisses, entre dans un cercle vicieux d'où il risque de sortir réellement malade. L'administration de tranquillisants à tous les anxieux, de somnifères à tous ceux qui, à cause de soucis, dorment mal, créerait des légions de faux malades, devenus dépendants de drogues, dont les performances psychomotrices seraient diminuées (risque d'accident de la circulation) et la mémoire moins bonne. La chimiothérapie permet de calmer les délires, les phases aiguës, afin de parvenir au moment où une communication avec le malade devient possible. Elle calme l'angoisse, rétablit le calme mais ne peut pas guérir. Elle présente même des risques évidents : rendre le sujet dépendant de drogues

---

1. Cité par É. Zarifian dans *Les Jardiniers de la folie*, Odile Jacob, 1988.

qui diminuent son autonomie et ses capacités mentales. Or leur prescription est faite par certains médecins avec la même facilité que celle de cachets d'aspirine ou de médicaments placebo, bien qu'elle constitue un acte grave. Comme tous les médecins peuvent être amenés à en prescrire ou à suivre des sujets qui en prennent (11 % de la population française), il est indispensable qu'ils soient au courant des indications et des risques.

Le bilan clinique est aussi utile pour le suivi du traitement. Il est indispensable de connaître le point de départ pour juger l'évolution ultérieure et moduler la chimiothérapie. En médecine somatique ce suivi est relativement facile grâce aux données objectives, c'est beaucoup plus difficile pour les maladies mentales et un effort de terminologie est indispensable. L'effort diagnostique doit s'accompagner d'un effort nosologique pour choisir le type de médicament, et sa posologie. Les soins doivent prendre en compte l'histoire individuelle du malade, son environnement familial et social et parfois s'adresser à l'ensemble du noyau familial.

Tous les étudiants en médecine devraient connaître les possibilités et les limites de la psychiatrie. Trop longtemps celle-ci a été confinée dans des services hautement spécialisés que seuls fréquentaient ceux qui voulaient eux-mêmes être psychiatres. La médecine des « aliénés » constituait un monde à part que les étudiants en médecine évitaient. Avec la chimiothérapie il est devenu nécessaire qu'ils s'y intéressent. De même, il est surprenant qu'en France si peu soit fait pour l'enseignement de la psychothérapie dans le cadre officiel, contrairement à d'autres pays. Il en résulte des niveaux de qualification très disparates. Or la psychothérapie est un processus difficile qui, mal conduit, peut causer des catastrophes, voire des suicides, en faisant resurgir des conflits latents que l'on est incapable de maîtriser. Tout médecin, quelle que soit sa spécialité, est amené à jouer un rôle de psychothérapeute, c'est-à-dire à écouter, à apaiser le malade, à calmer son angoisse, à lui redonner confiance en ses propres capacités, et dans le traitement qu'on lui administre. Tout médecin devrait donc avoir reçu un minimum de formation, ce qui est loin d'être le cas ; la plupart d'entre eux sont, en ce domaine, autodidactes et ne bénéficient pas des connaissances qui ont été acquises au cours des dernières décennies. Tout un pan de la fonction médicale est négligé.

Il existe une différence majeure entre la médecine organique et la psychiatrie. Dans la première, le médecin apporte le traitement (médicament ou acte chirurgical) que le malade reçoit comme venant de l'extérieur, il doit accepter les soins prescrits et s'y conformer. Le psychiatre, lui, joue sur les ressources internes du patient, tente de créer une dynamique pour lui permettre de vaincre sa souffrance mentale. Son rôle est essentiellement un rôle d'écoute, mais cette écoute est destinée à aider le malade et doit être à la fois technique et généreuse ; elle doit exprimer l'estime mais ne doit pas évoluer vers une dangereuse relation affective. Le médecin doit marquer sa sympathie mais ne doit pas devenir un otage.

Un grand nombre de souffrances mentales sont dues à des blocages, à une incapacité de s'exprimer. Le médecin doit aider le malade à se libérer et la *catharsis* reste l'objectif, quelle que soit la technique utilisée : de l'exorcisme des primitifs au rêve éveillé, du psychodrame dans lequel le malade s'exprime en jouant un rôle à la psychanalyse ou aux diverses variétés de psychothérapie. Dans les cas graves, quand les mots manquent, le dessin, l'expression corporelle, le modelage peuvent permettre au grand malade de rétablir une communication. Le thérapeute doit saisir ces messages, les interpréter pour aider, par ses conseils, le malade à résoudre ses conflits. La nature humaine est intrinsèquement ambivalente, conflictuelle ; l'homme sain arrive à effectuer une synthèse entre le conscient et l'inconscient, les fantasmes et le réel, l'affectif et le rationnel, le Ça et le Surmoi. Chez le malade l'incohérence prédomine car l'équilibre est rompu. Le thérapeute doit aider le patient à se réunifier, à recouvrer une sécurité intérieure, ce qui lui permettra d'exister en tant qu'être, de gérer sa vie, condition du retour à la santé mentale. Le thérapeute peut aussi l'aider à rétablir un contact avec les autres afin qu'il ne se sente plus coupé du monde. Comme le dit Pélicier, l'affection mentale entrave ou annule les relations sans supprimer la soif relationnelle. Retrouver un sens à la vie et la possibilité de communiquer constituent deux objectifs complémentaires, ce sont les deux faces d'une même médaille. Les diverses psychothérapies ont ce double but. Pour paraphraser Nietzsche, on pourrait dire qu'il faut aider le malade à « redevenir ce qu'il est ».

L'image du psychiatre dans le grand public a longtemps été déformée. Il était le médecin de la folie et seuls venaient le voir ceux qui avaient de graves problèmes mentaux. Une consultation auprès de

Les chemins d'Esculape

lui était dévalorisante, souvent honteuse. Les thérapeutiques utilisées étaient effrayantes, de l'électrochoc à la camisole, en passant par la malariathérapie et la douche. On se cachait pour le consulter, et de ce fait on laissait souvent s'aggraver des troubles initialement bénins dont une petite psychothérapie aurait pu venir à bout. Même dans des familles instruites, on hésite encore à confier au « psy » une adolescente boulimique ou au contraire atteinte d'une légère anorexie mentale, bien qu'il s'agisse de troubles psychiques pour lesquels l'action précoce du « psy » serait efficace et éviterait l'apparition ultérieure de comportements plus graves. Bien des sujets qui gagneraient à être suivis sont ainsi catalogués comme malades imaginaires. De même, la composante psychologique d'une maladie organique sera souvent ignorée, ou soignée sans précaution par des tranquillisants, ce qui peut être dangereux. Le public fait d'ailleurs mal la distinction entre une cure psychanalytique s'étalant sur plusieurs années et secouant profondément la personnalité du sujet, et une psychothérapie qui ne dure que quelques séances et ne provoque pas les mêmes bouleversements psychiques. Le grand public voit la psychanalyse tantôt comme un encouragement à toutes les perversions, tantôt comme une cure miracle capable de résoudre tous les problèmes. Cette méconnaissance de la psychiatrie peut du reste aboutir à l'excès inverse, au souhait de médicaliser, de « psychiatriser » les moindres difficultés psychologiques, de recourir aux antidépresseurs pour une banale peine sentimentale.

Ceci conduit à poser le problème de la prévention des maladies psychiques, qu'on appelait autrefois l'hygiène mentale. L'opinion a tendance à rejeter la responsabilité de ces troubles sur les autres, notamment sur la société : les stress de la vie urbaine. Même si ces facteurs jouent parfois un rôle, celui-ci est modeste. En revanche, la psychanalyse nous a appris que les plaies de l'enfance ne sont jamais totalement cicatrisées. De nombreux troubles caractériels ont leur origine dans les premiers mois ou les premières années de la vie. La tendresse des parents, la chaleur des relations familiales ont une influence cruciale sur la vie affective de l'adulte mais, inversement (nous y reviendrons au chapitre VIII), une éducation laxiste, sous prétexte de chercher à éviter frustrations ou complexes, peut les favoriser. Un compromis doit être trouvé entre la sévérité de l'éducation traditionnelle et l'apprentissage des règles indispensables à la vie en société, dont la première est le respect d'autrui ; respect des autres et respect de soi vont d'ailleurs de pair. Plus tard, pendant l'adolescence et l'âge adulte, les principales agressions ne viennent pas d'autrui, mais de l'individu lui-même : l'alcool, première cause de troubles psychiques en France, les excès de toxiques (tabac, café), d'aliments, le manque de sommeil, l'abus de médicaments, l'irrégularité du rythme de vie, le surmenage... D'autres facteurs psychiques sont aussi à prendre en compte : certaines formes de sexualité, la pornographie, certaines publicités ou films violents constituent de véritables agressions ; une ambition démesurée peut devenir obsessionnelle. La protection de la vie mentale devrait être enseignée aux enfants au même titre que celle du corps. Il est aussi important d'apprendre aux adolescents à sauvegarder leur équilibre intellectuel qu'à utiliser un préservatif. Il faut introduire la notion de responsabilité neuro-psycho-physiologique des individus vis-à-vis d'eux-mêmes. Chacun doit gérer sa vie mentale afin de la préserver. Albert Camus disait qu'après la quarantaine, on a la tête qu'on mérite ; Y. Pélicier ajoute qu'on a aussi l'équilibre intellectuel, l'harmonie psychique qu'on mérite. La société peut avoir une action favorable, ou défavorable, sur l'équilibre psychique des individus ; elle doit protéger celui-ci, notamment chez les jeunes, comme elle protège contre les germes bactériens ou la pollution chimique.

Les phénomènes psychiques sont, par les mécanismes de défense, d'évitement, de transfert qu'ils mettent en jeu, infiniment plus complexes que les phénomènes physiologiques. Il n'est donc pas étonnant que, deux siècles après la naissance de la physiologie, nos connaissances sur le psychisme et les relations entre le cerveau et la pensée, entre le corps et l'esprit, soient si rudimentaires. L'expérimentation animale est de peu de secours. Nous sommes encore loin du moment où une pathopsychologie expérimentale pourra aider à comprendre et traiter les désordres mentaux. Face à cette extrême complexité, le médecin évoque parfois l'éléphant dans un magasin de porcelaine. Cependant, souvent il aide, il console, il permet même la reprise d'une vie normale. Reste que, malgré de réels progrès, le traitement des troubles mentaux n'a pas progressé au même rythme que d'autres secteurs de la médecine. Freud espérait qu'un jour le pont serait établi entre les troubles psychiques et les anomalies cérébrales. Il faudra se libérer de bien des tabous et encore de nouveaux Laennec, de nouveaux Claude Bernard, pour y parvenir. D'ici là, l'empirisme, le pragmatisme resteront les principales sources de progrès.

La psychiatrie montre aussi combien il est difficile de tracer une frontière nette entre le normal et le pathologique, entre la rémission des symptômes et la guérison, et surtout combien il est dangereux de croire en des potions magiques capables de guérir sans effort tous les troubles. Cette foi naïve dans le médicament illustre le manque de culture biologique et médical du public mais aussi de certains médecins. Le médicament ne peut pas être une réponse aux malaises d'un individu ou d'une société.

Les dérives observées dans le traitement des maladies mentales (l'enchaînement, la camisole, les douches, les électrochocs), les excès de la psychochirurgie ou l'administration abusive de médicaments psychotropes soulignent par ailleurs la nécessité du respect de la personnalité des patients. La psychiatrie a été le domaine où la pratique médicale a été le plus contestée (entre autres, par les tenants de l'antipsychiatrie) mais aussi celui où la nécessité de règles éthiques a été le plus précocement perçue car les malades mentaux sont à la fois vulnérables et incapables de se défendre. A toujours existé une tentation de « normalisation » pour lutter contre les « comportements déviants ». Plus les méthodes psychothérapiques, ou médicamenteuses, qui agissent sur les comportements sont puissantes, plus il faut résister à la tentation de les utiliser sans indication précise, simplement pour réduire une angoisse, une agressivité, une inadaptation qui peuvent être temporaires. Après une période d'activisme thérapeutique, il est réconfortant que des limites soient maintenant fixées.

Notre époque est sans doute celle où on a le plus fait, à l'échelle de la collectivité, pour le confort des malades mentaux et leur réinsertion sociale, où l'on a le plus reconnu la priorité des intérêts de l'individu malade sur ceux du groupe, mais où, aussi, se manifeste de façon la plus évidente le manque de solidarité des familles et de l'entourage vis-à-vis de ces malades. Le relâchement des liens familiaux et sociaux explique leur isolement et le temps n'est plus où le simple d'esprit avait sa place parmi les autres. La médecine a besoin d'un surcroît d'humanité pour pallier toutes ces déficiences.

L'ÉTHIQUE MÉDICALE

Le bouleversement de la fonction médicale, dont les paragraphes précédents donnent un nouvel exemple, pose de nombreux problèmes éthiques. Entre les grandes maladies mentales, ce que l'on appelait autrefois la folie, et les petits troubles psychiques, il n'y a pas, on l'a vu, de frontière précise, comme il n'y en a pas non plus entre ces petites anomalies mentales et l'extrême originalité de certains individus. En traitant inconsidérément un sujet qui ne fait que traverser une période difficile, on risque d'en faire quelqu'un de dépendant qui ne pourra plus vivre sans somnifères ou tranquillisants.

L'épidémiologie indique que les comportements tels que le tabagisme ou l'alcoolisme causent la plupart des décès survenant avant 65 ans ; or les sources de ces comportements sont psychologiques et sociologiques. Les facteurs psychiques pénètrent ainsi en force et par des voies multiples dans l'univers du médecin, soulevant des questions nouvelles. Nous y reviendrons au chapitre VIII, mais notons ici qu'en faisant entrer la prévention dans le champ de la médecine on accroît encore le domaine médical et les questions éthiques. Les nouvelles tâches qui incombent au médecin font naître un nouveau devoir, celui de respecter l'individu, tout en luttant contre certaines de ses habitudes les plus intimes. Le médecin doit résister à la tentation d'imposer une norme de vie, de contraindre à un bonheur « normal », aseptisé. Le concept de norme est déjà difficile à utiliser dans des domaines aussi simples que le poids ou le taux de cholestérol, que dire alors du domaine psychique... Le médecin a le devoir de respecter la diversité, l'originalité des comportements individuels, il doit se garder de juger. Mais simultanément il a le devoir d'informer sur les risques, de protéger contre les incitations des marchands de drogue. Aider les déviants qui le souhaitent à se rééduquer, mais en n'utilisant le qualificatif de « déviant » qu'avec beaucoup de prudence et de discernement, aider les « dépendants » sans empiéter sur leur liberté individuelle, sans partir en croisade contre le mal au nom d'une idéologie médicale qui serait aussi dangereuse que les autres idéologies, telle est la voie étroite sur laquelle il lui faut s'engager en cette fin du XXᵉ siècle.

Parallèlement, la nécessité d'un nouveau code de déontologie médicale s'impose pour les nouvelles techniques, que celles-ci soient instrumentales — comme en matière de contraception et de procréation artificielle, de médecine prédictive, de génie génétique et de transplantations d'organes —, ou méthodologiques comme pour les essais thérapeutiques ou les enquêtes épidémiologiques. Dans tous ces cas un conflit est possible entre les intérêts de l'individu et ceux de la collectivité, ou entre deux exigences opposées : par exemple prolonger la vie du malade et ne pas augmenter ses souffrances.

Les nouveaux pouvoirs induisent de nouveaux problèmes. Les progrès de la technologie biologique conduisent la médecine, pour lutter contre une maladie, à modifier la nature de l'organisme malade, que ce soit par des psychotropes, des greffes d'organes ou la thérapie génique. Entre le souci d'éviter les « tares » héréditaires et le refus de l'eugénisme, les conflits semblent aussi patents ; cependant des solutions peuvent être trouvées. Autrefois l'acte médical n'avait que des effets temporaires, réversibles ou circonscrits (comme dans les cas d'amputation) ; aujourd'hui il peut toucher au plus profond de l'individu (dans ses caractéristiques génétiques, son état mental), parfois de façon imprévisible, comme l'ont montré les accidents tardifs causés par certains médicaments ou certains actes. Prenons l'exemple de la chirurgie fœtale. Elle accomplit avant la naissance de prodigieuses prouesses, par exemple pour traiter un hydrocéphale ; elle permet ainsi d'éviter des interruptions de grossesse au quatrième ou cinquième mois. Mais quel sera le devenir physique et psychique des futurs enfants dont certains seront handicapés ? Jusqu'où peut-on aller ? La vieille crainte de la transgression réapparaît mais se pose là concrètement en termes d'évaluation des bénéfices et des risques. Pour mesurer ces derniers il faut suivre le développement de l'enfant, donc lui imposer des consultations médicales répétées qui peuvent le perturber en lui donnant à penser qu'il n'est pas « comme les autres ». Le même problème se pose pour toutes les thérapeutiques dont on connaît mal les effets lointains. Un suivi s'impose, mais comment sera vécue l'anxiété qu'il provoque ? Or y renoncer serait fâcheux pour le sujet mais aussi pour les futurs malades qui auraient pu bénéficier des connaissances acquises au cours de ces surveillances. Cet exemple illustre les conflits potentiels qu'engendre toute évaluation d'une thérapeutique nouvelle. D'où la nécessité de repères auxquels les médecins puissent se référer.

La responsabilité du médecin envers ses patients et la société, ainsi que les règles qui doivent présider à l'exercice de sa profession, sont codifiées dans le serment d'Hippocrate. Cependant, à côté des questions de morale professionnelle posées par l'exercice quotidien de la médecine, qui relèvent de la *déontologie médicale* et restent du ressort du Conseil de l'ordre des médecins, il était nécessaire d'instaurer une réflexion sur les problèmes résultant des progrès scientifiques. A la prise de conscience par les biologistes et les médecins de leurs nouveaux pouvoirs devaient correspondre non seulement de nouvelles règles mais aussi une nouvelle attitude fondée sur la responsabilité. On introduisit le mot *éthique* car le mot *morale* a pris un sens rétrograde ; prêcher la morale paraît suranné. Il fallait donc utiliser une expression nouvelle pour redonner vigueur à cette idée ancienne.

Les comités d'éthique ont commencé à fleurir en France, suivant l'exemple des pays anglo-saxons, dès le début des années soixante-dix. Ce courant a abouti en 1974 à la mise en place d'un comité d'éthique à l'INSERM, ayant pour mission d'examiner l'aspect éthique des projets de recherche, puis en 1983 à la création du Comité consultatif national des sciences de la vie et de la santé, présidé jusqu'en 1993 par Jean Bernard et depuis par Jean-Pierre Changeux. Les objectifs de ce nouvel organisme s'accroissent régulièrement, car chaque nouveau progrès pose de nouveaux problèmes pour l'individu et la collectivité.

La *bioéthique,* le mot et la chose, ont eu un immense succès. Le mot plut, peut-être parce que son sens est à la fois large et imprécis. Il désigne « l'ensemble des comportements qui ont leur juste place dans une société ». L'éthologie est d'ailleurs la science qui étudie les comportements des sociétés d'animaux, par exemple dans les fourmilières. *L'Éthique* de Spinoza est la recherche du fondement de la morale. Pour Jean Bernard l'éthique médicale est un effort de lucidité, elle est garante de l'harmonie et a pour objet tout ce qui concerne la relation de l'homme avec l'environnement ; « l'éthique, dit-il, peut se définir comme l'ensemble des normes que s'assigne un groupe ou une société qui veut garder le sens de la mesure ». Elle a notamment pour but de « résoudre les contradictions entre la morale et le progrès médical ».

La bioéthique naquit sous le signe d'un double refus. Le souvenir des expériences atroces des médecins nazis utilisant des déportés et des enfants juifs comme animaux de laboratoire avait, depuis le procès de Nuremberg, provoqué un sentiment de honte dans la communauté scientifique. Il fallait proscrire tout ce qui pouvait évoquer cette barbarie absurde — puisque aucun progrès scientifique, même minime, n'avait résulté de ces crimes, tant il est vrai que des médecins assez dénués de sens moral pour s'associer à de telles entreprises sont incapables de concevoir une expérimentation ayant quelque sens. La révulsion causée par le souvenir de ces actes alimentait l'appréhension de voir mal utilisés les moyens immenses que les progrès techniques avaient mis entre les mains des médecins. Des règles parurent nécessaires. Le congrès d'Asilomar, en 1974, avait été inspiré par la crainte qu'une bactérie manipulée génétiquement ne s'échappe d'un laboratoire et ne contamine l'ensemble du globe. Au cours du congrès les biologistes eux-mêmes décidèrent de s'imposer un moratoire sur les expériences de génie génétique capables de modifier le patrimoine génétique : ils estimèrent indispensable de se donner le temps de la réflexion afin de mieux comprendre les risques. Comme le disait M. Nirenberg, avec son prestige de prix Nobel : « Quand l'homme devient capable de programmer ses propres cellules, il doit s'empêcher de le faire jusqu'à ce qu'il ait assez de sagesse pour utiliser cette connaissance au bénéfice de l'humanité. » C'était la première fois dans l'histoire des sciences que des chercheurs s'interdisaient collectivement des expériences par crainte du dévoiement de leurs résultats. Le moratoire fut levé quelques années plus tard, quand on s'aperçut qu'il était possible avec quelques précautions d'échapper à ces difficultés : le génie génétique a, depuis, permis d'immenses avancées médicales.

Sur quels fondements bâtir des réponses à des questions si diverses ? Le médecin autrefois les trouvait dans la religion et dans la raison. A l'âge classique, de Platon à Descartes, la raison était à la fois un instrument pour explorer le monde et « une norme pour juger les pensées et les actions [1] ». Le monde est cohérent, il a été créé par Dieu et l'homme est capable de le connaître [2]. Dans la Bible il y a alliance entre Dieu et l'homme ; la raison, attribut initialement divin, est partagée avec l'homme. Dieu crée les vérités éternelles, l'homme les découvre. L'époque moderne peut se passer de la vérité révélée grâce à la raison. Pour Kant le monde possède une cohérence interne que les lois scientifiques expriment, vision inspirée par la physique newtonienne. Il y a « affinité entre la pensée et le réel ». Kant écrit dans la *Critique de la raison pure* que « la tâche de la raison est d'instituer ce tribunal qui lui donne assurance en ses justes prétentions et en revanche puisse en finir avec ses présomptions non fondées ». La morale va de pair avec la raison. Cette conception impériale de la raison dominera l'Europe pendant deux siècles. Au xxe siècle, comme l'explique Raymond Aron, ce lien se rompt et il se produit une scission entre le *rationnel* et le *raisonnable*. Le rationnel est théorique et scientifique, il est fondé sur la connaissance. Le raisonnable est la prudence dans l'usage des moyens et la détermination des fins, il inspire l'action et est jugé à travers elle. Alors qu'au xixe siècle l'acte médical s'appuie sur une certitude morale, d'inspiration religieuse ou philosophique, en cette fin du xxe, au moment où l'accroissement des moyens souligne le besoin de règles, le point d'ancrage se dérobe. Il ne relève plus de la morale divine ou de la raison pure, il faut le chercher ailleurs. De plus, les expériences cruelles du xxe siècle discréditent toute référence à la société, à un impératif moral fondé sur l'intérêt de la collectivité, de l'État. Après le bourrage de crâne des guerres et le viol des consciences par les totalitarismes, il est impossible d'invoquer l'intérêt supérieur de la nation. De même, toute référence à l'ordre naturel est inappropriée ; les médecins le savent bien ; eux dont la mission est de lutter contre la nature, c'est-à-dire contre la maladie, la sénescence et la mort. Dans ce champ de ruines ne subsistent des certitudes du xixe que les droits de l'homme face aux tentatives d'asservissement qui guettent l'individu.

Mais au moment où la médecine étend presque indéfiniment son champ d'action, ce point de vue strictement individuel est insuffi-

---

1. B. Saint-Sernin, *La Raison au xxe siècle*, Le Seuil, 1995.
2. « Dieu doit être pour nous la mesure de toute chose, elle est Lui, bien plutôt que ne l'est l'homme » (Platon, *Lois*).

sant car il peut menacer les intérêts des autres, par exemple en matière de maladies infectieuses. Le corps médical doit, une fois de plus, prendre pour assise la connaissance empirique fondée sur l'expérience vécue tout en respectant les règles morales universelles se rattachant aux droits de l'homme, qui ne peuvent pas être remises en cause et s'imposent dans ce domaine comme en tout autre. La première est bien entendu le respect de l'homme, de son intégrité physique et de son équilibre moral. Ce qui peut lui porter atteinte ne peut être fait qu'avec son consentement, dans des conditions bien définies. Sauf dans le cas de traitement médical indispensable, le médecin ne peut pas exploiter l'avantage qu'il a sur le malade pour lui faire accepter des examens ou des traitements qui risqueraient d'être nocifs. Il est des cas, nombreux en médecine, où il est nécessaire de prendre des risques mais ceux-ci doivent être proportionnés à la gravité de la maladie et aux bénéfices attendus pour le malade.

Le second impératif est le respect de la connaissance. L'homme a soif de savoir, de comprendre et c'est ce qui explique les progrès de l'humanité. Demain, l'ensemble des futurs malades bénéficiera des recherches faites aujourd'hui. Le droit, ou le devoir, de recherche médicale s'impose à tous. Mais il doit s'exercer de façon à respecter le principe précédent. De plus la liberté dans la recherche doit avoir pour contrepartie la responsabilité du chercheur. La troisième règle est le refus du lucre. L'organisme humain ne doit pas être objet de commerce. L'achat d'organes (de reins par exemple) chez les populations misérables du tiers monde est le cas extrême d'un tel négoce, il montre que si l'on n'y prenait pas garde, on pourrait en venir à des asservissements pires que l'esclavage.

Cependant il faut chercher derrière les grands principes des faits concrets. Simone Weil disait : « Il est impossible de définir le respect de la personne humaine. Il y a dans chaque homme quelque chose de sacré mais ce n'est pas sa personne. Ce n'est pas non plus la personne humaine, c'est lui, cet homme tout simplement. » Et comme le dit Henri Atlan : « Il n'y a donc pas d'autre voie, plutôt que de vouloir tout déduire de principes généraux, d'accepter tout d'abord la réalité des positions diverses et contradictoires telles que, par exemple, pour ou contre l'avortement, pour ou contre l'euthanasie... Ensuite ces positions sont confrontées et analysées non pas de façon manichéenne mais plutôt dans les nuances. Elles sont examinées à propos de questions concrètes qui ne pourront être posées dans toute leur complexité que sous la forme d'analyses de cas ; car l'argumentation fait éclater un cadre trop général, trop facilement étiqueté par un mot unique. Par exemple euthanasie ou eugénisme [1]. » Ce recours aux cas concrets est d'autant plus nécessaire que les trois principes fondamentaux sont souvent en opposition les uns par rapport aux autres. Par exemple, l'expérimentation humaine est indispensable au progrès des connaissances ; or, au minimum, elle occasionne une immobilisation prolongée, voire de petites souffrances aux volontaires qui acceptent de s'y prêter. Il est donc naturel qu'en compensation on leur accorde quelques avantages, il serait hypocrite de prétendre le contraire ; l'important est que l'on n'en profite pas pour effectuer sur eux des interventions contraires au respect de leur équilibre psychique et physique. Un compromis devait donc être trouvé, il a fait l'objet d'une loi.

Mais ces principes ne suffisent pas à trouver des réponses à toutes les questions qui se posent. La volonté de guérir peut aboutir à un acharnement thérapeutique qui s'oppose à la dignité du malade, et même à sa volonté lucide. Il est des moments où entrent en conflit le combat contre la maladie et le respect de la dignité du malade. J'en ai longuement parlé dans des livres précédents [2]. Je dirai simplement que c'est un domaine où l'enseignement par l'exemple est indispensable et la législation dangereuse : on doit juger au cas par cas. La frontière est floue entre l'acharnement thérapeutique et un geste certes audacieux mais qui a une probabilité non négligeable d'aboutir à une rémission ; cette frontière se déplace d'ailleurs constamment en fonction de l'évolution des connaissances.

Pourrait-on trouver des réponses dans une éthique naturelle, issue de nos connaissances sur la nature humaine, et capable de juger ce qui est licite et ce qui ne l'est pas ? Toute étude sur la nature humaine, ou la nature en général, quelle que soit la méthode utilisée, ne peut décrire que des faits, alors que l'éthique a pour objet de dire ce qu'il faudrait faire. La connaissance des faits est indispensable — comme le dit Bergson, « toute morale est d'essence biologique » —, mais il faut ensuite la transcender et porter des jugements de valeur. Toute culture, toute civilisation est construite

---

1. Cité par Tchobroutsky et Wong, *Le Métier de médecin*, PUF, 1993.
2. Voir *Le Refus du réel* et *La Lumière dans l'ombre*, *op. cit.*

sur la maîtrise des instincts ; accepter que les tendances naturelles dictent notre conduite serait un retour en arrière. Les règles des sociétés ont pour objet de permettre la vie en commun et elles sont, au moins pour les sociétés ayant le mieux réussi, parvenues à un certain équilibre entre les intérêts de la société et ceux des individus ; on pourrait donc s'en inspirer.

Cependant cette démarche se heurte à deux difficultés. D'une part, les mœurs varient selon les époques et les pays. « Vérité en deçà des Pyrénées, erreur au-delà », disait Pascal. Il n'y a pas une règle unique, valable universellement, mais des ensembles de règles qui changent avec les hommes et les situations. D'autre part, analyser ces règles ne permet pas de juger de leur valeur, de définir le bien et le mal. Il ne faut pas s'opposer à la réalité sociale mais celle-ci ne suffit pas à donner un fondement à l'éthique. Le bien n'est pas ce qui est, c'est un idéal vers lequel il faut tendre. Comme le dit Spinoza : « Nous ne voulons pas une chose parce que nous jugeons qu'elle est bonne, mais nous jugeons qu'une chose est bonne parce que nous faisons un effort vers elle, que nous la voulons, et tendons vers elle par appétit ou désir. » De même, un raisonnement philosophique seul ne peut pas établir une éthique sans tenir compte des usages ; toute norme conçue à partir de spéculations théoriques doit ensuite subir la sanction des faits. *Une prescription éthique doit être jugée à ses résultats sur le comportement des êtres humains,* à son adéquation avec la société ; éventuellement, elle doit être modifiée en conséquence. Les sociétés, les cultures ont été modelées par l'histoire, il doit en être de même pour les normes éthiques [1].

Ainsi, en dehors de quelques principes, il n'y a pas de règles éthiques absolues. Les règles sont le résultat d'un processus qui, prenant les faits et les coutumes pour point de départ, porte un jugement sur eux, puis en déduit des règles dont les conséquences sont ensuite analysées. « Travaillons donc à bien penser ; voilà le principe de la morale », disait Pascal. Mais, là encore, les difficultés ne manquent pas. La première est qu'il est parfois malaisé de concilier le bien de l'individu et celui de la société. Comme le dit Jean Bernard : « La médecine concerne à la fois un homme et l'homme.

---

1. Pour Aristote le « juste » n'est pas définissable *a priori*. Il n'y a pas de solution théorique, la solution est toujours pratique, liée à l'expérience.

Cette alliance ne peut être éludée. Ces deux devoirs sont inséparables. L'honneur du médecin est de tenter de les unir, leur mérite de réussir cette union. « En traitant un malade on ne peut pas ignorer les devoirs que l'on a envers ceux qui seront malades demain. Contribuer au progrès des connaissances est un impératif. Or la tentation est grande, dans notre société contemporaine, de sacrifier le futur au présent, donc d'ignorer ce second devoir, ou de le négliger, avec l'arrière-pensée hypocrite que d'autres, en d'autres pays, feront les recherches indispensables. Il faut réagir contre cette tendance car la recherche clinique est nécessaire à la qualité de la médecine praticienne. Les médias, l'opinion publique pèsent lourdement sur les décisions des hommes politiques ; les arguments passionnels se liguent avec une méfiance instinctive envers la science pour donner une priorité absolue non seulement à l'immédiat sur le futur, mais aussi aux intérêts particuliers sur les intérêts collectifs [1]. Privilégier l'individu par rapport à la collectivité, ce qui est une des pulsions profondes de la société contemporaine, peut aboutir à négliger les intérêts du plus grand nombre. Un respect trop strict du secret médical comporte parfois ce danger. Dans le chapitre VIII nous verrons, à propos du sida, les difficultés qu'il pose dans le cas d'une maladie contagieuse ; mais on retrouve ces mêmes problèmes dans bien d'autres domaines. Supposons qu'en étudiant la constitution génétique d'un sujet on découvre une prédisposition à une maladie grave mais dont la prévention est possible (par exemple un glaucome ou un cancer médullaire de la thyroïde). Si le sujet a des frères et sœurs il est vraisemblable que certains d'entre eux auront cette même prédisposition. Normalement, le sujet atteint devrait les prévenir, mais s'il refuse de le faire ? Le médecin est écartelé entre le nécessaire respect du secret médical et l'obligation de porter secours à une personne en danger. Les Anglais parlent alors du « devoir de révélation » *(disclosure)*, concept contraire à la loi française.

Une autre évolution défavorable serait l'instauration d'une morale d'État, morale officielle s'imposant à tous et conditionnant les comportements. Certes, pour protéger les plus faibles, en l'occurrence les malades, des règles sont nécessaires, mais il serait dangereux d'aller au-delà et de déresponsabiliser les individus et les

---

1. Voir chapitre IX.

médecins. Ces derniers, devant des règles auxquelles ils n'adhèrent pas, pourraient soit tenter de les contourner, soit, ce qui est plus grave encore, renoncer à cet effort d'amélioration.

Une dernière difficulté tient à la rapidité avec laquelle évoluent les connaissances et qui peut rapidement rendre périmée une décision éthique. Jean Bernard cite, à cet égard, la prévention du paludisme chez les Noirs. La primaquine prévient efficacement le paludisme mais cause chez eux, dans environ 5 % des cas, une anémie grave, parfois mortelle. Fallait-il sacrifier ces 5 % de la population pour le bien des autres 95 %, ou au contraire refuser ce risque bien que, globalement, le résultat soit très positif ? Difficile et classique problème éthique qui fut en réalité vite résolu car des tests permirent d'identifier les personnes génétiquement vulnérables, donc de ne pas leur administrer ce médicament. Un autre exemple concerne la maladie de Parkinson. En 1989 le Comité national d'éthique émit un avis défavorable au traitement par greffe intracérébrale de cellules surrénales prélevées sur le malade lui-même ; un an plus tard il donna un avis favorable à la greffe de tissu fœtal. Ces deux avis ne sont pas contradictoires, les connaissances avaient évolué ; dans le premier cas le risque de rejet était faible, puisqu'il s'agissait d'une autogreffe, mais les chances d'effet bénéfique étaient minimes ; dans le second les résultats obtenus en Suède suggéraient une plus grande probabilité de succès thérapeutique et, malgré les risques d'une hétérogreffe, le projet paraissait provisoirement acceptable. On trouve dans le livre de Jean Bernard[1] de multiples exemples d'avis donnés par le comité.

Nous illustrerons les difficultés par deux problèmes ayant fait l'objet de controverses. Le premier a trait aux essais thérapeutiques dont nous avons déjà longuement parlé au chapitre V. Le Comité national d'éthique prit sur ce sujet des positions constructives. D'abord en proclamant que seul est éthique ce qui est scientifique et en soulignant la nécessité des essais thérapeutiques avec randomisation qui seuls permettent des conclusions objectives ; ensuite en rappelant la nécessité du consentement du malade, obtenu dans des conditions compatibles avec le respect que l'on doit avoir pour lui. La loi Huriet a constitué un progrès remarquable en clarifiant le débat, en précisant les responsabilités des uns et des autres et en

---

1. J. Bernard, *De la biologie à l'éthique*, Buchet-Chastel, 1990.

créant des instances de concertation. Cependant elle suscite des problèmes qu'il faut examiner avec sérénité. L'un d'eux est la nécessité de dire au malade que, s'il est inclus dans un essai, le traitement qui lui sera appliqué sera décidé par tirage au sort. Cela pose parfois de graves difficultés. Je raconterai à cet égard une anecdote caricaturale. Depuis des lustres je vais chez le même coiffeur qui profite de la coupe de cheveux pour obtenir un avis médical. Il y a quelques mois il me fait part des ennuis urinaires de son père âgé de 75 ans. Je lui conseille une équipe d'urologues. Le mois suivant, dès l'entrée dans le salon, le visage fermé du coiffeur me fait comprendre qu'il y a un problème. Effectivement, quelques minutes plus tard, tandis que les ciseaux puis le rasoir virevoltent autour de mon crâne, il me demande : « Ces médecins que vous m'avez recommandés pour mon père, les connaissez-vous ? » Puis sans attendre la réponse il ajoute : « J'ai rarement vu une pareille paire de fumistes. Figurez-vous qu'ils se sont vite aperçus que mon père avait un cancer de la prostate et ils le lui ont dit. J'aurais préféré qu'ils le cachent, mais enfin jusque-là rien à dire. Mais ces ignorants ont ensuite demandé à mon père comment il fallait le traiter : ils lui ont dit qu'après l'opération ils ne savaient pas s'il fallait ou non faire de la radiothérapie et ils ont ajouté qu'ils tireraient au sort pour savoir s'ils la feraient. Ils laissaient vingt-quatre heures à mon père pour réfléchir. J'en ai profité pour le faire sortir de cet hôpital de fous et l'ai mis entre les mains de médecins sérieux. » J'eus toutes les peines du monde à le calmer ; hélas, cette histoire est banale. Un malade accepte facilement un tirage au sort pour une affection bénigne, mais quand il s'agit d'un cancer grave et que le hasard décide — par exemple, pour une femme atteinte d'un cancer du sein, pour savoir si elle sera traitée par une large amputation du sein ou une simple résection de la tumeur ; pour un adolescent avec un sarcome du membre inférieur, pour savoir si oui ou non on l'amputera —, le traumatisme psychique que cause cette perspective peut les marquer à vie, même si apparemment ils ont bien accepté le tirage au sort. Or celui-ci est indispensable et si, aujourd'hui, des dizaines de milliers de cancéreux échappent à l'amputation du sein ou de la jambe, c'est parce que des essais ont été effectués.

Le malade a besoin de certitudes, il est si profondément perturbé par sa maladie qu'il ne peut être rassuré que s'il pense que le traitement qu'on lui applique est le meilleur possible. La révélation de l'ignorance des médecins accroît immensément son anxiété et peut le déstabiliser irréversiblement. Deux souvenirs me reviennent à l'esprit. Le premier a trait à un journaliste respecté. Il avait écrit un livre qui eut un énorme succès dans lequel il expliquait que le malade a droit à la vérité et qu'il est coupable de la lui cacher. Hélas, peu de temps après il fut atteint d'un cancer grave et je pris part à son traitement. Les consultations restaient très techniques quoique cordiales. Mais un jour, je le croisai dans une salle d'attente et nous eûmes une conversation moins superficielle. Nous n'avions fait aucune allusion à son livre, mais au moment de nous quitter il me prit le bras : « Mon livre, vous savez, j'aimerais ne l'avoir jamais écrit. Comment un bien-portant peut-il oser parler au nom des malades... Dès qu'on est malade, le point de vue change totalement ; il faut protéger les malades. Ce livre est pour moi un remords permanent. » Le second concerne une haute personnalité administrative qui eut à intervenir dans les problèmes d'éthique médicale, notamment en ce qui concerne les essais. Elle aussi tomba malade ; hospitalisée à Villejuif, elle fut incluse dans un essai ; elle signa sans la lire la feuille de « consentement éclairé », puis, l'ayant signée, la lut attentivement. Quelques jours plus tard je lui rendis visite, elle me parla de cette feuille : « L'idée d'avoir participé à l'élaboration de ce règlement est pour moi source de tourment. Cette déclaration est un instrument de torture, heureusement que les malades ne la lisent pas. »

Des abus ont été perpétrés en l'absence de règlement. Une réforme était nécessaire mais il faut veiller à ce qu'elle ne soit pas plus nocive que la situation antérieure. L'ensemble des cancérologues avaient demandé, lors du récent débat sur la loi, en 1994, que les comités d'éthique locaux, quand ils examinent les protocoles des essais, puissent, lorsque la révélation du tirage au sort risque de perturber les malades, autoriser l'équipe médicale, après avoir expliqué les modalités de l'essai et les deux options thérapeutiques possibles, de la passer sous silence. Cette amodiation de la loi a été refusée. Le plus grave est qu'un parlementaire, en m'expliquant sa position, m'a dit : « Vous m'aviez convaincu du bien-fondé de votre proposition, mais l'opinion et les médias n'auraient pas compris, j'ai donc été contre. »

Un autre exemple sera celui de la procréation médicale assistée et du diagnostic prénatal. Les débuts, en 1973, de l'insémination artificielle marquent l'entrée de la technique médicale dans la conception, c'est-à-dire dans l'acte fondamental de la vie d'un couple. Comme la stérilité des couples est fréquemment due à l'insuffisance du nombre et de la qualité des spermatozoïdes [1], l'insémination artificielle, fondée sur l'utilisation d'un sperme provenant d'un donneur anonyme, apporte une solution bien acceptée. Elle est préférable à l'adoption puisque l'enfant est le fruit d'une gestation normale de la mère ; de plus, l'insémination est ignorée par l'entourage et le futur enfant. Le nombre des centres autorisés a été limité, la sélection, les conditions de conservation du sperme ont été bien définies et, depuis vingt ans, la pratique, en France, de cette méthode n'a posé que peu de problèmes. Le don de sperme est gratuit (l'organisme humain ne peut être vendu). Tout a été fait pour préserver le secret : l'identité du donneur n'est connue que par un médecin au moment du don, quand il faut s'assurer que les donneurs n'ont pas de « tare » susceptible d'être transmise à l'enfant. Le donneur ne peut pas connaître l'identité du receveur, ni le receveur celle du donneur. Ceci est indispensable pour préserver l'équilibre du couple et du futur enfant. Un médecin, Jacques Testard [2], exposa sa crainte de dérive eugéniste car l'éliminination des spermes provenant d'individus susceptibles d'être porteurs de tares génétiques pourrait aboutir à sélectionner les donneurs « supérieurs ». Le comité d'éthique, consulté en 1986, rappela les garanties exigibles pour « éviter de mettre en danger la santé de l'enfant à naître » tout en rejetant la tentation eugéniste.

Dans l'insémination artificielle le père biologique est un « intrus », ce qui peut poser des problèmes pychologiques. C'est pourquoi d'autres techniques de procréation médicale assistée ont été recherchées, sous la pression des centaines de milliers de couples frustrés par leur stérilité et prêts à user de toutes les techniques pour avoir des enfants, en particulier la fécondation *in vitro*. En effet, dans les cas où la stérilité est due à l'insuffisance du nombre ou de la motilité des spermatozoïdes parvenant dans l'utérus jusqu'à l'ovocyte, on peut, après avoir prélever un ovocyte, assurer sa fécondation *in vitro*. L'ovocyte fécondé est ensuite, quand il a commencé à se diviser,

---

1. En quarante ans le nombre moyen de spermatozoïdes dans le sperme des Français a diminué, à âge égal, de moitié (passant de 120 millions à 60), tandis que leur qualité, jugée sur la motilité, s'abaissait.
2. J. Testard, *L'Œuf transparent*, Flammarion, 1986.

placé dans l'utérus de la mère où il se développe. Par précaution on implante généralement plusieurs embryons car nombreux sont ceux qui meurent sans se développer. Mais on risque alors une grossesse gémellaire, voire trigémellaire, risque qui peut justifier une intervention pour retirer les embryons surnuméraires. De plus une expérimentation récente chez la souris montre que la congélation de l'embryon peut avoir des conséquences sur le futur souriceau, notamment sur sa capacité d'apprendre et ses conditions de sénescence. Aucune observation chez l'homme ne corrobore ces résultats. Il faudrait des analyses très fines pour les déceler, c'est pourquoi on aimerait disposer d'observations à long terme sur des enfants conçus dans ces conditions.

Ce besoin est encore plus impératif dans les nouvelles techniques où, pour corriger les stérilités dues à l'incapacité des spermatozoïdes à franchir la paroi de l'ovocyte, on injecte un spermatozoïde dans l'ovocyte *in vitro*. Les risques de cette technique sont encore difficiles à évaluer, l'expérimentation animale étant difficilement extrapolable à l'homme. Physiologiquement, avec le sperme, des millions de spermatozoïdes parviennent dans l'utérus en excellent état, ayant quitté le testicule au terme d'une longue maturation (six semaines) pendant laquelle un très grand nombre d'entre eux avaient été éliminés, ce qui suggère l'existence d'un processus de sélection puissant. Devant l'œuf, un seul de ces millions de spermatozoïdes y pénètre pour donner naissance à l'embryon. Là encore on subodore l'existence d'un mécanisme de sélection. Or, à toutes ces précautions que prend la nature, on substitue une procédure très différente, puisqu'on aspire avec une seringue dans le testicule un seul spermatozoïde, avant même sa maturation complète, donc sans être sûr qu'il aurait été reconnu viable par les mécanismes physiologiques, puisqu'on l'injecte dans l'ovocyte. On ne peut pas priver les couples de cette technique, quand ils la sollicitent, aucune anomalie n'ayant été constatée sur les quelques centaines d'enfants nés dans ces conditions ; néanmoins, il est légitime de redouter un accroissement du risque de troubles du développement de l'enfant.

D'autant que ces nouvelles techniques n'ont pas été le fruit d'un programme scientifique logique, mais de découvertes empiriques appliquées chez l'homme sans avoir été préalablement testées sur l'animal, à l'opposé de ce qui est la règle en médecine. Cette anomalie s'explique par l'impatience des couples qui ne veulent pas attendre les années nécessaires à l'expérimentation animale. De plus il serait difficile de conclure à l'innocuité, ou même à la faisabilité d'une méthode de procréation chez l'homme à partir d'observations faites chez la souris ou le lapin. Les essais ont donc été faits chez l'homme, mais il faut regretter que l'on n'ait pas fait assez d'expérimentation animale qui, à défaut de certitudes, peut donner des indications. De plus il ne faut pas se contenter de rechercher des malformations chez le jeune enfant, car certaines tares ou prédispositions à la maladie (par exemple un défaut du système immunitaire) peuvent ne se révéler qu'à l'âge adulte. Un long suivi systématique des enfants conçus grâce à une procréation médicalement assistée serait donc nécessaire pour déceler les éventuels effets à long terme des modalités de la procréation. Or ce suivi pose plusieurs problèmes éthiques. Tout d'abord, il nécessite un enregistrement. La loi l'autorise mais stipule les précautions à prendre pour le respect du secret. De plus, certaines familles craignent que cette surveillance systématique des enfants ne suscite chez eux une inquiétude, en les singularisant par rapport à leurs camarades. Le suivi n'est donc concevable qu'à condition d'être effectué avec tact et en prenant toutes les précautions requises pour la préservation du secret. Il devrait être clairement expliqué aux futurs parents avant la procréation et faire l'objet d'un véritable pacte, analogue au consentement éclairé délivré par les malades soumis à certains traitements. Tout en comprenant que certains parents préfèrent oublier les conditions de la naissance, il est normal que la collectivité veuille connaître ces risques pour que les futurs couples puissent décider en connaissance de cause. Cette exigence est d'autant plus indispensable que l'on s'écarte davantage des conditions physiologiques de la conception.

Colliger tous les cas (ou une proportion significative de ceux-ci) de procréation effectués avec ces techniques dans le monde et suivre avec rigueur le devenir de ces enfants est la seule méthode permettant d'obtenir une réponse indiscutable, mais elle implique plusieurs décennies d'observation. En attendant, la seule précaution possible est l'étude de l'embryon au stade préimplantatoire. A ce moment il n'est composé que de quelques cellules indifférenciées, et l'étude d'une seule d'entre elles permettra de déceler des anomalies des chromosomes. Cette technique peut apporter des informations sur la validité de cette méthode de procréation.

Malgré sa lourdeur et ses difficultés et limites (toutes les cellules de ce pré-embryon peuvent ne pas être identiques), ce diagnostic préimplantatoire après fécondation *in vitro* constitue un progrès important dans de multiples cas, notamment lorsque les parents sont porteurs de tares récessives monogéniques qui peuvent être transmises à certains embryons (mais pas à tous). Après fécondation *in vitro* on peut sélectionner parmi la dizaine d'embryons disponibles ceux chez qui ce défaut génique n'est pas présent et n'implanter que ceux-là. Dans l'avenir il est également concevable que l'on puisse sélectionner parmi les spermatozoïdes ceux qui sont normaux et qui pourront être utilisés pour la fécondation.

Une fois de plus le progrès des techniques rendrait périmées les interrogations sur l'évaluation du risque statistique quand l'un des parents est porteur d'une tare, puisque grâce à l'examen de l'embryon on sait si ce risque existe ou non. Or, sans envisager ce progrès décisif, certains parlementaires voulaient interdire les examens sur l'embryon, seuls capables de fournir ces indications, parce que cette méthode évoquait la possibilité d'eugénisme (ne choisir que des embryons « parfaits » et éliminer les autres). Entre les zélateurs de la fécondation *in vitro* qui proclamaient, sur des données insuffisantes, qu'elle était sans risque et ceux qui refusaient toute étude sur l'embryon humain, lors des discussions au Parlement (en juillet 1994) le pire apparut probable. Alertée par deux collègues (E. Baulieu et G. David), la section de biologie humaine de l'Académie des sciences examina la question et rédigea une motion qui fut transmise à quelques parlementaires. Ceux-ci en tinrent compte en l'on put ainsi introduire dans la loi un amendement, acceptant dans des conditions bien définies des études sur l'embryon humain. Certes la loi n'a peut-être pas laissé une latitude suffisante, mais elle a eu le mérite de ne pas fermer la porte.

L'effort de réflexion au sujet de la procréation médicale assistée souligne les responsabilités respectives du médecin et du couple. Celui-ci est tout-puissant dans le cas d'une procréation naturelle, mais ses souhaits, dans le cas d'une procréation assistée, ne devraient être que l'un des éléments de la décision. En effet la collectivité aura à prendre en charge l'enfant s'il est anormal, mais elle doit, et c'est plus important encore, veiller à ce que le futur enfant puisse avoir une vie digne. Il est légitime de parler de « désir du couple », de « droit à procréer », mais le futur enfant n'est pas un animal de compagnie. Il aura des besoins dont le premier est d'avoir des parents qui puissent l'éduquer, le soutenir pendant son enfance et son adolescence. L'objectif de la procréation est de former une nouvelle génération, non d'apporter une satisfaction aux parents. La santé, l'âge des géniteurs doivent donc être pris en considération [1]. S'il faut proscrire toute tentative eugénique, d'ailleurs fantasmatique en l'état actuel de nos connaissances, il faut aussi veiller à ce que le futur être puisse avoir une vie autonome, quitte à s'opposer parfois aux souhaits des couples demandeurs, souvent prêts à accepter tous les risques. Là se pose un problème éthique fondamental, souvent insuffisamment pris en considération.

La controverse sur la fécondation *in vitro* et le diagnostic préimplantatoire se situe dans le prolongement de celle qui avait entouré le diagnostic prénatal, depuis son introduction en 1976, pour détecter les anomalies fœtales, essentiellement le « mongolisme » (trisomie 21), en début de grossesse, à un moment où l'interruption de grossesse est possible. On craignait que l'examen prénatal ne soit utilisé pour éliminer tous les fœtus s'écartant tant soit peu de la norme et pour ne garder que les enfants « parfaits », ce qui eût été une grave aberration. Heureusement il n'en a rien été. Plus même, le nombre d'enfants nés « mongoliens » n'a pas diminué car il y a eu compensation entre le nombre d'interruptions de grossesses pour mongolisme et l'accroissement de leur fréquence due à l'augmentation de l'âge des femmes enceintes. De plus une enquête, rapportée par Anne Fagot-Largeault [2], montre que l'attitude du public informé est empreinte de sagesse et qu'en dehors de tout dogmatisme seules les anomalies physiques et mentales incompatibles avec une vie autonome et digne du futur enfant lui paraissent justifier une interruption de grossesse. Cette attitude, comme l'indique A. Fagot-Largeault, est proche de la prudence préconisée par

---

1. Il est par exemple surprenant que dans un projet de loi sur l'adoption il soit stipulé qu'un test de séropositivité à l'HIV doit être effectué sur l'enfant que le couple adopte mais que rien ne soit dit sur la recherche de la séropositivité dans le couple. Or l'enfant a droit à des parents en bonne santé.
2. A. Fagot-Largeault, « Normativité biologique et normativité sociale », dans *Fondements naturels de l'éthique* (sous la dir. de J.-P. Changeux), Odile Jacob, 1993.

Aristote : *chercher au cas par cas la solution la moins mauvaise en sachant que le résultat n'est pas garanti et que les erreurs peuvent être irréversibles.* C'est l'attitude classique du médecin : on corrige la nature, mais on ne se substitue pas à elle.

En 1986, la crainte de dérives eugénistes réapparut à propos d'actes diagnostiques plus sophistiqués, effectués pour déceler l'existence de tares héréditaires. A nouveau se profila l'éventualité d'une législation rigide qui, en interdisant ces examens, aurait pu amener certaines femmes appartenant à des familles à risque à avorter au nom de l'éthique (Y. Dumez). Le comité d'éthique envisagea, lui, le risque créé par le désir de corriger les anomalies. La crainte était, par exemple, qu'après avoir détecté une mucoviscidose on ne soit tenté de remplacer le gène fautif par un gène sain et qu'ainsi on ne modifie l'identité de l'individu en créant un être artificiel, « manipulé ». Les groupes de pression redoutaient que l'homme « prométhéen » ne subvertisse la vie en entreprenant une « reconstruction radicale de la nature [1] », ne « viole la nature et ne transgresse l'ordre biologique ». Le comité d'éthique, fort sagement, demanda un moratoire de trois ans, à l'issue duquel, en 1989, il abandonna ces craintes car il était apparu qu'elles n'étaient pas justifiées. En effet les manipulations ne peuvent pas être utilisées pour créer un surhomme. En l'état actuel de nos connaissances, cela apparaît impossible puisque la correction d'un seul gène est déjà fort difficile à obtenir ; or, pour modifier les capacités génétiques, il faudrait agir sur un grand nombre de gènes, ce qui est actuellement inconcevable. Même en agriculture les essais entrepris sur les plantes montre à quel point il est difficile de changer leurs caractéristiques. De plus, pour éviter les tares monogéniques, il est, nous venons de le voir, beaucoup plus simple et efficace de sélectionner les embryons après fécondation *in vitro.* Une fois de plus, le progrès des connaissances a résolu un conflit éthique.

Ces exemples montrent que le *véritable impératif moral est celui de la recherche.* Par exemple, si l'on savait mieux avant l'implantation identifier les embryons capables de se développer, on pourrait réduire le nombre d'embryons à implanter, donc réduire le risque

---

1. H. Jonas, *Le Principe responsabilité. Une éthique pour la civilisation technologique,* éd. du Cerf, 1990.

de grossesses multiples au lieu de clamer qu'il faut le faire sans avoir les moyens nécessaires.

Le problème n'est pas d'interdire l'expérimentation sur l'embryon (en espérant hypocritement que ces recherches seront faites dans d'autres pays), mais d'éviter les dérives, donc de s'assurer de la compétence de l'expérimentateur, du bien-fondé de ses projets, en particulier d'un niveau suffisant de connaissances acquis préalablement grâce à l'étude d'autres mammifères. En médecine comme dans d'autres domaines, ce qui est mauvais n'est pas la connaissance, mais l'oubli du respect de l'homme, soit dans l'utilisation des connaissances (par exemple en lançant sur le marché un examen permettant de déceler une prédisposition à une maladie inévitable et incurable), soit dans l'acquisition des connaissances, (par exemple en expérimentant sur l'homme alors qu'on aurait pu le faire chez un animal), soit enfin, et c'est le cas le plus fréquent et celui qui cause le plus de dommages, en usant de façon imprudente des connaissances insuffisantes. Or il est beaucoup plus difficile de se prémunir contre ce dernier risque que contre les deux premiers. Tout progrès de la connaissance pose, certes, de nouveaux problèmes, mais il résout généralement un plus grand nombre de problèmes anciens.

Les exemples précédents montrent « qu'il n'y a pas d'entreprise scientifique moralement interdite *per se*. Il y a des impossibilités naturelles et des entreprises scientifiquement mal pensées, ou prématurées et donc vouées à l'échec [1] ». A l'encontre de l'idéologie et du dogmatisme il y a l'attitude humble et patiente du médecin qui recherche les moins mauvais comprimés. Aristote disait qu'il faut faire au bon moment ce que la situation appelle à faire. Hans Jonas a une attitude voisine quand il dit que le travail de la science est de déterminer « les limites de tolérance de la nature » et qu'idéalement, pour agir avec une totale sagesse, il faudrait connaître celles-ci ; dans l'incertitude où l'on se trouve, « la prudence est un impératif de la responsabilité ». Il faut, dit-il, tempérer notre « euphorie prométhéenne » et adopter une attitude de « prévoyance intelligente ». On rejoint Pascal mais le débat est circonscrit.

---

1. A. Fagot-Largeault, *op. cit.*

Le domaine de la procréation [1] et de la génétique [2], dont nous n'avons ici discuté que quelques-uns des aspects, est instructif car il montre que la prééminence des mythes, ou des fantasmes, peut faire négliger les vrais problèmes. Parmi ceux-ci, citons l'augmentation continue pendant les dernières décennies de l'âge des parents au moment de la conception — ce qui accroît considérablement les risques de tare génétique —, le tabagisme de la mère pendant la grossesse qui est facteur de risque ; en outre, la majorité des stérilités féminines sont dues à des maladies sexuellement transmissibles mal soignées pendant la jeunesse, ou à une interruption de grossesse faite dans de mauvaises conditions. Enfin la stimulation ovarienne utilisée en cas de stérilité augmente la fréquence de grossesses gémellaires ou plurigémellaires. Ainsi, le nombre de grossesses gémellaires est passé de huit cents en 1979 à huit mille cinq cents en 1989 ; plus de 95 % des grossesses triples ou quadruples (deux cent cinquante-six en 1989) sont dues à des stimulations ovariennes et à des fécondations *in vitro*. Or elles entraînent une prématurité pleine de risques. De son côté, le corps médical a eu le tort de ne pas assez expliquer la situation et a laissé l'opinion publique bâtir des utopies contre lesquelles il est maintenant difficile de lutter. Il y a à cela plusieurs explications : la médiatisation qui pousse certains médecins à dire ce que le public, et les journalistes, souhaitent entendre, et à chercher à plaire au lieu de décevoir en informant objectivement. De plus, les recherches requièrent des moyens financiers importants. Pour les obtenir, médecins, chercheurs et organisations caritatives se laissent parfois aller à entretenir des espérances illégitimes, à confondre perspectives lointaines et résultats actuels. Ils n'ont pas assez dénoncé la tendance contemporaine à privilégier le présent par rapport à l'avenir, alors que toute collectivité devrait d'abord penser aux générations futures, ce qui exige un effort d'innovation.

Ainsi l'éthique médicale progresse par tâtonnements prudents, en tentant de résorber les différends par des discussions approfondies sur les données factuelles, en étant ouverte aux divers courants de pensée et en se méfiant des spéculations théoriques. Elle

---

1. Voir la revue *Gynécologie internationale*, numéro du 10-12-1994, intitulé *Éthique*.

2. Voir *Rapport sur le diagnostic génétique et la thérapie génique*, Académie de médecine, 1995.

n'est pas constituée de préceptes moraux qu'il faut imposer à la population, mais elle retrouve parfois les règles de la morale traditionnelle. Les situations, l'évolution des connaissances conditionnent la façon de mettre en œuvre des règles empiriques destinées à préserver l'individu tout en maintenant les possibilités de progrès médical et technique. L'éthique médicale, dit Huriet, « est une règle qui se veut évolutive et recherche un équilibre entre morale et société », elle se construit ainsi, en fonction des mœurs et de l'évolution des techniques. Est-il utile de légiférer en un tel domaine ? En pays latin le recours à la loi est souvent indispensable pour donner un cadre de réflexion, mais j'aurais tendance à penser qu'il faut le réduire au minimum. Il ne faut pas figer les attitudes ; en dehors de quelques grands principes, l'éthique médicale doit s'adapter. Il faut proscrire les attitudes démagogiques prises sous la pression de l'opinion et qu'il sera ensuite difficile de remettre en cause. Ce risque n'est pas théorique, de récents débats au Parlement l'ont mis en lumière. De plus l'exemple de la loi Informatique et liberté, louable dans son principe mais dont l'application en médecine a soulevé de nombreux problèmes, montre les risques d'une législation trop précise qui enserre la pratique médicale française dans un carcan : les fichiers inquiètent parce que ce mot évoque l'occupation nazie et que l'informatique accroît leur efficacité, alors que l'expérience des pays voisins montre que les fichiers informatiques donnent plus de garanties pour la confidentialité des données que les documents manuels. Il est excellent que des non-médecins, de toutes origines et de toutes écoles de pensée, soient consultés sur tout ce qui a trait aux investigations sur l'homme, il est impératif de respecter en tout malade, fût-il moribond, la personne humaine, mais il ne faut pas que l'éthique médicale serve de prétexte à ceux qui ont peur de la technique et de la science ou qui méconnaissent les exigences de la recherche. La stagnation de la médecine qui en résulterait serait dramatique pour les malades futurs.

Beaucoup de règles d'éthique ne sont que l'expression de règles de bon sens fondées sur le respect d'autrui ; mais même celles-ci méritent d'être énoncées sans ambiguïté. D'autres sont plus difficiles à définir et nécessitent de longues maturations car les médecins et les scientifiques ont du mal à envisager toutes les conséquences immédiates et lointaines, psychiques et physiques de leurs actes. Aussi, il est indispensable qu'ils en discutent avec d'autres, théologiens, philosophes, psychologues et sociologues, hommes politiques et économistes, pour analyser le bien-fondé des projets et les perspectives qu'ils ouvrent. Il est excellent que, par-delà la suspicion qui entoure la raison raisonnante et le concept d'intérêt général, l'éthique médicale ait ainsi obligé les médecins à réfléchir, avec d'autres, sur leur pratique et à préciser, avec d'autres, l'objectif qui guide leur action.

Cette conclusion concernant l'éthique médicale rejoint ainsi celle à laquelle nous étions parvenus pour les maladies mentales dans la première partie de ce chapitre. La lutte contre la maladie, fût-elle mentale, ne doit jamais faire oublier le respect que l'on doit à l'homme. La première et la plus fondamentale règle de la médecine est de ne pas porter atteinte à son intégrité et à sa dignité. *Primum non nocere* s'applique encore plus à l'âme qu'au corps. La médecine moderne ne doit pas l'oublier ; elle a d'ailleurs déjà fait beaucoup dans cette direction, beaucoup plus que les générations précédentes, et cela aussi ne doit pas être oublié.

CHAPITRE VII

MÉDECINE ET COLLECTIVITÉ

> *Si la médecine veut vraiment remplir sa grande tâche,*
> *elle sera obligée d'intervenir dans la vie politique et sociale,*
> *elle doit dénoncer les obstacles qui empêchent l'épanouisse-*
> *ment normal des processus vitaux.*
>
> Rudolf Virchow.

Dès la seconde moitié du XVIIIe siècle la pensée médicale, au moment où elle échappe à l'univers scolastique, se développe dans deux directions. D'une part la médecine de soins dont nous avons suivi l'évolution dans les deux chapitres précédents et, d'autre part, la médecine de santé publique qui a pour objet l'amélioration de l'état sanitaire de l'ensemble de la population. Dans la mythologie, déjà, Esculape a deux filles : Panacée, qui préside aux soins, et Hygie, qui protège la santé.

Depuis le XVIIIe siècle les progrès de l'hygiène publique ont été liés à trois facteurs : une meilleure connaissance des maladies et de leur pathogénie, l'accroissement des ressources économiques et la volonté politique. Son développement a été marqué par des conflits entre intérêts collectifs et particuliers, il en a résulté des affrontements puis la recherche de compromis qui ont été bénéfiques pour l'ensemble de la population mais qui n'ont été trouvés que quand les responsables de la collectivité, la ville, l'État, la dynastie régnante, comprirent qu'ils devaient intervenir. Les progrès initiaux de la santé publique ont été obtenus grâce à des attitudes pragmatiques basées sur des observations empiriques, mais ils ont été amplifiés quand est venue la compréhension scientifique. Pragmatisme et recherche, médecins et ingénieurs, même s'ils sont souvent en conflit, bien loin de s'opposer se complètent.

Les origines de la médecine sociale sont lointaines mais c'est avec la création en France de la Société royale de médecine (1777), à qui l'on confie une mission d'enquêtes géographiques et sociales sur la santé de la population, puis avec les travaux, à Vienne, de J. P. Frank, qu'elle prend sa forme moderne. Elle découvre, notamment avec L. R. Villermé, que la pauvreté, l'ignorance ont une influence cruciale sur la santé. La pensée médicale acquiert alors une composante sociologique, parfois même politique. Elle comprend que, pour lutter contre les maladies, il faut intervenir dans les pratiques sociales et changer les comportements individuels et que, pour y parvenir, il faut agir sur les gouvernements. Le manifeste du parti hygiéniste proclame au début du XIXe siècle : « L'hygiène associée à la philosophie et à la législation devrait exercer une grande influence sur la marche de l'esprit humain, éclairer le moraliste et concourir à la noble tâche de diminuer le nombre des infirmités sociales [1]. »

Sur le plan du savoir, deux avancées sont décisives : à la fin du XIXe siècle, les découvertes pastoriennes qui donnent un fondement à l'hygiène et à la prophylaxie des maladies infectieuses et parasitaires ; au milieu du XXe siècle, l'épidémiologie qui, en élucidant les facteurs qui provoquent ou favorisent les grandes pathologies dégénératives (cancer, athérosclérose, etc.), fournit des assises scientifiques à leur prévention.

Le progrès des connaissances permet à la fin du XXe siècle plusieurs actions collectives prometteuses : le dépistage, la médecine prédictive. Ces entreprises soulignent l'importance de la dialectique entre les données techniques qui progressent rapidement et la mentalité du public et du corps médical qui évolue lentement. Ce décalage crée des problèmes contre lesquels on ne peut lutter que par

---

1. Cité par P. Pinell et M. Steffen dans « Les médecins français : genèse historique d'une profession divisée », dans *La Profession médicale : un acteur central de la politique de santé en France*, Observatoire européen de la protection sociale, 1994.

l'information et l'éducation [1]. La capacité d'adaptation que procure cette dernière est soulignée par les inégalités face à la santé en fonction du niveau d'éducation. L'influence des facteurs politiques et sociaux est mise en relief par l'évolution divergente de la durée de vie dans les pays de l'est et de l'ouest de l'Europe depuis trois décennies. Dans les pays occidentaux, où la santé s'améliore régulièrement, les obstacles principaux proviennent non plus de l'insuffisance du savoir, mais de facteurs psychologiques ou sociologiques.

DE L'HYGIÈNE À LA SANTÉ PUBLIQUE

Dès l'Antiquité on déploie des efforts pour améliorer l'état sanitaire de la population grâce à des actions collectives telles que l'adduction d'eau potable et l'évacuation des eaux souillées. On en trouve des traces dans les habitations vieilles de quatre mille ans. Cependant la notion de contagion n'est pas clairement perçue. Dans les écrits hippocratiques on ne mentionne guère les épidémies, pas même la grande peste d'Athènes, et c'est par un historien, Thucydide, qu'on en a connaissance. Pour Hippocrate et ses disciples, la maladie est le résultat d'un déséquilibre entre les humeurs favorisé par un mauvais ajustement de l'homme avec son environnement (l'air, l'eau, le sol) ; l'épidémie, la maladie infectieuse trouvent mal leur place dans cette conception, contrairement aux fièvres palustres (le paludisme) qui s'y intègrent bien. Une vision élitiste de l'hygiène de vie, de la sobriété, se développe en Grèce. Rome, avec son esprit de bâtisseur, s'attaque au problème de l'eau et la construction d'aqueducs est une des grandes réalisations des empereurs. A Rome, à partir d'Auguste, chaque habitant dispose d'environ vingt litres d'eau par jour, ce qui est fort honorable, d'autant que sa qualité est étroitement surveillée. Dans les grandes villes (Rome, Athènes...) des égouts sont installés. Certes dans les quartiers pauvres

---

1. Les études effectuées en Afrique noire montrent que la mortalité infantile varie grandement d'un pays à l'autre et à l'intérieur de chaque pays. Elle est corrélée avec le revenu et plus encore avec le niveau d'instruction de la mère.

les conditions de vie sont mauvaises, mais la propreté des rues, la pureté de l'eau sont des priorités essentielles pour l'édile romain. La création de latrines publiques et surtout d'établissements de bains favorise l'hygiène individuelle, ce qui limite le rôle des poux et autres vecteurs d'épidémie. On veille à construire loin des marais et des eaux stagnantes. Varron (116-27 avant J.-C.) écrit : « Il ne faut pas construire près d'un étang car il s'y développe certaines petites créatures trop petites pour être vues mais qui flottent dans l'air, entrent dans l'organisme par la bouche et le nez et causent des maladies. »

Au Moyen Age il faut attendre le XIIe et le XIIIe siècle pour que les préoccupations d'hygiène s'expriment à nouveau et que, sur la base de données empiriques, quelques mesures efficaces soient prises, telle l'adduction d'eau ; quand l'eau est puisée dans les rivières, des règlements sont édictés pour éviter que celles-ci ne soient polluées (cadavres d'animaux, tanneries...). Dans les villes les rues ont longtemps été des cloaques souillés par les excréments des hommes et des animaux et transformés en bourbiers putrides dès qu'il pleut. En 1185 Paris est la première ville dont les rues soient pavées. Plus tard on interdit les porcheries s'ouvrant directement sur la rue et des édits réglementent la propreté des marchés, interdisant la vente de viandes ou de poissons avariés (sauf aux hôpitaux, afin que ceux-ci bénéficient de prix réduits).

Il est classique de dire que le Moyen Age commence avec l'épidémie de peste de Justinien (543) et se termine par celle de la peste noire (1348). Entre celles-ci les épidémies sont nombreuses mais de moindre envergure. On lutte contre elles, en particulier contre la lèpre, en se référant à l'Ancien Testament (le Lévitique), où il est dit que l'impureté est à la fois celle de l'âme et du corps. Dans toutes les religions de la Bible se purifier est un acte essentiel avant la prière. Certains malades sont impurs et doivent être isolés, exclus de la communauté, perdant leur liberté individuelle. « Aussi longtemps qu'il a en lui la pestilence, lit-on dans la Bible, il sera évité, il est impur, il vivra seul, en dehors du camp. » On construit des léproseries où sont confinés les lépreux — il y en a deux mille en France au XIIIe siècle.

En matière de santé publique, comme dans les autres domaines, la Renaissance marque un grand tournant. Girolamo Fracastoro introduit clairement la notion de contagion à propos de la syphilis [1]. On souligne le rôle de l'alimentation, on met l'accent sur l'influence que l'homme peut avoir sur sa santé, on prône la sobriété, la tempérance. Mieux encore, la collectivité prend conscience de sa responsabilité, par exemple dans la lutte contre la peste. Ainsi, certaines villes ne laissent entrer que les voyageurs munis de billets de santé attestant leur non-contamination.

Progressivement, au cours des deux siècles suivants, les concepts modernes de santé publique se mettent en place, tandis que la finance et la banque introduisent le quantitatif dans les mentalités. Dès 1377 on institue à Raguse (Dubrovnik) la « quarantaine » pour les navires arrivant de régions suspectes. A la fin du XVIe siècle on incrimine la malnutrition comme cause de maladie, le scorbut est décrit en 1598 ; un peu plus tard, on identifie le rachitisme (le « mal anglais »), d'abord attribué à la pauvreté puis à la faible consommation de produits laitiers [2]. En 1700 Ramazzini publie son livre sur les maladies professionnelles *(De morbis artificum diatriba)* et fonde ainsi la médecine du travail. Comme l'a souligné George Rosen [3], un facteur capital dans le développement de la santé publique a été au XVIIe siècle ce que les Anglo-Saxons appellent le « mercantilisme », à savoir la volonté des États d'accroître la richesse nationale grâce au commerce et à l'industrie. Colbert symbolise cette politique. La raison d'État pousse à la productivité et on s'aperçoit alors que la santé de l'homme joue un rôle essentiel dans l'économie, puisque la productivité en dépend. La santé de la nation est reconnue comme une des bases de sa prospérité. La lutte contre la misère et la maladie s'inscrit dans la logique de la révolution industrielle qui débute ; celle-ci a d'abord entraîné des conditions de vie effroyables pour les travailleurs agricoles venus chercher du travail dans les faubourgs des villes et qui sont décimés par la maladie. William Petty (1623-1687) calcule le coût de la maladie grâce à l'« arithmétique politique » (qu'on appellera plus tard la statistique) et montre, avec J. Graunt, la nécessité d'une approche quantitative. Ils étudient le taux de mortalité et trouvent qu'il est plus élevé dans les villes que dans les campagnes.

---

1. Voir chapitre III.
2. Voir chapitre V.
3. G. Rosen, *History of Public Health*, Johns Hopkins University Press, Boston, 1993.

Les chemins d'Esculape

Dans la seconde moitié du XVIIIe siècle la santé des populations et la salubrité des conditions d'existence sont au premier plan des préoccupations. Les esprits sont prêts pour de nouvelles initiatives, car dans tous les domaines le changement paraît souhaitable. L'Allemand Achenwall (1719-1772) proclame qu'un bon gouvernement nécessite des « états », notamment le dénombrement des naissances et des morts, des épidémies et des épizooties. En Autriche Marie-Thérèse, puis Joseph II créent des institutions d'hygiène publique, entre autres une Commission impériale de la santé (1753) ; le *Sanitats-normativ*, acte de quarante règlements s'appliquant à la médecine, à l'art vétérinaire et à la statistique démographique et médicale, est promulgué en 1770. A cette même période l'*Encyclopédie* exprime la conviction que seule la raison peut améliorer la condition humaine et consacre beaucoup de place à la santé. Diderot souligne la gravité pour la nation de la mortalité infantile, terrible gaspillage de vie contre lequel il faut lutter. Des maternités sont créées dans de nombreux hôpitaux et, avec de simples mesures de propreté, les progrès sont rapides. Par exemple, dans une maternité de Londres, entre 1750 et 1798 le taux de mortalité des mères tombe de 24 ‰ à 3,5 ‰, tandis que celui des nouveau-nés passe de 66 ‰ à 13 ‰. Parallèlement on s'intéresse aux enfants. Le livre de J. C. Desessartz *Traité de l'éducation corporelle des enfants en bas-âge, ou Réflexions pratiques sur les moyens de procurer une meilleure constitution aux citoyens,* connaît un grand succès, mais c'est surtout l'*Émile* de J.-J. Rousseau qui provoque une émotion profonde dans toute l'Europe.

Cet intérêt pour la santé entraîne dans les monarchies absolues des initiatives de l'État. Dès sa fondation, la Société royale de médecine doit, de par ses statuts, renseigner le gouvernement sur la santé du pays. Son secrétaire, Félix Vicq d'Azyr (1748-1794), crée un réseau national de correspondants chargés de signaler les épidémies, les épizooties, l'état de nutrition de la population, etc. Son rôle est triple : enquête permanente (recueil des données), organisation d'expériences (recherche), contrôle des prescriptions (évaluation et audit). Rapidement la Société royale entre en conflit avec la faculté qui, raidie dans ses usages, n'admet pas que le regard médical s'étende à la société au lieu de s'arrêter au malade. L'Académie de médecine, créée en 1820, a mission de poursuivre l'œuvre de la Société royale. Cette prise de conscience de la responsabilité des médecins et des gouvernants entraîne la publication de nombreux ouvrages. Le Brun, dans son *Traité théorique sur les maladies épidémiques* (1776), écrit par exemple [1] : « On doit veiller à faire porter les fumiers à une lieue au moins des grandes villes, et pour la même raison à éloigner tout ce qui peut charger l'air d'exhalaisons nuisives et alcalines, comme celles qui viennent des boucheries, des cadavres et des cimetières... On doit empêcher les ouvriers de boire les eaux dans lesquelles on lave les mines et détourner le cours de ces eaux pour qu'elles ne se mêlent pas avec celles dont les habitants des environs font leur boisson ordinaire... Le ministère public doit veiller à ce que l'on fasse de fréquentes visites chez les marchands de vin pour juger si leurs vins ne séjournent pas dans des vaisseaux de plomb ou d'étain.. Les magistrats doivent donner leurs soins à la conservation et à la qualité des grains et faire jeter ceux qui seraient moisis, piqués de vers... »

Ces règles, fort sages, révèlent des connaissances déjà étendues, même si d'autres prescriptions paraissent naïves. Certains auteurs insistent sur le rôle de l'hygiène publique : Samuel Tissot (1728-1797), à Lausanne, rédige un *Avis au peuple sur la santé*, François-Emmanuel Foderé (1764-1835), de Savoie, décrit le crétinisme goitreux observé dans les vallées des Alpes ; il rédige en 1798 un *Traité de médecine légale et d'hygiène publique* puis, en 1825, un *Essai historique et moral sur la pauvreté des nations* dans lequel il dénonce les nuisances occasionnées par les usines. Le Viennois Johann Peter Frank (1745-1821) propose de 1779 à 1817, en six volumes, le système le plus complet de politique sanitaire. Il en envisage tous les aspects de la naissance à la mort. Il insiste sur la responsabilité des pouvoirs publics vis-à-vis de la santé des peuples, ce qui en fait un pionnier. Le mot « alcoolisme » est créé au XIXᵉ siècle, mais en Angleterre, dès le XVIIIᵉ siècle, on commence à le combattre. Comme on l'a déjà vu, c'est au cours de la seconde moitié du XVIIIᵉ siècle que la lutte contre les épidémies remporte ses premiers et plus importants succès. Outre la généralisation d'une approche pragmatique, ceux-ci sont dus à l'introduction du concept d'utilité sociale qui constitue une révolution intellectuelle. En 1760, Daniel Bernouilli présente un mémoire à l'Académie des sciences de Paris qui évalue le gain en durée de vie qui résulterait de l'inoculation

---

1. Cité par J.-C. Sournia dans *Histoire de la médecine, op. cit.*

pour prévenir la variole [1]. Les calculs statistiques font leur entrée dans le domaine de la santé publique, en 1786 Laplace utilise la méthode des échantillons pour estimer le taux de naissance et recourt au calcul des probabilités pour déterminer l'intervalle de confiance et le risque d'erreur [2]. Dans la lutte contre la peste, on impose la pratique du cordon sanitaire, qui fait prévaloir l'intérêt collectif sur les libertés individuelles, au nom de l'arrêt de la propagation de l'épidémie ; ce renversement des valeurs n'est possible que parce que la déesse Raison a remplacé la volonté divine. Parallèlement les carences alimentaires sont reconnues dès le XVIIIe siècle et l'on comprend que le but de l'alimentation n'est pas seulement d'apporter l'énergie nécessaire aux besoins de l'organisme mais aussi d'assurer le renouvellement de certains composants indispensables.

La Révolution détruit en France les structures médicales, supprime le diplôme de médecin mais donne un nouvel élan à la santé publique, dans le cadre d'une vision sociale de la santé et de la maladie. Dans la lignée de la pensée de Rousseau, cette dernière apparaît à certains comme un fait de société. On passe ainsi de la conception paternaliste des Autrichiens à un projet social. Pendant la Révolution on demande la création à Paris, auprès de l'Assemblée nationale, d'un « Tribunal de salubrité » dont l'objectif serait de juger sur « tout ce qui tient à l'application directe ou indirecte de l'art salubre. La profession médicale doit être nationalisée, organisée comme le clergé, de façon à obtenir dans une société sans troubles, sans passions et sans pauvreté la disparition de la maladie puisque la population aura retrouvé sa santé originelle ». Dans la société utopique décrite par ce texte, le médecin, l'hôpital n'ont plus qu'un rôle transitoire à jouer. A terme ils disparaîtront quand se sera formée une conscience médicale généralisée et centralisée. « Mettons donc au-dessus de ces asiles, dit Lebon, les inscriptions qui annoncent leur destruction prochaine. Car si la Révolution finie nous avons encore des malheureux parmi nous, nos travaux révolutionnaires auront été vains. » « Plus d'aumônes, plus d'hôpitaux », proclame Barère en l'an II.

De cette utopie reste, après le Directoire, la volonté de considérer

---

[1]. En tenant compte des décès provoqués par l'inoculation. Voir chapitre III.
[2]. Voir chapitre V.

la médecine dans sa totalité. Des chaires d'hygiène sont créées dans les nouvelles facultés de médecine et l'école française de santé publique domine cette discipline pendant toute la première partie du XIXe siècle. On a longtemps mésestimé son importance historique alors qu'elle a inspiré les autres pays d'Europe. Un exemple de la fécondité de cette approche est donné par le travail de Louis René Villermé (1782-1863), en 1828, sur les relations entre pauvreté et maladie qui aura une influence profonde sur tout le XIXe siècle. L'université et l'assistance (médecine sociale) sont regroupées autour de l'hôpital qui devient la pierre angulaire du système, ce qui favorisera l'essor de la médecine clinique. Remarquons que cette attitude s'oppose à celle de la Faculté avant la Révolution, mais va dans le sens prôné par Vicq d'Azyr. Elle n'esquive pas d'ailleurs un problème grave : « De quel droit transformer en objet d'observation clinique un malade que la pauvreté avait contraint de venir demander assistance à l'hôpital ? » On y répond par l'intérêt objectif de la société : « Le malade jouit des avantages qui résultent de la sociabilité. » Les malades « contribuent à former de bons médecins et réciproquent leurs bienfaiteurs avec usure » (Demangeon, an VII). Alors que j'étais malade, j'ai réfléchi à cette phrase. J'ai calculé que, sans les progrès de la médecine depuis un siècle, je serais déjà mort quatre fois, dont la première à l'âge de 7 ans d'une appendicite perforée et la quatrième en 1994. Pour ma femme je suis arrivé au même chiffre en tenant compte, entre autres, d'un accident et d'une grossesse extra-utérine. Les malades bénéficient plus que les médecins des progrès de la médecine. Il n'est pas choquant qu'on leur demande d'y contribuer, tout en leur portant le respect qu'on leur doit.

Au cours du XIXe siècle, avec la révolution industrielle la situation sanitaire dans les villes surpeuplées est effroyable. En Angleterre le taux de mortalité augmente à partir de 1815. La nécessité d'une politique volontariste s'impose. Les savants de cette période, conscients de leur rôle social, sont épouvantés par les conditions de vie des classes pauvres qui expliquent notamment la persistance d'une effroyable mortalité infantile. A Berlin, Virchow écrit la phrase prophétique citée en exergue à ce chapitre et qui deviendra, un siècle plus tard, le credo de la santé publique ; pour lui « le médecin est l'avocat naturel du pauvre ». A la conception naturaliste et rousseauiste d'un environnement « malsain » parce que trop humain, se substitue l'analyse de l'environnement pathogène : le logement, l'air, l'eau. Ce passage des idées générales à l'analyse des faits va être à l'origine de progrès décisifs.

A côté de la lutte contre les maladies contagieuses la prévention des maladies professionnelles est un autre domaine de la médecine sociale. Mais comment aborder tous ces problèmes ? Les uns estiment que le développement du sens de la responsabilité est préférable à une assistance légale et prônent le « laisser faire », puisque la loi du marché favorise ceux qui savent faire des économies pour mieux se loger, soigner leur famille et prendre une assurance individuelle. Mais d'autres jugent peu vraisemblable une convergence spontanée entre les intérêts économiques des entrepreneurs et les comportements individuels tenant compte de la santé. Ils estiment nécessaire que l'État crée *un système juridique et social tel que les intérêts privés ne s'opposent pas à l'intérêt collectif de santé publique.* Cette approche — qui est celle de Jeremy Bentham et de ses disciples, en particulier d'Edwin Chadwick — inspire la législation britannique de 1820 à 1870, notamment la loi sur les pauvres (*The New Poor Law*) de 1834. Son objet était de réduire le nombre de pauvres, mais en fait elle vise à organiser le marché du travail dans une économie de libre marché. Elle a été utilisée comme un instrument pour traiter tous les problèmes de santé publique, puis, sous l'inspiration de Villermé, la prévention de la maladie par la lutte contre la pauvreté et les mauvaises conditions de logement. Chadwick écrit en 1832 : « Les mesures de santé publique apparaissent comme une conséquence indirecte et peut-être accidentelle de la préparation de la loi ou des enquêtes faites à l'occasion de la loi sur les pauvres ayant pour but de déterminer les causes de la misère, de la maladie et la façon dont on peut les prévenir. » Il ressortait de ces enquêtes que, si la misère est cause de maladie, la maladie est cause de misère et qu'il faut lutter simultanément contre les deux termes de ce cercle vicieux. Cette idée est d'autant mieux acceptée que les épidémies de choléra nées dans les quartiers pauvres s'étendent rapidement aux autres régions.

L'existence d'une interdépendance entre les classes sociales fait lentement son chemin et on peut lire dans un manuel scolaire, publié en France en 1910 : « Toutes les classes sociales sont solidaires, puisque le riche dans sa belle maison peut être atteint par la tuberculose qui se développe dans le taudis voisin [1]. » On constate que la prévention de la maladie coûte moins cher à la société que la maladie elle-même : altruisme et bonne gestion économique convergent. Ainsi, à Glasgow, en sept ans 12 895 ouvriers ont été hospitalisés pour « fièvres » (terme vague qui englobe la fièvre typhoïde, le typhus et quelques autres maladies), ce qui a entraîné la perte de 29 000 livres de salaire et coûté 13 000 livres de soins, sans compter les frais de funérailles et d'aide aux familles. Le Comité britannique sur la santé dans les villes conclut en 1840 : « Des mesures urgentes sont nécessaires, comme le demandent l'humanité et la justice, envers d'autres êtres humains, elles sont non moins utiles pour le bien-être des pauvres que pour la sauvegarde des biens et de la sécurité des riches. » Les classes dirigeantes anglaises comprennent que des dépenses sanitaires constituent un bon investissement car l'état sanitaire des classes défavorisées concerne la communauté tout entière. John Simon écrit en 1858 : « Négliger la santé est une avarice coûteuse. La fièvre et le choléra sont dispendieux en regard du bon marché des logements sales et de l'eau de boisson puisée dans les fosses, les veuves et les orphelins sont des sanctions coûteuses de l'insalubrité des lieux de travail et des morts évitables dues au travail. La force physique d'une nation est le facteur principal de sa prospérité. »

Au cours de la seconde moitié du XIXe siècle, une meilleure compréhension de la propagation des maladies infectieuses renforce l'idée que, pour éviter les contagions, il faut protéger les plus faibles et les plus pauvres. L'interdépendance face aux microbes dicte la solidarité. Mais il y a plusieurs formes de solidarité. Déjà, en 1770, les tailleurs londoniens, pour faire cesser des troubles sociaux, s'étaient engagés à aider financièrement les ouvriers tombés malades, mais en excluant ceux qui « par leur débauche ou leur mauvais genre de vie se seraient ruiné la santé ». Cette protection contre la maladie reposait sur la morale ; elle avait un relent paternaliste, et était liée au corporatisme. Dès la fin du XVIIIe siècle en France, Clavieux, un proche de Condorcet, propose une formule d'assu-

---

1. Voir G. Vigarello, *Le Sain et le Malsain*, *op. cit.*

rance sur la vie qui « prépare une sûreté contre l'infortune » et Piarron de Chamousset une sorte d'assurance maladie qui, par un système de redistribution analogue à celui de l'assurance des marchandises dans le transport maritime, donne aux souscripteurs des secours en cas de maladie. Il n'y a plus de notion de charité mais un contrat. C'est d'une telle conception que relève le premier système national de santé, celui introduit dès 1883 par Bismarck dans l'Empire allemand et qui rembourse aux plus démunis une partie des dépenses de soins et de prévention et organise des visites systématiques pour les ouvriers. Tous les assurés sont réputés égaux et l'indemnité est dissociée de la responsabilité. L'accident, la maladie deviennent des phénomènes statistiques dont on peut prévoir la fréquence, ce qui permet de fixer le taux de cotisation. En France la loi de 1894 rend obligatoire l'assurance maladie dans les mines, sur ces bases. L'organisme d'assurance comprend que, pour réduire les charges, il a intérêt à prévenir les maladies. Ainsi, devant les anémies provoquées par les ankylostomes, il négocie avec les houillères la construction de latrines, seul moyen d'éviter la transmission de ce parasite. L'Inspection médicale des nourrissons (1874-1877) avait inauguré une série de lois sociales : aide médicale gratuite pour les pauvres (1893), prise en charge des accidents de travail (1898), code de la mutualité (1898). Malgré des résistances, car on craint de favoriser l'insouciance [1], la protection sociale se répand peu à peu en Europe dans la première moitié du XXe siècle ; vers 1910, 15 % de la population est couverte par une assurance publique. A la suite de la dépression des années trente, l'extension s'impose, même dans les pays les plus réservés à l'égard de l'État-providence, dont on craint qu'il ne surprotège et ne déresponsabilise les citoyens. Les guerres et les crises économiques rythment les avances de la solidarité.

Des mesures ponctuelles d'hygiène publique (drainage, propreté des chaussées, ramassage des ordures...) se révèlent avoir un effet immédiat sur la santé. La saleté devient l'ennemi public numéro un. L'ingénieur prend la place des médecins car ceux-ci, divisés entre ceux qui croient à la propagation des « fièvres » par contagion

---

1. En 1904 l'économiste Paul Leroy-Beaulieu écrit à propos d'un projet d'assurance obligatoire : « Il affaiblit la responsabilité humaine [...], fait partie de ce système d'automatisme social qu'il prétend substituer à la responsabilité individuelle » (cité par P. Rosanvallon dans *La Nouvelle Question sociale*, Le Seuil, 1995).

et ceux qui n'y croient pas, sont encore incapables de donner un fondement rationnel à ces actions. Au XIXe siècle l'expérience prouve que, dans le domaine sanitaire, *la liberté du marché doit s'accompagner d'une intervention étatique et de réglementations précises* ; celles-ci n'évitent pas les conflits mais les limitent. Pour être efficace il faut savoir se restreindre à ce qui est acceptable par l'opinion. Comme l'écrit Rosen : « Deux pas en avant, un pas en arrière, telle semble être la règle. » On retrouve aujourd'hui cette même marche incertaine dans la lutte contre le tabac ou les drogues.

La lente progression de la santé publique illustre les interactions entre la médecine, la réflexion philosophique, les données économiques et sociales et enfin la volonté politique qui elle-même reflète la mentalité des classes dirigeantes, avec ses poussées d'égoïsme et de réalisme.

Dans le dernier tiers du XIXe, à la suite des travaux de Pasteur et de la naissance de la microbiologie, l'aspect scientifique prend le pas sur l'aspect social, mais l'amélioration du niveau de vie et le pragmatisme antérieur, avec quelques mesures très simples telles que l'adduction d'eau potable, la voirie et le pavage des rues, la création de latrines puis le tout-à-l'égout, avaient déjà obtenu des succès remarquables. Une meilleure gestion des ressources financières, associée à une volonté collective de progrès sanitaire, avait suffi. C'est une leçon importante car de nombreux pays en voie de développement se trouvent aujourd'hui là où en étaient les pays européens en 1840. Une dernière leçon est celle du danger d'un pessimisme hâtif devant le changement. En Angleterre, vers 1820, un demi-siècle après ses débuts, l'industrialisation paraît avoir des effets catastrophiques. Les campagnes sont dépeuplées et appauvries, les conditions sanitaires dans les faubourgs surpeuplés des villes sont pitoyables ; la misère, les maladies, le taux de criminalité atteignent des records. Un demi-siècle encore et, grâce à son industrie, l'Angleterre est devenue prospère et puissante, son économie domine le monde et son état sanitaire est, avant les découvertes pastoriennes, déjà relativement bon.

La santé publique est née et s'est développée en France, mais vers 1840 le flambeau passe aux pays germaniques et anglo-saxons. En 1836 Louis-Philippe demande l'aide de l'Académie de médecine pour réorganiser la « salubrité », mais les réformes restent lettre morte. A la fin du XIXe siècle et pendant la première partie du XXe, la santé publique est négligée. Les facultés de médecine s'en désintéressent progressivement. Curieusement, si les découvertes pastoriennes donnent aux actions de santé publique un fondement rationnel, elles ne suscitent pas un nouvel élan dans l'université. Entre les cliniciens qui règnent à l'hôpital et les fondamentalistes enfermés dans leurs laboratoires, la médecine sociale n'a pas assez de prestige pour attirer les esprits les plus créateurs. Dans les pays où la médecine est dominée par le modèle germanique, la médecine du travail et l'hygiène connaissent un développement important, mais dans les pays latins ces spécialités stagnent. Les réformes effectuées au milieu du XIXe siècle étant restées sans effet, d'autres sont mises en chantier sans plus de succès. Une loi sur l'hygiène publique est votée en 1902, mais en 1912 l'Académie de médecine décrit l'organisation de l'hygiène en France comme « une façade derrière laquelle il n'y a rien ». Pendant la guerre de 14-18 la tuberculose et les autres maladies infectieuses causent des centaines de milliers de morts et mettent en évidence l'inadéquation des structures. Ainsi, alors que la tuberculose cause un décès sur dix, il n'y a en France que mille lits de sanatorium contre onze mille en Allemagne. De même, alors qu'avec la mobilisation les mouvements de troupes entraînent une véritable épidémie de syphilis on s'aperçoit que rien n'a été prévu pour lutter contre elle. Sous l'impulsion de la mission de la fondation Rockefeller en France, on crée des organismes chargés de lutter contre la tuberculose, puis un éphémère ministère de l'Hygiène et de la Prévoyance sociale. Les résultats sont médiocres. La santé publique reste prisonnière du dédain des cliniciens, préoccupés uniquement par les soins et qui, en vertu des principes de la « médecine libérale », ne voient pas l'intérêt d'une lutte collective contre l'alcoolisme et les maladies vénériennes, ou pour la protection maternelle et infantile, et considèrent les dispensaires comme des concurrents déloyaux. Les « hygiénistes » ont peu d'influence sur le corps médical, leur rôle s'amenuise dans les facultés de médecine où, du fait du poids des concours (externat, internat), la clinique règne en maître. Les chercheurs, forts de leurs succès en microbiologie, veulent poursuivre uniquement dans cette voie. Les pastoriens jouissent d'un immense prestige mais ils se consacrent à la recherche et à la fabrication de vaccins et prennent très peu part à l'utilisation que l'on fait de leurs découvertes, comme le montrent la lutte pour le tout-à-l'égout et la prévention de la tuberculose par le vaccin BCG. Cette situation médiocre de la médecine sociale persistera jusqu'au dernier tiers du xxᵉ siècle.

L'ENTRÉE DE L'HYGIÈNE DANS LA SOCIÉTÉ

L'hygiène individuelle pénétrera par d'autres canaux dans la société à la fin du xixᵉ siècle. Grâce aux assises scientifiques solides que la microbiologie donne à l'hygiène, celle-ci provoque à la fin du xixᵉ et au début du xxᵉ une véritable révolution des mœurs. Les découvertes de Pasteur, de Koch et de leurs disciples avaient suscité dans tous les pays des polémiques au sein du corps médical. Il n'est donc pas surprenant que plusieurs décennies aient été nécessaires pour que les nouveaux concepts soient acceptés et pour que l'hygiène moderne naisse, grâce à la conjonction de mesures collectives et individuelles rendues possibles par l'élévation des niveaux de vie et d'éducation.

La bataille du tout-à-l'égout illustre les réticences auxquelles se heurte l'hygiène publique. Elle débute à Paris en 1860. A l'origine, les ingénieurs de la Ville veulent doter Paris d'un réseau d'égouts, à l'instar de ce qui vient d'être fait avec succès dans d'autres capitales européennes. On pressent en effet que la manipulation quotidienne de centaines de tonnes de matières fécales, quand les vidangeurs aspirent le contenu des fosses d'aisance, peut entraîner la transmission des maladies contagieuses, notamment des dysenteries si meurtrières alors. L'amélioration de l'état sanitaire dans les villes où des égouts avaient été installés était encourageante. Mais cette révolution technique heurte le conservatisme social, la force des habitudes et de nombreux intérêts particuliers (vidangeurs, corporation alors très influente, et propriétaires terriens des champs d'épandage, etc.). Mais l'important, du point de vue de ce livre, est que le corps scientifique et médical, y compris Pasteur lui-même, adopte une position réservée, comme si le doute les saisissait au moment de pousser leur thèse jusqu'à ses conséquences pratiques. Les médecins ne s'engageront dans ce combat qu'à la fin du

XIXᵉ siècle, après que la microbiologie lui eut donné des fondements scientifiques solides et qu'en 1883, le tout-à-l'égout eut commencé à être installé à Paris après vingt ans de lutte. Il n'y deviendra obligatoire qu'en 1894. La bataille avait été menée et gagnée par les ingénieurs. En 1892 il n'y a en France que cent vingt-sept mille foyers qui disposent de l'adduction d'eau potable et cent cinquante-six mille qui sont reliés au tout-à-l'égout. La loi de 1902 prévoit que l'État prélève des taxes sur les courses de chevaux pour aider les communes à améliorer l'état sanitaire (adduction et évacuation des eaux) ; il faudra un demi-siècle pour y parvenir dans toutes les communes. Et cependant, en 1890, l'efficacité de l'adduction d'eau avait été prouvée par un accident, véritable expérience involontaire, qui interrompt l'arrivée d'eau et oblige les Parisiens à consommer pendant une semaine l'eau de la Seine. Les hygiénistes prévoient une épidémie de fièvre typhoïde ; celle-ci survient effectivement six semaines plus tard.

Dès 1883 Jules Ferry prescrit la leçon d'hygiène obligatoire dans l'école primaire (à la place du catéchisme). Son contenu reste longtemps rudimentaire et son évolution permet de mesurer la lenteur avec laquelle les progrès sont accomplis. Néanmoins cette première forme d'éducation sanitaire à l'école change les mentalités en donnant un sens concret à la notion de progrès. A la fin du XIXᵉ siècle, même dans les pays riches, les maladies infectieuses demeurent la première cause de mortalité, mais avec un contraste entre les « beaux quartiers », où les conditions sanitaires sont déjà bonnes, et les quartiers populaires où, en raison de logements insalubres et surpeuplés, du surmenage et de la malnutrition, la tuberculose continue à frapper lourdement à tous les âges. A Paris, la mortalité par tuberculose varie entre dix pour mille habitants par an dans les quartiers défavorisés et un à deux dans les quartiers aisés. Les médecins, maintenant convaincus, s'engagent avec les ingénieurs et les enseignants dans la lutte pour l'hygiène dans une alliance de progrès contre l'obscurantisme. Ils deviennent les ardents propagandistes des comportements hygiénistes à l'hôpital, mais aussi dans la vie de la cité. De nombreux médecins ont des mandats électoraux : à la Chambre, au Sénat et dans les assemblées locales, ils militent pour la tempérance (contre l'alcoolisme), la propreté, l'hygiène des aliments au marché ou à l'abattoir ; ils s'élèvent contre le travail des enfants, le surmenage des adultes et leur dégradation. L'opinion les suit. Personne ne leur reproche alors de restreindre les libertés individuelles. Ils luttent aussi bien contre les vrais dangers que contre les préjugés. Ainsi, depuis le Moyen Age, on pensait que les puanteurs, l'air vicié sont à l'origine de maladies, car on associe toujours le désagréable avec le malsain, sans aucune justification scientifique. John Tyndall, le microbiologiste anglais, est l'un des premiers à oser écrire : « La mauvaise odeur qu'exhalent les égouts et les fosses d'aisance n'est pas toujours la cause des maladies qu'on leur attribue [1]. »

Après des siècles pendant lesquels on s'était protégé avec des brûle-parfum et des senteurs diverses contre les maladies infectieuses, on remet en question ces pratiques. Inversement, on traque le germe invisible dans une eau ou un lait de belle apparence : l'usage de l'eau bouillie sur les bateaux de transports de troupes entre Saigon et Toulon fait en 1878 disparaître les décès par dysenterie qui atteignaient sur certaines traversées 20 % des soldats transportés, l'introduction du lait stérilisé réduit d'un tiers la mortalité des nourrissons entre 1903 et 1912. Les antiseptiques appliqués préventivement réduisent spectaculairement les décès causés par les plaies infectées ; mais il sera plus efficace encore d'imposer la propreté corporelle car une peau sale favorise les infections à la moindre écorchure. Après la chute de l'Empire romain le bain était passé de mode ; depuis le Moyen Age et les épidémies de peste on redoutait même les ablutions car l'humidité « ouvre les pores » et favorise l'infection des « humeurs » par l'air pestilentiel. Inversement, pensait-on, la graisse sur la peau constitue un écran protecteur qu'il ne faut pas faire disparaître en se lavant ; on va même jusqu'à enduire la peau des enfants avec des corps gras pour les protéger. Au XVIIe siècle encore, se laver à l'eau paraît dangereux. Si l'on se baigne, ce qui est exceptionnel, il faut le faire loin des repas, éventuellement s'y être préparé par des purges et des saignées ; après le bain il faut attendre un ou deux jours avant de s'exposer à l'air. Le marquis d'Effiat, qui en 1635 se baigne de loin en loin, attend plusieurs jours avant de réapparaître à la cour, « voulant éviter tout danger de faiblesse ». A la cour de Versailles, plutôt que d'encourir

---

1. Cité par G. Vigarello, *op. cit.*

tous ces dangers on change de linge et on s'inonde de parfum. D'ailleurs les odeurs corporelles, même intenses, ne sont pas mal considérées : puer le bouc, comme Henri IV, est un signe de vigueur sexuelle. Au XIX*e* siècle encore, l'eau inquiète car le visage est fragile ; on préfère la toilette « sèche » car « se laver avec de l'eau nuit à la vue, engendre des maux de dents et des catarrhes, appalit le visage et le rend plus susceptible de froid en hiver et de hâle en été [1] ». Le shampooing, importé par les Anglais de l'Inde, arrive en France en 1880, auparavant on se contentait de brosser les cheveux et de les huiler, de crainte que le lavage ne les fasse tomber.

Contre des mœurs si anciennes il faut le zèle de néophyte des médecins et instituteurs pour prêcher la toilette corporelle. On recommande d'abord la toilette partielle : le visage et les mains devraient, dit-on, être lavés tous les jours. Le docteur E. Monnin, médecin inspecteur de la Ville de Paris, écrit en 1886 : « Les instituteurs devront à chaque classe inspecter la figure, les mains, la tête, le linge et les vêtements des enfants : veiller par une visite hebdomadaire complète à ce que le lavage et le bain le soir soient donnés régulièrement ; faire de fréquents reproches, au sujet de la propreté, non seulement aux enfants mais surtout aux parents ; si ces reproches sont inutiles, recourir aux punitions ; et finalement, si l'on se heurte, malgré tout, à l'indocilité et au mauvais vouloir, ne pas hésiter à renvoyer les enfants dans leur famille [...] en faisant exécuter ces règlements ils [les instituteurs] auront soin de leur en faire comprendre leur raison d'être et leur valeur. »

A l'entrée à l'hôpital, ou à l'hospice, celui qui refuse la douche s'expose à l'exclusion. Dès 1900 le bain de pieds bimensuel est obligatoire dans les pensionnats et lycées et bientôt on y installe des douches. En 1899 on installe des bains-douches à bon marché (vingt centimes, savon compris) dans les grandes villes. Peu à peu l'usage des bains se répand, deux techniques y contribuent : l'eau courante et le chauffe-eau au gaz. Mais dans ma jeunesse encore, de nombreuses jeunes filles n'avaient pas le droit de se baigner nues, de crainte des images lascives suggérées par la nudité, aussi prenaient-elles leur bain en chemise de nuit. En 1935 le professeur d'hygiène de la faculté de médecine de Paris commençait encore son cours

---

1. Dans un manuel de savoir-vivre. Cité par J.-P. Goubert dans *La Conquête de l'eau*, Hachette, 1987.

Médecine et collectivité

en disant : « Maintenant que l'usage du bain hebdomadaire commence à se répandre... »

Ainsi, à la fin du XIXᵉ siècle l'hygiène est considérée comme « la plus utile des sciences » et c'est sans craindre de s'immiscer dans la vie privée des individus et des familles que les médecins en font la promotion. Ils pensent que pour l'individu la santé est un devoir car elle lui est nécessaire pour tenir sa place dans la société ; réciproquement, le capital humain est le bien le plus précieux, aussi une société doit-elle instruire les individus et leur enseigner que « propreté donne santé ». De fait, la santé de la population, notamment des enfants, s'améliore, les inégalités sociales se réduisent et cet effort prépare l'extraordinaire allongement de la durée de vie qui marquera le XXᵉ siècle.

Les découvertes médicales ont deux autres influences sur le mode de vie : l'évolution des habitats et les vacances. A partir de 1890 les cabinets d'aisance (importés d'Angleterre, d'où leur nom « water-closet ») se répandent, avec une double ambition, « celle de la propreté et celle de la morale », mais, en 1908, moins de 10 % des logements en disposent. En 1948 encore, seul un logement sur deux en est muni, bien que les statistiques montrent une mortalité plus faible dans les logements ouvriers ayant ce confort. La prospérité venue, ils se généraliseront rapidement. Parallèlement, la croyance dans les vertus de l'air pur et du soleil incite les habitants des villes à aller en villégiature à la montagne ou au bord de la mer car l'air y est « pur » et ne « contient que peu de microbes ». Les vertus germicides du soleil sont reconnues, prendre un « bain d'air et de soleil » est recommandé, ainsi que l'exercice physique, le sport. Ces idées nouvelles qui ont tant modifié le mode de vie au cours du XXᵉ siècle ont, dans une large mesure, leur origine dans les préceptes sanitaires de la fin du XIXᵉ siècle qui enseignent l'amélioration des défenses corporelles par la propreté, l'exercice physique, la lutte contre l'obésité. Une nouvelle image du progrès et du corps humain caractérise la modernité ; les médecins en furent les chantres.

Les chemins d'Esculape

L'ÉPIDÉMIOLOGIE

Vers 1950 l'épidémiologie, c'est-à-dire l'étude des maladies de la population, devient une application essentielle de la biostatistique. Son objet est d'abord de dénombrer le nombre des décès causés chaque année par les différentes maladies, ainsi que leur *incidence*, c'est-à-dire le nombre de nouveaux cas apparaissant chaque année dans la population étudiée, et leur *prévalence*, c'est-à-dire le nombre cumulé de personnes vivantes atteintes de la maladie considérée. Par exemple, il est utile de connaître en France le nombre de sujets séropositifs vis-à-vis du virus HIV (environ cent cinquante mille en 1995), c'est-à-dire leur prévalence ; mais, pour suivre l'évolution de la maladie, il serait non moins intéressant de connaître chaque année le nombre de nouveaux cas de séropositivité (incidence), ce que l'on mesure mal.

A côté de l'analyse des causes de décès, deux autres indicateurs sont précieux :

1. *Les origines des décès prématurés.* En effet, la cause du décès d'un homme de 90 ans a relativement peu d'importance ; s'il n'était pas mort de cette affection, une autre maladie l'aurait fait mourir quelques mois ou années plus tard. Il est plus utile d'analyser les causes de décès avant 65 ans. Par exemple 33,5 % de l'ensemble des décès sont dus aux maladies cardio-vasculaires, mais celles-ci n'occasionnent que 15 % des décès avant 65 ans. Inversement, les cancers causent 27 % de l'ensemble des décès, mais 36 % des décès avant 65 ans. De ce fait, contrairement à ce qui est parfois dit, les cancers sont un problème de santé publique plus important que les maladies cardio-vasculaires. Il en est de même des morts violentes qui causent 20 % des décès avant 65 ans.

2. *Les années de vie perdues.* Un décès survenu à 20 ans entraîne la perte de cinquante années de vie, si l'on admet que 70 ans est chez l'homme la durée de vie moyenne, alors qu'un décès à 65 ans n'entraîne que cinq années de vie perdues. On ne peut pas mettre ces deux décès sur le même plan, d'où l'idée de classer les causes de décès en fonction du nombre d'années de vie potentielles qu'elles font perdre. Les morts violentes deviennent alors le problème

numéro un puisqu'elles entraînent 34 % des années de vie perdues, devant les cancers (26 %) et les maladies cardio-vasculaires (11 %). Ainsi, sur le plan de la santé publique, il faut considérer ces différents indicateurs et ne pas se contenter des causes de décès.

L'épidémiologie a aussi pour objet de suivre l'évolution de ces indicateurs, de comparer ceux provenant de différentes régions géographiques, de différents milieux socioprofessionnels. Elle fournit ainsi des informations capitales pour comprendre une maladie et analyser ses causes. Par exemple, quand on s'est aperçu que les cancers de l'œsophage sont plus fréquents dans l'ouest de la France que dans le reste du pays et beaucoup plus fréquent en France que dans les autres pays de l'Union européenne, cela a suggéré la présence en Bretagne et en Normandie de facteurs favorisant la genèse de ce cancer ; l'alcool apparut d'emblée comme un candidat possible, ce qui fut ensuite démontré.

Une hypothèse étant faite, plusieurs méthodes épidémiologiques permettent en effet d'identifier les facteurs corrélés avec la maladie. Prenons l'exemple du cancer du poumon. Celui-ci était rare avant la guerre de 39-45 ; il devint ensuite de plus en plus fréquent dans tous les pays occidentaux au point d'y être aujourd'hui la principale cause de mortalité par cancer. Devant cette épidémie on se demanda quelles pouvaient en être les causes. On pensa d'abord aux gaz d'échappement des voitures et au goudron (dont le pouvoir cancérogène était connu) des routes. Pour tester cette hypothèse B. Hill et R. Doll interrogèrent en 1950 dans les hôpitaux anglais quelques centaines de malades atteints de cancer du poumon et un nombre équivalent de malades du même âge hospitalisés pour d'autres affections. Parmi les questions posées, outre celles concernant les automobiles et les routes, il y en avait sur le tabac. Le dépouillement des questionnaires montra que le seul facteur différenciant significativement les malades atteints de cancer du poumon des autres était le tabagisme. On lança dès lors, pour vérifier ce résultat, de vastes enquêtes prospectives au cours desquelles on interrogea des dizaines, puis des centaines de milliers de sujets bien-portants dont on suivit le devenir. Non seulement la corrélation entre tabagisme et cancer du poumon fut confirmée, mais le risque apparut proportionnel au nombre de cigarettes fumées quotidiennement et au temps pendant lequel on avait fumé. De plus un excès de cancers était observé dans tous les tissus exposés au tabac ou à ses produits de catabolisme. Inversement l'arrêt du tabac s'accompagne d'une décroissance rapide du risque. Les études expérimentales étaient difficiles à réaliser ; on parvint néanmoins, après bien des tâtonnements et vingt années d'efforts, à faire fumer des animaux et à confirmer les données épidémiologiques.

Ce succès éclatant de l'épidémiologie, qui avait été capable en quelques mois de suggérer une cause à l'épidémie de cancers du poumon, puis de la démontrer, établit la valeur de cette discipline pour élucider l'origine des maladies. L'épidémiologie est aujourd'hui à la source non seulement de la prévention du cancer mais de l'analyse de ses causes, même quand celles-ci sont complexes. Reprenons l'exemple du cancer de l'œsophage : nous l'avons vu, la distribution géographique suggérait le rôle de l'alcool. Pour progresser on étudia la relation entre la quantité d'alcool consommée et la fréquence du cancer. Celle-ci est fonction de la quantité d'alcool ingéré ; de plus, à quantité égale d'alcool le risque est influencé par la consommation tabagique. Les deux facteurs alcool et tabac s'associent et multiplient leurs effets respectifs. Dans ces cancers polyfactoriels, l'épidémiologie permet de mesurer le poids relatif de chacun d'eux.

Le médecin dispose ainsi, à côté de l'expérimentation animale, d'une méthode pour, à partir d'observations faites chez l'homme, construire une hypothèse et en tester la valeur. Depuis quarante ans l'épidémiologie s'est imposée dans tous les domaines de la médecine. Il est devenu banal de faire des enquêtes sur des centaines ou des milliers de malades pour rechercher les facteurs qui ont favorisé ou causé l'éclosion d'une maladie aiguë ou chronique, infectieuse ou dégénérative (athérosclérose, cancer, etc.), comportant ou non une composante héréditaire. L'étiologie d'une maladie, quand j'étais jeune médecin, était un chapelet d'hypothèses hasardeuses, elle a acquis la rigueur d'une démonstration scientifique.

On distingue deux grands types d'enquêtes épidémiologiques. Dans les enquêtes rétrospectives on compare des cas (c'est-à-dire des sujets présentant la maladie étudiée) à des témoins (aussi semblables que possible aux sujets malades, au minimum de même âge et sexe) ne présentant pas la maladie. C'est la méthode que Doll et Hill avaient utilisée pour mettre en évidence le rôle du tabac dans le cancer du poumon. L'avantage de cette méthode, dite cas-témoin, est d'être capable en un temps court, grâce à l'étude de quelques centaines de cas, d'établir l'existence de corrélations statistiques entre une maladie et certaines caractéristiques du sujet malade : par exemple les habitudes alimentaires, l'hérédité familiale, les antécédents tels qu'une autre maladie ou l'exposition à un toxique. Cependant une enquête cas-témoins suggère avec plus ou moins de force, elle ne prouve pas. Il est impossible dans une étude rétrospective de considérer un grand nombre de paramètres et de les estimer quantitativement. La corrélation ne prendra sa valeur que si elle est retrouvée dans d'autres enquêtes. Même dans ce cas elle peut n'être qu'un facteur favorisant ou une autre conséquence d'un facteur causal ayant provoqué à la fois la maladie étudiée et cette autre caractéristique. Par exemple, dans le cas du tabac les médecins hostiles au rôle causal du tabac avaient imaginé que le désir de fumer était la conséquence d'un terrain psychosomatique particulier qui favorisait également le cancer du poumon.

Pour répondre à de telles objections il est utile de recourir à d'autres méthodes, en particulier aux enquêtes prospectives. Dans celles-ci on suit une cohorte de sujets en bonne santé en notant toutes les caractéristiques pertinentes (par exemple, nombre de cigarettes par jour, consommation d'alcool, profession, etc.). Puis on enregistre régulièrement pendant les années ou décennies suivantes les maladies et les décès survenus chez ces sujets, ainsi que leurs variations du mode de vie (arrêt du tabac, départ à la retraite, etc.). On peut ainsi établir des relations entre mode de vie et pathologie. Ces études portent sur des cohortes très vastes, jusqu'à plusieurs centaines de milliers de personnes, ou plus, qu'il faut suivre sur plusieurs décennies ; elles sont donc coûteuses mais elles apportent énormément d'informations. Cependant, même dans ces cas il faut interpréter avec prudence les corrélations observées, car elles ne prouvent pas une relation de causalité ; aussi est-on tenu de multiplier les études sur des populations différentes en pourchassant les sources d'erreur. C'est ainsi qu'a été définitivement établi le rôle du tabac ou de l'alcool dans la genèse de plusieurs cancers, y compris celui du sein pour l'alcool, de l'utérus et du côlon pour le tabac. Chez les survivants d'Hiroshima et de Nagasaki, bien que le nombre des cancers en excès ait été relativement faible (sur environ deux cent cinquante mille survivants environ neuf cents cancers excédentaires par rapport à la population japonaise normale), on a pu analyser l'influence de la dose reçue lors de l'explosion, ainsi que celle du sexe, de l'âge. Dans d'autres on a étudié l'effet de certaines expositions professionnelles (amiante, etc.). Dans l'enquête EPIC effectuée sous l'égide du Centre international de recherche sur le cancer et de l'Action européenne contre le cancer, pour étudier l'influence de l'alimentation sur la santé une cohorte de cinq cent mille personnes volontaires a été constituée, dont cent mille Français. Leurs habitudes alimentaires ont été notées et suivies, un recueil périodique d'échantillons de nourriture, d'urines et de fèces institué. La fréquence des divers types de pathologies dans cette cohorte apportera des informations sur les relations entre alimentation et santé et permettra de vérifier les hypothèses issues d'enquêtes rétrospectives.

D'autres enquêtes ajoutent des examens de laboratoire, par exemple le dosage d'un certain nombre de vitamines (A, E, C) dans le sang, ou la séropositivité vis-à-vis de certains virus, et associent ainsi recherche de laboratoire et épidémiologie de terrain. La maladie de Burkitt en Afrique tropicale s'observe surtout le long des lacs et cours d'eau, ce qui suggérait l'intervention des moustiques ; elle conduisit à l'hypothèse d'un facteur viral. Celle-ci fut confirmée lorsqu'on élucida, grâce à des recherches biologiques et cliniques, les rôles respectifs du virus d'Epstein-Barr transmis par voie buccale et du paludisme qui, en diminuant la résistance immunitaire chez l'enfant, permet la prolifération de cellules porteuses de virus [1]. Dans les enquêtes sur le cancer du naso-pharynx on a montré que ces cancers ne surviennent que chez les sujets séropositifs pour le virus d'Epstein-Barr, mais que seule une faible proportion de ceux-ci présente un cancer, ce qui s'explique par l'influence de facteurs alimentaires et viraux. De plus, on découvrit une relation entre l'intensité de la réaction de séropositivité, qui traduisait le caractère massif de l'infection virale, l'âge auquel la séroconversion était survenue et la probabilité d'apparition d'un cancer. Ces corrélations constituaient un argument puissant en faveur de l'origine virale de ces cancers, ce qui fut corroboré ensuite par la biologie moléculaire. Ainsi l'épidémiologie acquiert sa pleine efficacité en coopérant avec d'autres disciplines.

Quelle que soit la force d'une corrélation statistique, tant que le mécanisme n'est pas connu, un doute subsiste sur la signification

---

1. Voir G. Blaudin de Thé, *Sur la piste du cancer*, Flammarion, 1984.

Médecine et collectivité

du résultat. En effet les causes d'erreur sont nombreuses : imprécisions dans le recueil des données ou le suivi des sujets, nombre de cas insuffisants, d'où puissance statistique trop faible pour mettre en évidence un risque et encore plus pour l'exclure, population étudiée mal choisie, etc. Par exemple, pour analyser les facteurs alimentaires favorisant les cancers du sein, on étudia des dizaines de milliers d'infirmières américaines. Malheureusement, les quantités de matières grasses d'origine animale consommées ne variaient que faiblement d'une infirmière à l'autre, leurs habitudes étant relativement voisines. Le rôle de ce facteur, dont on soupçonnait qu'il pouvait être important, ne put pas être analysé de façon convenable, alors que simultanément une autre étude effectuée en Italie et comparant des femmes vivant dans des régions du Nord ou Sud, où les habitudes alimentaires sont très différentes, y parvenait.

Même lorsqu'on se fonde sur des échantillons représentatifs, il suffit que la surveillance ait été plus stricte chez les sujets exposés au risque que chez les autres pour qu'on conclue, à tort, à une corrélation entre ce facteur et telle affection. C'est ainsi que, depuis vingt ans, certaines études avaient cru mettre en évidence une augmentation de la fréquence des cancers chez les personnes âgées, alors que cette variation est simplement due à ce que celles-ci sont maintenant mieux suivies médicalement que par le passé.

Un résultat est dit statistiquement significatif quand le risque d'erreur est inférieur à 5 %. Avec cette limite on accepterait, si l'on étudie vingt produits inoffensifs, de croire à tort que l'un d'eux est cancérogène, ou l'inverse. De même si, au cours de la recherche de l'effet cancérogène d'un produit, on étudie vingt types de cancer, les simples fluctuations statistiques peuvent expliquer une différence significative (en plus ou en moins) pour l'un d'entre eux. En réalité, on n'a le droit de faire une telle analyse par sous-groupes que si elle a été prévue dans le protocole, ou si la fréquence globale des cancers est augmentée et que l'on souhaite affiner ce résultat [1].

---

1. Or, bien souvent cette règle est ignorée. Ainsi, dans une étude effectuée pour rechercher si l'accident chimique de Seveso avait causé une augmentation de la fréquence des cancers on trouva que celle-ci était très inférieure à la normale, ce qui était tout à fait rassurant. Mais les auteurs procédèrent à l'analyse d'une vingtaine de types différents de cancers et observèrent que l'un d'entre eux avait une incidence supérieure à la normale, conclusion qui était méthodologiquement non justifiée. La presse ne retint que ce résultat et annonça une augmentation de la fréquence des cancers après Seveso. Bel exemple de conclusion imprudente.

Mais même dans ce dernier cas l'analyse par sous-groupes ne peut être qu'indicative et ne permet pas de conclusion. Inversement une étude effectuée sur un nombre insuffisant de sujets pourra ne pas atteindre la significativité statistique tout en faisant apparaître une tendance ; on ne peut alors rien affirmer, mais il ne faut pas rejeter l'hypothèse ; une enquête complémentaire plus puissante est nécessaire avant de conclure.

Quand plusieurs enquêtes ont été faites il est souhaitable d'en confronter les résultats. Une des méthodes utilisées consiste à les regrouper dans une analyse commune (méta-analyse). Ces méta-analyses ont permis de grands progrès car elles augmentent considérablement la puissance statistique. Mais elles sont exposées à une source d'erreur liée à la tendance des chercheurs à ne publier que les résultats positifs et à taire les autres. Cela risque de faire croire à tort à une concordance des résultats. Ce même problème se pose d'ailleurs pour les nouveaux médicaments : les médecins qui observent un effet favorable sont plus enclins à les publier que ceux qui n'en observent pas. D'où l'impression injustifiée que le médicament est efficace. Les statistiques sont une science rigoureuse, mais médecins et statisticiens ne sont pas toujours vigilants.

Lorsque la méthodologie est correcte et l'observation exacte, l'interprétation peut être erronée. Par exemple, des études effectuées en Angleterre ont montré que les leucémies sont plus fréquentes aux alentours de certaines centrales nucléaires. On a donc cru qu'elles étaient dues aux rejets radioactifs. Or la construction des centrales entraîne un afflux de populations venues d'autres régions et une modification des conditions de vie. Des enquêtes effectuées dans des zones où l'on retrouve ces mêmes phénomènes migratoires, mais pour d'autres raisons, mirent en évidence une augmentation similaire. Il est plausible que celle-ci soit due à des infections virales favorisées par le brassage de population. Ces exemples illustrent la prudence des épidémiologistes et leur souci de recouper un premier résultat par d'autres enquêtes effectuées dans des régions différentes. Le cas des centrales nucléaires souligne l'interférence des facteurs psychologiques : les peurs suscitées par l'atome expliquent la facilité avec laquelle on attribue aux rayonnements ionisants un excès de cancer, même dans les milieux épidémiologiques, alors que si d'autres facteurs étiologiques avaient été envisagés, on aurait été beaucoup plus prudent. Ainsi, alors que des études sérieuses montrent que les rayonnements ionisants naturels ou d'origine humaine sont responsables de moins de 1 ‰ des cancers, ceux-ci ont fait l'objet d'un nombre considérable d'enquêtes dont beaucoup, effectuées dans des conditions méthodologiques discutables en raison de la hâte et des arrière-pensées des auteurs, ont été ensuite infirmées. Les données rassurantes dans ce domaine, comme dans celui, voisin, des pollutions chimiques, sont oubliées ou négligées. Seveso reste dans l'inconscient collectif une tragédie alors que les enquêtes effectuées n'ont pu lui attribuer aucun décès humain, immédiat ou secondaire. Tandis que les données épidémiologiques attribuent aux polluants chimiques présents dans l'air, l'eau et les aliments moins de 2 % des cancers, les craintes persistent ou s'exacerbent à la moindre occasion.

Avant d'admettre un résultat surprenant il faut le recouper par d'autres enquêtes et exclure tous les risques de biais. Inversement un résultat significatif, cohérent avec les autres connaissances, sera plus facilement accepté. La nécessité d'une objectivité rigoureuse est ainsi compatible avec la prise en compte de la plausibilité scientifique d'un résultat.

La promesse des fleurs se juge à la qualité des fruits. Ceux de l'épidémiologie ont révolutionné des pans entiers de la médecine et donné des assises solides à la prévention. Tous les facteurs cancérogènes dont le rôle a été prouvé chez l'homme sont le fruit de l'épidémiologie. Tant que les méthodes épidémiologiques restèrent primitives, on ne put déceler que les facteurs associés à des contaminations massives, tels les goudrons de la suie pour le cancer des bourses du testicule (scrotum) des ramoneurs décrits par Sir Percival Pott en 1775, ou les colorants chimiques dans le déterminisme des cancers de la vessie chez les ouvriers de l'industrie des colorants à la fin du XIXe siècle. Depuis 1950 le raffinement des méthodes épidémiologiques a étendu presque à l'infini le champ des investigations. Malgré le développement parallèle des recherches expérimentales sur les cancérogènes, l'épidémiologie a toujours précédé celles-ci et c'est elle qui a suggéré puis démontré le rôle de tous ceux identifiés aujourd'hui chez l'homme : tabac, alcool, virus cancérogène, amiante, poussière de bois, œstrogènes de synthèse, alimentation avec à la fois l'action anticancérogène des fruits et légumes ou l'effet cancérogène d'une consommation élevée en graisses d'origine animale, etc. L'épidémiologie a aussi proposé des hypothèses sur les mécanismes qui ont été ensuite testés grâce à l'expérimentation.

Les expériences animales montrent l'existence ou l'absence d'un effet cancérogène pour l'espèce étudiée mais n'apportent pas d'indication sur le degré de risque chez l'homme. Or un risque ne se juge pas sur le plan qualitatif ; pour être efficace la prévention ne doit pas se tromper de cible et il faut hiérarchiser les risques en fonction de données quantitatives et s'attaquer aux plus grands. Seule l'épidémiologie permet de le faire. Elle a ainsi mesuré l'importance relative des différents facteurs, montré par exemple pour les cancers des voies respiratoires que la pollution atmosphérique n'avait qu'un rôle négligeable en regard de celui du tabac.

Pour les maladies cardio-vasculaires, l'épidémiologie a mis en évidence et hiérarchisé les rôles du tabac, de l'hypertension, des habitudes alimentaires, de la cholestérolémie, de l'absence d'exercice physique et des prédispositions génétiques. Elle a aussi permis de se débarrasser d'idées simplistes telles que : l'infarctus du myocarde atteint les hommes d'affaires soumis à des stress psychologiques et épargne les agriculteurs, employés et ouvriers. Ces travaux ont donné des fondements robustes à la prévention des maladies cardio-vasculaires et, grâce à celle-ci, la mortalité qu'elles causent entre 40 et 65 ans a diminué de moitié.

Le rôle acquis par l'épidémiologie explique que des structures permanentes aient été mises en place : registres et observatoires de santé. Les registres du cancer, aujourd'hui très répandus dans le monde, colligent tous les nouveaux cas de cancers diagnostiqués dans une région géographique déterminée. Ils permettent donc de suivre la fréquence des divers types de cancers et de comparer celles-ci dans différentes régions. Les premiers registres ont été ouverts à Hambourg en 1929, puis au Canada et aux États-Unis dans les années trente. Il en existe actuellement en France dans huit départements, chacun couvrant une population de cinq cent à huit cent mille personnes ; le plus ancien, celui du Bas-Rhin, a été créé en 1975. Les registres, en Europe, sont réunis dans un réseau. Quand je suis devenu, en 1986, président du Comité d'experts européens, un de nos premiers objectifs a été de le compléter, notamment dans certains pays méditerranéens comme le Portugal ou la Grèce. Actuellement, les renseignements les plus précieux proviennent des pays nordiques, qui, en raison de leur population relativement limitée et de leur haut niveau médical, enregistrent et suivent tous les cas de cancer. L'ancienneté de ces registres (1942 au Danemark) et leur fiabilité en font des sources précieuses d'informations. Ils sont devenus un outil irremplaçable. Seulement 3 % de la population des pays du tiers-monde est suivie par cette méthode, contre 25 % en Europe de l'Ouest.

L'enregistrement des causes de décès permet par ailleurs de connaître la proportion de ceux dus aux cancers. Pour obtenir le permis d'inhumer, le médecin doit déclarer la cause du décès. En France, les règles de confidentialité imposent que cette déclaration soit consignée sur un feuillet à deux volets. L'un porte les renseignements d'état civil, il est adressé à la mairie du lieu de naissance. L'autre mentionne la cause du décès et est envoyé à l'Institut national de la santé et de la recherche médicale (INSERM), qui l'enregistre sans connaître le nom du défunt. Ces précautions constituent un handicap pour l'épidémiologie française, car une fois les deux volets séparés, il est, en principe, interdit de les réunir, sauf autorisation spéciale donnée par la commission Informatique et liberté. Supposons que l'on veuille rechercher si les ouvriers qui travaillent dans une usine où sont fabriqués des produits dangereux meurent davantage de cancer que le reste de la population. Il est impossible, en France, d'obtenir ce renseignement, alors que chez nos voisins, hollandais ou britanniques par exemple, il est aisément obtenu sans violer pour autant l'anonymat des sujets concernés. Le nombre des décès dus au cancer est rapporté au nombre d'ouvriers, puis le taux est comparé à celui de l'ensemble de la population. Depuis plus de vingt ans, l'informatique a simplifié ces dénombrements tout en préservant la confidentialité des renseignements individuels. La France bénéficie hélas peu de ces progrès, à cause d'une conception rigide de la confidentialité. Ceux-là mêmes qui dénoncent le plus la présence de facteurs cancérogènes dans l'environnement s'opposent, au nom de la protection du secret de la vie privée, à ces enquêtes nécessaires au progrès des connaissances. C'est un exemple d'obscurantisme en médecine. Cependant il ne faut pas désespérer, des progrès sont faits. Les registres des cancers, pourtant si utiles, n'ont fonctionné en France jusqu'en 1994 que grâce à des tolérances, alors que la loi les interdisait. En Allemagne ils avaient été interdits sous la pression de groupes environnementalistes mais peuvent de nouveau fonctionner.

Or l'écart entre morbidité et mortalité grandit sans cesse : on guérit en effet aujourd'hui approximativement la moitié des cancers. L'étude de la mortalité apporte des renseignements insuffisants, en particulier pour les cancers comme ceux de la peau, qui guérissent fréquemment. De plus la confrontation des données de morbidité et de mortalité fournit une indication sur le taux de guérison à l'échelle de la région qui peut être très différent de celui observé dans un hôpital dans lequel le recrutement des malades et leur traitement peuvent ne pas être représentatifs de ceux de la région. De telles enquêtes, effectuées en respectant l'anonymat des malades et des centres de traitement, fournissent des indications précieuses sur le système de soins — délais entre la première consultation, le diagnostic et le traitement —, ainsi que sur la qualité du traitement prescrit et de son exécution [1].

Les registres colligeant chez les nouveau-nés les malformations et les maladies congénitales apportent également des renseignements cruciaux. Périodiquement l'opinion s'inquiète de la constatation dans une région de plusieurs malformations. On jette alors, sans preuve, l'anathème sur tel produit chimique ou radioactif, ce qui provoque l'angoisse sans permettre de progrès. C'est pourquoi il est indispensable de recenser tous les cas afin de juger si la fréquence des malformations, qui est toujours relativement élevée (5 % à 6 % des nouveau-nés sont porteurs de malformations décelables), est réellement augmentée. Les résultats sont dans l'ensemble rassurants et montrent une grande stabilité de la fréquence des malformations et maladies congénitales, malgré le nombre gigantesque de nouveaux produits chimiques et agents physiques présents dans notre environnement. Cependant le drame de la thalidomide nous rappelle à la vigilance. Ce médicament était apparemment inoffensif, mais administré à des femmes enceintes il a provoqué de graves malformations des membres chez les nouveau-nés. L'identification de la cause de ces malformations est d'ailleurs due à un médecin praticien qui, frappé par l'observation de deux cas dans sa pratique, a effectué une longue mais fructueuse enquête. Là encore, l'épidémiologie a précédé l'expérimentation animale. Rappelons qu'il faut distinguer les défauts héréditaires d'origine génétique dus à la mutation d'un gène, des troubles du développement de l'embryon (effets

---

1. Voir chapitre V.

tératogènes) provoqués par l'action d'un agent toxique sur l'embryon pendant la gestation. L'organisme humain semble bien résister aux effets génétiques, par contre des effets tératogènes ont été observés pour de nombreux agents.

Le but des observatoires de santé est de rassembler et d'analyser l'ensemble des renseignements obtenus dans la région afin de promouvoir des actions spécifiques adaptées. L'exemple du sida [1] illustre l'intérêt de telles structures. Mais pour atteindre ce niveau d'efficacité un observatoire de santé, ou mieux un réseau, doit bénéficier de moyens importants. On ne peut pas se contenter d'une infrastructure moyenne. Comme pour les registres, il faut atteindre un haut niveau d'exhaustivité... ou disparaître.

ÉVALUATION ET STRATÉGIE EN SANTÉ PUBLIQUE

Information sanitaire du public, registres, observatoires de santé, règlements sanitaires, vaccinations, prévention et dépistage doivent s'intégrer dans une politique globale de santé. De telles actions nécessitent des moyens importants et la coopération d'un grand nombre d'administrations et d'associations. Comme on ne peut pas tout faire, des choix sont indispensables. La première étape est l'estimation de l'efficacité des mesures envisagées, dans les conditions où elles seront mises en œuvre. Cette évaluation doit mesurer le rapport coût/bénéfice d'actions aussi diverses que les campagnes d'informations sanitaires, la lutte contre l'alcoolisme, la prévention du sida ou le dépistage du cancer du sein.

La méthodologie utilisée varie selon le cas. Par exemple, lors d'une campagne d'éducation sur la santé à l'école, il serait théoriquement souhaitable de tirer au sort des élèves dont les uns recevraient, et les autres non, une information sanitaire, comme sur le tabac. Cependant un tirage au sort est impossible à l'intérieur d'une classe car les élèves communiquent entre eux et s'influencent. Il faut donc comparer des classes ou mieux des établissements scolaires. Mais on se heurte alors à une autre difficulté : ces écoles sont-

---

1. Voir chapitre VIII.

elles comparables ? Comment tenir compte des facteurs autres que l'éducation scolaire (le milieu social, le quartier) ? Comment éviter les biais introduits par ces facteurs géographiques ou sociaux ? Et que mesurer ? L'objectif est de réduire la fréquence des cancers du poumon mais on ne peut pas attendre trente ans. On devra se contenter de mesurer la proportion de fumeurs cinq ou dix ans plus tard. Comment s'assurer que les sujets interrogés disent la vérité ? Ils risquent par défi de prétendre qu'ils fument même s'ils ne le font qu'exceptionnellement, ou au contraire de se vanter en disant qu'ils sont non fumeurs, alors qu'ils fument. Faut-il leur faire confiance ? Ou doser la nicotine dans les urines, ce qui alourdit l'enquête ? Même dans un cas aussi simple, l'évaluation est une technique complexe qui nécessite des spécialistes avertis.

Les difficultés sont beaucoup plus grandes pour évaluer l'impact d'une campagne contre la drogue ou le sida. Certaines campagnes risquent d'être non seulement inefficaces mais nuisibles en suscitant des réactions inverses ou en créant un climat d'anxiété. Des tests préliminaires sur différentes catégories de public seraient souvent souhaitables, car la première condition du succès est une claire définition de la cible : les adolescents ? les parents ? les enseignants ? Ensuite il faut se demander comment l'atteindre. Trop souvent les campagnes sont décidées pour satisfaire un homme politique soucieux de son image ou une association désireuse de se faire connaître, ou encore sous la pression de publicitaires, sans réflexion véritable sur l'adéquation entre le but et les moyens. Une campagne lancée tous azimuts, à la télévision par exemple, peut être inutilement coûteuse, voire néfaste, alors que bien ciblée elle pourrait s'avérer efficace.

Étant donné l'intrication des facteurs médicaux et culturels, les campagnes doivent être menées dans le cadre d'une stratégie cohérente et durable. Changer les comportements requiert une ou plusieurs décennies. En Suède, par exemple, une campagne contre le tabagisme avait été lancée avec succès. Après quelques années les hommes politiques crurent qu'on pouvait l'interrompre. Un an plus tard la consommation recommençait à augmenter. Des réglementations mal appliquées, comme actuellement l'interdiction de la publicité en Italie, ou les zones fumeurs et non-fumeurs dans les restaurants en France, peuvent être nuisibles en ôtant de la crédibilité à la campagne.

Médecine et collectivité

Tout cela souligne la nécessité d'une politique de santé publique. Il existe en France quatre niveaux auxquels celle-ci se discute : le département, la région, le pays et l'Union européenne. C'est beaucoup, car si une même stratégie n'inspire pas ces différents niveaux, l'incohérence engendre l'inefficacité. Le département a une taille idéale pour lancer une opération pilote, par exemple un registre du cancer ou une opération de dépistage du cancer du sein ; mais il est trop petit pour la mise en place des structures techniques d'évaluation. La région a une taille excellente pour aborder certains problèmes spécifiques, tels l'alcool en Normandie ou en Bretagne, les drogues en Provence-Côte d'Azur ou en Ile-de-France. La diversité faciliterait des expériences originales, à condition que les résultats soient rassemblés et analysés à l'échelle nationale. Le pays est le niveau auquel doit s'élaborer la stratégie globale avec l'attribution des moyens nécessaires et le suivi des opérations ; cette tâche difficile commence à peine. L'Europe peut avoir un rôle de confrontation des expériences nationales et de stimulation. Nous avons, en Europe, la chance de regrouper des pays dont les systèmes sanitaires sont très différents — par exemple, libéral en Allemagne, étatique en Grande-Bretagne. En Suède, en Grande-Bretagne et en Hollande le gouvernement définit régulièrement sa stratégie de santé et il existe un programme cohérent, ce qui n'est pas le cas dans la plupart des autres pays, bien qu'en France on tente de le faire. Il est par ailleurs possible de comparer l'état sanitaire [1] et le coût des soins dans chacun des pays membres. Chaque pays a ses succès, mais aussi ses manques et des inégalités sociales plus ou moins grandes face à la santé.

La recherche clinique et épidémiologique doit être structurée et réfléchie. On ne peut laisser, sans plan d'ensemble, n'importe quel service hospitalier, ou groupe de médecins, entreprendre des recherches, coûteuses et méthodologiquement difficiles, qui exigent la coopération active d'un grand nombre de malades. Ne serait-ce que pour cette raison, il y a devoir de résultats. Les redondances, les résultats incertains à cause de protocoles imprécis, les lacunes dues

---

1. Par exemple dans l'étude *Eurocare* (voir chapitre V) en ce qui concerne la survie des malades cancéreux.

à l'absence d'études sur des sujets importants en raison de tabous sociaux doivent être évités, sans pour autant tomber dans un dirigisme pesant.

LA MÉDICALISATION DE LA CONTRACEPTION

Depuis l'Antiquité l'hygiène est une des branches de la médecine et la santé publique en est le prolongement, même quand elle vise à réformer les comportements pour prévenir des maladies. Avec la contraception on entre dans un domaine nouveau où la médecine n'a plus pour objet de lutter contre la maladie mais de répondre à une aspiration sociale. Dans ce livre nous n'avons pas à entrer dans les controverses philosophiques ou religieuses mais devons considérer l'impact de ces nouvelles technologies sur la pensée médicale et sur les relations entre le médecin et la société.

La contraception pose le problème des relations entre médecine, sexe et société. Dès que le rôle du sperme dans la fécondation a été compris, la contraception par des moyens naturels s'est répandue rapidement en France ; la brutale baisse du nombre des naissances dans la noblesse à la fin du XVIIIe siècle, dans la bourgeoisie au cours du XIXe puis la vogue de l'enfant unique en témoignent éloquemment. De même l'avortement est connu depuis l'Antiquité. Il restait le recours le plus fréquent contre la grossesse non désirée et se pratiquait encore sur une large échelle (environ cinquante mille par an) en France vers 1950, dans des conditions déplorables d'hygiène, avec de grands risques de complications mortelles et de stérilité définitive. Je me rappelle ces salles de chirurgie où la moitié des femmes étaient hospitalisées pour curetage post-abortif. Au milieu du XXe siècle la libéralisation des mœurs sexuelles augmenta la pression de la société sur le corps médical. Par ailleurs l'explosion démographique était devenue la principale menace mondiale et, dans les pays du tiers-monde, le rythme d'augmentation de la population, de 2 % à 3 % par an, empêchait le développement économique ; diminuer le nombre des naissances était une préoccupation universelle.

L'histoire de la découverte de la pilule met en lumière les interactions entre société et médecine. Gregory Pincus était un endocrinologue renommé, spécialiste de la synthèse et de la dégradation des hormones quand il fut contacté par Margaret Sanger, féministe qui militait en faveur du contrôle des naissances [1]. A la fin des années cinquante les seules méthodes de contraception restaient le préservatif, qui rendait la femme dépendante de l'homme, et le diaphragme, avec lequel la femme était autonome mais dont la confection (sur mesure) était coûteuse et la pose complexe. Margaret Sanger rêvait d'une méthode simple, telle celle imaginée par Aldous Huxley dans *Le Meilleur des mondes* où la fécondité était maîtrisée par une pilule *(The Pill)*.

Sur le plan scientifique le problème était relativement simple. Depuis 1937 A. W. Makepeace avait montré qu'une hormone, la progestérone, pouvait suspendre l'ovulation, donc entraîner une stérilité temporaire et réversible. Mais cette hormone devait être administrée par injection car elle était dégradée dans le tube digestif. Pour en faire un moyen de contraception il fallait créer une molécule ayant gardé les propriétés hormonales tout en étant capable de franchir les barrières intestinale et hépatique. Pincus, avec J. Rock et M. C. Chang, s'attela à cette tâche, grâce aux subventions offertes par Margaret Sanger et quelques femmes fortunées. La molécule trouvée, ils déterminèrent la quantité d'hormones nécessaire pour la contraception et le rythme d'administration (tous les jours pendant trois semaines au cours du cycle). Après des études préliminaires effectuées à Boston, la méthode fut testée sur quelques milliers de femmes à Porto Rico en 1961. Sa fiabilité fut démontrée, ainsi que le caractère réversible de la contraception puisque, après arrêt de la contraception orale, la femme retrouve une fécondité normale. En revanche, prouver l'innocuité à long terme était difficile. Allan Parkes disait qu'il « serait impossible de prescrire la pilule avant que plusieurs millions de femmes ne l'aient prise vingt ans durant ». En toute rigueur il avait raison, mais la pression sociale était si forte que l'on se contenta d'arguments scientifiques indirects, d'autant qu'il devint vite évident que les risques sanitaires éventuels étaient contrebalancés par la diminution du nombre d'avortements, et donc par la réduction des complications qu'ils entraînent.

---

1. Voir E.-E. Baulieu, *Génération pilule*, Odile Jacob, 1990.

Les chemins d'Esculape

La découverte de la pilule contraceptive marque un tournant dans l'histoire de la médecine et des mœurs, celle où le savoir médical s'immisce dans l'intimité du couple, donne à la femme la maîtrise sur son propre corps et lui permet d'imposer son autonomie. Les réactions allèrent de l'enthousiasme au scepticisme et à une violente hostilité. Le corps médical était perplexe. Il connaissait les conséquences dramatiques des avortements, la pilule répondait donc à sa mission de défendre la personne humaine contre la souffrance et les conséquences médicales de ses comportements. Mais, d'autre part, il était tenu de respecter la vie privée de chacun ; or, en prescrivant la pilule, le médecin sortait de son rôle traditionnel, soigner les malades et prévenir les maladies ; il dissociait l'acte sexuel de la procréation, ouvrant la porte à un changement de mœurs. S'il refusait ce rôle, il prorogeait l'usage de l'avortement. Exigences contradictoires qui divisèrent le corps médical et entraînèrent dans tous les pays des crises qui laissèrent des traces profondes. La défiance qui en a résulté envers la médecine eût été d'ailleurs encore plus grave si le corps médical avait pris une autre position : certains ne pardonnent pas aux médecins l'intrusion dans la vie sexuelle mais personne n'aurait accepté qu'ils se désintéressent du problème majeur de notre temps : la démographie galopante de certaines régions du monde (nous y reviendrons au chapitre IX).

Trente ans plus tard les passions ne se sont pas apaisées. Certes la pilule est devenue depuis 1966, date à laquelle elle a été autorisée en France, un fait social irréversible et les jeunes femmes qui l'utilisent aujourd'hui pour la première fois n'imaginent pas les fanatismes et les conflits qui ont entouré sa naissance. Mais l'introduction d'un nouveau type de pilule, le RU 486 dû à E.-E. Baulieu, déchaîna de 1982 à 1988 des passions analogues, quoique moins violentes. Alors que la pilule de Pincus empêchait l'ovulation, donc la fécondation, le RU 486 agit au niveau de la muqueuse utérine et provoque un avortement précoce par ses propriétés antiprogestérone (en se fixant sur les récepteurs de la progestérone) ; comme disent les Anglo-Saxons, c'est la « pilule du lendemain matin ». En réalité le RU 486 est utilisé pour arrêter une grossesse dès que celle-ci est détectée, c'est-à-dire dès qu'il y a un retard de règles, c'est donc plutôt la pilule du surlendemain. Quoi qu'il en

Médecine et collectivité

soit, elle fit renaître, trente ans plus tard, la controverse qui avait entouré la naissance de la pilule contraceptive. Les pressions exercées sur Roussel-Uclaf par le mouvement antiabortif aux États-Unis firent qu'en 1988 cette compagnie pharmaceutique décida d'interrompre la production de ce composé. Mais elle dut faire machine arrière. L'OMS s'était engagée dans son étude et protesta, l'opinion publique se mobilisa, le ministre de la Santé, Claude Evin, intervint et Roussel-Uclaf s'inclina. En 1994 le RU 486 n'est autorisé que dans un petit nombre de pays ; cependant ce nombre croît chaque année. L'autorisation donnée aux États-Unis en 1994 montre l'évolution des mentalités (mais on y a exigé que les bénéfices industriels soient remis à une fondation). A terme, il est vraisemblable que le produit s'imposera, surtout dans les pays du tiers-monde où l'usage de la contraception classique est encore mal maîtrisé.

La médicalisation du contrôle des naissances a donné au médecin, presque malgré lui, une fonction de conseiller médical et psychologique de la femme et par voie de conséquence du couple, encore renforcé récemment par la crainte des maladies sexuellement transmissibles. Le social pénètre désormais en force dans le cabinet du praticien, derrière chaque femme en âge de procréer. D'autant qu'au problème déjà vaste de la limitation des naissances s'ajoute depuis peu celui de la stérilité, car la proportion des couples qui ne peuvent pas avoir d'enfants (environ 5 %) augmente, notamment à cause de la fréquence croissante de la stérilité masculine et des séquelles de maladies sexuellement transmissibles. De telle sorte que les couples se répartissent en deux groupes : ceux qui souhaitent éviter la procréation et ceux qui, désespérément, veulent avoir un enfant et sont prêts à tous les risques pour la femme et le futur enfant afin d'y parvenir. Malheureusement ce deuxième problème, médicalement et scientifiquement encore plus difficile que le premier, est abordé dans la même confusion et de nombreuses arrière-pensées compliquent encore un problème médical et éthique déjà complexe [1].

---

1. Voir chapitre VI.

LE SYSTÈME DE SOINS ET LE RAPPORT COÛT/EFFICACITÉ

Une discussion sur les systèmes de soins pourrait sembler ne pas entrer dans le cadre de ce livre. Cependant, dans tous les pays, les aspects économiques sont au cœur des préoccupations car le remboursement des soins médicaux, que ce soit par un système national centralisé ou des compagnies d'assurance, devient financièrement de plus en plus difficile en raison de la croissance des coûts. La nécessité d'une maîtrise des dépenses influe inévitablement sur le raisonnement médical.

Nous avons évoqué au début de ce chapitre la naissance de la prévoyance sociale. Celle-ci se généralise à l'ensemble des pays européens après la Seconde Guerre mondiale, à l'exemple du système britannique, proposé par Lord Beveridge en 1942, qui est fondé sur deux principes : universalité (protection de tous les individus sans restriction) et uniformité (mêmes prestations pour tous). En ce domaine aussi, la guerre se révèle être le creuset d'un monde nouveau. Ainsi naît la Sécurité sociale. En France, celle conçue par le général de Gaulle en 1943 et promulguée par les ordonnances de 1945 (le plan Laroque) s'inspirait de ces principes [1]. Elle avait pour objectif de préserver la dignité humaine face à la maladie et la vieillesse. La protection sociale en France est financée, selon le modèle bismarckien, par les cotisations patronales (à hauteur de 52 %), les cotisations salariales (à hauteur de 22 %) et le reste par l'État et les collectivités locales. Selon le principe de la participation, les responsables de la caisse sont les représentants des bénéficiaires. En effet, initialement au moins, c'est un système de redistribution : l'argent collecté sert à couvrir les dépenses et, comme les dépenses de santé ne sont pas censées varier en fonction du salaire, les cotisations sont limitées à un certain niveau (plafonnées). Mais insidieusement, à partir de 1967 et surtout de 1974 à 1984, l'accroissement des dépenses conduit au « déplafonnement » des

---

[1]. L'exposé des motifs parle de « l'élan de fraternité et de rapprochement des classes qui marque la fin de la guerre » et le ministre du Travail note que la réforme est « née de la terrible épreuve que nous venons de traverser ». La guerre a ainsi imposé une reformulation du contrat social (voir P. Rosanvallon, *op. cit.*).

cotisations, l'assurance maladie change de nature : au lieu d'être comme dans une assurance une redistribution, les cotisations élevées des forts salaires deviennent un acte de solidarité, un impôt sur les salaires destiné à participer à « l'effort social ». Cette évolution est accélérée par la politique d'exonération ou de minoration des charges sociales pour lutter contre le chômage qui a pour effet la diminution du nombre de cotisants (un million d'emplois exonérés en 1992), diminution qui s'ajoute à celle causée par le chômage.

A partir de 1988, on recourt à la contribution sociale généralisée (CSG) d'abord pour combler le déficit puis pour substituer à la cotisation salariale maladie l'impôt CSG qui frappe tous les revenus et dont le montant est proportionnel au revenu. Cette évolution est achevée en 1997, le système de redistribution de type bismarckien s'est alors effacé devant l'aspect solidarité. Alors que longtemps les structures et les procédures étaient restées figées, la réforme Juppé introduit, en 1996, une innovation capitale : le Parlement vote le budget de la Sécurité sociale et fixe donc des orientations stratégiques de la politique de santé qui s'imposent aux caisses d'assurance maladie comme aux syndicats. Celles-ci sont proposées par des conférences régionales puis par la conférence nationale de santé dont les travaux sont fondés notamment sur les rapports du Haut Comité de santé publique.

Par ailleurs, en 1948 puis en 1967, sous la pression des catégories socioprofessionnelles, le système unitaire s'était scindé en plusieurs branches (maladie, retraite, famille) et en plusieurs régimes (salariés du commerce et de l'industrie, régime agricole, professions non salariées non agricoles, etc.), c'est la balkanisation malgré un effort pour harmoniser cotisations et prestations. A partir de 1996, on se donne comme objectif l'assurance universelle.

L'assurance maladie couvre 74 % des dépenses en soins médicaux, elle rembourse les assurés, finance les établissements hospitaliers publics et privés, et rémunère indirectement les professionnels de santé. Toutes les affections sont couvertes, mais on distingue trois sortes de remboursements : a) ceux où existe un ticket modérateur qui laisse à l'assuré une part plus ou moins grande des frais à sa charge, notamment pour les médicaments ; b) les soins qui doivent faire l'objet d'une entente préalable et ne peuvent être remboursés que s'il y a un accord du médecin-conseil de l'assurance maladie, (c'est notamment le cas des soins dentaires) ; c) les accidents du travail et trente maladies graves qui ouvrent droit au remboursement total sans ticket modérateur.

Les organismes d'assurance maladie versent en outre des indemnités journalières égales à la moitié du salaire de base pendant trente jours (aux deux tiers au-delà). Pour la maternité, outre la prise en charge des dépenses de santé liées à l'accouchement, les femmes justifiant d'une activité professionnelle reçoivent pendant le congé de maternité une allocation égale à 84 % du salaire journalier de base.

Les dépenses sociales en France s'élèvent au tiers du produit intérieur brut, soit deux mille deux cents milliards de francs, sur lesquels les dépenses de santé représentent environ six cents milliards de francs et l'assurance vieillesse environ huit cents milliards. Pour comparaison rappelons qu'en 1993 le budget de l'État était de mille quatre cents milliards. Les dépenses de santé comportent quatre postes : a) les dépenses hospitalières (dans les établissements publics et privés) : 49 % ; b) les dépenses de soins ambulatoires (médecine de ville) : 30 % ; c) les produits médicaux (médicaments, prothèses, etc.) : 20 % ; d) les transports (ambulances, etc.) : 1 %. Ces dépenses croissent beaucoup plus vite que le produit intérieur brut (PIB) et avoisinent 10 % de celui-ci ; elles ont augmenté de 86 % entre 1974 et 1986. Un accroissement des dépenses de soins est inévitable pour plusieurs raisons : d'abord, l'allongement de la durée de vie (de cinq ans entre 1970 et 1993) a une incidence sur les dépenses de santé puisque celles-ci augmentent rapidement avec l'âge. Cependant l'impact du vieillissement représente moins de 10 % de l'augmentation des dépenses de soins [1]. La proportion de sujets de plus de 60 ans dépasse aujourd'hui 18 % de la population totale, elle atteindra 30 % en 2010. A cet égard, signalons l'erreur de ceux qui croient que grâce aux progrès de la prévention ou de la thérapie on réduira les dépenses de santé. L'homme étant mortel, il aura inéluctablement une maladie grave, une phase terminale. Au-delà de la retraite chaque année supplémentaire induit une charge croissante pour la société. La seconde raison est le perfectionnement et l'enchérissement des techniques et des médicaments, ainsi que l'apparition de nouvelles méthodes de soins (par exemple greffe de moelle ou de foie) ; cependant, dans les autres pays l'incidence

---

1. Voir R. Soubie, J.-C. Portos et C. Prieur, *Livre blanc sur le système de santé et d'assurance maladie*. Commissariat au plan, décembre 1994.

financière de ces progrès est moindre qu'en France. Enfin, l'exigence croissante de sécurité — par exemple pour les produits sanguins et les médicaments — augmente considérablement leur coût. Dernier facteur, les maladies nouvelles : le sida, les infections opportunistes, etc.

La moins bonne maîtrise de l'augmentation des dépenses de santé en France que dans la plupart des autres pays [1] a rendu une réforme indispensable.

Il faut ajouter aux dépenses liées à la santé celles dues aux congés de maladie, bien que seule une petite part des traitements versés pendant ces absences soit couverte par l'assurance maladie. Le reste est à la charge des employeurs. Lorsque j'étais « médiateur » en 1983, nous avions insisté, dans le rapport sur le système de santé français, sur l'absentéisme. On avait estimé alors son coût global pour la nation entre deux cents et trois cents milliards, mais l'imprécision était telle que nous avions préféré dans le rapport ne pas citer ce chiffre [2]. Tous les ministres de l'époque nous avaient chaleureu-

---

1. Le poids de la santé dans le produit intérieur brut (PIB) a progressé entre 1980 et 1990 de 16 % en France, contre 7 % en Grande-Bretagne, 0 % en Hollande, tandis qu'il a diminué de 4 % en Allemagne (grâce à une régulation contractuelle très encadrée). En 1995, la France a consacré 9,9 % de son produit intérieur aux dépenses de santé contre 9,6 % en Allemagne, 7,7 % en Italie et 6,9 % en Grande-Bretagne.

2. Voir ce qui était dit à ce sujet dans le rapport (J. Dausset, J. Rey, P. Schopflin, J. Terquem, M. Tubiana, *Le Système de soins français. Réflexions et propositions*, Rapport des médiateurs au Premier ministre, La Documentation française, 1983) : « La France se distingue par un absentéisme exceptionnellement élevé par rapport aux autres pays européens. Cette situation ne peut pas s'expliquer par de mauvaises conditions sanitaires : les autres critères de santé (longévité, mortalité infantile et périnatale, etc.) ne sont au contraire pas défavorables à la France. La responsabilité de cette situation est multiple : elle incombe en partie aux entreprises qui préfèrent parfois donner des avantages qui permettent le maintien de la rémunération en cas d'arrêt de travail plutôt que de jouer sur la masse salariale elle-même ; à certains salariés, qui ont tendance à considérer les congés de maladie comme un droit devant être utilisé de toute façon ; et enfin à un certain laxisme d'une partie du corps médical soumis à des pressions diverses, laxisme qui risque de s'aggraver en raison de la démographie.

• Il y a là un problème fondamental auquel il convient de réfléchir, en liaison étroite avec les confédérations médicales, le Conseil de l'ordre et les régimes d'assurance maladie qui devraient de leur côté faire preuve d'une indispensable vigilance. On pourrait songer notamment à ce que les arrêts de travail soient délivrés, soit par un corps de médecins spécialisés dotés d'une indépendance totale, soit par les médecins du travail pourvus d'un statut nouveau, soit par le médecin traitant comme actuellement, mais sous contrôle d'un autre médecin libéral ayant plus de dix ans d'exercice et habilité à cette fin.

sement félicités pour nos conclusions qualifiées de courageuses. Mais rien n'avait suivi, car toute décision eût été impopulaire et nous continuons à traîner ce boulet.

Les Français ont une tendance naturelle à la resquille [1] et certaines pratiques de la Sécurité sociale facilitent leur tâche. Certificats de complaisance, congés de maladie non justifiés constituent une des plaies de notre système et peu est fait pour y remédier. A. L. Cochrane a montré qu'en Angleterre il en avait été de même, bien que l'ampleur du phénomène y ait été plus limitée : entre 1954 et 1969 le nombre d'arrêts de travail dus à un absentéisme avec certificat médical y était passé de 12,7 % par an à 17,6 % (soit une augmentation de plus de 40 %). Or cet accroissement était essentiellement dû à des affections non vérifiables — ainsi, la fréquence des petites entorses avait triplé et celle de la fatigue et des maux de tête avait doublé. Inversement, la fréquence des maladies dont l'existence peut être vérifiée (asthme, appendicite) avait nettement diminué. Cela suggérait soit un laxisme chez certains médecins, soit chez certains assurés une exagération délibérée des troubles ressentis. Quand l'attention des médecins britanniques a été attirée sur ce point, l'absentéisme médical a diminué. Cependant l'attitude des jeunes médecins en France ne s'explique pas seulement par l'absence de souci de l'intérêt collectif, il est dû aussi à ce que le travail est diabolisé, considéré comme fatigant, alors que les congés apparaissent comme le remède universel. Cette attitude oublie que l'activité professionnelle donne un sens à la vie et constitue, de ce fait, un remède contre les composantes psychologiques de la maladie, alors que l'oisiveté favorise l'anxiété.

La crise du financement de l'assurance maladie a débuté vers 1974 car les dépenses de santé ont continué à croître au rythme antérieur de 7 % et 8 % par an, alors que les recettes n'augmentaient que de 1 % à 3 %. La consommation de soins et de biens

---

• Le coût de l'absentéisme est difficile à évaluer. Certains l'évaluent à quelques centaines de milliards de francs, dont la plus grande partie est parfaitement justifiée et donc incompressible. •

1. D'après une enquête récente, un quart des 15-24 ans trouvent normal d'• arnaquer • la Sécurité sociale. La dénonciation de la corruption de la société ne semble pas avoir eu d'impact sur cette attitude.

médicaux a augmenté chaque année en volume de 5,1 % de 1980 à 1988, 5,7 % en 1989, 4,8 % en 1991, 4 % en 1995 et ramené à 1,7 % en 1996. Elle a été en 1995 par habitant de 12 000 F pour les soins et de 270 F pour la prévention, la médecine scolaire et la médecine du travail. Les ménages consacrent aussi une proportion croissante de leur budget aux dépenses de santé (tickets modérateurs, assurances et mutuelles, etc.) ; les Français préfèrent réduire les budgets consacrés aux vacances, loisirs, habillement et biens d'équipement plutôt que celui de la santé.

En 1994, nul ne contestait la nécessité d'une rationalisation des dépenses de santé. Malgré de grandes disparités dans les dépenses de santé entre les différents pays développés, l'état de santé ne varie guère d'un pays à l'autre, en jugeant celui-ci sur la longévité, la morbidité et la mortalité infantile (par exemple cette dernière est de 7,3 % en France pour une moyenne de 7,5 % en Europe). Il en est de même à l'intérieur de la France si l'on compare les départements ; la variation des dépenses par habitant semble refléter davantage des facteurs culturels que celle de l'état sanitaire, ainsi elle passe (après ajustement pour l'âge) de 82,6 % dans le Nord-Pas-de-Calais à 119,8 % en Corse. Du reste, à l'échelle individuelle également le coût des soins prescrits par les médecins varie considérablement, sans qu'il y ait de corrélation manifeste entre le coût et les résultats obtenus. Le récent *Livre blanc sur le système de santé et d'assurance maladie* conclut ainsi : « La France se singularise par rapport aux pays qui lui sont comparables par le rythme plus élevé d'évolution de ses dépenses, sans qu'il en résulte de meilleurs résultats de santé et sans garantir une plus grande qualité de soins. Nous dépensons chaque année plus, en partant d'un niveau de dépenses déjà élevé. Si l'on avait la certitude que chaque franc supplémentaire améliore l'état sanitaire de la population, il n'y aurait guère de légitimité à s'efforcer de maîtriser les dépenses de santé. C'est parce que le système de santé français ne fournit pas cette certitude qu'une réforme est indispensable. » La comparaison des différents pays montre qu'il n'y a pas de recette miracle pour cette maîtrise, on peut y parvenir aussi bien en médecine étatique qu'en système libéral. Des méthodes diverses peuvent réussir à condition que la politique soit courageuse et pragmatique. Le dogmatisme et l'immobilisme sont également néfastes.

Il n'y a pas d'antagonisme entre logique économique et logique médicale. La limitation des dépenses ne doit pas compromettre les résultats thérapeutiques, la prévention et le progrès médical. Il faut réduire les dépenses inutiles, et non supprimer les soins justifiés ou altérer leur qualité. Le but est, par exemple, de choisir, entre deux médicaments également efficaces, le moins onéreux, ou, s'il suffit au cours d'une surveillance de faire un bilan tous les trois mois, de ne pas en faire un tous les mois.

Toute réforme du système de soins doit respecter le malade et éviter d'accentuer des inégalités sociales face à la maladie. Il faut proscrire tout ce qui pourrait conduire à une médecine de riches et à une médecine de pauvres. Ce serait inévitablement le cas si l'on réduisait le remboursement des frais induits par la maladie.

Comment expliquer que la France, dont le système de Sécurité sociale a longtemps été considéré comme l'un des meilleurs et dont le corps médical est d'un bon niveau, dépense plus que les autres pays sans bénéfice décelable ? Trois ordres de facteurs y contribuent : l'attitude du corps médical face aux problèmes économiques, les institutions et le fonctionnement du système de soins, l'état d'esprit des Français et leur comportement.

La quasi-totalité des médecins savent que la limitation des dépenses médicales est inévitable, mais ils craignent son retentissement sur la santé de leurs malades et sur leur situation personnelle. Ils sont confrontés à une contradiction entre, d'un côté, la liberté de prescrire aux malades tout ce qui paraît le meilleur pour améliorer leur état — en postulant que chaque malade est unique, donc qu'il faut pour chacun d'eux élaborer une stratégie thérapeutique particulière, quel qu'en soit le coût — et, de l'autre, la nécessité pour progresser de rassembler les patients atteints de maladies voisines en groupes homogènes, conformément à ce que nous a enseigné l'histoire de la médecine. Cette dernière attitude permet de rechercher dans chaque malade ce qui l'apparente à d'autres malades, puis, grâce à des comparaisons, de définir non seulement le traitement le plus efficace mais aussi celui qui, à efficacité égale, est le moins dispendieux. Cette deuxième position — nous l'avons déjà vu à propos des essais thérapeutiques — suscite des réticences de la part de ceux qui craignent que cette approche par groupes ne conduise pas au traitement optimal, d'autant que dans ce cas on le fait pour des intérêts financiers (l'argent en France a toujours mauvaise odeur). Même s'il sait que, le budget de la santé étant limité, toute dépense excessive dans un domaine amène à renoncer à d'autres actes peut-être plus utiles, le médecin français, contrairement à son confrère anglo-saxon, a tendance à donner la priorité à l'intérêt du malade qu'il soigne sur celui de la collectivité, entité abstraite. Cette attitude et l'absence de formation en santé publique le rendent réservé vis-à-vis de toute rationalité introduisant l'utilité sociale dans le choix des soins. Des considérations économiques mal expliquées, par exemple à propos du coût de l'année de vie gagnée, peuvent bloquer les mentalités car cette arithmétique heurte le sentiment instinctif qu'il vaut mieux en faire trop que pas assez. Ainsi le conflit se situe non seulement entre administratifs et médecins, ou entre différents groupes de médecins, mais à l'intérieur de chaque médecin qui, selon le jour, tantôt raisonne en fonction de protocoles s'appliquant à des groupes de malades, tantôt se plaît à élaborer une prescription originale en fonction de ce qu'il croit subjectivement être l'intérêt d'un malade. Ce conflit doit être accepté, il devrait conduire à la mise en place de structures de dialogue incitant à une maîtrise des dépenses. Seules des discussions entre médecins peuvent faire évoluer les mentalités et faire accepter les références médicales opposables. Ce devrait être le rôle des professeurs de santé publique et des médecins conseils que de les organiser.

On ne maîtrisera pas les dépenses par des contraintes administratives. Il faut faire du médecin un partenaire en multipliant les exemples montrant qu'on peut faire aussi bien, ou mieux, pour moins cher. Les difficultés rencontrées par la réforme de 1996 montrent certes le conservatisme de certains médecins qui défendent leur position personnelle (comme les pilotes d'Air Inter défendaient le leur au risque d'entraîner la disparition de la compagnie), mais aussi le déficit d'explications et la carence de ceux qui auraient dû expliquer la réforme, organiser des débats, et convaincre. Etant donné le gouffre financier, un contrôle est indispensable et il doit être assorti de sanctions éventuelles mais la profession doit être impliquée dans un système qui ne peut pas se résumer à un autocontrôle. Le rôle des 2 500 médecins conseils de la sécurité sociale devrait être fondamental. Tout doit être fait pour renforcer leur compétence, leur prestige et légitimer leur contrôle. Hélas, présentement, ils sont souvent utilisés pour des taches procédurières et routinières alors qu'ils devraient insuffler le souci de la rentabilité médicale dans le système de soins et être garants de la compatibilité entre la qualité des soins et la chasse aux gaspillages. La maîtrise des dépenses et l'amélioration de la qualité sont complémentaires et devraient résulter d'un effort didactique et d'une meilleure collecte des données grâce à l'informatique.

La méfiance instinctive des médecins français est la conséquence d'une mauvaise formation. Personne ne leur a enseigné les données économiques élémentaires du système de soins. Même dans les hôpitaux, le médecin a du mal à intégrer des considérations financières à l'instruction reçue pendant ses études, dont le seul but était la qualité des soins. On lui a appris à raisonner sans tenir compte de la dépense. Il lui est difficile de se persuader qu'entre deux médicaments, deux techniques de soins, il doit faire l'effort de rechercher le moins coûteux ; d'autant que ce calcul du coût est complexe. Personne ne lui a enseigné à diminuer les coûts sans diminuer l'efficacité, et s'il le fait, personne ne lui en est reconnaissant. L'expérience que j'ai acquise au sein de la Communauté européenne montre que les médecins hospitaliers français ne raisonnent pas comme leurs collègues hollandais ou britanniques. Ces derniers ont pour objectif presque obsessionnel de réduire au minimum le nombre d'examens, le nombre de médicaments, la durée d'hospitalisation ; en France, ces considérations, quand elles existent, ne sont pas prioritaires. Un rapport d'un médecin-conseil de la Caisse nationale d'assurance maladie (C. Béraud) indiquait qu'un tiers des dépenses du système de soins pourrait être économisé sans dommage pour la santé des Français. Ce chiffre est plausible. Ce qui est certain est que des sommes énormes sont consacrées à des méthodes inefficaces ou inappropriées, ou à la multiplication d'actes non indispensables. Il serait facile de les énumérer : examens de laboratoire et d'imagerie médicale d'utilité discutable, ordonnances comportant de longues listes de médicaments dont plusieurs ne sont que de coûteux placebos, congés de maladie ou de convalescence excessifs par leur durée et dont un nombre non négligeable est donné par complaisance. Or, ces abus sont commis non seulement en pratique libérale mais aussi dans les hôpitaux.

Pour ne prendre ici qu'un exemple, je citerai les bilans de surveillance prescrits par certains cancérologues tous les trois ou six mois chez des malades après traitement d'un cancer du sein et comprenant des examens très onéreux (scanner, dosages de marqueurs tumoraux, etc.). Or souvent ceux-ci n'apportent aux malades aucun bénéfice réel car la multiplication des examens de surveillance et une détection précoce des métastases ne prolongent pas la vie et n'améliorent pas sa qualité, comme un essai randomisé récent l'a montré. Au contraire ces consultations fréquentes engendrent l'anxiété. Une bonne information de la malade et de son médecin généraliste, une consultation systématique tous les six mois, puis tous les ans, comportant un simple examen clinique à la recherche d'une récidive locale, éventuellement quelques radiographies sont généralement amplement suffisants.

On pourrait multiplier de tels exemples. Chaque médecin en connaît de nombreux. Pour améliorer cet état de choses, la première condition est un changement des mentalités : il passe par l'enseignement, donc par l'hôpital. Il faut que les responsables des services hospitaliers donnent l'exemple, et surveillent les prescriptions de leurs collaborateurs. Des services pilotes pourraient avoir pour mission de préparer des arbres de décision pour les principales pathologies, permettant de parvenir à un diagnostic ou à une décision thérapeutique dans les délais les plus brefs (tout gain de temps représente, entre autres avantages, un gain d'argent) et en évitant la multiplication d'examens peu utiles ou redondants. Quand je dirigeais l'Institut Gustave-Roussy (centre anticancéreux de plus de six cents lits) nous avions diminué les dépenses pharmaceutiques simplement en restreignant le nombre de médicaments disponibles en pharmacie, tels les antibiotiques, et en demandant aux pharmaciens et aux biologistes de l'hôpital de discuter avec les médecins prescripteurs pour les inciter à choisir entre deux médicaments voisins (par exemple deux antibiotiques) le moins coûteux à efficacité égale. Cette expérience avait montré l'extraordinaire manque de connaissances en ce domaine des médecins prescripteurs (souvent très jeunes) car l'essentiel de leur information provenait d'articles récents faisant la promotion de nouveaux médicaments sans les mettre en perspective. De la même façon une étude sur les dosages biologiques ou examens d'imagerie avait montré que ceux-ci étaient demandés dans un ordre non optimal et sans souci de rationalisation. Certains médecins demandaient des examens faisant double emploi ou inutiles dans de telles circonstances et dont ensuite on put montrer qu'ils ne consultaient même pas les résultats.

Il est donc indispensable qu'une formation économique soit donnée aux médecins et fasse l'objet de notes aux examens. Il faut aussi que, dans les réunions médicales, en même temps qu'on parle de l'efficacité d'un soin, on parle de son coût. De plus, il faut faire prendre conscience aux médecins du caractère superfétatoire de certains actes ou traitements, grâce à ce que j'ai appelé la triade du progrès [1] : formation continue, assurance de qualité et conférences de consensus. La mise en place de *références médicales opposables* (c'est-à-dire de recommandations, faites par des groupes médicaux habilités, sur les méthodes de soins applicables aux différents types de maladies) est une voie logique, à condition que celles-ci soient établies en fonction non pas d'intérêts corporatistes mais de considérations scientifiques, après évaluation des coûts et bénéfices. Le contrôle de qualité des examens est indispensable, car il est inacceptable d'avoir à refaire un acte parce que le premier n'a pas été effectué correctement. L'assurance de qualité des traitements est plus indispensable encore, car on ne peut pas recommencer.

Enfin une recherche, orientée dans ce sens, peut identifier les dépenses inutiles. Tout séjour dans des hôpitaux étrangers montre que le raisonnement médical, le choix des examens ou des traitements y ont été influencés par les résultats de travaux ayant pour but une réduction des dépenses [2]. La première étape est l'élimination des actes inutiles ou peu efficaces. Des essais thérapeutiques peuvent y contribuer. Ils ont déjà montré, par exemple, que les soins à domicile sont dans certaines maladies aussi efficaces, voire plus, que les hospitalisations. Ils ont prouvé l'inefficacité de quelques médicaments (tels certains « fortifiants ») pourtant très utilisés, ou le mauvais usage de médicaments : ainsi la vitamine B12, remarquable sur certains types d'anémies, est inutile dans la plupart des cas où elle est prescrite. Encore faut-il que les responsables s'intéressent à de telles recherches, mais en France, il est plus prestigieux d'orienter celles-ci vers des problèmes fondamentaux, même mineurs, que vers des aspects pratiques, même de grande importance pour les soins. Ces efforts resteraient vains en l'absence d'une évaluation permanente de la qualité des soins et de leur coût. L'informatique rend de tels objectifs accessibles et il faut rapidement mettre en place les outils

1. Voir chapitre V.
2. Voir A. L. Cochrane, *L'Inflation médicale. Réflexions sur l'efficacité de la médecine*, Galilée, 1977.

nécessaires, faute de quoi la réforme risquerait d'accoucher d'une souris.

Il faut aussi, pour motiver les médecins, leur faire ressentir que les économies réalisées permettraient de mettre en œuvre la grande politique de santé dont tous rêvent, fondée sur la prévention, l'amélioration du suivi de la santé physique et mentale des jeunes, une facilitation de l'accès aux soins pour les plus démunis et une véritable humanisation des soins. Bref, pour que la réforme soit crédible, il faut que les institutions soient rendues capables d'élaborer une politique de rationalisation des soins et de surveiller sa mise en œuvre par-delà les blocages et les rivalités qui ont handicapé notre système de soins.

Pour terminer il serait hypocrite de ne pas mentionner que les médecins praticiens craignent que le contrôle des dépenses ne modifie leurs relations avec leurs malades. En système concurrentiel fondé sur le libre choix, le médecin doit soigner son image de marque. La longueur de l'ordonnance, la multiplicité des examens plaisent à sa clientèle et lui paraissent un moyen de la séduire. Il faut donc informer le public.

Cela est d'autant plus nécessaire que, comme toujours quand un système fonctionne mal, ce sont les plus démunis qui pâtissent le plus, notamment quand on est amené par la nécessité à réduire le taux de remboursement des soins. C'est pour protéger les plus modestes qu'il faut réformer notre système de soins.

S'ajoute à ces facteurs relationnels le système de paiement de l'acte qui est structurellement inflationniste. Cependant, contrairement à ce qui est dit parfois, là n'est pas l'essentiel puisque les mêmes dérives sont observées à l'hôpital. Néanmoins ce système de paiement joue un rôle, et pour qu'il en soit autrement, il faudrait compenser cette incitation financière non seulement par un gigantesque effort d'explication et de formation, mais aussi par quelques mesures institutionnelles. Il serait souhaitable d'expérimenter d'autres modes de rémunération du médecin.

L'exemple de l'hôpital montre comment l'organisation du système peut induire soit une inflation des dépenses, soit au contraire la recherche du rapport coût-efficacité optimal. Pendant les « Trente Glorieuses », en raison de la prospérité économique, les dépenses de santé ont augmenté sans frein et les établissements hospitaliers publics et privés se sont développés à un rythme supérieur aux besoins. Il en résulte aujourd'hui un excès de lits d'autant plus important que la durée des séjours s'est notablement raccourcie. Pendant plusieurs décennies ces établissements ont bénéficié d'un système qui, avec le recul, paraît absurde tant il était inflationniste. En effet, ils étaient remboursés sur la base d'un prix de journée, ils avaient donc intérêt à hospitaliser le plus longtemps possible les malades. J'ai vécu dans un hôpital où les médecins étaient encouragés à faire entrer les malades le vendredi soir et à ne les laisser sortir que les lundis matin, tout en sachant que les soins étaient réduits au minimum pendant le week-end ; grâce à cela la Sécurité sociale remboursait dix jours d'hospitalisation pour cinq jours de soins. De plus on préférait prolonger les séjours des malades dont les soins étaient légers et au contraire faire sortir dès que possible ceux nécessitant des soins coûteux. Ce régime absurde mais favorable a permis de rénover et de moderniser hôpitaux et cliniques. Malheureusement, il en a résulté des habitudes dispendieuses, aucun soin, aucune technique n'apparaissant trop cher. Les directeurs des hôpitaux n'incitaient pas leur personnel à économiser, les médecins, maintenus à l'écart des discussions budgétaires, concentraient leurs efforts sur l'extension des soins.

Sous l'effet de la crise économique les attitudes durent changer à la fin des années soixante-dix. Le prix de journée a été remplacé par une dotation globale. Sur le papier ce système est rationnel puisque chaque année un budget est attribué à chaque établissement en fonction des prévisions sur le nombre de malades et les dépenses de soins. D'une année à l'autre le budget devait théoriquement croître pour les établissements dont le nombre de malades augmentait et qui faisaient des efforts pour la qualité des soins, l'innovation et l'efficacité. Inversement, il devait diminuer dans les autres. Ce système n'a jamais fonctionné ; les budgets ont été reconduits selon un coefficient tenant compte uniquement de la hausse des prix, et n'ont pratiquement pas été modulés pour récompenser les hôpitaux méritants. De plus, pour rester dans le cadre du budget, administrateurs et médecins ont trouvé des parades, par exemple envoyer les malades hospitalisés faire certains examens (tels ceux d'imagerie médicale) ou traitements coûteux dans des cliniques privées échappant à ce système. On se trouve ainsi à nouveau dans une situation absurde : un malade hospitalisé dans un établissement public est envoyé avec une ambulance, remboursée par la Sécurité sociale, dans une clinique privée pour certains soins. Les résultats sont déplorables, les hôpitaux publics sont sous-équipés, on y fait des économies parfois sordides mais les soins restent prescrits sans réflexion préalable : aucune récompense n'encourage les efforts et, inversement, aucune sanction ne rappelle la nécessité d'une rationalisation des soins, et d'un raccourcissement des hospitalisations. A l'opposé de ce qui était son objectif, et faute de courage, le budget global a figé les disparités et est devenu un facteur d'immobilisme. Pour échapper à l'aspect inéquitable du budget global, c'est-à-dire pour le rendre « intelligent », on expérimente depuis une dizaine d'années un programme de médicalisation des systèmes d'information (PMSI). Les malades sont rassemblés en « groupes homogènes » (par exemple les malades atteints de cancer du poumon) et l'on mesure pour chacun d'entre eux la durée des séjours hospitaliers et le nombre d'actes effectués, ce qui permet de calculer un coût moyen par malade dans chaque établissement. Dans l'esprit de ses promoteurs, ce système permettrait de « cadrer » les coûts et de comparer les établissements. Néanmoins, il a des imperfections évidentes : il regroupe des malades qui ne sont pas semblables et sépare les soins de leur contexte médical (avant et après traitement). De plus, la détermination de coûts moyens risque à la fois de conforter des pratiques injustifiées et coûteuses et de s'opposer à l'évolution des traitements ; mais, surtout, il n'a de sens que s'il est complété par l'évaluation des résultats médicaux. Malgré ces critiques, le PMSI constitue un effort pour tenter d'analyser les disparités de coût et donc pour rationaliser les attitudes et la répartition des crédits entre les établissements de soins. Son étude doit donc être poursuivie, à condition de ne pas considérer l'hôpital indépendamment de la société et d'examiner conjointement les dépenses du malade à l'hôpital, avec l'avant et l'après hôpital. En pratique libérale le codage d'actes en nature (et non en lettres clés) permettrait de rapprocher les actes médicaux effectués de l'affection traitée, il correspond à la même aspiration de clarification et de rationalisation. On lui reproche de risquer de mettre en cause le secret médical, mais ce problème est soluble.

Ces difficultés à trouver un mode satisfaisant d'attribution des budgets hospitaliers sont dues au fait que l'on tente de pallier par des artifices comptables l'absence d'une politique hospitalière à l'échelle du pays, les timides tentatives pour en construire une étant restées sans effet. Alors qu'une évaluation des hôpitaux et des services devrait être systématique, elle n'est souvent pas pratiquée. Certains hôpitaux gonflent le nombre de malades hospitalisés pour créer une impression d'activité, profitant de l'absence d'une évaluation médicale chargée d'estimer le bien-fondé des hospitalisations, leur durée, la qualité des examens et surtout le respect des règles élémentaires d'hygiène. C'est dire l'urgence de la mise en œuvre d'un des volets de la réforme de 1996 : l'obligation d'une procédure d'accréditation (ANAES et organisations régionales). Rien ne pénalise l'absence de performances ou ne récompense ceux qui ont obtenu des résultats satisfaisants. A l'intérieur des hôpitaux, l'information circule mal d'un service à l'autre, le décloisonnement si nécessaire n'a pas été réalisé et un malade hospitalisé à quelques semaines d'intervalle dans deux services différents voit souvent ses examens refaits car le dossier ne suit pas. Le principe des départements, qui a prouvé son efficacité dans les pays étrangers, n'a pas été mis en œuvre. Un exemple est celui des départements de cancérologie. Dès la fin des années soixante-dix, quand il est devenu évident qu'une coopération étroite entre chirurgiens, radiothérapeutes et chimiothérapeutes était indispensable, la Commission du cancer avait prôné la création de départements de cancérologie regroupant ces disciplines. Malgré un accueil favorable, vingt ans après, cette recommandation n'a été mise en œuvre que dans quelques rares hôpitaux et nombreux sont encore, même dans les hôpitaux de Paris, les services isolés de cancérologie médicale, sans radiothérapie proche, ce qui empêche la coopération entre les diverses spécialités. Le conservatisme médical, l'insuffisante volonté politique et administrative se conjuguent pour entraîner dépenses excessives et moindre qualité des soins.

Alors qu'un des buts d'une politique hospitalière devrait être la réduction du nombre de lits (très excédentaire en France par rapport aux besoins), il n'y a, faute de courage, aucune coordination entre les établissements publics, aucune concertation entre établissements publics et privés. A quelques kilomètres de distance des hôpitaux publics se font une concurrence parfois rude (par exemple entre centres anticancéreux et services de cancérologie des hôpitaux publics), alors que leurs budgets ont la même source. L'État n'est en mesure ni d'évaluer la qualité des soins, ni d'imposer une cohérence à l'échelle de la nation. Il faut reconnaître que tous se liguent contre lui : directeurs d'hôpitaux qui ne pensent qu'à la réussite de leur établissement, médecins soucieux de leur indépendance et ayant peur d'un rationnement des soins et d'un contrôle de leur activité, et enfin et surtout hommes politiques. Dans la plupart des villes l'hôpital est le principal employeur, le maire préside son conseil d'administration, les habitants en sont fiers et tiennent à y trouver tous les types de soins pour être soignés « près de chez eux ». A quelques dizaines de kilomètres de distance des équipements coûteux font double emploi et sont souvent sous-employés faute de malades ; on y traite, pour leur donner une activité suffisante, des malades qui n'en ont pas véritablement besoin. Quand le nombre de vrais malades est insuffisant, ces petits hôpitaux sont des gouffres financiers et des dangers médicaux car, faute d'expérience ou de moyens, ils ne fournissent pas aux malades l'assurance d'un traitement de qualité. Les hommes politiques de la région s'opposent par tous les moyens aux fermetures de services ou de lits, avec l'aide de la télévision qui fait écho aux protestations locales.

Alors qu'une longue durée d'hospitalisation accroît à la fois le coût et le risque de maladies infectieuses, on hospitalise plus souvent et plus longtemps pour un même acte en France que dans la plupart des autres pays de même niveau économique, et on y développe moins l'hospitalisation de jour, la chirurgie ambulatoire, progrès pourtant essentiels. On ne fait pas assez d'efforts pour développer les lits de semaine (fermés pendant le week-end), source d'importantes économies, et on hospitalise de nombreux malades les samedis et dimanches, jours où les soins sont réduits au minimum. Dans de nombreux pays on a développé l'usage d'hôtels liés étroitement à l'hôpital ; à l'exception des quelques heures consacrées aux soins, les malades y vivent librement dans une chambre individuelle, ils peuvent vaquer à leurs occupations, recevoir des visites, faire des courses. Comme le lit d'hôpital « coûte » cher, ce système permet de faire des économies notables, comme nous l'avons montré à Villejuif où nous avions créé un tel établissement. Malgré ses avantages financiers et humains, ce système se heurte à la routine administrative et les syndicats de personnel hospitalier craignent qu'il ne favorise des fermetures de lits. Tous ces problèmes administratifs et politiques pourraient sembler ne pas concerner les médecins. En réalité, une politique sanitaire est un tout et les médecins ne peuvent se désintéresser d'aucun de ses aspects.

Un autre exemple d'absence de stratégie nationale est la multiplication inutile et coûteuse de centres de soins hautement spécialisés. Proportionnellement au nombre d'habitants, nous avons plus de centres de transfusion (nous y reviendrons à propos du sida), plus de services de chirurgie cardiaque à cœur ouvert, de transplantation d'organes ou de greffe de moelle, etc., que les autres pays européens ou américains. Le résultat est non seulement une inflation des soins (le nombre de transplantations d'organe est en France de 25 % supérieur à celui de la Suède ou de la Grande-Bretagne) mais aussi une moins bonne qualité, car pour atteindre un niveau optimal un service doit traiter chaque année un nombre suffisant de malades. Or, par exemple, il existe en France trente-cinq centres de transplantation du pancréas qui ont en 1993 effectué cinquante-trois transplantations, soit en moyenne environ 1,5 par centre et par an. Comment maintenir l'entraînement des équipes dans ces conditions ? Les petites maternités sont, à cet égard, un exemple caricatural. Nombreuses sont celles où il n'y a que quelques accouchements par semaine. Les équipes sous-entraînées sont peu compétentes. Paradoxalement, la population, mal informée, se mobilise avec le soutien des médias quand on veut les fermer car les femmes sont inquiètes à l'idée d'avoir à parcourir quelques dizaines de kilomètres avant l'accouchement sans se rendre compte des dangers qu'elles font encourir à leur progéniture.

Les services d'urgence ont une responsabilité importante dans un système de soins (sept millions d'urgences par an en France). Dans ce cas aussi, nous avons en France trop de centres, quelquefois distants d'à peine quelques kilomètres, et beaucoup d'entre eux ont une infrastructure instrumentale et humaine insuffisante [1]. Il faudrait en réduire le nombre, bien les équiper et corrélativement transformer certains d'entre eux en antennes légères. On y gagnerait en sécurité et en qualité des soins ; certes, cette organisation aurait pour prix des distances à parcourir plus longues mais celles-ci resteraient compatibles avec les nécessités d'une urgence médicale. Il faut avoir le courage de l'expliquer aux populations.

Un problème semblable existe pour les centres de radiothérapie. La qualité du traitement dépend de l'équipement. On a besoin dans

---

1. Voir le rapport d'A. Steg au Conseil économique et social.

un centre moderne de toute une gamme de générateurs (accélérateurs linéaires, appareils de cobaltothérapie), d'appareils pour le repérage des tumeurs et la simulation des traitements, d'ordinateurs pour le calcul des doses, etc. Ces équipements sont coûteux et un bon centre nécessite un investissement d'environ 40 millions de francs. Il faut de plus un personnel entraîné et spécialisé : radiothérapeutes (un pour quatre cents malades traités annuellement), physiciens, informaticiens, manipulateurs spécialisés, etc. Il serait donc logique d'avoir un petit nombre de centres bien équipés. Au lieu de cela, on a laissé dans les années soixante se créer en France environ deux cent cinquante centres contre une vingtaine en Hollande (pour une population trois fois moindre). Certains sont sous-équipés sur le plan matériel et humain (il existe encore en 1997 des centres de radiothérapie sans physicien à temps plein) et ne traitent pas assez de malades pour acquérir une expérience suffisante. En 1975, quand j'étais président de la Commission du cancer au ministère de la Santé, nous avions préparé plusieurs rapports recommandant des solutions. Celles-ci ont été adoptées dans le principe mais, sur le terrain, peu a été fait pour fermer les centres de taille insuffisante, susciter des regroupements d'installations et donner aux centres retenus l'équipement matériel et humain nécessaire. Là encore chaque projet de fermeture se heurte à une coalition d'intérêts et, surtout, l'opinion publique refuse la suppression du centre de peur des quelques dizaines de kilomètres à parcourir pour se faire traiter. Ces déplacements, qui semblent normaux dans d'autres pays, sont mal acceptés parce qu'on n'a jamais eu le courage d'expliquer aux Français que ce qu'ils perdraient en commodité serait plus que compensé par l'accroissement de l'efficacité des soins et la diminution des coûts.

Il est quasi impossible en France d'élaborer une politique de santé. Ce devrait être le rôle du ministère de la Santé, mais celui-ci n'a pas de ressources financières ; dans les faits, le pouvoir appartient à qui gère le budget : la Sécurité sociale. Cette absence de politique est pour l'essentiel due à l'opposition institutionnelle entre les forteresses que constituent les caisses d'assurance maladie et la Direction générale de la santé. Les incohérences demeureront tant que ces organismes ne dépendront pas d'une même autorité et que cette autorité n'aura pas le courage de trancher. Les difficultés qu'éprouve le système de soins à maîtriser l'inflation des dépenses sont liées à son incapacité à définir clairement une politique et ses priorités. De plus, aucun organisme n'a les moyens statistiques nécessaires à l'élaboration d'une stratégie. Je prendrai deux exemples. La loi sur le tabac de Claude Evin est excellente, elle a fait baisser la consommation de cigarettes de 11,5 % entre 1991 et 1996 mais nous sommes incapables d'en suivre les effets sur le tabagisme des jeunes. De même, dans le dépistage du cancer du sein, on organise des campagnes de masse coûteuses, mais il faudrait en évaluer l'efficacité et le coût et, pour cela, notamment suivre le nombre de mammographies effectuées à la demande, en dehors de tout système organisé. Or, bien que celles-ci soient remboursées par l'assurance maladie, on en connaît mal le nombre, faute d'avoir l'outil nécessaire pour identifier ces examens lors des remboursements. Il suffirait d'une décision administrative pour le faire simplement. Dans les deux cas c'est comme si l'on employait des médicaments coûteux pour soigner une fièvre, mais que l'on renonçât à acheter un thermomètre pour en suivre les résultats. Il n'y a que quatre vingts statisticiens au ministère des Affaires sociales, contre huit cents au ministère de l'Agriculture.

Un autre facteur inflationniste est la pléthore de médecins. Ceux-ci, par les examens qu'ils prescrivent à l'hôpital ou en ville, les ordonnances qu'ils signent, les congés de maladie qu'ils distribuent, sont à l'origine d'environ huit cents milliards de francs de dépenses annuelles. Le nombre de médecins est passé en France d'environ trente mille en 1950 à cent dix mille en 1980, cent quarante mille en 1984 et cent soixante-dix mille en 1990, malgré le *numerus clausus* institué en 1970 à l'entrée des facultés de médecine [1]. Or chaque praticien engendre des soins. Quand, dans une région, le nombre de médecins augmente, le nombre d'actes par médecin reste stable. Le nombre total d'actes dans une région paraît dissocié des besoins de la population et tout se passe comme si chaque médecin effectuait le nombre d'actes correspondant à ce qu'il considère comme une activité professionnelle « normale ». Il est en fait, dans une large mesure, maître de la consommation de ses patients selon qu'il allonge ou rétrécit la liste de ses prescriptions et encourage ou non à revenir consulter. Au-delà d'un certain niveau, l'augmentation du nombre de médecins contribue peu à l'amélioration de la qualité des soins

---

[1]. Le nombre d'étudiants admis en médecine à la suite du concours est passé de 12 000 en 1971 à 3 500 en 1993.

Médecine et collectivité

mais encourage les comportements démagogiques de ceux d'entre eux qui veulent accroître leur clientèle. Le nombre d'étudiants en médecine a été récemment réduit considérablement, mais les effets ne se feront ressentir que dans une vingtaine d'années. Le rapport Lazar avait proposé que de nombreux médecins soient affectés à des tâches sociales (médecine scolaire, prévention, dépistage, médecine d'urgence...), ce qui aurait contribué à une amélioration du niveau sanitaire et à une diminution des dépenses, mais peu a été fait dans ce sens.

Il serait donc injuste de reprocher aux seuls médecins l'inflation des dépenses médicales. Ceux-ci n'ont fait que tirer parti de l'aveuglement de la société et de l'absence de courage des hommes politiques. Le système de Sécurité sociale français a été, lors de sa création en 1945, un immense acquis qui a permis à la France d'entrer dans la modernité. Malheureusement ses défauts, vite devenus apparents, n'ont pas été corrigés ; de mauvaises habitudes ont été prises. Devant la popularité d'un système de soins auquel la population est très attachée, aucun gouvernement n'a osé faire les réformes indispensables. Notre système est devenu, en cinquante ans, l'un des moins satisfaisants en Occident par son coût élevé et son efficacité limitée. De plus le public, tout en sachant qu'une réforme est inévitable, a du mal à l'accepter car il n'a pas reçu la formation nécessaire — de façon générale, en France, tout ce qui évoque contrôles et contraintes est impopulaire. Les gouvernements n'ont jamais fait l'effort indispensable pour informer les Français et, lors de chaque consultation électorale, la démagogie enfonce davantage la tête du public dans le sable. Les polémiques autour des cas de contamination des hémophiles ont illustré la difficulté qu'éprouvent le public et les médias à intégrer les données économiques dans leur raisonnement sur la médecine. La discussion au sujet de l'utilisation de produits non chauffés sur des hémophiles déjà contaminés a été menée comme si l'argent ne comptait pas. Or la vie quotidienne des hôpitaux, en France comme dans tous les pays occidentaux, démontre le contraire et chaque jour des vies humaines sont perdues à cause de l'insuffisance des crédits destinés aux soins ou à la prévention.

Le système français est ambigu. En Grande-Bretagne, par exemple, l'État élabore et gère la politique de santé, il en assume l'entière responsabilité. Ainsi, dans le dépistage du cancer du sein, il édicte les règles d'assurance de qualité et vérifie leur mise en œuvre. Au contraire, aux États-Unis ce rôle revient à la profession : les associations médicales, tel l'American College of Radiology, organisent le dépistage et sélectionnent les médecins jugés capables d'y participer ; le rôle des institutions étatiques, comme le National Institute of Health, se borne à des recommandations. Les médecins sont libres mais responsables devant les tribunaux. En France la situation est théoriquement intermédiaire ; l'État, c'est-à-dire le ministère de la Santé, plus précisément la Direction générale de la santé, propose des règles (par exemple sur l'assurance de qualité dans le dépistage) mais n'a pas toujours les moyens réglementaires (la loi proclame l'autonomie des régions, la liberté d'exercice des praticiens, etc.) et humains d'en assurer, ou même d'en négocier l'application. Dans le cas de la transfusion sanguine, on verra au chapitre VIII les conséquences fâcheuses de cette situation hybride : ainsi, l'excellente circulaire de juin 1983 sur la collecte du sang a été ignorée ou mal appliquée. Depuis, l'État n'a pas su tirer les leçons de ce drame et les contradictions demeurent ; il continue à ne pas avoir les moyens de faire respecter ses recommandations. La pratique de ville est régie par des conventions négociées entre les caisses d'assurance maladie et les syndicats médicaux, ce qui peut faire craindre une logique corporatiste et le risque de dérives démagogiques.

Une réforme des institutions était donc indispensable ; elle a été largement discutée et ce n'est pas le lieu ici d'y insister. Dans le système conçu initialement il existait deux garde-fous essentiels. D'une part, le ticket modérateur, dont le but est de rappeler à l'assuré que les soins sont coûteux, avec l'espoir que, dans un esprit de solidarité, il réduise ce coût au minimum compatible avec des soins efficaces. D'emblée ce mécanisme a été mis à mal par les mutuelles car le remboursement à l'assuré du ticket modérateur fait perdre à celui-ci sa signification et entretient l'idée qu'en matière de santé il n'y a pas à faire d'économies. L'autre garde-fou était l'existence de médecins contrôleurs ayant pour rôle de vérifier que les soins prescrits étaient utiles, opportuns et biens effectués. Ce garde-fou ne pouvait être efficace que si les médecins contrôleurs avaient eu un grand prestige médical et si les caisses d'assurance maladie avaient eu le courage de les suivre, quitte à mécontenter certains médecins. Malheureusement l'assurance maladie a laissé se dévoyer le rôle dévolu aux médecins contrôleurs. Leurs avis ne s'imposent pas aux caisses, les directions passaient souvent outre. En 1967 les « médecins contrôleurs » deviennent des « médecins-conseils » et, dans le système actuel, plus rien ne fait contrepoids à la liberté de prescription. Les médecins-conseils, ne se sentant soutenus ni par leurs supérieurs hiérarchiques, ni par les décideurs politiques, ni par l'opinion, ont parfois baissé les bras ; peut-on le leur reprocher ? La contrainte, la peur de la sanction ne devraient cependant jouer qu'un rôle marginal. L'essentiel, nous l'avons vu, est de faire en sorte que les médecins soient des partenaires, en leur faisant comprendre qu'une maîtrise des dépenses non seulement ne nuit pas à la santé et ne menace pas leur statut personnel, mais est le seul moyen de sauvegarder les immenses acquis sanitaires et sociaux de l'assurance maladie.

Heureusement la mentalité des médecins commence à évoluer sous la pression du déficit d'une assurance maladie à laquelle ils sont très attachés car elle a grandement facilité leur tâche et, initialement du moins, grandement amélioré leur niveau de vie. Le public, lui, se rappelle, par tradition familiale, la période terrible où maladie signifiait non seulement mort mais souvent ruine de la famille, avec son cortège de désespoirs. La Sécurité sociale a interrompu le cercle vicieux maladie-misère, misère-maladie ; cet acquis devrait être intangible. Logiquement on aurait donc escompté que malades et médecins s'allient pour pourchasser les dépenses inutiles. Ce n'est pas ce qui se passe mais peut-être y parviendra-t-on grâce à un effort éducatif. Par ailleurs, la dépendance de l'individu envers la Sécurité sociale a eu des effets pervers auxquels on devrait remédier. Le premier est la déresponsabilisation des individus. Tous les ennuis de santé étant pris en charge, certains ne font pas assez d'efforts pour protéger celle-ci. Au lieu de parler du droit aux soins, on a considéré la santé comme un droit et ce slogan démobilisateur fait oublier que la santé n'est pas une grâce de la nature, ou un don de Dieu, mais une conquête de l'homme. Le remboursement de tous les actes médicaux sans vérification de leur pertinence a eu d'autres effets regrettables. Par exemple la médicalisation des problèmes psychologiques, la prise de tranquillisants par des sujets ayant des problèmes professionnels ou sentimentaux est répandue en France, malgré ses graves inconvénients médicaux. De même, lutter contre l'insomnie par des somnifères peut entraîner une dépendance malsaine. La *surmédicalisation* des Français, favorisée par des dérapages du système de soins, induit ainsi nombre de faux malades qui, avec la surconsommation de médicaments inutiles mais non inoffensifs, risquent de devenir de vrais malades.

Il faudrait donc changer simultanément les mentalités des médecins et du public, par des actions convergentes et multiples : en initiant des expériences et en récompensant les hôpitaux ayant obtenu des résultats, par exemple en y développant la recherche clinique. Un enseignement sanitaire à l'école, expliquant que la santé se gagne non en ingurgitant des médicaments mais grâce à une hygiène de vie, est indispensable pour éduquer le public. Tout cela nécessiterait une stratégie persévérante, donc une volonté politique durable et cohérente.

Un autre aspect du problème est que le corps médical a de grandes difficultés pour concilier une logique de soins fondée sur l'individu avec une logique d'hygiène publique fondée sur la collectivité. Ce qui est optimal pour l'individu ne l'est pas forcément pour la société. Par exemple dans le dépistage du cancer du sein l'intérêt de l'individu peut sembler être de multiplier les examens, même traumatisants, pour réduire le risque de méconnaître un cancer ; dans le dépistage de masse, la logique est différente : il ne faut pas faire trop d'examens inutiles, car cela effraierait les femmes et diminuerait le nombre de celles acceptant le dépistage ; il vaut donc mieux prendre le risque de quelques très rares faux négatifs plutôt que de trop accroître le nombre de faux positifs. Or l'expérience montre que le bénéfice global est plus grand dans le dépistage de masse [1]. De même, nous verrons, à propos du sida, que pour la collecte du sang il eût été préférable de raisonner au niveau des groupes (les prisons par exemple) qu'au niveau de l'individu. Dans le cas de la transfusion sanguine les erreurs ont été plutôt une mauvaise sélection des donneurs qu'un retard de quelques semaines dans l'utilisation des produits chauffés.

Mais il faut aussi que le pouvoir politique soit rationnel et résiste à la démagogie, par exemple à l'hystérie sécuritaire. Si une partie importante des sommes disponibles pour les dépenses sanitaires est consacrée à réduire à l'extrême le risque d'un acte (comme la trans-

---

1. Voir chapitre VIII.

fusion), d'autres actions sanitaires en pâtiront. Or celles-ci, pour une dépense du même ordre, auraient pu épargner un plus grand nombre de vies humaines. Il faut trouver un compromis entre l'idéal et le possible, et la recherche obsessionnelle de la sécurité n'est pas compatible avec l'efficacité. Par exemple sur les routes on sait que les passages à niveau, les carrefours constituent des sources potentielles de pertes de vies humaines ; on n'a jamais exigé d'une administration qu'elle les supprime tous et chacun comprend qu'un compromis doit être trouvé. Tout acte, les actes médicaux comme les autres, entraîne un risque. On ne peut pas construire un échangeur à chaque croisement routier pour prévenir les accidents, de même on ne peut dépenser sans compter pour réduire les risques médicaux. La pénurie ne doit pas servir d'excuse aux erreurs, elle doit au contraire induire une utilisation optimale des crédits disponibles. L'augmentation des dépenses imposera des choix de plus en plus douloureux, non seulement médicaux mais éthiques. Puisqu'il est devenu impossible de tout faire, le médecin, comme l'ont fait l'homme politique ou l'ingénieur, doit apprendre à faire des choix. L'exemple caricatural de ce malade de Manchester à qui l'on avait refusé un pontage cardiaque parce qu'il était un gros fumeur a fait ricaner la France. Or ce type de situation va inexorablement se multiplier dans tous les pays. On ne pourra plus jamais satisfaire tous les besoins médicaux et il sera inévitable de privilégier les interventions qui ont le plus de chances d'être efficaces. On l'a déjà fait en France à de nombreuses occasions, par exemple au début des dialyses rénales ou des greffes de rein. Il est puéril de raisonner en feignant de l'ignorer.

Les Français seraient bien inspirés de se familiariser avec les mesures qui ont été prises dans les pays voisins : Allemagne, Grande-Bretagne, Hollande, Canada, etc. Par des séries d'actions les dépenses de santé y sont régulées plus efficacement qu'en France [1]. Les uns ont choisi une régulation par l'État, les autres ont davantage misé sur une régulation par le marché avec des systèmes concurrentiels. Le cas de la France montre d'ailleurs l'utilité de la compétition entre établissements publics et privés (à but non lucratif ou à but lucratif). Cette rivalité est saine, elle doit être maintenue mais aménagée. Il faut se débarrasser des idées reçues et avoir une attitude

---

1. Voir *Livre blanc sur le système de santé et d'assurance maladie, op. cit.*

pragmatique en lançant des expériences à échelle limitée. Les expériences étrangères montrent qu'il faut associer formation, pression sur les producteurs de soins, incitation à la qualité (à l'intérieur d'enveloppes budgétaires fixes), *évaluation permanente,* contrôle de qualité et, par-dessus tout, définition par l'État de sa stratégie en matière de politique de santé et d'assurance maladie.

Cependant il ne faut pas être trop pessimiste. La pensée médicale a été progressivement infléchie dans la plupart des pays occidentaux par ces préoccupations financières ; contrairement aux médecins pour qui « la santé n'a pas de prix », je crois que cette évolution a des aspects favorables si elle conduit les médecins à s'interroger sur le bénéfice objectif de chacun de leurs actes. Les limitations financières peuvent avoir une vertu stimulante. L'activisme médical et l'acharnement thérapeutique ont leurs dangers. Le masque noble de la lutte à n'importe quel coût pour prolonger la vie cache souvent des préoccupations mercantiles ou une panique du médecin devant l'issue fatale : elle ignore les exigences de l'équilibre psychologique des familles. Il est peut-être bon que les contraintes économiques servent de sonnette d'alarme. La profession doit s'organiser pour contribuer à maîtriser ou, mieux, à rationaliser les dépenses de santé. Des évolutions récentes sont encourageantes ; ainsi, la réglementation concernant un médicament antimigraineux particulièrement coûteux constitue un pas vers une rationalisation des prescriptions : les affections pour lesquelles le remboursement du médicament est accepté sont définies, la prescription engage la responsabilité du médecin et le diagnostic pourra être contrôlé. Il y a là une voie qui mérite d'être expérimentée.

Trop longtemps en France la politique du médicament a été guidée par une seule considération : réduire son prix afin de ne pas aggraver le déficit de la Sécurité sociale. Les conséquences en sont tragiques pour l'industrie pharmaceutique française, naguère l'une des plus performantes au monde et qui, ayant réduit ses dépenses de recherche, a perdu une partie de son dynamisme. Il faut aider l'innovation pharmaceutique et la seule façon d'y parvenir est de permettre à cette industrie de vendre les produits nouveaux à un prix rémunérateur, tout en pourchassant les abus et les fausses nouveautés qui n'ont pas fait la preuve de leur efficacité. Il est excellent de refuser de rembourser des médicaments prescrits dans des affections pour lesquelles leur utilité n'est pas prouvée, il est nuisible d'interdire la vente d'un médicament utile par crainte de tels abus. Il est excellent de vouloir réduire le coût des traitements, mais il ne faut pas faire payer par l'industrie pharmaceutique les excès ou les ignorances des prescripteurs ; il faut éduquer ceux-ci. Nous avons déjà dit à plusieurs reprises que les Français sont les premiers consommateurs de médicaments (tranquillisants, somnifères, antibiotiques, etc.) en Europe ; or l'état de santé des Français ne justifie aucunement cet état de choses. Il faut y avoir la conséquence d'une mentalité où médecins et malades croient que le médicament apporte, par miracle, un remède aux problèmes dus au mode de vie. On ne compense pas l'excès d'alcool par des somnifères, ni, hélas, celui de nourriture par des antilipémiants. Une fois de plus, il apparaît que la formation des médecins et l'information du public sont indispensables pour améliorer la santé.

Puisque la collectivité prend en charge les dépenses de santé et que celles-ci deviennent de plus en plus importantes, l'évaluation du coût de l'efficacité des soins doit être une règle d'or. Même dans un pays aussi attaché que la France à l'indépendance des médecins et ayant autant tendance à minimiser l'intérêt collectif, le remboursement des soins par des systèmes d'assurance implique un droit de regard des « payeurs » sur les prestations. Les médecins non seulement n'ont pas à le redouter mais doivent le demander, ne serait-ce que pour clarifier les questions d'éthique sociale liées à la limitation des dépenses. Ils auront un rôle essentiel à jouer pour trouver un équilibre entre les points de vue divergents des assurés et des assureurs. Le corps médical est l'avocat naturel des plus démunis. Lui seul peut faire comprendre à l'ensemble des praticiens la nécessité de cette entreprise. Mais comme il n'est pas de morale « sans obligation ni sanction », le corps médical doit réfléchir à la façon de séparer en son sein le bon grain de l'ivraie. L'électoralisme du monde politique a différé le débat sur notre système de santé mais celui-ci est inéluctable. Sous peine d'accroître encore nos charges sociales, donc d'augmenter le chômage et de diminuer les revenus, notre pays doit entreprendre une réforme profonde de système de soins et inscrire celle-ci dans une politique tenant compte des priorités médicales et sociales, des coûts réels et des bénéfices observés. Les médecins devraient participer à tous les aspects techniques : définition des objectifs, notamment du profil des soins, évaluation des résultats, adéquation des moyens techniques, assurance de qualité... Il faut éviter une approche corporatiste ou technocratique qui risquerait d'être plus dangereuse que le « laisser faire » actuel. Les choix devront s'effectuer en fonction de l'« utilité sociale », chère au siècle des Lumières, et révisés en tenant compte de l'évolution des techniques, des coûts et des mentalités.

La réforme du système de soins ne doit pas se faire sous l'angle unique de la réduction des dépenses. Elle doit être plus ambitieuse. Grâce à une formation continue systématique, en pratique libérale comme hospitalière, il faut mettre les médecins au courant des véritables nouveautés, les protéger contre les outrances des visiteurs médicaux, leur permettre de suivre l'évolution si rapide de la médecine ; bref, les aider dans leur tâche tout en les mettant en face de leurs responsabilités. En cinquante ans d'exercice médical j'ai acquis une profonde estime pour l'immense majorité des médecins français, mais il existe parmi eux, comme dans toutes les corporations, quelques tricheurs. Ceux-ci donnent le mauvais exemple, ils induisent des conduites aberrantes, d'autant que dans un système concurrentiel ce sont ceux qui cèdent devant les exigences critiquables de certains patients qui attirent la clientèle. Une réforme est indispensable pour éviter une révolution dont les malades les plus démunis seraient les premiers à pâtir. Le système français a de nombreux défauts, mais il a aussi des avantages qu'il faut préserver : le libre choix du médecin, la confiance qu'on lui fait. Mais liberté implique responsabilité.

Cependant l'absence de contrôle, le gaspillage ne sont pas les principales causes des difficultés du système de soins en France. Celles-ci sont une conséquence d'un trouble profond de la médecine et de la société française, de la primauté de satisfactions immédiates (dormir grâce à un somnifère, lutter contre la constipation avec un laxatif) sur les intérêts à long terme (ne pas devenir dépendant d'une drogue, rééduquer son intestin), des droits individuels sur les intérêts collectifs. Ce n'est pas en multipliant les inspections et en diminuant le remboursement de tel ou tel médicament qu'on améliorera la formation humaine, sociale et technique des médecins, qu'on évitera les quelques brebis galeuses, qu'on apprendra au public qu'il doit préserver sa santé et que les médicaments ne permettent pas d'échapper aux ennuis sanitaires, petits et grands, causés par l'alcool, le tabac, la suralimentation, l'absence d'exercice physique ou de sommeil mais que, au contraire, ils y ajoutent leur propre toxicité.

Médecine et collectivité

L'ÉVOLUTION DE L'ÉTAT SANITAIRE DEPUIS LE XIXᵉ SIÈCLE

Depuis la fin du XVIIIᵉ siècle, l'espérance de vie des Occidentaux, en particulier celle des Français, a rapidement augmenté : de 25 ans, de l'époque préhistorique jusqu'au milieu du XVIIIᵉ siècle, elle est passée à 28 ans en 1789, 40 ans en 1840, 46 ans en 1900, 57 ans en 1930, 67 ans en 1950, 72,5 ans en 1960 et 77 ans en 1990 (d'après l'INSEE). Elle était en 1992 de 73 ans chez les hommes et de 81,3 ans chez les femmes. La croissance de l'espérance de vie a été de 0,2 à 0,3 an chaque année, rythme qui persiste encore aujourd'hui. Parallèlement la mortalité infantile diminue non moins spectaculairement. Elle est passée de plus de 500 ‰ à la fin du XVIIIᵉ siècle, à 150 ‰ en 1900, 81 ‰ en 1930, 52 ‰ en 1950, 27 ‰ en 1960 et 5 ‰ en 1995 [1].

A côté de l'espérance de vie on a récemment introduit un autre indicateur très utile : l'espérance de vie sans incapacité. Il est peu bénéfique pour l'individu et la société de prolonger la vie d'un grabataire à demi inconscient ; en revanche, il est très important de prolonger la période pendant laquelle un individu garde toutes ses capacités. Heureusement, en France, contrairement à ce que certains avaient craint, l'espérance de vie sans infirmité physique ou mentale s'allonge parallèlement à l'espérance de vie. Entre 1981 et 1991 l'espérance de vie à la naissance chez les hommes a augmenté de 2,5 ans et l'espérance de vie sans incapacité de 3 ans (de 60,2 à 63,8 ans) ; chez les femmes les chiffres sont voisins (2,5 ans et 2,6 ans : de 65,9 à 68,5 ans). La durée de vie avec incapacité sévère était de 1,2 an chez les hommes et 2,3 ans chez les femmes (qui meurent plus vieilles) et celle en incapacité modérée de 7,9 ans pour les hommes et 10 ans pour les femmes. L'évolution favorable se manifeste aussi par la diminution à âge égal de la proportion de sujets en incapacité : la prolongation de la vie ne s'accompagne donc pas d'une augmentation du temps vécu en incapacité sévère. Des résultats identiques ont été observés aux États-Unis et en Grande-Bretagne.

Cette question de dépendance due à l'âge est capitale. On compte actuellement en France un million cinq cent mille personnes âgées

---

[1]. La première statistique est celle de l'astronome Halley, effectuée en 1693 à Hanovre où existait un excellent état civil : sur 100 enfants nés, 51 atteignent l'âge de 10 ans, 43 l'âge de 30 ans et 28 celui de 50 ans.

dépendantes et l'INSEE prévoit pour l'an 2000 six cent mille personnes lourdement dépendantes nécessitant une aide pluriquotidienne, huit cent mille semi-dépendantes demandant une aide plurihebdomadaire et cinq cent mille occasionnellement dépendantes. C'est dire l'importance de toute réduction des incapacités dues à l'âge.

De nombreux travaux ont été consacrés à l'analyse des facteurs qui ont contribué à l'amélioration de la santé [1]. En Europe, au cours du XIXᵉ siècle, les progrès de l'agriculture ont permis une meilleure alimentation, tandis que parallèlement l'hygiène publique faisait ses premiers pas (ramassage des ordures, réseaux d'assainissement, adduction d'eau potable, généralisation des installations sanitaires, ventilation des lieux de travail et des logements). Il faut y ajouter l'élévation du niveau de vie et du niveau d'instruction, facteur capital, notamment chez les mères. Il en a résulté une baisse notable de la mortalité par maladies infectieuses. Les progrès ont été inégaux selon la période et le pays. En Grande-Bretagne et en France, l'industrialisation a entraîné d'abord une aggravation des conditions sanitaires pour les milieux défavorisés, en particulier les mineurs et les ouvriers. Le développement mal contrôlé d'une économie de type industriel provoqua la hausse de la mortalité infantile vers 1850 (du fait d'une dégradation des conditions de transport et de stockage du lait) et une mortalité adulte forte (les accidents dans les mines et les chemins de fer sont nombreux, la mortalité par tuberculose pulmonaire est élevée) jusqu'à ce que l'amélioration des conditions de vie et de l'éducation fasse sentir ses effets. La baisse de la mortalité dans les pays nordiques a été régulière tout au long du XIXᵉ siècle, mais dans les pays du sud de l'Europe, où la qualité de la nourriture reste insuffisante et les réseaux d'assainissement peu développés, l'amélioration ne débutera aussi qu'après 1850 ; la mortalité infantile y demeure élevée mais la mortalité des adultes y est plus faible qu'en Angleterre.

A la fin du XIXᵉ siècle, les écarts d'espérance de vie en Europe sont considérables. Ils atteignent vingt ans entre les pays engagés depuis longtemps dans le progrès sanitaire (l'espérance de vie est de 55 ans au Danemark) et les pays qui viennent de l'entamer (35 ans en Espagne), la France (45 ans) ayant une situation intermédiaire. De

[1]. *La Santé en France*, Rapport du Haut Comité à la santé publique, 2 vol., La Documentation française, novembre 1994.

1880 jusqu'à la moitié du XXᵉ siècle la mortalité due aux maladies infectieuses et congénitales recule, alors que celle due aux maladies dégénératives est stable. La mortalité infantile baisse de 65 % à 80 % selon les pays ; l'espérance de vie augmente partout, mais inégalement selon les pays. Cependant les écarts entre les pays européens se réduisent par rapport à ceux observés en début de siècle : en 1950 il y a 8,5 années de différence d'espérance de vie entre les Pays-Bas et l'Espagne pour les femmes et 10,7 ans pour les hommes, entre le Danemark et l'Espagne. Ces différences témoignent des inégalités de développement économique et, partant, des conditions générales de vie. Pendant cette période les soins de santé et le développement économique sont étroitement corrélés, de nouvelles thérapies émergent en même temps que progressent les conditions de vie.

Vers 1938 apparaissent des thérapeutiques puissantes telles que les sulfamides, puis, en 1945, les antibiotiques qui accélèrent la baisse de la mortalité d'origine infectieuse. La longévité augmentant de manière rapide, les maladies associées à l'âge prennent une importance croissante : les maladies de l'appareil circulatoire et les tumeurs deviennent les principales causes de mortalité prématurée (avant 65 ans), mais chaque pays garde sa spécificité. Environ la moitié de cette mortalité prématurée est due à des maladies causées par le tabac.

Les progrès se ralentissent pendant les années soixante où l'espérance de vie à la naissance semble atteindre un palier, malgré l'augmentation de la production industrielle, le faible taux de chômage, l'amélioration des conditions de travail, toutes conditions favorables à un progrès sanitaire. L'analyse par tranche d'âge et par cause de décès montre que les maladies dites « de société » (dues à la suralimentation, au tabagisme, à la sédentarité, etc.) atteignent leur point culminant. Ce n'est qu'à partir de 1970 que la progression des maladies cardio-vasculaires chez les adultes se ralentit, notamment dans les classes moyennes, et que le nombre d'accidents de la circulation commence à décroître. En 1960 et 1970, la chute rapide de la mortalité due à la diminution des maladies infectieuses n'est pas encore relayée par la baisse des « maladies de sociétés ».

Ce tournant des années soixante est important, car, à partir de cette date en Europe, l'évolution diffère dans les pays de l'Est et de l'Ouest. Dans les années cinquante, les progrès sanitaires de ces deux régions avaient été rapides et parallèles, la mortalité par maladies infectieuses régressant sous l'effet des antibiotiques et de l'amélioration générale du niveau de vie. En 1960, les mortalités dans les pays d'Europe de l'Ouest et de l'Est sont comparables ; vingt-cinq ans plus tard les courbes de mortalité ont divergé. L'espérance de vie dans les pays de l'Est plafonne autour des valeurs des années soixante ou diminue, alors que dans les pays de l'Ouest elle continue à augmenter. En Europe occidentale la fréquence des maladies cardio-vasculaires régresse, à l'Est les mortalités d'origine cardio-vasculaire, cérébro-vasculaire, les tumeurs, les cirrhoses et les morts violentes progressent considérablement. La fréquence des cancers, à âge égal, est de 15 % plus élevée dans les pays d'Europe centrale ou orientale, et de 25 % plus forte dans l'ex-URSS que dans les pays de l'Union européenne. Elle est de 10 % plus faible dans les pays nordiques que dans la Communauté européenne. Ces disparités illustrent l'influence des comportements. L'espérance de vie des hommes russes est de 59 ans en 1993 alors qu'elle était de 65 ans en 1986 ; elle est plus courte qu'en 1960, époque où elle était peu différente de celle de l'homme français, chez la femme russe elle est de 72 ans en 1993, elle était de 74 ans en 1986. Il s'y ajoute une dégradation générale de la santé : la mortalité infantile cesse de diminuer et augmente même, ainsi que les accidents et les suicides. Cette dissociation entre l'Est et l'Ouest illustre l'influence des facteurs sociaux et politiques. L'augmentation rapide des cancers respiratoires et digestifs souligne le rôle du tabagisme, celle des cirrhoses le rôle de l'alcool, celle des cancers digestifs l'influence de l'alimentation (graisses d'origine animale tels lard, saindoux et insuffisance en fruits et légumes frais).

En Europe occidentale, entre 1960 et 1990, les écarts entre pays se resserrent et les pays du Sud rattrapent leur retard. La durée de vie des personnes âgées de plus de 60 ans s'est fortement allongée. Aux âges avancés on observe en France une réduction de la mortalité due aux maladies dégénératives d'origine circulatoire et à certains cancers ; cette baisse est plus marquée pour le sexe féminin, ce qui entraîne une accentuation de la surmortalité masculine. Notons qu'en France, chez les hommes de moins de 40 ans, le nombre de décès par cancer du poumon ne cesse de croître, ainsi que le nombre de décès par accidents de la circulation, alors qu'il n'en est pas ainsi au Royaume-Uni et dans les pays de l'Europe du Nord. On voit là l'influence des comportements à risque.

Les progrès remarquables effectués au Japon méritent commentaire. Mal classé parmi les pays de l'OCDE en 1960, il est depuis devenu le pays au monde qui a la plus longue espérance de vie. L'espérance de vie à la naissance au Japon s'est accrue, entre 1965 et 1986, de 7,5 années pour les hommes (y atteignant 75,2 en 1986 contre 71,5 ans à cette même date en France) et de 8 pour les femmes (atteignant 80,9 ans en 1986) alors qu'en France, ces gains ont été de 3,8 et 5,5 années pendant la même période. Le Japon avait en 1950 un taux particulièrement élevé de décès par maladies cérébro-vasculaires ; cette pathologie a fortement régressé depuis. Entre 1980 et 1985, la mortalité infantile a chuté de 27 % (contre 17 % en France). Les résultats vont dans le même sens pour la mortalité à l'âge adulte. Comment expliquer des résultats aussi favorables ? Le Japon a eu la plus forte baisse au monde des mortalités dues à des affections curables, ce qui montre l'amélioration des soins, on serait donc tenté de lui attribuer cette avancée. Mais les décès dus à des affections non curables ont également décru très fortement et les dépenses de santé sont nettement plus faibles au Japon que dans notre pays. Le système de soins ne semble donc pas être seul responsable des progrès observés. Ainsi entre 1980 et 1986, la mortalité par accident vasculaire cérébral entre 75 et 79 ans a baissé de 44 %, ce qui ne peut pas être expliqué par le seul contrôle de l'hypertension artérielle. Les centres publics de santé, établis au Japon après la Seconde Guerre mondiale, étaient initialement conçus pour la tuberculose et les maladies infectieuses. Ils se sont diversifiés pour prendre en charge les maladies cardio-vasculaires, les cancers, la santé maternelle et infantile, les problèmes d'environnement. Les Japonais qui ne bénéficient pas d'un bilan de santé sur leur lieu de travail sont convoqués dans ces centres. Ces bilans sont suivis de conseils. Il est possible que cette orientation des centres de santé ait contribué à la baisse de la mortalité. La faible consommation de corps gras dans l'alimentation pourrait expliquer le faible taux de mortalité par maladie coronarienne et par cancers du côlon et du sein. La réduction de la consommation de sel, traditionnellement très élevée et qui est passée en quelques années de 13,7 à 12,4 grammes par jour peut en partie expliquer la baisse de la mortalité d'origine vasculaire et de celle due au cancer de l'estomac.

Les facteurs socio-économiques jouent probablement un rôle essentiel dans cette évolution : le Japon a connu, depuis la fin de la Seconde

Guerre mondiale, une très forte croissance économique et, parallèlement, du niveau d'éducation. C'est aussi un pays où la discipline sociale est forte, les conseils sanitaires suivis, le changement accepté et même recherché, car on croit au progrès technique. On y observe, avec un décalage d'un demi-siècle, l'état d'esprit qui régnait en Occident au début du xxe siècle. Un point noir, l'augmentation notable de la consommation tabagique fait craindre une détérioration de ces résultats.

La question de l'influence des soins médicaux sur la durée et la qualité de la vie a fait l'objet de nombreuses controverses. Dans l'ensemble l'effet sur la durée de vie est relativement modeste ; en revanche, l'effet sur la qualité de la vie paraît important mais est difficile à chiffrer, faute de critères quantitatifs. Aux États-Unis la mortalité par maladie cardio-vasculaire, maladie cérébro-vasculaire et cancer a baissé de 40 % au cours de la dernière décennie. La baisse de la mortalité cardio-vasculaire semble due à une meilleure maîtrise des facteurs de risque (notamment hypertension et cholestérol), à des mesures efficaces mises en œuvre pour réduire la mortalité préhospitalière (transports d'urgence) et aux progrès des traitements cardiologiques (unités de soins intensifs, chirurgie cardiaque, traitements médicaux). Cependant la contribution du traitement de l'hypertension paraît modeste puisque la proportion de personnes hypertendues n'a que peu diminué durant cette période ; il en est de même pour la réduction des taux de cholestérol dans la population. Au total le traitement préventif de l'hypertension ne représenterait que 12 % du déclin de mortalité sur les 40 % observés. La baisse attribuable aux transports d'urgence est au maximum de 4 %. La création des unités de soins intensifs en cardiologie a réduit la mortalité en cours d'hospitalisation, mais ces unités ne traitent qu'une faible proportion des malades ; au maximum 11 % de la baisse de mortalité pourrait leur être dû. Enfin, 3 % à 5 % du déclin de la mortalité pourrait s'expliquer par les pontages coronariens. La baisse de mortalité par accident vasculaire cérébral, chez les 35-74 ans, provient principalement d'une diminution de l'incidence due à l'hygiène de vie et non d'un meilleur traitement.

L'espérance de vie est voisine aux États-Unis et en Grande-Bretagne, alors que les dépenses de santé sont moitié moindres dans

Médecine et collectivité

ce dernier pays. Un travail de l'OCDE a analysé la corrélation entre les taux de décès par maladie de l'appareil circulatoire, par tumeur maligne et toutes causes confondues avec la dépense de santé par habitant qui est le reflet des efforts accomplis pour les soins médicaux. Les corrélations observées sont faibles ; une différence significative, d'ailleurs petite, n'est observée que si l'on groupe toutes les causes de décès. Ce résultat décevant confirme les travaux menés sur les départements français. Néanmoins il ne faut pas conclure à l'inefficacité des soins ; ainsi la baisse de mortalité infantile observée depuis 1960 est en partie due aux interventions médicales efficaces mises en place et largement diffusées (échographie, amniocentèse, soins intensifs aux nouveau-nés), bien qu'elle ait été aussi liée à la fermeture des petites maternités n'offrant pas une sécurité suffisante. L'évolution comparée des causes de mortalité considérées comme évitables et des causes non évitables montre que le système de soins n'a d'impact que sur un faible pourcentage des causes de décès (moins de 8 % chez les hommes et un peu plus de 13 % chez les femmes), mais en revanche qu'il améliore notablement la qualité de vie ; la réduction des handicaps et des infirmités de la vie quotidienne est liée à l'efficacité des soins.

Une évolution favorable sur laquelle on n'a pas assez insisté est l'amélioration de l'état dentaire en France : la prévalence des caries dentaires a fortement diminué de 1987 à 1993, sous l'effet de la consommation de sel fluoré, de la distribution d'eau fluorée par le réseau urbain, de la prescription de comprimés de fluor et d'une meilleure hygiène bucco-dentaire (on vend davantage de dentifrices). Cependant de fortes inégalités subsistent en fonction des catégories socioprofessionnelles, les enfants des zones rurales étant plus défavorisés. Un gros effort demeure donc nécessaire, mais cet exemple illustre une fois encore l'intérêt d'une stratégie globale.

LES INÉGALITÉS SOCIALES DEVANT LA SANTÉ

Depuis deux siècles l'accroissement de la durée et de la qualité de vie a été plus ou moins grand selon le sexe, le pays, l'âge et le niveau d'éducation.

Le premier facteur d'inégalité en France est le *sexe*. La France est, avec le Japon, le pays du monde où la longévité des femmes a le plus progressé entre 1950 et 1986, alors que, chez les hommes, le progrès a été plus faible, comparable à celui des autres pays industrialisés, à l'exception des pays de l'Europe de l'Est où il y a une régression. Les comparaisons internationales montrent l'existence d'une corrélation entre le développement économique et l'allongement de la durée de vie. Le contraste entre le Japon, champion mondial de longévité tant chez les hommes que chez les femmes, et la Hongrie, représentative des pays de l'Est, où la durée de vie a décru, est éloquent, surtout si l'on tient compte du haut niveau d'éducation en Hongrie. La position intermédiaire de la Grande-Bretagne, malgré une recherche médicale qui reste de très haute qualité, souligne l'influence du dynamisme économique et social, et de l'accessibilité au système de soins, moindres en Grande-Bretagne. Contrairement à ce que prétendent certains, les pays qui s'industrialisent le plus vite sont ceux où la santé progresse le plus.

Cependant les facteurs économiques n'expliquent pas tout, puisque hommes et femmes vivent dans le même environnement et bénéficient de la même qualité de soins médicaux. Dans tous les pays les femmes vivent plus longtemps que les hommes, mais la France est l'un de ceux où la différence d'espérance de vie est la plus importante (8,2 ans) et où elle augmente régulièrement puisqu'elle était de deux ans au début du siècle. Les décès survenant entre 15 et 65 ans sont des décès prématurés ; ils représentent 30 % des décès chez les hommes, contre seulement 14 % chez les femmes. Chez l'homme, plus du tiers de ces décès prématurés sont dus au tabac et les trois quarts d'entre eux seraient potentiellement évitables par une hygiène de vie.

La surmortalité masculine est particulièrement importante dans deux tranches d'âges. Entre 15 et 24 ans les hommes meurent environ trois fois plus que les femmes, différence due notamment aux accidents de la circulation et aux suicides (trois fois plus fréquents chez les hommes que chez les femmes). Dès l'adolescence la fréquence des accidents est préoccupante (en 1989 quatre mille décès et dix-huit mille blessés graves chez les garçons entre 15 et 20 ans). Une grande proportion de ces accidents est due à l'alcoolisation. C'est la raison pour laquelle nous avions préconisé l'interdiction de la vente de bière et autres alcools dans les stations-service après vingt heures, puisque c'est là que s'approvisionnent un grand nombre de jeunes ; cette mesure a été refusée par le Parlement en 1990. Cette surmortalité masculine s'inscrit dans le cadre d'une mortalité des adolescents et jeunes adultes (15-24 ans) des deux sexes qui est, en France, plus forte que dans les pays voisins. La France est ainsi le pays de la Communauté européenne où, dans cette tranche d'âge, la mortalité et la morbidité sont parmi les plus élevées ; en outre, elles augmentent régulièrement depuis vingt-cinq ans [1], alors qu'elles diminuent pour toutes les autres tranches d'âge. Il est tentant de rapprocher la surmortalité masculine, si forte chez les jeunes, de ce qu'on observe pour la délinquance : dans les prisons françaises 95 % des détenus sont des hommes, contre 5 % de femmes. Les juristes pensent que cela pourrait être dû à une plus grande gravité chez les garçons de la carence d'éducation et notamment d'autorité paternelle.

L'autre période de surmortalité masculine se situe entre 55 et 75 ans, elle est pour l'essentiel due aux cancers du poumon (douze fois plus fréquents chez les hommes que chez les femmes) et des voies aéro-digestives supérieures, dont l'œsophage (trois à dix fois plus fréquents chez les hommes que chez les femmes) ; or, on sait le rôle prédominant que jouent dans la genèse de ces cancers le tabac et l'excès d'alcool (au-delà de 0,5 litre de vin par jour). Alors que chez la femme la mortalité par cancer avant 65 ans est en France l'une des plus faibles d'Europe, elle est chez les hommes parmi les plus fortes. Cette différence montre que le système de soins ou la pollution ne sont pas en cause et confirme le rôle de l'alcool et du tabac.

L'accroissement de la surmortalité masculine depuis trente ans est pour l'essentiel la conséquence de la forte augmentation de la consommation tabagique chez les hommes de 1930 à 1975. On devrait donc hélas assister, dans les décennies à venir, à une réduction de la différentielle de longévité homme-femme puisque la consommation tabagique chez les femmes françaises, faible jusqu'en 1960, a fortement augmenté depuis.

Malgré leur grand poids, tabac et alcool ne suffisent cependant pas à tout expliquer. Une série d'indices suggère que les femmes ont plus que les hommes bénéficié des progrès médicaux. Tout se passe

---

1. Voir chapitre VIII.

comme si elles étaient plus attentives à leur santé, se soignaient plus vite et mieux, peut-être en partie à cause d'une surveillance gynécologique régulière. Une exception notable, les femmes cadres supérieurs, sans doute parce qu'elles ont une vie de type masculin, conduisent vite, mangent beaucoup de viande, et surtout boivent et fument comme leurs collègues.

L'influence du milieu social est très grande, comme le montrent de nombreuses études tant en France qu'à l'étranger. En France l'écart est d'au moins une dizaine d'années entre les manœuvres et les cadres supérieurs ou les enseignants, avec, entre ces deux extrêmes, une variation continue. Cet écart n'est pas uniquement lié au revenu financier, puisque les instituteurs sont parmi ceux dont la longévité est la plus grande. Cette observation montre que les stress psychologiques n'ont pas un rôle déterminant puisque les enseignants sont parmi ceux qui en subissent le plus. La surmortalité des travailleurs n'est que dans une faible mesure influencée par les risques professionnels. En effet la différence de mortalité de 35 à 60 ans est d'environ 20 % entre les ouvriers exerçant les métiers les plus pénibles et dangereux (manutentionnaire ou chaudronnier) et les moins dangereux, alors que cette différence est beaucoup plus grande en fonction du niveau d'éducation. Il en est de même pour l'espérance de vie sans incapacité.

De telles différences de longévité en fonction de la classe sociale ont été signalées en France dès le début du XIXe siècle et s'observent également dans de nombreux autres pays tels que les États-Unis, la Grande-Bretagne, le Danemark, l'Italie. Au XIXe siècle les conditions matérielles de vie, la pauvreté avaient un poids déterminant, aujourd'hui il ne faut pas sous-estimer le rôle joué par le tabac et l'alcool ; ainsi, par exemple, les cancers de l'œsophage, qui sont causés par l'imprégnation tabagique et alcoolique, sont six fois plus fréquents chez les manœuvres que chez les cadres.

Alors que chez les hommes l'alcool, le tabac, les risques professionnels, le comportement lié au milieu social combinent leurs effets, l'étude des épouses permet de considérer l'effet du niveau socioculturel indépendamment du rôle de l'alcool et du tabac. Or on trouve chez les femmes des différences qui, sans être aussi importantes que chez les hommes, vont dans le même sens. Cela met en évidence l'influence du milieu social et de l'alimentation. Le rôle de l'éducation est montré par la mortalité infantile, qui varie considérablement en fonction de la profession des parents (du simple au double entre les manœuvres et les cadres) ; maximales au cours des premiers mois de la vie, ces différences persistent pendant toute l'enfance, montrant l'influence du niveau social tout au long de cette période.

L'absence d'éducation, l'appartenance à un milieu culturellement moins développé ont pour conséquence une moindre capacité à bénéficier du progrès des connaissances médicales. Entre 1955 et 1975, la probabilité de décès a diminué davantage chez les cadres supérieurs que chez les manœuvres. L'inégalité sociale s'est ainsi accentuée. Il en est de même dans d'autres pays, par exemple en Grande-Bretagne.

Cette influence du *milieu social* comporte différents aspects. Par exemple le choix d'un comportement propre à améliorer la santé varie avec la classe sociale. Éviter l'embonpoint, avoir une alimentation tenant compte des préoccupations sanitaires, faire de l'exercice ou du sport, etc., sont autant de pratiques influencées par le milieu social. On sait que la fréquence du cancer de l'estomac est liée aux habitudes alimentaires (consommation insuffisante de légumes et de fruits frais, consommation excessive de salaisons ou de fumaisons, etc.) et à la présence de bacilles (hélicobacter) dans l'estomac. Sa fréquence a toujours été plus grande dans les milieux défavorisés ; de plus, bien qu'elle ait diminué depuis quarante ans dans toutes les classes sociales avec l'amélioration de l'alimentation, la différentielle s'est accrue : par exemple en Grande-Bretagne la fréquence des cancers de l'estomac était en 1920 de 50 % plus élevée chez les travailleurs manuels que chez les employés, elle est aujourd'hui le double car elle a davantage diminué dans les milieux favorisés. Il en est de même pour le cancer du col utérin dont la fréquence est liée à la précocité des rapports sexuels, au nombre de partenaires sexuels (ou, si la femme n'en a qu'un, au nombre de partenaires qu'a eues son conjoint), à la qualité de l'hygiène gynécologique puisque les infections locales jouent un rôle dans la progression de la lésion ; dans toutes les classes sociales sa fréquence a diminué depuis trente ans, mais elle est en Grande-Bretagne deux fois plus importante chez les femmes de travailleurs manuels que chez celles des employés. En France l'écart est probablement supérieur. Cependant, dans le cas du cancer du col l'influence des facteurs liés à la religion, aux traditions est encore plus forte que celle due à la classe sociale. Dans les pays catholiques et méditerranéens la fréquence du cancer du col est faible ; elle est cinq fois plus basse en Espagne ou dans le sud de l'Italie que dans les pays nordiques ou protestants, où la liberté sexuelle est plus grande. Elle est plus faible en France que dans les pays situés plus au nord.

Autre exemple, la qualité de la dentition est influencée par le milieu car elle est conditionnée par les habitudes d'hygiène acquises dans l'enfance (se brosser régulièrement les dents, ne jamais sucer un bonbon après s'être lavé les dents le soir, etc.). De plus les ressources financières familiales jouent un rôle notable puisque ces soins ne sont que partiellement remboursés.

La réaction devant un symptôme faisant craindre l'existence d'une maladie est aussi fonction du niveau d'éducation. Ainsi, la taille des cancers du sein au moment du diagnostic est nettement plus petite dans les milieux favorisés. Par conséquent le taux de guérison y est plus élevé, bien que la qualité des soins soit équivalente. Dans un cas la femme consulte dès qu'elle constate une anomalie, dans l'autre elle tergiverse pendant des mois, voire des années.

Ainsi malgré la Sécurité sociale les inégalités s'aggravent, la gratuité de l'accès aux soins est une condition nécessaire mais non suffisante d'égalité des chances. Il ne suffit pas de construire des stades et des bibliothèques pour que les adolescents fassent du sport ou lisent, il faut aussi susciter l'envie de les utiliser. Il faut certes des centres de soins, mais il faut aussi qu'on sache s'en servir, ce qui requiert entre autres qu'on l'ait appris, qu'on ait vraiment envie de vivre et qu'on se sache utile.

La troisième série de facteurs d'inégalité concerne le *statut marital*, le *chômage* et la *région géographique* : il y a le même écart de mortalité entre le célibataire, le veuf ou le divorcé et l'homme marié qu'entre le manœuvre et le cadre supérieur. On retrouve des différences voisines entre l'oisif et l'homme actif, entre le chômeur et le travailleur (la mortalité, à âge et milieu social égal, est 2,4 fois plus élevée chez les chômeurs que chez les travailleurs).

On observe aussi une influence nette du niveau d'éducation chez les femmes inactives. Ainsi, parmi les femmes d'ingénieurs, le taux de mortalité est voisin, qu'elles soient actives ou inactives (4,3 et 4,2), alors que chez les femmes d'ouvriers le taux de mortalité est de 4,8 chez les actives et de 8,5 chez les inactives.

L'appartenance à une famille, le réconfort apporté par un environnement chaleureux, le goût de vivre, un milieu professionnel gratifiant, le sentiment qu'on a sa place dans la société protègent contre la maladie. Un manœuvre français avait, en 1989, la même espérance de vie qu'un cadre supérieur en Hongrie. Or cela n'était pas dû à la qualité des soins, qui y était presque aussi bonne qu'en Europe occidentale, mais à des modes de vie ne tenant pas compte des préceptes sanitaires et liés à un pessimisme collectif.

L'analyse des variations géographiques de la mortalité en France confirme le rôle essentiel des variations du taux d'alcoolisme et celui, moins marqué, du tabagisme. En revanche, ni l'urbanisation, ni la densité de l'équipement sanitaire, ni la consommation médicale n'apparaissent associées aux différences géographiques de mortalité. Les raisons pour lesquelles dans certaines régions on fume davantage que dans d'autres (par exemple Alsace, Lorraine et Nord) ou surtout l'on boit plus que dans d'autres (notamment Ouest, Nord et Est) ne sont pas claires. L'Ile-de-France constitue une région à faible mortalité (ce qui montre que l'urbanisation n'a pas l'effet nocif qu'on lui prête), mais la situation y est fortement contrastée puisque c'est la région où la mortalité des cadres est la plus faible alors que celle des manœuvres y est plus élevée qu'ailleurs. C'est aussi, avec la Côte d'Azur, la région où le sida est le plus fréquent. Nous avons peu d'études en France concernant l'impact des facteurs socioculturels sur la fréquence du sida, mais aux États-Unis, celui-ci frappe plus spécifiquement les milieux défavorisés en raison notamment de la drogue, les autres ayant appris à se protéger.

Globalement, la situation n'est pas plus mauvaise en France que dans les pays voisins. Un point favorable est la bonne qualité de l'alimentation, qui se traduit entre autres par une fréquence relativement faible des infarctus du myocarde et des cancers de l'estomac, ainsi que par la grande longévité féminine. Ces avantages sont vraisemblablement dus à un régime relativement riche en fruits et en légumes et relativement pauvre en graisses d'origine animale. La soupe, les plats de légumes cuits sont une caractéristique de l'alimentation française traditionnelle. Cependant dans ce cas, comme pour la faible fréquence des cancers du col utérin, il ne faut pas oublier que la pathologie actuelle correspond aux habitudes d'il y a deux ou trois décennies. La façon de s'alimenter a évolué, ainsi que les mœurs ; il faudra donc surveiller les tendances dans ces deux domaines pour rechercher si nous conservons ces avantages. On peut craindre, hélas, qu'il n'en soit pas ainsi. Aujourd'hui la moitié des repas sont pris en dehors du domicile (cantines, restaurants d'entreprise, fast-foods, sandwiches...). Or cette alimentation est souvent riche en corps gras, en sucre et en fritures (pommes de terre frites) et pauvres en fruits et légumes, donc moins satisfaisante.

En conclusion nous voyons qu'aujourd'hui encore la pensée médicale doit intégrer une dimension sociale. Celle-ci avait été importante au XIXe siècle, elle ne l'est pas moins aujourd'hui. Cinq objectifs s'imposent :

1. *Réduire la surmortalité masculine,* surmortalité qui est d'autant plus importante que les hommes appartiennent à un milieu moins instruit, socialement moins favorisé. Depuis vingt-cinq ans, des progrès notables ont été effectués pour l'alcool, néanmoins notre pays continue à être celui où la consommation d'alcool est la plus élevée dans le monde. Quant au tabac, la législation dont notre pays vient de se doter, qui est une des meilleures au monde, a déjà entraîné une réduction en quatre ans (1992-1996) de 10,5 % de la consommation, alors que, malgré tous les efforts, celle-ci restait stable depuis 1975.

L'éducation sanitaire à l'école devrait être un élément crucial d'une stratégie pour la santé et le mieux-être. Il faut alerter et former les enfants dès le plus jeune âge, quand les exemples pernicieux n'ont pas encore joué et que les mauvaises habitudes n'ont pas été prises.

2. *Réduire la surmortalité des adolescents* par rapport aux pays voisins. Celle-ci s'observe pour les deux sexes mais elle est beaucoup plus marquée chez les garçons. Nous reviendrons au chapitre VIII sur ses causes et sur l'influence de la désinsertion sociale. Il faut noter que la surmortalité masculine pendant l'âge adulte est la conséquence d'habitudes prises pendant l'adolescence.

3. *Réduire les inégalités sociales face à la santé.* Là encore l'éducation sanitaire, une information cohérente des adultes, où le médecin du

travail pourrait jouer un rôle essentiel, devrait être l'un des moyens les plus efficaces.

4. Pour financer ces efforts, une *rationalisation des soins* et une maîtrise des dépenses de santé sont indispensables. Dans ce cas la formation doit avoir pour cible le corps médical, mais aussi les hommes politiques et les décideurs.

5) Avoir *une vue prospective de la santé*. Par exemple l'apparition de lignées de germes résistants aux thérapeutiques actuelles constitue un problème d'autant plus préoccupant que le vieillissement des populations accroît leur vulnérabilité vis-à-vis des germes et de la toxicité des thérapeutiques utilisées.

Le nombre de souches bactériennes devenues résistantes aux antibiotiques augmente régulièrement ; la tuberculose cause par exemple trois millions de décès par an dans le monde dont beaucoup sont dus à des germes résistants. Le problème atteint prioritairement les populations des pays du tiers-monde mais il concernera aussi les pays développés. L'utilisation des antibiotiques dans l'élevage contribue à l'apparition de germes résistants, sujet qu'il faudrait davantage étudier. Pour le paludisme, le problème est voisin, il touche deux cents millions de personnes dans le monde et cause au minimum un million de décès par an. Les pays du tiers-monde sont prioritairement atteints, mais depuis quelques années l'extension des régions du monde où sévit le *Plasmodium falciparum*, fréquemment mortel car résistant aux traitements classiques, est très préoccupante. Or des cas de paludismes résistants ont été déjà signalés en Italie.

Ces actions devraient s'inscrire dans le cadre général d'une politique de santé. Nous avons vu tout au long de ce chapitre combien, depuis les origines de l'hygiène publique au XIXe siècle, la médecine sociale s'est enrichie. L'épidémiologie aujourd'hui, la médecine prédictive demain, donnent des bases solides à la prévention, tandis que les progrès de la biologie et de la pharmacologie permettent déjà le dépistage de nombreuses affections et parfois une chimioprévention. Les problèmes médicaux et scientifiques sont solubles. Nous examinerons au chapitre VIII les obstacles psychologiques et sociologiques, parfois éthiques, qui sont prédominants. Étant donné le coût relativement élevé des actions de médecine sociale et la nécessité d'arbitrage pour limiter les dépenses rapidement croissantes, une *politique de santé* tenant compte du coût et de l'efficacité de chacun des actes, à la fois en médecine de soins et en santé publique, est indispensable. Celle-ci doit être fondée sur un système cohérent de collecte des données sanitaires et sociales. Comme on ne peut pas colliger des informations sur tout, cette collecte doit répondre aux besoins d'une politique de santé. Dans le domaine du cancer par exemple, dès 1975 la Commission du cancer avait préconisé un réseau de registres sur le cancer ; celui-ci donne aujourd'hui des informations suffisantes et il n'est pas nécessaire de l'étendre. En revanche, dans de nombreux autres domaines les données épidémiologiques font défaut. Un des objectifs de la politique de santé est donc de définir ceux où des données complémentaires sont nécessaires. En particulier le système de Sécurité sociale, qui concerne l'ensemble de la population française et qui devrait être une mine d'informations, est plutôt en l'état actuel des choses un cimetière de données. Il est extrêmement difficile de savoir qui consomme quoi et pourquoi. Dans le meilleur des cas il est possible de connaître la consommation par « lettre clé », c'est-à-dire en fonction de l'acte réalisé (consultation, visite, acte de chirurgie ou de biologie), mais il est difficile d'aller au-delà. En particulier, on ne connaît pas la nature exacte des actes ni les motifs médicaux de la consommation. La raison invoquée pour cette carence est le secret médical, or il serait facile d'obtenir ces données de façon anonyme en respectant la confidentialité. En réalité, depuis l'origine du système aucun effort réel n'a été fait pour traiter l'énorme masse de données et en tirer des informations utiles pour la santé ; le secret médical paraît davantage un prétexte qu'une excuse légitime. Des remèdes doivent être trouvés à cette situation. Depuis quinze ans le cadre législatif, en France comme en Allemagne, renforce la protection de la confidentialité des données sans assez tenir compte des intérêts de la collectivité en matière d'information. Le tabou du secret médical, interprété d'ailleurs de façon variable selon les pays, sert à couvrir les insuffisances du système ; les besoins de la santé publique sont méconnus. On ne pourra construire une politique de santé, améliorer le rapport coût-efficacité, réagir rapidement aux nouvelles pathologies, faire la chasse aux abus, encourager les établissements et les individus faisant un effort que si l'on dispose des données pertinentes.

Ensuite il faudra avoir le courage de définir une politique, c'est-à-dire faire des choix, puis veiller à leur exécution. Il faudra édicter des règles puis convaincre la population et les médecins de la nécessité de leur mise en œuvre. Alors que la médecine est devenue plus coûteuse et plus efficace, le système administratif n'a pas suivi, malgré des efforts louables, en raison d'une insuffisance de moyens, de la rigidité des structures et surtout des conflits institutionnels. Dans ce domaine, comme dans d'autres, la réforme est bloquée par des coalitions d'intérêts particuliers. La transition entre une médecine de soins et une politique de santé est une tâche difficile à laquelle l'ensemble du corps médical, mais aussi des sociologues, des psychologues, des économistes devraient collaborer. Primo Levi écrivait : « La science a une vertu essentielle : elle respecte ce qui est. » La médecine, à la fin du XXᵉ siècle, devrait s'astreindre à cet effort, même si cette lucidité devait heurter les croyances du plus grand nombre et contraindre médecins et hommes politiques à de douloureuses révisions.

Tout au long de l'épopée de la médecine moderne nous avons vu que celle-ci n'avait progressé que grâce à une logique rationnelle et utilitariste, au refus de dogmatisme et à la primauté donnée aux faits, aux leçons de l'expérience, qui ont été le point de départ de l'expansion des techniques au XVᵉ siècle. L'hygiène, le concept de santé publique ont mis longtemps à s'imposer car ils heurtaient les usages et les intérêts privés. Ceux-ci s'organisaient en groupes de pression qui luttaient obstinément. Chaque pas en avant a provoqué de longs débats et de longs combats dans lesquels la pensée médicale n'a triomphé qu'en s'appuyant sur des faits. Grâce à l'épidémiologie nous disposons aujourd'hui d'une méthode rigoureuse pour recueillir ceux-ci, mais l'accroissement des connaissances n'a pas atténué l'âpreté des résistances de ceux qui œuvrent pour maintenir des habitudes ou des produits nocifs pour la santé, tels les fabricants de tabac. Comme au XIXᵉ siècle, lutter pour la santé n'est pas seulement améliorer la formation du public et des professionnels, réformer le système de soins, c'est aussi s'opposer à ceux qui délibérément induisent des pratiques contraires à la santé. Pour aller de l'avant il faut préciser les objectifs et disposer des moyens financiers nécessaires, ce qui requiert d'autres combats. Longtemps le réel a été la maladie, la physiopathologie, la génétique. Aujourd'hui, il est aussi économique et social.

Depuis trois siècles la médecine n'a pu améliorer la santé des populations qu'avec l'aide du pouvoir politique et de l'ensemble de la société. Les médecins qui ont mené ces batailles ont souvent été des pionniers solitaires. Au XVIIIᵉ siècle l'université était réticente car elle estimait que la médecine n'avait pas à sortir des soins aux malades et c'est la Société royale de médecine, puis l'Académie de médecine, créées dans ce but, qui ont guidé l'action des gouvernements. Au XIXe siècle, la médecine sociale, en France comme en Grande-Bretagne, a été le fruit de l'action conjuguée de quelques médecins, d'économistes et d'hommes politiques ; l'hygiène publique à ses débuts a été autant l'œuvre des scientifiques et des ingénieurs que celles des médecins. Les facultés de médecine, fascinées par les soins au malade et la clinique, ont souvent laissé l'initiative à d'autres : le Collège de France, l'École normale supérieure, les écoles vétérinaires, l'Institut Pasteur. Au XXe siècle encore, la formation en hygiène sociale a été notoirement insuffisante dans les facultés de médecine. Or contrairement à ce qui était autrefois le cas, c'est aujourd'hui l'ensemble de la communauté médicale qui est concernée et qui devrait agir sur chaque individu. A un moment où la santé publique et l'économie de santé prennent une place grandissante dans la pensée médicale, il est impératif que les Centres hospitalo-universitaires, les organismes de recherche (CNRS, INSERM) donnent à tous les étudiants en médecine les outils et les connaissances nécessaires à l'accomplissement de leurs tâches. Il n'est certes pas question de diminuer l'importance de l'enseignement de la clinique, mais il faut qu'à côté de celle-ci les médecins puissent, en collaboration avec économistes, épidémiologistes, toxicologues et sociologues, jouer leur rôle dans une politique de santé qui, à côté du malade, doit considérer le bien-portant et la collectivité.

CHAPITRE VIII

D'UNE MÉDECINE DE SOINS À UNE POLITIQUE DE SANTÉ

> *Le savant ne doit avoir de souci que de l'opinion des savants qui le comprennent, et ne tirer des règles de conduite que de sa propre conscience.*
>
> Claude Bernard.

> *Les observations, pour être utiles, doivent être dirigées pour ou contre une thèse.*
>
> Charles Darwin.

Après la guerre de 39-45, la révolution biologique imposa une nouvelle vision de la médecine, fondée sur l'alliance entre le laboratoire devenu capable d'étudier les mécanismes les plus intimes de la matière vivante et une clinique dont la méthodologie avait été rendue quantitative par la biostatistique. A terme relativement court, cette médecine scientifique paraissait apte à guérir presque toutes les maladies. Sa conjonction avec la Sécurité sociale, rendant les soins accessibles à tous, avait fait naître en 1950 l'espoir de « la santé pour tous en l'an 2000 », selon la formule qui a guidé l'action de l'OMS pendant plusieurs décennies. De fait, nos connaissances biomédicales se sont accrues depuis un demi-siècle à un rythme si rapide que même en un domaine limité les spécialistes ont du mal à les suivre. La physiopathologie de la plupart des grandes maladies est connue, le génome humain est en train d'être analysé, les altérations du génome qui sont à l'origine de la plupart des anomalies héréditaires sont caractérisées ou en train de l'être, la notion de terrain, de prédisposition, notion naguère si confuse, a acquis des contenus précis.

Il apparut cependant vite que les maladies mentales, notamment celles liées au vieillissement, posaient des problèmes difficiles dont on ne pouvait guère espérer trouver la solution en quelques décennies [1] ; mais il s'agissait là d'un secteur médical très particulier, dont l'histoire, depuis le début du XIX° siècle, divergeait de celle du reste de la médecine. A cette première réserve, d'autres vinrent s'ajouter au cours des années soixante-dix sous l'effet d'une double contestation. A l'intérieur de la communauté médicale, de nombreux médecins prirent conscience de la nécessité de ne pas limiter la lutte pour la santé au rôle traditionnel de distribution de soins. A l'extérieur de celle-ci l'atmosphère critique de la période post-68 alla parfois jusqu'à nier le rôle de la médecine comme facteur de progrès, blâmant, sans nuance, son coût, l'abus de médicaments et ses conséquences sur la santé, l'absence de prise en compte des facteurs sociologiques, la persistance des inégalités sociales devant la santé, son échec devant les comportements suicidaires de plus en plus fréquents (drogues licites et illicites). Ces reproches souvent outranciers ne peuvent pas remettre en cause la démarche biomédicale, qui a prouvé son efficacité et dont on a plus que jamais besoin, par exemple dans la lutte contre le sida, les affections opportunistes, les maladies parasitaires dans le tiers-monde, etc., mais ils montrent que celle-ci ne suffit plus.

L'histoire de la médecine est marquée par des discontinuités, des « révolutions » — au sens que Thomas Kuhn donne à ce terme —, qui sont provoquées par l'évidence soudain aveuglante que les théories en cours ne peuvent pas expliquer certains faits et qu'il faut faire table rase des idées reçues. On parle ainsi de révolution copernicienne ou einsteinienne. En biologie on pourrait parler des révolutions de Harvey avec la circulation du sang, de Jenner avec la vaccination, ou de Pasteur avec l'asepsie et l'hygiène. Mais en médecine d'autres ruptures ont été imposées par l'insuffisance opérationnelle de l'acte médical. Le *primum movens* dans ce cas n'est plus une incohérence entre les faits et la théorie mais l'absence de connaissances adéquates et de pratiques satisfaisantes. Le changement des mentalités, l'apparition des besoins précèdent alors la

---

1. Voir chapitre VI.

crise. Il en a été ainsi à la Renaissance, au milieu du XVIIe siècle et au début du XIXe, au moment de la naissance de la médecine anatomoclinique. Nous vivons une de ces périodes, à la fois fécondes et troubles, où l'enthousiasme du rénovateur se mêle au désenchantement et aux interrogations. Le fait essentiel est qu'au fur et à mesure que l'efficacité des soins progresse, la proportion des décès dus aux comportements individuels augmente. Quel est le rôle de la médecine dans cette nouvelle problématique ? Il peut être de contribuer à la fois à l'acquisition des connaissances permettant la prévention et à l'évolution des esprits nécessaires à sa mise en œuvre. On passe ainsi des soins aux malades à la protection de la santé : évolution capitale, mais difficile, d'une médecine scientifique qui doit devenir plus sociale tout en restant rigoureuse.

Après l'examen des critiques faites à la biomédecine nous verrons comment celle-ci peut s'inscrire dans une approche plus vaste incluant la prévention et le dépistage.

LES LIMITES ET LES INSUFFISANCES DE LA BIOMÉDECINE

Elles sont d'ordre historique, scientifique, social et financier. Sur le plan historique, du XIXe siècle à la fin du XXe, l'allongement de la durée de vie et l'amélioration de la santé de la population du début sont incontestables, mais certains [1] se sont interrogés sur leurs causes : est-ce l'accroissement de l'efficacité de la médecine ou l'amélioration des conditions de vie liées à l'industrialisation ? McKeown a analysé, grâce aux statistiques britanniques, l'évolution de la mortalité provoquée par les grandes pathologies telles que la tuberculose, première cause de décès au XIXe siècle. Il conclut que la baisse rapide de la mortalité n'est pas liée à des progrès diagnostiques ou thérapeutiques mais à une plus grande résistance de l'organisme à la maladie. Par exemple la découverte du BK, de la radiologie pulmonaire (permettant des diagnostics précoces) puis plus tard du pneumothorax et des antibiotiques n'a pas accéléré entre 1850 et

---

1. I. Illich, *Némésis médicale*, Le Seuil, Paris, 1975, et A. Cochrane, *L'Inflation médicale*, *op. cit.*

1960 le rythme de baisse de la mortalité par tuberculose. A la fin du XIXe siècle la tuberculose était à Paris dix fois plus fréquente et meurtrière dans les quartiers déshérités que dans les beaux quartiers. De fait les organismes vigoureux résistent mieux au bacille de la tuberculose que les sujets malnutris, surtout si le mode de vie de ces derniers les expose à la contagion. Cependant l'histoire montre que les progrès de l'hygiène ont été inspirés par l'accroissement des connaissances biologiques et médicales, même quand ils n'étaient pas réalisés par des médecins. Les soins, l'hygiène et le niveau de vie ont évolué parallèlement et sont tous trois le fruit du dynamisme et du rationalisme des sociétés occidentales, de leur foi dans le progrès. D'ailleurs, actuellement dans les pays pauvres on observe une dissociation entre niveau de vie et état sanitaire ; grâce aux connaissances médicales, la tuberculose et les autres maladies infectieuses n'y causent qu'une morbidité et une mortalité relativement faibles ; l'explosion démographique en témoigne. Pour d'autres causes de décès, par exemple la dysenterie, source majeure de mortalité infantile, l'influence bénéfique de l'hygiène médicale est plus manifeste encore que pour la tuberculose.

Examinons le cas de la cancérologie. Le taux de guérison des cancéreux (estimé par le pourcentage de survivants sans signe de maladie cinq ans après le traitement initial) était en 1900 de 5 %, en 1948 de 25 % et en 1988 de 50 %. Ce progrès est dû à deux causes. La première est la meilleure qualité des soins et chaque avancée de la chirurgie, de la radiothérapie ou de la chimiothérapie a augmenté la proportion de guérisons. La seconde est la plus grande précocité du diagnostic puisque, plus la tumeur est petite, meilleurs sont les résultats. Ce progrès n'est pas dû à la médecine mais à la meilleure information du public qui vient consulter tôt ; cependant les médias et le public n'ont été motivés que quand il est devenu patent que des guérisons étaient possibles. Dans les cas où un diagnostic précoce n'améliore pas la survie, par exemple pour la sclérose en plaques, aucun effort n'est fait pour hâter le diagnostic. On ne peut donc pas dissocier les deux facteurs de progrès.

Pendant trente années, en laboratoire comme dans mon service hospitalier, j'ai lutté pour introduire de nouvelles techniques de diagnostic et de traitement afin d'accroître le nombre de guérisons. En 1975, quand le ministre de la Santé m'avait chargé d'élaborer une politique contre le cancer, en analysant les diverses actions possibles je me suis aperçu que les gains escomptables étaient plus importants pour la prévention, par exemple en luttant contre le tabac, que pour le progrès des soins. D'autant qu'hélas, si l'on parvient, malgré le délabrement de l'organisme des fumeurs ou des sujets alcoolo-tabagiques, à guérir leur cancer, dans plus de la moitié des cas apparaîtra quelques années plus tard un nouveau cancer, également dû au tabac ou à l'alcool qui, lui, sera souvent fatal. Et si l'on interroge ces patients, on s'aperçoit que, derrière ces intoxications, on trouve souvent un désarroi moral, un mal de vivre. Ainsi, la réflexion sur son métier conduit le médecin, des soins à la prévention et à l'aspect social de la médecine.

Mais pourquoi, dira-t-on, avoir attendu 1975 pour faire cette constatation ? C'est parce que auparavant l'épidémiologie n'avait pas encore démontré que 75 % des cancers sont dus à des comportements individuels et sont donc potentiellement évitables. La prévention a pour assise la recherche épidémiologique, elle appartient donc à la biomédecine.

Sous l'influence des critiques faites à la biomédecine, des travaux ont comparé l'état sanitaire, dans une zone géographique précise, avec deux ordres de données : les caractéristiques du système de soins (nombre de médecins, dépenses de santé, etc.), ou les facteurs sociaux (revenus moyens, classes sociales, type d'habitation...). A l'échelle nationale ou régionale la conclusion est la même : les facteurs sociaux (revenus, densité population ouvrière, etc.) ont un impact plus grand sur la santé que les facteurs médicaux. Certes l'impact des soins sur la mortalité, s'il est limité, n'est pas secondaire ; cependant il faut reconnaître l'existence de dérives. Ainsi, si l'on consomme trop de médicaments, c'est peut-être parce qu'on n'a pas assez développé le sens critique des médecins et qu'on leur a inculqué trop de foi dans les actes thérapeutiques. Nous avons déjà insisté sur les dangers des antidépresseurs et des somnifères, mais on abuse aussi de certaines interventions chirurgicales ; la moitié au moins des appendicectomies et des amygdalectomies sont inutiles, les antihistaminiques utilisés contre les rhumes n'ont aucune efficacité, les antibiotiques ne sont justifiés dans les grippes et autres maladies virales que chez des sujets particulièrement fragiles chez qui on peut redouter une complication infectieuse. Les interminables ordonnances prescrites à des sujets âgés peuvent être plus nuisibles que bienfaisantes, et d'après une étude américaine un quart au moins des sujets de plus de 65 ans sont abusivement surtraités. Dans les hôpitaux, environ un lit sur dix est occupé par un sujet atteint d'une maladie causée par les médicaments et ces maladies dites iatrogènes causent 5 à 7 % des journées d'hospitalisation et causeraient le décès de quelques milliers de malades.

La contestation de la « médecine scientifique » dans son acception classique visant à lui substituer une démarche plus sociale a été renforcée par des considérations économiques. Celles-ci indiquent que le coût croissant du système de soins ne s'accompagne pas d'une amélioration parallèle de l'état sanitaire et entraîne des dépenses difficilement supportables par la nation, car elles privent d'autres secteurs (l'éducation par exemple) de ressources utiles. Même à l'intérieur du système de santé, des sommes seraient plus efficaces si elles étaient consacrées par exemple à la prévention et à l'éducation sanitaire. Ces thèses, souvent exprimées de façon provocatrice [1], eurent dans l'opinion un retentissement d'autant plus important que le déficit chronique de la branche maladie de la Sécurité sociale souligne, comme nous l'avons vu [2], la nécessité de réduire les dépenses médicales.

Facteurs scientifiques, médicaux et économiques se conjuguèrent donc au début des années quatre-vingt pour conduire la pensée médicale à accorder une attention croissante à des actions situées en dehors du cadre classique de la biomédecine. C'est de cette évolution dont nous voudrions parler dans ce chapitre en examinant quelques-uns de ses aspects, notamment le mal-être des jeunes et les comportements à risques (drogues licites ou illicites) qui en résultent. Le sida est un exemple des problèmes que pose au médecin l'interaction de la société et de la maladie. Mais il faut aussi examiner les changements que la médecine prédictive et préventive, le dépistage imposent à la pensée médicale.

---

1. Voir I. Illich, *Némésis médicale, op. cit.*
2. Voir chapitre VII.

LE MAL-ÊTRE DES ADOLESCENTS ET LES COMPORTEMENTS À RISQUE

Les comportements et les habitudes (alimentation, sport, sommeil, etc.) d'un individu sont influencés par les pressions de l'entourage et de la société : l'éducation, le milieu socioprofessionnel, la famille, la publicité, etc. Ces facteurs jouent donc un rôle essentiel dans la santé de la population, notamment chez les adolescents et les adultes jeunes, et l'un des grands acquis de la médecine au cours des trente dernières années a été d'avoir quantifié l'impact des habitudes individuelles sur la santé. Environ 75 % des cancers, plus de la moitié des infarctus du myocarde sont dus au mode de vie : le tabac, l'alcool, les déséquilibres alimentaires, l'embonpoint, la sédentarité (c'est-à-dire l'absence d'exercice physique) déterminent ou favorisent ces pathologies. Comme les accidents de la circulation sont dans 80 % des cas dus à une faute de pilotage, causée dans plus de la moitié des cas par l'alcool ou les drogues douces et les tranquillisants, les comportements à risque sont à l'origine des trois quarts des décès prématurés chez les adultes jeunes, d'autant qu'il faudrait y ajouter les suicides et la toxicomanie, autres expressions des « plaies de l'âme ». De nombreux facteurs psychiques ou sociologiques expliquent la fréquence croissante, surtout chez les jeunes, de ces comportements dont les plus graves conduisent à une *addiction*, c'est-à-dire à un besoin auquel il est extrêmement difficile de résister. La prise des drogues addictives, licites (tabac, alcool) ou illicites, débute généralement pendant l'adolescence, période durant laquelle les problèmes psychologiques sont fréquents et graves ; il est ultérieurement très difficile à l'adulte de s'en libérer. Les comportements des adolescents sont donc au cœur des problèmes médicaux contemporains.

Il serait tentant de dire que ces comportements étant la conséquence d'un malaise de la société, c'est aux sociologues qu'il revient d'en identifier les causes et de lutter contre elles. En fait l'histoire de la médecine montre que l'on peut intervenir efficacement avant d'avoir compris et qu'il n'est pas nécessaire, ni même possible, d'agir globalement. On ne doit certes pas perdre de vue l'utilité d'une approche généraliste et il faut par exemple se demander pourquoi la fréquence des comportements à risque ou des tendances suicidaires varie selon les pays ou les époques et selon l'âge et le sexe ; néanmoins l'expérience de nombreux pays montre qu'une attitude réductionniste luttant contre chacun des divers aspects de ce malaise peut aboutir à des résultats importants.

De tout temps l'adolescence a été une période difficile. Socrate, en 399 avant J.-C., écrivait à Alcibiade : « Notre jeunesse aime le luxe, elle a de mauvaises manières, méconnaît l'autorité et n'a aucun respect de l'âge. Les enfants aujourd'hui sont devenus des tyrans. Ils ne se lèvent plus quand une personne âgée entre dans une pièce, ils tiennent tête à leurs maîtres, bavardent en compagnie d'autres jeunes. Ils mangent bruyamment et tyrannisent leurs professeurs [1]. » A tous les siècles on pourrait trouver de semblables plaintes car toutes les générations ont eu l'impression que leurs enfants inauguraient une période de décadence. Ce qui est nouveau est l'entrée de cette crise non seulement dans le domaine de la psychiatrie mais dans celui de la médecine, en raison de ses conséquences sanitaires. Le médecin qui doit soigner celles-ci comprend qu'il serait moins coûteux pour la société de les prévenir.

La crise d'identité, qui est normale pendant l'adolescence (il n'est point d'adolescence sans problème), a pris dans la France contemporaine une ampleur inquiétante ; les psychiatres d'enfants estiment qu'environ 15 % des adolescents présentent des troubles [2]. Une enquête récente [3] effectuée sur un échantillon représentatif de douze mille cinq cents adolescents révèle que la moitié d'entre eux présentent des troubles du sommeil, 21 % des signes de dépressivité et 6 % des garçons et 16 % des filles une véritable dépression ; 22 % sont désespérés en pensant à l'avenir. Au total, 17 % des adolescents ont au cours de l'année pris des médicaments contre la nervosité, l'angoisse, ou pour mieux dormir, et cinquante mille tentatives de suicides sont enregistrées chez eux chaque année. Les suicides sont plus fréquents en France que dans les autres pays de l'Union euro-

1. Cité par D.-J. Duché dans *Le Mal-Être des adolescents*, Hermann, 1994.
2. M. Choquet et S. Ledoux, *Adolescents*. Enquête nationale, INSERM, 1994.
3. M.-H. Bouvier-Colle, J. Vallin et F. Hatton, *Mortalité et causes des décès en France*, INSERM, 1990.

péenne, y compris la Suède ; ils sont trois fois plus fréquents chez les hommes que chez les femmes, tant chez les adultes (8 872 contre 3 657) que chez les adolescents, parmi lesquels on compte environ mille suicides par an, ce qui en fait la deuxième cause de mortalité. Leur fréquence chez les jeunes a triplé depuis trente ans et atteint des niveaux records ; ces suicides sont la conséquence de tendances dépressives, bien que celles-ci soient plus répandues chez les jeunes filles que chez les garçons. Dans l'enquête INSERM, 23 % des adolescents ont des idées suicidaires, 6,5 % ont déjà fait une tentative de suicide et 1,8 % plusieurs. Ces adolescents suicidaires sont plus dépressifs que les autres et consomment plus d'alcool et de tabac. 35 % des suicidaires récidivistes consomment des drogues illicites et ont des comportements violents, le suicide apparaissant comme l'aboutissement du retournement contre soi de leur violence ; ils ont une mauvaise perception de leur famille avec laquelle les relations sont difficiles et où ils se sentent seuls. Les tendances suicidaires sont à la fois une punition (contre les parents, la société...) et un appel au secours. Dans une étude sur les suicides, J. Baechler[1] dit que ceux-ci résultent d'un besoin d'échapper à l'insécurité, qui elle-même est liée chez les jeunes à l'absence de cadres fixes et à des carrières stéréotypées. Il ajoute que plus une société laisse aux jeunes « le soin de décider des fins qu'ils veulent poursuivre, plus augmente la probabilité » de désorientation. L'augmentation des conduites suicidaires semble ainsi être due à une plus grande fragilité face à l'insécurité morale, que celle-ci s'accroisse réellement ou qu'elle soit perçue plus intensément.

D'autres faits témoignent de la gravité de la crise de l'adolescence en France. Nous sommes le pays de l'Union européenne où la fréquence des morts sur la route et la proportion de fumeurs entre 15 et 24 ans sont les plus élevées, malgré une discrète diminution. Nous sommes aussi le pays où la consommation d'alcool est la plus forte, la fréquence de séropositivité au HIV (qui est un marqueur de l'usage de drogues dures) l'une des plus grandes. Cette accumulation de handicaps a pour résultat un taux de mortalité entre 15 et 24 ans qui, depuis une vingtaine d'années, est devenu d'envi-

---

1. J. Baechler, *Les Suicides*, Calmann-Lévy, 1975.

ron 40 % supérieur à celui des autres pays de la Communauté européenne, en particulier chez les garçons.

Les enquêtes psychosociologiques apportent quelques lueurs sur les causes de ce malaise. Elles montrent le poids, à côté du mauvais climat familial, des redoublements scolaires, du sentiment de solitude, et surtout des sorties (aller au café, en boîte de nuit ou traîner dans les rues), ce qui est le cas d'environ un quart des adolescents à 16 ans et de 40 % à 18 ans dans l'enquête INSERM. Cependant ces derniers comportements peuvent être aussi bien la cause des troubles que leur expression. Des études demeurent donc nécessaires ; en attendant leurs résultats, il faut rester prudent.

A côté des problèmes de l'adolescence rappelons aussi les traumatismes subis pendant l'enfance. La personnalité de l'adolescent se construit pendant la petite enfance. L'effet délétère de la carence de soins maternels a été mis en évidence par plusieurs recherches (notamment de J. Bowlby) qui ont montré que lorsque le bébé est séparé de sa mère, ou que ce premier attachement est contrarié, le développement psycho-affectif peut être perturbé, avec sentiment d'insécurité et troubles psychologiques notamment au cours de l'adolescence. L'ambiance du milieu dans lequel vit ultérieurement l'enfant détermine le psychisme de l'adolescent et sa capacité d'intégration dans la société. D.-J. Duché cite cette phrase de Konrad Lorenz : « La rupture des traditions vient de ce que nous avons atteint un point critique où les jeunes générations n'arrivent plus à s'entendre culturellement avec les anciens, encore moins à s'identifier à elles. Elles les traitent comme un groupe ethnique étranger. Les raisons de ce trouble viennent, avant tout, d'un manque de contact entre parents et enfants, ce qui déjà chez le nourrisson entraîne des suites pathologiques. » De nombreux facteurs contribuent à raréfier la durée et la qualité de ces relations entre les parents et les enfants : un désir des parents et des grands-parents de vivre pour eux-mêmes, des occupations professionnelles envahissantes qui laissent peu de loisir. Ce que l'on a appelé la désertion de la mère a été aggravé par le travail des femmes. Leur entrée massive dans le monde du travail pourrait avoir, en l'absence de mesures adéquates, des conséquences sérieuses sur le développement affectif et intellectuel du tout-petit et de l'enfant. En effet, la mère, par les stimulations affectives et sensorielles qu'elle apporte, joue un rôle essentiel dans la maturation cérébrale. Il faut mentionner aussi la télévision, puisque, quand la famille est réunie, c'est souvent pour regarder le petit écran et gare à celui qui perturbe ce rite...

La France est le pays de la Communauté européenne où les enfants sont scolarisés le plus tôt. Dès l'âge de 2 ans, 36 % des jeunes enfants vont en classe maternelle (contre 1,5 % en Grande-Bretagne par exemple). A 3 ans, 96 % des enfants français sont scolarisés, contre 32 % en Allemagne. Cette scolarisation précoce est vraisemblablement liée au pourcentage de mères qui travaillent plus élevé (les deux tiers) que dans les autres pays européens, à l'exception de la Suède, mais elle exprime aussi une relation mère-enfant différente de ce qu'elle est dans d'autres pays. Il serait utile d'en étudier les causes et les conséquences. Il ne saurait évidemment être question de renvoyer les femmes au foyer mais, inversement, il ne faut pas se laisser arrêter par des interdits tels que « Ne mettez pas en cause le travail des femmes qui est un acquis irréversible ». Les femmes ont comme les hommes le droit au travail, d'autant que dans notre pays, où un mariage sur trois se termine par un divorce, elles risqueraient de se trouver à 40 ans avec des enfants à charge sans mari et sans emploi. Des mesures telles que le salaire de la mère au foyer, ou le travail à mi-temps tant que les enfants ne sont pas scolarisés et à 80 % ensuite (pour laisser le mercredi libre), mériteraient d'être testées. D'autres encore sont concevables ; s'il s'avère qu'il est dangereux de laisser les enfants abandonnés à eux-mêmes entre la fermeture de l'école et le retour des parents au foyer, ce qui est hélas aujourd'hui souvent le cas, on peut recourir à des solutions semblables à celles utilisées en Suède où les enfants sont gardés jusqu'au retour des parents. De même, la surveillance des enfants les jours où il n'y a pas classe, soit environ cent soixante jours par an, pose un grave problème, en particulier pendant les longues vacances d'été. Le jeune adolescent, pendant ces périodes d'oisiveté, peut prendre des habitudes néfastes, errer dans les rues, entrer dans des bandes où la drogue (licite ou illicite) est considérée comme un rite initiatique. Le sport est un contrepoids utile à condition d'être organisé, encadré [1] ; des stages peu-

---

1. « En introduisant des codes de conduite (interdit, autorisé), il prépare à la socialisation, il autorise sans culpabilité l'expression de tendances insatisfaites, il est un moyen de liquidation de l'angoisse ou d'une maîtrise de celle-ci » (Babon, cité par P. Bugard dans *L'État de maladie*, Masson, 1964).

vent constituer une initiation à la vie professionnelle. Le goût de la lecture, de la musique, les universités d'été peuvent aussi être des garde-fous. Les études montrent que tout doit être fait pour éviter de laisser des adolescents vulnérables errer, exposés à toutes les tentations.

L'adolescence est inévitablement angoissante car elle est située à la charnière entre l'enfance, pendant laquelle le jeune vit protégé au sein du cocon familial, et l'âge adulte où il devra subvenir à ses besoins et mener une vie indépendante ; cette angoisse est accentuée quand le monde extérieur est ressenti comme hostile ou inhospitalier [1].

Plusieurs facteurs expliquent ainsi l'accroissement actuel de cette anxiété. L'adolescent ne bénéficie plus autant des traditions familiales, il se sent livré à lui-même ; par exemple, il ne prend plus la suite du père dans une exploitation familiale agricole. De plus, cette période charnière est aujourd'hui plus longue. Elle commence plus tôt car l'enfant mûrit plus précocement. Des adolescents de seize ans doivent résoudre au lycée des problèmes de mathématiques autrefois réservés aux élèves de Polytechnique. A 18 ans, leur taille moyenne a augmenté de plus de douze centimètres depuis un demi-siècle. Parallèlement la puberté survient plus tôt ; chez les filles l'âge moyen lors des premières règles s'est abaissé de quatre mois tous les dix ans depuis le début du siècle, passant de 17 à 13 ans. D'où parfois des expériences sexuelles précoces et des problèmes sentimentaux à un âge où le jeune manque de la maturité nécessaire pour les affronter. D'autre part l'adolescence se prolonge jusqu'à un âge plus avancé. Dans ma jeunesse encore la vie scolaire se terminait à 12 ans pour l'immense majorité des jeunes ; après guerre la scolarité obligatoire a été prolongée successivement jusqu'à 14 puis 16 ans. La vie professionnelle pour les garçons, la vie maritale pour les filles commençaient bien avant vingt ans. Aujourd'hui entre 15 et 24 ans le taux de scolarisation est de 47 %, en partie parce que l'entrée dans la vie active fait peur. 50 % des jeunes (15-24 ans) estiment qu'ils n'ont pas de place dans la société, 70 % n'ont pas confiance en l'avenir, 83 % pensent que leur employeur ne leur fait

---

1. Nous verrons au chapitre IX l'impact des médias à cet égard.

pas confiance [1]. En raison de la longueur des études et de la difficulté à trouver un premier emploi, il est fréquent qu'à 25 ans les jeunes habitent encore chez leurs parents même s'ils ont une vie autonome.

L'adolescent veut s'évader mais redoute la solitude, l'abandon. Il conteste ses parents mais a besoin d'être réconforté par leur présence. A ces facteurs psychologiques s'ajoutent chez l'adolescent des problèmes physiques. Il a grandi trop vite, se sent gauche et maladroit dans un corps qui s'est déformé : les garçons ont souvent de l'acné, ils sont troublés par des caractères sexuels secondaires disgracieux. Les filles vivent dans la préoccupation de leurs seins qui grossissent trop vite ou trop lentement, elles sont perturbées par l'attente des premières règles et, celles-ci étant survenues, souffrent de ne pas être devenues des adultes. Garçons et filles passent leur vie devant un miroir et se désolent de leur image. Ils ont peur du ridicule et veulent donc être comme les autres, mais recherchent en même temps une originalité vestimentaire pour affirmer leur personnalité. Dans ce contexte, qui est celui de toutes les époques, l'adolescent est vulnérable et tout traumatisme peut avoir de graves conséquences. Or l'époque actuelle accentue les problèmes propres à cet âge et multiplie les risques d'incidents. De tout temps l'adolescent a été en conflit latent ou ouvert avec son père, il désire inconsciemment s'identifier à lui et prendre sa place. Mais le conflit des générations ne se présente plus comme autrefois car, dans la plupart des cas, le père n'est plus un modèle ; il est généralement dépassé car les adolescents ont reçu une formation scolaire supérieure à celle de leurs parents et la rapidité avec laquelle se périment les connaissances réduit la valeur des souvenirs scolaires chez les adultes. Adolescents et adultes ont d'ailleurs les mêmes sources d'information : la télévision et les médias. Quand le père a fait une belle carrière, on lui reproche d'être accaparé par son métier, de ne pas savoir vivre ; sinon, on le considère avec condescendance. La rapidité du changement des mœurs et des modes de vie gêne moins les adolescents que les parents, mais introduit néanmoins dans leur univers une instabilité à un moment où ils ont besoin d'assurance ; chez eux la confrontation avec l'inconnu provoque le repli sur soi

---

[1]. Sondage *Express* du 27-10-1994.

et un sentiment de dévalorisation. Il y a un seuil de tolérance à ne pas dépasser [1].

Les parents, débordés par la taille et le dynamisme des enfants, acceptent parfois mal d'être considérés comme des barbons et veulent être de plain-pied avec eux ; c'est la catastrophe du père « copain » qui, en mimant les adolescents, perd son prestige sans cesser d'être considéré comme un vieux qui joue une comédie. L'adolescent a besoin d'une autorité qu'il respecte, d'avoir en face de lui non pas des pseudo-adolescents mais des personnalités solides qui le rassurent, même si, parfois, il est irrité contre eux, car il sent qu'il peut trouver secours auprès d'eux. Il accepte les admonestations de ses parents à la condition qu'il croie en leur sincérité ; il flaire l'hypocrisie et refuse les discours moraux qui ne sont pas en accord avec les actes. « Je hais le sage qui n'est pas sage pour lui-même », disait déjà Euripide. Les enfants sont plus exigeants pour leurs parents que leurs parents ne le sont envers eux. Or les parents de ces adolescents ont été de ceux qui, en 1968, ont contesté la famille, revendiqué la liberté, dénoncé les interdictions et l'autoritarisme parental ; ils sont tentés par le laxisme et souvent démissionnent plutôt que d'affronter des conflits qui leur sont pénibles. Plusieurs enquêtes sur le tabac, l'alcool et les drogues dures soulignent le rôle capital de l'ambiance familiale, du manque d'affection, de l'absence, ou de l'indisponibilité, des parents pendant l'enfance. Les enfants sont protégés si les parents ont su alterner compliments et réprimandes qui sont ressentis comme la marque de leur intérêt.

L'attitude des parents devient souvent aberrante quand ceux-ci sont culpabilisés par la situation familiale. Le divorce touche presque un couple sur trois ; heureusement les enfants de divorcés ne sont plus frappés par l'opprobre qui les stigmatisait autrefois, mais ils souffrent de l'insécurité, de l'absence de stabilité. Cependant, en dépit des séparations, les parents restent souvent attentifs ; c'est pourquoi la façon dont les adolescents ressentent l'ambiance familiale est peut-être plus importante encore ; or 14 % des adolescents la trouvent mauvaise. Les parents doivent prendre conscience de leurs responsabilités ; leurs disputes, l'absence de sécurité affective

---

1. « Toute société a un seuil de tolérance propre envers la vitesse de l'évolution. Si celui-ci vient à être dépassé, il peut en résulter une plus ou moins grande désagrégation sociale » (*L'OMS et la santé mentale*, Genève, 1962).

provoquée par l'éclatement familial, l'excès de sévérité ou, au contraire, d'indulgence, les mauvais exemples causent des perturbations psychiques beaucoup plus graves que les agressions de la vie en société. Les enfants sont déchirés par la mésentente familiale ; le divorce peut alors apparaître comme une solution souhaitable s'il met fin aux disputes. Mais il est très dommageable si l'enfant devient un otage ou qu'on achète son approbation en satisfaisant ses désirs et en renonçant à faire preuve d'autorité. La réussite familiale est une valeur essentielle pour 66 % des Français mais ne l'est que pour 54 % des jeunes ; or, comme on poursuit toujours l'image de son enfance, cette baisse suggère une dégradation récente de l'ambiance familiale. A côté des familles où le père est présent mais inexistant (papa gâteau ou père indigne) on a insisté sur les familles monoparentales où la mère élève seule les enfants. En 1990 il y en avait 1,3 million (sur 10 millions de foyers), chiffre en nette augmentation. Les études sont encore insuffisantes sur les conséquences de l'absence du père et de la présence trop forte de la mère, inquiète et parfois douloureuse. Certains enfants ne semblent pas en avoir pâti ; mais chez d'autres on observe un refus névrotique de l'autorité et des contraintes sociales, considérées comme attentatoires à leur liberté, une immaturité, un goût de la violence. Les effets semblent varier selon le niveau de vie, le milieu social, la présence ou l'absence des grands-parents. Toute généralisation peut être trompeuse, et des enquêtes sociopsychologiques plus fouillées seraient nécessaires.

L'autoritarisme sévère d'autrefois avait des effets nocifs, bien mis en évidence par la psychanalyse, il pouvait générer des frustrations, voire des troubles névrotiques. Mais la permissivité a des inconvénients au moins aussi sérieux. Elle empêche la formation d'une personnalité solide, d'un sens de l'effort et du devoir, d'un respect des autres. Un psychiatre, J. Sutter, a décrit sous le nom de « syndrome de carence d'autorité » les troubles psychologiques qui en résultent : sentiment de profonde insécurité avec a) faiblesse et inconsistance du Moi, gouverné par l'occasion et le caprice, sans référence morale, b) essculement affectif, c) angoisse, frustration, impossibilité de supporter les difficultés, recours facile au suicide. Le Surmoi, de Freud, est indispensable à la vie en société. Il faut trouver un équilibre entre autorité et sévérité, respect de la personnalité de l'adolescent et laisser-faire. De plus une famille insuffisamment cohérente et protectrice pousse le jeune vers les bandes qui constituent alors un substitut de la famille, donnant à l'adolescent une chaleur, des contacts humains qu'il risque ensuite de payer fort cher.

Les mesures pour préserver l'équilibre psychique des jeunes pourraient bénéficier des observations faites par les psychiatres et psychologues spécialisés en pathologie infantile, mais à condition que ceux-ci s'astreignent à colliger leurs observations avec une rigueur épidémiologique suffisante pour qu'il soit possible d'en tirer des conclusions.

En attendant, chaque médecin devrait développer une approche individuelle sur deux plans : la prévention et le diagnostic précoce des troubles capables de conduire à des déviances. La prévention doit être fondée sur des conseils modulés en fonction de la situation familiale. Le médecin de famille devra tantôt préconiser la tolérance devant un adolescent hostile et récalcitrant (tous le sont plus ou moins) et ayant besoin d'autonomie, tantôt plus de fermeté car l'adolescent teste souvent ses parents pour savoir jusqu'où il peut aller mais est réconforté s'il perçoit qu'il y a des limites à ne pas dépasser. Il revient au médecin d'expliquer qu'une éducation ne doit pas être fondée sur la permissivité, souvent confondue par l'adolescent avec l'indifférence ou la faiblesse, mais sur la chaleur et la sécurité du milieu familial. Aussi le couple parental doit-il résoudre ses propres conflits avant de pouvoir porter secours à l'adolescent. Quand les parents sont défaillants, les grands-parents ont un rôle important, s'ils assument leur responsabilité. L'essentiel est de maintenir le contact, le dialogue, même violent, même conflictuel ; la famille doit apprendre à accepter les provocations, l'agressivité de l'adolescent sans céder devant lui, montrer son amour, sa compréhension, sans abdiquer car elle perdrait alors son image de recours. Cette analyse donne l'impression que l'éducation est une tâche requérant tact et abnégation, dévouement et vie exemplaire. Il est vrai qu'être parent est devenu difficile ; mais il ne l'est pas moins d'être enfant. Et cependant tout se passe bien dans les trois quarts des cas parce que l'existence d'un amour profond et réciproque permet de transcender les égoïsmes, les erreurs, les susceptibilités et d'avoir l'intuition de ce que ressent l'autre. Les gens les plus simples sont souvent d'excellents parents, peut-être parce que, sans se poser des problèmes philosophiques, ils y consacrent beaucoup de temps. Ce qui est nouveau n'est pas que les parents aiment moins leurs enfants mais qu'ils ont moins de temps à leur donner car leur métier les retient longtemps hors du foyer et, à la maison, la télévision les accapare.

Parmi les facteurs favorisant les déviances et les troubles psychiques des adolescents il faut inclure les pratiques commerciales. La société de consommation crée, ou accentue, leurs désirs afin de tirer parti de leur pouvoir d'achat. La publicité pour le tabac ou l'alcool, dont on a montré qu'elle a pour cible privilégiée les adolescents, est une illustration de ce démarchage, et la lecture de certains journaux destinés aux adolescents souligne avec quelle absence de vergogne on les manipule dans un but mercantile. Or les aspirations insatisfaites sont source de conflits et de conduites antisociales chez des adolescents qui dépendent de leurs parents pour leur subsistance.

A côté de ce rôle fondamental et récent de conseiller psychologique de la famille, qui était autrefois celui du directeur de conscience et qui échoit aujourd'hui au médecin, sa seconde fonction est de *différencier les perturbations anodines du comportement de l'adolescent des phénomènes véritablement pathologiques*. Il est quasi normal que l'adolescent se conduise de façon incohérente et contradictoire, qu'il s'oppose aux autorités, en particulier à sa famille, qu'il traverse des crises d'anxiété, de dépression ou d'hyperactivité quasi obsessionnelle. Il convient de ne pas dramatiser de tels troubles, mais ils ne doivent pas être négligés ; ils peuvent signifier fuite ou appel. La frontière entre une crise sans lendemain et une déviance sérieuse ou un processus psychopathologique à ses débuts est imprécise. La vigilance est donc de règle. Le médecin de famille doit s'efforcer de reconnaître les cas où un recours à un spécialiste est indispensable. Il doit distinguer les états dépressifs fréquents chez l'adolescent n'ayant ni projet ni but qui disparaissent quand, la cause de l'inquiétude ayant été démasquée, l'adolescent est rassuré, des états pathologiques entraînant des troubles du comportement qui nécessitent l'aide d'un « psy » : fugue (observée chez 4 % des adolescents), boulimie (7 % des filles, 1 % des garçons) ou anorexie, conduites violentes, toxicomanie, etc. Le mal-être psychologique peut causer divers troubles psychosomatiques : céphalées, gastralgies, nausées, fatigue, cauchemars, etc. ; à 18 ans, 14 % des garçons et 40 % des filles présentent au moins trois de ces symptômes, ce qui entraîne des consultations multiples jusqu'à ce que leur véritable nature soit découverte. Les difficultés scolaires peuvent être la conséquence de troubles psychologiques, tels ceux provoqués par les mésententes familiales. Ils peuvent être aussi leur cause si l'enfant se sent incapable de répondre aux attentes de sa famille dans ce domaine. L'inquiétude peut alors générer une inhibition qui accentue la médiocrité des résultats et causer des perturbations sérieuses relevant d'une psychothérapie. Dans le système éducatif aussi, l'absence de contraintes peut désorienter celui qui a besoin de règles, mais l'excès d'autorité peut être traumatisant. L'école et les médecins scolaires peuvent avoir un rôle positif grâce à l'éducation sanitaire à l'école.

A cette prévention primaire doit s'ajouter une prévention secondaire : repérer et suivre les sujets à risque, soit à cause de leur hérédité ou de leur milieu familial et social, soit parce qu'ils ont déjà présenté des signes prémonitoires : échecs scolaires (redoublements), absentéisme scolaire, fugues, consommation précoce d'alcool ou de tabac, violence et agressivité, instabilité caractérielle, isolement, repli sur soi, anorexie ou au contraire boulimie, etc. Aucun trouble, même apparemment mineur, ne doit être négligé. Le rôle du médecin scolaire est essentiel dans cette détection précoce qui est cruciale, en liaison avec les enseignants, les parents et, si besoin, les assistantes sociales. Médecin de famille et médecin scolaire doivent coopérer pour déceler précocement les adolescents fragilisés par des situations familiales ou sociales.

L'enquête de l'INSERM a souligné la signification des conduites violentes qui sont observées chez 20 % des adolescents. Celles-ci sont associées à la consommation d'alcool (21 % des violents consomment régulièrement de l'alcool contre 7 % des non-violents), de tabac et de drogues. Elles sont aussi liées au racket (2,3 % des jeunes s'y livrent, tous sont des violents), au vol (27 % des violents ont été auteurs de vol, contre 7 % de non-violents), à l'absentéisme scolaire (23 % contre 7 %) et au suicide (15 % des violents contre 3 % chez les non-violents). La violence est l'indice d'une tendance à la déviance et à la marginalisation ; or elle concerne plus volontiers les jeunes d'origine étrangère, les redoublants, les milieux défavorisés, les banlieues. Médecins et enseignants devraient y accorder une attention toute particulière.

Les jeunes Français constituent un groupe hétérogène, leur comportement est différent selon le milieu socioprofessionnel, la région, le quartier d'habitation. Comme il existe des milieux où les adolescents sont protégés, cela indique que dans d'autres, où les problèmes sociaux et familiaux sont graves, la fréquence des comportements à risque est très supérieure à la moyenne, déjà élevée. Quels sont-ils ? D'une part les milieux trop favorisés où la vie est facile et où les parents accaparés par leur propre problèmes se déculpabilisent en inondant les adolescents avec un argent de poche qui facilite toutes les déviances. « De la prospérité naît un insatiable malheur », écrivait Eschyle il y a vingt-cinq siècles. D'autre part les milieux défavorisés où les enfants sont insuffisamment encadrés et où les handicaps se conjuguent et s'exacerbent : échecs scolaires, vacuité de l'existence en dehors de l'école, sentiment d'insécurité [1], consommation excessive d'alcool et de tabac, accidents de la circulation, toxicomanie. Entre ces deux extrêmes les enfants des classes moyennes sont plus protégés.

La surmortalité chez les jeunes, surtout chez les garçons appartenant aux milieux défavorisés, a été observée en dehors des banlieues et, dès le début des années soixante-dix, bien avant l'apparition du chômage : il est vraisemblable que celui-ci a accentué le phénomène mais ne l'a pas initié. On peut même se demander si le malaise des jeunes n'a pas, en partie au moins, contribué à augmenter le chômage car celui-ci atteint un quart des jeunes sans formation professionnelle contre 8 % de ceux en ayant une. La proportion record du chômage chez les jeunes sans formation professionnelle pourrait souvent ainsi être la conséquence du malaise autant que sa cause ; le chômage de longue durée est en effet souvent associé à des échecs scolaires et à une marginalisation progressive qu'accentuent l'alcool et les autres drogues dont l'usage est

---

1. Voir L. Bovet : « Un état d'insécurité [...] engendre des conduites agressives, processus qui intensifie à son tour l'anxiété et le besoin de destruction » (*Les Aspects psychiatriques de la délinquance juvénile*, OMS, Genève).

T. Gibbens écrit à propos des adolescents des « zones de délinquances » : « Conscient d'appartenir à une classe sociale inférieure, il regagne l'estime de soi, ou résout ses conflits émotionnels, en s'associant à un groupe qui adopte des attitudes de provocation ou de négation envers les valeurs admises par la communauté » (*Cahiers de santé publique*, n° 5, OMS, Genève, 1961).

favorisé par le désœuvrement. Il y a là un cercle vicieux qui risque d'aboutir à une exclusion sociale difficilement réversible.

Dans une société où le travail est à la fois la raison d'être individuelle et, comme le disait Freud dans *Malaise dans la civilisation*, « la seule véritable religion », perdre l'habitude d'un emploi régulier, c'est-à-dire d'un rôle social, conduit à une désocialisation. D'un point de vue médical, d'ailleurs, on peut s'interroger sur le bien-fondé d'une politique qui, dans un but louable (éviter la marginalisation sociale), aboutit à donner aux jeunes une mentalité d'assistés qui risque de les déresponsabiliser. La société doit aider financièrement les jeunes, mais le moyen le plus efficace de lutter contre la drogue et le sida serait peut-être de demander en échange un travail utile tel que réhabiliter les banlieues ou aider les malades et handicapés. Le souci de satisfaire les besoins vitaux par la fourniture du travail et non par une assistance est au cœur du problème social depuis le XVIe siècle ; il avait été oublié au début du XXe mais resurgit en force [1]. Turgot disait déjà en 1755 qu'un secours social donné sans contrepartie d'un service rendu peut être plus nocif qu'utile. Dans quelques pays du reste, par exemple au Danemark, certaines municipalités ne paient des allocations d'assistance aux jeunes chômeurs que si ceux-ci rendent des services tels que l'appartenance à une patrouille de propreté, des fonctions de coursiers pour aider les personnes âgées, des activités d'informatique ou de théâtre, etc. C'est un moyen de donner une dignité et une responsabilité aux sans-emploi. En Suède, plus de la moitié des chômeurs fournissent un travail. Des expériences mériteraient d'être effectuées. Leur coût ne serait pas négligeable car il peut être plus cher de faire travailler que de laisser dans l'oisiveté, mais les médecins mesurent les conséquences de la marginalisation d'un nombre croissant de jeunes adultes et tout doit être fait pour une réinsertion sociale qui passe par le travail.

---

1. Pour l'historique de ce débat voir P. Rosanvallon, *La Nouvelle Question sociale*, *op. cit.* Rappelons la célèbre formule de la Constituante (1790) : « Si celui qui existe a le droit de dire à la société : fais-moi vivre, la société a également le droit de lui répondre : « donne-moi ton travail. » De façon plus réaliste peut-être, un texte du XVIIe siècle estime que le travail doit être institué « plus pour que des gens oisifs s'accoutument à travailler que pour la besogne qu'ils font... ». Les médecins n'ont pas d'avis à donner sur l'aspect contrat social de cette question, mais ils observent les conséquences néfastes du désœuvrement.

En résumé, on peut déjà avancer quelques constatations : les prescriptions à tonalité moralisatrice (ne fumez pas, ne buvez pas, mettez des préservatifs, etc.) sont mal acceptées par les adolescents ; parallèlement les médecins et les enseignants ont peur de paraître des rabat-joie bien que, même chez les animaux, il n'y ait pas de formation « sans obligation ni sanction ». Malgré ces réticences devant tout ce qui a un relent de morale et le prestige que donne la transgression de l'interdit (exploité par la publicité), il ne faut pas craindre de donner à l'enfant des règles, d'enseigner le respect de soi et des autres, non pour des raisons religieuses ou morales mais parce que l'expérience montre que les rails donnés par l'éducation restreignent la liberté de choix mais évitent de s'égarer. La formation la plus efficace est celle que donnent les parents par leur exemple. La permissivité des parents, l'absence d'encadrement, le prestige des bandes ayant les comportements les plus destructeurs ont un effet pernicieux sur les plus fragiles, ceux qui ne sont pas protégés par une raison de vivre, un sentiment d'utilité, une famille unie, une bonne insertion sociale. Il est classique de dire que les parents ont les adolescents qu'ils méritent, on pourrait ajouter que la santé mentale d'un pays se juge à la proportion d'adolescents désemparés. Les médecins sont les conseillers naturels des parents, ce qui leur confère une responsabilité.

LA PRÉVENTION

Dès le XVIIIe siècle et les débuts de la Société royale de médecine, on avait compris que toute action de santé publique doit, pour être efficace, être fondée sur des données objectives. L'épidémiologie est aujourd'hui capable de les fournir. Ainsi elle a montré que consommer plus de fruits et de légumes, réduire la consommation de graisses d'origine animale, effectuer régulièrement des exercices physiques modérés (marche, sport) et éviter l'obésité peuvent diminuer la fréquence des cancers et des maladies cardio-vasculaires. La prévention est ainsi devenue une composante majeure de la santé publique et est à l'origine de son renouveau. Elle modifie d'ailleurs l'optique même de la médecine ; à côté d'une médecine de soins donnés à des malades qui viennent consulter, il se développe une médecine de prévention orientée vers les bien-portants pour les empêcher d'être malades. Cette tâche capitale se heurte à d'innombrables difficultés sociologiques, éthiques, financières et psychologiques. Il ne suffit pas, en effet, de démontrer qu'une habitude est néfaste pour qu'elle disparaisse — ou bonne pour qu'elle se répande. Les exemples de l'alcoolisme et du tabagisme indiquent que les choses ne sont pas si simples. La connaissance est insuffisante pour modifier les habitudes, mais inversement les exemples précédents montrent qu'une action conjointe des médecins, des hommes politiques et des médias peut graduellement, et profondément, changer les comportements tellement est grand le désir contemporain de conserver la santé.

Les paragraphes précédents ont une connotation moralisatrice contraire à l'esprit de notre temps. Les paragraphes suivants, traitant de la prévention, accentueront ce sentiment. Faut-il pour cela s'abstenir de rapporter les faits mis en évidence par l'épidémiologie ? La concordance entre certains commandements de la morale traditionnelle et les prescriptions d'origine sanitaire n'est du reste pas surprenante puisque certains aspects de la morale théologique, dans le Lévitique par exemple, ont été inspiré par des observations empiriques sur la maladie. Le principe même de prévention a été contesté par certains comme trop directif [1] et faisant craindre le passage « du souhaitable à l'obligatoire », de la responsabilité à la coercition. Cette crainte de dérive doit-elle faire renoncer à la prévention ? Le médecin, dit-on, n'a pas le droit d'édicter des normes. Certes, mais on lui demande, depuis l'Antiquité, de donner des conseils destinés à « préserver » la santé, même quand cela semble aller à l'encontre des intérêts politiques et financiers de la société, des habitudes ou des idées reçues — comme ce fut le cas à la fin du XVIIIe siècle et au début du XIXe [2]. Les échecs de la médecine de soins devant les cancers du poumon ou les démences alcooliques rendent cette fonction plus importante encore. L'objet de la prévention est la responsabilisation avec, en arrière-plan, le maintien

---

[1]. Voir le numéro spécial « Idéologies de la prévention », revue *Agora (Éthique, médecine, société)*, n° 30, 1994.
[2]. Voir chapitre VII.

de l'autonomie et de la liberté. Il est d'ailleurs curieux que ceux qui craignent que les conseils médicaux n'entravent les libertés individuelles ne s'intéressent pas à la manipulation des esprits que constituent certaines formes de publicité.

Le principal reproche qui a été fait à l'« idéologie » de la prévention est de susciter une angoisse diffuse et d'associer un sentiment de culpabilité aux plaisirs de la vie : la nourriture, la boisson, l'acte sexuel. Il y a deux réponses à cela. Le médecin doit-il se taire, ou mentir, pour se soustraire à ces accusations ? C'est inconsciemment ce que beaucoup faisaient il y a une décennie, quand ils cachaient leur diagnostic aux cancéreux, de crainte de les perturber. Cette attitude paternaliste a été, à juste titre, critiquée. Le malade a le droit d'être traité en adulte, pourquoi les bien-portants (ou les parents d'adolescents difficiles) ne le mériteraient-ils pas ? Et si l'on adopte ce point de vue, comme tout le monde a le droit à l'information, il faut la donner très largement. La seconde réponse est que le public recherche cette information. Tout homme est partagé entre l'attrait de la satisfaction immédiate et la peur du lendemain, l'écolier sait que s'il ne fait pas son devoir aujourd'hui il devra le faire demain. Or le sentiment qui domine la pensée contemporaine et explique les difficultés de notre civilisation est l'omniprésence de la peur de la mort et du vieillissement contre laquelle les religions ne nous protègent plus. Reculer l'échéance est devenu aussi important que la recherche du plaisir immédiat et ce souhait s'accroît avec l'âge. La prévention apporte une réponse, au moins partielle ; savoir que l'on a la maîtrise de sa santé, que l'on peut y contribuer est rassurant, on n'est plus passif mais actif.

Nos contemporains ont besoin de ce secours et si on ne le leur donne pas, ils iront le chercher dans de fausses idéologies. Un commentateur bien intentionné disait l'autre soir à la télévision que, pour vivre longtemps en bonne santé, il fallait, malgré leur prix élevé, consommer des aliments biologiques, cultivés sans engrais ni pesticides. On retrouve là ce besoin d'agir, mais n'est-il pas du devoir du médecin de dire qu'il n'y a pas l'ombre d'un argument médical ou scientifique en faveur des aliments biologiques, mais qu'en revanche il en existe de nombreux en faveur d'une alimentation riche en fruits et légumes, et que ce qui compte est leur quantité et non pas la façon dont ils ont été cultivés ; de même, au grand dam de l'industrie pharmaceutique, il devrait ajouter que les vitamines ne sont pas un substitut aux fruits et légumes. Dire la vérité sereinement est un moyen de protéger la population, notamment la plus vulnérable, contre le mythe et la propagande commerciale.

Néanmoins ce débat souligne combien le langage de la prévention doit être prudent. Il ne doit être ni autoritaire, ni paternaliste, ni culpabilisateur ; il doit se borner à dire les faits pour permettre à chacun de prendre ses responsabilités. Il doit veiller à ne pas amplifier l'angoisse régnante et à ne pas moraliser, mais il ne faut pas que cette crainte de relents moralisateurs aboutisse à cacher ou à gauchir les faits. Un autre reproche fréquent est le coût et l'inefficacité de la prévention [1]. « On ne peut pas changer le comportement » est un slogan qui révèle un certain conservatisme. Les chiffres montrent que c'est faux. Aux États-Unis, entre 1972 et 1981 la consommation de matières grasses d'origine animale (beurre, viande) a diminué de moitié, la consommation de poisson a augmenté. Pendant cette même période la mortalité liée à l'insuffisance coronarienne a diminué de moitié et celle due aux accidents vasculaires cérébraux de 58 %. Comme nous l'avons vu au chapitre VII, cette avancée ne peut être uniquement attribuée aux progrès des soins : elle est due à la sommation des soins et de la prévention. La baisse du nombre des cancers du poumon chez l'homme dans de nombreux pays témoigne de l'efficacité de la prévention du tabagisme. Cependant il faut reconnaître que ce sont surtout les sujets les plus instruits et les plus âgés qui changent de comportement, alors que c'est sur les plus jeunes qu'il faudrait agir ; par exemple un appauvrissement du régime en cholestérol est dix fois plus efficace (pour l'allongement de la durée de vie) entre 30 et 59 ans qu'au-delà de 70 ans. Or c'est à cet âge que les sujets y portent le plus d'attention. La proximité du péril augmente hélas la capacité d'écoute. Aussi faut-il aussi tenter de cibler sur les groupes à risque. Le « tous-azimuts » n'est généralement pas la bonne méthode.

La campagne contre l'hypercholestérolémie a ainsi été particulièrement maladroite. Le relent de terrorisme alimentaire a suscité des

---

1. N. Bensaïd, *La Lumière médicale. Les illusions de la prévention*, Le Seuil, 1981.

réactions adverses, le désaccord d'experts (ou prétendus tels) sur les quantités de graisses d'origine animale acceptables dans l'alimentation et sur le taux de cholestérolémie a jeté le discrédit sur ses assises scientifiques. Il aurait peut-être été plus efficace de mieux définir la cible (l'homme de 30 à 60 ans ayant un cholestérol supérieur à 2,2 grammes par litre) et de se donner des objectifs réalistes en ce qui concerne les quantités de graisse tolérables.

Une dernière critique est que la prévention rejette sur l'individu des responsabilités qui sont celles de la société. Hélas, ce n'est pas la prévention qui en est cause, mais les faits. Si la pollution atmosphérique provoque vraisemblablement moins de 1 % des cancers (d'après Doll) et le tabac 30 %, la prévention ne fait qu'en tirer les conséquences. Enfin on accuse celle-ci d'être une idéologie de progrès et de prétendre naïvement qu'elle peut améliorer la destinée humaine. Mais dans ce cas c'est toute la médecine qui est progressiste et j'avoue être l'un de ceux qui pensent qu'il vaut mieux mourir dans son lit à 90 ans que d'être tué à 40 ans par un cancer du poumon. Je ferais un autre métier que celui de médecin si je ne le croyais pas.

LES DROGUES LICITES ET ILLICITES

La consommation de drogues constitue l'une des principales composantes du malaise des jeunes et est l'un des domaines où la prévention est le plus nécessaire et le plus difficile. De nombreux produits naturels ou synthétiques modifient l'activité mentale et provoquent une addiction, c'est-à-dire un besoin compulsif. Ce sont des drogues ; certaines sont licites (tabac, alcool, médicaments psychotropes détournés de leur emploi), d'autres sont illicites. Si l'alcool et le tabac étaient découverts aujourd'hui, ils seraient interdits ; leur statut de drogue licite est dû aux habitudes prises [1].

1. Le progrès des connaissances en neurobiologie montre l'inanité d'une distinction médicale entre drogues licites et illicites, puisque celles-ci agissent par des mécanismes voisins (voir rapport du groupe neurosciences du Comité national d'éthique, novembre 1994). Plusieurs classifications ont été proposées, distinguant par exemple les analgésiques et euphorisants, les hallucinogènes, les substances

Les chemins d'Esculape

Celles-ci rendent impossible une interdiction, comme l'a montré la tentative de prohibition des boissons alcoolisées aux États-Unis après la guerre de 1918 qui a été un succès médical mais un désastre sociologique. De plus, dans le cas de l'alcool et du tabac, les revenus qu'en tirent les États et les enjeux économiques sont tels qu'il est impensable de remettre en cause leur statut, encore que dans les pays musulmans la prohibition de l'alcool ait été presque partout acceptée.

Malgré des spécificités, toutes les drogues ont des propriétés communes. Elles causent un « plaisir » plus ou moins intense, en se fixant sur des sites spécifiques du cerveau (récepteurs), prenant la place des neurotransmetteurs naturels, fabriqués par l'organisme pour lutter contre la douleur, ou augmentant leur concentration. De ce point de vue, la prise de risque produit la même stimulation du système dopaminergique et représente l'équivalent d'une drogue. Celles-ci ont deux caractéristiques : la tolérance, c'est-à-dire la diminution des effets entraînés par une même dose de drogue [1], ce qui détermine une augmentation progressive de la consommation pour obtenir un effet identique, et la dépendance due aux troubles physiques ou psychiques provoqués par le sevrage ou l'abstinence. La toxicomanie est aussi ancienne que l'humanité et s'observe dans toutes les civilisations. Associée au mal de vivre et à la peur de l'au-delà, elle constitue une réaction de fuite. Ce qui varie dans l'histoire et la géographie est la nocivité des drogues utilisées et la proportion de toxicomanes. La consommation des drogues, qu'elles soient licites ou illicites, est liée aux mêmes facteurs culturels, économiques, sociaux et familiaux, au même mal-être, à la même absence d'une structure stable à laquelle l'adolescent puisse se raccrocher. Elle accentue la

---

enivrantes, les hypnotiques et les stimulants. En combinant les indices de dépendance et de tolérance de chaque drogue, avec l'effet de plaisir procuré par la drogue, la gravité du syndrome de sevrage et leur neuropsychotoxicité, on a aussi tenté de classer leur pouvoir « toxicomanogène ». Ces classifications montrent qu'il est difficile de tracer une frontière entre drogues dites douces et drogues dures, entre drogues licites (l'alcool étant une des plus toxicomanogènes et le tabac l'une des plus dangereuses par ses conséquences somatiques) et illicites. Cette distinction nous est imposée non par la médecine mais par l'histoire, elle n'en est pas moins importante pour cela.

1. On commence à en connaître les mécanismes biologiques : stimulation des systèmes enzymatiques dégradant les drogues, réduction de la densité des récepteurs, diminution de la réponse en raison d'une inactivation partielle du mécanisme de transduction. Tous ces processus sont classiques en physiologie et pharmacologie quand un système est soumis à une stimulation excessive.

désocialisation, l'exclusion socio-économique. Ce cercle vicieux conduit certains jeunes à la fois à la délinquance, à une fréquence élevée d'accidents de la circulation ou du travail et à l'infection par le VIH. On a reproché à la prévention de culpabiliser et d'angoisser les consommateurs. Les médecins qui connaissent l'anxiété que suscite la peur du manque chez les drogués (qu'ils soient alcooliques ou toxicomanes), leurs remords, leurs tentatives réitérées et souvent vaines pour s'affranchir de leur esclavage, ne sont guère impressionnés par cet argument. L'euphorie du drogué ne doit pas faire oublier les souffrances qui sont, ou seront, son lot. Certes il ne faut pas les critiquer, il faut au contraire faire preuve de compréhension, mais il faut, en même temps, tenter de limiter le nombre de jeunes sur qui le piège se referme. S'il y a un domaine où la prévention est impérative, c'est celui des drogues.

Une toxicomanie est le résultat d'une rencontre entre un terrain propice (un désarroi psychologique, un besoin de défi) et les occasions offertes par le milieu. Les conduites négatives peuvent paraître à l'adolescent un moyen de prouver son indépendance vis-à-vis de sa famille, au moment même où il en dépend sur le plan affectif et financier. Dans ces situations de dépendance mal acceptée la drogue, si elle symbolise « ce que ne veulent pas les parents », a alors un attrait supplémentaire. Mais cela ne doit pas faire oublier que l'acceptation ou le refus social, la stimulation de la demande par la publicité ou le prosélytisme influencent considérablement le niveau de consommation.

Il existe des parentés entre les drogues : pour toutes, les sensations agréables initiales se transforment en exigence impérieuse et l'on passe du plaisir à la contrainte. L'usage répété crée un asservissement car le manque provoque une souffrance ; la drogue devient nécessaire pour ne plus continuer à souffrir. Déjà au XVIIe siècle la princesse palatine parle à propos du tabac d'un « enchantement » inexplicable : « On l'appelle l'herbe enchantée parce que celui qui a commencé à en faire usage ne peut plus s'en passer. » Dès cette époque on cite le cas de personnes qui se lèvent la nuit pour parcourir la ville à la recherche de tabac. Cependant cette assuétude a des degrés très variables ; absolue pour l'héroïnomane, elle est d'intensité variable pour l'alcool, le tabac ou le cannabis. Cependant, même dans ces cas, la preuve de son existence est fournie par la difficulté de l'arrêt et la fréquence des rechutes, auxquelles le toxicomane trouve d'excellentes excuses, apparemment rationnelles (risque faible, plaisir intense, etc.). Cette dépendance est telle qu'elle fait souvent oublier à la future mère le respect instinctif pour l'enfant qu'elle porte. Parmi les fumeuses, seules la moitié parviennent à s'arrêter de fumer pendant leur grossesse, ainsi un quart des femmes enceintes fument, malgré les terribles risques encourus par le futur enfant. Environ 40 % des nourrissons sont exposés à la fumée de leurs parents. Pour les drogues dures, le pourcentage des femmes qui parviennent à s'arrêter pendant la grossesse est plus faible encore.

Toute drogue est absurde au regard des intérêts vitaux de l'individu et de la communauté. Les effets délétères varient selon la drogue et les quantités, mais toutes ont des conséquences physiques et mentales. Pour toutes il existe un risque d'augmentation des doses à l'occasion d'ennuis psychologiques et de passage vers des drogues plus dures, du tabac au cannabis puis à l'héroïne. Le profil psychologique des adolescents qui s'y adonnent présente des points communs, et les associations sont la règle. Une proportion élevée d'adolescents consomment alcool et tabac : dans l'enquête de l'INSERM 29 % à 16-17 ans, 38 % à 18 ans. Dans cette enquête consommation d'alcool signifie usage occasionnel et une à deux ivresses par an. 70 % des consommateurs réguliers d'alcool et de tabac expérimentent au moins occasionnellement une drogue illicite. Environ 5 à 10 % des usagers réguliers de haschisch virent vers l'héroïne [1]. Parmi les jeunes consommateurs de drogue illicite, 92 % utilisent aussi de l'alcool ou du tabac et 1 % seulement ne consomme ni alcool ni tabac. La consommation d'une drogue illicite sans usage préalable de tabac ou d'alcool est exceptionnelle. Le passage des drogues licites vers les illicites ou des douces vers les dures n'est nullement obligatoire mais il est aujourd'hui plus fréquent qu'auparavant.

La tolérance socioculturelle accordée aux drogues licites est due à une longue cohabitation. Ainsi, malgré les risques qu'ils font encourir, les alcooliques sont acceptés. L'ivrogne rassure car sa faiblesse est le faire-valoir de la force des autres [2]. Les effets sanitaires et sociaux

---

1. Voir le *Rapport de la Commission de réflexion sur la drogue et la toxicomanie* (président R. Henrion), ministère des Affaires sociales, février 1995.

2. Voir Y. Pélicier, *Alcoolisme et alcoologie*, n° 22, 1989-1990, p. 143-154.

sont plus graves pour les drogues « étrangères » quand elles apparaissent dans une société. L'alcool au XIXᵉ siècle a causé des catastrophes chez les Indiens d'Amérique, on voit aujourd'hui celles que causent le chanvre et les opiacés aux États-Unis et en Europe.

Il y a en France environ quatorze à quinze millions de fumeurs, le nombre de buveurs excessifs est de l'ordre de cinq millions [1]. Pour la toxicomanie les chiffres sont plus difficiles à déterminer mais il y aurait environ trois cent mille utilisateurs de drogues dures et entre un et cinq millions pour les drogues dites douces (haschisch, cannabis, marijuana...). Les médecins se sont longtemps désintéressés de la lutte contre les drogues, considérant qu'il s'agissait d'un problème policier et social ; devant leurs conséquences sanitaires catastrophiques ils ont été amenés récemment à y participer, puis à en être les animateurs. Cependant, pour être efficace, leur action doit s'inscrire à l'intérieur d'une stratégie plus vaste.

LE TABAGISME

Le tabagisme est le premier problème sanitaire dans le monde. Les historiens du futur seront stupéfaits de constater la passivité avec laquelle l'Occident a laissé se développer cette épidémie. Depuis 1952 on sait que le tabac cause le cancer du poumon. Il a tué plus d'un million de Français depuis vingt ans et risque d'en tuer le double dans les vingt ans à venir, car les mesures prises pour lutter contre lui sont dérisoires eu égard à l'étendue du désastre. Et cependant la France est depuis 1991 l'un des pays dotés de la meilleure législation. Dans l'histoire de l'humanité seul le bilan de la peste est aussi effrayant ; or, face à cette peste des temps modernes les armes sont aussi inadéquates que celles utilisées contre la peste au Moyen Age. On organisait alors des processions, on discute aujourd'hui dans des colloques et on organise quelques timides campagnes d'information. Hier en France, aujourd'hui encore sur les murs de la plupart des villes européennes, s'étalent des affiches incitant à fumer. Que penseront nos petits-enfants d'une civilisation qui tolère que les écrans de télévision se transforment tous les dimanches après-midi en panonceaux publicitaires pour le tabac, à

---

[1]. Y. Pélicier, *Alcoolisme et alcoologie, op. cit.*

Les chemins d'Esculape

l'occasion de courses automobiles organisées uniquement dans ce but, comme elle accepte qu'à la porte des lycées et collèges des petits dealers distribuent gratuitement de la drogue pour initier les jeunes à cette autre habitude mortelle ? Les passions des fumeurs sont si vives que jusqu'en 1980 les médecins en parlaient peu et je crois avoir été le premier enseignant en France à y consacrer un cours pour les étudiants en médecine en 1975. Le sujet était alors tabou et les manuels de cancérologie ne mentionnaient même pas les cigarettes parmi les produits cancérogènes. La situation a rapidement évolué depuis la fin des années quatre-vingt et aujourd'hui une grande proportion des médecins se sont engagés dans cette lutte.

Le tabac cause en France environ soixante-cinq mille morts par an : trente-quatre mille par cancer (dont vingt mille par cancer du poumon), treize mille par maladies cardio-vasculaires, le reste par bronchique chronique. Les maladies causées par le tabac sont à l'origine du tiers des décès survenus entre 35 et 65 ans chez l'homme et ces morts ont perdu en moyenne vingt-quatre années de vie ; 50 % des fumeurs réguliers meurent de l'une des vingt-trois maladies provoquées par le tabac.

En 1950, la consommation par tête était en Angleterre double et aux États-Unis triple de celle de la France. Il n'est donc pas surprenant qu'on y ait découvert le rôle cancérogène du tabac. Celui-ci avait déjà été suspecté au XVIIIe siècle pour les cancers de la lèvre (pipe et cigare) et des cavités nasales (tabac à priser) et, dès 1928, deux médecins américains signalaient la plus grande fréquence des cancers du poumon chez les gros fumeurs. Mais ces observations manquaient de rigueur méthodologique et n'avaient pas convaincu. En 1948, de nombreux médecins recommandaient encore, dans des articles médicaux, l'usage du tabac comme tranquillisant.

A la suite des enquêtes épidémiologiques de Doll et Hill [1] en Grande-Bretagne et de Wynder aux États-Unis la relation causale entre tabac et cancer du poumon devint indiscutable dès 1957. Les médecins espérèrent naïvement que la preuve des effets nocifs de la cigarette étant apportée, on s'arrêterait vite de fumer. Quelques

1. Voir chapitre VII.

années plus tard, ils durent se rendre à l'évidence : cette annonce n'avait provoqué, dans les pays les plus réceptifs, qu'une faible et temporaire baisse de la consommation ; dans les autres, dont la France, elle avait à peine ralenti pendant quelques années la croissance de la consommation, qui très vite retrouva son rythme antérieur. Il devint évident que seule une action énergique et persévérante obtiendrait une baisse de la consommation. Aux États-Unis, la stratégie fondée sur la pression sociale a remporté de grands succès : le nombre de cigarettes vendues a baissé de 2 % par an de 1973 à 1980, de 2,4 % par an depuis ; de plus, les mentalités ont changé : en 1955 il était chic de fumer, en 1990, c'est devenu un signe de mauvaise éducation, mais les jeunes continuent de fumer.

En France, malgré la connaissance des effets cancérogènes, la consommation a augmenté rapidement de 1950 à 1976. Grâce à la loi Simone Veil et aux campagnes d'information elle a été alors stabilisée ; mais elle n'a diminué que depuis 1991, après le vote de la loi tabac-alcool de Claude Evin (de 11,5 % en cinq ans). Cet excellent résultat est dû à la conjonction de la suppression de la publicité et de l'augmentation des prix. En effet il ne suffit pas de savoir, au moins deux étapes sont nécessaires pour transformer la connaissance des risques en désir de cesser de fumer, puis en décision de s'arrêter. Or tous les esprits ne sont pas réceptifs aux messages sanitaires ni capables de franchir ces étapes, puis s'étant arrêtés, de persévérer. De 1976 à 1993, selon le sexe et la classe sociale, l'évolution est différente. Pour les hommes la consommation diminue dans toutes les classes socioprofessionnelles, sauf dans celle dont le revenu est le plus faible, chez qui elle continue de croître. Le tabac devient chez les hommes un marqueur social comme dans les pays nordiques ou anglo-saxons. En Grande-Bretagne ou aux États-Unis, le pourcentage d'hommes fumeurs était en 1958 d'environ 60 % dans toutes les classes sociales, il est tombé trente ans plus tard à 15 % chez ceux ayant un niveau d'éducation supérieur, alors qu'il reste voisin de 50 % chez les moins instruits. Les campagnes d'information ont ainsi eu un effet sélectif et ont accentué les inégalités sociales. En Grande-Bretagne, comme en France, les cancers du poumon chez les hommes sont trois fois plus fréquents dans les milieux défavorisés que dans les milieux favorisés.

Les femmes étaient jusqu'à une date récente relativement épargnées, mais on sait aujourd'hui qu'elles sont au moins aussi vulnérables que les hommes. Jusqu'à la guerre de 14-18 l'usage du tabac était peu répandu chez elles. En 1965, en France, quelques centaines de morts seulement étaient attribuées au tabagisme féminin, ce chiffre atteint aujourd'hui trois mille (contre soixante-deux mille chez les hommes) ; mais comme il s'écoule un intervalle d'environ trente ans entre le début du tabagisme et les troubles de santé, ces données offrent une photographie de la France au début des années soixante, époque où les femmes fumaient relativement peu. On a donc lieu de craindre une évolution semblable à celle des États-Unis où la mortalité par cancer du poumon a maintenant dépassé chez les femmes celle par cancer du sein. Les épidémiologistes estiment que l'on se trouvera dans cette situation vers 2010 avec environ soixante mille décès de femmes par an dus au tabac. Présentement, la baisse de la consommation s'observe chez les plus instruites et celles dont le niveau professionnel est le plus élevé ; dans les autres classes socio-économiques la consommation continue à augmenter. La France occupe ainsi une situation intermédiaire entre les pays du Nord, où la consommation tabagique est inversement proportionnelle au revenu, et ceux du Sud, telle l'Espagne, où ce sont les femmes les plus éduquées, les plus riches qui fument le plus. Dans tous les pays occidentaux les femmes ont moins réagi que les hommes aux informations sanitaires. On fait deux hypothèses pour l'expliquer. La première est la peur de grossir ; en effet le sevrage tabagique induit une petite prise de poids, qui est d'ailleurs réversible au prix d'un régime. La seconde est la volonté des femmes de s'affirmer, de montrer leur émancipation mais aussi de recourir à la cigarette comme à un anti-stress. Or les femmes sont en moyenne plus angoissées que les hommes. Enfin, les campagnes d'information en France n'ont pas assez mis en avant les risques liés à la condition féminine, tel le danger de l'association tabac et pilule contraceptive qui multiplie par dix le risque d'accident cardio-vasculaire mortel (« tabac ou pilule, il faut choisir », dit un slogan ; hélas, en France, 10 % des femmes ne choisissent pas et les utilisent tous deux), la ménopause précoce, l'ostéoporose et surtout les dommages déterminés chez le fœtus. Or la moitié des femmes continuent à fumer pendant leur grossesse après de vaines tentatives d'arrêt, dramatique illustration de leur dépendance.

D'une médecine de soins à une politique de santé

Dans tous les pays occidentaux le problème essentiel est celui du tabagisme chez les jeunes (15-24 ans). Les statistiques indiquent que la France est le pays de l'Union européenne où les jeunes fument le plus et vers 17-18 ans environ les deux tiers d'entre eux le font. Les adolescentes fument autant ou plus que les garçons. En France, entre 25 et 35 ans, 58 % des femmes fument, contre 50 % des hommes ; alors qu'entre 35 et 60 ans, la proportion est de 28 % chez les femmes, contre 45 % chez les hommes.

La lutte contre le tabagisme des jeunes est difficile, car la perspective d'une mort par cancer à 45 ou 50 ans ne les impressionne guère. Les risques sont trop lointains pour contrer l'attrait du tabac. Bien s'intégrer dans la bande de copains leur paraît autrement important. Pour y parvenir, les adolescents acceptent délibérément les risques sanitaires et le coût financier du tabac et surmontent les nausées et le dégoût causés par les premières cigarettes. J'ai lu des centaines de confessions d'adolescents, elles racontent toutes combien les premières cigarettes étaient désagréables mais ajoutent : « J'ai tenu bon car je ne voulais pas qu'on croie que je me dégonflais. » La cigarette exprime un désir de rébellion, un défi mais il est perçu comme l'un des rites d'initiation les moins dangereux car les jeunes sous-estiment le risque de dépendance et croient qu'ils pourront s'arrêter quand ils le souhaiteront. Malheureusement, trop peu d'études apportent des renseignements utiles sur ce qui se passe dans la tête de l'enfant d'une dizaine d'années au moment où, avant d'avoir pris sa première cigarette, il a déjà choisi de fumer en fonction de son milieu social et familial.

La consommation du tabac s'élève avec l'âge de 11 à 18 ans. Le pourcentage de ceux qui fument plus de dix cigarettes par jour passe, d'après l'enquête de l'INSERM, de 1 % à 12 ans à 22 % à 18 ans. L'âge moyen de la première cigarette est de 13,5 ans pour les garçons et les filles, celui de la consommation quotidienne survient deux ans plus tard. Les rencontres entre copains sont des occasions pour augmenter la consommation du tabac ainsi que les contrariétés, le découragement et la solitude. De nombreuses études prouvent l'effet incitatif de la publicité sur les jeunes. Son interdiction était donc essentielle. Cependant la proportion très élevée de fumeurs dans les pays de l'Est européen, où la publicité n'existait pas, souligne que son absence n'est pas suffisante si, par ailleurs, le prix du tabac est bas et si rien n'est fait pour éduquer la population.

Inversement, en Grande-Bretagne où la publicité est autorisée, un effort d'éducation, même associé à des prix élevés, a été insuffisant, car si la consommation tabagique y a beaucoup baissé, elle reste très forte dans les milieux défavorisés. Les pays qui ont obtenu les meilleurs résultats (la Norvège, la Finlande, l'Islande, le Canada) sont ceux où ces actions ont été combinées dans le cadre d'une politique cohérente et dotée de moyens financiers suffisants. La réduction du tabagisme est possible à condition d'y consacrer suffisamment d'efforts.

Le but de la loi tabac-alcool de 1991 était d'associer politique des prix, interdiction de la publicité, information et réglementation de l'usage du tabac dans les lieux publics. Elle a obtenu de grands succès et constitue un modèle pour de nombreux pays ; mais son application se heurte à l'hostilité des lobbies du tabac et de l'alcool. L'exemple des courses automobiles de formule 1 illustre la stratégie des fabricants de tabac. Depuis un siècle celle-ci vise à lier chez les jeunes le tabac à l'image du sport et de la réussite. Dans les courses automobiles, créées à cette fin, il s'y ajoute le courage, le défi à la mort. Grâce à des moyens financiers importants, voitures et coureurs se transforment en panonceaux publicitaires qui s'emparent des écrans de télévision, contournant les interdictions européennes de publicité à la télévision et ayant pour cible privilégiée les très jeunes. Or, il serait possible avec les moyens électroniques modernes de faire disparaître les logos du tabac pendant la retransmission. Un autre exemple de cette stratégie de contournement est le développement rapide de la contrebande du tabac en Europe organisée ou aidée par les multinationales du tabac pour faire échec à la politique des prix (dans certains pays comme l'Espagne environ 20 % du tabac consommé provient vraisemblablement de la contrebande).

Dans les pays comme la Norvège ou l'Islande où la publicité a été interdite depuis plusieurs décennies, la consommation chez les adolescents a diminué de moitié. Inversement le tabagisme féminin a été le résultat aux États-Unis dans les années trente de campagnes publicitaires, notamment le slogan des cigarettes Lucky Strike dont la traduction en français pourrait être « Mieux vaut une Lucky qu'une confiserie », qui exploitait la mode naissante de la minceur. La cigarette n'a atteint la France et l'Europe qu'à partir des années cinquante, accompagnée d'un nouveau thème de publicité illustré par le slogan des cigarettes Virginia Slim (cigarettes spécifiquement destinées aux femmes : *slim* veut dire mince) : « Vous avez parcouru un long chemin mon enfant. » Cette idée que la cigarette couronnait la libération de la femme et la libéralisation du sexe eut un immense succès. En Grande-Bretagne et aux États-Unis les succès de certaines publicités ciblées sur les jeunes [1] ont été si foudroyants que des mesures ont dû être prises.

Dès qu'il apparut que, pour faire baisser la consommation, des mesures réglementaires étaient nécessaires, il devint évident que le corps médical ne pouvait pas se contenter d'informer et devait se constituer en groupe de pression. J'illustrerai ce point par des souvenirs personnels. En 1975, après avoir été nommé président de la Commission du cancer au ministère de la Santé, j'avais examiné les stratégies capables de réduire la mortalité ; la lutte contre le tabagisme me parut avoir le meilleur rapport coût-efficacité. 30 % des morts par cancer étant liées au tabac, une réduction d'un quart de la consommation tabagique aboutirait à une diminution de la mortalité aussi grande que celle due à l'introduction de la chimiothérapie dans l'arsenal thérapeutique, progrès crucial de la thérapeutique pendant les dix années précédentes. Je réalisais brutalement que tous les résultats obtenus chez des malades dont j'avais eu la responsabilité, et les décès qui avaient pu être évités grâce aux progrès thérapeutiques auxquels j'avais contribué, ne représentaient qu'une petite fraction des morts susceptibles d'être épargnées par une lutte contre le tabac. J'ai raconté dans un livre précédent [2] comment j'avais saisi la première occasion d'en parler à Simone Veil, alors ministre de la Santé, et de la convaincre d'entreprendre sa croisade contre le tabac. Pendant les dix années suivantes j'ai tenté de donner une impulsion à la lutte contre le tabac, mais j'étais seul et l'opinion publique était réticente, aussi les résultats furent-ils maigres. En octobre 1986 la création de l'Action européenne contre le cancer offrit une nouvelle occasion d'agir. Je proposais la lutte contre le tabac comme priorité ; les autres experts acceptèrent et, grâce au soutien de la Commission européenne, nous avons obtenu quelques mesures importantes : avertissement sanitaire sur les

---

1. Par exemple celle de « Mr. Camel » aux USA ou de « Reg » pour les cigarettes Regal en Grande-Bretagne.
2. *La Lumière dans l'ombre, op. cit.*

paquets de cigarettes, limitation de la teneur en goudron des cigarettes, interdiction du tabac par voie orale, interdiction de la publicité pour le tabac à la télévision, harmonisation des taxes sur le tabac. Encouragés par ces résultats, nous avons alors demandé une interdiction totale de la publicité directe et indirecte. Malheureusement, ces premiers succès avaient alerté le lobby du tabac et sa réaction fut rude. Il consacra trois cents millions d'écus à une campagne sur le thème : l'Europe liberticide, atteinte aux libertés individuelles (sous-entendu la possibilité de faire la publicité pour le tabac). Cette attaque brutale déstabilisa la Commission européenne. Au niveau du Parlement européen, après l'information des députés il fut possible d'obtenir un vote contre la publicité. La dernière étape de la course à l'obstacle était l'adoption à la majorité qualifiée par le Conseil des ministres de la Communauté, or il suffit de trois pays pour l'interdire. L'industrie du tabac est particulièrement puissante dans les pays où elle a ses bases financières ; de plus elle y subventionne largement certains partis politiques. Bref trois gouvernements votèrent contre le projet : ceux de Grande-Bretagne, d'Allemagne et de Hollande, à l'encontre des traditions historiques en faveur de la santé publique de ces pays.

Il devint vite manifeste qu'il fallait reprendre le combat en France. L'élection présidentielle en 1988 offrit une occasion. J'avais compris la nécessité d'une action collective. Avec quatre collègues [1] nous avons envoyé une lettre aux candidats en leur demandant des engagements sur la santé publique. Le président Mitterrand réélu, nous le lui avons rappelé. Claude Evin, ministre de la Santé, prit personnellement en main cette tâche. Nous l'avons aidé à préparer le projet de loi qui, après de nombreuses péripéties, fut voté par le Parlement, après six mois de débats, malgré l'acharnement des lobbies du tabac et de l'alcool. Ceux-ci se sont battus à tous les niveaux et par tous les moyens, avec l'aide de nombreux journaux et des agences de publicité : désinformation du public, pression sur les ministres (notamment celui de l'Économie) et sur les parlementaires. Cette impudente intervention du lobby du tabac s'observe dans tous les pays. Les débats à la Chambre des communes le 13 mai 1994 sur l'interdiction de la publicité pour le tabac ont révélé qu'environ un cinquième des députés britanniques avaient été élus avec le soutien

---

1. G. Dubois, C. Got, F. Grémy et A. Hirsch.

financier des fabricants de tabac et pouvaient difficilement s'opposer à eux. Mme Margaret Thatcher, dès qu'elle termina ses fonctions de Premier ministre, fut engagée comme « conseiller » par une multinationale du tabac au salaire de 10 millions de francs par an.

Quelles leçons peut-on tirer de cette expérience ? Le budget publicité directe et indirecte de l'industrie du tabac s'élevait en France à environ 1 milliard de francs par an ; aux États-Unis il s'élève à plus de 2 milliards de dollars. Seule l'opinion publique est capable de contrebalancer la puissance du lobby du tabac qui, grâce à ses moyens financiers, a des alliés actifs [1], notamment dans les médias et parmi les politiciens, et des amis potentiels chez de nombreux fumeurs que cette campagne irrite et qui voudraient « fumer en paix ». Qu'un ministre de la Santé non fumeur soit remplacé par un fumeur (comme on l'a vu en Belgique), et des années de travail s'écroulent. Comme on défend l'intérêt général, on trouve peu d'alliés. Les médecins ont un rôle clé, ils sont les mieux placés pour mobiliser l'opinion, influencer les comportements des individus. Alors qu'il y a vingt ans ils ne se sentaient pas concernés (comme aujourd'hui encore en Europe centrale ou au Moyen-Orient), ils ont pris conscience de leur mission. C'est un changement radical d'état d'esprit, caractéristique de l'évolution de la médecine. Il leur revient trois tâches. La première est l'information de leurs malades : leur exemple, la moindre de leurs paroles a un très grand poids. Peu ont la possibilité d'y consacrer beaucoup de temps, mais même un entretien de quelques minutes au cours d'une consultation est déjà très important. La seconde est d'aider les sujets qui le désirent à s'arrêter de fumer ; cela nécessite une formation spécifique car l'aide au sevrage tabagique est délicate et a un double aspect : ins-

---

[1]. Alors qu'à la conférence mondiale sur le tabac organisée en octobre 1994 les preuves étaient apportées que les conséquences sanitaires du tabac étaient encore plus graves qu'on ne l'avait cru, immédiatement avant et pendant la conférence des livres et des articles étaient publiés niant les dangers ou les minimisant. Un économiste commandité par l'industrie du tabac prétendait que le tabac était économiquement bénéfique puisque, en faisant mourir jeune, il économisait sur les retraites, alors qu'un autre rapport estimait à 113 milliards de francs le coût social du tabac, les taxes rapportant 42 milliards par an. D'autres contestaient les statistiques sur les effets sanitaires avec des arguments puérils mais qui confortent les fumeurs. De même on a connaissance de contrats de fabricants de cigarettes accordant des subventions à des producteurs de films pendant lesquels les héros fument, ou à des acteurs pour les scènes où ils fument. Il en est vraisemblablement de même pour les journaux publiant des photos de personnes avec une cigarette.

trumental, pour apprendre à manier les armes disponibles telles que le timbre à la nicotine, et psychique. La troisième est la lutte contre le tabagisme avec ses différents aspects, notamment l'éducation sanitaire à l'école. Le combat sera long et difficile car on se heurte au scepticisme des uns et aux habitudes des autres.

L'ALCOOLISME

L'alcool est à l'origine chaque année en France d'au moins trente-cinq à quarante mille décès et de plus de 100 milliards de dépenses pour la Sécurité sociale et l'État, alors que les taxes ne rapportent que 11,5 milliards par an. Aux décès s'ajoutent une importante morbidité (cirrhoses, polynévrites et psychoses alcooliques), ainsi que les conséquences sanitaires des nombreux accidents de la route et du travail et autres violences causées par l'alcool. Plus de cinq millions de Français boivent excessivement, parmi lesquels deux à trois millions sont des alcooliques dont la vie familiale, sociale et professionnelle est handicapée par la boisson et qui, de buveurs excessifs, sont devenus buveurs dépendants. Le cycle que parcourt l'alcoolique est celui qui s'ouvre devant l'adolescent qui consomme une drogue dans une société permissive vis-à-vis de cette drogue. Au premier stade c'est une consommation occasionnelle, marquée par la recherche du plaisir. Le buveur boit alors par convivialité, pour parler, pour s'écouter parler, pour pénétrer dans cet univers que lui offre l'alcool où il devient tout-puissant, où tout est aisé, accessible. Dans la société française l'alcool est entouré d'un mythe collectif [1] ; le contexte social, le métier, le milieu et l'accessibilité de la drogue facilitent le passage du stade buveur occasionnel à celui de buveur régulier. Puis, à un stade ultérieur, l'alcoolique ne boit plus seulement dans les lieux, aux heures où cela est socialement admis, il boit en solitaire, c'est le résultat de l'envie lancinante, de la dépendance ; l'arrêt est encore possible mais difficile. Ensuite, l'abstinence même temporaire devient un tourment, le besoin est contraignant, bientôt obsédant. L'attitude de la société change ;

---

1. « Si tu ne bois pas, tu n'es pas un homme. » *Tempérance* signifie « ennui ».

après l'avoir encouragé, elle le rejette, de tolérante elle est devenue critique : la famille, l'entourage au travail l'accablent de reproches. Le grand alcoolique boit alors pour se protéger contre un monde qui ne veut plus de lui ; il se désocialise, c'est la chute dans l'abîme. Il n'est plus seulement un malade alcoolique, c'est un homme dont l'existence est malade, qui refuse la vie avec ses charges et ses obligations.

De façon surprenante, alors que les médecins sont confrontés à l'alcoolisme depuis plus d'un siècle, c'est l'expérience acquise depuis vingt ans sur les drogues qui a fait mieux comprendre l'alcoolisme et davantage s'intéresser aux déterminants sociaux et psychologiques qui conditionnent ce cycle. L'attitude des médecins vis-à-vis de l'alcool a beaucoup évolué au cours de ces dernières décennies. Le vin et la bière étaient considérés au XIXe siècle comme des boissons saines ; à vrai dire il était meilleur pour la santé à cette époque de boire du vin que de l'eau ; il suffit de voyager dans le tiers-monde pour s'en rendre compte. Le médecin, comme la société, avait pour l'alcool une tendre indulgence et ne s'alarmait que devant les grands alcooliques, généralement incurables et appartenant aux milieux défavorisés puisque les familles bourgeoises dissimulaient leurs alcooliques.

Les médecins prêchaient, sans grande conviction, la tempérance aux « pauvres » mais étaient convaincus qu'un litre de vin par jour, même chez un adolescent, n'avait jamais fait de mal à personne. L'alcoologie, avec la prévention de l'alcoolisme dans ses aspects psychologiques et sociaux, est une discipline récente qui, même aujourd'hui, est peu enseignée dans les facultés de médecine, bien qu'on s'y intéresse de plus en plus. Les médecins devraient s'impliquer davantage dans la prévention et la désintoxication. Malheureusement beaucoup considèrent encore l'alcool comme un fléau inévitable et adoptent une attitude résignée.

Les causes de l'alcoolisme sont multiples. La première est la tradition qui remonte au XVIIe siècle ; auparavant on buvait relativement peu ; l'alcoolisme n'a commencé à être un problème social qu'au XVIIIe. L'importance de l'environnement est montrée par les grandes variations géographiques, ainsi la consommation alcoolique est-elle plus élevée dans l'Ouest et le Nord, relativement faible dans l'Hérault. On observe un parallélisme géographique entre la consommation moyenne et la proportion d'alcooliques. Une consommation modérée crée un climat d'acceptation vis-à-vis de l'alcool qui favorise les consommations excessives. Un second facteur important est le milieu familial ; des parents alcooliques, même s'ils perturbent la famille par leur violence, créent une accoutumance vis-à-vis de l'alcool et favorisent sa consommation. Un dernier facteur [1] est l'incapacité des gouvernements à définir et à faire appliquer une stratégie de lutte contre l'alcool, malgré l'existence d'un Haut Comité contre l'alcoolisme créé par le professeur Robert Debré. Ce comité a préconisé de nombreuses mesures courageuses qui ont contribué à la diminution de la consommation mais se sont heurtées au clan des producteurs d'alcool dont le poids est encore plus grand que celui du lobby du tabac. Pierre Mendès France, qui osait boire du lait et dont les mesures avaient joué un rôle décisif, notamment par l'extinction du privilège des bouilleurs de cru, a payé son succès de son poste de député. J'ai entendu des industriels de l'alcool et des publicistes se vanter d'« avoir eu la peau » de C. Evin. Le courage n'est, hélas, pas toujours payant. En juin 1994, à l'occasion d'un vote sur des mesures économiques diverses, l'interdiction de la publicité par affichage, prévue dans la loi tabac-alcool, a été supprimée par le Parlement. C'est une régression désastreuse car les affiches s'imposent au regard des enfants dès qu'ils sortent dans la rue, avant même qu'ils aient appris à lire, et elles insinuent l'alcool dans leur esprit au moment où celui-ci est le plus malléable. Ce viol des consciences autorisé à nouveau par la loi, cette lâcheté des parlementaires devant les pressions des marchands d'alcool illustrent les difficultés d'une politique de santé publique et l'insuffisante capacité de mobilisation du corps médical devant l'alcool.

Cette carence de l'État qui ne défend pas les plus faibles et les plus démunis des jeunes Français contre les tentations de l'alcool déplace le problème d'un abord collectif vers une approche individuelle. Il faudrait, quand ils sont très jeunes, repérer les sujets à risque et tenter un arrêt de l'intoxication ou même une désintoxication. Cela est difficile mais possible car les associations d'anciens alcooliques peuvent aider ceux qui veulent vraiment s'arrêter à

---

1. Voir Claude Got, *La Santé*, Flammarion, 1992.

reprendre une vie sociale. Plus l'âge avance, plus la dégradation physique et intellectuelle devient profonde et plus la désintoxication est difficile.

Les drames familiaux et sociaux causés par l'alcool rongent la société française depuis le XIXe siècle et il n'y a guère à ajouter à la description qu'en fait Zola dans *L'Assommoir*. Tout médecin qui, de garde la nuit à l'hôpital, a reçu ces malheureux amenés par la police ou des passants, simplement en raison de leur ébriété ou parce qu'ils étaient victimes, ou auteurs, d'un accident, connaît le pathétique grotesque de ces situations et la quasi-impossibilité de sauvetage. Leur famille ne trouve souvent le salut qu'en coupant les ponts. Rappelons que l'alcool a causé de véritables génocides en Amérique du Nord et du Sud après l'arrivée des Européens.

La consommation d'alcool a baissé au cours des trois dernières décennies en France, passant de 22 litres d'alcool pur par habitant de plus de 14 ans en 1970 à 16,2 litres en 1992 et 11,5 litres en 1995 ; mais il semble que ce soit plus aux dépens des petits buveurs que des grands ; la proportion de buveurs excessifs (environ 25 litres d'alcool pur par an) a peu diminué, elle est encore d'environ 20 % chez les hommes entre 15 et 65 ans, contre 2 % chez les femmes. Entre 1970 et 1988, à une réduction de consommation de 24 % a correspondu une diminution des décès de 42 % pour les cirrhoses alcooliques et de 27 % pour les psychoses alcooliques. Hélas, parmi les hommes jeunes, la proportion de buveurs réguliers augmente à nouveau depuis 1987 : de +12 % avant 20 ans, de +22 % de 20 à 24 ans. Chez les jeunes la bière est aujourd'hui le premier produit consommé, elle est suivie par les alcools forts, dont la consommation a crû notablement depuis 1980, puis le vin. On voit là le reflet de la publicité. 48 % des adolescents ne boivent pas, 40 % prennent une boisson alcoolique par semaine et ont été ivres une fois dans l'année. La consommation pendant l'adolescence augmente avec l'âge et à 18 ans 40 % des garçons et 12 % des filles boivent au moins deux fois par semaine et ont été ivres trois fois ou plus dans l'année. Au cours de ces vingt dernières années on est ainsi passé chez les jeunes d'une consommation quotidienne au cours des repas à un mode toxicomaniaque. La recherche de l'ivresse est une toxicomanie, elle s'associe d'ailleurs fréquemment à d'autres toxicomanies, tabac et drogues illicites. Chez les hommes la consommation d'alcool s'accroît avec le revenu jusqu'aux revenus moyens puis décroît ensuite. Chez les femmes le revenu ne semble pas avoir d'influence.

LES STUPÉFIANTS

La toxicomanie par drogues illicites est d'une brûlante actualité dans le monde occidental. Au XIXᵉ siècle lors de la découverte de l'Orient et de la vogue de l'orientalisme une première vague d'opiomanie avait touché la France et l'Angleterre mais elle n'avait touché que quelques intellectuels (en France par exemple, Pierre Loti, Théophile Gautier ou le Club des Haschichins fréquenté par Baudelaire et Gérard de Nerval, en Angleterre Thomas De Quincey) et n'avait pas eu de conséquences sociales. La seconde vague de toxicomanie dans les années vingt, après la fin de la Première Guerre mondiale, avait été plus sérieuse mais n'avait pas duré [1]. Il en est tout autrement de la troisième qui a commencé aux États-Unis pendant la guerre du Viêt-nam, avec le retour des soldats, puis s'est étendue à l'ensemble du monde occidental. En 1964, en France, les services du ministère de l'Intérieur estimaient le nombre de toxicomanes à quatre mille, on en dénombre aujourd'hui environ trois cent mille héroïnomanes et plus d'un million d'amateurs de drogues dites douces (cannabis). Parallèlement, le nombre de morts par « overdose » est passé de 5 en 1970 à 172 en 1980 et 305 en 1990 ; ces chiffres correspondent aux cas déclarés, le nombre réel est vraisemblablement au moins trois ou quatre fois plus élevé [2]. L'épidémie semble avoir débuté en 1967-1968 dans la région marseillaise ; ce ne fut pas un phénomène fortuit et le produit semble avoir été « lancé », profitant d'un terrain favorable, comme on lance une lessive.

De nombreuses drogues illicites, comme l'opium ou le chanvre indien, sont utilisées depuis longtemps en Asie et y ont été long-

---

1. Voir *La Garçonne* de Victor Margueritte et d'autres romans de cette époque.
2. Voir Y. Pélicier et G. Thuillier, *La Drogue*, PUF, « Que sais-je ? », 1992, et le *Rapport de la Commission de réflexion sur la drogue et la toxicomanie, op. cit.*

temps tolérées. A la fin du XIXe siècle la guerre de l'Opium menée par les Occidentaux en Chine pour rendre libre le commerce de cette drogue et s'emparer du marché a eu des effets dramatiques. Une des premières mesures prises par la République populaire de Chine a été l'interdiction du commerce de l'opium. En 1962, alors que j'étais en mission à Pékin, le vice-ministre de la Santé m'avait un dimanche emmené visiter le Palais d'été et le champ de bataille de la guerre de l'Opium. Il avait alors commenté les conséquences néfastes qui avaient résulté de la victoire des Occidentaux, la perte du dynamisme de son pays, la baisse de sa vigueur intellectuelle, puis il avait eu cette phrase dont je n'avais pas immédiatement saisi la portée : « Vous savez, ce que les uns ont fait aux autres, les autres peuvent le faire aux uns. » Ce n'est qu'en apprenant le rôle qu'avait joué la drogue dans le désastre américain au Viêt-nam que j'ai mesuré, quelques années plus tard, le sens de ces paroles et compris que la drogue pouvait être une arme redoutable entre les mains d'un adversaire déterminé, car elle mine l'âme et les capacités d'une nation. Il existe aujourd'hui un lien étroit entre les réseaux terroristes et le commerce des drogues. D'une part parce que les gains financent le terrorisme mais aussi pour des raisons de lutte idéologique, la drogue rongeant la société occidentale.

Le trafic des drogues au niveau mondial rapporterait entre 300 et 500 milliards de dollars par an, soit environ 2 500 milliards de francs (beaucoup plus que le budget de l'État français, le quart du PNB français), ce qui en ferait avec le pétrole et le tabac l'un des principaux commerces mondiaux. En France, le chiffre d'affaires de la drogue serait de 20 milliards de francs. L'ampleur du phénomène, sa gravité croissante ont provoqué la création d'une Délégation générale à la lutte contre la drogue et la toxicomanie. Deux excellents rapports ont été consacrés à ce terrible problème [1]. Malheureusement les médias ont centré leurs commentaires davantage sur les divergences que sur les points de convergence, pourtant plus nombreux et plus importants.

La controverse concerne la dépénalisation des drogues douces (haschisch, cannabis, marijuana...). Les tenants de l'attitude permissive disent : a) ces drogues sont peut addictives et leurs dangers

---

[1]. *Rapport du Comité national d'éthique pour les sciences de la vie et de la santé sur la toxicomanie*, novembre 1994, et rapport Henrion, *op. cit.*

physiques et psychiques ne sont pas plus grands que ceux des drogues licites ; b) la fréquence du passage de ces drogues douces vers les drogues plus dangereuses (héroïne, cocaïne, crack) est faible, environ 5 % des sujets ; c) en pratique on les trouve partout facilement, donc l'interdiction actuelle est un leurre ; d) ce non-respect de la loi introduit dans l'esprit des adolescents l'idée que les activités illégales sont normales et présentent peu de risque ; e) les gigantesques profits de ce commerce donnent d'énormes moyens aux mafias et aux groupes terroristes qui en usent comme d'un moyen de corruption. Il vaudrait mieux que ce soit l'État qui bénéficie de cet argent.

A ces arguments les adversaires de la dépénalisation (dont je suis) répondent : a) Les risques du tabac et de l'alcool sont très grands et ces produits, s'ils étaient « inventés » aujourd'hui, seraient interdits. Leur usage licite ne saurait donc constituer un précédent, d'autant que les risques des drogues « douces », quoique très inférieurs à ceux des drogues dures, sont néanmoins considérables [1], par exemple au volant. Leur autorisation accréditerait l'idée fausse qu'elles sont dénuées de risque et favoriserait leur consommation, ainsi qu'on l'a vu dans les expériences qui ont été tentées en Espagne et en Hollande. Comme le dit F. Queré, il ne faut pas « autoriser un pas, si petit soit-il, vers une quelconque reconnaissance théorique de la consommation, même sous ses formes modérées. C'est dans le souci des plus fragiles que nous devons traiter ce problème [2] ». Comme nous l'avons vu pour l'alcool et le tabac, ce sont les plus démunis qui sont les plus faciles à tenter, c'est eux qu'il

---

1. Voir G. Nahas, *La Drogue. Bilan scientifique et médical*, F.-X. de Guibert, coll. Écologie humaine, Paris, 1994. L'usage du cannabis provoque des troubles de la conscience et de la mémoire. En dehors de l'effet « euphorisant » qui est à l'origine de son emploi, les tests psychiques décèlent une altération de la capacité de concentration et de la vigilance qui peut persister vingt-quatre heures (avec des conséquences redoutables pour la conduite automobile), des troubles de la mémoire, voire des hallucinations. Il excite dans le cerveau des récepteurs spécifiques aux troubles persistants de métabolisme cérébral dans la zone orbito-frontale du cerveau. L'usage prolongé du cannabis entraîne une apathie, une indifférence (syndrome déficitaire des auteurs anglo-saxons), qui nuit aux activités sociales du sujet. Le cannabis ne provoque pas la schizophrénie mais peut, même à dose modérée, révéler et aggraver cette maladie mentale. D'après une statistique récente, les sujets ayant fumé du cannabis avant l'âge de 20 ans multiplient par six la probabilité d'être atteints de schizophrénie au cours des quinze années suivantes.

2. *Rapport du Comité national d'éthique, op. cit.*

faut protéger. b) Un taux de passage des drogues douces vers des drogues dures de 5 % à 10 % est loin d'être négligeable ; si le nombre d'usagers des drogues douces passait par exemple de un à deux millions, cela signifierait cinquante mille à cent mille héroïnomanes supplémentaires. c) L'exemple de l'alcool et du tabac montre que la multiplication des points de vente accroît la consommation. Au moment où l'on tente, pour cette raison, d'interdire la vente de l'alcool chez les pompistes il serait paradoxal de permettre la vente libre du haschisch dont les risques sont loin d'être négligeables. d) Le besoin de transgression existe chez l'adolescent, la dépénalisation des drogues douces risque d'augmenter l'attrait des dures. De plus, l'exemple de la limitation de vitesse sur la route montre qu'une limitation même mal respectée est préférable à l'absence de limite. e) L'exemple des drogues licites indique que, malgré les taxes, les bénéfices restent énormes. De plus les mafias focaliseraient leurs efforts sur les drogues dures dont la libre commercialisation ne peut pas être envisagée. La dépénalisation, au mieux, diminuerait les profits des trafiquants et augmenterait ceux des producteurs et des commerçants légaux, mais elle ne diminuerait pas le nombre de toxicomanes (l'exemple du tabac et de l'alcool le montre bien). Au contraire l'offre généralisée, l'accessibilité augmenteraient ce nombre. C'est là le point essentiel et qui mériterait d'être mieux analysé dans les régions où les drogues douces ont été dépénalisées. De plus où placer la frontière entre drogues douces et dures ? L'ectasie est-elle une drogue douce ? La dépénalisation simplifierait la vie des usagers, mais elle n'allégerait pas leur dépendance et ne diminuerait pas la tentation pour les jeunes à la dérive.

Cependant il est évident que la loi n'est pas appliquée et doit être revue. D'ailleurs d'autres aspects de la lutte, sur lesquels existe une grande convergence, paraissent plus cruciaux. Le véritable problème est de comprendre pourquoi les jeunes se droguent et d'étudier les méthodes de prévention.

Le sida a dramatisé la toxicomanie par voie intraveineuse puisque environ un tiers des héroïnomanes sont séropositifs, mais les autres conséquences sanitaires et sociales de la toxicomanie sont non moins graves (500 000 cas d'hépatite C en France). La durée moyenne de vie de ces toxicomanes est courte en raison des infections, ils se soignent mal car ils sont marginalisés. De plus, des drogues telles que l'héroïne nécessitent chaque jour des sommes considérables, l'héroïnomane est donc amené à commettre des actes délictueux, d'abord aux dépens de sa famille, puis des autres. La prostitution ou la délinquance sont fréquentes ; cette dernière crée un sentiment diffus d'insécurité qui rend certains quartiers difficiles à habiter et, le soir, on hésite à s'y promener seul. Ce qui paraissait être propre aux villes américaines a été transposé en France. Un tiers de la population carcérale est toxicomane. Pour assurer sa consommation, la méthode la plus simple pour un toxicomane est de se faire pourvoyeur ; poussé par la crainte de « manque », il y parvient avec une extraordinaire habileté. Environ un quart des héroïnomanes sont ainsi des prosélytes et certains d'entre eux parviennent chaque année à « recruter » une dizaine de nouveaux drogués, ce qui explique la croissance rapide de la consommation.

Toute lutte contre la drogue doit considérer trois problèmes distincts et parfois antinomiques : dissuader les jeunes (surtout entre 15 et 18 ans) de « goûter » à la drogue puis de s'y adonner fréquemment, sauvegarder la santé des toxicomanes (qui sont des victimes et des malades avant d'être des déviants) et tenter de les resocialiser, enfin lutter contre la propagation du sida et de l'hépatite C. 80 % des toxicomanes sont des hommes de 16 à 30 ans, 90 % sont des célibataires, ils appartiennent à toutes les catégories socioprofessionnelles mais se recrutent plutôt dans les milieux économiques défavorisés. Ils sont nés en France métropolitaine, même quand ils sont enfants d'immigrés (par contre 50 % des « trafiquants » sont des étrangers).

D'après l'enquête de l'INSERM, à 18 ans 39 % des garçons ont consommé au moins une fois une drogue illicite et 19 % en ont consommé plus de dix fois. *La consommation régulière de drogues est fortement liée à celle d'alcool et de tabac, aux tentatives de suicide, ainsi que, dans une moindre mesure, aux conduites violentes et à l'absentéisme scolaire.* Les jeunes de tous lieux et tous milieux peuvent être concernés, cependant l'enquête met en évidence deux facteurs favorisants importants : l'*insatisfaction au sein du milieu familial* et scolaire et les *sorties* (rue, cafés, boîtes de nuit). La proportion élevée de toxicomanes chez les enfants de cadres pourrait être en partie liée à un « argent de poche » abondant. D'autres études montrent que les toxicomanes sont fréquemment des jeunes ayant un niveau socioculturel bas, une formation professionnelle médiocre ou appartenant à des familles disloquées ou désunies. La quasi-totalité des toxicomanes ont eu des difficultés psychologiques antérieures à l'usage de la drogue : familles désunies dans 50 % des cas, alcoolisme ou maladie mentale chez les parents, échecs et renvois scolaires, fugues, etc. Ces antécédents des toxicomanes devraient être utilisés pour la prévention. L'âge médian de la première cigarette est de 14 ans, celui de la première injection d'héroïne 17 ans. Dans 98 % des cas les jeunes ont fumé avant d'essayer les drogues illicites. La consommation varie notablement selon la région ; l'Ile-de-France et Provence-Côte d'Azur sont les plus touchées, l'Est varois (à l'est de Toulon) semble être l'une des régions du monde où la toxicomanie est la plus répandue. On trouve parmi les chômeurs une forte proportion de toxicomanes sans qu'il soit possible de distinguer la cause de l'effet.

On a beaucoup discuté sur les facteurs qui expliquent l'extraordinaire croissance du nombre de drogués depuis vingt ans. Remarquons tout d'abord que les toxicomanes, même aux États-Unis, ne représentent que 10 % de la population et que plus de la moitié de ceux qui ont goûté à la drogue n'y sont jamais revenus. Des enquêtes approfondies seraient nécessaires pour mieux analyser pourquoi certains s'arrêtent et d'autres sont pris au piège. Les toxicomanes se recrutent plutôt parmi les narcissiques pour qui autrui est perçu comme un obstacle ; ils sont en conflit avec les autres plus qu'à l'intérieur d'eux-mêmes. Le rôle de l'éducation apparaît essentiel, on a incriminé l'émiettement familial, la permissivité des parents devant la tendance des adolescents à faire ce qui leur plaît et surtout à ne pas faire ce qui leur déplaît, le divorce avec la réalité, le désarroi « qui étreint des personnalités encore incertaines, en attente d'amour, d'engagement et d'un sens auquel la société ne répond que par l'absurde [1] », le manque d'estime de soi, les « échecs, l'absence de formation scolaire, de qualité et d'ambition ». Il faut y ajouter le désir de transgression, de rébellion contre les parents et la société, la défense contre l'angoisse et enfin le conformisme à l'intérieur de bandes dans lesquelles la drogue est obligatoire. Nous avons déjà insisté sur la crise de la jeunesse.

Remarquons que le phénomène drogue, aux États-Unis comme en Europe, est né en période de prospérité et a continué à se déve-

---

[1]. F. Quéré. *Rapport du groupe neurosciences du Comité national d'éthique (position de la minorité).*

lopper malgré la crise économique. Ce n'est donc pas uniquement un problème de chômage ou de qualité matérielle de vie. En revanche la remise en question des valeurs traditionnelles — le travail et la famille —, la déification du plaisir, le dénigrement du monde des adultes, le sentiment que la société est injuste, toutes notions complaisamment ressassées par les médias, semblent avoir joué un rôle. Mais il ne faut pas négliger l'impact, sur un terrain favorable, de l'« offre » à laquelle s'emploient des milliers de pourvoyeurs actifs qui guettent toutes les occasions : la curiosité, le besoin d'évasion, le désarroi temporaire, l'angoisse, le refus du monde des adultes. La distribution gratuite de drogues sert à appâter les indécis et les faibles. Mes petits-enfants m'ont raconté combien ils ont été sollicités par les revendeurs qui se pressent à la porte des lycées et collèges et dont personne ne s'occupe, ni les surveillants qui, dans le meilleur des cas, leur demandent de s'éloigner, ni les agents qui s'occupent uniquement de la circulation automobile. Certes, comme on l'a vu plus haut, cela donne aux enfants l'idée que la loi n'est pas respectée, mais est-ce une raison pour légaliser ou au contraire pour agir ? J'ai été très frappé dans l'enquête d'un magazine par cette réflexion d'adolescents : « Nous, les jeunes, nous connaissons les vendeurs de drogue. Les policiers aussi, mais ils ne font rien. »

Face au désastre social de la drogue, que peuvent faire les médecins pour la prévention ? D'abord s'informer, puis informer les jeunes et les parents et aider ces derniers à reconnaître les adolescents fragiles. La vie psychique est un continuum et le comportement d'un adolescent est le fruit de tous les événements qui ont marqué sa vie depuis la naissance. L'éducation, l'information restent les méthodes préventives les plus efficaces mais une prévention psychologique plus spécifique devrait être effectuée pour les sujets à risque ; infirmières scolaires, médecins scolaires et généralistes doivent collaborer dans ce but. De plus les médecins devraient jouer un rôle moteur dans l'élaboration d'une politique nationale. La drogue est le fruit du malaise des adolescents, mais il ne faut pas accepter les explications démobilisatrices telles que « crise de la jeunesse » ou « crise de la société ». La réalité est plus complexe et il faut rappeler aux parents et aux éducateurs leurs reponsabilités. Un soutien psychologique devrait être mis en œuvre chez les adolescents usant régulièrement de drogues douces pour éviter le passage aux drogues dures. Il faut parallèlement lutter contre les slogans répandus par les toxicomanes eux-mêmes : liberté d'user de son corps, innocuité des drogues douces, stimulation et plaisir procurés par la drogue. On retrouve là certains arguments utilisés par les fabricants de tabac et abondamment répandus par leur publicité. Il faudrait aussi lutter impitoyablement contre la tentation entretenue par les pourvoyeurs ; mais il ne faut pas considérer comme tels tous les toxicomanes.

De même que pour le tabac l'éducation sanitaire à l'école apparaît comme l'une des mesures les plus efficaces. Mais elle doit s'inscrire dans une politique plus vaste. L'État, les États doivent prendre la tête de ce mouvement et, de même que pour le tabac, les médecins doivent rappeler aux hommes politiques leurs responsabilités. L'épidémie de drogue a été préparée et voulue par les groupes qui en profitent, des mafieux aux cercles de terroristes, et la lutte contre elle se heurte à eux. Leur puissance, pour être occulte, n'en est pas moins présente et parfois déterminante dans certains pays où la culture du pavot, du chanvre indien ou de la coca se fait en grand, pays qui militent en faveur de la perpétuation de la situation présente. Seule la communauté internationale pourrait agir sur eux. L'excuse selon laquelle ces cultures illicites sont nécessaires à la survie de la paysannerie ne tient pas, car celle-ci ne perçoit qu'une infime partie des gigantesques bénéfices [1]. Il serait aisé, si la volonté politique existait, de compenser la perte du profit que les paysans tirent de ces plantes et de remplacer celles-ci par des cultures contribuant à l'équilibre alimentaire du monde.

Mais ces actions internationales, même si elles se faisaient, seraient insuffisantes. Il faut agir à tous les niveaux. On oppose parfois les politiques policières et sociales ; elles doivent se compléter. On ne maîtrisera un phénomène de cette ampleur qu'en l'attaquant sur tous les fronts : médical, policier, administratif, juridique, social, éducatif et psychologique.

Jusqu'à maintenant toutes les politiques répressives, en particulier celles menées aux États-Unis, ont échoué ; mais, hélas, les libérales (Espagne, Hollande, Suisse) aussi. L'échec semble en partie dû à ce que l'on a tenté de traiter le symptôme, l'usage de la drogue,

---

1. Le rapport entre le prix d'achat aux paysans et de vente aux consommateurs est toujours supérieur à 100 et atteint parfois 1 000.

au lieu de traiter la maladie : le mal-être. On n'est pas « malade » parce qu'on se drogue, on se drogue parce qu'on est malade et cette idée devrait être l'assise de la prévention. Or les parents, les enseignants, les hommes politiques et les maîtres à penser refusent de l'entendre pour ne pas se remettre en question. Il est tellement plus facile de sortir de sa poche un gadget miracle, qu'il s'appelle répression ou dépénalisation. Dans ce domaine comme dans d'autres chacun de nous doit mesurer sa part de responsabilité et contribuer au combat. Une lutte vigoureuse contre les pourvoyeurs, y compris les petits, doit être menée de pair avec l'éducation des parents et des enfants et avec des enquêtes psychosociologiques pour mieux connaître les facteurs favorisant l'initiation à la drogue. Un sursaut pour donner des règles de vie et un grand dessein à notre société, en veillant à ce que chacun de nos enfants trouve un sens à son existence, serait nécessaire. Cependant, quoi que l'on fasse, il restera toujours un petit pourcentage d'adolescents ayant du mal à trouver leur place dans la société ; autrefois l'armée et les couvents, les divers ordres religieux étaient conçus pour accueillir ces inadaptés à la vie en société, plus tard au XIXe siècle les « colonies » ont pris la relève. Il ne faut pas qu'aujourd'hui les drogues jouent ce rôle, il faut donc inventer de nouvelles recettes permettant de tirer parti des craintes devant la vie d'adulte traditionnelle, afin d'orienter ces aspirations dans un sens constructif, par exemple l'aide aux déshérités. Dans tous ces domaines, aux niveaux collectif, familial et individuel, le rôle des médecins est essentiel. Ils doivent être mobilisés.

A côté de la prévention, les deux autres aspects de la lutte sont plus consensuels. Pour les toxicomanes, la priorité doit être donnée à leur santé. Il faut donc qu'ils puissent se faire soigner sans avoir à craindre des mesures répressives. Il faut pour cela les resocialiser. Il existe sur ce point un accord dans la communauté médicale. Toute la difficulté est de concilier la prévention, c'est-à-dire la lutte contre l'offre (les pourvoyeurs), et le respect de l'usager qui doit être considéré comme une victime mais dont on ne doit pas tolérer qu'il fasse du prosélytisme. Or une proportion élevée d'entre eux sont obligés, pour se procurer leur ration quotidienne de drogue, d'être des pourvoyeurs ou des délinquants. Il est facile de dire qu'il faut distinguer le petit pourvoyeur de l'usager, mais cela est en pratique très difficile. Des produits de substitution, comme la méthadone, ont l'avantage de répondre à ce double but. Elle supprime la sensation de manque, mais n'apporte pas le plaisir. Elle aide le sevrage, mais celui-ci nécessite néanmoins un effort et ne peut réussir que si l'intoxiqué a la volonté d'y parvenir, donc s'il n'est pas constamment soumis à la tentation. Etant donné le nombre de candidats au sevrage, les structures hospitalières ne peuvent pas faire face à ces besoins. D'où la nécessité de réseaux entre services hospitaliers et médecins libéraux et d'une formation pour ces milliers de nouveaux croisés. Il y a là, pour les jeunes médecins désireux de donner une dimension sociale à leur action, une œuvre immense à accomplir.

Le dernier aspect concerne la prévention du sida, dont la toxicomanie est devenue la principale voie de propagation. La drogue intervient à un double titre : par la contamination sanguine et par la prostitution. La distribution des seringues, la lutte contre les maladies vénériennes qui favorisent la contamination lors des rapports hétérosexuels, et la responsabilisation des toxicomanes vis-à-vis d'eux-mêmes et des autres requièrent leur resocialisation. Il faut concilier cette prévention avec la lutte contre l'offre, en particulier les petits pourvoyeurs. Tâche difficile, qui nécessite des moyens importants et un sursaut collectif. Mais notre société ne peut plus s'y dérober.

LES ACCIDENTS DE LA CIRCULATION

Ils doivent être mentionnés car ils sont souvent dus aux comportements. L'alcool joue un rôle primordial ; une alcoolémie supérieure à 0,8 gramme par litre a été trouvée chez 2 % des conducteurs, mais chez 10 % de ceux impliqués dans des accidents matériels et 40 % dans les accidents mortels. Les trois quarts des accidents causés par les conducteurs alcoolisés ont lieu la nuit, les sorties du samedi soir sont particulièrement redoutables. L'alcool, malgré sa prééminence, ne doit pas faire oublier les autres modificateurs de comportement : les drogues dites douces et les médicaments psychotropes qui, d'après une étude américaine, jouent un rôle dans la moitié des accidents où l'alcool n'est pas en cause [1].

1. Voir le rapport Henrion.

L'excès de vitesse est en cause dans la moitié des accidents mortels. Le goût du risque s'observe chez de nombreux conducteurs, en particulier chez les femmes jeunes et célibataires ; il exprime un défi à l'ordre établi, et s'accompagne d'une sous-estimation des dangers et d'un sentiment d'invulnérabilité. Le port de la ceinture divise par quatre le taux de mortalité ; il est moins respecté en ville que hors agglomération, avec de fortes variations selon les villes et la latitude (37 % Avignon, 47 % Lyon, 60 % Paris, 79 % Lille).

Malgré les réticences et les obstacles, la politique de lutte contre l'insécurité routière a obtenu de bons résultats. En 1972 le nombre de tués sur les routes était de dix-sept mille par an ; à la suite de la limitation de vitesse courageusement décidée par le gouvernement Messmer, il est tombé à douze mille en 1982 ; en 1983 l'alcootest a abouti à une nouvelle baisse, et, en 1993, le nombre de tués était de neuf mille. Mais, malgré ces efforts, notre pays reste, avec l'Espagne, celui où le nombre de tués par million d'habitants est le plus élevé dans la Communauté européenne ; il est de 20 % supérieur à celui de l'Allemagne et l'Italie et de 120 % supérieur à celui de la Grande-Bretagne. La marge potentielle de progrès reste donc considérable. A ce propos il faut signaler le scandale que constituent les amnisties après élection présidentielle. Comme celles-ci sont anticipées, les conducteurs commettent davantage d'infractions ; on a calculé qu'il en résultait au cours des six mois avant élection un supplément, en 1981, 1988 et 1995, d'environ six cents à huit cents décès, nouvelle forme de ces sacrifices humains qui à Carthage ou chez les Aztèques célébraient l'avènement du nouveau prince.

L'information du public et des conducteurs n'a donné que des résultats insuffisants et seules les mesures réglementaires de prévention ont été efficaces. Qui imaginerait réduire la fraude fiscale par la seule « éducation », en l'absence de menace de sanction ? Or la volonté de faire respecter les règlements n'est souvent pas clairement manifestée : la mesure systématique du taux d'alcoolémie, le permis à points ont été des échecs relatifs, non parce qu'il s'agissait de mesures inadéquates mais du fait de l'inadaptation des moyens de surveillance. Toutes les nouvelles mesures sont initialement efficaces puis deviennent inopérantes quand les conducteurs s'aperçoivent que le risque de répression est très faible. Je vais souvent à Genève, siège de l'OMS. Rien n'est plus instructif que le comportement des conducteurs français quand ils franchissent la frontière suisse : ils deviennent instantanément aussi respectueux des règles que leurs homologues suisses. Inversement, ces derniers, sitôt traversée la frontière française, se conduisent à Annemasse encore plus mal que les Français. Ces différences permettent de mesurer l'efficacité des contrôles. L'hypocrisie du système français est illustrée par un exemple : avec Claude Got nous avions suggéré que l'on utilise l'heure de passage aux péages d'entrée et sortie des autoroutes pour estimer la vitesse moyenne. Ce contrôle n'aurait pas coûté un sou ; il a été écarté car, paraît-il, c'était une intrusion intolérable dans la vie privée. Belle excuse pour refuser de lutter contre les excès de vitesse qui causent la mort d'environ cinq mille personnes chaque année. En fait le lobby des constructeurs automobiles qui axent leur publicité sur la puissance et la rapidité des véhicules, la presse automobile spécialisée et ses lecteurs passionnés de vitesse font peur, or ils se seraient ligués contre une telle mesure au nom de la liberté individuelle qui sert aussi de prétexte aux partisans de la publicité pour le tabac et l'alcool.

Le taux d'alcoolisme toléré au volant a été abaissé en juillet 1994 de 0,8 gramme par litre à 0,7 gramme, puis en juin 1995 à 0,5 gramme par litre, comme chez nos voisins ; c'est un progrès puisque le risque d'accident mortel qui est multiplié par dix à 0,8 gramme par litre ne l'est que par cinq à 0,7 gramme par litre et par deux à 0,5 gramme par litre. L'hécatombe des jeunes, qui est essentiellement due à l'alcool, est un phénomène auquel il faut avoir le courage de remédier. En attendant, neuf mille personnes meurent chaque année sur les routes françaises et, parmi les cent soixante-dix pays pour lesquels on dispose d'informations, la France est l'un des trois dont la performance est la plus médiocre.

Étant donné le jeune âge de la plupart des victimes, les accidents constituent une cause majeure de perte d'années de vie ; c'est pourquoi les médecins et les psychologues doivent s'impliquer dans cette lutte.

LE SIDA

L'histoire du sida illustre les possibilités et les limites de la médecine moderne, ainsi que l'influence des mentalités et des mœurs sur la santé. Elle souligne aussi la persistance dans l'inconscient collectif de sentiments moyenâgeux — la défense par l'exclusion, par la recherche de boucs émissaires —, dont la résurgence s'accompagne d'une tendance mécaniste abusivement simplificatrice, comme si, pour déculpabiliser la société, on refusait de considérer le problème dans sa globalité (les comportements sexuels, la drogue) et l'on tentait de le ramener, tant pour ses causes que pour sa prophylaxie, à des aspects purement mécaniques (la fragilité de la muqueuse anale, le sang contaminé) et techniques (le préservatif). Le sida montre dans sa complexité tragique les difficultés que doit affronter la santé publique en cette fin de XXe siècle et le poids des idées reçues.

En raison de l'absence de vaccin et de traitement curatif on oublie souvent le prodigieux succès médical qu'a représenté l'identification en un temps aussi bref de cette maladie nouvelle, d'abord sur le plan clinique puis sur le plan biologique, avec l'élucidation de sa cause virale et des modes de transmission. Brillante série de découvertes qui a permis une prévention efficace chez ceux qui acceptent de prendre les précautions adéquates. En quelques années un chemin avait été parcouru, qui avait pris cinq siècles pour la peste et plus d'un siècle pour la fièvre typhoïde.

Avant d'aborder cet historique rappelons l'existence aux États-Unis du Center of Disease Control (CDC). Cette agence créée pour lutter contre le paludisme dans les zones de guerre a vu, en 1946, sa compétence s'étendre à toutes les maladies transmissibles ; dans ce but elle collecte et analyse toutes les informations concernant la morbidité et la mortalité aux États-Unis et, s'il apparaît des foyers anormaux de maladies, connues ou inconnues, en recherche les causes. Disposant à la fois d'un réseau de surveillance et d'un centre de recherche à Atlanta, le CDC est un outil épidémiologique performant dont j'ai eu personnellement l'occasion d'apprécier la compétence. En 1979 les succès éclatants du CDC, notamment dans la lutte contre la poliomyélite, les fièvres hémorragiques puis la maladie des légionnaires, avaient déjà assis sa renommée. Dans le cas de la « légionellose », il s'agissait d'une maladie mystérieuse ayant atteint des anciens combattants (légionnaires) réunis dans un hôtel pour un congrès. L'étude persévérante de cette épidémie, après des échecs initiaux, a montré qu'elle était due à un germe généralement peu pathogène mais pouvant le devenir chez des sujets âgés ou fatigués. Ce germe prolifère dans les circuits d'air conditionné, quand ceux-ci sont mal entretenus. Cette découverte a contraint les ingénieurs à repenser ces circuits et leur maintenance. Elle a, de plus, spectaculairement souligné un nouvel aspect de la pathologie moderne, les maladies dues à des germes « opportunistes », c'est-à-dire non pathogènes chez des sujets sains mais très virulents chez des personnes en état de moindre résistance, en raison de leur âge ou d'une autre maladie, personnes qui autrefois mouraient rapidement mais sont aujourd'hui maintenues en vie.

En 1979 à Los Angeles, un médecin très apprécié de la communauté homosexuelle, alors en pleine expansion, remarque parmi ses patients quelques cas d'état fébrile persistant accompagné de tuméfaction ganglionnaire, d'altération de l'état général, souvent associés à des diarrhées et à un muguet oral dû à des mycoses. Cet ensemble évoquait une défaillance du système immunitaire ; de fait on constatait une baisse du nombre de lymphocytes, en particulier des lymphocytes T. L'un de ces malades mourut d'une pneumocystose [1] et on rapprocha son cas de celui d'un autre homosexuel mort quelques mois auparavant dans le même service hospitalier. Ces deux premiers décès attirèrent l'attention et, bientôt, quand on en compta cinq dans trois hôpitaux de Los Angeles, l'alerte fut donnée par le CDC. Celui-ci, dès juin 1981, souligne qu'il s'agit dans les cinq cas d'hommes jeunes et homosexuels, et conclut : « Ces observations suggèrent la possibilité d'une dysfonction de l'immunité cellulaire liée à une exposition commune qui prédispose les individus aux affections opportunistes, telles que la pneumocystose et la candidose [2]. » Dès ce moment, sur ces cinq cas survenus en dix mois dans une agglomération de huit millions d'habitants, on subodore une maladie nouvelle et on lance des hypothèses sur son origine : un virus ou une exposition à un toxique (les homosexuels utilisent beaucoup comme aphrodisiaque le nitrite d'amyle, sous forme de « poppers »).

Cet exploit épidémiologique est d'autant plus remarquable qu'on est encore loin du schéma classique d'une maladie avec son ensemble de signes anatomocliniques. Il semble alors s'agir plutôt d'une

---

[1]. Le *Pneumocystis carini* est un germe peu pathogène qui ne provoque de trouble sérieux que quand existe une déficience immunitaire : par exemple chez des sujets recevant des immunodépresseurs après greffe d'organe.

[2]. Cité par M.-D. Grmek dans *Histoire du sida. Médecine et société*, Payot, 1989.

fragilité anormale de l'organisme qui peut être due à de nombreuses causes, d'autant qu'elle survient chez des sujets ayant des modes de vie particuliers. Ces premières observations prennent toute leur dimension quand le CDC s'aperçoit qu'il existe à New York quelques cas d'immunodépression acquise et sans doute de pneumocystose, comme le suggère l'augmentation dans cette ville de la consommation de pentamidone, médicament propre à cette infection. De plus le CDC fait un rapprochement avec l'augmentation à New York de la fréquence d'un cancer cutané, le sarcome de Kaposi. Ce cancer, relativement rare et d'évolution lente, ne s'observait auparavant que chez les sujets âgés [1] ; on le décrit chez huit jeunes adultes homosexuels chez qui il a une gravité exceptionnelle. Un groupe de travail est créé pour étudier les liens entre ces deux types de maladies, puisque dans les deux cas tout évoque une profonde immunodépression et le rôle d'agents sexuellement transmissibles entre homosexuels. La communauté homosexuelle rejette cette éventualité et refuse d'envisager ce qui remettrait en cause son style de vie. Néanmoins les données s'accumulent. Entre septembre et décembre 1981 une douzaine de nouveaux cas de pneumocystose sont signalés, souvent associés à des sarcomes de Kaposi. Leur publication dans le *New England Journal of Medicine*, un des journaux médicaux les plus prestigieux, appelle l'attention de tous les médecins sur cette nouvelle entité, d'autant qu'au début 1982 on signale un, puis trois cas d'hémophiles qui, à la suite de transfusions, présentent les mêmes troubles et qu'on commence à observer des cas chez des toxicomanes utilisant des drogues intraveineuses. Dès l'été 1982 il apparaît donc que ce syndrome est transmissible non seulement lors des rapports homosexuels mais aussi par le sang. Cet ensemble évoque de plus en plus un virus. Les publications, fin 1981, ayant attiré l'attention sur ces cas, partout les médecins se demandent s'ils ont eu l'occasion de soigner de tels malades. Aux États-Unis, ce diagnostic est évoqué rétrospectivement lors de l'analyse des dossiers médicaux d'une dizaine de cas traités entre 1959 et 1979. Chez un homosexuel âgé de 16 ans, décédé en 1968 d'un sarcome de Kaposi et d'une immunodépression, l'étude des tissus permettra de déceler les stigmates moléculaires du HIV. En Europe on retrouve également une quinzaine de malades vraisemblable-

---

1. On sait aujourd'hui qu'il est dû à un virus.

ment morts du sida avant 1979. Beaucoup de ceux-ci avaient séjourné en Afrique équatoriale ou aux Caraïbes, ce qui ouvre une nouvelle piste menant vers l'Afrique. Celle-ci ne sera explorée qu'après que la recherche fondamentale aura fourni les outils nécessaires. L'histoire du sida montre en effet qu'épidémiologie et recherche de laboratoire sont indissociables.

A la fin de l'été 1982 il est déjà probable qu'un virus est à l'origine de cette maladie. On incrimine d'abord le cytomégalovirus retrouvé chez la quasi-totalité des malades, mais ce virus est banal et on le trouve depuis des décennies chez la plupart des homosexuels, or ceux-ci restent indemnes. Il fallait donc chercher un autre virus. On s'intéresse à plusieurs d'entre eux, notamment aux rétrovirus dont on vient d'apprendre qu'ils jouent un rôle important dans la genèse de certaines leucémies. A la suite des travaux de Howard Temin en 1970, qui lui avaient valu le prix Nobel, on savait qu'existent des virus composés d'ARN qui sont capables, grâce à une enzyme, la transcriptase inverse, de faire synthétiser par la cellule-hôte l'ADN correspondant. Celui-ci, en s'intégrant de façon permanente et héréditaire dans le génome de la cellule-hôte, acquiert la capacité de faire fonctionner sa machinerie pour fabriquer d'autres virus. Un chercheur du *National Cancer Institute*, Robert Gallo, traque dans les cellules cancéreuses humaines cette transcriptase, signature de la présence d'un rétrovirus. Grâce à la découverte d'un facteur de croissance, l'interleukine 2, Gallo et son équipe étaient parvenus à cultiver les cellules leucémiques et à isoler en 1978-1979 dans certaines d'entre elles un virus oncogène humain spécifique baptisé HTLV-1 (*Human T cell leukemia virus 1*). Ils étaient d'autant plus encouragés à chercher la cause du sida parmi les rétrovirus qu'une leucémie des chats, associant leucémie et immunodépression, est causée par un rétrovirus. Ils recherchent donc un HTLV dans les cellules des sidéens et proclament dès 1983 l'avoir trouvé. Quand il s'avère que les tests utilisés n'étaient pas fiables, Gallo s'entête, ne voulant pas perdre son antériorité de découvreur, ce qui l'engage dans une polémique fâcheuse contre Luc Montagnier.

Ce dernier, à l'Institut Pasteur, est également un spécialiste des virus cancérogènes et des rétrovirus. Un clinicien, spécialiste des maladies infectieuses, W. Rozenbaum, propose en janvier 1983 à Montagnier d'étudier les ganglions prélevés sur un malade présentant les caractéristiques cliniques du sida. L'idée d'étudier un ganglion plutôt que le sang est remarquable, car le sang est dépeuplé en lymphocytes T, alors que ceux-ci se trouvent en nombre dans les ganglions. Très vite l'équipe Montagnier y trouve de la transcriptase inverse ; un rétrovirus est donc présent. On l'isole et, en février 1983, on le photographie ; il diffère du HTLV de Gallo et on le baptise LAV (*Lymphadenopathy associated virus*). Montagnier envoie son virus à Gallo afin que celui-ci le compare avec le sien. On connaît la suite ; à cause d'une erreur, espérons-le involontaire, les souches sont mélangées et Gallo proclame que les deux virus étant identiques, il garde l'antériorité. En science, heureusement, les affirmations, même des plus grands scientifiques, sont accueillies avec esprit critique et la position de Gallo s'effondre peu à peu devant les faits, malgré de violentes controverses d'arrière-garde. L'entêtement de Gallo devait lui coûter cher. Sur le plan scientifique tout d'abord, car en poursuivant la voie des HTLV il s'enfermait dans une impasse. Sur le plan moral ensuite, car il ruina une partie de son crédit dans des manœuvres que de nombreux scientifiques ne lui ont pas pardonnées. Tout en rendant hommage aux travaux de Gallo qui avaient ouvert la voie en découvrant l'interleukine 2, lequel a un rôle si important en cancérologie, puis les HTLV 1 et 2, nul ne conteste que le virus responsable du sida, baptisé HIV-1 en 1986 (ou VIH-1), soit celui découvert par L. Montagnier et son équipe.

Cette identification du virus en un temps si court constitue un exploit scientifique et rend possible la mise au point d'un sérodiagnostic. Celui-ci décèle l'infection avant l'apparition des signes cliniques, ce qui ouvre une nouvelle ère pour l'épidémiologie de la maladie. De plus Montagnier et son équipe trouvent en 1986 un second virus proche parent du HIV-1 mais distinct, le HIV-2. En effet certains malades africains présentent les symptômes cliniques du sida avaient un sérodiagnostic négatif ; on supposa que leur maladie était due à un virus voisin du HIV-1 mais suffisamment différent pour que le sérodiagnostic soit négatif. L'étude de leurs ganglions permit ainsi la découverte du HIV-2, puis la mise au point d'un sérodiagnostic contre le HIV-2. Ainsi put être démontré le grand nombre de sujets séropositifs en Afrique équatoriale. Il y avait donc deux épidémies distinctes dont les origines géographiques et le virus responsable sont différents. En 1984 Max Essex et son groupe à

Boston avaient trouvé chez le singe un virus, le SIV, très proche du HIV-2.

Dès 1984 le test sérodiagnostique pour le HIV-1 est utilisé pour la recherche mais les trousses commerciales ne seront disponibles qu'à l'été 1985. On s'aperçoit alors que le nombre de sujets séropositifs est beaucoup plus important que celui des sidéens, ce qui bouleverse les données épidémiologiques antérieures et pose un problème fondamental : quelle est la signification biologique des anticorps décelés par le sérodiagnostic ? Deux hypothèses sont émises. Les anticorps peuvent traduire une réaction immunologique capable de protéger le sujet contre le virus ; c'est ce qui s'observe dans la plupart des maladies virales, de la poliomyélite à la variole, affections dans lesquelles la présence d'anticorps signe la victoire, au moins temporaire, de l'organisme sur le virus. Certains groupes utilisent d'ailleurs des anticorps humains anti-HIV pour traiter les malades. L'autre hypothèse est que ces anticorps constituent une réaction inefficace contre l'infection qui, malgré celle-ci, progresse et aboutit au sida. Assez vite on s'aperçoit que des séropositifs deviennent sidéens, ce qui, sans totalement exclure la première hypothèse, plaide en faveur de la seconde. Restait à déterminer la proportion de séropositifs devenant sidéens et le temps nécessaire pour cette évolution. Les évaluations initiales (en 1984-1985) estimaient que 10 % à 20 % des séropositifs deviendraient sidéens ; il fallut plusieurs années pour s'apercevoir qu'en réalité ce chiffre est proche de 100 %, ce qui montre qu'à long terme les défenses immunitaires, dont témoigne le sérodiagnostic, perdent leur efficacité. Dès 1986 on établissait que le délai moyen entre contamination et symptômes était assez long, de l'ordre de cinq à dix ans. On montrera ensuite qu'il est de six ans chez l'homme et de neuf ans chez la femme, et qu'il est plus court chez l'enfant et le sujet âgé ; cependant, ce délai varie largement autour de ces valeurs moyennes et pourrait atteindre vingt ans, ou plus, dans une proportion non négligeable de cas.

Le sérodiagnostic permit aussi de mieux comprendre la propagation de la maladie. La cause initiale, en Occident, a été les relations sexuelles par voie anale, au cours desquelles la transmission peut se faire aussi bien du sujet actif vers le passif que dans le sens inverse. La muqueuse rectale est plus vulnérable que la muqueuse vaginale. En revanche, le sexe de la personne sodomisée, homme ou femme, n'a pas d'importance. Cette idée se heurta aux préjugés de ceux qui voulaient voir dans le sida une maladie des homosexuels. Les études révéleront d'ailleurs que les relations hétérosexuelles par voie anale sont plus fréquentes qu'on ne le pensait et sont utilisées par 20 % des couples aux États-Unis et une proportion à peine moindre dans certains pays européens. La transmission par voie hétérosexuelle vaginale est peu fréquente car le sida est alors peu contagieux, comme le montre l'étude des couples où l'un des deux partenaires a été contaminé accidentellement après transfusion sanguine ; malgré des relations sexuelles normales et poursuivies régulièrement pendant plusieurs années le risque de transmission est de l'ordre de 25 %. En revanche, pendant les périodes menstruelles, ou lorsque le sida coexiste avec une autre maladie sexuellement transmissible (herpès, blennorragie, etc.), la transmission devient fréquente du fait de la présence de cellules sanguines dans les voies sexuelles ; c'est ce qui explique la haute contagiosité par voie hétérosexuelle en Afrique, chez certains groupes d'immigrés, ainsi que chez les toxicomanes qui sont fréquemment atteints par des maladies sexuellement transmissibles. En Occident, dans la grande majorité des contaminations hétérosexuelles, le sujet contaminant appartient à un groupe à risque. En France on estime que 70 % des femmes séropositives ont été contaminées par voie sexuelle. Parmi celles-ci, pour environ 65 % des femmes, le contaminant est un toxicomane, pour 15 % c'est un bisexuel et dans la majorité des autres cas il s'agit d'un sujet originaire d'Afrique subsaharienne. Bien que cela soit une estimation incertaine, on a dit que les cas de contamination hétérosexuelle par voie vaginale avec un partenaire n'appartenant pas à un groupe à risque ne représentaient qu'environ 3 % des cas de séropositivité. La transmission se fait surtout de l'homme vers la femme, l'inverse est possible quoique moins fréquent.

Historiquement l'extension de l'usage de drogues intraveineuses constitue le deuxième facteur social ayant favorisé l'épidémie. La contamination des toxicomanes a été initialement due à l'usage de seringues souillées, lors de l'injection d'héroïne ou d'autres drogues. L'héroïne, qui s'injecte par voie intraveineuse, est connue depuis 1874, mais elle a été très peu utilisée jusqu'à la fin des années soixante où elle devint une nouvelle forme de toxicomanie juvénile. L'héroïne entraîne un mode de vie particulier : la vie en communauté où les injections prennent l'allure d'un rite, l'absence d'hygiène personnelle, le mépris du risque. En raison de son prix, la délinquance, la prostitution, et, dans les pays où c'est autorisé, la vente du sang accompagnent cette toxicomanie. En France ou en Italie, par exemple, la prostitution de toxicomanes bisexuels a été la grande voie de diffusion vers la population générale en 1983-1985. En France, sur les deux cent cinquante mille toxicomanes utilisant ces drogues, environ 20 % sont séropositifs [1] ; ceux-ci sont des vecteurs de la maladie. Au total on estime que la drogue cause aujourd'hui, directement ou indirectement, environ 60 % des cas de séropositivité, ce qui en fait la première cause de dissémination, avant l'homosexualité. Les contaminations professionnelles (médecins, infirmières, etc.) sont rares (on en a signalé une vingtaine de cas en France), elles surviennent à la suite de piqûres accidentelles avec des aiguilles contaminées, bien que dans ce cas le risque soit faible, de l'ordre de 1 %. Les transfusions sanguines constituent une autre source dramatique de contamination ; avec les précautions prises aujourd'hui, elle devrait devenir exceptionnelle dans nos pays.

En France, sur les 31 344 cas de sida recensés en juillet 1994, depuis le début de l'épidémie, 1 461 sont dus à une contamination sanguine et 406 à des produits sanguins contaminés injectés à des hémophiles. Mais la question qui a fait l'objet des polémiques est celle des hémophiles contaminés pendant l'été 1985 à un moment où les moyens techniques auraient pu permettre d'éviter cette contamination. Cette question mériterait de longs développements. Disons simplement que les données font apparaître que ce nombre est faible, de l'ordre d'une dizaine ou au maximum de quelques dizaines d'après les documents publiés sur ce sujet [2].

---

1. Ce taux a nettement diminué depuis que les seringues sont en vente libre. Dans les centres de soins pour toxicomanes, et parmi ceux ayant commencé à s'injecter récemment, le pourcentage de séropositifs est tombé de 40 % en 1989 à 20 % en 1993.

2. J.-P. Soulier, *Transfusion et sida. Le droit à la vérité*, Frison-Roche, 1992. Dans ce livre le professeur J.-P. Soulier, expert de la transfusion sanguine reconnu internationalement, fournit quelques chiffres. Il y a en France 2 700 hémophiles recevant des transfusions, parmi lesquels 801 étaient séropositifs en 1985 et 965 en 1986. Il est vraisemblable que l'immense majorité des 160 séro-conversions qui se sont produites en 1985 sont intervenues avant la période critique de l'été 1985. En effet, sur 97 hémophiles séronégatifs suivis régulièrement, 85 séro-conversions se sont produites avant avril 1985. J.-P. Soulier rappelle en outre l'état d'ignorance qui régnait encore en 1985. Ce n'est qu'en janvier 1985 que la preuve de l'inac-

Il faut résister à la tentation de considérer ce dramatique problème avec ce que nous savons en 1995 et essayer au contraire de le faire avec ce que l'on savait en 1985. Il est facile d'être lucide après coup. Il faut refuser de rechercher des boucs émissaires, comme hélas on l'a toujours fait lors des épidémies. Il serait commode de désigner comme coupables quelques médecins et hommes politiques, ce qui innocenterait tous les autres médecins et l'ensemble de l'administration. La réalité est hélas plus complexe que la version manichéenne qu'en ont donnée les médias, notamment la télévision. La description contestable, voire l'exploitation, par les médias du « scandale du sang contaminé » a été attribuée à des arrière-pensées politiques et à des conflits d'intérêt entre justice, médecine et pouvoir politique, ainsi peut-être qu'à des rivalités entre médias [1]. Nous reviendrons au chapitre IX sur ces problèmes d'information.

Ce qui est vrai est que la société, le corps médical, les responsables administratifs ont tour à tour sous-estimé la gravité de l'épidémie, mal compris son mode de propagation et hésité sur les mesures à prendre face à son ampleur. Nous citerons, comme exemple de ces dysfonctionnements [2], le nombre élevé des sidas post-transfusionnels en France (six fois plus grand que la moyenne des autres pays de la Communauté) qui a vraisemblablement deux sources : a) le sang transfusé était entre 1983 et 1985 plus fréquemment contaminé que dans les autres pays et b) la plus grande fréquence des transfusions en France que dans les pays voisins. En ce qui

---

tivation du virus par chauffage a été faite, mais il subsistait alors des incertitudes sur l'innocuité du chauffage qui n'ont été levées qu'à la fin du printemps 1985. J.-P. Soulier rappelle que dans un rapport publié en 1988, l'American Blood Research Association écrit : « Un consensus s'est établi à la mi-1985 de cesser volontairement la distribution de produits non chauffés. » Mi-1985, la chronologie n'est pas très différente de celle suivie en France. Ni pour la date des décisions, ni pour la proportion d'hémophiles contaminés la France n'occupe une place indigne. Cette proportion est voisine dans tous les pays européens (45 % en France, 44 % en Grande-Bretagne, 60 % en Allemagne). Ce n'est que dans les pays n'utilisant pas de produits concentrés que le taux est plus faible. Or nous sommes le seul pays où des procès et des polémiques de cette ampleur ont eu lieu.

1. Voir P. Champagne, D. Marchetti, « L'information médicale sous contrainte. A propos du "scandale du sang contaminé" », *Actes de la recherche en sciences sociales*, n° 101, mars 1994, p. 40-62.

2. Voir M. Setbon, *Pouvoir contre sida. De la transfusion sanguine au dépistage*, Le Seuil, 1993, et Aquilino Morelle, « L'institution médicale en question. Retour sur l'affaire du sang contaminé », *Esprit*, 1993, p. 5-51.

concerne le premier point, dès que le test sérodiagnostique a été disponible (juillet 1985) on s'est aperçu que le taux de séropositivité dans les prisons était soixante-dix fois plus élevé que dans le reste de la population. Certes, on ne le savait pas auparavant mais on aurait pu s'en douter. Ainsi, en 1984, un article indique que la prévalence du virus de l'hépatite B est 4,5 fois plus élevée dans les prisons que dans la population [1]. Or, l'hépatite B, comme le sida, se transmet par le sang et le sexe. Certains centres de transfusion (tel le CNTS) abandonnent les prélèvements en milieu carcéral dès 1983 (il l'avait été en Allemagne et en Grande-Bretagne en 1982), mais d'autres continuent à en pratiquer jusqu'en 1986, voire plus tard, en raison de la commodité de ces prélèvements, mais aussi à la demande de l'administration pénitentiaire qui y voyait une occasion pour les prisonniers de se réhabiliter à leurs propres yeux par ce geste altruiste [2]. De même, les prélèvements dans certains quartiers parisiens (par exemple Beaubourg) présentaient des risques puisque la proportion de séropositifs y est particulièrement élevée, alors que l'on escomptait que les donneurs français, qui sont bénévoles, seraient moins contaminés que les donneurs rémunérés d'autres pays comme les États-Unis. Le sang prélevé dans les prisons et les rues parisiennes a causé 40 % des contaminations post-transfusionnelles, alors qu'il ne représentait que 2 % du sang collecté. Ces faits soulignent les conséquences d'un manque de culture du corps médical en matière de santé publique. En France, contrairement à ce qui s'est produit dans les pays ayant de vieux réflexes de santé publique, on ne s'est pas assez méfié du sang provenant de milieux où le risque d'infection par le VIH pouvait être particulièrement grand. Certains médecins préleveurs français ne raisonnaient pas assez à l'échelle du groupe et pensaient trop aux individus.

Et cependant, à la suite d'un questionnaire mis en place par le CNTS en mai 1983, une circulaire de la Direction générale de la santé de juin 1983, après avoir dit que « le sida représente un risque nouveau et grave pour la santé qui pourrait être dû à un agent infec-

---

1. L. Noël, *Revue française de transfusion et d'immunohématologie*, 27 septembre 1984.
2. Certains établissements pénitentiaires encourageaient les donneurs en les notant favorablement, ce qui pouvait aboutir à des avantages divers, voire à des remises de peine.

tieux dont la transmission par le sang et les produits sanguins a pu être suspectée mais non établie », recommande une grande prudence vis-à-vis des donneurs appartenant aux populations à risque, notamment des homosexuels ou bisexuels, des personnes originaires d'Haïti ou d'Afrique équatoriale. Remarquons au passage les réactions hostiles de l'opinion et des médias à cette recommandation qui a été ressentie comme une discrimination à l'égard des minorités raciales et sexuelles (*Libération* titre : « Les pédés : groupe sanguin indésirable »). Par peur d'être accusés de politique d'exclusion, certains ont préféré ne pas tenir compte des consignes sur les donneurs à risque. Les facteurs émotifs ont eu le pas sur le raisonnement logique. La circulaire aurait dû conduire dès 1983 les médecins transfuseurs à interroger les donneurs potentiels sur leurs habitudes sexuelles en prenant tout le temps nécessaire, car il est difficile d'aborder de tels sujets et d'obtenir des réponses sincères. Elle a été respectée par la majorité des centres de transfusion mais pas par tous, certains ayant cru pouvoir se dispenser de poser des questions indiscrètes aux donneurs. Certains praticiens protestèrent d'ailleurs contre cette circulaire, considérant que l'État n'avait pas à leur dicter leur conduite [1]. Rappelons à ce sujet qu'il y a en France cent quatre-vingts centres de transfusion, alors qu'il y en a quinze au Royaume-Uni pour une population équivalente, ce qui explique peut-être que dans ce pays, comme dans d'autres, le dépistage clinique ait été plus efficace qu'en France. Dans les prisons, par exemple, soixante à soixante-dix personnes sont interrogées en une matinée par un médecin, soit deux à trois minutes par interrogatoire ; de fait, le médecin préleveur est heureux d'avoir ces volontaires (ils ne sont pas si nombreux, c'est la rançon de la gratuité du don du sang) et il ne veut pas choquer un donneur bénévole en insistant de façon malséante sur ses comportements sexuels ; de plus, on sous-estime grandement la proportion de toxicomanes parmi les détenus. On conçoit que le risque de recueillir du sang contaminé ait pu être plus grand en France que dans d'autres pays.

Ultérieurement, quand le sérodiagnostic a été disponible, les médecins préleveurs ont trop fait confiance aux examens biologiques et pas assez à la clinique, ce qui est, comme nous l'avons vu au chapitre V, une tendance profonde et fâcheuse de la médecine

---

1. Rapport Lucas, *Inspection générale des affaires sociales*, ministère de la Santé.

française moderne. De plus, le goût du médicament, inculqué aux jeunes médecins en France, explique l'usage excessif des transfusions dites de confort, pour la moindre anémie ou après des opérations bénignes, en sous-estimant leur risque. Or, à lui seul le nombre d'hépatites post-transfusionnelles aurait dû conduire à une limitation du nombre de transfusions, comme le demandaient certains responsables de la transfusion tel J.-P. Soulier. D'ailleurs, quand le risque est devenu évident en 1986, le nombre de transfusions a baissé de 26 % sans aucun inconvénient sanitaire. Tant pour la collecte du sang que pour la prescription de transfusions, c'est en voulant trop bien faire, en confondant le plus et le mieux, et en sous-estimant les dangers que le corps médical n'a pas limité en 1984 et 1985 les risques transfusionnels. Mais le plus frappant en ce domaine est le manque de culture des médecins en matière de santé publique. L'épidémiologie n'étant pas comprise, l'idée d'impliquer les donneurs de sang dans un processus d'auto-exclusion, après un interrogatoire destiné à faire mesurer leur responsabilité, n'a pas été mise en œuvre. On s'en est tenu, faute de formation, à un aspect techniciste sans prendre en compte l'aspect social et humain. Le résultat est hélas clair : on compte en France deux sidas post-transfusionnels pour cent mille habitants contre 0,12 en Grande-Bretagne et 0,18 en Allemagne. Une autre conclusion ressort de l'analyse des réactions du public et des médias : la croyance qu'il est possible d'exclure tout risque, ce qui est absurde. Le risque nul n'existe pas, nos efforts doivent tendre à le réduire, il est impossible de le supprimer.

On a commencé à tirer la leçon des erreurs commises, à tous les niveaux, en se demandant ce que chacun de nous aurait fait en 1985 avec le peu qu'on savait alors et en recherchant ce qu'il faut faire pour améliorer la capacité de décision des futurs décideurs. La crise aura mis en évidence l'insuffisance de la santé publique en France, tant sur le plan de l'infrastructure que de la formation. Il apparaît évident maintenant que l'on aurait dû se méfier du sang prélevé sur des individus ayant des comportements sexuels déviants ou, *a fortiori*, de produits préparés à partir d'un pool du sang provenant d'un grand nombre de donneurs, même si rien n'était prouvé, et, au contraire, faire confiance aux produits chauffés même si leur efficacité n'était pas encore formellement démontrée. Or tout l'enseignement médical moderne a pour but d'apprendre aux médecins à se méfier de tout ce qui n'a pas été démontré. Certes un arrêt du Conseil d'État a déclaré : « En situation de risque une hypothèse non infirmée doit être tenue pour valide, même si elle n'est pas formellement démontrée », mais la littérature médicale fourmille d'exemples où de nombreux malades ont pâti de cette attitude. En réalité on ne peut pas édicter de règles aussi simplistes, et dans de tels cas, comme devant le ventre d'un malade chez qui on soupçonne une péritonite, on est contraint de prendre une décision sans certitude d'avoir raison, en se fiant à son flair, ou mieux, à un calcul de probabilité ; ce qui n'a pas été fait, était d'expliciter les fondements du choix. De plus, il faut se rappeler que les décideurs devaient affronter des appétits financiers dont la légitimité n'apparaissait pas certaine puisque la validité des méthodes proposées (produits chauffés) n'était pas établie. Il ne faudrait pas que, pour se donner la satisfaction de punir, on accroisse le désarroi de ceux qui, dans les décennies à venir, seront placés dans des situations analogues. Il serait grave qu'on suscite chez eux, comme principale réaction, le souci d'ouvrir un parapluie au-dessus de leur tête en faisant passer cette autoprotection avant l'intérêt public, lequel ne va pas nécessairement dans le sens de la prudence maximale. Il faut au contraire apprendre aux décideurs à avoir le courage de prendre des décisions, mais aussi de les expliciter. Si l'on y parvient, la crise aura été salutaire.

Dès que les données épidémiologiques furent clarifiées, trois questions se posèrent : les origines de l'épidémie et les causes de son explosion brutale en 1978-1979, au moment même où le niveau des connaissances en virologie et en immunologie rendait possible l'identification de la maladie, enfin les modes de prévention.

Le HIV-1 et le HIV-2 sont étroitement apparentés et très proches du virus SIV du singe, parasite banal et bien toléré par de nombreuses espèces de singes en Afrique mais qui cause parfois une maladie voisine du sida, par exemple chez le macaque. Le SIV semble un germe non pathogène ; ou peut-être encore à la suite d'une longue co-évolution, seules les espèces virus-singe résistantes ont survécu à l'état naturel. On a supposé que le virus humain dériverait du virus simien, le virus ayant été longtemps toléré par l'organisme humain, ne provoquant que des maladies bénignes et n'ayant acquis sa malignité qu'à la suite de nouvelles mutations. La naissance du HIV-2 à partir du SIV pourrait donc remonter à plusieurs décennies. Les calculs effectués, en se basant sur les différences biochimiques entre le HIV-1 et le HIV-2, suggèrent que la séparation pourrait être survenue il y a entre vingt et cent ans. L'hypothèse d'une origine africaine n'est cependant pas prouvée et il est possible que l'épidémie observée aux États-Unis ait eu comme point de départ la mutation d'un HIV-1, jusque-là bénin, survenue en Europe ou aux États-Unis. La maladie africaine due au HIV-2 est peut-être plus ancienne. Actuellement, en Afrique, l'épidémie due au HIV-1 importée d'Occident prend le pas sur celle due au HIV-2.

Il est vraisemblable qu'en Europe comme en Amérique du Nord il existait dès la fin des années soixante des cas sporadiques dus au HIV-1. Ces cas isolés avaient été remarqués mais leur rareté n'avait pas permis de suspecter une nouvelle maladie. Au départ d'une épidémie on trouve toujours la conjonction de facteurs biologiques et sociaux. On peut comparer une épidémie à une réaction en chaîne qui ne peut s'étendre que s'il existe une masse critique. Une épidémie explose si chaque nouveau contaminé transmet, avant de mourir, la maladie à plusieurs autres individus susceptibles de la transmettre à leur tour. Dans une société essentiellement monogame une épidémie de maladies sexuellement transmissibles s'éteint rapidement. La probabilité pour que naisse une épidémie durable dépend donc : a) de la contagiosité ; celle-ci est faible pour le sida dans le cas de relations hétérosexuelles, par voie vaginale, mais très élevée dans d'autres circonstances ; b) de la virulence du germe ; quand celle-ci est élevée, le sujet contaminé a de grandes chances de mourir avant d'avoir transmis la maladie à d'autres individus et l'épidémie s'éteint, sauf si le contaminé a de nombreux partenaires sexuels ; c) de l'existence d'une niche écologique au sein de laquelle l'extension de la maladie est facilitée. Si les populations à risque sont peu nombreuses, ou dispersées sur de vastes territoires sans grands contacts entre elles, comme en Afrique il y a quelques décennies, la probabilité est grande pour que l'épidémie s'éteigne spontanément.

Comment expliquer la naissance apparente de l'épidémie en 1978-1979 ? Étant donné la fréquence avec laquelle le virus HIV mute, des souches virulentes ont dû apparaître avant cette date, mais le nombre de sujets atteints étant modeste, l'épidémie s'arrêtait avant d'avoir atteint un nombre de sujets suffisant pour être remarquée. Le fait nouveau à la fin des années soixante-dix est le changement brutal des mœurs sexuelles. En particulier, le rejet social de l'homosexualité masculine aux États-Unis isolait jusqu'aux années soixante les homosexuels et les rendait discrets. En 1969 l'affaire du Stonewall [1] à New York marque leur révolte contre les tabous et leur volonté d'affirmation en tant que phénomène de masse. Celle-ci fut suivie à New York, San Francisco et Los Angeles par une prolifération d'associations et de lieux de réunions. Les communautés « gays » augmentent alors rapidement dans ces trois villes et celle de San Francisco atteint cent mille personnes au début des années soixante-dix. Dans ces communautés la recherche du plaisir physique et la multiplicité des partenaires (ce que les Américains appellent la promiscuité) deviennent l'expression d'une nouvelle conception de la liberté individuelle. Notons aussi l'augmentation du nombre de bisexuels, c'est-à-dire d'hommes ayant à la fois des relations homo et hétérosexuelles, et l'accroissement de la fréquence des rapports hétérosexuels par voie anale.

Au sein des communautés « gays » toutes les conditions sont réunies pour la propagation de maladies sexuellement transmissibles : partenaires multiples en un court intervalle, absence de précautions. L'épidémie de sida y est d'ailleurs précédée de plusieurs vagues d'autres maladies transmissibles. L'histoire de ce que l'on appelle le cas zéro est instructive. Gaetan Dugas, steward d'Air Canada en congé, voyageant donc gratuitement, était un homosexuel, actif et passif, amateur de liaisons multiples à la cadence de deux cent cinquante nouveaux partenaires par an. Il est à l'origine de quarante-huit des deux cent cinquante-huit malades américains diagnostiqués avant avril 1982. Par une intéressante coïncidence, celui qui, en France, a été aussi appelé le malade « zéro » était également steward dans une compagnie de navigation aérienne, avec environ quarante partenaires occasionnels par an. En URSS le premier cas diagnostiqué était un homosexuel ayant séjourné en Afrique ; rentré en URSS, il eut entre 1983 et 1986 des relations

---

1. Du nom d'un bar où se réunissaient les homosexuels et d'où partirent, à la suite d'incidents violents, les protestations contre la discrimination.

sexuelles avec vingt-deux partenaires. Tous nièrent leur homosexualité, mais cinq d'entre eux s'avérèrent séropositifs. Ces cinq hommes eurent des relations sexuelles avec vingt-cinq femmes, parmi lesquelles trois devinrent séropositives. L'une d'elles donna du sang pour transfusion sanguine, ce qui contamina cinq receveurs. Ces trois malades « zéro » illustrent les facteurs sociaux qui marquent le début de l'épidémie : promiscuité sexuelle au sein de communautés de taille limitée, voyages, transports rapides qui expliquent les débuts quasi simultanés au sein de groupes distants de milliers de kilomètres (Haïti, côtes Est et Ouest des États-Unis, Europe). Déjà les voyages et les mouvements de population avaient eu un rôle crucial pour la peste au Moyen Age avec l'ouverture de la route de la soie, pour la syphilis à la Renaissance avec la découverte du Nouveau Monde et les guerres d'Italie.

Dans les milieux homosexuels, après une période de refus pendant laquelle le danger fut nié, voire attribué à des réflexes moralisateurs dénués de fondement, les sujets à risque prirent les précautions nécessaires, d'où le reflux de l'épidémie. Le réflexe sécuritaire a été plus tardif chez les drogués, surtout chez ceux appartenant aux catégories socioprofessionnelles les plus défavorisées. Le sida aux États-Unis comme en Europe devient, hélas, l'apanage des quartiers chauds, associé à la délinquance, dans une jeunesse mal intégrée.

En Afrique centrale l'épidémie due au HIV-2 débuta à la même époque, ce qui pourrait paraître surprenant. Il y a sans doute deux causes à cela. Du fait de l'épidémie occidentale, les médecins avaient appris à connaître le sida et, dès qu'ils disposèrent d'un sérodiagnostic fiable, ils surent le diagnostiquer. Mais surtout, en Afrique aussi les conditions de vie et les mœurs ont rapidement changé : migration de travailleurs de la brousse vers la ville, transports rapides par autocars, prostitution intense liée à l'urbanisation et associée à une prolifération de maladies sexuellement transmissibles. Alors que le sida était jusque-là relativement bien toléré, son passage vers d'autres ethnies, auparavant indemnes, est l'une des raisons qui peuvent expliquer l'accroissement de la virulence du germe. Ainsi des facteurs sociaux différents mais tous provoqués par l'évolution des conditions de vie pourraient expliquer l'apparition des deux épidémies.

Comme l'a dit J.-P. Escande : « Le sida n'est pas une vengeance du ciel mais sa survenue démontre que lorsqu'une communauté modifie profondément ses habitudes de vie, un certain nombre de maladies surviennent immanquablement ; les excès de la libéralisation sexuelle chez les homosexuels sont probablement responsables des modifications biologiques ayant favorisé l'essor du sida. Le sida s'épanouit parce que avaient été transgressés non pas certains tabous sexuels, mais certaines règles et mode de vie qui avaient concouru jusque-là à établir un équilibre biologique relatif. »

L'OMS estimait, en 1997, que le sida avait causé, depuis le début de l'épidémie, environ trois millions de morts (dont 45 000 en France) et qu'il y avait environ vingt millions de séropositifs dans le monde, dont la majorité en Afrique sub-saharienne.

Il reste à comprendre par quel hasard l'épidémie s'est étendue au moment où les connaissances scientifiques permettaient de l'identifier. En 1979 les médecins avaient présents à l'esprit les modèles qui leur permettaient d'appréhender la maladie : l'hépatite B fournissait un bon exemple d'une affection virale transmise par le sang et le sperme, l'immunodépression provoquée pour faire tolérer les greffes de rein ou de moelle avaient permis de connaître les infections et les troubles liés à cette paralysie immunitaire. L'apparition d'une curieuse affection du système nerveux central, le kuru, chez les indigènes de Nouvelle-Guinée en 1963, avait suscité des recherches intéressantes. Cette maladie rapidement mortelle entraîne une atrophie du cerveau. On parvint à trouver dans celui-ci l'agent (un prion) cause de la maladie ; l'introduction au début du XXe siècle d'un cannibalisme rituel comportant l'ingestion du cerveau des défunts explique l'épidémie qui s'était répandue quelques décennies plus tard, car le temps d'incubation est très long. Ce précédent aide à comprendre l'épidémie dite de la vache folle.

La découverte des virus et de leur mode de transmission ouvrait la voie à la prévention. Elle constituait aussi un préalable nécessaire mais non suffisant pour la vaccination et le traitement. On peut espérer des progrès notables dans la décennie à venir, encore qu'il faille se garder de tout optimisme prématuré. Cependant, à terme, on découvrira certainement la parade médicale, mais le sida souligne le risque d'autres épidémies provoquées par la mutation d'autres germes. Le sida nous aura rappelé que l'homme reste exposé aux maladies infectieuses et que le rôle des facteurs sociaux et des comportements est déterminant dans la genèse de ces épidémies. Mais, hélas, des modifications du comportement sont beaucoup plus difficiles à obtenir que l'utilisation d'un vaccin. Il faut donc considérer l'aspect sociopsychologique qui est riche d'enseignements. Initialement l'épidémie du sida provoqua une réaction de rejet. En touchant électivement deux groupes considérés comme asociaux, les homosexuels et les héroïnomanes, elle déclencha le vieux réflexe d'exclusion sociale, toujours enfoui dans l'inconscient collectif et qui avait cours au Moyen Age face à la lèpre et à la peste, assimilées à une punition divine et au feu céleste purifiant Sodome et Gomorrhe. Cette réaction archaïque de recherche du bouc émissaire persiste, mais elle est devenue honteuse et s'observe surtout chez ceux ayant tendance à rejeter les minorités ethniques, religieuses ou sociales. Elle entraîne une exagération des risques de contagion (par la salive, par la sueur, etc.). Aujourd'hui encore, près de la moitié des Français continuent à croire que vivre près d'un séropositif comporte des risques en dehors de toute relation sexuelle, ce qui montre l'existence d'un blocage intellectuel [1]. Ce besoin de trouver des coupables, des boucs émissaires explique vraisemblablement d'ailleurs les réactions passionnelles dans l'affaire du sang contaminé.

En dehors du corps médical et des infirmières qui ont été remarquables, l'absence de compassion véritable est un autre trait révélateur de notre société. Plus encore que pour les cancéreux, pour qui ce phénomène est cependant déjà net, le séropositif est « désocialisé », attitude impardonnable vis-à-vis du malade et néfaste pour la lutte contre l'épidémie.

La première conséquence de l'exclusion sociale est la peur que la révélation de la séropositivité n'entraîne une marginalisation. Or pour lutter contre l'extension d'une maladie il faut rendre conscientes de leur état les personnes contagieuses ; c'est, depuis le XIXe siècle, l'axe de la lutte contre les maladies sexuellement transmissibles, en particulier la syphilis. Par crainte de réactions sociales, scientifiquement injustifiées et moralement inacceptables, on ne fait aucun effort

---

[1]. Une enquête révèle qu'en 1992, environ un quart des Français croient que l'on peut se contaminer en utilisant les toilettes publiques ou en buvant dans le verre d'une personne contaminée. 50 % croient que l'on risque d'« attraper » le sida en donnant son sang, 10 % en étant hospitalisé dans le même service hospitalier qu'un séropositif, toutes croyances évidemment absurdes.

pour y parvenir dans le cas du sida et le problème du dépistage reste obscurci par des considérations qui empêchent toute approche rationnelle. Un seul chiffre montrera la gravité de la situation : dans les maternités où la recherche d'une séropositivité a été effectuée sur toutes les femmes qui ne l'avaient pas formellement refusée, certaines enquêtes ont observé qu'environ 40 % des femmes enceintes atteintes ignoraient leur séropositivité et n'avaient souvent pas conscience d'appartenir à un groupe à risque. Elles avaient été contaminées par un partenaire bisexuel qui avait caché sa bisexualité ou par un toxicomane. Remarquons les conséquences funestes de cette ignorance pour le futur enfant : un traitement par l'AZT pendant la grossesse, puis des précautions pendant l'accouchement, peuvent réduire de près des deux tiers le risque de contamination. Grâce à un test proposé systématiquement à toutes les femmes enceintes on pourrait réduire notablement le nombre de nouveau-nés contaminés, donc sauvegarder leur vie ; or cela n'est pas toujours fait. Ne pas les protéger est de la non-assistance à personne en danger. Mais la crainte des réactions de l'opinion est si forte qu'on n'ose pas encore rendre cet examen systématique chez les femmes enceintes. Et cependant 99 % d'entre elles, si elles sont convenablement informées, acceptent le dépistage, encore faudrait-il qu'au moins un règlement oblige les médecins à donner cette information dès le début de la grossesse et qu'il en reste une trace, ce qui n'est hélas pas le cas. (Il faudrait au minimum que les femmes enceintes qui refusent un sérodiagnostic le fassent par écrit.)

Une seconde conséquence néfaste de la coupure entre le sujet séropositif et la population est la contamination délibérée, la volonté de revanche. Le premier sujet chez qui celle-ci a été observée est Dugas, le célèbre cas zéro vu plus haut. Contagieux avant d'avoir présenté le moindre symptôme, il continua sciemment à propager l'affection jusqu'à sa mort en 1984, animé par une sorte de désir de vengeance : « Je l'ai eu, ils peuvent l'avoir aussi », disait-il ouvertement. Cette attitude destructrice est loin d'être rare. Comme tout médecin j'en ai connu plusieurs cas qui posaient des problèmes moraux et déontologiques très difficiles ; il est alors impossible de concilier le respect intangible du secret professionnel avec la protection de personnes en danger d'être contaminées puisqu'il y a alors antinomie entre ces deux règles éthiques fondamentales. A une époque où l'éthique intéresse beaucoup la société, il est curieux qu'il y ait eu longtemps une conspiration du silence autour de ce problème malgré son immense gravité. Certains malades célèbres morts du sida, dont on a fait des héros, raisonnaient un peu comme Dugas. Des enquêtes suggèrent que parmi les toxicomanes environ 20 % des sujets séropositifs ont cet état d'esprit et refusent toute restriction à leur liberté sexuelle, tirant même parfois satisfaction de leur pouvoir de contamination. Or un pourcentage même faible d'asociaux est suffisant pour propager la maladie. Comme le dit D. Folscheid [1] : « Quand on porte la mort dans son corps ou sa tête, on n'est pas franchement disponible pour des précautions survitales et altruistes. » Il poursuit : « Une fois " marqué " (du signe de l'ange, du destin ou de la Bête, on ne sait), comment ne serait-on pas tenté de reproduire la marque, pour ne pas rester le réprouvé solitaire, pour ne pas porter seul son fardeau ? Le danger de mort est comme le pain rassis : il a moins mauvais goût quand on le partage. » Pour lutter contre cette attitude il faut donc responsabiliser les toxicomanes et, pour cela, les « resocialiser ». Le rejet des toxico.. anes favorise l'extension de l'épidémie alors que leur réintégration dans des structures sociales, le dialogue avec eux, qu'ils soient ou non séropositifs, ouvre la possibilité d'une prise de conscience des dangers et peut seul les inciter à se protéger ou à protéger leurs partenaires. On ne peut pas simultanément exclure et responsabiliser ; lutter contre l'indifférence, voire l'animosité, envers l'« autre », le bien-portant, est donc impératif pour limiter la propagation de la maladie. On n'y parviendra qu'en développant un mouvement de la solidarité et de compassion à l'intérieur de notre société.

Comme dans le cas de la drogue, il faut trouver un équilibre entre le respect et la protection auxquels le malade a droit, et la protection du bien-portant ; la prévention est un devoir aussi impératif que le respect du malade. Des pays qui ont autant que nous le souci de préserver la confidentialité de la vie individuelle ont pris des mesures afin de restreindre les risques de contamination, par exemple en aménageant le secret médical de façon à concilier le secret nécessaire au maintien de la relation entre le séropositif et son médecin,

---

1. D. Folscheid, « Faut-il se préserver de la condomania ? », *Éthique*, n°12, 1992-1994.

et l'obligation de mettre le séropositif face à ses responsabilités envers ses partenaires sexuels s'il ne prend pas les précautions nécessaires. Ce débat éthique essentiel [1], longtemps escamoté en France, a débuté très tôt dans d'autres pays, en particulier dans les pays nordiques. Dès 1988 aux États-Unis et en Grande-Bretagne, les organisations médicales avaient préconisé un aménagement du secret médical. Les tribunaux américains avaient d'ailleurs déjà eu à juger des cas où des plaintes avaient été déposées contre des médecins soit pour « rupture de confidentialité », soit pour « manquement au devoir d'avertir », et avaient généralement déclaré qu'une personne « atteinte de maladie sexuellement transmissible a le devoir d'informer ses partenaires ». Un tribunal français à Nancy en 1989 a adopté le même point de vue.

Il faut se garder en un domaine aussi difficile de tout jugement péremptoire. Ne pas informer la femme d'un sujet bisexuel séropositif refusant d'en parler est la condamner à mort ; inversement, faire cette révélation est trahir le respect que l'on doit au malade qui s'est confié à vous et peut altérer la confiance des malades futurs, ce qui peut aussi avoir de tragiques conséquences. On retrouve le conflit que suscitent toutes les maladies transmissibles [2] entre l'intérêt de l'individu et celui de la collectivité. Mais dans le cas du sida le problème est plus difficile encore, car en passant outre à l'intérêt des individus il n'est pas sûr qu'à long terme on préserve mieux la collectivité. Dans une telle situation on a le devoir de rechercher des compromis. Louis René, alors qu'il était président du Conseil national de l'ordre des médecins, a écrit sous le titre « Convaincre ou contraindre » : « La mission du médecin est de s'efforcer de convaincre son patient d'informer lui-même de sa séropositivité son conjoint ou (ses) partenaire(s), de proposer qu'un entretien ait lieu en sa présence entre le malade et son partenaire, pour expliquer la situation, ses conséquences et les mesures de protection à prendre ; de demander au patient, en cas de refus, une attestation précisant que celui-ci a été informé de son état, des risques encourus par son conjoint ou partenaire et des précautions à prendre. Pour les cas extrêmes où tout effort de persuasion demeure inutile, ne

---

1. Voir C. Manuel et J.-L. San Marco, *Sida. Les enjeux éthiques*, Doin, 1994.
2. Voir chapitre III à propos de la peste et du cordon sanitaire.

pourrait-on prévoir une procédure à l'initiative du médecin entouré d'avis de confrères, ou de membres du Conseil de l'ordre pour prévenir un entourage menacé par le silence du malade ? On pourrait en débattre... C'est au médecin qu'il reviendra de savoir prendre ses responsabilités, au prix même et peut-être au risque d'une sanction. » En avril 1994, dans un rapport sur le sida, l'Académie de médecine a pris une position plus nette et a ouvert en France une brèche dans la conception traditionnelle du secret : « Sans aucune obligation et à titre exceptionnel, en tout dernier recours, et après avoir apprécié toutes les conséquences éventuelles de son acte, un médecin devrait pouvoir, en son âme et conscience, avec toute l'humanité désirable, décider de lever le secret professionnel vis-à-vis d'un futur conjoint, d'un conjoint, ou d'un partenaire, sans tomber sous le coup d'une condamnation pénale... Le médecin isolé devrait pouvoir, s'il le désire, s'adresser à deux ou trois médecins spécialement compétents en ce domaine, choisis sur une liste établie par les autorités responsables, pouvant apprécier et attester la gravité du péril. » La réaction très hostile des médias à cette position a montré la vigueur des tabous. Un commando est même venu « occuper » le siège de l'Académie.

Il y a en France environ cent cinquante mille séropositifs, environ un quart ou un tiers d'entre eux l'ignorent ; ils constituent des agents de diffusion du virus d'autant plus redoutables qu'ils sont inconscients. Mais comment inciter au dépistage, alors que le sujet lui-même en tire peu d'avantages médicaux et s'expose à des risques sociaux ? Il faut trouver la parade. Remarquons du reste qu'il est paradoxal que ceux-là mêmes qui proclamaient l'obligation de dire la vérité aux cancéreux pensent qu'il faut éviter de mettre un séropositif face à son état, dont le pronostic (jugé sur le nombre de survivants deux ans ou cinq ans après le diagnostic) est cependant bien meilleur que celui d'un cancer du poumon. Inversement il ne faut pas céder au mirage d'une idéologie sécuritaire. Certes il faut faire respecter certaines règles, notamment en matière de drogue, mais aucune menace ne peut empêcher certains comportements. Il n'y a pas d'alternative à la responsabilisation individuelle, notamment par des campagnes visant certains groupes spécifiques (bisexuels, toxicomanes...).

La stratégie de communication sur le sida constitue un exemple de cette « langue de bois » qui devient si commune dans notre pays [1]. Entièrement axée sur le préservatif et les hétérosexuels, elle n'aborde pas le vrai problème qui est de concilier le respect de la dignité individuelle du séropositif avec l'efficacité dans l'action collective en agissant sur les groupes qui contribuent à la diffusion de la maladie. Les campagnes s'adressant à l'ensemble de la population diluent la cible et font perdre au message son intensité. A. Spira [2], à une question concernant le préservatif, signalait le danger « de vouloir généraliser l'adoption d'un comportement de prévention, d'apparaître excessivement normatif en voulant faire adopter par tous des comportements qui ne concernent qu'une partie de la population... C'est pour nous le point le plus crucial et le plus difficile. On constate que 75 % à 80 % de la population ne courent effectivement aucun risque de sida. Dans ces conditions, faut-il promouvoir des normes qui vont concerner 100 % de la population ? » Et il propose : « D'un évitement du risque, on devrait passer à une gestion du risque. Et, pour cela, développer un arsenal de moyens de protection (diminution du nombre de partenaires, abandon des pratiques de pénétration, etc.) en arrêtant de tout miser sur le seul préservatif [3]. » Cette déclaration effectuée par l'une des personnes les plus compétentes en ce domaine s'est heurtée au mur du silence. De fait le préservatif ne dérange personne, il ne demande pas aux individus de changer leur comportement mais seulement de l'adapter (un peu comme il y a trente ans, on espérait se débarrasser des risques du tabac en utilisant des cigarettes avec filtre) ; il plaît à l'opinion publique, car on ne culpabilise personne et on ne demande qu'un effort purement gestuel. Il convient aussi aux agences de communication car ces campagnes de masse sont très coûteuses. Par un tour de passe-passe on remplace un problème humain et social d'une extrême difficulté par un slogan assez indigent. En passant sous silence la bisexualité, les relations par voie anale, cette attitude masque les faits, comme si les femmes n'étaient pas dignes de connaître la réalité. On observait d'ailleurs la même attitude face au tabac jusqu'en 1975 et les Français alors étaient parmi ceux qui

---

1. Nous y reviendrons au chapitre IX.
2. Directeur de recherches d'une unité INSERM, responsable de l'enquête du ministère de la Recherche sur les comportements sexuels en France.
3. *Le Monde*, 7 juillet 1993.

méconnaissaient le plus les risques du tabac, d'où une augmentation importante chaque année de la consommation tabagique.

Une exposition faite à l'UNESCO, pendant le congrès « Cancer et sida » en 1993, a été fort instructive sur nos attitudes. Alors que dans la plupart des pays étrangers les documents destinés au public insistent sur le rôle du nombre de partenaires sexuels et les avantages d'une stabilité du couple, rien de tel dans les documents français. De peur de paraître moralisateur, on en arrive à oublier l'essentiel sur le plan des faits. Tout se passe comme s'il était devenu interdit de parler de morale, de responsabilité envers soi-même et envers les autres ; on semble admettre que la seule règle de vie est la recherche du plaisir immédiat, peut-être parce que cette recherche du plaisir était rejetée il y a moins d'un siècle. L'épidémie de sida permet une psychanalyse de notre société qu'il faudrait effectuer avec objectivité et humilité. Face au problème de la syphilis la réaction de la société au XVIIe siècle avait été la fleur de lys pour marquer les prostituées puis, au XIXe siècle, le puritanisme, le renforcement de la morale traditionnelle. Certes, son effet fut limité, car simultanément on demandait aux fiancés de retarder leur mariage jusqu'à ce que le futur époux puisse subvenir aux besoins de sa famille, ce qui rendait inévitable le recours à la prostitution ; mais l'attitude avait une logique. Tout miser sur le préservatif est une simplification abusive. Au Moyen Age, pour lutter contre la peste, on allumait des cierges, aujourd'hui on récite des credo sur le préservatif. Comme le dit plaisamment D. Folscheid à propos de la mise d'un préservatif géant sur l'obélisque (symbole du phallus dans l'ancienne Égypte) de la place de la Concorde : « Le capotage public de l'obélisque c'était l'érection de l'idole de l'Érection et de la Protection réunies. » Prôner à la télévision, dans les établissements scolaires, le recours au préservatif pour tous les adolescents est davantage que promouvoir une technique, car on donne au nomadisme sexuel (justification de cette campagne) le prestige d'une norme. Le discours sur le préservatif, s'adressant à l'ensemble de la jeunesse, ne peut pas être neutre. Ceux dont le comportement est déviant par rapport à cette norme se sentent « anormaux », voire coupables. En lançant une campagne sur le préservatif Claude Evin, en 1989, avait dit : « La politique que je mets en place n'a aucune connotation morale vis-à-vis du comportement des Françaises et des Français. » La référence exclusive à la santé publique est donc claire : « La sexualité de nos contemporains est ce qu'elle est. Aux pouvoirs publics d'en tirer les conséquences en termes de santé publique. » Mais il disait aussi : « Pour prévenir le sida, il n'y a que la fidélité ou le préservatif », précisant que le préservatif est l'unique recours « lorsque le climat de confiance n'existe pas », ce qui circonscrit le problème. Philippe Douste-Blazy, en 1994, avait adopté la même attitude. Si on ne le fait pas, la campagne privilégie certains comportements de manière plus ou moins subreptice. En fait, dans ce domaine plus encore que dans celui de la contraception, il est difficile, si le discours s'adresse à l'ensemble des jeunes, d'éviter les contradictions. Ignorer les aspects moraux « revient à laisser se vulgariser des types de comportements qui non seulement multiplient les risques, mais oblitèrent d'avance le sentiment de responsabilité qu'il faudrait au contraire favoriser [1]. » Terrorisés à l'idée de paraître « moraliser », les campagnes acceptent, et donc paraissent justifier, tous les comportements dans une société « sans obligations ni interdits ». De plus, prêcher le préservatif revient à prêcher la défiance à l'égard du partenaire que l'on a choisi. L'esprit des jeunes sera inévitablement marqué par cette méfiance généralisée qu'on leur inculque.

Sur le plan de l'efficacité cette stratégie de communication a l'inconvénient de mésestimer ou de passer sous silence le rôle de la drogue. Lors de la soirée télévisée consacrée au sida en avril 1994, il est effarant qu'il n'y ait été fait aucune allusion, alors que nul ne peut ignorer la prééminence de son rôle. Dans certains pays voisins on organise l'échange de seringues et la distribution de méthadone, non pas pour faciliter la vie des héroïnomanes mais pour diminuer les risques sociaux de la toxicomanie, et on a obtenu, dans ce domaine, des résultats tangibles ; en France on a hésité devant cette attitude pragmatique. Certains objectent qu'à la dépendance vis-à-vis de l'héroïne, les toxicomanes en ont substitué une autre vis-à-vis de la méthadone ; certes, la méthadone n'est pas une panacée, mais on ne se pique pas pour la prendre, donc on diminue le risque de sida. D'autres affirment que la distribution de seringues propres n'est pas suffisante, car un toxicomane en manque aura toujours la tentation de se jeter sur une seringue quelconque ; ils ajoutent que certains toxicomanes n'acceptent pas de se plier aux

---

1. D. Folscheid, *op. cit.*

règles d'hygiène, ni pour se protéger eux-mêmes, ni pour sauvegarder leurs partenaires sexuels. C'est une généralisation abusive. Même si c'était vrai pour environ 20 % d'entre eux, ces mesures, sans faire disparaître le problème, réduiraient sa gravité, ainsi qu'on l'a observé dans d'autres pays. Il est regrettable qu'en France, bien que nous soyons l'un des pays où l'héroïne est la plus répandue, les tabous aient longtemps retardé une expérimentation à une échelle suffisante sur ce sujet. Celle-ci a maintenant commencé, il faut s'en féliciter et surtout développer les réseaux qui se sont mis en place.

Comment espérer motiver les jeunes en leur cachant l'essentiel ? Par exemple, la proportion de ceux qui utilisent systématiquement les préservatifs reste relativement faible, alors qu'elle devrait être massive tant qu'on n'est pas certain que le partenaire sexuel n'est ni bisexuel ni drogué. Selon une enquête, à peine la moitié des hommes de 18-29 ans les utilisent lors de relations avec des partenaires occasionnels et cette proportion est plus faible chez ceux ayant le niveau d'instruction le moins élevé. Il est aisé d'utiliser un préservatif avec une professionnelle ou une semi-professionnelle, mais l'amour, le désir, s'ils sont intenses, s'accommodent difficilement de telles précautions : imagine-t-on Tristan mettant prudemment un préservatif avant de s'unir pour l'éternité à Iseut, ou bien Juliette enjoignant Roméo d'en prendre un avec lui avant de la rejoindre sur le balcon ? L'amour se renforce à braver les dangers. La dague et les spadassins du mari jaloux n'ont jamais dissuadé les amants. On ne peut espérer, avec des slogans, changer des instincts aussi profonds et il serait dérisoire de donner comme seule assise à la prévention le préservatif alors qu'elle devrait être centrée sur des notions de responsabilité (envers soi-même et envers les autres) et de solidarité, et avoir pour objectif d'éviter la marginalisation de certains groupes sociaux dont le comportement risquerait de se retourner contre la société. Le latex est utile mais il ne peut suffire là où il faudrait une foi messianique. « Ne va pas colportant le mal dans ton peuple, ne reste pas indifférent au sang de ton prochain », dit le Lévitique. Or, on agit comme s'il suffisait de distraire le public en attendant que soit découvert un vaccin. Hélas, nous ne savons pas quand celui-ci sera disponible, vraisemblablement pas avant une décennie et, de toute façon, si les comportements ne changent pas, d'autres maladies transmissibles par le sexe et le sang apparaîtront. N'enfonçons pas notre tête dans le sable. Certes, cela ne signifie

Les chemins d'Esculape

pas qu'il faille négliger le préservatif, mais simplement qu'il faut lui assigner son rôle *à côté*, et non pas à la place de la relation monogamique et de la sélection du partenaire, comme le souhaitent d'ailleurs les jeunes [1]. Le préservatif n'est pas destiné à se substituer aux efforts individuels, ni à privilégier ceux qui ne considèrent que l'aspect physique des relations sexuelles, mais à contribuer à la protection des groupes à risque (les homosexuels, bisexuels, toxicomanes, adeptes du vagabondage sexuel et des partenaires multiples). Dans ces circonstances, plus qu'un outil de défense égoïste il doit exprimer le respect ressenti pour le corps de l'autre. On dira que c'est là un message bien complexe qui se prête mal à un spot télévisé. Peut-être, mais est-ce une raison pour diffuser sur les ondes des messages ambigus ? De plus, je crois que l'information essentielle devrait être donnée dans les classes pendant l'éducation sanitaire, car on dispose là de tout le temps nécessaire pour la transmettre sans la dénaturer. Que ce soit difficile, c'est certain, mais peut-on espérer escamoter un problème aussi tragique, qui souligne le trouble profond de notre civilisation, par le recours naïf à une technique miracle [2] ?

Une autre question posée par le sida est celle du niveau auquel il faudrait le combattre. Sur le plan scientifique la coopération internationale s'impose. Certes la prévention doit tenir compte des facteurs sociopsychologiques propres à chaque pays, néanmoins nous gagnerions beaucoup à coopérer avec d'autres pays. Bien que nous soyons l'un des pays où la proportion de séropositifs est la plus élevée, la France a un gros retard vis-à-vis des pays voisins et une

---

1. Voir F. Grémy, A. Bouckaert, *Santé publique et sida, op. cit.*
2. Parmi les militaires (volontaires du contingent et militaires de carrière) envoyés au Tchad pour une mission de pacification, des données font apparaître que, pendant leur séjour de quatre mois, 70% sont restés abstinents, 20% ont utilisé un préservatif et seulement 10% ont eu des relations sexuelles sans aucune précaution. Il est intéressant à ce propos de noter que chez les militaires du contingent la proportion de séropositifs est de moins de 2 sur 10 000. Depuis quelques années ce chiffre baisse légèrement, ce qui montre que, dans cette tranche d'âge, l'épidémie a plutôt tendance à diminuer. Ce chiffre français est à comparer à celui de l'armée éthiopienne où la proportion de séropositifs est de 1 200 sur 10 000 et de l'armée thaïlandaise où il est de 690 sur 10 000.

action européenne permettrait de briser certaines résistances et d'aider à surmonter certains interdits spécifiquement français.

Le sida illustre ainsi l'osmose entre maladie et société dont nous avons vu dans les chapitres précédents d'autres exemples. Il démontre le retentissement des comportements individuels sur la santé des autres et « l'impossibilité de séparer la condition de quelques-uns du sort de plus grand nombre [1] ». Le public, selon la perception qu'il a de la maladie, souhaite soit prioritairement veiller au droit des malades, au respect qu'on leur doit, soit d'abord éviter la propagation, en reconnaissant la nécessité de certaines mesures autoritaires telles que le dépistage systématique des femmes enceintes. Au-delà de ces discussions, il est indispensable d'informer, d'éduquer, de promouvoir à la fois des sentiments de solidarité (mesures antidiscriminatoires) et de responsabilisation — pouvant aller jusqu'à une forte pression sur les sujets séropositifs pour qu'ils informent leurs partenaires. Il ne faut pas se laisser inhiber par les tabous et les anathèmes, il faut rechercher le meilleur compromis entre la protection du malade et celle du non-infecté, tout en sachant que, selon les pays, le milieu culturel, la proportion de sujets séropositifs, ce compromis optimal peut être différent.

Le sida, fléau contre lequel il est extrêmement difficile de lutter dans les pays les moins éduqués, devrait pouvoir être contenu dans les pays occidentaux si l'on prend la mesure du problème et si on l'aborde dans sa globalité. Cependant il y a dans les pays occidentaux des exclus, des immigrés non intégrés, des toxicomanes dont le comportement est voisin de ceux des habitants des pays du tiers-monde, et l'on n'a pas trouvé le moyen de les atteindre et de faire changer leurs comportements, alors qu'ils constituent la cible sur laquelle il faudrait agir en priorité, au nom d'une obligation à la fois morale et médicale. La lutte contre le sida est freinée par les puissantes réactions émotives, hostiles ou favorables, que la maladie a suscitées. Le sida a touché initialement des milieux cultivés, le monde du spectacle et celui des médias, ce qui a engendré des réactions qui perdurent. Dans l'inconscient collectif, le sida reste lié aux préjugés sexuels, ce qui explique les difficultés rencontrées, particulièrement en France. Plus que toute autre maladie, le sida illustre les contradictions de notre société, le poids des interdits et du

---

1. J.-F Mann. Cité par Grémy et Bouckaert, *op. cit.*

conformisme intellectuel, l'incapacité où l'on se trouve, de crainte des réactions émotives, d'élaborer et de mettre en œuvre une stratégie cohérente. Le sida a été un détonateur qui a révélé les insuffisances d'une médecine qui ne considère que l'individu, sans prendre en compte les groupes, la société. Il souligne à la fois la nécessité de la recherche scientifique et ses limites. Celle-ci ne peut être qu'une des facettes (extrêmement importante) d'une approche plus globale. En accentuant les divergences entre l'opinion et la communauté médicale, en mettant en évidence les maux dont souffre notre civilisation, et dont la médecine doit affronter les conséquences, le sida devrait être l'occasion non de polémiques stériles mais d'une réflexion dépassionnée sur le rôle de la médecine dans la société.

LA MÉDECINE PRÉVENTIVE

Nous nous sommes, jusque-là dans ce chapitre, intéressés aux aspects psychiques de la prévention, à la genèse des comportements déviants dont les effets sont graves pour la santé. Mais, à côté du tabac, de l'alcool, des drogues et de certains comportements sexuels, bien d'autres habitudes de vie peuvent avoir des conséquences fâcheuses.

La *médecine préventive* a pour but d'éviter l'apparition de maladies ; mais, alors que des mesures telles que la vaccination, la lutte contre le tabac et l'alcool s'adressent à l'ensemble de la population, la médecine préventive vise, en examinant l'individu sain, à déceler chez lui les premiers indices d'une maladie. Dès le début du siècle la recherche du sucre et de l'albumine dans les urines, pour détecter un diabète asymptomatique ou une maladie rénale, constituait un rite auquel adolescents et jeunes adultes étaient soumis à l'école puis au conseil de révision. Cette médecine préventive, devenue aujourd'hui plus complexe, s'effectue à quelques moments cruciaux de l'existence. A la naissance d'abord pour déceler une malformation congénitale ou un trouble enzymatique. La recherche d'une hypothyroïdie fruste par dosage hormonal a été incluse dans les examens systématiques, en raison de ses conséquences sur le développement cérébral du nourrisson. Plus tard, les examens de la médecine scolaire ont pour objet de détecter les handicaps physiques et mentaux qui doivent faire l'objet de mesures particulières : anomalies de l'audition ou de la vision (myopie par exemple), cardiopathie congénitale ou troubles caractériels, voire déficience mentale. Certes le pédiatre ou le médecin de famille a généralement déjà pris les mesures nécessaires, mais ces examens demeurent essentiels pour les enfants des familles défavorisées ou éclatées. De plus, les médecins scolaires peuvent analyser les causes somatiques ou psychiques des échecs scolaires. La prophylaxie des troubles mentaux ou comportementaux chez les adolescents devrait, comme nous l'avons vu, devenir un des objectifs majeurs de la médecine scolaire, car c'est au moment où un jeune commence à fumer, à boire, ou, *a fortiori*, entre dans une déviance plus grave qu'il faudrait intervenir ; pour les trois mille médecins scolaires c'est là une tâche exaltante. A un moment où certains d'entre eux s'interrogent sur leur rôle, il faut leur montrer l'importance de leur mission et les aider à y faire face.

Le conseil de révision pour les garçons, la première consultation chez un gynécologue pour les filles sont l'occasion d'un nouveau bilan de santé qui décèle nombre de maladies chroniques inapparentes (tuberculose, syphilis, cardiopathie) qui se seraient révélées plus tard. L'examen prénuptial était autrefois une autre occasion de rechercher une maladie sexuellement transmissible et une tuberculose. On croit cet examen périmé car le mariage est devenu la régularisation d'une vie en couple ; en réalité il pourrait être l'occasion d'un bilan, incluant la recherche d'une séropositivité au HIV, sous le couvert du secret médical. En effet le sida est peu contagieux et un couple peut avoir vécu longtemps ensemble sans contamination. De plus, en cas de grossesse, des mesures efficaces pourraient être prises.

La médecine du travail est une originalité du système de soins français. Depuis Ramazzini on connait les maladies professionnelles et, dès la fin du XVIIIe siècle, on s'est préoccupé des « métiers dangereux ». Une note à l'Académie des sciences de 1783 observe à propos des ouvriers : « On ignore, ou plutôt on oublie que presque toutes leurs opérations sont malsaines et meurtrières. Il s'en faut de peu que le dénombrement des différentes classes d'ouvriers ne soit une liste de victimes... Dans toutes ces professions, la matière extraite ou fabriquée s'atténue ou se volatilise, s'insinue dans le corps humain et porte des particules arsenicales, sulfureuses, métalliques, vénéneuses, etc. Souvent la nature des travaux occasionne des morts violentes ou des accidents funestes. Nos bâtiments sont cimentés avec du sang, nos vêtements en sont teints, nos plaisirs en sont infectés, et il n'est point de jour où la richesse n'ordonne des meurtres. » La médecine du travail a fait d'immenses progrès au cours du XIXe et du XXe siècle, surtout grâce aux recherches effectuées en Allemagne et dans les pays anglo-saxons. A la fin du XIXe siècle encore, la mortalité dans les mines de charbon était effrayante à cause de la silicose et la moyenne d'âge des mineurs était de l'ordre de 20 ans. En France parmi les nombreux règlements qui protègent les travailleurs, les premiers [1] ont été pris pendant la guerre de 14-18 en faveur des ouvriers des arsenaux ; c'est à nouveau pendant une guerre, en 1941, que l'on organise le corps des médecins inspecteurs du travail. Enfin, en 1946, le gouvernement du général de Gaulle fait voter une loi rendant obligatoires les examens périodiques de médecine du travail dans toutes les entreprises. La médecine du travail a eu dès l'origine deux tâches : a) améliorer les conditions de travail et faire respecter les règlements protégeant les travailleurs contre les risques de maladies professionnelles ; b) examiner les travailleurs, rechercher chez eux des maladies inapparentes et promouvoir la prévention. Du fait des progrès des conditions sanitaires la première mission est devenue moins cruciale et la conclusion d'un congrès en 1993 a été que l'accent pourrait être mis sur la seconde, en particulier sur la lutte contre l'alcoolisme et le tabagisme et le dépistage des cancers, notamment ceux de la cavité buccale et des voies respiratoires supérieures, si fréquents chez les fumeurs et les buveurs, et que tout médecin peut facilement déceler après une courte formation.

Les grands bilans de santé ont été il y a quelques décennies très à la mode. Leur efficacité est en fait limitée car le nombre de maladies inapparentes que l'on peut détecter ainsi est relativement faible et les « check-up » approfondis nécessitant deux ou trois jours d'examens ne sont plus guère pratiqués ; en revanche, contrôler la tension artérielle, le fond d'œil, prescrire quelques dosages sanguins en fonction de l'âge du sujet, examiner les tégu-

---

1. Voir J. Ruffié, *Naissance de la médecine prédictive*, Odile Jacob, 1993.

ments pour rechercher un mélanome, faire une endoscopie des voies aéro-digestives supérieures chez les fumeurs, et après la cinquantaine un électrocardiogramme, une recto-sigmoïdoscopie sont des gestes simples qui méritent d'être renouvelés tous les trois ou quatre ans.

Un dernier aspect de la médecine préventive a trait aux examens effectués en début de grossesse pour rechercher une tare congénitale, soit quand la future mère a plus de 35 ans, en raison du risque de mongolisme, soit parce qu'il existe une hérédité familiale. Grâce aux progrès de la biologie moléculaire, ces examens peuvent être pratiqués très tôt et il est alors possible de recourir à une interruption volontaire de grossesse. Il est des cas où celle-ci ne se discute pas, mais de difficiles problèmes se posent dans de nombreuses circonstances [1].

LA MÉDECINE PRÉDICTIVE ET LA CHIMIOPRÉVENTION

A côté de la médecine préventive la *médecine prédictive* est née grâce au progrès des techniques. Alors que la médecine préventive recherche des maladies déjà constituées mais encore inapparentes, la médecine prédictive, selon la définition qu'en donnent J. Ruffié et J. Dausset, a pour but d'identifier les maladies qui menacent l'individu en fonction de sa constitution génétique. L'hérédité, le terrain sont en médecine des notions anciennes et parfois abusives. Quand j'étais étudiant, on attribuait encore sans preuve bon nombre de maladies de l'enfance à l'hérédo-syphilis et c'est Robert Debré, à cette époque, qui a montré qu'il n'y avait pas d'hérédité de la tuberculose ni de prédispositions familiales à cette maladie, idée jusque-là acceptée sans discussion. La génétique moléculaire a substitué à ces concepts flous des faits précis. Les maladies sont dues à l'interaction de l'inné (le génome) et de l'acquis (les agressions). Ainsi, après une même surexposition au soleil, le risque de cancer de la peau sera très faible chez les personnes dont la peau est noire,

---

1. Voir chapitre VII et le rapport de l'Académie de médecine sur le diagnostic génétique et la thérapie génique, *Bull. Acad. méd.*, n° 179, 1995, p. 615-676.

brune ou jaune, alors que chez les Blancs le risque est beaucoup plus grand et d'autant plus élevé que la peau est plus blanche. La médecine prédictive alertera les blonds et les roux sur ce risque et leur recommandera d'éviter l'exposition au soleil, surtout pendant l'enfance, car la probabilité d'apparition d'un cancer cutané, en particulier les redoutables mélanomes, s'accroît avec les dommages qui s'additionnent au sein de l'ADN cellulaire. Cet exemple permet d'introduire le concept de *capital santé*. Chaque individu a une certaine tolérance à l'agression vis-à-vis des rayons ultraviolets, celle-ci est plus grande chez un brun, dont la peau est pigmentée et brunit facilement, ce qui arrête les rayonnements, que chez les blonds qui doivent donc être particulièrement prudents.

L'interaction entre l'inné et l'acquis peut être illustrée par d'autres exemples [1]. Une enzyme — le glucose-6-phosphate déshydrogénase (G6PD) — se présente sous deux types : B chez les Blancs et les Asiatiques, B ou A chez les Noirs africains. Cette enzyme intervient dans le métabolisme des hématies. Les sujets A porteurs d'une mutation du gène codant cette enzyme peuvent présenter des troubles très graves, parfois mortels, après ingestion de végétaux riches en corps phénoliques (fèves, pois) ou de certains médicaments ; en dehors de ces circonstances ils sont normaux. Un autre exemple est celui de la résistance aux infections. Dans toutes les épidémies, même la peste noire qui tua en 1348 la moitié de la population de l'Europe, certains sujets ne sont pas atteints ou présentent une maladie bénigne ; leur constitution génétique leur permet de résister aux germes infectieux et d'être des « porteurs sains », ce qui en fait des agents de propagation de l'épidémie [2].

La médecine prédictive prit son essor avec les progrès de la géné-

---

1. Voir J. Ruffié, *Naissance de la médecine prédictive, op. cit.*
2. Chez les animaux il existe ainsi d'ailleurs des races résistantes à tel bacille ou virus et qui peuvent être des réservoirs de virus. Dans le cas du virus SIV (analogue chez le singe du HIV humain), des espèces voisines de singes peuvent être sensibles pour les unes, résistantes à ce virus pour les autres. Concernant le paludisme, nous savons depuis 1954 pourquoi certains êtres humains y résistent alors que d'autres meurent dans les mêmes conditions. Les sujets hétérozygotes (HbA/HbS), pour une hémoglobine anormale HbS, sont légèrement anémiques, mais le *Plasmodium falciparum* ne se développe pas dans leurs hématies ; ils résistent au paludisme alors que les homozygotes (HbA/HbA) non anémiques deviennent paludéens. Le gène muté, désavantageux en situation normale, protège l'hétérozygote dans les régions où sévit le paludisme.

tique humaine, et notamment la découverte, par Jean Dausset, du système majeur d'histocompatibilité (HLA). Les gènes de ce système contrôlent la quasi-totalité des antigènes des cellules de l'organisme ; ils définissent donc le profil biologique des cellules et sont responsables de la compatibilité ou de l'incompatibilité cellulaire. Par exemple, lors d'une greffe de moelle, on choisit un donneur ayant un « HLA » aussi proche que possible de celui du receveur pour diminuer le risque de rejet. Ces gènes dirigent le processus immunitaire, ils ont donc un rôle à la fois dans la défense contre les agresseurs potentiels et le risque de maladie auto-immune. En effet, le système de reconnaissance du « soi », qui permet de le distinguer du « non-soi », est à la base des défenses immunitaires. La défense contre le non-soi explique la défense contre les maladies infectieuses et le rejet des greffes d'organes. Quand cette défense est amoindrie, par exemple dans le cas du sida ou du fait de l'administration de certains médicaments, l'organisme se défend moins bien contre des germes et des bactéries généralement inoffensifs qui peuvent alors provoquer des maladies graves. Dans les maladies auto-immunes l'organisme attaque ses propres cellules : soit parce que certaines cellules du système immunologique (à la suite de mutations) ne reconnaissent plus certains tissus de l'organisme comme appartenant au « soi » et les détruisent spécifiquement, soit parce que certaines cellules de l'organisme sont devenues non reconnaissables (à la suite, par exemple, d'une infection virale). Les maladies auto-immunes sont plus fréquentes qu'on ne le pensait autrefois et, avec l'allongement de l'existence, elles touchent 8 % à 10 % de la population. Pour certaines d'entre elles, par exemple le diabète insulino-dépendant [1], les modifications du génome responsable de la prédisposition ont pu être identifiées [2]. La fréquence et

---

[1]. Qui est provoqué par la destruction de cellules de Langerhans par des cellules immunitaires (lymphocytes T).

[2]. L'exemple de la thyroïde illustre la diversité des mécanismes ; ainsi l'hyperthyroïdie classique est due à des anticorps antithyroïdiens qui se fixent au niveau des membranes des cellules thyroïdiennes sur les récepteurs de la TSH et provoquent une stimulation de la sécrétion hormonale équivalente à celle produite par la TSH. L'insuffisance thyroïdienne et les thyroïdites sont provoquées par un trouble de l'immunité cellulaire qui détruit les cellules thyroïdiennes. Citons encore, parmi les nombreuses maladies auto-immunes, la maladie d'Addison — provoquée par la destruction des cellules de la cortico-surrénale —, un grand nombre d'anémies et de rhumatismes, notamment les polyarthrites rhumatoïdes, plusieurs affections cutanées (le psoriasis, le pemphigus et la sclérodermie), le lupus érythémateux

la localisation des maladies auto-immunes varient en fonction des caractéristiques du HLA qui permettent donc d'en prévoir la probabilité.

L'analyse du génome humain, grâce au génie génétique, a permis de localiser les anomalies génétiques responsables de nombreuses maladies humaines. Dès le début de ce siècle on chercha dans les cellules le support des informations héréditaires capable de rendre compte des lois de la génétique (lois de Mendel). Sutton, en 1904, a découvert l'existence et le rôle des chromosomes ; Morgan, quelques années plus tard, en étudiant ceux de la mouche drosophile, a montré que toutes les caractéristiques de cet animal en dépendaient. Il a alors postulé que chacun d'eux devait contenir une série de gènes, c'est-à-dire des petites structures renfermant chacune une information héréditaire : un « grain » d'hérédité, déterminant, par exemple, la couleur des yeux ou le nombre d'ailes de la mouche. Le *gène, unité indivisible d'hérédité*, était alors un concept abstrait, comme l'avait été l'atome « grain » de matière à la fin du XVIIIe siècle, ou l'électron « grain » d'électricité à la fin du XIXe. Ainsi, avec un support morphologique, le chromosome, et un concept, le gène, la génétique est devenue une grande discipline scientifique. La naissance de la biologie moléculaire au cours des années quarante a fait franchir un pas décisif avec la démonstration d'une règle simple : un gène = une protéine.

Il fallait localiser sur les vingt-trois chromosomes et dans l'immensité du génome humain (quatre milliards de paires de bases et cent mille gènes présents dans une cellule) les quelques milliers d'entre eux qui interviennent dans les principales maladies héréditaires. C'est ce qui est devenu possible à partir des années soixante-dix avec l'ingénierie génétique [1]. Des progrès fantastiques ont été accomplis depuis dix ans avec ces méthodes, dont certaines ont pu

---

disséminé, autrefois rapidement mortel et maintenant curable, grâce à la cortisone qui freine les réactions immunitaires.

1. Grâce aux enzymes de restriction qui découpent la molécule d'ADN en des points précis, à la PCR qui multiplie à l'infini ces segments d'ADN, au séquençage des paires de bases composant ces fragments, et à l'introduction dans des cellules ou des embryons de souris de ces fragments, de façon à en analyser les propriétés.

être automatisées. Le gène [1], ou les gènes responsables de nombreuses maladies héréditaires ou de prédispositions, ont été identifiées. On peut déjà, et on pourra de plus en plus, prévoir dès la naissance les maladies auxquelles le futur individu sera exposé. Cette médecine prédictive aura des conséquences révolutionnaires : la possibilité d'adapter la surveillance médicale au type de pathologie auquel l'individu est prédestiné. Dans le cas du rétinoblastome et du cancer médullaire de la thyroïde, il est ainsi possible, parmi les enfants des familles atteintes, de distinguer ceux qui sont prédisposés et qu'il faut étroitement surveiller puis traiter précocement, de ceux qui ne le sont pas et que l'on peut rassurer. Dans d'autres cas on peut protéger le sujet prédisposé au risque en le soustrayant aux facteurs exogènes favorisant la maladie. Dans d'autres cas encore, tel le glaucome, on peut, en reconnaissant les individus porteurs du gène pathogène, mettre en place un traitement prévenant une évolution défavorable. C'est un champ immense et nouveau qui s'ouvre à la médecine, riche d'espérances mais aussi plein d'embûches.

Il ne faut pas en effet sous-estimer les risques liés à ces progrès. Quand il s'agit d'une maladie qu'il est possible de prévenir ou de guérir en la traitant précocement, les avantages l'emportent sur l'anxiété causée par l'attente de la maladie. Mais dans d'autres cas on risque de gâcher une existence en faisant vivre le malheureux avec une épée de Damoclès suspendue au-dessus de sa tête. La prédiction peut alors ruiner une vie. L'exemple le plus tragique est celui de la chorée de Huntington, qui s'accompagne d'une démence et entraîne en quelques années la mort dans une déchéance tragique, sans aucun traitement possible ; elle apparaît à la quarantaine chez ceux qui sont porteurs du gène familial. La révélation de sa présence a entraîné plusieurs suicides, alors que ces sujets porteurs auraient pu avoir, jusqu'à la quarantaine, une vie normale. Il y a là un problème éthique grave. Les parents, à juste titre, voudraient être informés, mais s'ils connaissent la vérité, certains ne parviendront pas à la cacher à l'enfant. La révélation du risque n'est jus-

---

[1]. Dans les maladies monogéniques, telle la mucoviscidose. On connaît plusieurs centaines de maladies monogéniques, causées par l'altération d'un seul gène. Comme nous l'avons vu au chapitre VII à propos de l'éthique médicale, il est concevable, grâce à la fécondation *in vitro* et à la sélection des embryons non porteurs du gène responsable, d'éviter la naissance d'enfants présentant cette tare.

tifiée que si sa connaissance peut avoir des conséquences bénéfiques pour le sujet. Dans ce cas les parents doivent informer l'enfant, à un âge approprié, de façon que celui-ci puisse bénéficier des mesures de prévention. S'ils ne le faisaient pas, pour une raison quelconque, le médecin traitant devrait le faire, contrairement à la règle du secret médical, sinon il pourrait être accusé de non-assistance à personne en danger [1]. Nous avons déjà insisté sur ces problèmes éthiques au chapitre VI.

Cette difficulté peut être amoindrie quand il existe une méthode de dépistage non traumatisante et efficace, telle par exemple la mammographie dans le cancer du sein ; mais même dans ce cas l'anxiété peut être si forte que certaines femmes prédisposées demandent une amputation bilatérale des seins, ce qui est évidemment excessif. C'est dire l'intérêt d'une chimiothérapie préventive, si elle était spécifique et efficace.

A côté de la valeur prédictive des groupes HLA et de l'étude du génome humain, l'épidémiologie apporte des données permettant d'évaluer les risques en fonction du comportement et des habitudes de vie. En réunissant ces informations on peut donc définir des groupes à risque dans lesquels la probabilité d'une pathologie peut être très élevée. Mais que faire ? La *chimioprévention* offre dans certains cas une solution possible. Elle consiste à administrer un médicament à des sujets bien-portants pour diminuer le risque d'apparition d'une maladie. Cette médication donnée à un sujet sain pour un bénéfice aléatoire n'est justifiée que si la toxicité du produit est très faible et le bénéfice démontré. Cette démonstration doit être fondée sur des essais menés sur des effectifs suffisamment importants pour prouver non seulement l'efficacité mais aussi l'absence d'effets toxiques. Prenons quelques exemples.

L'aspirine est un des médicaments dont la toxicité très faible est bien connue. Elle agit comme anticoagulant et réduit le risque de thrombose artérielle. Plusieurs essais effectués aux États-Unis, portant sur plusieurs dizaines de milliers de sujets exposés au risque d'infarctus du myocarde, ont donné des résultats parfois divergents.

---

1. Voir le rapport de l'Académie de médecine sur le diagnostic génétique et la thérapie génique.

Chez vingt mille médecins sans antécédents vasculaires, après cinq ans aucune diminution de la fréquence des infarctus n'a été observée. En revanche chez dix-sept mille cent quatre-vingt-sept patients, l'aspirine donnée après un premier accident ischémique a réduit de 23 % la mortalité cardio-vasculaire. Une méta-analyse sur l'action préventive de l'aspirine (sur vingt mille malades) réduit de 14 % à 10 % les accidents cardio-vasculaires. Sur seize mille sujets à haut risque, les accidents cardio-vasculaires passent de 8 % sous placebo à 6 % sous aspirine pendant un an. L'aspirine paraît ainsi capable de réduire la fréquence des récidives, mais le bénéfice est modeste, ce qui explique les discordances entre les différents essais ; cependant, une réduction même faible de l'incidence des troubles vasculaires cardiaques ou cérébraux, si elle se confirmait, serait un résultat important.

Plusieurs essais ont été réalisés pour la prévention des cancers. En effet, ceux-ci naissent et progressent par étapes successives. On peut accélérer ou inversement ralentir, voire bloquer cette évolution. Les promoteurs sont des substances chimiques qui accélèrent le passage d'une étape à l'autre ; les antipromoteurs ont un effet inverse. Plusieurs substances présentes dans les fruits et légumes, notamment les vitamines A, C et E, ont des propriétés antioxydantes généralement associées à un effet antipromoteur. Comme de nombreuses études démontrent qu'une alimentation riche en fruits et légumes réduit le risque de cancer, il était logique d'attribuer ce résultat aux vitamines et d'étudier l'effet de leur administration. Des essais furent lancés pour vérifier cette hypothèse, mais dans plusieurs pays, notamment aux États-Unis, sans attendre leurs résultats, un grand nombre de médecins les prescrivirent à des millions de sujets bien-portants. Les résultats de l'essai effectué en Finlande ont été publiés en 1994 ; contrairement aux espérances, la fréquence des cancers n'est pas diminuée dans le groupe ayant pris des vitamines pendant trois ans, elle y est même légèrement plus élevée que dans le groupe ayant reçu un placebo. Ce résultat souligne, une fois de plus, la nécessité des essais randomisés ; son interprétation pose plusieurs problèmes. Si les vitamines A, E et C n'ont pas d'effet protecteur alors que les fruits et légumes en ont un, est-ce dû à la présence dans les fruits d'autres produits actifs ? La réponse est sans doute oui. La prescription de vitamines sur de simples présomptions d'efficacité et sans attendre le résultat des essais constitue donc une erreur méthodologique grave. Elle n'a pas eu de conséquences néfastes car ces produits ne sont pas toxiques, mais elle a fait gaspiller beaucoup d'argent.

D'autres essais ont été conduits sur de petits nombres de malades avec des dérivés de l'acide rétinoïque, composé voisin de la vitamine A. Ils sont dans l'ensemble positifs mais l'avantage est modeste ; de plus, ces produits présentent une toxicité qui limite leur emploi aux groupes de sujets bien-portants à très haut risque. La voie semble intéressante mais les recherches doivent continuer.

La prévention du cancer du sein est un problème important puisque, grâce aux progrès de l'épidémiologie et de la biologie moléculaire, il est possible de cerner un petit groupe de femmes à très haut risque. On a déjà identifié des gènes responsables de certains cancers du sein ; ces gènes, présents chez moins de 5 % des femmes atteintes du cancer du sein, sont tels que 80 % de celles qui en sont porteuses auront un cancer du sein. Les œstrogènes, hormone sexuelle féminine, sont un agent de promotion très puissant car elles stimulent la multiplication des cellules mammaires ; inversement des médicaments anti-œstrogènes, en particulier le tamoxifène, freinent leur prolifération. Des essais en cours utilisent ces anti-œstrogènes pour diminuer la fréquence de ces cancers chez les femmes à haut risque. Les résultats sont encourageants, mais il est trop tôt pour savoir si les bénéfices l'emporteront sur les inconvénients, qui ne sont pas négligeables.

La chimioprévention constitue ainsi un nouveau chapitre de la pharmacologie dans lequel les médicaments sont utilisés non plus pour guérir une maladie mais pour empêcher son apparition. Tel est, depuis le XIXe siècle, le rôle des vaccinations. Mais avec elles, il suffit d'une injection pour protéger le sujet, alors qu'en chimioprévention une administration quotidienne pendant de longues périodes est nécessaire. Aussi la prudence s'impose-t-elle ; avant de généraliser ces méthodes il faut attendre que des essais effectués sur plusieurs dizaines de milliers de sujets aient prouvé à la fois l'efficacité et l'absence de complications sérieuses. Malgré ces réserves, la chimioprévention apparaît déjà comme une voie riche d'espérance dans la lutte contre plusieurs maladies.

LE DÉPISTAGE

Son but est d'examiner des sujets bien-portants pour rechercher chez certains d'entre eux une maladie débutante. Alors que la médecine préventive s'adresse aux individus, le dépistage est mis en œuvre au niveau de la collectivité. Tantôt il est organisé pour examiner systématiquement tous les sujets d'âge et de sexe déterminés : c'est le dépistage de masse. Tantôt il est prescrit à la demande en fonction des risques auxquels est exposé un individu : le dépistage est alors dit individuel. Le dépistage individuel est très proche de la médecine préventive, alors que le dépistage de masse constitue une démarche originale. Son instauration a constitué une étape importante dans l'histoire de la médecine car les problèmes médicaux et humains qu'il pose soulignent les obstacles que doit vaincre la médecine sociale pour atteindre sa pleine efficacité ; il est donc utile de les analyser.

Un dépistage systématique diffère fondamentalement d'un acte diagnostique. Dans ce dernier cas un sujet, malade ou qui craint de l'être, demande un avis médical à un médecin. Dans le dépistage on convoque des sujets bien-portants pour pratiquer des examens qui les dérangent et parfois les perturbent. La collectivité prend l'initiative, donc la responsabilité, elle doit par conséquent garantir la valeur des examens et de l'ensemble du processus.

Le dépistage a prouvé son efficacité dans certaines situations. Les examens systématiques pour rechercher des anomalies chez la mère ou le fœtus au cours de la grossesse puis chez le nouveau-né en sont un exemple notable et leurs résultats favorables en ont montré le bien-fondé. Remarquons que le fait de subordonner l'octroi des prestations familiales aux examens systématiques en cours de grossesse a joué un rôle important dans son succès. Citons encore la recherche d'une hypertension artérielle ou de signes d'athérosclérose chez les sujets à risque (hypercholestérolémie, tabac, etc.). Cette recherche de lésions encore inapparentes est difficile quand la frontière entre le normal et le pathologique est parfois délicate à fixer [1].

---

1. Voir chapitre V.

Le dépistage des cancers a pris une grande importance depuis que l'on a élucidé leur histoire naturelle. La plupart des cancers se développent sur des lésions précancéreuses dont l'existence a précédé celle du cancer d'une ou deux décennies. Leur traitement, quand il est possible, évitera l'apparition d'un cancer ; il en est ainsi par exemple des dysplasies et des condylomes pour le cancer du col utérin, des polypes pour le cancer du côlon-rectum. De plus, entre la naissance du cancer et sa dissémination métastatique, il s'écoule en général plusieurs années, et souvent plus d'une décennie. Un traitement précoce du cancer peut donc considérablement réduire la fréquence des métastases. C'est le cas pour le cancer du sein. Cependant le dépistage ne se justifie que si, à l'échelle de la collectivité, les avantages (gain en nombre d'années de vie dû aux traitements précoces) l'emportent sur les inconvénients. On est par conséquent conduit à une estimation du coût (économique et social) et des bénéfices. Alors que la médecine de soins a une obligation de moyens, le dépistage, qu'il soit organisé, de masse ou individuel, a une *obligation de résultats*.

Plusieurs organismes ont spécifié les conditions qui doivent être satisfaites pour qu'un dépistage de masse soit justifié :

1. Existence d'un test simple, bien accepté par le public, non douloureux, dénué de risques pour le sujet examiné, peu coûteux, d'une haute sensibilité (peu de faux négatifs, c'est-à-dire de lésions passées inaperçues) et d'une grande spécificité (peu de faux positifs, c'est-à-dire de lésions initialement considérées comme suspectes mais ne se révélant pas pathologiques lors des examens complémentaires). Ainsi la côlonoscopie de la totalité du côlon est un examen lourd, non totalement dénué de risques, coûteux ; malgré ses grandes spécificité et sensibilité, il ne peut pas être utilisé en dépistage de masse.

2. Réduction de la morbidité et surtout de la mortalité quand la lésion est décelée à un stade infraclinique grâce au dépistage. Un dépistage est inutile, donc nuisible puisqu'il dérange la population, si le taux de mortalité n'est pas amélioré par un diagnostic précoce ; c'est le cas du dépistage du cancer du poumon par radiographie systématique du thorax. La preuve de l'efficacité est souvent difficile à établir, elle requiert une méthodologie rigoureuse car les sources d'erreurs sont nombreuses ; ainsi, un diagnostic précoce entraîne automatiquement une prolongation apparente de la survie ; en effet,

si l'efficacité du traitement est restée identique quand un cancer est diagnostiqué deux ans plus tôt grâce au dépistage, la survie après traitement sera de deux ans plus longue. Supposons, par exemple, qu'un cancer non dépisté devienne cliniquement manifeste à l'âge de 51 ans et occasionne le décès à 53 ans. Si le dépistage découvre le cancer à l'âge de 50 ans mais que le malade meurt néanmoins à 53 ans, l'évolution post-thérapeutique aura été apparemment plus longue mais il n'y aura eu aucun gain de vie. On pourra même dire que le dépistage, en diagnostiquant le cancer un an plus tôt, a altéré la qualité de la vie du sujet et de sa famille.

3. Il faut que dans le pays concerné le cancer soit relativement fréquent et que la population le ressente comme une cause significative de mortalité. Il faut aussi qu'existe une infrastructure instrumentale et humaine adéquate pour le diagnostic et le traitement. A quoi servirait de déceler des lésions suspectes si, ensuite, il était impossible d'établir leur nature ou de les traiter correctement ?

Les effets pervers du dépistage ne doivent pas être sous-estimés : génération d'une anxiété diffuse dans la population, angoisse provoquée par les examens complémentaires inutiles ou les traitements abusifs pour des lésions bénignes ou peu évolutives. On a dit du dépistage qu'il apportait des bénéfices à la communauté mais qu'il imposait des charges à tous les sujets alors qu'il n'était bénéfique que pour un faible pourcentage d'entre eux. Il faut donc être prudent avant de lancer une campagne de dépistage ; d'autant que celles-ci sont coûteuses. Il faut notamment s'assurer que le gain résultant de la pratique de ce dépistage est supérieur à celui obtenu avec d'autres actions requérant les mêmes moyens financiers. Or la mesure du coût et de l'efficacité nécessite des études pilotes portant sur plusieurs dizaines de milliers de sujets avec une grande rigueur méthodologique.

Pour illustrer ces problèmes nous examinerons le dépistage des cancers du col utérin et du sein qui sont les deux seuls cancers pour lesquels l'efficacité du dépistage a été prouvée.

Le dépistage du cancer du col utérin

Il existe un test simple et efficace, le frottis cervico-vaginal, mis au point par Papanicolaou il y a un demi-siècle. On prélève, en

« frottant » la muqueuse du col utérin avec un écouvillon, des cellules que l'on étale sur une lame. Après coloration l'examen au microscope permet d'étudier la morphologie des cellules et Papanicolaou a montré que l'on pouvait ainsi reconnaître les cellules anormales, précancéreuses ou cancéreuses. Comme les cancers naissent toujours sur des lésions précancéreuses et que leur évolution est relativement lente, les experts ont recommandé un prélèvement tous les trois ou cinq ans, entre 25 et 60 ans. Un tel rythme est suffisant pour éviter l'apparition de la plupart des cancers et pour détecter les autres à un stade où ils sont aisément curables *(in situ)*. Des études montrent que l'incidence cumulative est diminuée de 93 % pour un frottis tous les ans, de 91 % pour un frottis tous les trois ans et de 82 % s'il est fait tous les cinq ans.

La première étude visant à démontrer l'efficacité de cette méthode a été effectuée au Canada, en Colombie-Britannique. Je me rappelle les critiques acerbes qu'elle a soulevées dans les années soixante-dix chez des cancérologues pourtant éminents. On croyait alors à la prédestination des cancers : les « bons » devaient guérir, même traités tardivement, et les « mauvais » résisteraient aux traitements, même diagnostiqués quand leur volume était faible. Ces médecins, qui dans d'autres domaines étaient novateurs, s'accrochaient à ce dogme au point de nier l'utilité de cette étude. Les premiers résultats canadiens démontrant une réduction de la mortalité se heurtèrent au scepticisme du plus grand nombre. Mais ils furent confirmés par d'autres travaux, notamment finlandais.

A la réserve initiale succéda alors une période d'enthousiasme et le frottis fut pratiqué sur une large échelle dans tous les pays occidentaux. Dans certains pays, par exemple en Finlande et en Islande, le dépistage fut organisé et sa pratique systématique entraîna une chute notable de l'incidence du cancer du col et de la mortalité. L'expérience de la Grande-Bretagne, où les responsables du dépistage ont eu le courage de reconnaître leur échec et d'en analyser les causes, a mis en évidence les difficultés auxquelles se heurte toute campagne de dépistage. Prenons l'exemple de la France. Comme dans tous les pays occidentaux l'incidence d'un cancer du col y diminue régulièrement depuis quarante ans du fait d'une amélioration de l'hygiène gynécologique, liée elle-même à l'élévation du niveau de vie. Cette baisse n'y a pas été accélérée par la pratique du frottis — bien que, chaque année, cinq millions de frottis soient effectués, nombre qui serait largement suffisant pour couvrir les besoins de la population féminine, à raison d'un frottis tous les trois ans. Ce résultat décevant semble, comme en Grande-Bretagne, être dû à deux séries de facteurs. D'une part ces examens sont inégalement répartis dans la population. Avant la ménopause les femmes sont surexaminées, notamment dans les milieux socioculturels favorisés ; certaines bénéficient d'un frottis tous les ans, voire tous les six mois, ce qui est superfétatoire et pourrait être nuisible. D'autres femmes, au contraire, sont sous-examinées : celles de plus de 50 ans qui ne sont plus suivies sur le plan gynécologique et celles, même jeunes, appartenant à des milieux défavorisés. Or ces dernières sont celles chez qui le cancer du col est le plus fréquent parce qu'elles ont eu en général plus de grossesses, de fausses couches et d'infections gynécologiques négligées. L'expérience étrangère montre que la meilleure façon de remédier à cette situation est de passer d'un dépistage individuel où le frottis est pratiqué « à la demande », à un dépistage organisé où toutes les femmes reçoivent une convocation pour un examen gratuit, effectué tous les trois ans. La supériorité d'un dépistage de masse est clairement établie par ce qui s'est passé dans les cinq pays nordiques depuis 1963. A cette époque ces pays, qui ont un niveau médical équivalent, avaient décidé d'instaurer un dépistage du cancer du col, mais avec des modes d'organisation différents. Dans deux pays le dépistage de masse a été organisé avec rigueur (Islande, Finlande), deux autres (Danemark, Norvège) ont fait appel au dépistage individuel, la situation en Suède étant intermédiaire. Entre 1963-1967 et 1978-1982, dans les tranches d'âge 50-59 et 60-69 ans, on a observé en Islande une diminution de la mortalité par cancer du col de 60 % et 66 %, de 60 % et 32 % en Finlande, cependant qu'au Danemark la diminution n'a été que de 26 % pour les 50-59 ans, avec une augmentation légère, + 1 %, pour les femmes de 60-69 ans. En Norvège la diminution n'a été que de – 2 % chez les 50-59 ans avec une augmentation de 14 % chez les femmes de 60-69 ans [1]. Ces résultats montrent la supériorité entre 50 et 69 ans d'un système organisé avec convocation systématique qui touche plus efficacement les femmes qui auraient tendance à moins se surveiller.

---

1. Voir « European guidelines on quality assurance in cervical cancer screening », *European J. Cancer, Suppl.*, 1992.

Les chemins d'Esculape

Une autre source d'inefficacité est la qualité des examens. Celle des prélèvements est très inégale, certains frottis sont illisibles et un effort de formation des médecins effectuant les prélèvements a été nécessaire. Pour l'interprétation, il existe en France un grand nombre de laboratoires dont la taille et l'expérience sont variables. Le nombre annuel de frottis par laboratoire varie entre mille et plusieurs centaines de milliers. Environ trois mille médecins travaillent dans ces laboratoires, leur formation est inégale, ce qui explique l'existence d'interprétations erronées. Nous n'avions pas en France de programme d'assurance de qualité, contrairement à ce qui existait en Grande-Bretagne et dans certains des pays nordiques. Dans le cadre de l'Action européenne sur le cancer, un tel programme a été proposé ; il a été bien accueilli par les cytopathologistes français qui ont pris en main l'organisation d'une assurance de qualité basée sur une formation continue, l'auto-évaluation des médecins, et la visite des laboratoires par des experts nationaux. C'est un pas important dans la bonne direction. De plus des réseaux d'experts ont été constitués, permettant la confrontation des interprétations dans les cas où l'interprétation soulève des difficultés. Il faut dans de tels cas résister à la tentation de refaire systématiquement de nouveaux examens quelques mois plus tard car cela risque de provoquer une inquiétude pouvant tourner à l'obsession. Il peut être opportun de demander l'avis d'un histo-cyto-pathologiste confirmé, qui souvent décidera soit de pousser plus loin les investigations diagnostiques (colposcopie), soit de considérer les lésions comme bénignes, afin de ne refaire un examen trois mois plus tard que quand cela est indispensable.

Enfin il ne suffit pas de détecter des lésions, il faut aussi veiller à ce qu'elles soient diagnostiquées et traitées correctement ; ce n'est pas toujours le cas et le dépistage a été à l'origine d'un accroissement de la fréquence des traitements inutiles ; or, certains de ceux-ci (conisations, voire hystérectomies pour des lésions bénignes) mutilent les femmes avec tout un cortège de stérilité et de morbidité. Seule la formation continue des chirurgiens et gynécologues peut éviter de tels inconvénients.

Il faut espérer que, grâce à l'organisation du dépistage, à des campagnes d'information du public, à un programme national d'assurance de qualité et enfin à une formation continue des différentes catégories de médecins (gynécologues, chirurgiens, généralistes), on parviendra sans augmenter le coût, déjà considérable, du dépistage à en accroître l'efficacité. Dans de bonnes conditions (frottis tous les trois ans entre 35 et 60 ans) on a calculé que le coût par année de vie gagnée serait d'environ 100 000 francs, ce qui se compare honorablement au coût d'autres méthodes thérapeutiques. Mais un tel coût implique un taux de participation suffisant, notamment dans les milieux défavorisés actuellement sous-examinés. Or celui-ci est difficile à obtenir car on se heurte à des obstacles socioculturels : la peur d'apprendre que l'on a un cancer, greffée sur la croyance que tout cancer est mortel et son traitement inefficace. Pour progresser il faut lutter contre de tels préjugés, ce qui passe par l'éducation. La lutte contre les examens superfétatoires pose d'autres problèmes — on a affaire dans ce cas à des intérêts corporatistes et à l'appétit de lucre de certains médecins. Il ne faut pas se voiler la face : à toutes les époques le progrès médical s'est trouvé confronté à de tels problèmes. On peut les résoudre avec une politique courageuse et persévérante.

Le dépistage du cancer du sein

Il est basé sur l'examen radiologique du sein (mammographie). Celui-ci permet de voir des lésions de quelques millimètres, alors qu'une palpation attentive du sein ne peut pas détecter de masse au-dessous de un centimètre, voire davantage. Ce gain en volume est important car, comme nous l'avons montré à Villejuif, la probabilité de dissémination métastatique croît rapidement avec la taille de la tumeur et est faible pour des cancers de moins de dix millimètres. La paternité du dépistage revient à deux médecins du Veteran's Hospital de New York, Strax et Shapiro, qui avaient entrepris il y a une trentaine d'années un essai randomisé sur quelques dizaines de milliers de femmes réparties en deux groupes. Une mammographie systématique du sein était effectuée tous les ans dans l'un, dans l'autre les femmes ne bénéficiaient pas de cet examen. Une réduction de la mortalité par cancer a été observée dans le groupe examiné par mammographie ; après un assez long délai (environ dix ans), elle atteignait 30 % chez les femmes de plus de 50 ans. Ainsi, un traitement plus précoce évite environ un tiers des disséminations métastatiques : celles qui auraient eu lieu entre le moment où a été effectué le dépistage et celui où le diagnostic aurait été fait s'il n'y avait pas eu de dépistage, soit un ou deux ans plus tard. Le bénéfice était moindre chez les femmes de 40 à 50 ans, chez qui il n'a pas encore pu être démontré de façon statistiquement significative.

Ces résultats suscitèrent un grand intérêt mais aussi quelque scepticisme. De plus la qualité des mammographies était encore médiocre et la dose reçue par le sein non négligeable. Pendant deux décennies l'examen fit de gros progrès techniques mais fut pratiqué essentiellement pour examiner des seins suspects parce qu'on y palpait des nodules, ou parce que la femme appartenait à un groupe « à risque » (hérédité familiale, absence d'enfant ou premier enfant né après 30 ans, etc.). En fait la communauté médicale n'était pas convaincue du bien-fondé du dépistage systématique. Les incertitudes ont été levées par de nouveaux essais randomisés pratiqués en Suède sur plusieurs centaines de milliers de femmes, avec un appareillage devenu plus performant, délivrant des doses plus faibles au sein, et dans le cadre de centres spécialisés organisés à cette fin. Les résultats confirmèrent ceux de Strax et Shapiro et l'utilité du dépistage systématique du cancer du sein fut reconnue.

En 1986, le comité d'experts européens qui venait d'être créé a analysé les résultats des données disponibles sur le dépistage du cancer du sein et a conclu qu'il fallait systématiser cette pratique. Le Conseil des ministres de la Santé des pays de la Communauté a avalisé ce projet en 1988, mais seule la Grande-Bretagne l'a déjà mis en œuvre. L'objectif de la Communauté reste de généraliser le dépistage de masse d'ici à l'an 2000.

En 1988, en France, sous les auspices de la Caisse nationale d'assurance maladie, une série d'expériences pilotes furent lancées dans plusieurs départements et en 1993 la décision a été prise d'étendre progressivement ce dépistage à l'ensemble du pays.

Le dépistage du cancer du sein nécessite une infrastructure importante. Les bonnes installations de mammographie coûtent cher et ne peuvent effectuer qu'un nombre limité d'examens. La prise du cliché et sa lecture doivent être réalisées par des équipes très entraînées afin d'augmenter la sensibilité (pouvoir de détection) et la spécificité (distinction entre lésions bénignes et malignes). La dose administrée au sein pendant l'examen doit être minime. La mise en place de structures performantes est donc indispensable.

Deux stratégies sont possibles. En Grande-Bretagne, Hollande, Suède, Espagne, des centres spécialisés de dépistage du cancer du sein ont été créés et dotés de camions équipés pour effectuer des mammographies qui parcourent les banlieues et les campagnes afin d'éviter aux femmes de se déplacer. Cette stratégie présente l'intérêt de promouvoir des équipes spécialisées dont il est facile de suivre l'activité et l'efficacité. Mais elle nécessite la création de structures étatiques, ou para-étatiques, qui font double emploi avec les centres radiologiques, hospitaliers ou privés, déjà existants. L'autre solution consiste à demander à des centres, publics ou privés, d'effectuer ces examens. Aux États-Unis, cette solution a été retenue et une commission d'habilitation sélectionne les centres participant à ces examens systématiques sur des critères très stricts. Parmi ceux-ci, citons l'appareillage, la régularité de son entretien, le contrôle des doses délivrées au sein lors d'un examen, enfin la compétence des médecins interprétant les examens. Cette solution a été adoptée en France, mais en acceptant tous les centres publics ou privés qui le désiraient, sans imposer d'habilitation préalable, car les mentalités n'étaient pas encore prêtes à l'accepter — en en retenant toutefois le principe.

Le recul est maintenant suffisant en Europe pour tenter de faire le point sur les actions pilotes. Le système fondé sur des équipes créées à cette fin facilite le contrôle de qualité et la formation, il permet d'atteindre rapidement un niveau de performance satisfaisant. La logique de ce système conduit à envoyer les femmes présentant des images suspectes à des centres spécialisés pour le diagnostic et éventuellement le traitement. Le principe du libre choix du médecin, auquel les médecins français sont si attachés, est donc remis en cause ; de plus, cette option isole le circuit du dépistage du système de soins.

L'option reposant sur des centres multiples rend l'organisation plus difficile et coûteuse, notamment l'assurance de qualité. Un effort de formation de l'ensemble des radiologistes est indispensable, mais cela peut être considéré comme une retombée bénéfique du système. L'interprétation d'un grand nombre d'examens systématiques est en effet un exercice délicat : les lésions sont de très petite taille, souvent difficiles à voir, d'autant que 95 % des femmes ont des seins normaux et, parmi les 5 % qui présentent des lésions suspectes, seule une sur dix a un cancer. Pour parvenir à détecter quelques lésions suspectes au milieu de centaines d'examens normaux, les clichés doivent être d'une très haute qualité et ceux qui les analysent très entraînés ; les Britanniques estiment que seuls les radiologistes lisant quatre à cinq mille mammographies chaque année parviennent au niveau d'efficacité requis. Avec la double lecture de chaque cliché par deux radiologistes l'examinant indépendamment, cette exigence peut être réduite, mais une grande expérience demeure nécessaire car il suffit sur mille clichés de deux faux négatifs ou de quelques dizaines de faux positifs pour ôter tout bénéfice au dépistage. La situation dans laquelle se trouve le médecin qui effectue un dépistage est en effet plus difficile que celle d'un radiologiste qui examine une malade ayant dans son sein un nodule suspect que l'on peut radiographier sous plusieurs incidences. Le dépistage est un métier différent. On ne peut donc pas critiquer les centres dont les performances ne sont pas suffisantes, mais il faut exiger des progrès. Quand on prend la responsabilité de déplacer des millions de femmes bien-portantes, le contrôle de qualité est impératif et l'effort de formation doit être constant.

Des critères de qualité ont été introduits, tels que la proportion de films de mauvaise qualité qui doivent être refaits, la proportion de femmes reconvoquées pour examens complémentaires qui ne devrait jamais dépasser 7 % ; au-delà, c'est la preuve d'un manque de confiance en elle-même de l'équipe qui tend à étiqueter suspecte toute image dont l'interprétation pose problème. Cette attitude prudente est normale au début d'une campagne mais ce pourcentage doit revenir à un taux voisin de 5 %. Le pourcentage de biopsies effectuées ne devrait pas dépasser environ 1 % et le rapport entre le nombre de lésions bénignes et le nombre de cancers ne devrait pas dépasser 3 et idéalement être voisin de 1. La proportion de faux négatifs, c'est-à-dire de femmes porteuses de cancers méconnus, est difficile à mesurer ; on l'estime en dénombrant les cancers dits d'intervalle, c'est-à-dire diagnostiqués entre les mammographies systématiques effectuées tous les trois ans. Certains de ces cancers d'intervalle correspondent à des cancers dont la croissance a été très rapide, mais la plupart existaient déjà au moment de la mammographie précédente puisque la durée moyenne de croissance d'un cancer du sein entre l'apparition de la première cellule néoplasique et le moment où il atteint un volume de un centimètre cube est d'environ dix ans.

L'assurance de qualité doit porter aussi sur le prélèvement biopsique et son interprétation, ainsi que sur le traitement. Il ne suffit pas de détecter des anomalies par une mammographie, il faut encore mettre en place un dispositif d'information et de suivi garantissant que la femme et le médecin traitant seront informés des résultats dans un délai court. L'expérience acquise au niveau européen montre qu'hélas cela est loin d'être toujours le cas. Dans certaines régions le délai atteint plusieurs mois pour un pourcentage notable de sujets, ce qui ôte une grande partie de sa valeur au dépistage. Des mesures strictes doivent donc être prises pour s'assurer a) que les résultats de l'examen circulent, b) que des mesures sont rapidement prises pour poser le diagnostic et si besoin traiter, c) que le recensement, l'enregistrement et le suivi des sujets à dépister et dépistés sont effectués, tout en préservant la confidentialité des données. De nombreux échecs ont été dus à l'organisation médiocre du système et à un suivi insuffisant après la prise de la mammographie. Celle-ci n'est que la première étape d'un processus qui en comprend plusieurs. L'ensemble du processus doit être analysé car son efficacité dépend de celle de son maillon le plus faible. L'intérêt du dépistage fondé sur un grand nombre de centres est que l'ensemble du système de soins y est impliqué et doit faire un effort collectif pour accroître sa qualité.

Quand les conditions ne sont pas satisfaisantes, le dépistage peut être plus nuisible qu'utile car il donne aux femmes examinées un sentiment de fausse sécurité qui risque de les amener à renoncer à consulter un médecin pour un nodule mammaire qui, en d'autres circonstances, les aurait inquiétées. Il peut en résulter un accroissement de la mortalité, c'est hélas ce qui a été observé dans certaines régions du monde. Le gain en nombre de vies serait en principe le meilleur critère pour juger de l'efficacité, mais il faut cinq à dix ans pour le mesurer et l'on ne peut pas attendre aussi longtemps pour repérer les opérations pilotes qui vont échouer.

Un dépistage bien fait devrait théoriquement réduire d'environ deux mille cinq cents le nombre de femmes mourant en France d'un cancer du sein ; mais le bénéfice d'un dépistage effectué dans des conditions moins satisfaisantes serait beaucoup plus faible, voire nul. L'estimation du coût est difficile car de nombreux paramètres entrent en jeu. Une mammographie de dépistage coûte entre 200 et 350 francs selon les pays et les modes d'organisation (en y incluant le coût de l'infrastructure nécessaire). Le coût global inclut en outre les actes diagnostique et thérapeutique induits par le dépistage et le coût social (déplacements, journées de travail perdues, etc.). En revanche il faut déduire les sommes économisées car les traitements précoces sont moins onéreux (moins de chimiothérapie, moins de traitements palliatifs, etc.). Selon les méthodes utilisées le coût de l'année de vie gagnée varie entre 150 000 et 200 000 francs, mais ces évaluations sont sujettes à caution car elles postulent un taux de participants élevé et un système de soins efficace.

Si le coût est élevé et le gain faible, l'argent consacré au dépistage serait mieux utilisé dans d'autres domaines, par exemple l'information du public. Un chiffre montrera l'efficacité de celle-ci. En 1953, à l'Institut Gustave-Roussy, la taille moyenne des tumeurs du sein au moment de la première consultation était de cinq centimètres, elle est aujourd'hui de deux centimètres. Or, environ 70 % des femmes avec une tumeur de cinq centimètres ont déjà des métastases, détectables ou cliniquement occultes, alors que ce chiffre est inférieur à 20 % pour des tumeurs de deux centimètres ; ce gain est entièrement lié à une meilleure information du public féminin. On ne doit jamais considérer une campagne de dépistage indépendamment de son coût. Ainsi, dans un pays du sud de l'Europe, la taille moyenne des tumeurs détectées par la campagne de dépistage était de trois centimètres et demi ; 80 % de ces tumeurs auraient pu être décelées par une simple palpation du sein pratiquée par la malade ou une infirmière. On peut dans ces conditions se demander si l'argent dépensé pour un dépistage effectué sur trente mille femmes n'aurait pas été mieux utilisé pour en informer un million. La réponse à cette question n'est pas évidente et il faudra attendre les résultats des campagnes ultérieures pour y répondre. Le dépistage a cependant déjà eu pour effet d'attirer l'attention du public.

Les opérations pilotes sont donc nécessaires pour déterminer les conditions de dépistage les mieux adaptées aux mentalités nationales et aux différents systèmes de soins. En fonction des leçons tirées, on pourra mettre en place un dispositif capable d'inspirer confiance aux femmes et de mobiliser le corps médical. Quel que soit le dispositif de dépistage, il est indispensable d'informer la population, et de former l'ensemble du corps médical à ce qui est une démarche nouvelle pour lui et qui l'oblige à raisonner à l'échelle de la collectivité et non de l'individu.

L'expérience acquise au cours des opérations de dépistage a montré les insuffisances du système de soins. La *formation continue,* trop souvent négligée en raison d'une tendance normale à l'autosatisfaction chez les médecins, devrait faire l'objet d'un effort considérable. J'ai le souvenir d'une femme inquiète qui m'avait téléphoné car un examen de dépistage avait décelé une lésion suspecte ; un cancérologue réputé, après avoir longuement palpé ses seins, lui avait dit : « Mes doigts ont examiné des milliers de seins et peu de lésions peuvent leur échapper ; je n'ai rien senti, donc vous pouvez être tranquille. » La prétention naïve de cette phrase montre combien il est difficile, même pour un médecin averti, d'accepter que de nouvelles techniques parviennent, grâce à des rayons X, à faire mieux que ses doigts. De même, je me rappelle la stupéfaction de radiologistes compétents qui, après avoir subi un test comportant la lecture rapide d'une centaine de clichés de mammographies, s'étaient rendu compte que leurs performances étaient médiocres. Il en a été de même pour les anatomo-cyto-pathologistes. Enfin, le suivi des malades a révélé que les interventions effectuées étaient loin d'être toujours optimales — tantôt inutilement vastes et mutilantes pour de petites lésions du col utérin ou du sein qui auraient pu être traitées à moindres frais, tantôt inadéquates car insuffisamment étendues. Un pessimiste verra là la preuve des difficultés du médecin à se remettre en cause ; un optimiste retiendra la valeur heuristique de cette expérience et la capacité des médecins à réagir : par exemple les anatomopathologistes en constatant qu'ils ne posaient pas tous le même diagnostic tout en décrivant les mêmes lésions ont constitué des groupes de travail afin de se mettre d'accord sur les critères de malignité et la terminologie. Le dépistage a montré que, pour faire progresser le système de soins, il faut agir sur toutes ses composantes. L'effort de formation ne doit pas se limiter aux spécialistes, il doit s'étendre à l'ensemble du corps médical, notamment aux médecins généralistes qui sont les conseillers naturels de la population.

A côté de la formation, la seconde grande leçon est la nécessité d'un mécanisme d'*assurance de qualité.* Il doit porter sur l'ensemble du processus : appareillages de prise et développement des clichés, interprétation, taux de participation de la population, suivi des malades doivent constamment être évalués et maintenus à un bon niveau. Dans la campagne de dépistage du cancer du sein du Bas-Rhin, qui est le premier département français où un contrôle de qualité systématique a été mis en place, un pourcentage élevé de mammographies étaient mal réglées, environ 50 % des mammographies étaient de qualité insuffisante. Cet état de choses s'était considérablement amélioré lors de la seconde visite. Une autre précaution indispensable consiste à faire interpréter chaque mammographie par deux radiologistes dont chacun ignore le diagnostic posé par l'autre, avec discussion ultérieure entre eux en cas de discordance. C'est ce que l'on appelle la double lecture. L'expérience montre qu'un dépistage sans contrôle de qualité rigoureux peut s'avérer inefficace tout en étant coûteux. Cette démonstration a beaucoup contribué à faire accepter l'assurance de qualité par l'ensemble du corps médical [1]. En France celui-ci suscitait jusqu'à une date récente des réactions adverses, certains médecins voyaient chez les physiciens ou les ingénieurs effectuant les vérifications des gendarmes au lieu d'y voir des auxiliaires. L'état d'esprit a changé, la profession a compris la nécessité et l'intérêt primordial, pour malades et médecins, du contrôle de qualité.

La lumière crue jetée par le dépistage sur le système de soins a aussi mis en relief l'attitude de certains médecins qui luttent pour pérenniser des habitudes qui leur sont financièrement favorables, par exemple pratiquer un frottis tous les ans au lieu de tous les trois ans, faire des mammographies de dépistage à partir de 40 ans, âge où son utilité est très discutable, privilégier le dépistage individuel à la demande, plus rémunérateur que le dépistage de masse organisé. La naissance laborieuse du dépistage de masse souligne les rigidités du système de soins français et sa difficulté à s'adapter aux situations nouvelles. Du côté de la population, les résistances n'ont pas été moindres. Les femmes surexaminées et leurs médecins acceptent mal de réduire la fréquence des examens et réagissent défavorablement à ce qu'ils croient être des motivations purement économiques. Inversement, il est plus difficile encore de secouer l'apathie des groupes sociaux indifférents ou hostiles au dépistage. La plupart des femmes qui ne se font pas dépister savent qu'elles devraient le faire, mais ne le font pas soit parce qu'elles croient

---

1. Voir chapitre V.

qu'elles ne risquent guère d'avoir un cancer et qu'il sera toujours temps de se faire examiner plus tard, soit parce qu'elles pensent que comme on ne guérit pas les cancers, il vaut mieux, si elles en ont un, l'apprendre le plus tard possible. Ce dernier sentiment prédomine chez les femmes des milieux les plus modestes. Pour améliorer cette situation, un effort d'information ne suffit pas, il faudrait un changement de mentalité. On n'y parviendra qu'en éduquant les femmes dès leur plus jeune âge et en donnant aux médecins généralistes un enseignement axé sur la prévention car ils sont ceux qui, par leur contact permanent avec la population, peuvent faire évoluer les esprits.

En dehors des cancers du sein et de l'utérus, le dépistage a été proposé pour plusieurs autres cancers, en particulier de la prostate, des voies aéro-digestives supérieures, de la peau, etc., mais la preuve de l'efficacité n'a pas encore été faite et la généralisation de ces méthodes dépendra des résultats des études en cours. L'exemple du cancer du côlon-rectum montre qu'il faut éviter de lancer un dépistage sur de trop vastes populations avant de l'avoir testé sur quelques dizaines de milliers de sujets dans les conditions où il devra ensuite être réalisé. En effet, on ne peut pas se baser sur des études pilotes effectuées sur des volontaires, car leur comportement, leur état de santé sont différents de ceux de l'ensemble de la population ; de plus, alors que le dépistage devrait porter sur au moins 50 % de la population cible pour être bénéfique quand le taux de participation est par exemple de 20 %, il est difficile d'arrêter car cette décision provoquerait des déceptions. Dans le domaine du dépistage, où des centaines de milliers de bien-portants sont mobilisés, la rigueur et la prudence s'imposent et le coût et l'efficacité doivent être constamment évalués.

Il est probable que les indications du dépistage s'élargiront, améliorant la santé mais posant de nouveaux problèmes. Le dépistage représente un champ d'action difficile mais riche de potentialités. Il faut parler vrai, ne pas berner la population par des promesses fallacieuses car les désillusions peuvent être vindicatives ; ne pas sous-estimer les difficultés psychologiques, sociologiques, corporatistes mais savoir qu'on peut les vaincre. Par-dessus tout, il faut profiter de l'expérience des autres, donc constamment confronter les points de vue. Le dépistage met en évidence les difficultés du passage d'une médecine de soins à une politique de santé. Examiner des sujets en bonne santé est plus qu'un progrès technique, c'est une révolution culturelle à laquelle médecins et population ont du mal à s'adapter ; cette révolution ne peut réussir qu'en maintenant les exigences de rigueur méthodologique et d'innovation qui ont permis les succès de la médecine de soins.

L'ÉDUCATION SANITAIRE À L'ÉCOLE

Tabac, alcool, imprudence sur les routes, ces comportements sont en France tellement intégrés dans notre culture que l'enfant, dès son plus jeune âge, les considère comme normaux ; c'est pendant l'enfance qu'il faut intervenir pour changer les mentalités. Tel est le but de l'éducation sanitaire. Nous en connaissons maintenant mieux les règles, les possibilités et les limites. Dispensée dès le plus jeune âge (5 à 12 ans) à l'intérieur des classes, par l'instituteur lui-même, elle peut jouer un rôle majeur car : a) elle s'adresse à tous les enfants, quelle que soit la catégorie socioprofessionnelle des parents, et est donc un facteur de réduction des inégalités sociales, si notables en ce domaine ; b) elle les touche à un âge où ils sont encore réceptifs, où ils n'ont encore été ni tentés ni marqués par le mauvais exemple donné par le milieu et par les camarades ; elle peut aussi atteindre par ricochet les parents qui sont parfois sensibles aux prières de leurs enfants, par exemple en faveur de l'arrêt du tabac.

L'éducation sanitaire à l'école *responsabilise le futur citoyen* en lui enseignant que par ses actes il peut favoriser sa croissance physique et intellectuelle, sa future vie d'adulte ou, *a contrario,* compromettre irréversiblement son avenir. Par exemple une attitude vicieuse quand il travaille à son bureau ou quand il joue peut entraîner une déformation de la colonne vertébrale dont il risque de souffrir toute sa vie. A la notion généreuse mais trompeuse de droit à la santé se substitue ainsi dans l'esprit des enfants celle de devoirs envers son propre organisme, car les dommages subis s'accumulent et le capital santé s'épuise. De plus, l'estime de soi, le respect de son propre corps habitue l'enfant à respecter celui d'autrui alors que l'oubli de ce respect conduit aux violences physiques ou sexuelles envers les autres. L'enquête de l'INSERM montre que ce sont souvent les mêmes qui sont les auteurs et les victimes de violences physiques et sexuelles.

L'expérience internationale enseigne que l'éducation sanitaire, pour être efficace, doit se conformer à certaines exigences. Elle ne doit pas être basée sur la peur mais sur des aspects positifs : le désir de chaque enfant de devenir « grand », d'accélérer sa croissance physique et son épanouissement intellectuel. Le but est de montrer à chaque enfant qu'il tient, dans une large mesure, sa santé entre ses mains. Il faut introduire parmi ses priorités la protection de sa santé face à toutes les agressions potentielles qui la menacent. L'exemple des sportifs dont les performances dépendent du mode de vie peut illustrer ces points. La diminution de la capacité respiratoire chez les fumeurs dès le plus jeune âge montre la nuisance de certaines habitudes ; au contraire, un développement musculaire harmonieux obtenu par l'exercice physique prouve la vertu d'un effort régulier.

L'éducation sanitaire ne doit pas être séparée des autres aspects de l'éducation scolaire ; c'est par petites touches, à l'aide de nombreux exemples, qu'on sensibilise l'enfant, tout en répondant à ses questions et en replaçant celles-ci dans le cadre de ses préoccupations, de son milieu, de son quartier. L'école fait partie de la société et ne doit pas être considérée isolément. Le poids de l'exemple est très grand. Il ne faut pas que les messages provenant de l'école, où l'élève passe en moyenne neuf cents heures par an (contre neuf cent cinquante devant l'écran de télévision), soient contredits par l'usage du tabac par les héros du petit écran. Il est plus nécessaire encore de faire respecter l'interdiction de fumer à l'intérieur des enceintes scolaires, alors que, hélas, la réglementation y est parfois ignorée. L'école promotrice de santé doit s'insérer dans une action cohérente plus vaste : il ne faut pas que les affiches dans les rues, et surtout l'attitude des parents, entrent en conflit avec elle. Une étroite coopération entre enseignants et parents est indispensable. Or le mauvais exemple des parents, leur scepticisme réduisent l'efficacité de l'enseignement scolaire ; un partenariat entre enseignants-parents-médecins scolaires et médecin de famille est une condition essentielle d'efficacité. Il est souvent difficile à réaliser. Les médecins de famille ont un rôle majeur à jouer pour faire accepter l'éducation sanitaire par les parents, souvent réticents ; ceux-ci n'ont pas toujours conscience des tentations auxquelles leurs enfants sont soumis ni des risques que leur font courir les conduites à risque. Parents et médias doivent se mobiliser, l'éducation scolaire étant l'un des éléments d'une stratégie plus vaste visant à protéger l'enfant contre les influences néfastes et à renforcer ses défenses contre les comportements à risque. L'exemple de la publicité en faveur de l'alcool et celui des ruses des pourvoyeurs de drogue peut leur enseigner, si l'on donne des explications utiles, comment on manipule les esprits pour faire contracter des habitudes nocives dont les adolescents risquent de ne plus pouvoir se débarrasser. La formation sanitaire développe ainsi le sens critique, apprend qu'une information biaisée interfère avec la liberté, qu'une vigilance constante est nécessaire pour éviter l'asservissement à une habitude dangereuse pour la santé. Elle devient ainsi une véritable formation civique.

L'expérience des pays étrangers montre que l'éducation sanitaire doit être assurée par le maître et intégrée dans son activité. Toute personne étrangère à la classe, ou qui n'y passe que quelques heures, ne peut pas pénétrer dans son intimité, et son impact sera moindre. Les médecins n'interviennent qu'indirectement mais leur rôle peut s'avérer crucial. D'abord pour sensibiliser et informer les enseignants ; les médecins scolaires pourraient exceller dans cette tâche. La formation des maîtres est un immense objectif car il faut toucher plusieurs centaines de milliers d'enseignants. Le corps médical peut y jouer un rôle essentiel au niveau des instituts de formation des maîtres, mais aussi au cours du recyclage des enseignants. Le ministère de l'Éducation nationale, conformément aux décisions européennes, a, depuis 1990, lancé des études pilotes. Il faut les évaluer, les généraliser et surtout institutionnaliser cet enseignement avec des modalités diverses selon l'âge. Plus l'enfant est jeune, plus son esprit est ouvert ; à la puberté d'autres préoccupations (être admis dans les bandes de copains, intéresser l'autre sexe, se faire remarquer...) prendront plus d'importance que la santé ou même la vie. L'éducation à la santé, comme les autres éducations, doit se poursuivre tout au long de la scolarité. Elle constitue un tout qu'il ne faut pas découper en tranches (la drogue, le sida...). Il faut laisser se développer les initiatives tout en définissant clairement les objectifs.

Dans la première partie de ce chapitre nous avons vu le poids grandissant des problèmes mentaux sur l'état sanitaire. La seconde partie montre qu'à côté de la prophylaxie mentale, la médecine préventive et prédictive a acquis une place croissante. L'une des tendances profondes de la médecine en cette fin de XXe siècle est d'aborder l'homme dans sa totalité. Après l'indispensable réductionnisme des siècles antérieurs, l'heure est venue d'une approche plus globale de l'homme dans son unicité, somatique et psychique, et à la fois comme membre d'une collectivité et comme être unique. L'exemple de l'alcoolisme illustre la nécessité d'une stratégie globale à l'échelle du pays. Celui du tabac montre que l'ensemble de l'Union européenne est concerné et souligne l'intérêt d'une approche internationale. Avec les drogues illicites celle-ci devient indispensable et un pays isolé aura du mal à les combattre efficacement. Les plus grandes causes de mortalité prématurée sont, dans notre société, liées aux diverses expressions de ce malaise psychique qui a pris l'importance qu'avaient autrefois les maladies infectieuses ; les moyens employés pour lutter paraissent aujourd'hui dérisoires par rapport à la gravité de la situation. La résignation, le fatalisme prévalent dans certains milieux, tandis que chez d'autres toute initiative est paralysée par la peur d'apparaître moralisateur, intolérant, attentatoire aux libertés individuelles et hostile à ce qui fait les petits plaisirs de la vie. Tel est, à vrai dire, l'axe de la propagande des trafiquants de tabac et de drogues, dont les gigantesques moyens sont, dans les faits, unis dans un même combat. Il ne faut pas se laisser fasciner par cet argument. Lutter contre une drogue, licite ou illicite, n'est pas diminuer la quantité de bonheur de la société ; si l'on considère la somme des souffrances qu'elles causent, c'est au contraire contribuer à l'accroissement du bonheur. Mettre un frein à la publicité ayant pour objet d'imposer dans le subconscient des jeunes les drogues licites, lutter contre la distribution de drogues illicites à la porte des collèges afin d'appâter les jeunes et de les rendre esclaves est combattre pour la dignité et la liberté. Sans se laisser arrêter par les modes et les préjugés, il faut chercher par des études rigoureuses les causes du désarroi des jeunes et, derrière les critiques légitimes que l'on peut faire à la société, examiner celles que l'on peut faire aux individus. Le rôle des médecins n'est pas de réformer la société ni de prêcher ; il est d'identifier les sources de comportements contraires à la santé, puis d'aider à promouvoir une stratégie globale contre le mal-être des jeunes, les drogues licites et illicites, alliant l'éducation des parents à la formation des enseignants et au soutien aux jeunes en difficulté, associant la lutte contre les échecs scolaires et le désœuvrement des jeunes à la mise en place de structures capables de pallier la carence de parents dépassés, la moindre présence des mères accaparées par leur travail, la fragilisation des structures familiales. L'angoisse des jeunes devant la vie traduit un trouble de la société contemporaine. « Sache que les hommes sont ce qu'est leur époque », dit Shakespeare dans *Le Roi Lear*. Mais l'interaction entre les hommes et leur époque n'est pas à sens unique, l'histoire montre que quelques hommes résolus peuvent changer le cours des choses. Il faut chercher comment réinsuffler aux adolescents le goût de la vie qui seul peut donner le courage d'affronter la perspective de la vieillesse et du néant. L'expérience suggère qu'il n'y a que peu de recettes capables d'y parvenir. L'une des plus simples semble être de donner à chacun confiance en l'utilité de son action, ce qui passe souvent par le goût du travail, le sens de l'effort, l'amour du prochain, la création d'une famille. Marx disait que la religion est l'opium du peuple ; la lutte contre l'opium a peut-être besoin d'une religion. « Pour que Pascal supportât la vie, il était nécessaire qu'il crût », observait André Suarès. Bien d'autres aujourd'hui sont dans ce cas, la montée des intégrismes et des sectes ne l'indique que trop bien ; offrons-leur des croyances qui, tout en leur permettant de se dépasser, de se sentir bien dans une communauté, les épanouissent, les rendent attentifs aux problèmes des autres et non inquiets ou haineux.

Ainsi le médecin, malgré les réticences qu'il éprouve devant ce qui pourrait paraître un sermon, est contraint de se poser des questions fondamentales sur la société française et la civilisation occidentale. L'adage latin *Mens sana in corpore sano* disait que pour avoir un esprit sain, il fallait un corps sain. On pourrait aujourd'hui inverser la proposition. A l'heure où les fléaux sanitaires sont le tabac, l'alcool, les imprudences sur la route, la drogue, le sida, le véritable problème est qu'il ne peut plus y avoir de corps sain sans esprit sain et que pour avoir un esprit sain il faut une raison de vivre.

CHAPITRE IX

QUO VADIS ? [1]

> *Les véritables bouleversements historiques ne sont pas ceux qui nous étonnent par leur grandeur et leur violence. Les seuls changements importants, ceux d'où le renouvellement des civilisations découle, s'opèrent dans les opinions, les conceptions et les croyances. Les événements mémorables sont les effets visibles des invisibles changements des sentiments des hommes.*
>
> G. Le Bon, *Psychologie des foules.*
>
> *L'homme ne peut pas prédire l'avenir, il l'invente.*
> D. Gabor (prix Nobel de physique).

L'image qui ressort de cet essai sur les cheminements de la pensée médicale est très contrastée. Néanmoins quelques idées-forces s'en dégagent. La première est qu'après bien des méandres, la seconde moitié du XXe siècle a vu se réaliser le rêve d'Hippocrate et des médecins d'Alexandrie du IIIe siècle avant J.-C. : une médecine libérée des mythes et des superstitions, fondée sur la raison et le savoir. Après s'être longtemps fourvoyée en des spéculations sans fondements, la pensée médicale est, à partir de la Renaissance, inspirée chez les plus novateurs par la méthodologie technique et scientifique. La science est l'assise de la médecine, même si la démarche du médecin diffère profondément de celle du scientifique.

Encore fallait-il, pour que naisse la médecine moderne, qu'elle trouve sa propre méthodologie. Celle-ci est venue, au début du

---

1. « Où vas-tu ? » (Nouveau Testament).

XIXe siècle, de l'étude anatomique des malades puis, à partir du milieu du XIXe, de la biologie. Les progrès furent dès lors rapides, puis fulgurants dans la seconde moitié du XXe siècle. Depuis un demi-siècle la pensée médicale, les conditions d'exercice de la médecine ont davantage changé qu'elles ne l'avaient fait au cours des trois siècles précédents.

Mais, et c'est là le deuxième constat, si ces avancées permettent de guérir une proportion grandissante de malades, elles laissent nos contemporains insatisfaits : les attentes croissent plus rapidement que les résultats. Le complet bien-être physique et mental, objectif qui a été fixé, ne peut pas être atteint ; la solution de chaque problème suscite de nouvelles demandes, des espoirs qu'il faut tenter de satisfaire mais qui ne pourront jamais l'être totalement. La guérison des maladies infectieuses a prolongé la durée de vie, mais cela a entraîné une augmentation de la fréquence des maladies dégénératives, notamment des cancers ; les maladies liées à l'usure physique ont été retardées grâce au progrès matériel, mais l'accroissement du confort a augmenté les désordres psychologiques liés au mode de vie. L'homme reste mortel, le vieillissement s'accompagne d'une morbidité de plus en plus lourde et la quête de la santé ne peut pas avoir de fin. Elle ne s'apparente cependant pas à la poursuite d'un mirage, mais plutôt à une ascension difficile. De loin le sommet se dessine dans le ciel et l'on pressent ce qu'il faudrait faire pour y parvenir, mais pendant l'escalade, derrière chaque crête surgit une nouvelle crête, à peine a-t-on franchi une paroi qu'il en apparaît une autre et, le nez sur la pente, il est difficile de discerner la voie qui mène au sommet. On avance, on rebrousse chemin, on explore une nouvelle piste. Le progrès est lent mais il est perceptible. En cette fin de XXe siècle, l'objectif n'est plus tant de prolonger l'existence que d'éviter les morts prématurées et d'améliorer la qualité de vie, ce qui passe par la prise en compte des facteurs psychologiques, tâche pleine d'embûches.

Un discours triomphaliste ne serait donc pas de mise en raison des difficultés qui ont surgi et qui sont souvent le fruit amer des victoires. Ainsi l'acharnement thérapeutique résulte-t-il d'une croyance excessive dans les possibilités de la médecine. On sait mieux guérir les corps, aussi les « plaies de l'âme » reviennent-elles au premier plan. Quand l'efficacité des traitements était médiocre, on agissait surtout sur la composante mentale qui est présente dans toutes les maladies mais qui a été négligée au moment des succès remportés sur leur aspect organique.

La troisième idée-force qui ressort de cet essai est la grande influence des idées, des mentalités sur la démarche médicale et l'exercice de la médecine. L'influence de la science est évidente mais celle de la religion, celle de la philosophie et plus généralement de l'ambiance intellectuelle et sociale ne sont pas moins puissantes. On l'a vu au XVIIIe siècle, on le constate plus encore aujourd'hui, à la fois dans les critiques portées contre la médecine et dans l'émergence de nouvelles maladies, le rôle du contexte psychologique et les attitudes du malade et du médecin sont prédominants. La médecine est de plus en plus scientifique mais, parallèlement, s'adresse à des personnes souffrantes : elle est tenue d'accorder un intérêt croissant aux facteurs subjectifs, puisque ceux-ci conditionnent les actes et les sentiments non seulement des malades mais de la société.

Une des sources de la grandeur et de l'efficacité de la médecine au début du XIXe siècle avait été l'analyse des liens étroits qui liaient la misère à la maladie et, inversement aussi, la maladie à la misère. Dans le monde contemporain le mal-être est facteur d'addiction aux drogues et de maladies ; le médecin dans sa lutte pour la santé ne peut pas s'en désintéresser, mais jusqu'où peut-il, doit-il aller ?

La prévention des maladies fondée sur l'hygiène collective est aujourd'hui insuffisante. Les menaces qui pèsent sur la santé de la population ne sont plus dues aux impuretés microbiennes et chimiques présentes dans l'eau ou les aliments, mais aux comportements individuels devenus la première cause de mort prématurée. Il était donc dans la logique de la prévention que le médecin s'attaquât à ceux-ci, s'exposant à l'accusation d'immixtion dans la vie privée, non seulement de ses patients mais aussi des bien-portants, suscitant la crainte d'un ordre médico-moral. L'information devenant une arme essentielle, le médecin sort de son cabinet pour s'exposer à la une des médias, avec les risques de dérive que cela comporte.

Parallèlement, la contestation du « pouvoir médical » et les contraintes parfois contradictoires de la bioéthique obligent les médecins à s'interroger sur le sens de leur action ; réflexion salutaire face à la crise provoquée par l'expansion des connaissances, l'accroissement des dépenses de santé, le passage des soins à la prévention, et l'élargissement progressif de la fonction médicale.

Dans l'introduction nous nous interrogions sur les racines des triomphes médicaux et celles des problèmes actuels. On peut maintenant y revenir à la lumière des chapitres précédents.

L'ÉPANOUISSEMENT DE LA PENSÉE MÉDICALE

Depuis quatre siècles la principale source de progrès a été la rigueur croissante du raisonnement sous l'influence de la science, à la fois modèle et guide. Il nous est apparu aussi que l'histoire de la pensée médicale ne pouvait être dissociée de celle des mentalités. La naissance de la médecine nécessitait une révolution intellectuelle qui a débuté quand on a cessé de penser que la maladie était une punition. Ultérieurement, tant qu'on a cru que le corps humain et la maladie avaient été créés par un esprit semblable au nôtre, il était logique d'espérer les déchiffrer par la seule réflexion. Une vision anthropocentrique du monde impliquait la primauté du raisonnement. A partir du XVIIe siècle, les tentatives pour vérifier l'adéquation entre une construction logique et le réel montre qu'on s'interroge sur la validité de ce postulat ; l'homme ne se pose plus au centre du monde mais en observateur extérieur à lui. C'est une rupture épistémologique qui, fondée sur l'humilité, parvient à l'efficacité.

Au début du XVIIe siècle les travaux de Galilée, le *Discours de la méthode* de Descartes et la découverte de la circulation du sang par William Harvey procèdent de ce même courant de pensée. Du milieu du XVIe à la fin du XIXe siècle, nous avons suivi le développement parallèle de la pensée médicale et de ce qui fait la grandeur de la civilisation occidentale : la curiosité, le goût de l'innovation, le refus des spéculations intellectuelles qui ne sont pas sous-tendues par des observations ou des expériences, le rejet d'abord prudent, ensuite de plus en plus catégorique, de l'autorité des Anciens — Aristote et Hippocrate — puis, quand l'audace se fait plus grande encore, de la vérité révélée : la religion, la Bible sont alors remises en question. Plus tard, les données immédiates des sens, l'apparence du monde dans lequel nous vivons, par exemple l'espace à trois dimensions, sont elles-mêmes contestées. Des observations des premiers grands navigateurs, au XVᵉ siècle, qui mettent en défaut les dires des Anciens, à la théorie de la relativité d'Einstein, au début du XXᵉ siècle, des premières dissections anatomiques pour vérifier les descriptions de Galien à la biologie moléculaire de la seconde moitié du XXᵉ, tout s'enchaîne logiquement. La hardiesse sans cesse grandissante des constructions scientifiques est justifiée par l'accroissement de leur efficacité opérationnelle.

Les progrès de l'esprit critique et le développement scientifique et technique sont simultanés. Préparé par l'effort de réflexion de la scolastique du bas Moyen Age, on observe dès les premiers écrits des ingénieurs et des artistes de la Renaissance, tels Léonard de Vinci ou Galilée, une même volonté d'affranchissement vis-à-vis de l'obscurantisme et des idées reçues. L'alliance de l'observation, de la conceptualisation et de l'expérimentation devient si efficace que le rythme des avancées de la science et de la médecine s'accélère.

A la fin du XVIIIᵉ siècle, sous l'influence de la science et des philosophes, la démarche intellectuelle change. Si les médecins tentent de classer les maladies et commencent à lutter victorieusement contre les épidémies, ils le doivent à Copernic, Galilée et Newton, mais aussi à Descartes, à Condillac et aux Encyclopédistes. Les racines culturelles de cette évolution sont soulignées par les retours en arrière ; la progression pendant ces siècles n'est ni continue ni irréversible. Le procès de Galilée, la Contre-Réforme stérilisent la réflexion scientifique en Italie et en Espagne pendant plus de deux siècles ; Hitler, avec ses autodafés de livres, sinistre écho de l'incendie de la bibliothèque d'Alexandrie quinze siècles auparavant, assassine pour plusieurs décennies l'université allemande qui était la première au monde ; Staline, sous l'influence de Lyssenko, fait basculer dans le néant la génétique puis la biologie et la médecine russes. La tentation du totalitarisme est présente à toutes les époques ; sous une forme différente elle demeure aujourd'hui et il faut, par exemple, éviter que, sous le masque de l'anticonformisme, le conformisme ambiant ne gêne par des idées préconçues et des tabous la recherche des causes familiales et sociales du mal-être des adolescents.

Les scientifiques et les philosophes capables d'innovation sont en petit nombre (ils sont d'ailleurs souvent les deux, tels Descartes et Leibniz) : quelques dizaines au XVᵉ siècle, quelques centaines à la fin du XVIIIᵉ siècle. Ils sont d'une prodigieuse activité intellectuelle, abordent librement tous les domaines de la pensée, correspondent activement, s'envoient ce que nous appellerions aujourd'hui des tirés à part, polémiquent entre eux, revendiquent leur antériorité et éventuellement s'accusent de plagiat (comme Newton et Leibniz au sujet du calcul infinitésimal) avec une virulence tout aussi grande qu'aujourd'hui. Bref, ils constituent déjà une communauté scientifique qui a, par l'intermédiaire des penseurs, des salons, des gazettes, une influence décisive sur le cours de la civilisation. Il est instructif à cet égard que ce soit Voltaire qui ait traduit en français les *Principes* de Newton. Savants et philosophes œuvrent contre l'opinion du plus grand nombre et leurs idées sont d'abord considérées avec suspicion. La quasi-totalité de la population ignore ou accepte mal les innovations, et celles-ci provoquent des peurs fantasmatiques et des réactions de rejet qui ont ponctué toute l'histoire de la science : des révoltes des artisans contre les premiers métiers à tisser au refus du chemin de fer, du tout-à-l'égout, de l'énergie atomique ou, dans le monde médical, à celui de la vaccination, de la psychanalyse et aujourd'hui de la méthadone comme moyen d'éviter la propagation du sida par les toxicomanes.

Dans le sillage de la physique, de la chimie, puis de la physiopathologie, la médecine depuis deux siècles a progressé, entraînée par l'élan scientifique, et une foi profonde dans le progrès humain. A travers les textes médicaux du XVe au XIXe siècle, on suit l'émergence d'une pensée médicale de plus en plus rigoureuse, un respect croissant des faits. Dans les textes des « grands », le raisonnement est de plus en plus ferme, « positiviste » pour reprendre le terme d'Auguste Comte, ce qui témoigne de l'influence de l'évolution des idées sur l'exercice de la médecine. Dès le XVIe siècle, Vésale et quelques autres commencent à discuter les Anciens : au XVIIe siècle, Harvey comme Galilée substituent au *pourquoi* métaphysique la question scientifique du *comment*. Plus tard, l'introduction de la méthode anatomoclinique résulte de la désacralisation du cadavre, liée elle-même à l'affaiblissement des tabous religieux, et à la réintégration de la mort dans le champ de la vie terrestre et même à son point focal. Après une longue phase de maturation intellectuelle, qui a débuté à la Renaissance, la médecine moderne naît au début du XIXe siècle, quand la confrontation des symptômes observés chez le malade avec les lésions constatées à l'autopsie donne des fondements à la clinique. Celle-ci a ainsi suivi et non précédé la démarche anatomoclinique, elle-même directement inspirée par le succès des sciences. Grâce aux autopsies les maladies deviennent enfin des entités bien définies. Pour chaque d'elles une approche efficace et le recours aux modèles animaux sont possibles.

Les agents du progrès tout au long de ces périodes ont été d'abord la puissance croissante de la méthodologie pour rechercher derrière les singularités des patients ce qui permet de les réunir en groupes homogènes, mais aussi l'ouverture vers les autres disciplines scientifiques. Inversement, les freins ont été l'irrationalité, le corporatisme, le conservatisme, la trop grande confiance en un raisonnement théorique et l'insuffisance d'esprit critique, seul capable de s'opposer à la tentation d'un passage trop rapide de l'intuition à l'action.

L'influence des courants d'idées sur la médecine se poursuit au XIXe siècle. Ainsi, les deux avancées cruciales résultent de la convergence de la réflexion philosophique avec les connaissances scientifiques sur ce qui constitue l'essence de la vie. D'une part, le vitalisme venu de l'Antiquité, défendu en Allemagne puis encore par Bichat au début du XIXe siècle, est rejeté. Cela crée un vide, qui est comblé par le postulat selon lequel les lois physiques et chimiques qui s'appliquent à la matière inanimée sont valables pour la matière vivante. Les chimistes et les biologistes du début du XIXe siècle [1] ont pour objectif de ramener les phénomènes de la vie au jeu de ces lois, ils s'attellent à la démonstration de ce postulat et en font l'assise de la physiologie puis de la médecine expérimentale. L'autre courant est issu d'une méditation sur les origines de la vie qui surgit au cours du XVIIIe siècle, quand on commence à prendre ses distances avec la Bible, considérée comme un récit symbolique et non historique. Stimulé par les découvertes paléontologiques, ce courant prend sa force avec Lamarck, et surtout Darwin qui remet en cause le dogme de la fixité des espèces. Parallèlement à la polémique religieuse et philosophique provoquée par les thèses sur l'évolution en naît une autre, sur la génération spontanée des êtres vivants qui est, elle, accessible à la recherche expérimentale. Pasteur met vingt ans pour démontrer son inexistence à une communauté

---

1. Citons notamment Magendie (sous l'influence de Lavoisier) et ses disciples : Claude Bernard et les physiopathologistes allemands, de Liebig à Du Bois-Reymond.

médicale restée longtemps sceptique : un organisme vivant ne peut naître que d'un autre organisme vivant, extrêmement voisin. Dans ce cadre conceptuel la microbiologie et la génétique peuvent s'épanouir. C'est le prodigieux essor de la médecine qui, de la fin du XIXe siècle au début du XXe, transformera la condition humaine et la vie quotidienne.

Nouvelle rupture épistémologique au milieu du XXe siècle, issue de la Seconde Guerre mondiale, avec le passage de la médecine anatomoclinique à la biomédecine et l'entrée triomphale en clinique du nombre, grâce aux méthodes biostatistiques et de la biologie cellulaire. Le départ vers les États-Unis de savants fuyant l'Europe centrale dominée par les nazis a un rôle voisin de celui des érudits abandonnant au XVe siècle Byzance, menacée par les Turcs, pour aller féconder l'Italie du Nord. Le monde libre est alors engagé dans une lutte à mort contre le nazisme et ses alliés. Ceux qui participent à ce combat ont le sentiment que c'est celui de la lumière contre l'ombre, de la raison contre les forces obscures d'une idéologie fondée sur les instincts les plus primitifs, la supériorité d'une race, le culte de la force brutale ; ils misent sur la science pour remporter la victoire car ils croient en elle.

A partir de 1945 les connaissances médicales se développent à une rapidité stupéfiante. Dans la première moitié du siècle on ne disposait que d'un petit nombre de médicaments efficaces, la pathogénie et l'étiologie de la plupart des maladies étaient inconnues, les examens biologiques disponibles restaient sommaires, et pour l'essentiel les diagnostics et le choix des traitements reposaient sur le flair clinique du médecin. En quelques décennies la situation se transforme. La biologie devient capable d'explorer les mécanismes les plus intimes de la matière vivante, d'abord au niveau des organismes simples (bactéries, algues, levures), puis des cellules de mammifères en cultures de tissu et enfin des organismes vivants. Ses progrès permettent alors d'analyser les mécanismes physiopathologiques des maladies, tandis que l'épidémiologie en établit les causes. Parallèlement, le chirurgien devient capable de prouesses inouïes, les méthodes d'exploration médicale avec l'imagerie, l'exploration fonctionnelle atteignent une sensibilité et une précision jusque-là inconcevables. Une thérapeutique efficace est disponible pour la plupart des maladies. Dès qu'il soupçonne un diagnostic, le médecin dispose de méthodes qui permettent de l'affirmer ou de le rejeter. Quand un nouveau traitement est proposé, les essais thérapeutiques déterminent avec rigueur s'il est ou non supérieur au traitement classique. Partout le nombre, les résultats des dosages, l'analyse objective des données se substituent à la subjectivité. Au début du siècle en France l'espérance de vie était de 44 ans, elle est aujourd'hui de 78 ans ; la durée et la qualité de la vie continuent à s'allonger régulièrement. Les nonagénaires étaient rarissimes, ils sont devenus nombreux ; un centenaire était une curiosité qu'un président de la République en déplacement venait saluer, aujourd'hui il y en a plusieurs milliers en France. Les victoires sur la plupart des pathologies sont acquises ou paraissent vraisemblables dans un délai relativement court.

Mais entre-temps les mentalités ont changé. Après l'euphorie de la victoire et de la reconstruction, est venue l'heure de la honte. Les récits sur les camps de concentration font douter de l'homme. On accuse la technologie puisque celle-ci a été utilisée à des fins inacceptables, en oubliant que depuis l'aube de l'humanité c'est, comme le dit la Bible, avec le même acier « que l'on forge la lame des glaives et le soc des charrues ». On critique la science parce qu'elle a été invoquée par les idéologies qui ont failli détruire la civilisation, alors que la science est justement le contraire d'une idéologie puisqu'elle se bâtit non sur des raisonnements mais sur des faits. L'idée même de progrès est remise en cause. L'histoire psychologique de l'énergie atomique est à cet égard symptomatique. En 1945, la bombe d'Hiroshima avait provoqué chez les Alliés une explosion de joie : non seulement la guerre était finie mais la vie de centaines de milliers de soldats alliés épargnée ; les journaux sont alors pleins des promesses de l'atome avec la perspective d'une énergie inépuisable et bon marché. Dix ans après, le sentiment de culpabilité lié aux victimes des bombes, la hantise d'une guerre atomique, les craintes mythiques autour de l'atome civil témoignent que la peur de l'innovation a pris le pas sur l'espoir de progrès. Vingt ans encore et ce pessimisme s'étend jusqu'à atteindre la médecine.

Si la médecine tant louée il y a quelques décennies est aujourd'hui remise en cause, ce n'est pas parce qu'elle a changé (son efficacité et son humanité se sont au contraire énormément accrues) mais parce que l'ambiance culturelle a évolué. Cela ne signifie pas que la médecine soit au-dessus de tout soupçon ; un discours apologétique n'est plus de mise, une autocritique et une réflexion sont d'autant plus nécessaires que les objectifs ne sont plus les mêmes. Comme l'a souligné le président du Conseil de l'ordre [1] : « Le médecin devra continuer de soigner mais il doit aussi avoir le souci de maintenir pour ses patients un bon équilibre physique et mental [...] depuis la conception jusqu'à la fin de la vie. Le médecin sera de plus en plus confronté aux grands drames provoqués par le chômage, la pauvreté, la toxicomanie, l'exclusion et la progression dramatique des contaminations virales et de leurs conséquences familiales et sociales. » Devant une tâche aussi vaste et à laquelle il n'a pas été préparé, il est normal que des difficultés se fassent jour ; il faut aussi veiller à ce que, dans ce rôle social qui est nouveau pour lui, le médecin n'oublie pas la rigueur du raisonnement scientifique, aussi indispensable que devant un problème médical classique.

L'absence d'instruction apparaît aujourd'hui le principal facteur favorisant la maladie, non seulement dans les pays en voie de développement mais même dans nos pays industrialisés. Malgré des différences de niveau très importantes, il existe dans tous les pays une corrélation entre la mortalité infantile et le niveau d'éducation des parents, en particulier de la mère. L'accroissement de la morbidité et de la mortalité dans les pays de l'Europe de l'Est et de l'ex-URSS depuis la fin des années soixante démontre dramatiquement l'influence du contexte psychologique et social sur la santé d'un pays. De nombreuses affections ne sont que le reflet, ou la conséquence, du malaise de notre civilisation.

LES PROBLÈMES PSYCHOLOGIQUES ET LES RACINES DE LA CRISE ACTUELLE

Au cours de sa longue histoire la médecine a rencontré trois ordres d'obstacles : en premier lieu l'insuffisance des connaissances médicales et scientifiques et les déficiences des méthodologies propres à les acquérir ; ensuite les difficultés psychologiques et enfin les problèmes sociaux. En cette fin de XXe siècle, la méthodologie

---

1. Bernard Glorion, « Les Nouveaux Enjeux de la médecine », *Bulletin de l'Ordre des médecins*, avril 1994.

biomédicale est capable d'affronter la plupart des maladies mais elle bute sur trois problèmes essentiels : l'hérédité et les prédispositions génétiques, le vieillissement et les maladies de la sénescence, les désordres mentaux et les relations entre l'esprit et le corps. Le premier problème suscite la tentation d'une manipulation du génome ; celle-ci est déjà mise en pratique sur les cellules du soma, mais au niveau des cellules germinales elle est difficile à concilier avec le respect de la diversité des individus et l'obligation d'éviter toute dérive eugénique. Cependant, des solutions se profilent, les interdits éthiques, ou au moins certains d'entre eux, peuvent être surmontés grâce à l'avancée des connaissances. Pour le deuxième problème, on se heurte à un obstacle biologique fondamental car la mort est programmée dans le génome des cellules de toutes les espèces vivantes. Il n'est actuellement pas concevable de prolonger une vie digne au-delà de 100 à 110 ans, mais l'on peut réduire les conséquences du vieillissement. Enfin, concernant les troubles mentaux, de grands progrès ont été faits, mais les connaissances sont encore trop parcellaires, tant pour les neurosciences qu'en psychopathologie, pour permettre une approche cohérente. De plus la méthodologie utilisée n'est pas satisfaisante ; en médecine psychosomatique comme en psychiatrie, on sait mal comment passer d'une collection de cas individuels à des conclusions générales. Résoudre ces trois problèmes sera le défi que la médecine du XXIe siècle aura à affronter ; elle y parviendra mais, contrairement à ce que l'on pense parfois, les progrès risquent d'être lents et difficiles. Les exemples du cancer et du sida, où toutes les connaissances requises pour de nouvelles percées paraissent réunies et où cependant les progrès ne se font que pas à pas, montrent qu'il ne faut pas sous-estimer les difficultés. Mais, même quand celles-ci seront vaincues, les problèmes psychologiques demeureront. Ils ne pourront être surmontés que par l'éducation.

La défiance qui se manifeste aujourd'hui vis-à-vis de la médecine a déjà été observée lors des phases de transition qui sont des périodes d'hésitation et de doute. Au XVIIe siècle, au moment où naît la science et où la circulation du sang est découverte, l'élite n'accepte plus le conservatisme de la Faculté symbolisé par le Diafoirus de Molière. A la Révolution, peu avant que naisse la médecine moderne, on supprime le diplôme de docteur en médecine tant il est contesté et chacun devient libre de l'exercer, ce qui entraîne des catastrophes. La médecine est devenue scientifique il y a cinquante ans, sociale depuis dix ans ; nous vivons une période de changements rapides pendant laquelle les adaptations sont difficiles. Les attaques actuelles contre la médecine doivent donc être relativisées. Plusieurs ordres de facteurs contribuent à les expliquer.

D'abord ceux qui sont la rançon des progrès accomplis. Ceux-ci ont été si grands qu'ils ont fait naître des espoirs excessifs, il en a résulté une déception liée à l'écart entre les attentes et la réalité. Plus on guérit de maladies, plus on reproche à la médecine de ne pas les vaincre toutes et plus celles qui persistent semblent inacceptables. A l'époque où six enfants sur dix mouraient avant l'adolescence, la mort d'un nouveau-né méritait à peine mention (voir par exemple les lettres de la marquise de Sévigné) ; aujourd'hui elle est vécue dramatiquement, en raison même de sa rareté. Pour le public le sida est le symbole de l'échec, or dans l'histoire de la médecine la rapidité avec laquelle cette maladie a été identifiée et ses causes élucidées restera comme un de ses succès. Certes les travaux sur la vaccination et le traitement piétinent depuis dix ans, mais le problème est ardu et à terme il faut rester optimiste, les difficultés sont grandes mais non insurmontables. Personne n'a reproché aux physiciens de ne pas avoir progressé pendant plusieurs décennies sur des sujets comme la fusion atomique contrôlée ou les particules élémentaires ; on se félicitait au contraire des progrès effectués, même s'ils étaient lents. On voudrait que les énigmes médicales les plus complexes soient immédiatement résolues car le monde contemporain n'accepte plus les maladies, la sénescence et la mort. Il faut lui enseigner la puissance, mais aussi les difficultés de la démarche scientifique. Le scientifique tâtonne, il a du mal à progresser, mais néanmoins il avance. Entre la découverte des germes bactériens par Pasteur et les antibiotiques il s'est écoulé soixante ans, soixante-cinq ans entre la découverte des rayons X et celle du scanner ; entre la découverte de l'électron par J. J. Thomson en 1897 et l'essor de l'électronique il s'est écoulé un demi-siècle, un demi-siècle aussi entre la découverte de la radioactivité et la première pile atomique en 1942, puis la bombe qui met fin à la guerre en 1945. Les mécanismes du cancer ont été compris en 1980, le virus du sida découvert en 1984, restons confiants tout en mesurant la difficulté de la tâche.

La victoire sur la maladie nécessite souvent des traitements qui laissent le malade mutilé, amoindri. Le malade trouve normal, sur l'instant, le prix à payer pour la guérison mais oublie ensuite sa légitimité. De nombreux traitements peuvent être à l'origine de complications tardives, il faut alors surveiller le patient guéri, d'abord pour lui-même afin de pouvoir éventuellement agir précocement, mais aussi afin de mieux soigner les futurs malades. Cette contrainte entretient une atmosphère anxieuse et donne à l'ancien malade l'impression que la médecine, envers laquelle il était initialement plein de reconnaissance, ne le laissera jamais en paix.

Plus fondamentalement l'opinion, même celle des milieux cultivés, admet mal que l'allongement de la durée de vie ait inéluctablement pour conséquence une plus grande vulnérabilité de la population. Sans l'accroissement de l'efficacité de la médecine et de l'hygiène depuis un demi-siècle, un tiers des Français actuellement vivants, les plus fragiles, les plus âgés, seraient morts. Ils vivent mais se défendent moins bien contre la maladie, nous le voyons par exemple à propos des infections opportunistes. De plus, si le vieillissement est plus lent, il n'est pas stoppé ; ainsi, un homme de 45 ans, abusé par sa forme physique, croit qu'il peut agir comme s'il avait 30 ans, au risque de mourir d'un infarctus sur un court de tennis. On assiste sur les routes à un phénomène analogue ; l'introduction de freins plus puissants n'a pas diminué le nombre d'accidents car les conducteurs, se sentant plus sûrs de leur voiture, ont réagi en prenant plus de risques. Il en résulte divers inconvénients. D'abord, pour le médecin, la tentation de la toute-puissance et la difficulté de discerner jusqu'où il est légitime d'aller. La lutte normale pour la prolongation de la vie se transforme alors, du fait de l'obstination du médecin et de la famille qui ressentent l'évolution fatale comme un échec personnel, en un acharnement thérapeutique incompatible avec la dignité du malade et source de grandes souffrances. Cette attitude accentue l'impression d'une médecine déshumanisée qui transgresse ses limites. Or cette critique, en partie justifiée, est formulée à un moment où des efforts sans précédent sont effectués dans ce domaine. Dans les immenses salles des hôpitaux, les malades d'il y a un demi-siècle étaient encore désignés par leur numéro de lit et traités sans égards. Même si on ne leur témoigne pas toujours la considération à laquelle ils ont droit, la situation a profondément évolué ; la familiarité, la condescendance ont disparu. Il y a seulement quelques décennies, les essais de nouveaux traitements étaient souvent effectués sans respect pour les malades, voire à leur insu, les chapitres précédents en ont rapporté bien des exemples tel celui de la psychochirurgie. De plus les essais effectués dans ces conditions ne fournissaient aucune certitude et aboutissaient souvent à des pratiques médicales inefficaces ou même regrettables. L'éthique médicale est née, elle impose ses règles fondées sur la dignité de la personne humaine et la rigueur scientifique.

Enfin certains médecins, par goût de la notoriété ou appétit de lucre, contribuent à une vision erronée de la médecine, soit en annonçant des progrès imminents qui ne surviennent pas, soit en laissant croire à la possibilité de l'éternelle jeunesse (voir par exemple le traitement de la ménopause), soit en manifestant une confiance excessive dans la technique. Il en résulte l'utopie stupide et dangereuse du droit à la santé qui accroît l'insatisfaction de l'opinion et la frustration des médecins puisqu'il est impossible d'y répondre. La société ne peut offrir que le droit aux soins et à l'éducation sanitaire et tenter de compenser l'inégalité foncière d'origine génétique devant la santé par un surcroît de précautions chez les plus fragiles. L'altération de la qualité des relations médecin-malade a aussi d'autres origines. La médecine moderne a commis l'erreur de confondre irrationnel et absurde. Les pulsions venues des profondeurs de notre inconscient ne sont pas soumises à notre raison, elles ne sont pas pour autant négligeables puisqu'elles gouvernent les comportements. De plus, le médecin, enthousiasmé par ses succès sur le soma, a sous-estimé le poids des facteurs psychologiques. Ainsi, récemment encore, il donnait ses instructions au malade sans les lui commenter [1]. Cette attitude paternaliste n'est plus admise. A juste titre, le malade tient non seulement à être informé mais à participer à la prise de décision ; il veut être un partenaire, il refuse le secret dont s'entoure la prise de décision. Or,

---

[1]. En 1960, au cours d'un séjour aux États-Unis, j'étais tombé malade. Un médecin de l'hôpital où je travaillais me prescrivit des pilules. A mes questions sur le contenu, il me répondit : « *It's good for you.* » Même à un confrère on n'expliquait rien.

hélas, face à cette revendication le médecin souvent ne donne pas les explications utiles, soit pour éviter d'inquiéter le malade par des précisions dérangeantes, soit faute de temps. Il est d'ailleurs vraisemblable que cette impression de savoir non partagé avec la collectivité a été l'une des causes des réactions passionnelles du public dans l'affaire du sang contaminé. Si un débat avait été ouvert en 1985, pendant la période critique ou immédiatement après, le retentissement dans l'opinion eût été différent. On en veut à la communauté médicale de son mutisme pendant et après cette affaire, un « silence assourdissant », comme le disait un ministre ; mais on interprète à tort celui-ci comme la manifestation d'un goût pervers pour le secret, ou comme un aveu de culpabilité, alors qu'il correspondait aux hésitations médicales devant une situation complexe, puis à un recul devant un mouvement d'opinion qui semblait irrationnel. Sans la méfiance envers le pouvoir médical apparu depuis deux décennies, dans le cadre d'une remise en cause des décideurs dans tous les domaines, cette attitude n'eût pas été concevable, mais, inversement, l'« affaire » a renforcé la suspicion. A l'avenir, dans les situations critiques — il y en aura inéluctablement —, le corps médical devra faire davantage d'efforts pour expliquer les données du problème et les racines de ses hésitations ou de ses recommandations.

Nos contemporains veulent être protégés contre la maladie, la vieillesse et la mort ; ils exigent beaucoup des médecins, mais en même temps se défient d'eux, acceptant plus mal les échecs, pourtant de moins en moins nombreux, et leur font moins confiance que par le passé, dans le cadre d'une contestation généralisée des élites. Une mauvaise compréhension de la technologie et de la médecine aboutit à un refus ou à une négation du risque, sans mesurer que la problématique de l'acte médical est de choisir entre deux risques (celui de la maladie et celui du traitement ou celui de deux traitements) le plus faible ou le plus lointain. Ainsi, par exemple, les hémophiles, autrefois condamnés à une mort rapide et à qui la transfusion de produits sanguins permet une vie normale, ont méconnu (eux et les médecins qui les conseillaient) le risque inévitable des transfusions itératives. Dix ans après l'introduction salvatrice des facteurs antihémophiles, la médecine et la transfusion sont vouées aux gémonies, pour des erreurs déplorables mais qui ont entraîné, dans les évaluations pessimistes, quelques dizaines de contaminations potentiellement évitables. Tout doit être fait pour réduire les risques mais ceux-ci ne peuvent jamais être exclus. Il faut lutter à la fois pour diminuer le risque et expliquer que l'idée d'un risque nul est non seulement fausse mais trompeuse. L'opinion raisonne en noir et blanc : un produit est cancérogène ou ne l'est pas, tel acte comporte un risque ou est sûr. Le scientifique et le médecin raisonnent en termes quantitatifs : un produit, un traitement, un examen sont plus ou moins dangereux, le risque n'est jamais nul et il faut le comparer à celui qu'impliquent une autre décision, une autre norme. Il ne faut pas rêver d'une solution idéale, éternelle, il faut rechercher un compromis optimal que le progrès des connaissances permettra bientôt d'améliorer.

Un troisième facteur de ressentiment à l'égard de la médecine est son immixtion dans la vie privée, notamment à travers la prévention avec ses préceptes à relent moralisateur : ne fumez pas, buvez modérément, brossez-vous les dents, etc. Les médecins, au lieu de simplement prescrire des traitements, doivent faire renoncer à des habitudes dangereuses, souvent anciennes, pour des bénéfices lointains. Le sujet, qui enfonce sa tête dans le sable, minimise les risques pour ne pas avoir à affronter des décisions pénibles. Or les progrès futurs de la durée et de la qualité de la vie ne s'obtiendront que par des changements de comportement. Les médecins sont écartelés entre leur mission : sauvegarder la santé, et leur crainte de se voir accusés d'altérer les plaisirs de l'existence et d'angoisser les populations. A l'image rassurante du médecin bon vivant, amateur des plaisirs de la table et de la chair, s'est substituée celle d'un homme qui prêche la tempérance et enseigne que les dégâts provoqués par les excès sont peu réparables. On le lui pardonne d'autant moins que le dénigrement de l'« ordre médico-moral » est largement inspiré par les marchands de tabac et d'alcool. De larges couches de la société en sont restées à l'atmosphère permissive des années post-68 et acceptent mal les directives du médecin qui sait que la santé ne s'accommode pas d'accrocs dans les comportements à risque : par exemple qu'il suffit d'« une fois » pour contracter une maladie sexuellement transmissible et que l'usage occasionnel, par cusiosité, d'une drogue peut entraîner une dépendance. Même s'il n'émet que des conseils, le médecin se trouve potentiellement en divorce culturel avec notre époque qui refuse les règles de vie lui paraissant empiéter sur la liberté individuelle ou le droit au plaisir. Alors que l'OMS proclame que la santé est un *bien-être physique et mental* on accuse le pouvoir médical de vouloir, pour atteindre ce but, dicter sa loi aux consciences et instaurer un « ordre » où les déviances, de la délinquance aux mœurs sexuelles « hors normes », seraient psychiatrisées, traitées par des pilules ou des psychothérapies destinées à « normaliser » les comportements. Il n'en est rien, mais le médecin est exposé aux controverses, il n'est plus à l'abri dans son sacerdoce. L'interruption de grossesse, la contraception, etc., en font un acteur social qui suscite l'animosité car, quelle qu'elle soit, son attitude sera jugée inacceptable par les uns ou les autres.

Devant ces attaques, même s'il les trouve injustes, le médecin est tenté de se replier sur l'aspect traditionnel de sa profession, tout en sachant que ce n'est pas sur ce terrain que le combat pour la santé sera gagné ou perdu. La santé se mérite, elle ne s'achète pas avec de l'argent ou une orgie de médicaments, elle se conquiert par des règles de vie.

L'air du temps joue enfin un rôle notable. La société française est nostalgique, traversée par des courants irrationnels ; les tendances individualistes l'emportent sur le sens du collectif, les intérêts particuliers prennent le pas sur ceux de la communauté, le présent sur le futur. Dans le domaine médical ces attitudes se manifestent par exemple par les réticences vis-à-vis des essais thérapeutiques, ou par l'ambiguïté de la lutte contre le sida. Ainsi les inquiétudes du monde actuel pénètrent la médecine, illustrant les liens étroits entre son histoire et celle des idées. De nombreuses maladies ne sont que le reflet du malaise du monde contemporain mais, en retour, la médecine aussi (les théories psychanalytiques, les contraceptifs, etc.) influence les mœurs.

Les réactions de méfiance suscitées par des croyances erronées sur l'origine des maladies ont évolué au cours de ces derniers siècles mais n'ont pas diminué en importance. Depuis l'aube des temps la maladie a été ressentie comme un fléau venu de l'extérieur, punition ou maléfice. Hippocrate et la médecine grecque opposèrent à cette vision la conception d'une origine naturelle des maladies ; mais dès l'effondrement de l'Empire romain, les superstitions antérieures resurgirent et restent vivaces aujourd'hui encore. En témoignent, par exemple, la crédulité vis-à-vis de l'astrologie médicale et les médecines douces, dont la validité est incertaine mais qui sont attrayantes car elles ont été conçues pour répondre aux aspirations du public.

Aux esprits surnaturels, à la vengeance des dieux, s'est substituée depuis la fin du XVIII siècle l'idée que c'est la société qui cause les maladies comme elle pervertit les âmes. J.-J. Rousseau et ceux qui ont développé cette thèse ont tellement influencé les esprits qu'à la Révolution on s'attendait à ce que le retour à une vie saine, « naturelle », fasse disparaître les maladies. Le nouvel avatar de cette utopie est une forme intégriste d'écologisme caractérisée dans son aspect médical par deux accusations : a) la transgression : l'homme n'a pas respecté les lois de la nature, il sera donc châtié, et les maladies dues à l'altération de l'environnement, en particulier la pollution, sont un des aspects de cette punition ; b) la maladie n'est pas naturelle, elle vient des autres, c'est-à-dire de la société. Cette double croyance, qui satisfait le public car elle déculpabilise l'individu, est inexacte et dangereuse. Il est inutile de faire des efforts si la maladie vient des autres, ainsi les fumeurs s'accrochent à l'idée que les cancers sont dus à la pollution atmosphérique. La médecine dérange en démontrant la prééminence de la responsabilité de l'individu.

Le mouvement écologiste est animé par des tendances très diverses : en particulier un souci louable de la qualité sanitaire et une volonté de préserver la valeur esthétique de l'environnement, préoccupation très forte dans tous les pays, dès lors que les besoins primaires sont satisfaits. Mais d'autres courants témoignent de la rémanence d'une peur du futur qui s'est exprimée à toutes les époques et a toujours inspiré un conservatisme stérilisant. Quand le Club de Rome émit l'idée que la croissance optimale était la croissance zéro, cette idée surprenante dans un monde où les deux tiers de l'humanité vivent misérablement et où un cinquième (soit un milliard d'habitants) est sous-alimenté, eut un grand succès, au moins dans les pays nantis. Or cette thèse était construite autour d'une vision alarmiste et discutable des ressources terrestres. Elle a fait long feu, puisque les pays considérés précédemment comme menacés par la famine, telle l'Inde, sont devenus exportateurs de denrées agricoles, tant leur surplus est important malgré l'accroissement rapide de leur population. Mais l'anxiété demeure. Ce pessimisme est encore plus marqué dans une écologie intégriste où la crainte, initialement respectable, des effets nuisibles de l'homme sur son environnement engendre une méfiance castratrice vis-à-vis de la technique (pesticides [1], nucléaire, etc.) et de la science.

Les médecins savent que l'état sanitaire du monde s'améliore lentement et est d'autant meilleur que le niveau d'industrialisation est plus élevé ; ils ne partagent pas cette vision craintive de l'avenir du globe. Comme leur fonction est de lutter contre la maladie et la mort, phénomènes hélas naturels, l'idée que corriger la nature est un acte sacrilège leur paraît incongrue. Le médecin et le jardinier ont appris qu'ils doivent composer avec la nature pour la forcer à se plier à leurs vœux. Le jardinier bêche, bine, arrache les mauvaises herbes, taille, sélectionne les plantes, bouture, greffe ; il contraint la nature mais connaît ses limites. De même le médecin, pour lutter contre la nature, doit connaître ses lois. Comme l'a dit Francis Bacon au XVIIe siècle : « Pour commander à la nature, il faut lui obéir. »

La contribution de l'écologie à l'amélioration de l'environnement est bénéfique en ce qui concerne le recyclage des déchets, l'assainissement des rivières, la surveillance de l'eau et de la pollution atmosphérique. Mais la lutte contre les barrages risque de faciliter les inondations et celle contre le nucléaire a favorisé le charbon, donc le rejet de gaz carbonique et de cancérogènes dans l'air, l'effet de serre et les pluies acides. L'intégrisme écologique a mis sur le même plan des problèmes relativement mineurs (certaines pollutions dont les conséquences sanitaires sont anodines) et ceux qui sont essentiels (la limitation des rejets de gaz carbonique, la préservation des ressources en eau), ce qui a nui à la crédibilité de l'ensemble. Mais, surtout, elle a avivé l'angoisse irrationnelle et a suscité des réticences vis-à-vis de notre civilisation scientifique et technique en mésestimant ce que celle-ci a apporté à l'humanité. Nous

---

1. Au Sri Lanka (Ceylan) il y avait en 1946 2,8 millions de cas de paludisme. Après utilisation intensive de DDT, il y en eut 100 000 en 1961 et 150 en 1964, année où l'on renonça, sous la pression des écologistes, à l'utilisation du DDT ; trois ans plus tard il y en avait 440 000 cas et 1,5 million en 1970. L'évolution a été semblable en Inde (source M. Perutz, *Is Science Necessary ?*, E.P. Dutton, New York, 1989).

constatons en médecine les conséquences néfastes de cette suspicion nouvelle à l'égard de la science et de la technologie.

Le public demeure ambivalent devant les innovations médicales — besoin de croire en des remèdes miracles, donc goût du sensationnel, mais inversement crainte vis-à-vis de ce qui est nouveau, attachement à ce qui est traditionnel. Cette dualité s'observe par exemple en psychiatrie où, à la fois, on accepte volontiers, malgré leurs risques, des médicaments psychotropes pour des troubles mineurs, mais où on répugne à aller consulter un psychologue ou un psychiatre pour un enfant caractériel. Annoncer des catastrophes, prophétiser l'apocalypse a toujours du succès car la peur des nouveautés est instinctive. Mais il serait dangereux de laisser se développer des craintes qui peuvent être destructrices. Il y a un divorce entre le corps médical, dont l'optimisme est chaque jour conforté par l'amélioration de la qualité des soins, et l'opinion qui est inquiète car on lui parle surtout de ce qui va mal. Cette vision étriquée, frileuse de l'avenir handicape déjà le progrès des connaissances et fait oublier que la recherche est indispensable dans un monde dont la population s'accroît et les mœurs évoluent. Récemment, un projet d'amendement à la loi sur la bioéthique voulait interdire toute étude sur l'embryon humain. Or celles-ci sont dans certains cas nécessaires, par exemple pour concilier les aspirations de parents qui veulent, malgré tous les obstacles physiologiques, avoir un enfant, et la garantie de vie normale qu'il faut donner au futur être humain. La crainte de l'eugénisme, d'ailleurs actuellement irréalisable, aurait pu amener à interdire des études utiles, attitude qui va à l'encontre de la liberté de la recherche, moteur du progrès depuis le XVIe siècle. Même un geste aussi fondamental que l'autopsie des malades est rendu difficile en France par une loi récente qui semble faite pour les décourager puisqu'il faut attendre l'autorisation des familles. Le premier indice de la Renaissance en médecine avait été, avec Vésale, les progrès de l'anatomie et la fin du tabou de l'intégrité du corps humain ; la méthode anatomoclinique et la médecine moderne n'auraient pas pu naître si la loi actuelle avait été en vigueur au début du XIXe siècle. Quand j'étais enfant en Algérie, l'injure suprême pour le gamin des rues était : « Avec les os de tes morts, je vais faire une bicyclette. » On trouve dans l'attitude actuelle face à l'autopsie la résurgence de ce sentiment de profanation. Les prélèvements d'organes pour greffe sur des accidentés en état de mort cérébrale, impératif moral catégorique pour sauver des vies humaines, sont l'objet de mesures dissuasives imposées pour satisfaire ceux qui considèrent comme sacrilège le fait de toucher un cadavre. On sacrifie la vie des malades qu'une greffe aurait sauvés à la résurrection d'un tabou.

De même, la France est le pays de l'Union européenne où les fichiers médicaux informatisés sont le plus sévèrement réglementés, au nom de la confidentialité, ce qui a de lourdes conséquences pour la santé et l'économie. Or ce respect est aussi bien assuré dans d'autres pays européens où la réglementation est moins stricte. La loi sur la bioéthique est dans l'ensemble excellente, mais elle introduit des entraves aux essais thérapeutiques. Comme les essais sans tirage au sort, cependant dénués de valeur scientifique, en sont dispensés, ces dispositions dissuasives favorisent involontairement une démarche non scientifique, alors que sur le plan médical la priorité absolue devrait être le développement des essais avec tirage au sort, seuls capables de faire progresser la thérapeutique.

A la fin du XVIIIe siècle un traité médical avait déjà pour titre : *La Nature opprimée par la médecine moderne* [1]. Dans les exemples ci-dessus, la méfiance vis-à-vis de la science et de la médecine, les peurs l'emportent sur la démarche rationnelle nécessaire au progrès des connaissances. Alors que la biomédecine a en main les atouts scientifiques pour triompher des dernières pathologies, les obstacles se situent dans les mentalités. Certains pays refusent l'expérimentation animale, dans d'autres, comme en France ou aux États-Unis, la crainte non fondée de voir les malades utilisés comme des cobayes aboutit à une multiplication des obstacles et risque de stériliser la recherche. Nouvelle illustration de l'interaction entre l'esprit du temps et la médecine.

Les courants hostiles à la science et à la médecine scientifique sont anciens. Le fait nouveau est que, par l'intermédiaire des médias et de l'opinion, ces courants pèsent sur les milieux dirigeants. Ils deviennent de ce fait socialement dommageables. On oublie aisé-

---

1. T. Guindant, Paris, 1768.

ment que la science et la technologie ont mis fin aux famines et aux épidémies et sont à l'origine du triplement de la durée de la vie et de l'augmentation du bien-être individuel et collectif. Certes l'élévation du niveau de vie engendre des nuisances, par exemple esthétiques à cause de la multiplication des routes et des habitations, mais ces inconvénients sont mineurs par rapport aux avantages. De même, la baisse de la mortalité infantile est à l'origine de la surpopulation dans le tiers-monde qui est l'un des principaux problèmes de notre temps et contre laquelle on doit lutter ; mais faut-il pour cela regretter les succès remportés pour empêcher les enfants de mourir ? Le public a tendance à voir dans ces conséquences indésirables la cause du malaise de la civilisation, alors qu'à l'inverse c'est ce malaise, dont les origines sont autres, qui explique l'importance disproportionnée accordée à ces problèmes et la peur qu'ils suscitent [1]. La science, la technologie et la médecine ne sont pas la cause du mal-être contemporain mais celui-ci s'exprime par des critiques contre le monde moderne, donc contre la science, critiques que secondairement on tente de rationaliser [2].

Enfin, l'intégrisme écologique a creusé un fossé d'incompréhension entre les peuples du tiers-monde pour qui la nature est hostile (sécheresse, famines, mousson...) et la survie dépendante du développement agricole et industriel, et les pays nantis du Nord où l'on peut se payer le luxe de réintroduire des loups ou des lynx dans les forêts, en dépensant pour ce faire des sommes qui feraient vivre des villages entiers en Afrique. A l'heure où il y a trois millions et demi de chômeurs en France, un conseil général vient de consacrer 70 millions de francs (ce qui pourrait créer pas mal d'emplois productifs) pour réimplanter six ours dans les forêts de son département. En Occident, nos aïeux nous ont légué les moyens de diviniser une nature qu'ils avaient humanisée, aseptisée et qui de ce fait est aimable. Mais qu'en est-il dans les régions du monde qui souffrent de dénutrition où la nature est hostile, implacable ?

Au moment où la médecine, pour faire progresser la santé, est amenée à interpeller la société, celle-ci, pour des raisons économi-

---

1. Voir S. Freud, *Malaise dans la civilisation*, PUF, 1929.
2. M. Tubiana, *Le Refus du réel, op. cit.*

Quo vadis ?

ques, doit freiner l'augmentation des dépenses de santé. Double source de conflits. La communauté médicale, pour faire fonctionner le système de soins, est contrainte à la fois de quémander des sommes gigantesques qui augmentent les prélèvements sociaux et d'exiger des efforts individuels et collectifs pour que cet argent ne soit pas dépensé en vain. Sous la pression du malade, devenu client roi, elle se laisse parfois aller à prescrire des médicaments inutiles et dangereux qui ont remplacé dans le subconscient collectif les amulettes ou les pénitences. Elle souffre de cette situation, d'autant qu'elle est traumatisée par l'accroissement rapide et mal maîtrisé des connaissances, la nécessité de nouvelles règles telles que l'assurance de qualité ou les références médicales, le changement de statut social des médecins, les difficultés financières dans leurs vies personnelles ; elle perçoit que la médecine est en train de muter, que cette évolution est nécessaire, mais elle craint que son rôle et sa place dans la société ne soient à nouveau contestés.

Face à tant de sources de tension la tâche est immense mais l'histoire de la médecine nous apprend qu'aucun problème n'est insoluble et que dans la plupart des cas le remède a un nom : l'éducation.

LES FACTEURS SOCIOLOGIQUES : LA MÉDECINE SOCIALE ET L'IMPÉRATIF DE RIGUEUR MÉTHODOLOGIQUE

Jusqu'au XVIIIe siècle la médecine joue un rôle consolateur dans la société, elle rassure l'individu et la collectivité confrontés à l'image du vieillissement et de la mort. Le coût des dépenses de santé est si faible qu'il n'y a pas d'opposition entre intérêts économiques et santé. Au début du XIXe siècle, l'industrialisation attire vers les faubourgs des villes une population d'origine paysanne qui y vit dans des conditions déplorables. Il en résulte des conflits entre santé et développement industriel qui sont résolus par des compromis faisant une part grandissante aux préoccupations sanitaires. La santé devient un objectif social et politique prioritaire. Le médecin soigne gratuitement les « pauvres » et ajuste honoraires et soins en fonction des revenus de ses clients. L'hôpital prend en charge les plus nécessiteux. A partir de la fin du XIXᵉ siècle on prend conscience des inconvénients de cette politique basée sur la charité : la qualité inégale des soins aux plus démunis, qui sont aussi ceux dont l'état sanitaire est le moins bon, et l'atteinte à la dignité humaine qui résulte de cette dépendance. Ce n'est qu'au milieu du XXᵉ siècle, après l'élan de solidarité nationale provoqué par les guerres et alors que le poids des dépenses de santé augmente rapidement, que le système de Sécurité sociale se généralise ; le médecin à l'hôpital est rémunéré pour les soins qu'il dispense et le malade, quelle que soit sa condition, n'est plus son obligé mais son client. Aux associations de dames d'œuvre qui avaient, en leur temps, joué un rôle utile, se substitue la solidarité sociale. En Europe, le « pauvre » ne quémande plus, il a droit aux soins, à un arrêt de travail et à une convalescence ; gigantesque révolution qui bouleverse la nature des relations entre le médecin et le malade, fait disparaître la hantise de la maladie mais risque de déresponsabiliser les individus et d'encourager la tentation d'abuser de cette situation.

A la fin du XXᵉ siècle plusieurs facteurs sociologiques influent donc sur la pensée médicale. Le médecin n'est plus isolé dans sa tour d'ivoire, il est impliqué dans la société et doit lui rendre des comptes. Les succès de la biologie et de la médecine, en faisant espérer la fin des maladies, ont suscité de nouvelles exigences. De plus on prend conscience des conséquences fâcheuses du progrès médical : la surpopulation dans le tiers-monde, le vieillissement des populations dans le monde industrialisé. Enfin on constate que ce sont les groupes favorisés qui bénéficient le plus de ces progrès, malgré la Sécurité sociale, un système de soins ouvert à tous et le coût croissant des dépenses de santé. Une certaine méfiance s'installe, le médecin se demande si certains malades ne sont pas des resquilleurs, le malade soupçonne des arrière-pensées mercantiles dans les prescriptions médicales. En raison des énormes intérêts financiers mis en jeu, les laboratoires pharmaceutiques et autres industries de santé tentent d'influencer les médecins par la promotion de leurs produits, tandis que les payeurs (assurance maladie, État, etc.) exercent une pression contraire pour limiter les dépenses. Au lieu de chercher des réponses rationnelles — il y en a — à tous ces problèmes qui sont la contrepartie des avancées, certains se contentent de critiquer la médecine, les médecins. L'ère postmoderne de la médecine s'ouvre dans une atmosphère d'incompréhension et d'accusation.

Parallèlement la médecine d'individuelle devient sociale, la prévention prend sa place à côté des soins ; les maladies mentales, les comportements à risque deviennent plus graves que les maladies de l'organisme. Les pathologies causées par les médicaments, notamment les somnifères et les tranquillisants (la France a le record mondial de consommation de ces produits), ont une importance croissante. Les handicaps sanitaires liés au niveau social ont changé de nature mais demeurent. Autrefois c'était la sous-alimentation, les logements insalubres, aujourd'hui ce sont l'alcool, le tabac, la drogue qui frappent plus durement les plus démunis. Santé physique et santé mentale sont devenues indissociables, pour les améliorer il faudrait atténuer le mal-être de notre civilisation dont les difficultés médicales sont le reflet. Devant ces nouvelles épidémies, qui causent environ deux tiers des décès chez les jeunes adultes, le médecin est désorienté et aussi hésitant sur la stratégie à suivre que l'était le médecin du XVIe siècle devant la peste ou la syphilis. Malheureusement, au lieu d'expérimenter on discute et, quand une expérimentation est faite (par exemple la dépénalisation des drogues douces en Hollande), on ne prend pas toutes les mesures qui permettraient d'en suivre les conséquences et on répugne à en tirer des conclusions.

La médecine, en devenant sociale, ne doit pas oublier l'impératif de rigueur méthodologique. L'histoire de la médecine depuis deux siècles enseigne que le choix d'une stratégie doit se fonder sur une analyse des risques et des avantages des différentes options. Or, confrontés à ces nouveaux problèmes, certains médecins ont du mal à adopter une démarche rationnelle et privilégient une approche subjective ou idéologique. Par exemple certains psychiatres, aux États-Unis, hostiles par principe à toute interdiction, avaient dans les années soixante-dix pris une position neutre, voire favorable vis-à-vis des drogues douces. Devant le sida aussi l'émotion a souvent primé la logique. Sur le problème difficile du dépistage des séropositifs, comme sur ceux de la procréation médicale assistée, de la limitation des dépenses de santé, qui mériteraient de larges débats, la langue de bois prévaut. L'importance extrême accordée en France à la contamination sanguine des hémophiles, la vindicte qui a entouré cet épisode tragique de l'histoire du sida, phénomène qui n'a pas été observé dans les autres pays où la situation était voisine, témoignent du caractère passionnel de la réaction de l'opinion française en ce domaine. Un raisonnement d'une froide logique montre qu'à court terme il faudrait accorder la priorité à la lutte contre la propagation du sida par la drogue, ce qui passe par l'échange de seringues, la promotion de la méthadone et la resocialisation des toxicomanes pour leur faire mesurer leurs responsabilités vis-à-vis de leurs partenaires sexuels. Mais cette conclusion choque ceux qui considèrent qu'elle constitue une acceptation tacite de la toxicomanie.

Nous nous retrouvons, d'une certaine façon, comme à la fin du XVIIIe siècle au moment de la naissance de la médecine classique : le besoin d'une approche rationnelle et scientifique est évident mais sa méthodologie n'est pas encore définie, aussi chacun élabore ses thèses, préconise ses remèdes en se fondant davantage sur des spéculations que sur des faits. Or, plus on avance en terrain inconnu, plus l'exigence de rigueur est impérieuse. Le risque est grand de dérive irrationnelle face aux nouveaux problèmes médicaux. Déjà on adopte des solutions dont la validité est incertaine, tantôt par manque de rigueur (voir par exemple les conditions dans lesquelles a été lancé dans plusieurs pays, dont la France, le dépistage du cancer du sein, sans tenir compte de l'expérience des autres et en recommençant les mêmes erreurs), tantôt par manque de courage, comme pour le tabac. Celui-ci cause en Europe aujourd'hui une catastrophe sanitaire équivalente à la peste au Moyen Age ; hélas on lutte contre lui tout aussi irrationnellement. La société refuse de regarder le problème en face et se contente souvent de faux-semblants. Certes les intérêts économiques pèsent lourd dans cette cécité volontaire, mais on observait dans les pays socialistes la même aberration. Les deux pays où les conséquences du tabagisme sont actuellement les plus graves sont l'ex-URSS et la Chine. Délibérément, les dirigeants de ces pays ont favorisé la consommation de tabac au moment où ses inconvénients sanitaires étaient connus. Brejnev et Mao ont promu le tabac comme un nouvel opium au moment où la foi en le communisme s'affaiblissait.

Quo vadis ?

POUR UNE POLITIQUE DE SANTÉ

Les progrès accomplis depuis le xviie siècle l'ont été grâce à une démarche médicale inspirée par la méthode scientifique, c'est-à-dire fondée sur la méfiance envers les idées reçues, le respect des faits, ainsi que sur l'évaluation permanente des actions mises en œuvre. Les problèmes psychologiques et sociaux grandissent en importance, mais les exigences méthodologiques demeurent ; il faut savoir résister aux thèses, si séduisantes soient-elles, tant que leur validité n'a pas été prouvée.

La seconde conclusion de ce panorama est la nécessité d'une stratégie d'ensemble pour la santé ; on ne peut plus opposer prévention et soins, recherche et pratique quotidienne, soma et psyché. Il était vain au début du xixe siècle de se demander si c'était la misère qui engendrait la maladie ou la maladie la misère, il fallait lutter contre les deux. Il est tout aussi vain aujourd'hui de discuter pour savoir si ce sont les drogues qui provoquent la désinsertion sociale ou si c'est l'inverse. Problèmes psychologiques, sanitaires et sociaux sont liés.

Toutes les actions sanitaires doivent être intégrées dans une politique globale ; celle-ci ne peut pas être menée par les seuls médecins, elle doit mobiliser l'ensemble du pays, les hommes politiques, l'administration, les éducateurs, les sociologues, les psychologues, etc. Or, nous sommes loin d'une telle situation, non seulement en France mais dans la quasi-totalité des pays, sauf peut-être la Suède, le Royaume-Uni et la Hollande qui ont tenté d'élaborer une stratégie d'ensemble mais dont les objectifs se limitent au court terme. L'OMS se fixe des objectifs à long terme et a joué de ce fait un rôle moteur, mais elle concentre ses efforts sur les pays en voie de développement car c'est là que vivent les quatre cinquièmes de la population du globe.

En octobre 1994, à l'occasion d'un colloque sur le général de Gaulle et la médecine, on m'avait demandé un exposé sur sa politique de recherche médicale. En l'analysant, on est frappé par l'ampleur du dessein et la cohérence des moyens. Dans la pensée du Général, recherche et innovation étaient des facteurs essentiels de la grandeur d'une nation, et la France ne pouvant pas être en pointe dans tous les domaines, il fallait choisir des thèmes à la mesure de ses moyens. Pour conseiller le gouvernement, le Général crée la Délégation générale à la recherche scientifique et technique (DGRST), chapeautée par un comité de scientifiques qui propose douze thèmes de recherche (les actions concertées), dont la biologie moléculaire et le cancer. Pour chacun d'eux un groupe d'experts élabore une stratégie et évalue les résultats de façon à pouvoir éventuellement changer d'orientation. La politique est fondée sur des choix clairs qui ne sont plus remis en question. Simultanément la réforme des facultés de médecine et des hôpitaux universitaires, le plein-temps (la réforme Robert Debré, promulguée dès 1958), malgré l'hostilité d'une grande partie des médecins hospitaliers, donnent aux hôpitaux la capacité d'être à nouveau des foyers d'innovation et d'enseignement. Les effets rapides de ces mesures illustrent la capacité de progrès quand une politique cohérente est fermement mise en œuvre. De Gaulle, comme Bonaparte, savait la nécessité d'une adéquation entre les objectifs et les moyens, ainsi que la valeur mobilisatrice d'un grand dessein. Il était prêt à affronter une impopularité temporaire pour obtenir un résultat à long terme, au lieu de raisonner à l'échelle de la prochaine échéance électorale. La recherche médicale française vit encore sur la lancée de ce qui a été créé entre 1958 et 1965. Quarante ans plus tard la santé a, de nouveau, besoin d'un homme d'État. Aucune réforme n'est éternelle et une remise à jour s'impose.

Dans un domaine aussi vaste que celui de la santé on ne peut pas tout faire car les moyens financiers sont limités. Il faut privilégier les actions les plus efficaces, ce qui impose de restreindre les autres charges. On en voit déjà la marque dans la médecine quotidienne. Celle-ci est devenue sociale depuis que le duo médecin-malade s'est transformé en un trio dans lequel la troisième personne, la société, joue un rôle croissant puisque c'est elle qui règle les dépenses et que celles-ci augmentent à un rythme si rapide qu'il remet en cause sa cohésion. Il faut donc rationaliser les actions, d'autant que la vie s'allongeant grâce aux progrès médicaux, les dépenses liées aux maladies de la sénescence augmentent. Le coût et les bénéfices de chaque action sanitaire doivent être établis, en prenant en compte non seulement les coûts et bénéfices objectifs mais aussi la façon dont ceux-ci sont jugés par la population. En effet, subjectivité ne signifie pas irrationalité et la perception d'un risque influe parfois davantage sur les comportements que son ampleur réelle. Les sciences humaines, en comparant « risques réels » et « risques ressentis » ou « bénéfices objectifs » et « bénéfices subjectifs », peuvent aider à faire des choix. Tout médecin sait d'ailleurs qu'au niveau individuel, quand différentes options sont offertes à un malade, sa décision fait une large part aux craintes et aux espérances subjectives.

Le premier objectif est de lutter contre les dépenses inutiles ou de faible efficacité. Il y en a hélas beaucoup. Mais leur réduction exige une action persévérante, car il faut changer la mentalité du public et susciter de nouveaux réflexes chez les praticiens. On y parviendra essentiellement par l'éducation, mais il ne faut pas négliger la mise en place d'incitations et de sanctions. Une stratégie de recherche devrait aider à distinguer les soins utiles de ceux qui ne le sont pas et à mettre au point des programmes d'évaluation. A terme on peut escompter des économies de l'ordre de 100 à 200 milliards par an, peut-être davantage. Si celles-ci sont destinées à soutenir des actions plus bénéfiques pour la santé et le bien-être de la population, leur inévitable impopularité sera atténuée, même dans le milieu médical.

Quelles actions peut-on proposer dans le cadre d'une politique globale ? Un des problèmes majeurs de notre temps est le mal-être des adolescents, dont les comportements à risque sont une des manifestations. Entre 15 et 24 ans, la France détient au sein de l'Union européenne quelques tristes records : celui des accidents mortels de la circulation (qui sont chez les jeunes la première cause de décès), des suicides (qui sont la seconde), des comportements suicidaires, de la consommation d'alcool et de tabac, et sans doute aussi de drogues dures comme le montre le taux exceptionnellement élevé de séropositifs au virus HIV. L'usage de drogues licites et illicites est devenu un problème majeur de santé publique et un danger pour l'équilibre des sociétés. Or il varie considérablement selon les pays, les régions, le milieu social, la situation familiale ; il est étroitement lié au désarroi des jeunes face à l'avenir. La drogue n'est pas la cause de ce malaise, encore qu'elle l'amplifie, mais son expression, au même titre que les autres conduites déviantes. Les besoins élémentaires étant couverts par la famille ou la société, la recherche d'une satisfaction immédiate devient prédominante en l'absence d'une activité professionnelle gratifiante, d'une ambition, d'un dessein, d'une structure familiale solide ou d'une croyance capable de transcender le quotidien. La sexualité et la drogue, Éros et Thanatos, dominent dès lors l'existence. Outre les mesures ponctuelles empiriques, ayant une efficacité limitée mais certaine, il faut poursuivre les recherches sociologiques et psychologiques sur les causes profondes : la dislocation des familles et des structures sociales, la carence ou la démission des parents, par exemple quand les deux travaillent loin du foyer familial. Souvent aujourd'hui, même pour la mère de famille, le foyer n'est plus le lieu où l'on se réassure, où l'on prend confiance en soi, mais une source de stress que l'on fuit, que l'on tente d'oublier grâce aux satisfactions de la vie professionnelle. Quand je tiens ce discours, certains objectent qu'il ne saurait être question de remettre en cause un des grands acquis sociaux, le travail des femmes, et qu'il ne faut donc pas aborder ce problème. Céder à de tels tabous ferait revenir l'obscurantisme. Il serait stupide de vouloir interdire aux femmes de travailler et nul n'y songe ; mais il serait inadmissible d'interdire l'analyse des conséquences de l'absence de structures familiales solides et de la carence affective qui en résulte sur le développement mental des enfants, au même titre qu'on étudie l'influence des crèches sur la fréquence de leurs maladies infectieuses. Ces recherches sont à terme le seul moyen de trouver des solutions. Pour le tabac, l'alcool, les drogues, la conduite imprudente sur les routes, informer sur le risque ne suffit pas à faire changer les comportements : il faut analyser leurs racines sociopsychologiques.

Le médecin, à la fin du XXe siècle, ne peut plus faire l'économie d'une alliance avec les sciences humaines et sociales. Celles-ci lui deviendront au XXIe siècle aussi nécessaires que l'avaient été l'anatomie à la fin du XVIIIe, la biologie au XIXe, la biologie moléculaire et l'épidémiologie au XXe. Malheureusement cette convergence de la médecine avec les sciences humaines, si elle est nécessaire, n'est pas suffisante car elle doit s'accompagner d'une volonté politique. Les sciences humaines aideront à comprendre l'attitude des jeunes qui fument et se droguent et à perfectionner les méthodes d'information qui leur sont destinées. Mais il ne faut pas attendre dans l'inaction. Une compréhension insuffisante des processus qui conduisent au tabagisme n'interdit pas une action efficace, d'autant plus nécessaire que les adolescents passent du tabac à la drogue ; empêcher de poser le pied sur le premier barreau de l'échelle a un intérêt qui dépasse celui de la prévention du tabagisme. Deux siècles avant que l'on comprenne la physiopathologie du cancer, Helvétius et Le Dran avaient déjà montré l'utilité d'une exérèse chirurgicale précoce de la tumeur. L'histoire de la médecine enseigne que l'action pragmatique efficace précède souvent la compréhension. Mais la nécessité de rigueur logique impose que l'entreprise soit constamment pilotée en fonction du retour d'expérience et des résultats obtenus. Ainsi, dans le cas du tabac, des mesures telles que hausse du prix, interdiction de la publicité, réglementation du tabagisme dans les lieux publics se sont révélées efficaces malgré l'enracinement des habitudes, il faut donc les poursuivre.

Cet exemple prouve la nécessité de décisions gouvernementales ou parlementaires. Or celles-ci, face à la puissance des intérêts financiers ou économiques, ne se prennent que sous la pression de l'opinion. Il faut la mobiliser pour obtenir que les hommes politiques affrontent au nom de la santé des groupes aussi puissants. La communauté médicale joue un rôle crucial dans cette entreprise : les pays où des mesures efficaces contre le tabac ont été prises sont ceux où elle s'était assigné ce but en partenariat avec d'autres menant le même combat. Au niveau de l'Union européenne, l'action des agences de publicité, des médias et des industriels du tabac s'est exercée sans vergogne auprès des décideurs politiques sans que l'opinion européenne puisse faire contrepoids ; en agitant le spectre d'une atteinte aux libertés individuelles, cette campagne a déstabilisé les responsables de la commission qui voulaient agir. En France la mobilisation de la communauté médicale a contré l'offensive du lobby. En revanche, dans le cas de l'alcool, l'action préventive s'est heurtée à ceux qui en vivent, directement ou indirectement, groupe encore plus puissant que celui du tabac et, après un succès initial, il a été impossible de conserver un appui suffisant des médias.

Certains estiment que l'on s'éloigne ce faisant du rôle traditionnel du médecin, mais, en réalité, la démarche était similaire quand au XIXe siècle celui-ci se battait contre les édiles pour améliorer les conditions de vie dans les faubourgs ouvriers des grandes villes et contre les industriels pour améliorer l'hygiène du travail. Les médecins d'alors luttaient contre l'aveuglement, ou l'égoïsme, des classes dirigeantes pour rendre moins inhumaines les conditions de vie des plus pauvres ; ils luttent aujourd'hui pour protéger les plus démunis contre les drogues licites ou illicites et les groupes qui les commercialisent. Les deux combats sont symétriques.

La lutte contre les comportements à risque, quelle que soit son importance, n'est que l'un des aspects d'une politique de prévention qui comporte aussi la promotion d'une meilleure alimentation, des mesures collectives d'hygiène publique allant de la surveillance des aliments, de l'eau et de l'air aux vaccinations, à l'hygiène du travail, à la surveillance systématique des femmes enceintes et des nouveau-nés, etc. Nous en avons déjà parlé au chapitre VIII. En amont de la prévention, il faut développer l'épidémiologie et collecter les indicateurs pertinents de santé sans lesquels l'hygiéniste serait aveugle. On mesure à ces exemples l'immensité de la tâche donc la nécessité de choix.

Le second versant d'une politique médicale est celui des soins. La formation continue, l'assurance de qualité, les conférences de consensus, les références médicales sont devenues des outils essentiels. De plus, nos hôpitaux manquent d'ingénieurs, de physiciens, ce qui retentit sur la qualité des soins. La révolution informatique y a été mal engagée. On aurait dû en profiter pour développer des archives communes, des dossiers médicaux accessibles à tous les services d'un même établissement, faciliter les liens interdisciplinaires et la communication entre les hôpitaux, source d'une meilleure efficacité des soins et d'économies. On a laissé se développer de façon anarchique des systèmes informatiques souvent incompatibles entre eux. Ce gâchis est l'illustration de l'absence de politique ambitieuse. Il ne faut pas rater la prochaine révolution, celle des banques de données, du télédiagnostic, du télé-enseignement, et plus généralement de la télécommunication.

Les évolutions futures dépendent de la recherche. En France tous les services hospitaliers prétendent en faire mais les résultats globaux sont limités, eu égard aux efforts humains et financiers. La recherche clinique est inefficace et source de gaspillage quand un médecin isolé dans son service travaille sans une méthodologie rigoureuse ni les moyens techniques requis ; mais cette recherche, toute imparfaite qu'elle soit, atteste du désir de contribuer au progrès des connaissances. Il ne faut donc pas la combattre mais la réorienter grâce à la formation et à des aides sélectives soutenant les projets de bonne qualité et guidant le médecin inexpérimenté vers des sujets féconds. Il faut aussi pallier le manque d'infrastructure. Ainsi, il est beaucoup plus difficile pour les services hospitaliers de trouver l'aide statistique et informatique indispensable à une recherche clinique en France qu'en Grande-Bretagne ou en Hollande. Paradoxalement les cliniciens y pâtissent d'une politique d'argent trop facile ; comme personne ne surveille le nombre d'actes, ils entreprennent de leur propre initiative une recherche clinique sans avoir à en rendre compte. Alors que dans d'autres pays tout examen supplémentaire destiné à une investigation clinique doit être justifié, ce qui oblige à réfléchir sur les protocoles, nous n'avons en France aucune règle d'autorisation *a priori,* ce qui est peut-être acceptable, ni d'évaluation *a posteriori,* ce qui est très dommageable. Des mécanismes d'évaluation s'imposent, pour encourager ceux dont la recherche est utile. Il faudrait concentrer les moyens sur quelques axes. A côté du cancer, des maladies cardio-vasculaires, des infections virales, dont le sida, de l'économie de la santé, la génétique et le génie génétique sont des domaines prometteurs mais difficiles car les problèmes éthiques, juridiques et industriels y sont nombreux. La France occupe dans cette discipline une place honorable, il faut la conforter. Or l'identification d'un gène n'est que le premier pas vers celle du produit de ce gène qui peut conduire à des médicaments. Le développement du génie génétique doit donc s'inscrire dans une perspective qui requiert une coopération étroite avec l'industrie pharmaceutique. D'autre part, à côté de peurs mythiques, le risque de dérive existe à terme, même si on l'exagère. La liberté de la recherche sur l'animal et *in vitro* doit donc s'accompagner de règles strictes avant passage à l'homme. Les maladies mentales constitueront au XXIe siècle l'objet essentiel de la recherche médicale. Il faut s'y préparer, c'est-à-dire bâtir une infrastructure humaine faite de cliniciens, neurologues, psychiatres et ingénieurs ayant une formation solide en neurosciences. La formation est, là encore, le préalable des succès futurs.

Si l'évaluation s'impose pour la recherche clinique, elle est plus nécessaire encore pour les soins. Il est anormal que les crédits donnés pour le fonctionnement d'un service et la promotion du personnel ne soient pas fondés sur des critères prenant en compte la qualité des soins, le rapport coût-efficacité, le confort des malades, la capacité d'innovation. Rien n'est plus démotivant que l'automaticité dans la distribution des crédits ou la promotion à l'ancienneté.

A toute les époques de mutation, à la crise liée à l'accroissement des connaissances correspondent une remise en cause des structures et la nécessité d'une réforme. Il en a été par exemple ainsi en Europe au début du XIXe siècle, et la prééminence en médecine de la France à cette période est due à la remise à plat permise par la Révolution et faite sous le Consulat. Ce besoin existe aujourd'hui dans tous les pays industrialisés ; il est particulièrement vif en France.

Pour mener une telle politique il faudrait une structure assurée d'une continuité suffisante et capable de convaincre les administrations concernées. En l'état actuel des choses, la dualité ministère de la Santé et caisses d'assurance maladie rend ceci inconcevable. Tant qu'il n'y aura pas d'instance capable de prendre des décisions s'imposant aussi bien à la Sécurité sociale qu'à l'INSERM, à la Direction générale de la santé et à celle des hôpitaux, toute stratégie de santé restera sans effet. Étant donné le rôle de l'enseignement, une étroite coordination avec l'enseignement supérieur est primordiale. L'expérience du Haut Comité de santé publique, après quelques années de fonctionnement, permet de faire deux constats :
a) On ne peut pas limiter une réflexion à la santé publique, il faut y inclure aussi les soins. Par exemple, l'innovation fondamentale de cette dernière décennie a été le concept d'assurance de qualité, celle-ci doit institutionnellement être intégrée à l'exécution des actes et s'accompagner d'une évaluation *a posteriori*. Ce processus s'impose autant pour la prévention que pour les soins. Il est contre-productif de considérer indépendamment prévention et soins.
b) On ne peut pas faire de stratégie sans outils pour faire l'état des

lieux et suivre les effets des mesures prises. Ainsi nous ne disposons d'aucun instrument pour mesurer les conséquences de la loi tabac-alcool de 1991 sur la consommation tabagique des jeunes. Il est dans ces conditions difficile de piloter les actions entreprises.

Une stratégie ayant été arrêtée, sa mise en œuvre requiert un effort d'éducation des professions de santé et d'information du public. Il faut le prévoir. La formation du médecin doit le préparer à sa tâche d'informateur du public pour la prévention et l'hygiène mentale. Son rôle est crucial pour conseiller les parents et aider les enfants à trouver un équilibre psychologique, pour concilier les exigences d'une politique de prévention avec les aspirations des sociétés modernes vers le plaisir immédiat. Mais, pour améliorer l'état sanitaire de l'ensemble de la population et réduire les inégalités sociales face à la santé, il faut agir sur les mentalités, et là, le médecin a besoin des médias.

LA MÉDECINE ET LES MÉDIAS

L'appui des médias est indispensable mais ne peut être obtenu que si l'information ne nuit pas à leurs intérêts commerciaux et intéresse leur public cible. J'ai constaté en combattant le tabac et l'alcool que les cloisons qui devraient séparer les services commerciaux de la rédaction ne sont pas étanches. De nombreux journalistes m'ont dit les pressions qu'ils subissaient de la part de leur rédacteur en chef qui refusait de publier des articles décrivant les effets nocifs de l'alcool ou du tabac, ou exigeait des coupures qui en dénaturaient le sens. Des enquêtes ont montré, aux États-Unis et en Europe, que les journaux publiant beaucoup de publicité pour le tabac parlaient peu de ses conséquences sanitaires, car ils s'imposaient une autocensure pour attirer la publicité. L'interdiction de cette publicité a rendu en France la liberté aux journaux ; mais la dépendance vis-à-vis des producteurs d'alcool demeure. Cette situation a deux conséquences : ne pas parler de la nocivité de l'alcool, de la vitesse sur les routes, etc., à cause des recettes publicitaires que l'on risquerait de perdre ; inversement, susciter des articles rédactionnels sur des produits qui sont source de publicité,

Les chemins d'Esculape

même s'ils sont inefficaces ou dangereux. Dans les journaux médicaux le même risque existe d'ailleurs face à l'activisme de la promotion de nouveaux médicaments ou de nouveaux appareils. La vigilance s'impose.

Le but de la presse est de se vendre, celui de l'audiovisuel est d'obtenir la plus grande écoute possible afin d'accroître les revenus publicitaires. Les uns et les autres ne sont pas hostiles à une action éducative, mais à condition qu'elle plaise à leur public et ne déplaise pas aux annonceurs ; ils s'intéressent à la santé dans la mesure où leur public s'y intéresse, or celui-ci aime ce qui flatte ses goûts, par exemple les médecines douces, forme moderne de cette médecine magique qui remonte à l'Antiquité. Il n'est donc pas surprenant que les médias leur accordent une place de choix. Le public est friand de ce qui est nouveau, sensationnel ; il adore qu'on annonce des succès, qu'on fasse miroiter la perspective de découvertes prodigieuses dans le traitement du cancer, du sida. Certains médias, afin d'allécher le public, donnent une importance disproportionnée à des travaux peu importants ou contestables.

Cet état de choses a de fâcheuses conséquences sanitaires. Ainsi certains régimes alimentaires destinés à faire maigrir, conçus dans un but mercantile, au mépris des connaissances diététiques, sont-ils largement repris par les médias, sans précaution malgré leurs risques, parce que le public aime les miracles et les préfère aux efforts individuels. Le caractère contradictoire des conseils de diététique au sujet du cholestérol a été largement médiatisé, ce qui désempare le grand public, alors qu'en réalité il y a accord sur l'essentiel, les controverses ne portant pas sur des points relativement mineurs ; mais il est plus médiatique d'exploiter les oppositions que de souligner les convergences. Certaines campagnes, certains reportages sont inspirés par des considérations commerciales ou corporatistes et les journalistes sont parfois victimes de véritables machinations. La diffusion, sans précaution suffisante, il y a quelques décennies, de l'allaitement artificiel dans des pays du tiers-monde qui n'y étaient par culturellement préparés, a causé la mort de millions de nourrissons par troubles digestifs. Elle avait été inspirée par les fabricants de lait condensé à la recherche de débouchés ; certains membres du corps médical l'avaient soutenue sans prudence. Plusieurs décennies d'efforts ont ensuite été nécessaires pour remettre les choses au point. Même dans nos pays les pédiatres soulignent combien l'abandon du sein maternel a été dommageable pour les nouveau-nés.

Il y a bien d'autres exemples du danger de ces dérives médico-médiatiques. Freud a montré que des frustrations de l'enfant pendant son plus jeune âge peuvent engendrer des complexes chez l'adulte, et qu'en lui proposant un idéal trop élevé on risque de provoquer un sentiment d'échec. A la fin des années quarante, des pédiatres américains, en particulier Spock, dont les livres furent tirés à vingt-huit millions d'exemplaires, utilisèrent le prestige de Freud pour affirmer qu'afin d'éviter aux futurs adultes des complexes il fallait élever les enfants sans contrainte, en les laissant se développer sans les frustrations induites par la menace de sanction. Ils n'apportèrent, à l'appui de cette thèse, aucune expérience pédagogique, mais seulement des spéculations théoriques. Cela suffit, car par-dessus les relais d'opinion (enseignants, sociétés savantes, médecins) Spock s'adressait directement, par l'intermédiaire des médias, aux parents. Ceux-ci adoptèrent cette thèse sans esprit critique, bien qu'elle allât à l'encontre de la tradition éducative qui, dans toutes les régions du monde, avait eu pour but d'inculquer aux enfants dès le plus jeune âge les règles de la vie en société afin qu'ils puissent ultérieurement s'y adapter. En d'autres temps des groupes de réflexion auraient demandé à Spock des arguments factuels à l'appui de sa thèse : par exemple la réalité et la fréquence des troubles psychiques causés par les restrictions ou les punitions infligées dans l'enfance, etc. Ils se seraient interrogés sur les risques éventuels d'une éducation permissive, car si celle-ci n'en n'avait pas eu, pourquoi y aurait-on substitué depuis l'aube des civilisations une formation fondée sur la récompense et la sanction ? Bref, ils auraient exprimé des critiques et celles-ci auraient eu des échos. Au lieu de cela, parce que cette utopie s'accordait avec l'air du temps, elle fut adoptée par des dizaines de millions de parents avec des résultats dont on sait aujourd'hui qu'ils ont été néfastes.

En d'autres temps on aurait d'abord procédé à des expériences pédagogiques à petite échelle que l'on aurait suivies pendant de longues années avant de préconiser la généralisation de cette approche éducative. Mais la puissance amplificatrice des médias et l'absence d'esprit critique avaient rendu cela impossible. Plus personne ne suit aujourd'hui des préceptes que Spock lui-même a reniés en faisant son mea-culpa, mais les mentalités restent marquées par ses thèses. La pédagogie est encombrée d'idées parmi lesquelles il est difficile de discerner le vrai du vraisemblable ou du faux, et une certaine permissivité demeure à la mode. Le slogan de 68 : « Il est interdit d'interdire » en dérive. Spock est l'un des pères spirituels des étudiants de 68. Dès les années soixante-dix des psychiatres ont observé les effets négatifs de cette permissivité sur la capacité des jeunes à affronter les difficultés existentielles, d'où le mal-être des adolescents et la fuite dans la toxicomanie. Les études montrent que l'enfant roi se transforme en adulte insatisfait et égoïste, comme inversement une éducation trop sévère provoque des troubles du comportement. La prévention a mis en évidence l'antinomie entre l'absence de règles et la santé, car il est des interdits que l'on ne pourra jamais, quels que soient les progrès médicaux, braver impunément. L'utopie se brise sur les faits. D'où les difficultés de l'éducation sanitaire qui a pour but d'introduire des directives (ne pas se droguer, avoir une sexualité prudente), alors qu'on admire la transgression des interdits.

Quand, il y a trente siècles, notre civilisation s'est interrogée sur la notion de liberté, la morale judéo-chrétienne et la philosophie grecque sont arrivées par des voies différentes à la même conclusion : pour accéder à la liberté l'homme doit d'abord maîtriser ses instincts. On n'est pas libre si l'on est esclave de ses sens, de ses désirs, donc, *a fortiori*, si l'on est soumis à la dépendance d'une drogue. Enfin, la liberté est illusoire sans la santé, tout patient a appris que la maladie, l'infirmité, la souffrance entraînent une perte de liberté non seulement physique mais intellectuelle.

Comment expliquer l'engouement de l'opinion publique pour des thèses aussi incertaines que celles de ce laxisme éducatif ? Dès la fin du XIXe siècle, A. de Tocqueville, É. Durkheim, G. de Tarde, G. Le Bon pressentirent les risques que comporte pour une démocratie l'absence de corps intermédiaires capables de s'opposer aux mouvements de l'opinion publique. En 1895 Gustave Le Bon, dans son livre *Psychologie des foules*, qui eut une influence considérable, y compris sur Freud, écrit déjà : « L'action inconsciente des foules, substituée à l'activité consciente des individus, représente une des caractéristiques de l'âge actuel. » Sa thèse est que, sous le double effet de la destruction des croyances religieuses, politiques et sociales et de l'évolution rapide des conditions de vie due à la science et à l'industrie, la fin du XIXe siècle est une période chaotique et critique. Au XVIIIe siècle et au début du XIXe, la société est fortement structurée : corporations, provinces, parlements sont présents à côté du pouvoir politique et religieux. Tout courant d'idées est discuté à travers de multiples relais, académies et sociétés savantes, dont c'est la fonction, mais aussi salons littéraires ou politiques. Les gazettes interviennent à ce niveau. Progressivement, au cours du XIXe siècle, ces relais perdent de leur importance. Dans tous les pays occidentaux, mais particulièrement en France, les tribuns politiques s'adressent directement au peuple : plébiscites, suffrage universel, création de syndicats, essor de la presse, tout concourt à cette tendance. Le Bon annonce : « L'âge où nous entrons sera véritablement *l'ère des foules*. La voix des foules est devenue prépondérante. Elle dicte aux rois leur conduite. Ce n'est plus dans les conseils des princes, mais dans l'âme des foules que se préparent les destinées des nations... Les civilisations ont été créées et guidées jusqu'ici par une petite aristocratie intellectuelle, jamais par les foules... Une civilisation implique des règles fixes, une discipline, le passage de l'instinctif au rationnel. » Le Bon voit le germe de l'irrationnel s'introduire dans la civilisation occidentale. Il s'élève contre les critiques portées contre la science : « La science n'a fait aucune banqueroute et n'est pour rien dans l'anarchie actuelle des esprits ni dans leur puissance nouvelle qui grandit au milieu de cette anarchie. Elle nous a promis la vérité, ou au moins la connaissance de relations accessibles à notre intelligence ; elle ne nous a jamais promis ni la paix ni le bonheur. » Il insiste sur l'autoritarisme et le conservatisme des foules et prédit l'écologisme : « des instincts conservateurs irréductibles [...] un respect fétichiste pour les traditions, une horreur inconsciente de nouveautés capables de modifier leurs conditions réelles d'existence. Si leur puissance réelle [...] avait existé à l'époque où furent inventés les métiers mécaniques, la vapeur et le chemin de fer, la réalisation de ces inventions eût été impossible ». Le Bon souligne que l'esprit critique disparait, l'instinct et l'émotion prenant le pas sur la raison. Au moment où Freud commence à s'intéresser au rôle de l'inconscient en pathologie mentale, il écrit à propos de son rôle en psychologie collective : « La vie consciente de l'esprit ne représente qu'une très faible part auprès de sa vie inconsciente. Nos actes conscients dérivent d'un substratum inconscient. Derrière les causes avouées de nos actes se trouvent des causes secrètes ignorées de nous. Les hommes les plus dissemblables par leur intelligence ont des instincts, des passions, des sentiments parfois identiques. » De ce fait la foule (nous dirions aujourd'hui l'opinion) « se trouve le plus souvent dans un état d'attention expectante favorable à la suggestion ». Les arguments qui entraînent la conviction des « foules » sont des analogies simplistes : « association de choses dissemblables, n'ayant entre elles que des rapports apparents, et généralisation immédiate de cas particuliers, telles sont les caractéristiques de la logique collective... Les foules ne pouvant penser que par image, ne se laissent impressionner que par des images ».

Le développement de ces thèses amène Le Bon à pressentir les courants totalitaires qui domineront l'Europe au lendemain de la guerre de 14-18. Celle-ci a en effet amplifié ce phénomène, le « bourrage de crâne » a été utilisé des deux côtés comme moyen de gouvernement. Pour faire endurer les souffrances de cette longue guerre on exalte les passions contre la raison afin de rendre l'ennemi haïssable. Dès la fin de la guerre les démagogues des utopies totalitaires (bolchevisme, fascisme, nazisme) utilisent, comme moyen d'accession puis de maintien au pouvoir, les nouveaux médias : la presse, l'affiche et surtout la radio. La propagande, les slogans et les affiches caricaturales dominent la vie politique.

Ce viol des foules (comme devait le baptiser S. Tchakotine [1]) au nom d'utopies politiques est l'une des caractéristiques tragiques du XXe siècle. La Révolution française avait déjà été victime d'utopies sanglantes, nous l'avons vu à propos de la médecine de ce temps, mais celles-ci avaient été brèves. On s'était débarrassé des spéculations intellectuelles fondées sur le seul raisonnement et non soumises au contrôle des faits, donc susceptibles d'évoluer vers le dogmatisme, et voilà qu'elles apparaissaient au XXe en politique. Jusqu'à la mort de Mao en 1976, puis la chute du mur de Berlin en 1989, ce siècle fut dominé par le mariage de l'utopie politique et de la manipulation intellectuelle. A partir de postulats dont personne ne vérifiait la validité, on construisait des systèmes dont on déduisait des actions sans se soucier de savoir si les résultats étaient ceux que l'on attendait. Contre ce qui avait fait la grandeur de la

---

1. S. Tchakotine, *Le Viol des foules par la propagande politique*, NRF, 1952.

civilisation occidentale depuis le XVᵉ siècle, à savoir la recherche des faits, on bâtissait des systèmes fondés sur une idéologie et l'omniscience d'un guide (Lénine, Staline, Mussolini, Hitler, Mao).

Mao, pour détourner l'attention de ses échecs industriels pendant le « Grand Bond en avant », décide de s'intéresser à l'agriculture. Il a l'idée que les oiseaux en mangeant des grains prélèvent une part indue des récoltes. Sans prendre la peine de vérifier cette thèse, il décrète l'extermination des moineaux ; les sept cents millions de Chinois, mobilisés à cette fin, y parviennent. L'année suivante les insectes prolifèrent, la récolte est catastrophique et la famine tue plus de sept millions de paysans chinois. Mais ce résultat ne remit pas en cause le prestige de Mao, ni en Chine ni en France. Pendant l'été 1962, invité par le gouvernement chinois comme expert en cancérologie, j'avais fait un long séjour en Chine. Quand, rentré en France, je racontai ce que j'avais vu en travaillant dans les hôpitaux, personne ne voulut me croire. Ma femme dut m'interdire de dire un mot sur la Chine quand nous sortions, tant mes propos iconoclastes provoquaient de tempêtes.

Une autre anecdote est plus révélatrice encore de l'emprise des médias sur l'opinion, au mépris des faits. Un médecin polonais, dans les années soixante-dix, avait dû s'enfuir et se réfugier à Paris. Il vivait en faisant à Villejuif des petits travaux d'archivage médical mal rémunérés. Très réservé, il parlait peu de la Pologne. Un jour, mis en confiance au cours d'un entretien, il m'expliqua pourquoi. « Au début de mon séjour, me dit-il, quand on me posait des questions sur la Pologne, je répondais et on me traitait alors de menteur. Un de vos assistants m'a dit : " Tu fais de la sale propagande, je sais ce qui se passe en Pologne, car je lis mon journal tous les soirs. " Depuis, quand on m'interroge, je fais une pirouette. » Même des médecins refusaient les témoignages qui allaient à l'encontre de leurs convictions fondées sur les médias.

Par l'intermédiaire des médias du monde libre les régimes totalitaires fascinaient l'univers. Quand Staline mourut en 1953, je l'appris par la radio dans ma voiture ; je dus m'arrêter le long de la route tant l'émotion était forte, je croyais que nous venions de perdre l'un des héros du XXᵉ siècle. Les journaux français publièrent de longs panégyriques célébrant l'homme providentiel disparu. Mêmes causes, mêmes effets pour Mao. Les efforts de Kravchenko ou de Simon Leys pour décrire les faits n'avaient eu que peu d'échos dans les médias internationaux. Malgré l'extraordinaire puissance des réseaux de communication modernes, l'image du monde communiste demeura jusqu'au milieu des années soixante-dix, c'est-à-dire jusqu'au décès de Mao, globalement mensongère ; l'accumulation des faits ne pouvant rien contre les affirmations sans preuves d'une propagande habile. Le système d'information oubliait, au profit du sensationnel, les fondements de la pensée occidentale. Il ne contrôlait plus ses sources d'information, il se laissait manœuvrer. De plus, ce qui est plus grave, les intellectuels ne jouaient plus leur rôle de contrepoids ; ligotés par les mythes et les idées préconçues, obsédés par les médias, désireux de faire parler d'eux, ils soufflaient dans le sens de ce qu'ils croyaient être le « vent » de l'histoire. Maintenant que l'on connaît la réalité des faits, il est accablant pour nos penseurs de relire leurs récits de voyage en URSS et en Chine pendant plus d'un demi-siècle. Les leçons de la Renaissance et du siècle des Lumières avaient été oubliées. Face à l'idéologie, la démarche logique, le respect des faits et l'esprit critique avaient reculé.

Dans ces derniers cas il y avait eu manipulation d'origine idéologique, mais même en son absence des thèses discutables sont acceptées sans réel débat dans l'opinion. Quand l'idée est en phase avec les sentiments du public, elle enfle comme une rumeur, gonfle, emporte les digues, car les hésitants se rallient à ce que pense le plus grand nombre.

Un des phénomènes majeurs de l'après-guerre a été la libération des mœurs. Cette aspiration aux plaisirs sexuels n'est pas surprenante ; la rigidité des mœurs au XIXe siècle causait d'innombrables frustrations, la stabilité des familles se payait de nombreuses vies bien mornes. Mais la recherche du plaisir érigée non seulement en droit mais en doctrine, presque en devoir, a été adoptée avec une stupéfiante rapidité. Elle s'est imposée sans résistance dans tout l'Occident, même dans les pays marqués depuis des siècles par le puritanisme. La conception traditionnelle, d'inspiration stoïcienne ou judéo-chrétienne, encore défendue par Freud, était que les instincts sexuels sont si violents qu'un des buts de l'éducation doit être d'apprendre à les maîtriser afin de consacrer une partie de cette énergie à d'autres tâches. Cette sublimation des instincts aboutissant au contrôle des pulsions avait été l'une des clés de la civilisation occidentale. Cependant cette vision désincarnée de l'amour humain avait abouti à une méfiance envers tout ce qui a trait à la sexualité ; la masturbation par exemple était considérée comme la cause de nombreuses maladies et tous les adolescents étaient tenus pour suspects. Or Freud a montré la prééminence de la sexualité dans la vie psychique. Certains de ses successeurs, tel Wilhelm Reich, s'élevèrent contre les contraintes, imposées et non intégrées, « qui constituent un frein à l'épanouissement humain, voire une cause d'appauvrissement psychique ».

C'est sur cet arrière-plan conceptuel que la libération sexuelle a été prônée à la fin des années cinquante. Certes il est vraisemblable que si elle se répandit aussi vite en Occident, c'est parce qu'elle coïncidait avec deux avancées médicales : la contraception orale et la guérison des maladies sexuellement transmissibles grâce aux antibiotiques ; néanmoins on peut remarquer que le préservatif, connu depuis longtemps, n'avait guère eu d'influence sur les mœurs. Cette révolution satisfaisait des pulsions très profondes et était renforcée par la lutte légitime pour la libération de la femme et son égalité avec l'homme. Elle devint un thème favori des médias et fut exploitée par la publicité qui fit du corps féminin un objet de promotion et rendit l'érotisme omniprésent sur les murs des villes et les écrans de télévision. Même les tabous profondément ancrés dans l'inconscient collectif furent incapables de résister. Cet exemple montre comment une idée peut envahir tous les esprits, presque sans réaction, quand il y a résonance entre le système médiatique et l'opinion publique. De plus cette lame de fond introduisit une confusion entre la génitalité, que l'espèce humaine partage avec le règne animal, et l'amour sexuel. « Le génital est physiologique, de l'ordre du plaisir, le sexuel est éventuellement de l'ordre du physiologique par l'aspect génital, mais aussi du psychologique et parfois du spirituel, de l'ordre du bonheur[1]. » Or ceux qui ont exploité la révolution sexuelle à des fins mercantiles ont fait un amalgame entre l'épanouissement humain à travers l'amour de l'autre, source à la fois de plaisir et de bonheur, et la multiplication d'expériences génitales qui peuvent procurer une suite de plaisirs mais ne constituent pas le fondement d'un bonheur ; de même que la « libération sexuelle »

---

1. Y. Pélicier, *Les Chemins de la psychiatrie, op. cit.*

n'est pas nécessairement source de liberté. L'amour donne un sens à la vie et permet d'affronter l'idée de la mort ; l'expérience empirique accumulée pendant des siècles enseigne que la succession d'aventures génitales peut être source d'angoisse ou sa conséquence, le mythe de Don Juan est là pour le rappeler. Les philosophies antiques, les religions avaient enseigné que la meilleure façon d'atteindre le bonheur était de maîtriser les instincts, notamment sur le plan sexuel, car le plaisir physique a une telle puissance qu'il accroît la peur de vieillir, donc renforce l'anxiété latente constamment présente en nous. Tout médecin sait, à travers son expérience clinique quotidienne et les confidences de ses malades, que la liberté se paie parfois de tourments devant les choix qu'il faut assumer, le désarroi des enfants, la solitude, éventuellement les regrets. Ceux qui prônaient la libération sexuelle ne s'étaient pas interrogés sur les conséquences familiales et sociales possibles. D'un coup le mot « morale » parut si périmé qu'il fallut inventer le terme « éthique ».

La force de ce courant de libération sexuelle provoqua des tensions à l'intérieur de la communauté médicale. L'évaluation des risques de la contraception fut longtemps plus liée à des positions idéologiques qu'à l'observation des faits. Les adversaires de la contraception surestimaient les effets, ceux qui y étaient favorables les minimisaient ou les niaient. Dans ce climat d'obscurantisme idéologique, d'importantes questions, par exemple sur les risques de la pilule contraceptive chez les jeunes adolescentes, ont été en large partie escamotées. Contre toute évidence le Conseil de l'ordre des médecins affirmait en 1962 : « Le médecin n'a aucun rôle à jouer, ni aucune responsabilité à assumer dans l'application des moyens contraceptionnels. » Cette politique de Ponce Pilate, si elle avait été suivie, eût été désastreuse. Heureusement, elle ne l'a pas été ; le corps médical devait prendre ses responsabilités, ne fût-ce que pour améliorer les méthodes, cerner les risques et tenter de les réduire. De plus, la limitation des naissances est le problème majeur du monde contemporain ; comme elle est étroitement liée à la contraception, les médecins ne pouvaient ignorer celle-ci, mais il leur fut impossible de parvenir à une doctrine acceptée par tous. L'interaction entre médecine et société fut, dans ce cas, perturbante pour la communauté médicale.

Il n'appartient pas aux médecins de juger si la recherche hédoniste du plaisir immédiat est un progrès ou une régression, si elle est ou non compatible avec la vie familiale et peut nuire à l'équilibre psychologique des enfants. Ce n'est pas leur rôle et les médecins, pas plus que quiconque, ne savent mesurer la quantité de bonheur d'une société. Ce qu'on peut déplorer est qu'il n'y ait jamais eu de débat sérieux autour de cette question et surtout qu'elle n'ait pas fait l'objet de recherches psychologiques et sociologiques, notamment sur le devenir des enfants. Le vent des médias, des magazines féminins aux films, a soufflé dans une seule direction, jetant à bas en quelques années la muraille que, depuis des millénaires, l'éducation bâtissait en chacun, dès l'enfance, pour contrôler les instincts. Recherche, dans les médias, du profit et recherche, dans le public, du plaisir poussaient dans le même sens. Inversement, dans plusieurs régions du monde la réaction à cette tendance a été l'intégrisme religieux. En voyageant en Orient il est frappant de constater qu'à l'image que les films et la télévision donnent de l'Occident répond une montée de l'intégrisme religieux et de l'intolérance. Dans des régions du monde où moins d'une femme sur cinquante était voilée il y a trente ans, presque toutes le sont aujourd'hui.

L'apparition du sida a, de nouveau, changé les données médicales. La crainte de la maladie introduit l'angoisse chez les jeunes et met fin à une liberté sexuelle sans risque qui n'aura duré que deux décennies. L'analyse sociopsychologique de cette nouvelle situation permettrait de mieux comprendre les relations entre la peur de la maladie, les mœurs et les mentalités. Il est déjà certain que la peur du sida ne rendra pas la société plus pudibonde mais elle peut accentuer la désorientation de la jeunesse. Vraisemblablement ce sont les plus instruits qui sauront le mieux gérer ce nouvel état de choses. La peur de la contagion peut réduire le vagabondage sexuel, mais il est peu plausible qu'elle stabilise les familles. Le nouvel équilibre dépendra dans une large mesure de l'évolution des connaissances médicales. Il y a là un champ de réflexion pour le philosophe, le sociologue et le psychologue, mais aussi pour les médecins qui apporteront une contribution majeure s'ils collectent les observations cliniques avec une rigueur suffisante pour passer d'un faisceau de cas particuliers à des conclusions générales. Les médecins n'ont ni à juger ni à édicter des normes, mais il leur revient d'analyser les faits.

LE SYSTÈME MÉDIAS-PUBLICITÉ ET LA DÉRIVE MERCANTILE

La publicité s'appuie sur les tendances de l'opinion, dont elle tire parti, et sur les méthodes d'induction des comportements (béhaviorisme) et de propagande, qu'elle utilise. Il y a deux types de publicité : l'une fait appel à des faits (le prix, la qualité, la résistance...) et joue dans notre société un rôle utile, l'autre exploite l'émotion provoquée par une image. Les publicistes ont un immense talent, ils travaillent en étroite relation avec de grands psychologues et psychiatres ; mais leur compréhension des mécanismes psychiques est utilisée, sans état d'âme, en faveur de la cause qu'ils servent, quelle qu'elle soit. Par exemple, je me rappelle une affiche en faveur d'un alcool ; sur le toit du wagon d'un train, qui s'éloigne vers un paysage enchanteur, sont assis une jeune femme et un jeune homme. Ils sont beaux, élégants en tenue de soirée, l'air enfiévré de plaisir, environnés par des panaches de fumée, les pans de leurs écharpes flottant au vent, avec bien entendu un verre à la main. Cette affiche, en associant l'idée du voyage, c'est-à-dire de l'abandon de la vie quotidienne, pour aller vers le plaisir — pour les drogués s'injecter de la drogue est un « trip » (voyage) —, l'élégance, la jeunesse, l'amour et le prestige, avec cette boisson, était géniale. C'est pourquoi elle était dangereuse pour des adolescents fragiles, n'ayant pas reçu une éducation les rendant capables de maîtriser les pulsions ainsi suscitées. Ce type de publicité recourt au slogan à la place du fait ; il est fondé sur des images et non sur des données vérifiables, il fait appel aux sentiments subconscients et non au raisonnement et constitue donc une forme de manipulation intellectuelle. Le budget annuel de la publicité en France est de 60 milliards de francs, qui sont consacrés à stimuler et à orienter la consommation. Alors qu'au XVIe le sage, tel Cornaro [1], devait, pour être tempérant, lutter uniquement contre ses propres désirs, celui du XXe siècle doit résister à un conditionnement qui atteint son subconscient.

Les écoles de communication forment des publicistes en leur

---

1. Voir chapitre III.

apprenant comment forcer les barrières pour imposer aux esprits un produit. Il est malsain que les universités et les unités de recherche pédagogique ne s'intéressent pas à la déontologie de cette intoxication et au seul antidote efficace, le développement, dès l'école primaire, d'un esprit critique et rationnel. On considère uniquement la promotion du viol des consciences, pas la protection des cibles, c'est-à-dire des plus démunis. Il faudrait, au minimum, enseigner dès le plus jeune âge les mécanismes utilisés pour effectuer cette manipulation des esprits et ses risques sanitaires, de façon à susciter des mécanismes de défense. Ceux-ci sont apparus dans les milieux instruits, devenus vigilants voire publiphobes, mais il n'en va pas ainsi dans les milieux défavorisés.

Un autre danger existe : la distorsion des nouvelles causée par la course à l'audience. L'accent est mis non sur le contrôle des sources, la précision et la pertinence de l'information, mais sur leur impact : la présentation de nouvelles, leur contenu sont choisis pour appâter le lecteur. La partie rédactionnelle de certaines revues a parfois pour but essentiel de vendre des pages de publicité. La finalité d'une logique marchande inverse les valeurs : l'objectif est moins la qualité du produit, la nouvelle, que la promotion commerciale du média. L'important est que le tirage, ou l'audimat, s'améliore. L'exemple des opérations humanitaires montre les inconvénients d'une telle démarche. A la Croix-Rouge, à Genève, on m'a expliqué que celles-ci étaient choisies non en fonction de leur utilité mais des retombées médiatiques escomptées, ce qui entraîne des surenchères et des aberrations. Les associations caritatives étant soutenues par le public nanti de l'Occident, elles doivent le satisfaire. Quand on envoie des équipes médicales dans la brousse, il faut tenir compte de l'effet qu'aura cette opération sur les futurs donateurs. Insensiblement on en arrive à agir pour recueillir les dons au lieu de recueillir des dons pour agir. Inversion des valeurs dont les conséquences sont graves car la vie des habitants d'un pays n'a plus la même valeur selon qu'elle peut, ou non, faire l'objet d'une émission de télévision. On retrouve un problème voisin dans les associations recueillant des fonds pour la recherche médicale ; celles-ci ont un rôle extrêmement bénéfique mais ont du mal à résister à la tentation de sélectionner les actions promues en fonction non pas de leur utilité pour la santé mais des réactions du public ; on privilégie un thème en fonction des subsides qu'il permettra de recueillir au lieu de chercher des moyens pour soutenir les actions les plus bénéfiques.

A l'encontre d'une tradition culturelle fondée sur l'Antiquité gréco-latine avec son besoin de logique, sur la religion judéo-chrétienne qui cultive le verbe et sur la philosophie du siècle des Lumières qui rejette l'instinct, on laisse se substituer à la bataille des idées le choc des images, des émotions. C'est une grande régression, mais les médecins qui, pour améliorer l'état sanitaire, sollicitent le concours des médias doivent en tenir compte. Ne serait-ce que dans le domaine de la santé, le monde occidental ne peut pas faire l'économie d'une réflexion sur le système de consommation et d'information. Le processus traditionnel, fondé sur des débats rationnels, est faussé par l'existence de mouvements d'opinion déterminés par le système médiatique. Celui-ci retire le pouvoir réel à ceux qui restent rationnels, pour le donner à ceux qui enflamment l'opinion. Cette prééminence du sentiment oblige les rationnels eux-mêmes à recourir à l'émotion, car c'est le seul moyen de répondre aux arguments irrationnels sur les médias, en particulier la télévision. Sur des problèmes aussi complexes que la santé, les drogues, le cancer et même la paix ou la guerre, de grands courants d'opinion sont déclenchés par des images de télévision et les gouvernements sont obligés de suivre l'opinion au lieu de l'éclairer. « Nous vivons, dit un journaliste italien, Indro Montanelli, à une époque où l'apparence compte plus que la substance. » Depuis plus de trente ans ceux qui réfléchissent sur l'information et la télévision, tels McLuhan ou Cazeneuve, ont prédit que, par réaction, celle-ci susciterait des sentiments anticonformistes et particularistes, un besoin de personnalisation et favoriserait les intérêts des groupes et des clans par opposition à l'intérêt général [1]. Les médias en quelques jours façonnent l'opinion, en utilisant parfois des procédés discutables : nouvelles diffusées sans contrôle suffisant de la fiabilité des sources, sondages trottoirs qui trient des réactions sélectionnées parmi celles enregistrées dans la foule, choix des experts davantage en fonction de leurs opinions que de leur compétence. Ces émissions, même

---

1. Voir M. McLuhan, *Pour comprendre les médias*, Le Seuil, 1968, et J. Cazeneuve, *Le Pouvoir de la télévision*, Gallimard, 1970.

quand elles n'abordent que brièvement le fond des problèmes, créent des mouvements durables d'opinion. Nous l'avons vu à propos du sida, de la pollution et de nombreux autres problèmes sanitaires. De plus, de telles méthodes favorisent les points de vue minoritaires contestataires, ceux des groupes de pression actifs et elles minorent l'intérêt général qui n'est pas soutenu par un lobby ; on le voit, par exemple, lors du projet de fermeture d'un hôpital : on n'entend que des protestations, pas une voix en faveur du projet alors que la fermeture des lits excédentaires est un impératif national que nul ne conteste. Elles favorisent ainsi le court terme par rapport au long terme. De plus les médias sont influencés par ceux qui leur fournissent des documents, des dossiers de presse ; or les groupes qui font cet effort défendent des intérêts particuliers qui peuvent, dans certains cas, concerner de vastes segments de la population (producteurs d'alcool, etc.) mais ne sont pas assimilables à l'intérêt général. Il n'y a pas de lobby qui défende la santé.

Ce système de communication risque de pervertir tout ce qu'il touche. Prenons le sport : dans ma jeunesse c'était essentiellement un effort individuel, un moyen de promotion de la santé, même s'il était teinté de chauvinisme. Avec la télévision une émission sportive est devenue un spectacle de cirque. La recette est simple. On prend une vingtaine de joueurs de tennis, de coureurs automobiles ou de skieurs. On les propulse aux quatre coins du monde, puis grâce à un tapage médiatique on suscite un suspense pour savoir lequel va vaincre les dix-neuf autres. Comme ces spectacles sont prisés et les parrains généreux, les salaires de ces professionnels du sport sont gigantesques et il en résulte des fraudes dont parlent les médias, ce qui conforte les jeunes dans l'idée que tout est malhonnête, même le sport. Or le sport, celui qui est pratiqué par l'ensemble des jeunes, même les moins doués, est capital pour la santé de la population et il est navrant qu'un ministre « de la jeunesse et des sports » s'intéresse davantage aux courses de formule 1 qu'aux clubs de football dans les écoles. Bien entendu, les sponsors utilisent ces spectacles dits sportifs pour promouvoir leurs produits : ainsi, les courses d'automobiles et de motocyclettes sont devenues un moyen de manipulation de l'esprit des jeunes en associant dans leur subconscient, avant même qu'ils sachent lire, les logos du tabac et de l'alcool à la vitesse et au courage. Cette prise en otage du sport par les marchands de tabac fait du ministre du sport un allié objectif des marchands de drogue. Quand il combat pour préserver ces spectacles, il ne se rend pas compte que le sport y perd son âme et la jeunesse sa santé.

Parce que cela plaît au public qui aime le « sang à la une » et les mauvaises nouvelles, le système médiatique entretient un sentiment d'insatisfaction et d'inquiétude en donnant une caisse de résonance à la contestation. Le XIX° siècle avait été le siècle de l'espérance, celui de la foi, parfois naïve, dans le progrès des connaissances grâce à la science, dans l'épanouissement des corps grâce à l'hygiène et au sport (voir la création des jeux Olympiques par Pierre de Coubertin) et des âmes grâce à la liberté. La fin du XX° siècle est dominée par les peurs. Chaque matin les nouvelles sont une longue complainte, la litanie des catastrophes proches ou lointaines, réelles ou fantasmatiques, survenues aux quatre coins du globe. La jeunesse est convaincue, avant même de s'être frottée au monde, que tout va mal, ce qui sape son moral et la démobilise alors que tant de tâches exaltantes s'offrent à elle. Il faut la préserver de ce pessimisme ambiant distillé dans un but mercantile à longueur de journée dans les films, à la télévision, dans les journaux. La présentation dramatisée d'une épidémie en Afrique au cours de laquelle cent personnes sont mortes fait oublier les centaines de milliers de vies épargnées grâce aux progrès médicaux et les millions de celles que l'on pourrait encore gagner grâce à un accroissement des connaissances, par exemple la découverte d'une vaccination contre le paludisme ou la bilharziose. Celle d'une nouvelle alarmante sur les risques à long terme de l'amiante ou d'un produit chimique provoque des articles qui angoissent la population sans s'entourer de garanties sur la fiabilité des données. Quand je dis aux étudiants que l'état sanitaire en France et dans le monde n'a jamais été meilleur, leur première réaction est de scepticisme tant ils sont convaincus du contraire et il faut détailler les chiffres pour les amener à remettre en question leurs certitudes.

Ne cédons pas cependant à la tentation d'imputer aux médias des problèmes dont l'origine est plus profonde. N'en faisons pas des boucs émissaires, mais demandons-leur de prendre conscience de leur responsabilité. Les médias dans une démocratie jouent un rôle essentiel. Ils ont contribué à de nombreux progrès médicaux, par exemple à une meilleure information du public qui a entraîné des diagnostics plus précoces. Les avancées qui ont été faites en matière de santé publique doivent beaucoup à la presse. Les journalistes, dans leur immense majorité, sont honnêtes et compétents ; mais ils subissent les contraintes d'un système et inscrivent leur action dans une logique commerciale. Les difficultés proviennent de ce qu'on a confié aux médias une tâche éducative, un pouvoir sans contrepoids. L'éducation et la santé sont des domaines où la loi du marché doit être adaptée. Les médecins doivent être des partenaires des médias et non leurs serviteurs.

De façon plus générale, résistons à la tentation d'accuser la société de ce qui vient de nous-mêmes. Les reproches que l'on fait à la société sur l'état sanitaire des populations ne sont souvent pas justifiés, on accuse la pollution pour des maux dont nos comportements (tabac, déséquilibre alimentaire, etc.) sont responsables. De même on déclare la société moderne inhumaine alors qu'il faudrait se demander si ce n'est pas plutôt nous-mêmes qui sommes devenus moins sociables, moins solidaires. Il est deux besoins fondamentaux chez tous les êtres : la dignité et le contact avec d'autres êtres humains. Que faisons-nous, chacun à notre niveau, pour réconforter ceux qui vivent près de nous, pour leur donner considération et chaleur, et surtout pour apprendre à nos enfants le respect d'autrui ? Même certains médecins n'expriment pas ces sentiments à leurs malades ; faute de temps, disent-ils, mais sont-ils encore des médecins ? Et nous, enseignants, qu'avons-nous fait pour inculquer à nos étudiants cette compassion envers le malade qui est la pierre angulaire de toute médecine ?

LA NÉCESSITÉ DE CONTRE-POUVOIRS DANS L'INFORMATION MÉDICALE : LES CORPS INTERMÉDIAIRES

En démocratie tout pouvoir implique une responsabilité. Ainsi le gouvernement est responsable devant le Parlement, il lui doit des explications. Dans le système judiciaire, après un jugement, un appel devant une autre juridiction est toujours possible.

Les médias, en particulier la radio et la télévision, ont un pouvoir qui n'est contrebalancé par aucune forme de responsabilité. Quand un fait a été présenté, ceux qui estiment cette présentation incorrecte disposent de peu de recours. La presse écrite est tenue de respecter le droit de réponse et celui-ci permet de rectifier certaines affirmations et d'instaurer un débat. Rien de tel n'existe sur les ondes ; dans ce cas aussi le droit de réponse devrait être un impératif catégorique. Aux médecins de le réclamer dans le domaine sanitaire.

Il ne peut pas y avoir en démocratie de pouvoir sans contre-pouvoir. Quel contre-pouvoir peut-on instaurer face à la télévision ? La pluralité des chaînes constitue un progrès insuffisant car toutes les chaînes peuvent avoir les mêmes intérêts. Une chaîne sans publicité ? L'exemple anglais est encourageant et j'avoue, à chacun de mes voyages en Grande-Bretagne, envier la BBC, mais il y a les autres chaînes.

Nous venons de voir à propos de l'éducation et de la liberté sexuelle les inconvénients des mouvements d'opinion que rien ne vient équilibrer. Au départ, une opinion est émise qui mériterait examen attentif. L'idée est lancée directement vers le grand public, soutenue par des images qui suscitent l'émotion. La discussion est finie avant d'avoir commencé. Au XVIIIe et au XIXe siècle, la tâche des salons, des académies (la Royal Society en Angleterre ou l'Institut de France), des sociétés savantes, de l'université était d'en discuter. Ces institutions ont joué un rôle essentiel au moment des grandes controverses du XVIIIe et du XIXe siècle et y ont apporté un élément de pondération et d'objectivité. Mais ce qui était relativement aisé à accomplir dans un monde où tout était décidé par une oligarchie de quelques milliers de personnes, et où l'opinion se faisait dans les salons, est devenu difficile à notre époque où les courants d'opinion sont déterminés par les images de la télévision et où les hommes politiques s'attachent davantage à suivre l'opinion qu'à la guider. A la fin du XIXe siècle, l'ère des « foules » et des « mouvements d'opinion » a été favorisée par la disparition des relais d'opinion qui structuraient la diffusion des idées. Il faut œuvrer pour les reconstituer car ils faisaient contrepoids.

Une solution possible serait la création de groupes de réflexion formés de personnalités compétentes, mais de sensibilités diverses, capables, quand un débat est ouvert, de donner rapidement un avis documenté et objectif, mettant en perspective les affirmations hâtives, incontrôlées et rappelant les différents points de vue. Mais si le rôle des médecins et des scientifiques est essentiel pour donner un avis technique, d'autres aussi doivent s'exprimer quand il s'agit de choix de société. Le travail préalable d'un comité d'experts faciliterait leur tâche et leur permettrait d'exposer leur opinion à la lumière de faits et non pas de mythes. Au cours de ces dernières années les gouvernements ont demandé souvent à des institutions telles que l'Académie des sciences, l'Académie de médecine, le Comité national d'éthique, le Haut Comité de santé publique des rapports sur des problèmes litigieux. L'ébauche d'une telle approche existe donc déjà. Il suffirait de prévoir la publication de ces avis et leur usage par les médias. La crédibilité des médias serait d'ailleurs augmentée si ces rapports permettaient d'instaurer des débats constructifs à partir de données factuelles. Nous avions il y a une vingtaine d'années mis avec succès à la disposition des journalistes un réseau de spécialistes reconnus pour commenter les nouvelles médicales. Cette initiative avait eu, dans le domaine du cancer, un grand succès. Elle est un exemple de ce qui pourrait être fait. Quand un problème sanitaire concerne la société, par exemple le devenir des déchets nucléaires, les *hearings* anglo-saxons, procès publics organisés par des juges et auxquels tous ceux qui se sentent compétents sont convoqués pour s'exprimer publiquement, donnent un exemple de méthodes permettant de concilier la transparence des débats, la liberté d'expression et la primauté des faits. De tels *hearings* peuvent durer plusieurs mois, écouter plusieurs centaines d'experts ou d'associations ayant des points de vue contradictoires ; il se dégage peu à peu des débats, sinon un consensus sur les décisions à prendre, au moins un accord sur les faits et une clarification sur les options. Ce sont de telles voies qu'il faudrait aussi explorer.

On peut espérer réduire ainsi l'écart entre les prédictions catastrophiques annonçant une détérioration de l'état sanitaire et une augmentation du nombre de cancers à cause de la pollution due à l'industrialisation ou à la construction de centrales nucléaires et l'absence d'effet décelable, ce qui limiterait les dangers financiers et psychologiques que causent les Cassandres.

POUR UNE ÉTHIQUE DE RESPONSABILITÉ

Les médecins sont au premier rang du combat pour la santé physique et mentale de par leur formation humaniste et scientifique et de par leur pratique qui leur permet de connaître les maux dont souffrent les individus et la société. Encore faut-il que les facultés de médecine leur aient donné une formation suffisante en ce domaine. Ils doivent être formés à leur tâche nouvelle de prévention et de santé publique. En effet, à leur tour, ils doivent faire comprendre à chaque individu l'influence de son comportement sur sa santé physique et mentale, ainsi que les moyens dont il dispose pour sauvegarder celle-ci. La cible essentielle est évidemment les enfants et les adolescents, puisque les mauvaises habitudes se contractent jeune.

Rien ne sera obtenu sans faire prendre conscience aux parents de leur responsabilité, et surtout sans élever le niveau d'éducation des jeunes. L'éducation à la santé à l'école est capitale car elle touche tous les enfants, quel que soit leur milieu socioculturel. Comme hélas les familles sont souvent défaillantes, elle seule permettra de réduire les inégalités sociales, si importantes en ce domaine, et de faire comprendre à chacun ce qu'il doit faire pour protéger sa santé et celle de sa famille. Elle est la meilleure façon d'améliorer la santé, ce qui explique les espoirs mis dans cette nouvelle version de la leçon d'hygiène des instituteurs de la fin du XIXe siècle, qui avait joué un si grand rôle dans l'amélioration de la santé des Français. Non seulement la santé devrait être une préoccupation constante lors de la formation [1], mais l'éducation à la santé, qui est fondée

---

1. Un seul exemple illustrera les interactions. Traditionnellement on faisait porter des corsets aux adolescents pour leur apprendre à se tenir droits, l'avachissement physique paraissait aller de pair avec un laisser-aller moral. Au début du XXe siècle le corset a été opportunément remplacé par la gymnastique, destinée à doter l'adolescent d'une charpente musculaire qui le maintiendrait droit. Au début des années soixante-dix le ministre de l'Éducation décidait de mettre l'accent sur le sport, jugé plus attractif pour les jeunes, aux dépens de la gymnastique. Vingt ans plus tard les orthopédistes en voient les conséquences : le développement dysharmonieux des muscles causé par certains sports accentue la propension aux positions vicieuses et est source de troubles statiques au niveau du rachis et de lombalgies.

sur la responsabilité vis-à-vis de soi-même et des autres, est en elle-même une leçon de civisme. Malheureusement, alors que personne ne discute sa nécessité, elle n'est pas encore institutionnalisée et n'est mise en œuvre que de façon parcellaire. L'effort des enseignants n'aura d'efficacité que si un partenariat avec les médecins assure une symbiose école-famille-environnement social. L'éducation scolaire serait de peu de secours si, hors de l'école, la famille, les copains, la télévision apportaient des messages contraires. Considérons le trouble de l'enfant à qui l'instituteur dit que fumer ou boire est dangereux et qui voit ses parents le faire. L'indispensable cohérence requiert une prise de conscience collective. Cet enseignement serait insuffisant si, de surcroît, on ne développait pas chez l'enfant son esprit critique et sa capacité à résister aux influences néfastes et aux tentations suicidaires. Il faut développer chez eux la foi dans la vie, le courage d'affronter les difficultés de l'existence. Les enfants se forment par l'exemple, par l'image. Or ils passent en moyenne plus d'heures devant l'écran de télévision que sur les bancs de l'école ; la télévision est parfois leur véritable mère, c'est elle qui inspire, sans même qu'ils s'en rendent compte, leurs gestes, leurs attitudes. On le constate quand on les interroge et qu'ils régurgitent les poncifs déversés par le petit écran sur la pollution de l'environnement, les menaces sur les espèces animales en danger ; toutes notions souvent erronées, qu'ils ne peuvent pas connaître par leur expérience mais qui ont été introduites dans leur esprit, jour après jour, alors que ne leur sont jamais enseignées les notions, inculquées autrefois par l'éducation et qui les aideraient à trouver leur place dans la vie et la société : le respect d'eux-mêmes et celui des autres, la solidarité, la tolérance, la maîtrise des pulsions.

Certaines émissions constituent un danger. La course à l'audience fait que, pour attirer les jeunes spectateurs qui sont des clients potentiels, on flatte les instincts, par exemple leur goût pour la violence alliée à la peur qu'elle leur inspire. De telles images marquent le cerveau des enfants. Au lieu de donner une vision équilibrée du monde, de développer le goût de l'effort (ce qui s'oppose aux tendances naturelles), certaines émissions, dites enfantines, privilégient les pulsions que l'éducation traditionnelle depuis des siècles avait pour objet de contrôler. Il existe un faisceau de faits qui montre les dégâts que peuvent causer la pornographie, le sang partout répandu, les coups de poing, ou de revolver, la loi du plus fort à peine tempérée par celle du gendarme qui d'ailleurs ne triomphe que grâce à ses muscles. On dira que tel est le monde. D'abord c'est faux, je n'ai jamais vu dans mon existence de violences, de vilenies semblables à celles qui s'étalent à longueur de journée sur les écrans de télévision. Certes, vivre est difficile, mais on ne forme pas les jeunes à l'alpinisme en les lançant d'emblée à l'assaut de parois abruptes, on commence à les entraîner sur des pentes « pour débutants », on leur donne ainsi cette confiance en eux sans laquelle aucune ascension ne serait possible. Les contes de fées, les récits pour enfants avaient une visée éducative, ils avaient été polis par les siècles [1]. Leur message était clair et, après des péripéties pendant lesquelles le méchant semblait triompher, les mauvais étaient punis et les bons récompensés. Bien sûr, ces messages auraient dû être modernisés, différents, moins moralisateurs. Mais leur objectif éducationnel aurait dû être conservé. Étant donné la gravité des risques, des études sociologiques s'imposent sur les effets de ces spectacles télévisuels. La permissivité n'est souvent qu'une façon de se dérober devant ses responsabilités. Certains médecins ont peur d'apparaître comme des moralisateurs « liberticides ». Pour avoir vu cet argument utilisé sans vergogne à Bruxelles au moment des débats sur la publicité en faveur du tabac, je dois dire qu'il ne me touche plus. Les fabricants de tabac ainsi que les agences de publicité et certains journaux avaient réuni 300 millions d'Ecu (environ 2 milliards de francs) pour lancer une campagne sur ce thème et bloquer le projet d'interdiction de la publicité pour le tabac, alors qu'eux-mêmes manipulent sans scrupule l'esprit des enfants pour leur donner envie de fumer.

L'éducation des enfants est le socle sur lequel se bâtit notre futur. Protéger le psychisme des enfants contre le nihilisme, le sentiment de l'absurde, est encore plus important que les vacciner contre les maladies. Les médecins doivent lutter avec les enseignants, les juristes, les spécialistes des sciences humaines pour inciter les hommes politiques à se pencher sur ce problème.

Pour les étudiants en médecine, comme pour la jeunesse en général, l'enseignement devrait se donner deux buts. D'abord dévelop-

1. Voir B. Bettelheim, *Psychanalyse des contes de fées*, Laffont, 1976.

per l'esprit critique pour apprendre à distinguer les faits des extrapolations hasardeuses, à se méfier des manipulations, que ce soit dans un article inspiré par la publicité pharmaceutique ou un reportage à la télévision. Il ne faut pas être systématiquement sceptique mais il faut apprendre à flairer les trucages et ceux-ci sont fréquents. Le second est de savoir hiérarchiser les faits, les mettre en perspective. Le B.A.-ba d'un examen clinique est de ne pas mettre sur le même plan les symptômes secondaires, même si le malade leur donne beaucoup d'importance, et ceux qui sont significatifs. L'étude de l'histoire apprend à le faire, c'est pourquoi celle-ci a de plus en plus d'importance. Si l'on considère aujourd'hui les maux de notre jeunesse, il apparaît que le plus grave est l'angoisse existentielle, source des comportements suicidaires. Que faire pour lutter contre elle ? D'abord aider les jeunes à résister au vertige qu'a de tout temps suscité chez eux la destinée humaine : on peut y parvenir grâce à l'éducation familiale, à l'enseignement scolaire, au sport, à l'ambition, à tout ce qui peut donner un sens à la vie. Ma génération, qui a vécu dans l'attente de la guerre, puis dans la guerre elle-même, a été relativement préservée, sans doute parce que alors la vie avait un but. Il ne faut pas cacher aux adolescents les difficultés de la condition humaine et les pièges qui menacent la santé, mais il faut leur donner une raison de les surmonter. Il faut leur donner confiance en eux-mêmes et les responsabiliser au lieu de flatter leur tendance à rejeter l'origine de leurs problèmes sur les autres. De ce point de vue le succès que connaît la médecine humanitaire est très encourageant. Il prouve le besoin d'idéal, l'acceptation des risques et des sacrifices quand la cause le mérite. Certes il ne faut pas que la morale humanitaire serve d'alibi à l'égoïsme de nos contemporains. Il faut donc se méfier de son exploitation médiatique. Néanmoins, bien qu'elle ne constitue qu'un palliatif temporaire, elle joue un rôle utile, ne fût-ce qu'en témoignant de notre solidarité et en apprenant aux jeunes qui y participent les drames du tiers-monde et la nécessité d'une politique généreuse et durable à son égard.

Médecine et morale sont deux domaines distincts, mais le médecin, en observant la société à travers les malades, sait que celle-ci souffre de nombreux maux qui retentissent sur le psychisme des jeunes et donc sur leur santé. Le médecin n'a pas à faire de la morale mais il ne doit pas être complexé si ses préceptes ressemblent parfois à ceux de la sagesse antique et de la morale traditionnelle ; sans doute celle-ci avait été dans une large mesure inspirée par des observations empiriques. Si, par exemple, l'Ancien Testament prescrivait d'isoler les malades, c'est parce que ceux-ci avaient causé des épidémies. Le trouble qui étreint la société contemporaine est la première cause de mortalité chez les jeunes. Comme à la fin du Moyen Age, il est la conséquence de l'effondrement des règles sociales et des croyances traditionnelles. La religion est le moyen que les civilisations avaient trouvé pour faire accepter à l'homme son destin ; l'affaiblissement de son pouvoir protecteur aux XIVe et XVe siècles, sa quasi-disparition aujourd'hui créent un désarroi d'autant plus grave qu'il s'accompagne d'une remise en cause des structures familiales et sociales. Le rôle du médecin n'est pas de proposer des solutions, mais son devoir est de rassembler les données. A la Renaissance, le renouveau était venu de l'humanisme, du retour aux valeurs antiques, associé à une religion qui demeurait présente, même si elle avait perdu son omnipotence antérieure. Ce mariage de l'esprit critique et de la religion révélée ne pouvait être durable, et l'équilibre se rompit progressivement, pour aboutir dans la seconde moitié du XXe siècle à une religiosité diffuse dans laquelle la crainte, ou l'espoir, d'un au-delà n'a plus d'influence sur la vie quotidienne. Les sectes, les intégrismes religieux, les drogues illustrent les dangers qui menacent notre civilisation. Notre époque devra forger de nouveaux moyens de défense capables de donner un sens au destin de l'homme et de l'aider à affronter sa condition. Ceux-ci ne dériveront pas de spéculations théoriques ou de modes médiatiques, l'histoire au cours de ce siècle a assez montré le danger des idéologies et des spéculations intellectuelles. Seule l'expérience apprendra ce qui peut protéger l'homme moderne. Il est vraisemblable que ce sera, comme toujours, des solutions anciennes adaptées aux mentalités contemporaines : la famille, qui permet à l'homme de sortir de son ego pour s'intégrer dans une structure qui continuera après lui et le prolongera ; mais aussi le travail. A l'heure où certains annoncent la civilisation des loisirs et déifient ceux-ci, les médecins redécouvrent avec Pascal que le désœuvrement engendre l'angoisse et que l'activité professionnelle, que Freud appelait la religion de l'homme moderne, donne un sens à l'existence. L'évolution des conduites à risque et la consommation de drogues seront de bons thermomètres pour suivre la crise actuelle.

Le monde moderne a construit un combinat médico-scientifique et industriel d'une extraordinaire efficacité pour lutter contre les maladies. Il a mis en place des outils si puissants qu'on peut entrevoir, grâce à l'association de la prévention et des soins, l'éradication ou le recul, jusqu'à l'inévitable sénescence, des grandes pathologies qui tuent aujourd'hui l'homme adulte. Resteront alors au premier plan les comportements à risque, les troubles psychiques et le vieillissement qui engendreront des demandes sociales toujours plus élevées. Il appartiendra aux hommes politiques de dire ce qui est tolérable pour le pays. Inéluctablement, la dimension sociale de la médecine ira s'amplifiant.

A toutes les étapes de notre civilisation la médecine s'est métamorphosée. A la fin du Moyen Age et à la Renaissance la transition d'un monde théologal vers des États laïcs s'est accompagnée de la redécouverte de la médecine antique et d'un retour vers l'homme malade. A la fin du XVIIIe siècle, au passage d'un monde aristocratique, où la hiérarchie est régie par la naissance, à un monde concurrentiel industriel et commercial, où les aptitudes individuelles sont prééminentes, a correspondu la naissance d'une médecine fondée sur l'observation et l'expérimentation. Celle-ci s'est détournée des spéculations, au moment où en art l'impressionnisme, c'est-à-dire le regard sur la nature sans idées préconçues, se substituait à l'académisme. A nouveau, à la fin du XXe siècle, sous l'influence de l'évolution des techniques, du changement des mœurs, du vide créé par l'absence d'un sens pour la destinée humaine, la médecine se transforme. De plus en plus les maladies du corps sont engendrées par celles de l'esprit ; une idée fausse est plus dangereuse pour la santé que la pollution de l'air ou des aliments, l'angoisse existentielle fait plus de ravages que les lésions des organes. Tout en poursuivant ses tâches ancestrales, la médecine devra s'adapter à sa nouvelle fonction qui est d'éviter que l'angoisse, la désorientation ne suscitent des comportements pathogènes. L'information du public à travers les médias, celle des enfants grâce à l'école sont devenues des tâches essentielles. Le médecin doit y contribuer, mais ne pourra le faire que si lui-même a reçu une formation suffisante, si on lui a appris la grande leçon de logique inflexible, de respect des faits et des hommes qui se dégage de l'histoire de la médecine. La médecine ne doit pas être triomphaliste car ses problèmes sont nombreux et beaucoup reste à faire, mais elle peut être fière de ce qu'elle a accompli. Non seulement elle est devenue plus efficace, mais elle a construit une méthode pour évaluer les diverses formes de soins, des indicateurs pour suivre la santé des populations, une éthique pour mieux respecter le corps et l'âme des patients.

L'introduction de ce livre était placée sous le signe de Prométhée, c'est-à-dire de la conviction que l'homme peut être maître de son destin, que grâce à sa raison il peut devenir l'égal des dieux ; même si le défi sacrilège se paie parfois fort cher, la transgression est justifiée quand elle est couronnée de succès. Ce dernier chapitre conduit à un autre mythe, le Sisyphe de l'Antiquité grecque et de Camus, qui doit chaque jour reprendre sa tâche à zéro. Face aux forces obscures de l'inconscient collectif, la lutte pour la rationalité, l'objectivité, la solidarité ne sera jamais terminée. Les médecins, mieux que quiconque, mesurent le poids de l'angoisse dans la vie quotidienne, de la peur de l'au-delà et la tentation de fuite qui en résulte ; mais ils savent aussi que toute action est vaine si elle n'est pas fondée sur l'expérience et la logique. La rationalité ne doit pas conduire à ignorer la subjectivité, mais la prise en compte des pulsions ne doit pas masquer la nécessité d'une prééminence du rationnel. Une des grandes leçons de ces dernières décennies est qu'il ne peut pas y avoir de corps sain si l'esprit est malade. Les deux sont liés.

La naissance de la médecine a été clinique, sa période de gloire a été et est encore scientifique ; son futur sera social et humain. Mais la médecine ne réussira ce grand tournant que si elle reste fidèle à ce qui a fait sa grandeur depuis deux siècles : la rigueur méthodologique, l'esprit critique, le refus des dogmes et idées préconçues, la considération des démentis de l'expérimentation. Demain comme hier ces exigences demeureront. Dans cette quête difficile de notre civilisation qui tâtonne gauchement pour tenter de parvenir à de nouveaux équilibres, la médecine a un rôle essentiel à jouer. Elle ne doit pas se contenter de distribuer des tranquillisants ou des cachets d'aspirine, elle est bien placée pour à la fois soigner les blessures du corps et sonder les plaies de l'âme. Parce qu'elle

Quo vadis ?

doit remédier aux conséquences de nos comportements, il lui incombe aussi de les prévenir.

Or on ne peut bâtir que sur des fondations solides. Comme le rappelait, dans une de ses premières résolutions, le Comité national d'éthique : « Seul est éthique ce qui est scientifique. » Ceci ne signifie pas que tout ce qui est scientifique soit éthique, ni que seuls les scientifiques et les médecins puissent juger de ce qui est éthique, mais indique que pour progresser dans le domaine éthique, comme dans celui du savoir, il est des règles que l'on doit respecter et qui sont d'ailleurs les racines de notre civilisation depuis la Renaissance : l'objectivité et la prudence, la mise à l'épreuve des solutions envisagées, la certitude que les « vérités » sont temporaires parce qu'elles sont perfectibles.

Depuis un demi-siècle les connaissances physiopathologiques se sont accrues à un rythme sans cesse accéléré, la durée et la qualité de la vie se sont régulièrement améliorées. Restent les comportements. Déjà la courbe du nombre d'accidents d'automobiles qui était constamment ascendante jusqu'en 1973 s'est infléchie et chaque année de petits progrès sont faits ; de même, la consommation d'alcool diminue. Quand en 1975, avec quelques autres, j'ai commencé à lutter contre le tabac, bien des collègues ont ricané, jugeant le combat sans espoir ; la France est aujourd'hui l'un des pays où la consommation diminue le plus vite et notre législation est citée comme modèle ; certes, beaucoup reste à faire mais chacun pressent déjà qu'à terme le combat sera gagné. La drogue elle-même n'est pas un problème médical et social insoluble si l'on prend conscience de sa gravité. De nombreuses pratiques médicales restent défectueuses mais nombreuses aussi sont celles qui s'améliorent, par exemple la médecine palliative, la lutte contre la douleur, domaines négligés il y a peu encore. L'acceptation récente par la communauté médicale des conférences de consensus, des références médicales et de l'assurance de qualité, son engouement pour la prévention sont des indices encourageants d'un changement de mentalité. Il dépend de chacun de hâter ces progrès : par sa pratique quotidienne ou par son rôle d'enseignant, dans ses relations avec les médias et les décideurs administratifs ou politiques.

La tâche était plus rude encore à la fin du XVIIIe siècle, elle a été féconde. La misère était alors d'un niveau inconcevable aujourd'hui, même dans les pays en voie de développement ; la durée moyenne de vie était de 25 ans, les préjugés puissants, l'ignorance médicale quasi totale, les milieux économiques hostiles à toute dépense sanitaire, les hommes d'État n'avaient comme réponse à la maladie que la charité. Mais il y avait la foi dans le progrès, dans la raison, ainsi qu'une méthodologie scientifique qui avait fait ses preuves en d'autres domaines. Aujourd'hui les problèmes sont différents, ils ne sont pas plus complexes, mais il faut autant de courage pour les aborder. Ils sont du reste, dans une large mesure, la conséquence des progrès qui ont été accomplis. Des solutions peuvent être trouvées. Pour ce faire les médecins ne peuvent pas être seuls, ils ont besoin d'alliés ou, mieux, de partenaires. Mais ceci aussi est possible. « L'homme de cœur, dit un héros d'Euripide, est celui qui jusqu'au bout fonde sur l'espérance. Désespérer est lâcheté. »

BIBLIOGRAPHIE

Étant donné l'immensité du sujet, les articles ne sont pas mentionnés et le choix des livres cités est dans une certaine mesure arbitraire car une liste exhaustive eût été beaucoup trop longue. Pour faciliter la tâche du lecteur, les ouvrages, répartis par chapitres, ne sont cités que pour le chapitre où ils apparaissent pour la première fois.

INTRODUCTION

Boek W.E., Boek J.K., *Society and Health*, Putnam, New York, 1956.
Delaporte F., *Le Savoir de la maladie*, PUF, Paris, 1990.
Leriche R., *Philosophie de la chirurgie*, Flammarion, Paris, 1951.
Mead M., *Sociétés, traditions et technologie*, UNESCO, Paris, 1953.
Moles A.A., *Les Sciences de l'imprécis*, Le Seuil, Paris, 1990.
Parsons T., *Social Structure and Dynamic Process : the Case of Modern Medical Practice in the Social System*, Free Press, 1957.
Saunders L., *Cultural difference and Medical Care*, Russel Sage Foundation, 1954.
Sendrail M., *Histoire culturelle de la maladie*, Privat, 1980.
Stoetzel J., *La Maladie, le Malade et le Médecin. Esquisse d'une analyse psycho-sociale*, Population, vol. 15, fasc. 4, 1960.

CHAPITRE I

Bariety M., Coury C., *Histoire de la médecine*, Fayard, Paris, 1983.
Delay J., *Introduction à la médecine psychosomatique*, Masson, Paris, 1961.
Jacob F., *La Logique du vivant*, Gallimard, Paris, 1976.
Jacquart D., Micheau F., *La Médecine arabe et l'Occident*, Maisonneuve et Larose, Paris, 1990.

Les chemins d'Esculape

Lefebvre G., *Essai sur la médecine égyptienne de l'époque pharaonique*, PUF, Paris, 1956.
Lévy J.-P., *Le Pouvoir de guérir. Une histoire de l'idée de maladie*, Odile Jacob, Paris, 1991.
Lichtenthaeler C., *Histoire de la médecine*, Fayard, Paris, 1978.
Sigerist H., *A History of Medicine*, Oxford Univ. Press, 1951.
Sournia J.-C., *Histoire de la médecine*, La Découverte, Paris 1992. — *Médecins arabes anciens (x^e et xie siècles)*, CILF, Paris, 1986.
Thorwald J., *Histoire de la médecine dans l'Antiquité*, Hachette, Paris, 1962.
Vigarello G., *Le Sain et le Malsain. Santé et mieux-être depuis le Moyen Age*, Le Seuil, Paris, 1993.

CHAPITRE II

Attali J., *1492*, Fayard, Paris, 1991.
Blamont J., *Le Chiffre et le Songe. Histoire politique de la découverte*, Odile Jacob, Paris, 1993.
Burtt E., *The Metaphysical Foundation of Modern Physical Science*, Harcourt, Brace and Co., New York, 1937.
Butterfield H., *The Origins of Modern Science*, Bell, Londres, 1949.
Chalmers A., *Qu'est-ce que la science ? Récents développements de la philosophie des sciences*, La Découverte, Paris, 1987.
Chaunce P., *L'Expansion européenne du xiiie au xve siècle*, PUF, Paris, 1969.
Cohen B., *Revolution in Science*, Harvard Univ. Press, 1985.
Drake S., *Galileo, Pioneer Scientist*, Univ. Toronto Press, 1990.
Eisenstein E.L., *Printing Press as an Agent of Change. Communications and Cultural Transformations in Early Modern Europe*, Cambridge Univ. Press, Cambridge, 1979.
Gille B., *Les Ingénieurs de la Renaissance*, Hermann, Paris, 1964.
Heers J., *Christophe Colomb*, Hachette, Paris, 1981.
Histoire de la science, Gallimard, Pléiade, Paris, 1957.
Histoire des techniques, Gallimard, Pléiade, Paris, 1978.
Koyré A., *Du monde clos à l'univers infini*, Gallimard, Paris, 1988.
Kuhn T., *La Structure des révolutions scientifiques*, Flammarion, Paris, 1983. — *La Révolution copernicienne*, Fayard, Paris, 1973.
Perutz M.F., *Is Science Necessary ?*, E.P. Dutton, New York, 1989.
Popper K., *La Connaissance objective*, Aubier, Paris, 1991.
Randles W.G.L., *De la terre plate au globe terrestre*, Armand Colin, Paris, 1980.
Redondi P., *Galilée hérétique*, Gallimard, Paris, 1985.
Serres M., *Éléments d'histoire des sciences*, Bordas, Paris, 1989.
Shea W., *La Révolution galiléenne*, Le Seuil, Paris, 1992.
Touraine A., *Critique de la modernité*, Fayard, Paris, 1992.

Bibliographie

CHAPITRE III

Brabant H., *Médecine, malades et maladies à la Renaissance*, La Renaissance du Livre, Bruxelles, 1966.

Cornaro L., *De la sobriété. Conseils pour vivre longtemps* (éd. critique), Jérôme Millon, Grenoble, 1991.

Darmon P., *La Longue Traque de la variole. Les pionniers de la médecine préventive*, Perrin, Paris, 1986.

Desaive J.-P., Goubert J.-P., Leroy-Ladurie E., *et alii*, *Médecins, climat et épidémies à la fin du XVIIIe siècle*, Mouton, Paris, 1972.

Foucault M., *Naissance de la clinique*, PUF, Paris, 1963.

Fracastor G., *Les Trois Livres sur la contagion. Les maladies contagieuses et leur traitement* (éd. latine 1550), Paris, 1893.

Hamburger J., *Le Journal d'Harvey*, Flammarion, Paris, 1983.

King L. *The Medical World of the Eighteenth Century*, Univ. Chicago Press, 1958.

Paré A., *Œuvres complètes*, Malgaigne, Paris, 1840.

Raymond J.-F. de, *Querelle de l'inoculation, ou Préhistoire de la vaccination*, Perrin, Paris, 1986.

Ruffié J., Sournia J.-C., *Les Épidémies dans l'histoire de l'homme*, Flammarion, Paris, 1984.

Sigerist H.E., *Introduction à la médecine*, Payot, Paris, 1932.

Wickersheimer, *La Médecine et les Médecins en France à l'époque de la Renaissance*, Slatkine, Genève, 1970.

Winslow C.F., *The Conquest of Epidemic Disease*, Univ. Wisconsin Press, 1980.

CHAPITRE IV

Ackerknecht E., *La Médecine hospitalière à Paris (1794-1848)*, Payot, Paris, 1986.

Arnulf G., *L'Histoire tragique et merveilleuse de l'anesthésie*, Lavaurelle, Paris, 1989.

Bernard C., *Introduction à la médecine expérimentale*, Baillière, Paris, 1865.

Dagognet F., *Méthodes et doctrine de la vie de Pasteur*, PUF, Paris, 1967.

Grmek M.D., *La Première Révolution biologique*, Payot, 1990.

Leonard S., *La Médecine entre les savoirs et les pouvoirs. Histoire intellectuelle et politique de la médecine française au XIXe siècle*, Aubier-Montaigne, Paris, 1981.

Olmsted J., *François Magendie*, Schuman's, New York, 1944.

Prochiantz A., *Claude Bernard : la révolution physiologique*, PUF, 1990.

Salomon-Bayet C., *Pasteur et la révolution pastorienne*, Payot, Paris, 1986.

Vallery-Radot R., *Vie de Pasteur*, Hachette, Paris, 1900.

CHAPITRE V

Barrows H.S., Tamblyn R.M., *Problem Based Learning. An Approach to Medical Education*, Springer, New York, 1980.

Binet J.-P., *L'Acte chirurgical*, Odile Jacob, Paris, 1990.

Bouvenot G., Eschwège E., Schwartz D., *Le Médicament. Naissance, vie et mort d'un produit pas comme les autres*, INSERM/Nathan, 1993.

Canguilhem G., *Le Normal et le Pathologique*, PUF, Paris, 1966.

Centre international de recherche sur le cancer, *Survival of Cancer Patients in Europe. The Eurocare Study*, IARC publication, n° 132, Lyon, 1995.

Downie R.S., Charlton B., *Medical Education in Theory and Practice*, Oxford Univ. Press, 1992.

Elstein A.S., *Cognitive Process in Clinical Inference and Decision Making*, in Turk D.C., Free Press Macmillan, New York, 1988.

Elstein A.S., Schulman L.S., Sprafka, *Medical Problem Solving. An Analysis of Clinical Reasoning*, Harvard Univ. Press, 1978.

Flamant R., *Malades ou cobayes. Plaidoyer pour les essais thérapeutiques*, Albin Michel, Paris, 1994.

Funck-Brentano J.-L., *Le Grand Chambardement de la médecine*, Odile Jacob, Paris, 1990.

Guide d'exercice professionnel de l'Ordre national des médecins, Masson, Paris, 1991.

Guilbert J.-J., *Comment raisonnent les médecins. Réflexion sur la formation médicale*, éd. Médecine et hygiène, Genève, 1992.

Herzlich C. et alii, *Cinquante ans d'exercice de la médecine*, INSERM/Doin, 1993.

Israël L., *La Décision médicale*, Calmann-Lévy, Paris, 1980.

Lemaire J.-F., Imbert J.-L., *La Responsabilité médicale*, PUF, Que sais-je ?, Paris, 1985.

Mornex R., *Initiation à la médecine*, Expansion scientifique française, Paris, 1993.

Schwartz D., *Le Jeu de la science et du hasard*, Flammarion, Paris, 1994.

Schwartz D., Flamant R., Lellouch J., *L'Essai thérapeutique chez l'homme*, Flammarion, Paris, 1970.

Sinding C., *Le Clinicien et le Chercheur. Des grandes maladies de carence à la médecine moléculaire*, PUF, Paris, 1991.

CHAPITRE VI

Académie de médecine, *Rapport sur le diagnostic génétique et la thérapie génique*, 179, 615-676, 1995.

Ambroselli C., *Le Comité d'éthique*, PUF, Que sais-je ?, Paris, 1990. — *L'Éthique médicale*, PUF, Que sais-je ?, Paris, 1988.

Atlan H., *Tout, non, peut-être*, Le Seuil, Paris, 1991.

Balint M., *Le Médecin, son Malade et la Maladie*, PUF, Paris, 1960.

Bibliographie

Bercherie P., *Histoire et structure du savoir psychiatrique*, Éditions universitaires, Émergences, Paris, 1980.
Bernard J., *Espoirs et sagesse de la médecine*, Odile Jacob, Paris, 1993. — *De la biologie à l'éthique*, Buchet-Chastel, Paris, 1990.
Bonfils S., *Impertinence psychosomatique*, John Libbey, Paris, 1993.
Bugard P., *L'État de maladie. Convergences génétiques, sociologiques et psychosomatique*, Masson, Paris, 1964.
Changeux J.-P., *Fondements naturels de l'éthique*, Odile Jacob, Paris 1993. — *L'Homme neuronal*, Fayard, Paris, 1983.
Chartier M., David G., Michaud J., Moing T., Quelquejeu B., Sureau C., *Aux débuts de la vie*, La Découverte, Paris, 1990.
Collée M., Quetel C., *Histoire des maladies mentales*, PUF, Que sais-je ?, Paris, 1987.
Drai R., Harichaux M., *Bioéthique et droit*, PUF, Paris, 1989.
Ellenberger H.-F., *Histoire de la découverte de l'inconscient*, Fayard, 1994.
Fagot-Largeault A., *L'Homme bioéthique. Pour une déontologie de la recherche sur le vivant*, Malaise, Paris, 1985.
Foucault M., *Histoire de la folie*, Plon, Paris, 1961.
Hamburger J., *Les Belles Imprudences*, Odile Jacob, Paris, 1991. — *La Puissance et la Fragilité : vingt ans après*, Flammarion, Paris, 1990.
Jonas H., *Le Principe responsabilité. Une éthique pour la civilisation technologique*, éd. du Cerf, Paris, 1990.
Koupernik C., Pons M., *La Psychiatrie à visage ouvert*, Mercure de France, Paris, 1979.
Le Gall A., *L'Anxiété et l'Angoisse*, PUF, Que sais-je ?, Paris, 1992.
Manus A., *Psychoses et névroses de l'adulte*, PUF, Que sais-je ?, Paris, 1987.
Morel P., Quetel C., *Les Médecins de la folie*, Hachette, Paris, 1985.
Pélicier Y., *Psychologie, cancers et société*, L'Esprit du Temps, Paris, 1995. — *Les Chemins de la psychiatrie*, Erès, Toulouse, 1988.
Popper K., *Conjonctures et réfutation : la croissance du savoir scientifique*, Payot, Paris, 1985.
Queneau P., Ostermann G., *Le Médecin, le Patient et sa Douleur*, Masson, Paris, 1993.
Queré F., *L'Éthique et la Vie*, Odile Jacob, Paris, 1991.
Saint-Sernin B., *La Raison au XXe siècle*, Le Seuil, Paris, 1995.
Skinner B.F., *Science and Human Behaviour*, 1953. — *The Behaviour of Organisms. An Experimental Analysis*, Appleton Century, New York, 1938.
Tchobroutsky G., Wong O., *Le Métier de médecin*, PUF, Que sais-je ?, Paris, 1993.
Testard J., *L'Œuf transparent*, Flammarion, Paris, 1986.
Tubiana M., *La Lumière dans l'ombre*, Odile Jacob, Paris, 1991. — *Le Refus du réel*, Laffont, Paris, 1977.
Varaut J.-M., *Le Possible et l'Interdit. Les devoirs du droit*, La Table ronde, 1989.
Vincent J.-D., *Biologie des passions*, Odile Jacob, Paris, 1986.

Les chemins d'Esculape

Wittgenstein L., *Leçons et conversations sur l'esthétique, la psychologie et la croyance religieuse. Conférences sur l'éthique*, Gallimard, Paris, 1992.
Zarifian É., *Des paradis plein la tête*, Odile Jacob, 1994. — *Les Jardiniers de la folie*, Odile Jacob, 1988.

CHAPITRE VII

Auby J.-M., *Le Droit de la santé*, PUF, Paris, 1981.
Baulieu E.-E., *Génération pilule*, Odile Jacob, Paris, 1990.
Blaudin de Thé G., *Sur la piste du cancer*, Flammarion, Paris, 1984.
Bonici B., *La Politique de santé en France*, PUF, Que sais-je ?, Paris, 1993.
Brucker G., Fassin D., *Santé publique*, éd. Marketing, Paris, 1989.
Cebron de Lisle B., *Paris et ses réseaux. Naissance d'un mode de vie urbain*, Bibliothèque historique de la Ville de Paris, 1980.
Chapellière I., *Où va la protection sociale ?*, Syros Alternatives, Paris, 1989.
Charbonneau P., *Combat pour la santé*, Éditions médicales et universitaires, Paris, 1976.
Cochrane A., *L'Inflation médicale. Réflexions sur l'efficacité de la médecine*, Galilée, Paris, 1977.
Dausset J., Rey J., Schopflin P., Terquem J., Tubiana M., *Le Système de soins français. Réflexions et propositions*, La Documentation française, Paris, 1983.
Goubert J.-P., *La Conquête de l'eau*, Hachette, 1987.
Haut Comité de santé publique, *La Santé en France*, Rapport général et annexe : travaux des groupes thématiques, La Documentation française, 2 vol., Paris, 1994.
Lilienfeld A., *Times, Places and Persons*, Johns Hopkins Univ. Press, 1978.
National Institute of Public Health and Environmental Protection (Pays-Bas), *The Health Status of the Dutch Population over the Period 1950-2010*, Bilthoven, 1994.
Organisation de coopération et de développement économiques (OCDE), *Les Systèmes de santé des pays de l'OCDE*, OCDE, Paris, 1993.
Organisation mondiale de la santé (OMS), *Les Buts de la santé pour tous*, Bureau régional européen, Copenhague, 1993.
Rosanvallon P., *La Nouvelle Question sociale. Repenser l'État-providence*, Le Seuil, Paris, 1995.
Rosen G., *A History of Public Health*, Johns Hopkins Univ. Press, Boston, 1993.
Soubie R., Portos J.-C., Prieur C., *Livre blanc sur le système de santé et d'assurance maladie*, Commissariat au plan, Paris, 1994.
Swedish Government Official Report, *No Easy Choices : the Difficult Priorities of Health Care*, Report by the Health Care and Medical Priorities Commission, Stockholm, 1993.
Swedish Parliamentery Priorities Commission, *Priorities in Health Care. Ethics, Economy, Implementation*, Swedish Government Official Reports 1995, Stockholm, 1993-1995.
Vigarello G., *Le Propre et le Sale. Hygiène du corps depuis le Moyen Age*, Le Seuil, Paris, 1985.

Villermé, L.-R., *Tableau de l'état physique et moral des ouvriers*, J. Renouard, Paris, 1840.

CHAPITRE VIII

Aiach P., Cebe D., *Expression des symptômes et conduites des maladies : facteurs socioculturels et méthodologiques de différenciation*, INSERM/Doin, Paris, 1991.
Baechler J., *Les Suicides*, Calmann-Lévy, Paris, 1975.
Bensaïd N., *La Lumière médicale. Les illusions de la prévention*, Le Seuil, Paris, 1981.
Bergeret J., *Les Toxicomanes parmi les autres*, Odile Jacob, Paris, 1990.
Bernardin, *L'Homme et la Santé*, Le Seuil, Paris, 1992.
Bouvier-Colle M.-H., Vallin J., Hatton F., *Mortalité et causes des décès en France*, INSERM/Doin, Paris, 1990.
Bowlby J., *Soins maternels et santé mentale*, OMS, n° 2, Genève, 1952.
Choquet M., Ledoux S., *Adolescents*, INSERM/Doin, Paris, 1994.
Cohen D., *Les Gènes de l'espoir. A la découverte du génome humain*, Laffont, Paris, 1993.
Duché D.-J., *Le Mal-Être des adolescents*, Hermann, Paris, 1994.
Ehrenberg A., *Individus sous influence. Drogues, alcools, médicaments psychotropes*, Esprit, Paris, 1991.
Freud S., *Malaise dans la civilisation*, PUF, Paris, 1929.
Got C., *La Santé*, Flammarion, Paris, 1992.
Grmek M.-D., *Histoire du sida. Médecine et société*, Payot, Paris, 1989.
Hirsch A., Karsenty S., *Le Prix de la fumée*, Odile Jacob, Paris, 1992.
Illich I., *Némésis médicale*, Le Seuil, Paris, 1975.
La Lutte contre la toxicomanie (C. Trautmann), Rapport au Premier ministre), La Documentation française, Paris, 1990.
Lemaire J.-F., *Le Tabagisme*, PUF, Que sais-je ?, Paris, 1992.
Manuel C., San Marco J.-L., *Sida. Les enjeux éthiques*, INSERM/Doin, Paris, 1994.
Nahas G., *La Drogue. Bilan scientifique et médical*, F.-X. de Guibert, Paris, 1994.
Olievenstein C., *Le Destin du toxicomane*, Fayard, Paris, 1982.
Rapport du Comité d'éthique pour les sciences de la vie et de la santé sur la toxicomanie, novembre 1994.
Rapport de la Commission de réflexion sur la drogue et la toxicomanie (R. Henrion), ministère des Affaires sociales, février, 1995.
Rothman K.-J., *Modern Epidemiology*, Little Brown and Co., 1993.
Ruffié J., *Naissance de la médecine prédictive*, Odile Jacob, Paris, 1993.
Setbon M., *Pouvoir contre sida. De la transfusion sanguine au dépistage : décisions et pratiques en France, Grande-Bretagne et Suède*, Le Seuil, Paris, 1993.
Soulier J.-P., *Transfusion et sida. Le droit à la vérité*, Frison-Roche, Paris, 1992.

Les chemins d'Esculape

Valentin M., *Travail des hommes et savants oubliés. Histoire de la médecine du travail, de la sécurité et de l'ergonomie*, Docis, Paris, 1978.

Warbuton D.-M., *Pleasure : the Politics and the Reality*, John Wiley, Chichester 1994.

CHAPITRE IX

Bettelheim B., *Psychanalyse des contes de fées*, Laffont, Paris, 1976.

Cazeneuve J., *Le Pouvoir et la Télévision*, Gallimard, Paris, 1970.

Le Bon G., *Psychologie des foules*, PUF, Paris, 1963.

McLuhan M., *Pour comprendre les médias*, Le Seuil, Paris, 1968.

Schatzman E., *La Science menacée*, Le Seuil, Paris, 1981.

Serres M., *Le Contrat naturel*, F. Bourin, Paris, 1990.

Tarde G. de, *Les Lois de l'imitation*, Étude sociologique, Ressources, Slatkine, Genève, 1979.

Tchakotine S., *Le Viol des foules par la propagande politique*, NRF, Paris, 1952.

Thuillier P., *L'Aventure industrielle et les Mythes : savoirs, techniques et mentalités*, éd. Complexe, Bruxelles, 1982. — *Les Passions du savoir. Essai sur les dimensions culturelles de la science*, Fayard, Paris, 1988.

INDEX

ABOULCASSIS, 63.
ABRAMI (P.), 240.
ACHENWALL (Gottfried), 444.
ACKERKNECHT, 136.
ACQUAPENDENTE (Fabrice d'), 139.
ADDISON, 229, 255.
ADLER (Alfred), 388, 389.
AILLY (Pierre d'), 80.
AKHENATON, 43.
ALAIN, 11.
ALBRIGHT (F.), 261.
ALCIBIADE, 528.
ALEXANDRE, 78.
ALEXANDRE DE TRALLES, 62.
ALEXANDRE LE GRAND, 52.
ALPHONSE VII, 63.
AMPÈRE (André Marie), 180.
ANAXIMANDRE, 95.
APOLLINAIRE, 98.
ARAGO (François), 180.
ARISTOPHANE, 45.
ARISTOTE, 32, 51-52, 54, 66-68, 78, 82, 87, 90, 92, 96-98, 103, 106, 111, 113, 116, 119-121, 130, 132, 135, 142, 161-162, 178, 202, 205, 249, 376, 424, 434-435, 636.
ARON (Raymond), 421.
ASCLÉPIOS, 46.
ASELLI, 145.
ATLAN (Henri), 422.
AUENBRUGGER (Leopold), 191.
AUGUSTE, 441.
AURIOL (Vincent), 317.
AVERROÈS, 63.
AVICENNE, 61, 66.
BABINSKI, 378.
BACON (Francis), 119, 141, 159, 249, 651.

BAECHLER (J.), 529.
BALINT (Michael), 354.
BALZAC, 231.
BANTING (Frederick Grant), 262.
BARÈRE, 446.
BARROWS, 248.
BARTAS (Guillaume du), 104.
BAUDELAIRE (Charles), 562.
BAULIEU (E.-E.), 432, 473, 474.
BAYES (Thomas), 342.
BAYLE (Antoine Laurent Jessé), 372.
BEHRING (Emil von), 220, 261.
BENTHAM (Jeremy), 448.
BÉRAUD (C.), 484.
BERGSON (Henri), 378, 382, 423.
BERNARD (Claude), 11, 112, 166, 179, 186, 188, 193-195, 198-201, 204, 223-224, 229-231, 239, 255, 261, 270, 285-287, 291-292, 306, 405, 416.
BERNARD (Jean), 419, 424, 426, 485.
BERNHEIM (Hippolyte), 375, 387.
BERNOUILLI (Daniel), 150, 279, 445.
BERT (Paul), 230.
BERTHOLLET (Claude), 177, 181.
BERZELIUS (Jöns Jacob), 180, 198, 209-210.
BEST, 262.
BEVERIDGE (lord), 476.
BICHAT (Xavier), 15, 123, 183-186, 189-190, 197, 200, 202, 224, 370, 387, 639.
BISMARCK, 450.
BLACK (James), 309.
BLEULER (Eugen), 384.
BLUNDEVILLE (Thomas), 103.
BOERHAAVE (Herman), 148, 162, 164, 181.

Les chemins d'Esculape

BOILEAU, 143.
BOISSIER DE SAUVAGES, 164, 182-183.
BONAPARTE, 660.
BONET (T.), 152.
BONNET (Charles), 206.
BORDEU (Jules), 217, 236.
BORGIA, 76.
BOUILLAUD (Jean), 216, 225.
BOWLBY (J.), 530.
BRAHE (Tycho), 41, 93, 105, 106, 107, 121.
BREJNEV, 658.
BRETONNEAU (Pierre), 189, 193, 217, 241.
BREUER (Josef), 377.
BRISSET (C.), 400.
BROCA, 399.
BROUSSAIS (François), 160, 187-188, 190, 196, 201, 217, 225, 262.
BROWN-SÉQUARD (Édouard), 229, 255.
BRULLEY, 150.
BUCHAN, 172.
BUCHNER (Eduard), 210.
BUFFON, 206, 227.
BURCKHARDT (G.), 398.
BURIDAN, 110-111.
BURKITT (Dennis), 263-264.
CABANIS (Georges), 150-151, 162, 181, 190.
CALMETTE-GUÉRIN (Albert), 257.
CAMUS (Albert), 415, 692.
CANNON (Walter Bradford), 362.
CANTIN, 150.
CÃO (Diego), 79.
CARNOT (Lazare), 180.
CARNOT (Sadi), 180.
CAUCHY (Augustin), 180.
CAVENTOU, 253.
CAZENEUVE, 680.
CELSE, 132.
CERLETTI, 398.
CÉSAR (Jules), 94.
CHADWICK (Edwin), 448.
CHANG (M. C.), 473.
CHANGEUX (Jean-Pierre), 394, 419.
CHARCOT (Jean-Martin), 224, 233, 375-378, 383, 387.
CHARLEMAGNE, 58.
CHARLES Iᵉʳ, 142.
CHARLES IX, 136.
CHARLES QUINT, 81, 134.
CHARLES VII, 87.
CHASSAIGNAC (Pierre-Marie), 216.
CHAUFFARD (Paul-Émile), 216.
CHAULIAC (Guy de), 63.
CHEVREUL (Eugène), 181.
CHOMEL, 195.

CLAUDEL, 81.
CLAUDEL (Camille), 405.
CLAVIEUX, 449.
COCHRANE (A. L.), 479.
COLBERT (Jean-Baptiste), 120, 159, 279, 443.
COLOMB (Christophe), 72, 76, 80-82, 84, 98, 102, 109.
COMBY, 259.
COMTE (Auguste), 31-32, 202, 231, 638.
CONDILLAC, 184, 370-371, 637.
CONDORCET, 449.
CONSTANS, 402.
COPERNIC (Nicolas), 13, 15, 72, 74-77, 82, 91-92, 94, 96, 98-108, 110-111, 113-114, 119-121, 126, 133-134, 140, 221, 230, 374, 388, 637.
CORNARO (Luigi), 131, 678.
CORTÈS (Hernán), 93.
CORVISART (Jean-Nicolas), 151, 191.
COUBERTIN (Pierre de), 682.
COULOMB (Charles Augustin de), 180.
CRICK (Francis Harry Compton), 271.
CULLEN, 372.
CUSHING (Harvey Williams), 398.
DAREMBERG (Charles Victor), 191.
DARWIN (Charles), 11, 53, 103, 211, 221, 374, 385, 388-389, 639.
DAUSSET (Jean), 328, 605, 607.
DAVAINE (Casimir Joseph), 215, 217.
DAVID (G.), 432.
DAVY (Humphrey), 225, 226.
DE QUINCEY (Thomas), 562.
DEBRÉ (Robert), 245, 278, 328, 335, 560, 605, 660.
DELAY (Jean), 54, 403.
DELBRUCK (Max), 271.
DEMANGEON, 447.
DÉMOCRITE, 47.
DENIKER (P.), 403.
DENOIX (Pierre), 289, 301.
DEROSNE, 253.
DESCARTES (René), 85, 91, 114, 115, 116-117, 120-121, 142, 146, 159, 164, 167, 392, 420, 636-637.
DESESSARTZ (J. C.), 444.
DESHAIS, 165.
DEVERGIE, 214.
DIAS (Bartolomeu), 79, 80.
DIDEROT (Denis), 162, 444.
DIONIS, 143.
DOLL (R.), 459, 460, 545, 550.
DOMAGK (Gerhard), 254.
DOUBLE, 285.
DOUSTE-BLAZY (Philippe), 598.
DUBOIS (G.), 556.

Index

Du Bois-Reymond (Emil), 195, 223.
Duché (D.-J.), 530.
Dugas (Gaetan), 588, 592-593.
Dumas (C.-L.), 150.
Dumez (Y.), 434.
Dürer, 13.
Durkheim (Émile), 396, 670.
Eberth (Karl Joseph), 217.
Effiat, 455.
Eijkman (Christiaan), 258.
Einstein (Albert), 102, 108, 118, 186, 270, 386, 637.
Ellenberger (H.), 360, 361.
Elstein (Arthur), 246, 248.
Elzevier, 115.
Empédocle, 51.
Érasistrate, 52.
Érathostène, 13, 97.
Erlich (Paul), 220, 224, 236, 254.
Esbach, 222.
Escande (J.-P.), 589.
Eschyle, 539.
Esculape, 46, 439.
Essex (Max), 578.
Euclide, 78.
Euler (Leonhard d'), 177.
Euripide, 45, 534, 694.
Eustachio, 145.
Evin (Claude), 475, 493, 551, 556, 560, 597.
Fagot-Largeault (Anne), 433, 435.
Fahrenheit (Daniel Gabriel), 162.
Faraday (Michael), 226.
Faure (Edgar), 7.
Fay, 165.
Félix, 156.
Fermat (Pierre de), 279.
Fermi (Enrico), 270.
Fernel (Jean), 205.
Ferry (Jules), 454.
Ficin (Marsile), 77, 101.
Fisher (sir Ronald Aylmer), 280, 291.
Flaubert, 17.
Fleming (Alexander), 254.
Floyer, 162.
Foderé (François-Emmanuel), 445.
Folscheid (D.), 593, 597, 598.
Foucault (Michel), 146, 183, 194, 396.
Fourcroy (Antoine François), 181.
Fourier (Charles), 180.
Fourneau (Ernest), 254.
Fracastoro (Girolamo), 122, 130, 138-139, 168, 207, 386, 442.
Frank (Johann Peter), 440, 445.
Frédéric II de Hohenstaufen, 85.
Freeman, 400.
Fresnel (Augustin), 180.
Freud (Sigmund), 21, 154, 221, 368, 374-377, 379-390, 403, 535, 540, 669-671, 674-675, 690.
Funk (Casimir), 258, 260.
Gabarret, 285.
Galien, 33, 54, 60-61, 63, 66-68, 132, 134-136, 139-140, 142, 144-145, 152, 154-155, 158-160, 162, 164, 166, 178, 189, 191, 637.
Galilée, 13, 77, 83, 88, 92, 104-105, 108-117, 119-121, 125, 141, 159, 162, 186, 192, 203, 221, 230, 636-638.
Gall (Franz Joseph), 231.
Gallo (Robert), 577-578.
Galvani, 165-166.
Gama (Vasco de), 76, 80.
Gassner, 130.
Gaulle (Charles de), 476, 604, 659-660.
Gauss (Carl Friedrich), 279, 320.
Gautier (Théophile), 562.
Gay-Lussac (Louis Joseph), 180.
Gilbert (William), 107.
Goethe, 135, 385.
Gosset (Antonin), 234.
Got (Claude), 556, 573.
Gouvion Saint-Cyr (Laurent de), 219.
Gowers, 222.
Grancher (Jacques Joseph), 220, 222.
Graunt (J.), 443.
Gregg (Alan), 26.
Grémy (F.), 556.
Grimaud, 187.
Guichard (Olivier), 7.
Gutenberg, 76.
Hahnemann (Christian Friedrich Samuel), 155, 198, 253.
Haller (Albrecht von), 161, 164.
Halley (Edmond), 117.
Hansen (Gerhard Armaner), 217.
Harvey (William), 74-75, 130, 132-133, 139-143, 146, 158-160, 178, 522, 636, 638.
Heller (J.), 222, 224.
Helmholtz (Hermann Ludwig Ferdinand von), 223.
Helvétius (Claude Adrien), 162, 163, 663.
Henri III, 136.
Henri IV, 456.
Henri le Navigateur, 79, 83.
Héraclite, 45.
Hercule, 46.
Hérodote, 45.
Hérophile, 52.

HICKMAN, 226.
HILDEGARDE DE BINGEN, 60, 64, 65.
HILL (B.), 459, 460, 550.
HIPPARQUE, 97-98.
HIPPOCRATE, 10, 15-16, 18, 22, 27, 32-33, 41-42, 45-54, 63, 66, 124, 130, 132, 145, 148, 150, 162, 182, 190, 192, 198, 213, 222, 253, 351, 371, 419, 441, 633, 636, 649.
HIRSCH (A.), 556.
HITLER, 637, 673.
HODGKIN, 300, 304.
HOFFMANN (August Wilhelm), 253.
HÖLDERLIN, 153.
HOLMS, 208.
HONORIUS, 64.
HONORIUS D'AUTUN, 64.
HOOKE (Robert), 158.
HORACE, 73.
HOUDON (Jean-Baptiste), 153.
HUMBOLDT (Alexandre von), 165.
HUNTER (J.), 171.
HUNTLY, 260.
HURIET, 426, 437.
HUXLEY (Aldous), 473.
IBN AL-NEFAS, 74.
IBN AN-KHATIF, 63.
IBN AN-NAFIS, 61.
INNOCENT VIII, 38.
ISABELLE, 80, 84.
JACCOUD, 201.
JACKSON, 227.
JACOB (François), 173, 207.
JACQUES I*, 142.
JANET (Pierre), 376, 377, 387.
JANIN, 170.
JANSSEN (Paul), 403.
JAUREGG (Julius Wagner von), 398.
JEAN II, 79-80.
JENNER (Edward), 130, 169, 171-172, 218, 522.
JOLIOT-CURIE, 272.
JONAS (Hans), 435.
JOSEPH I*, 169.
JOSEPH II, 444.
JULIEN, 60.
JUNG (Carl), 384, 386, 388, 408.
JUSTINIEN, 442.
KAMEN (Martin), 273.
KANT, 254, 421.
KEPLER (Johannes), 41, 93, 102, 105-108, 113, 118, 120-121, 159.
KESTON (Albert), 273.
KLAESI, 398.
KOCH (Robert), 217, 230, 234, 453.
KRAVCHENKO, 673.
KUHN (Thomas S.), 103, 111, 522.

LA CONDAMINE, 169-170.
LA METTRIE (Julien Offroy de), 162, 167, 392.
LABORIT (Henri), 403.
LAENNEC (René), 15, 20, 124, 186, 189-191, 197-198, 207, 224, 239, 268, 370, 386, 416.
LAGRANGE (Louis de), 180.
LAGUESSE, 261.
LALANDE (Joseph Jérôme Lefrançois de), 180.
LAMARCK (Jean-Baptiste de), 206-207, 388, 639.
LANDRÉ-BEAUVAIS, 198.
LANNELONGUE, 219.
LAPLACE (Pierre Simon de), 150, 177, 180, 185, 197, 272, 279, 284, 446.
LARREY (Dominique Jean), 226.
LAVERAN (Alphonse), 217.
LAVOISIER (Antoine Laurent de), 141, 144, 150, 166, 177-178, 180, 185, 200, 225.
LAZAR, 494.
LE BON (Gustave), 382, 670-672.
LE BRUN, 444.
LE DRAN, 163, 663.
LE FORT (Léon), 214.
LEBON, 446.
LEEUWENHOEK (Antoni Van), 158.
LEIBNIZ (Gottfried Wilhelm), 637-638.
LÉNINE, 673.
LÉONARD DE VINCI, 77, 86-87, 113, 133-134, 351, 637.
LERICHE (René), 257.
LEROUX, 253.
LEROY-BEAULIEU (Paul), 450.
LEVI (Primo), 518.
LÉVI-STRAUSS (C.), 360.
LEYDE (Jean de), 164.
LEYS (Simon), 673.
LICHTENTHAELER, 50.
LIEBIG (Justus von), 209-210.
LIND (James), 290.
LINNÉ (Carl von), 149, 178, 182.
LISTER (Joseph), 213.
LITTRÉ (Maximilien Paul Émile), 231.
LOCKE, 370-371.
LÖFFLER (Friedrich), 217.
LORENZ (Konrad), 530.
LOTI (Pierre), 562.
LOUIS (Pierre), 150, 191, 193, 225, 280, 284, 285.
LOUIS XIV, 38, 143, 156.
LOUIS XV, 157, 169.
LOUIS XVIII, 194.
LOUIS-PHILIPPE, 451.
LUDWIG (Carl), 195, 223.

Index

LURIA (Salvatore), 271.
LUTHER (Martin), 89, 104.
LYSSENKO (Trofim Demissovitch), 637.
MACLEOD (John), 262.
MAGENDIE (François), 11, 166, 181, 195-199, 202, 222-225, 229, 231, 253.
MAIMONIDE, 63.
MAKEPEACE (A. W.), 473.
MALPIGHI (Marcello), 130, 141, 158, 202.
MAO, 658, 672-674.
MARC AURÈLE, 54, 134.
MARIE DE MÉDICIS, 142.
MARIE-THÉRÈSE (d'Autriche), 444.
MARX, 632, 658.
MATHÉ (Georges), 298.
MAUPASSANT (Guy de), 398.
MAYOW (John), 144.
McCOLLUM (E.), 260.
McKEOWN, 523.
McLUHAN, 680.
MECKEL, 147.
MÉDICIS, 76-77, 81.
MÉDICIS (Côme de), 77.
MÉDICIS (Laurent de), 82.
MELANCHTHON, 104.
MELLENBY (Edward), 260.
MENDEL (Johann), 102, 608.
MENDÈS FRANCE (Pierre), 560.
MÉRÉ (Antoine Gombaud de), 279.
MERSENNE, 114, 121.
MESMER (Franz Anton), 155, 361, 376, 377, 387.
MESSMER (Pierre), 572.
METCHNIKOV (Élie), 220.
MICHEL-ANGE, 77, 133, 351.
MINKOWSKI, 261.
MITTERRAND, 556.
MOLIÈRE, 14-15, 32-33, 42, 51, 143, 182, 227, 336, 351, 643.
MONDOR (Henri), 234.
MONGE (Gaspard), 180.
MONIZ (Antonio Caetano De Abren Freire Egas), 398, 399.
MONNIN (E.), 456.
MONRO (Alexandre), 291.
MONTAGNIER (Luc), 577-578.
MONTAIGNE, 82, 137.
MONTANELLI (Indro), 680.
MONTGOLFIER (Joseph et Étienne de), 177.
MORGAGNI (J.-B.), 152, 154, 183, 187, 189.
MORGAN, 608.
MORGENSTEIN (Oskar), 272.
MORTON (William), 226-227.
MOSCATI (P.), 150.
MOZART, 153.
MULLER (Johannes Peter), 223.
MUSSOLINI, 673.
NAPOLÉON, 188, 191, 219.
NATIVELLE, 253.
NEEDHAM (J.), 75, 206.
NEISSER, 217.
NERVAL (Gérard de), 562.
NEUMANN (Johannes von), 272.
NEWTON (Isaac), 13, 72, 88, 102, 108, 113, 116-121, 123, 159, 164, 177, 186, 192, 197, 221, 230, 375, 637-638.
NIETZSCHE (Friedrich), 380-381, 388, 398, 413.
NIRENBERG (M.), 420.
NOLLET, 165.
O'MALLEY, 135.
OMAR, 58.
ORESME, 74, 99.
ORIBASE, 60.
OVIDE, 73.
PACINI, 217.
PALM, 259.
PAPANICOLAOU, 615-616.
PARACELSE, 64-65, 155, 252-253.
PARÉ (Ambroise), 63, 130, 132, 136-138, 156, 207.
PARKES (Allan), 473.
PARMÉNIDE, 45.
PASCAL, 110, 115, 159, 279, 290, 424, 435, 632, 690.
PASCAL (Blaise), 21, 279.
PASTEUR, 62, 112, 126, 137, 172, 186, 190, 193-195, 200, 206-222, 224, 229-231, 234, 254, 264, 306, 388, 451, 453, 522, 639, 644.
PATERSON (R.), 292.
PATIN (Guy), 142.
PAULESCU, 262.
PAVLOV (Ivan Petrovitch), 361, 362, 391-392.
PECQUET (Jean), 145.
PÉLICIER (Y.), 408, 413, 415.
PELLETIER (Joseph), 156, 253.
PÉRICLÈS, 47, 76.
PETER, 216.
PETO (Richard), 298.
PÉTRARQUE, 73.
PETTY (William), 443.
PHILOLAOS, 95, 100.
PIARRON DE CHAMOUSSET, 450.
PIC DE LA MIRANDOLE, 77.
PICCOLIMINI, 135.
PIDOUX, 208, 214.
PINCUS (Gregory), 473-474.

PINEL (Philippe), 150, 182, 184-185, 190, 198, 225, 370-371, 373, 386.
PIORRY, 193.
PIRQUET, 257.
PLATON, 10, 45, 49, 66, 77, 95, 101, 113, 121, 420.
PLINE, 80.
PLUTARQUE, 100.
PLUTON, 9.
POINCARÉ (Henri), 148.
POISSON (Denis), 180, 279.
PORTA, 64.
PORTAL (Antoine), 194.
POTT (Percival), 465.
POUCHET (Archimède), 209, 211-213.
POZZI, 234.
PRÉVOST (Marcel), 388.
PRIESTLEY, 141, 225-226.
PRIMEROS, 142.
PROUST (Marcel), 362.
PROUST (William), 181.
PTOLÉMÉE (Claude), 78, 80, 82, 97-98, 103, 105-106, 109-110, 121, 133.
PTOLÉMÉE SOTER, 76, 78.
PURKINJE (Jan Evangelista), 223.
PUYSÉGUR, 376.
PYTHAGORE, 9, 95, 108, 113.
QUÉRÉ (F.), 564.
QUÊTELET (Adolphe), 320.
RAMAZZINI, 443, 603.
RAMSÈS Ier, 42.
RAMSÈS III, 43.
RAYER (Pierre), 222.
RAZOUX, 148.
RÉAUMUR (René Antoine Ferchault de), 166.
REICH (Wilhelm), 675.
RENÉ (Louis), 594.
REYER, 392.
RICHET (Charles), 376.
RIOLAN, 142.
RITTENBERG, 273.
ROBERVAL (Gilles Personne ou Personnier de), 279.
ROCK (J.), 473.
ROMAINS (Jules), 337.
RÖNTGEN (Wilhelm Conrad), 268.
ROSANVALLON (P.), 450.
ROSEN (George), 443, 451.
ROUS (Francis Peyton), 263.
ROUSSEAU (Jean-Jacques), 197, 259, 444, 446, 650.
ROUX (Émile), 214, 218, 220, 241.
ROZENBAUM (W.), 577.
RUFFIÉ (J.), 605.
RUSSEL (M.), 292.
SADE, 153.

SAINT THOMAS, 90.
SAINT THOMAS d'AQUIN, 98.
SAKEL, 398.
SALK, 295.
SANGER (Margaret), 473.
SAUVAGES (Boissier de), 147.
SCHAUDINN (Fritz Richard), 217.
SCHIFF, 255.
SCHILLER, 387.
SCHLEIDEN (Mathias Jacob), 203.
SCHONLEIN (Johann Lukas), 223.
SCHOPENHAUER, 388.
SCHUMANN (Robert), 398.
SCHWANN (Theodor), 203.
SCHWARTZ (Daniel), 278, 288-289, 298.
SEGHELE, 382.
SELYE (Hans), 362.
SEMMELWEIS (Ignáz Fülöp), 102, 208-209, 388.
SETHI II, 42.
SÉVIGNÉ (marquise de), 644.
SHAKESPEARE, 367, 387, 632.
SHAPIRO, 619-620.
SIGERIST, 141.
SIMON (John), 449.
SKINNER (Burrhus Frederic), 391.
SKODA (J.), 224.
SOCRATE, 10, 45, 528.
SOULIER (J.-P.), 585.
SPALLANZANI, 158, 206.
SPINOZA, 63, 419, 424.
SPIRA (A.), 596.
SPOCK, 669-670.
STAHL (Georg Ernst), 144, 167.
STALINE (Joseph), 637, 673.
STEFFEN (M.), 440.
STEG (A.), 491.
STENDHAL, 374.
STENSEN, 130, 158.
STONE (Edward), 252.
STRAX, 619-620.
STUDENT, 280.
SUARÈS (André), 632.
SUTTER (J.), 535.
SUTTON, 608.
SYDENHAM (Thomas), 146-147, 181-182, 187, 217, 228, 370.
SYLVIUS, 133-135.
SZILARD (Leo), 270.
TAGNON (Henri), 298.
TAINE, 382.
TAKAHI (T. K.), 257.
TAMERLAN, 79.
TARDE (Gabriel de), 382, 670.
TARNIER, 208.
TCHAKOTINE (S.), 672.

TEMIN (Howard), 577.
TERRIER (Félix), 215.
TESTARD (Jacques), 429.
THALÈS DE MILET, 47.
THATCHER (Margaret), 557.
THENARD (Louis Jacques), 181.
THOMAS D'AQUIN, 63.
THOMSON (Joseph John), 644.
THUCYDIDE, 45, 441.
TISSOT (Samuel), 148, 445.
TITIEN, 389.
TOCQUEVILLE (Alexis de), 670.
TOSCANELLI, 80.
TOUSSAINT, 218.
TRAUBE (Ludwig), 223.
TROMMER, 222.
TRONCHIN (Théodore), 170.
TROUSSEAU (Armand), 213, 222, 230, 259.
TURGOT (Anne Robert Jacques), 540.
TYNDALL (John), 455.
VALLERY-RADOT (Louis Pasteur), 214.
VAN HELMONT (Jean Baptist), 290.
VARRON, 42, 442.
VAUBAN, 279.
VEIL (Simone), 551, 555.
VELPEAU (Louis), 226.
VERNE (Jules), 388.
VÉSALE (André), 130, 132-135, 182, 386, 638, 652.

VESPASIEN, 59.
VESPUCCI (Amerigo), 81-82, 133.
VICQ D'AZYR (Félix), 444, 447.
VILLEMIN (Jean Antoine), 207.
VILLERMÉ (Louis René), 440, 447, 448.
VIRCHOW (Rudolf), 180, 203-205, 229-231, 239, 405, 447.
VIRGILE, 73.
VOLTA (Alessandro), 165, 166.
VOLTAIRE, 170, 212, 372, 638.
VORAGINE, 59.
VULPIAN (Alfred), 220.
WARREN (John), 226.
WASSERMAN (August von), 236.
WATSON (James Dewey), 271, 391-392.
WEIL (Simone), 422.
WELLS (Horace), 226, 227.
WHITEHEAD, 111.
WIDAL (Fernand), 224, 233, 241.
WILKINS (L.), 241.
WILLIS (Thomas), 138.
WÖHLER (Friedrich), 198.
WOLF (S.), 362.
WORTHLEY MONTAGU, 170.
WYNDER, 550.
YERSIN (Alexandre), 217.
YWTI, 42, 45.
ZACUTO, 83.
ZIMMERMANN, 148.

TABLE DES MATIÈRES

Avant-propos	7
INTRODUCTION	9
CHAPITRE I. LES PRÉMICES	31
Les protomédecines	34
Les premières médecines antiques : l'Égypte et la Mésopotamie	41
Le miracle grec et Hippocrate	44
La médecine alexandrine et romaine	52
La médecine chinoise	55
Le Moyen Age	58
CHAPITRE II. LES ORIGINES DU RAISONNEMENT MÉDICAL : LA RENAISSANCE ET LA GENÈSE DE L'ESPRIT SCIENTIFIQUE ..	71
De l'humanisme à la Renaissance	72
La découverte du Nouveau Monde	78
Le progrès des techniques	85
La Réforme	89
La révolution copernicienne et la naissance de la méthode scientifique	91
Tycho Brahe, Johannes Kepler, Galilée : la naissance de la mécanique	105
Descartes et Newton : le triomphe de la physique	115

Les chemins d'Esculape

De l'épanouissement de la science à la naissance de la médecine 122

CHAPITRE III. LES PROLOGUES À LA NAISSANCE DE LA MÉDECINE MODERNE : DE LA RENAISSANCE AU SIÈCLE DES LUMIÈRES 129

Médecins humanistes et médecins « renaissants » 131
Vésale et l'anatomie 133
Ambroise Paré et la chirurgie 136
William Harvey et la circulation du sang 139
L'émergence du concept de maladie : la nosologie 146
La redécouverte du cadavre 151
Les Anciens et les Modernes 154
La médecine au siècle des Lumières 161
Les premiers succès : la lutte contre les maladies contagieuses 168

CHAPITRE IV. LA RÉVOLUTION MÉDICALE 177

La naissance de la méthode anatomoclinique 181
L'approche physiopathologique et François Magendie .. 195
Claude Bernard et l'épanouissement de la médecine expérimentale 199
La naissance de l'anatomie pathologique microscopique 202
La microbiologie et Louis Pasteur 205
L'entrée du laboratoire en médecine clinique 222
Glorieux XIXe siècle : la naissance de la médecine 227

CHAPITRE V. NAISSANCE ET APOGÉE DE LA BIOMÉDECINE (LE PARCOURS DU SAVOIR ET DU RAISONNEMENT MÉDICAL AU XXe SIÈCLE) 233

Le médecin et le malade avant 1939 235
Le raisonnement diagnostique avant la révolution technologique 242
La thérapeutique et le médicament 252
La recherche médicale au début du XXe siècle 254
La recherche clinique en France au début du XXe siècle .. 262
La naissance de la biomédecine 270

L'évolution du diagnostic après 1950 275
La biostatistique et la variabilité biologique et médicale.. 278
Les essais cliniques 289
Les controverses autour des essais thérapeutiques 301
La recherche thérapeutique 307
Données cliniques et examens paracliniques 314
La formation biologique et l'évolution de l'enseignement clinique 325
La recherche des solutions : la triade de progrès 330
L'exercice de la médecine 335
L'outil informatique 338

CHAPITRE VI. DES DIFFICULTÉS PSYCHOLOGIQUES AUX DÉSORDRES MENTAUX ET À L'ÉTHIQUE MÉDICALE 349

Des blessures du corps aux plaies de l'âme 350
De l'humanisation de la médecine à la lutte contre la douleur 355
La médecine psychosomatique 360
Les maladies mentales 367
La découverte de l'inconscient et la psychanalyse 374
Les progrès de la psychiatrie après 1945 390
L'éthique médicale 417

CHAPITRE VII. MÉDECINE ET COLLECTIVITÉ 439

De l'hygiène à la santé publique 441
L'entrée de l'hygiène dans la société 453
L'épidémiologie 458
Évaluation et stratégie en santé publique 469
La médicalisation de la contraception 472
Le système de soins et le rapport coût efficacité 476
L'évolution de l'état sanitaire depuis le XIXe siècle 502
Les inégalités sociales devant la santé 509

CHAPITRE VIII. D'UNE MÉDECINE DE SOINS À UNE POLITIQUE DE SANTÉ 521

Les limites et les insuffisances de la biomédecine 523
Le mal-être des adolescents et les comportements à risque 527

Les chemins d'Esculape

La prévention	541
Les drogues licites et illicites	545
Le tabagisme	549
L'alcoolisme	558
Les stupéfiants	562
Les accidents de la circulation	571
Le sida	573
La médecine préventive	602
La médecine prédictive et la chimioprévention	605
Le dépistage	613
L'éducation sanitaire à l'école	628

CHAPITRE IX. QUO VADIS ? 633

L'épanouissement de la pensée médicale	636
Les problèmes psychologiques et les racines de la crise actuelle	642
Les facteurs sociologiques : la médecine sociale et l'impératif de rigueur méthodologique	655
Pour une politique de santé	659
La médecine et les médias	667
Le système médias-publicité et la dérive mercantile	678
La nécessité de contre-pouvoirs dans l'information médicale : les corps intermédiaires	683
Pour une éthique de responsabilité	686

Bibliographie	695
Index	703

CHAMPS-FLAMMARION

SCIENCES

BARBEROUSSE, KISTLER, LUDWIG
La Philosophie des sciences au XXe siècle. (Champs-Université)

BARROW
La Grande Théorie.

BITBOL
L'Aveuglante Proximité du réel (inédit).
Mécanique quantique.

BRADU
L'Univers des plasmas.

BROGLIE
La Physique nouvelle et les quanta.
Nouvelles perspectives en microphysique.

BRUNHES
La Dégradation de l'énergie.

CAVALLI-SFORZA
Qui sommes-nous ?

CHAUVET
La Vie dans la matière.

COUTEAU
Le Grand Escalier. Des quarks aux galaxies.
Les Rêves de l'infini.

CREVIER
À la recherche de l'intelligence artificielle.

DACUNHA-CASTELLE
Chemins de l'aléatoire.

DAVID, SAMADI
La Théorie de l'évolution. Une logique pour la biologie. (Champs-Université)

DAVIES
Les Forces de la nature.

DELSEMME
Les Origines cosmiques de la vie.

DELSEMME, PECKER, REEVES
Pour comprendre l'univers.

DELUMEAU (PRÉSENTÉ PAR)
Le Savant et la foi.

DENTON (Derek)
L'Émergence de la conscience.

DENTON (Michael)
Évolution. Une théorie en crise.

DINER, LOCHAK, FARGUE
L'Objet quantique.

DROUIN
L'Écologie et son histoire.

ECCLES
Évolution du cerveau et création de la conscience.

EINSTEIN
Comment je vois le monde.
Conceptions scientifiques.

EINSTEIN, INFELD
L'Évolution des idées en physique.

FRANCK
Einstein. Sa vie, son temps.

GELL-MANN
Le Quark et le jaguar.

GLEICK
La Théorie du chaos.

GRIBBIN
À la poursuite du Big Bang.
Le Chat de Schrödinger.

HAWKING
Commencement du temps et fin de la physique ?
Une brève histoire du temps.

HEISENBERG
La Partie et le tout.

HURWIC
Pierre Curie.

JACQUARD
Idées vécues.
La Légende de demain.
La Légende de la vie.

KLEIN, SPIRO (DIR)
Le Temps et sa flèche.

KUHN
La Structure des révolutions scientifiques.

LEAKEY, LEWIN
Les Origines de l'homme.
La Sixième Extinction.

LINES
Dites un chiffre.

LLOYD
Les Origines de la science grecque.

LOCHAK
La Géométrisation de la physique.
Louis de Broglie. Un prince de la science.

LOVELOCK
La Terre est un être vivant.

MANDELBROT
Fractales, hasard et finance (inédit).
Les Objets fractals.

MERLEAU-PONTY
Einstein.

MINSTER
La Machine-Océan.

VON NEUMANN
L'Ordinateur et le cerveau.

NOTTALE
L'Univers et la lumière.

PENROSE
Les Deux Infinis et l'esprit humain.

PERRIN
Les Atomes.

PICHOT
Histoire de la notion de gène (inédit).
La Société pure. De Darwin à Hitler.

PLANCK
Autobiographie scientifique et derniers écrits.
Initiations à la physique.

POINCARÉ
La Science et l'hypothèse.
La Valeur de la science.

POPPER
La Connaissance objective.

PRIGOGINE
Les Lois du chaos.

PRIGOGINE, STENGERS
Entre le temps et l'éternité.

REICHHOLF
L'Émancipation de la vie.
L'Émergence de l'homme.
Le Retour des castors.

ROBERT
Les Horloges biologiques.
Le Vieillissement du cerveau

ROSENFIELD
L'Invention de la mémoire.

RUFFIÉ
De la biologie à la culture.
Traité du vivant.

RUFFIÉ, SOURNIA
Les Épidémies dans l'histoire de l'homme.

SAPOVAL
Universalités et fractales.

SCHWARTZ
Le Jeu de la science et du hasard. La statistique et le vivant.

SELLERI
Le Grand Débat de la théorie quantique.

SERRES
Les Origines de la géométrie.

SHAPIRO
L'Origine de la vie.

SMOOT
Les Rides du temps.

STENGERS
L'Invention des sciences modernes.

STEWART
Dieu joue-t-il aux dés ? (nouvelle édition)

TESTART
Le Désir du gène.
L'Œuf transparent (inédit).

THOM
Paraboles et catastrophes.
Prédire n'est pas expliquer.

THORNE
Trous noirs et distorsions du temps.

TRINH XUAN
Un astrophysicien.

TUBIANA
Histoire de la pensée médicale.

ULLMO
La Pensée scientifique moderne.

WEYL
Symétrie et mathématique moderne.

WILLS
La Sagesse des gènes.

HISTOIRE

ARASSE
La Guillotine et l'imaginaire de la Terreur

ATTIAS, BENBASSA
Israël, la terre et le sacré.

BARNAVI
Une histoire moderne d'Israël.

BERTIER DE SAUVIGNY
La Restauration.

BIARDEAU
L'Hindouisme.

BOIS
Paysans de l'Ouest.

BOUREAU
La Papesse Jeanne.

BRAUDEL
La Dynamique du capitalisme.
Écrits sur l'histoire.
Écrits sur l'histoire II.
Grammaire des civilisations.
L'Identité de la France.
La Méditerranée. L'espace et l'histoire.
La Méditerranée. Les hommes et l'héritage.

BRUNSCHWIG
Le Partage de l'Afrique noire.

CAIRE
L'Histoire en France du Moyen Âge à nos jours. (Champs-Université)

CAROZZI, TAVIANI-CAROZZI
La Fin des temps. Terreurs et prophéties au Moyen Âge.

CARRÈRE D'ENCAUSSE
Lénine. La révolution et le pouvoir.
Staline. L'ordre par la terreur.

CAUVIN
Naissance des divinités, naissance de l'agriculture.

CHASSAIGNE
Histoire de l'Angleterre des origines à nos jours (nouvelle édition).

CHAUNU
La Civilisation de l'Europe des Lumières.

CHOURAQUI
Moïse.

CORBIN
L'Avènement des loisirs.
Les Cloches de la terre.
Les Filles de noce. Misère sexuelle et prostitution au XIXe siècle.
Le Miasme et la jonquille. L'odorat et l'imaginaire social, XVIIIe-XIXe siècle.
Le Monde retrouvé de Louis-François Pinagot. Sur les traces d'un inconnu (1798-1876).

Le Temps, le Désir et l'Horreur.
Le Territoire du vide. L'Occident et le désir du rivage, 1750-1840.
Le Village des cannibales.
DAUMARD
Les Bourgeois et la bourgeoisie en France depuis 1815.
DAVID
La Romanisation de l'Italie.
DIEHL
La République de Venise.
DUBY
L'Économie rurale et la vie des campagnes dans l'Occident médiéval.
L'Europe au Moyen Âge.
Mâle Moyen Âge. De l'amour et autres essais.
Saint Bernard. L'art cistercien.
La Société chevaleresque. Hommes et structures du Moyen Âge I.
Seigneurs et paysans. Hommes et structures du Moyen Âge II.
ELIAS
La Société de cour.
FAIRBANK
La Grande Révolution chinoise.
FERRO
La Révolution russe de 1917.
FINLEY
L'Invention de la politique.
Les Premiers Temps de la Grèce.
FOISIL
Le Sire de Gouberville.
FURET
L'Atelier de l'histoire.
FURET, OZOUF
Dictionnaire critique de la Révolution française (4 vol.).
FUSTEL DE COULANGES
La Cité antique.
GEARY
Naissance de la France. Le monde mérovingien.
GEREMEK
Les Fils de Caïn.
Les Marginaux parisiens aux XIVe et XVe siècles.
GERNET
Anthropologie de la Grèce antique.
Droit et institutions en Grèce antique.
GINZBURG
Les Batailles nocturnes.
GOMEZ
L'Invention de l'Amérique.
GOUBERT
100 000 provinciaux au XVIIe siècle.
GRIMAL
La Civilisation romaine.
Virgile ou la seconde naissance de Rome.
GROSSER
Affaires extérieures. La politique de la France, 1944-1989.
Le Crime et la mémoire.
HELLER
Histoire de la Russie.
HILDESHEIMER
Du Siècle d'or au Grand Siècle. L'État en France et en Espagne, XVIe-XVIIe siècle. (Champs-Université)
HUGONIOT
Rome en Afrique. De la chute de Carthage aux débuts de la conquête arabe. (Champs-Université)
ILIFFE
Les Africains. Histoire d'un continent.
JOURDAN
L'Empire de Napoléon. (Champs-Université)
KRAMER
L'Histoire commence à Sumer.
LACOSTE
La Légende de la terre.
LALOUETTE
Au royaume d'Égypte. Histoire de l'Égypte pharaonique I.
Thèbes. Histoire de l'Égypte pharaonique II.
L'Empire des Ramsès. Histoire de l'Égypte pharaonique III.
L'Art figuratif dans l'Égypte pharaonique.
Contes et Récits de l'Égypte ancienne.
LANE
Venise, une république maritime.
LAROUI
Islam et histoire.
LE GOFF
La Civilisation de l'Occident médiéval.
LEROY
L'Aventure séfarade. De la péninsule ibérique à la Diaspora.
LE ROY LADURIE
Histoire du climat depuis l'an mil.
Les Paysans de Languedoc.
LEWIS
Les Arabes dans l'histoire.
Juifs en terre d'Islam.
LOMBARD
L'Islam dans sa première grandeur.
LUPO
Histoire de la Mafia.
MAHN-LOT
La Découverte de l'Amérique.
MARRUS
L'Holocauste dans l'histoire.
MAYER
La Persistance de l'Ancien Régime.

MERVIN
Histoire de l'Islam. Fondements et doctrines. (Champs-Université)

MILZA
Fascisme français.

MOLLAT, WOLFF
Les Révolutions populaires en Europe aux XIVe et XVe siècles.

MOSSÉ
Politique et société en Grèce ancienne. Le « modèle athénien ».

MUCHEMBLED
Culture populaire et culture des élites dans la France moderne (XVe-XVIIIe siècle).

PERROT
Les Femmes ou les silences de l'histoire.
Les Ombres de l'histoire.

RICHET
La France moderne. L'esprit des institutions.

ROMANO
Les Conquistadores.

SCHWALLER DE LUBICZ I.
Her-Bak « disciple ».
Her-Bak « pois chiche ».

SCHWALLER DE LUBICZ R.A.
Le Miracle égyptien.
Le Roi de la théocratie pharaonique.

SERGI
L'Idée de Moyen Âge (inédit).

SOUTHERN
L'Église et la société dans l'Occident médiéval.

STERN
Hitler.

TOOMASPOEG
Histoire des Chevaliers teutoniques.

TUBIANA
Histoire de la pensée médicale.

VALANCE
Histoire du franc de 1360 à 2002.

VERRIÈRE
Genèse de la nation française (inédit).

VIDAL-NAQUET
La Démocratie athénienne vue d'ailleurs.

VINCENT
1492 : « l'année admirable ».

VINCENT (dir.)
Histoire des États-Unis.

DROIT

CHAGNOLLAUD, QUERMONNE
La Ve République :
 t. 1 Le Pouvoir exécutif.
 t. 2 Le Pouvoir législatif.
 t. 3 Le Régime politique.
 t. 4 L'État de droit et la justice.

EDELMAN
Le Droit saisi par la photographie.

ENCINAS DE MUNAGORRI, LHUILIER
Introduction au droit. (Champs-Université)

LEGENDRE
Le Crime du caporal Lortie. Traité sur le père.

ROUVILLOIS
Droit constitutionnel. La Ve République. (Champs-Université)
Droit constitutionnel. Fondements et pratiques. (Champs-Université)

SCHMITT
La Notion de politique.

SEILLER
Droit administratif. 1. Les sources et le juge. (Champs-Université)
Droit administratif. 2. L'action administrative. (Champs-Université)

SOLEIL
Introduction historique aux institutions. (Champs-Université)

STRAUSS
Droit naturel et histoire.

THIREAU
Introduction historique au droit. (Champs-Université)

SCIENCES HUMAINES

ABRAHAM, TOROK
L'Écorce et le noyau.
Le Verbier de l'homme aux loups.

ADORNO
Notes sur la littérature.

ALAIN
Idées. Introduction à la philosophie de Platon, Descartes, Hegel, Comte.

AMSELLE
Vers un multiculturalisme français.

ANATRELLA
L'Église et l'amour.
Non à la société dépressive.
Le Sexe oublié.

ARCHÉOLOGIE DE LA FRANCE
(Réunion des musées nationaux).

ARNAULD, NICOLE
La Logique ou l'art de penser.

ARNHEIM
La Pensée visuelle.

AUGÉ
Anthropologie des mondes contemporains.

AXLINE
Dibs.

BADINTER
L'Amour en plus.

BARBEROUSSE, KISTLER, LUDWIG
La Philosophie des sciences au XXe siècle. (Champs-Université)

BAVEREZ
   Raymond Aron.
   Les Trente Piteuses.
BENJAMIN
   Le Concept de critique esthétique dans le romantisme allemand.
   Origine du drame baroque allemand.
BERNARD
   Introduction à l'étude de la médecine expérimentale.
BIARDEAU
   L'Hindouisme. Anthropologie d'une civilisation.
BODEI
   La Philosophie au XX° siècle (inédit).
BORCH-JACOBSEN
   Lacan.
BRILLAT-SAVARIN
   Physiologie du goût.
CHAGNOLLAUD, QUERMONNE
   La V° République :
   t. 1 Le Pouvoir exécutif.
   t. 2 Le Pouvoir législatif.
   t. 3 Le Régime politique.
   t. 4 L'État de droit et la justice.
CHOMSKY
   Réflexions sur le langage.
   Langue, Linguistique, Politique. Dialogues avec Mitsou Ronat.
CHUVIN
   La Mythologie grecque.
COGARD
   Introduction à la stylistique.
   (Champs-Université)
COHEN (Daniel)
   Richesse du monde, pauvretés des nations.
   Nos Temps modernes.
COHEN (Jean)
   Structure du langage poétique.
COLLECTIF
   Le Français dans tous ses états.
CONSTANT
   De la force du gouvernement actuel de la France et de la nécessité de s'y rallier (1796). Des réactions politiques.
   Des effets de la Terreur (1797).
DANIÉLOU
   Mythes et dieux de l'Inde.
DARAKI
   Dionysos et la déesse Terre.
DAVY
   Initiation à la symbolique romane.
DE WAAL
   De la réconciliation chez les primates.
DELEUZE, PARNET
   Dialogues.
DERRIDA
   Éperons. Les styles de Nietzsche.
   Heidegger et la question.
   La Vérité en peinture.
DETIENNE, VERNANT
   Les Ruses de l'Intelligence. La Mètis des Grecs.
DEVEREUX
   Femme et mythe.
DIECKHOFF
   La Nation dans tous ses états. Les identités nationales en mouvement.
DODDS
   Les Grecs et l'irrationnel.
DUMÉZIL
   Heurs et malheurs du guerrier.
   Loki.
   Mythes et dieux des Indo-Européens.
DURKHEIM
   Règles de la méthode sociologique.
ÉCOLE DE LA CAUSE FREUDIENNE
   De l'amour (inédit).
   Lacan, l'écrit, l'image (inédit).
EDELMAN
   Le Droit saisi par la photographie.
ELIADE
   Forgerons et alchimistes.
ENCEL
   L'Art de la guerre par l'exemple.
   Géopolitique de Jérusalem.
   Le Moyen-Orient entre guerre et paix.
ÉRIBON
   Michel Foucault.
ERIKSON
   Adolescence et crise.
FAURE
   Bouddhismes, philosophies et religions.
FLASCH
   Introduction à la philosophie médiévale.
FONTANIER
   Les Figures du discours.
FRÉMONT
   France, géographie d'une société.
   La Région, espace vécu.
FUKUYAMA
   La Fin de l'Histoire et le dernier homme.
GADREY
   Nouvelle économie, nouveau mythe ?
GENTIS
   Leçons du corps.
GIRAUD
   La Théorie des jeux. (Champs-Université)
GODELIER
   L'Énigme du don.
   La Production des grands hommes.
GOMEZ
   L'Invention de l'Amérique.
GRANOFF, PERRIER
   Le Désir et le féminin.
GRENIER
   L'Esprit du Tao.

GUÉHENNO
La Fin de la démocratie.

GUILLAUME
La Psychologie de la forme.

GUSDORF
Mythe et métaphysique.

GUYOMARD
La Jouissance du tragique.

HABERMAS
De l'éthique de la discussion.
Écrits politiques.
Morale et communication.

HAMBURGER
L'Aventure humaine.

HARRISON
Forêts. Essai sur l'imaginaire occidental.

HASSOUN
La Cruauté mélancolique.
Les Passions intraitables.

HEGEL
Introduction à l'Esthétique. Le Beau.

HELL
Possession et chamanisme.
Le Sang noir.

HERVIEU-LÉGER
Le Pélerin et le converti.

HORNUNG
Les Dieux de l'Égypte.

IACUB
Le crime était presque sexuel.

JAFFRO, RAUZY
L'École désœuvrée. La nouvelle querelle scolaire.

JANKÉLÉVITCH
L'Ironie.
La Mort.
Le Pur et l'Impur.
Le Sérieux de l'intention. Traité des vertus I.
Les Vertus et l'Amour. Traité des vertus II.
L'Innocence et la Méchanceté. Traité de vertus III.

JANOV
Le Cri primal.

JONAS
Le Principe Responsabilité.

JULIEN
Tu quitteras ton père et ta mère.

LABORIT
L'Homme et la ville.

LACOSTE
La Légende de la Terre.

LAÏDI
Le Sacre du présent.

LAPLANCHE
Le Primat de l'autre en psychanalyse.
Vie et mort en psychanalyse.

LEBOVICI
En l'homme, le bébé.

LE BRAS
Les Limites de la planète.

LE DŒUFF
Le Sexe du savoir.

LEGENDRE
Le Crime du caporal Lortie. Traité sur le père.

LEPAPE
Diderot.

LESCOURRET
Levinas.
Introduction à l'esthétique.
(Champs-Université)

LORENZ
L'Agression.
L'Envers du miroir.

LORENZ, POPPER
L'avenir est ouvert.

MACHIAVEL
Discours sur la première décade de Tite-Live.

MAHDI
La Fondation de la philosophie politique en islam.

MAJOR
Lacan avec Derrida.

MANENT
La Cité de l'homme.

MANIN
Principes du gouvernement représentatif.

MARX
Le Capital, livre I, sections 1 à 4.
Le Capital, livre I, sections 5 à 8.

MAUCO
Psychanalyse et éducation.

MEAD EARLE
Les Maîtres de la stratégie.

MÉDA
Qu'est-ce que la richesse ?
Le Temps des femmes. Pour un nouveau partage des rôles.
Le Travail. Une valeur en voie de disparition.

MESURE, RENAUT
Alter ego. Les paradoxes de l'identité démocratique.

MEYNET
Lire la Bible.

MILL
L'Utilitarisme.

MILLOT
Freud antipédagogue.

MORIN
La Complexité humaine.

MOSCOVICI
Essai sur l'histoire humaine de la nature.

NASIO
Les Yeux de Laure.

NASSIF
Freud. L'inconscient.

OLIVIER
Les Fils d'Oreste ou la question du père.

PANKOW
L'Homme et sa psychose.

PAPERT
Jaillissement de l'esprit.

PASSET
L'Illusion néolibérale.

PEETERS
Lire la bande dessinée.

PÉRONCEL-HUGOZ
Le Radeau de Mahomet.

PICHOT
La Société pure. De Darwin à Hitler.

POMMIER
Le Dénouement d'une analyse.
Freud apolitique ?
L'Ordre sexuel.

POPPER
La Connaissance objective.

PROKHORIS
Le Sexe prescrit. La différence sexuelle en question.

QUINE
Le Mot et la chose.

RAND, TOROK
Questions à Freud.

REICHHOLF
L'Émergence de l'homme.

RÉMOND
La politique n'est plus ce qu'elle était.

RENAUT
Kant aujourd'hui.

RENFREW
L'Énigme indo-européenne.

RENOU
La Civilisation de l'Inde ancienne d'après les textes sanskrits.

REVAULT D'ALLONNES
Ce que l'homme fait à l'homme. Essai sur le mal politique.
Le Dépérissement politique. Généalogie d'un lieu commun.

ROUDINESCO
Pourquoi la psychanalyse ?

RUSSELL
Signification et vérité.

SADOUL
Tintin et moi.

SAUVERZAC
Françoise Dolto. Itinéraire d'une psychanalyste.

SCHMITT
La Notion de politique. Théorie du partisan.

SCHUMPETER
Impérialisme et classes sociales.

SERRES
Atlas.
Le Contrat naturel.
Éclaircissements.
Éloge de la philosophie en langue française.
La Légende des anges.
Les Origines de la géométrie.
Statues.

SIBONY
Psychanalyse et judaïsme. Questions de transmission (inédit).

SPAEMANN
Notions fondamentales de morale (inédit).

STAROBINSKI
1789. Les Emblèmes de la raison.

STEINER
Martin Heidegger.

STOETZEL
La Psychologie sociale.

STRAUSS
Droit naturel et histoire.

SUN TZU
L'Art de la guerre.

TAYLOR
Multiculturalisme.

THIS
Naître... et sourire.

TISSERON
Le Mystère de la chambre claire.
Psychanalyse de la bande dessinée.

URVOY
Les Penseurs libres dans l'Islam classique.

VALADIER
L'Église en procès. Catholicisme et pensée moderne.

VERNANT
Introduction à la logique standard. (Champs-Université).

WALLON
De l'acte à la pensée.

WEBER
L'Éthique protestante et l'esprit du capitalisme (traduction inédite).
Hindouisme et bouddhisme (traduction inédite).

WOLTON
Éloge du grand public.
Internet et après ?
Naissance de l'Europe démocratique.
Penser la communication.

BIOGRAPHIES

BAVEREZ
Raymond Aron.

BORCH-JACOBSEN
Lacan. Le maître absolu.

BOUJUT
Wim Wenders.

DEBRÉ
Pasteur.

EISNER
Fritz Lang.

ÉRIBON
Michel Foucault.

FRANCK
Einstein, sa vie, son temps.

HURWIC
Pierre Curie.

LEPAPE
Diderot.

LESCOURRET
Emmanuel Levinas.

LOCHAK
Louis de Broglie. Un prince de la science.

MERLEAU-PONTY
Einstein.

PENROSE
Picasso.

SAUVERZAC
Françoise Dolto.

SCHIFANO
Luchino Visconti.

STEINER
Martin Heidegger.

URVOY
Averroès. Les ambitions d'un intellectuel musulman.
Les penseurs libres dans l'islam classique

ART

ARASSE
Le Détail. Pour une histoire rapprochée de la peinture.

BALTRUSAITIS
Aberrations. Les perspectives dépravées I.
Anamorphoses. Les perspectives dépravées II.
Le Moyen Âge fantastique.
La Quête d'Isis.

BAZAINE
Le Temps de la peinture.

BONNEFOY
Rome 1630.

BRAUDEL
Le Modèle Italien.

BRUSATIN
Histoire des couleurs.
Histoire de la ligne.

CHAR
La Nuit talismanique.

CHASTEL
Fables, Formes, Figures (vol. I et II).
Introduction à l'histoire de l'art français.

CHRISTIN
L'Image écrite ou la déraison graphique.

DAMISCH
Le Jugement de Pâris.
L'Origine de la perspective.

DIDI-HUBERMAN
Fra Angelico. Dissemblance et figuration.

DUCHAMP
Duchamp du signe.
Notes.

FUMAROLI
L'École du silence.

GRABAR
L'Iconoclasme byzantin.
Les Voies de la création en iconographie chrétienne.

HASKELL
La Norme et le caprice.

HECK
L'Échelle céleste.

LE CORBUSIER
Urbanisme.
L'Art décoratif d'aujourd'hui.
Vers une architecture.

LICHTENSTEIN
La Couleur éloquente.

MÂLE
Notre-Dame de Chartres.

MARIN
Détruire la peinture.

MOREL
Les Grotesques. Les figures de l'imaginaire dans la peinture italienne de la fin de la Renaissance.

MOULIN
L'Artiste, l'institution et le marché.

OBALK
Andy Warhol n'est pas un grand artiste.

PANOFSKY
La Renaissance et ses avant-courriers dans l'art d'Occident.

PENROSE
Picasso.

PHILIPPOT
La Peinture dans les anciens Pays-Bas.

SEGALEN
Chine, la grande statuaire.

SEZNEC
La Survivance des dieux antiques.

SHATTUCK
Les Primitifs de l'avant-garde.

STEIN
Le Monde en petit. Jardins en miniature et habitations dans la pensée religieuse d'Extrême-Orient.

WÖLFFLIN
Réflexions sur l'histoire de l'art.

CINÉMA

BORDE, CHAUMETON
Panorama du film noir américain (1944-1953).

BOUJUT
Wim Wenders.

EISNER
Fritz Lang.

GODARD PAR GODARD
Les Années Cahiers.
Les Années Karina.
Des années Mao aux années 80.

PASOLINI
Écrits corsaires.

RENOIR
Ma vie et mes films.

ROHMER
Le Goût de la beauté.

ROSSELLINI
Le Cinéma révélé.

SCHIFANO
Luchino Visconti. Les feux de la passion.

TRUFFAUT
Le Plaisir des yeux.

CHAMP-UNIVERSITÉ

BARBEROUSSE, KISTLER, LUDWIG
La Philosophie des sciences au XXe siècle.

CAIRE
L'Histoire en France du Moyen Âge à nos jours.

COGARD
Introduction à la stylistique.

ENCINAS DE MUNAGORRI, LHUILIER
Introduction au droit.

DAVID, SAMADI
La Théorie de l'évolution. Une logique pour la biologie.

GIRAUD
La Théorie des jeux.

HILDESHEIMER
Du Siècle d'or au Grand Siécle. L'État en France et en Espagne, XVIe-XVIIe siècle.

HUGONIOT
Rome en Afrique. De la chute de Carthage aux débuts de la conquête arabe.

JOURDAN
L'Empire de Napoléon.

LESCOURRET
Introduction à l'esthétique.

MERVIN
Histoire de l'islam. Fondements et doctrines.

ROUVILLOIS
Droit constitutionnel. La Ve République.
Droit constitutionnel. Fondements et pratiques.

SEILLER
Droit administratif. I. Les sources et le juge.
Droit administratif. II. L'action administrative.

SOLEIL
Introduction historique aux institutions.

THIREAU
Introduction historique au droit.

VERNANT
Introduction à la logique standard.

*Achevé d'imprimer en septembre 2003
sur les presses de l'imprimerie Maury Eurolivres
45300 Manchecourt*

N° d'éditeur : FH138403.
Dépôt légal : janvier 1998.
N° d'impression : 03/09/21032.

Imprimé en France